临床麻醉与复苏

（上）

张惠艳等◎主编

吉林科学技术出版社

图书在版编目（CIP）数据

临床麻醉与复苏/ 张惠艳等主编. -- 长春 ：吉林
科学技术出版社，2016.6
ISBN 978-7-5578-0808-2

Ⅰ．①临… Ⅱ．①张… Ⅲ．①麻醉学②麻醉－复苏
Ⅳ．①R614

中国版本图书馆CIP数据核字(2016) 第133539号

临床麻醉与复苏
Linchuang mazui yu fusu

主　　编	张惠艳　张坤鹏　李保华　付珍红　马婕妤　李校宁	
副主编	王　冰　叶　繁　张　振　牛世坤	
	蒋伟奇　丁明炎　路　敏　王国喜	
出版人	李　梁	
责任编辑	张　凌　张　卓	
封面设计	长春创意广告图文制作有限责任公司	
制　　版	长春创意广告图文制作有限责任公司	
开　　本	787mm×1092mm　1/16	
字　　数	953千字	
印　　张	39	
版　　次	2016年6月第1版	
印　　次	2017年6月第1版第2次印刷	

出　　版　吉林科学技术出版社
发　　行　吉林科学技术出版社
地　　址　长春市人民大街4646号
邮　　编　130021
发行部电话/传真　0431-85635177　85651759　85651628
　　　　　　　　　 85652585　85635176
储运部电话　0431-86059116
编辑部电话　0431-86037565
网　　址　www.jlstp.net
印　　刷　虎彩印艺股份有限公司

书　　号　ISBN 978-7-5578-0808-2
定　　价　155.00元

主编简介

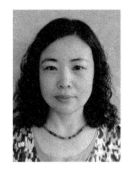

张惠艳

1972年出生。衡水市第四人民医院麻醉科副主任医师。毕业于河北职工医学院临床医学系，从事临床麻醉及疼痛治疗，擅长疑难危重病人的麻醉及处理，尤其对老年人的麻醉有丰富的临床经验。曾在省内外多家杂志发表论文10余篇。出版《现代临床麻醉学》著作1部。参与多项科技成果的研究，并分别获市科技进步二等奖、三等奖。

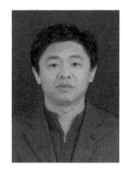

张坤鹏

1978年出生。淮北矿工总医院集团总医院麻醉科，主治医师；本科。2007—2009年就读在职研究生班。曾在第二军医大学进修学习。从事临床麻醉和疼痛治疗20年，熟练掌握和应用各种麻醉方式方法，特别对急危重症患者、严重创伤患者、老年患者、小儿患者等特殊病人的麻醉以及疼痛治疗方面有着丰富的临床经验。数篇学术论文被多家杂志发表。

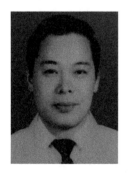

李保华

1966年出生。副主任医师。毕业于新乡医学院麻醉学专业，本科学历，医学学士学位。河南省麻醉与镇痛专业委员会委员，河南省许昌市医学会麻醉学及疼痛学专业委员会常务委员。1980年参加工作，2010年调入河南医学高等专科学校附属医院（河南省第二人民医院）麻醉科，从事临床麻醉及教学工作。擅长临床各科手术病人的麻醉、重症病监测与治疗、急救与复苏和急慢性疼痛的诊治。在临床麻醉工作30余年中，不断总结经验教训，理论联系实际开展临床工作和创新，在国家级、省级杂志上发表医学论文10余篇。

编　委　会

前　言

　　麻醉是施行手术或进行诊断性检查时，为保障患者安全，创造良好的手术条件而采取的消除疼痛的各种方法，亦用于控制疼痛。在医学科技高速发展的今天，麻醉学在临床麻醉、急救复苏、重症监测和疼痛治疗等方面发生了深刻的变化。麻醉科医师必须不断学习新知识，掌握新技术，才能满足临床需要。

　　本书共分为五篇，第一篇主要介绍临床麻醉的基本技能，第二篇为麻醉在临床上的应用，着重介绍各科手术的麻醉，第三篇、第四篇主要介绍危重症医学、疼痛医学，第五篇主要介绍临床复苏，涉及心肺脑及新生儿的复苏。内容新颖，覆盖面广，实用性强。

　　在编写过程中，虽力求做到写作方式和文笔风格的一致，但由于作者较多，再加上当今医学的发展日新月异，因此难免有不足之处，期望读者见谅，并予以批评指正，以便再版时修正。

编　者
2016 年 6 月

前 言

目　录

第一篇　临床麻醉基本技能

第二篇　临床麻醉应用

第三篇　危重症医学

第四篇　疼痛医学

第五篇　复苏

临床麻醉基本技能

第一章 麻醉前患者评估与准备

第一节 麻醉前检查与病情估计

麻醉前访视患者，了解病情，对患者全身情况和重要脏器生理功能做出充分估计，同时取得患者的合作和信任，建立良好的医患关系，这是麻醉医师顺利进行麻醉的基本环节，也是提高围术期麻醉安全性，减少并发症和加速患者康复的重要方面。

一、麻醉前访视与检查

（一）内容

（1）了解患者对手术和麻醉的理解，患者的精神状态。

（2）了解患者的麻醉史和手术史。

（3）了解患者的体格情况、有无并存疾病。

（4）估计患者对手术的耐受能力。

（5）进行必要的体格检查。

（6）了解患者所接受的治疗药物中有无与麻醉用药相互影响。

（7）检查术前准备是否充分。

（8）了解患者对既往的治疗药物有无过敏情况。

（9）了解患者是否对麻醉药物过敏或禁忌。

（10）术前还需进行何种必要处理。

（二）阅读病历

（1）根据临床诊断和病史记录对患者及其病情有初步了解和估计。

（2）做出对患者重点询问和检查的计划。

（3）检查与麻醉有关的检验项目是否齐备。

（三）访视和检查

（1）了解患者的精神状态并予以解释和安慰。

（2）与患者相互建立了解和信任的关系。

（3）了解患者平日的体力活动能力及目前的变化。

（4）询问患者的麻醉史、吸烟史等。

（5）观察患者的体型、组织结构，以估计呼吸道管理、气管内插管、血管和椎管穿刺难度。

（6）以呼吸、循环和神经系统为重点进行体检。

（7）测量血压、脉率，观察呼吸。

（8）对并发症的严重程度进行估计。

（9）对有过敏史的患者详细询问其症状和对治疗的反应。

（10）了解手术意图、手术部位、切口、切除脏器范围、手术难易程度和手术时间长短。

二、病情估计分级

根据具体病情、病理生理特点、手术性质和要求，对患者的全身情况和麻醉耐受能力做出比较全面的估计并运用美国麻醉医师协会（ASA）的分类方法进行分级。

麻醉风险估计（ASA 标准）

第 1 级　患者的心、肺、肝、肾和中枢神经系统，功能正常，发育、营养良好，能耐受麻醉和手术。

第 2 级　患者的心、肺、肝、肾等实质器官虽然有轻度病变，但代偿健全，对一般麻醉和手术的耐受仍无大碍。

第 3 级　患者的心、肺、肝、肾等实质器官病变严重，功能受损，虽在代偿范围内，但对实行麻醉和手术仍有顾虑。

第 4 级　患者的心、肺、肝、肾等实质器官病变严重，功能代偿不全，威胁着生命安全，施行麻醉和手术均有危险。

第 5 级　患者的病情危重，随时有死亡的威胁，麻醉和手术异常危险。如系急诊手术，则在评定级后加 E，以资区别。

（李保华）

第二节　麻醉前患者准备与麻醉选择

一、麻醉前患者的准备

麻醉前一般准备工作包括以下几个方面：

（一）精神状态准备

（1）术前患者存在种种思想顾虑，如恐惧、紧张等，均可以导致中枢神经或交感神经系统过度活动，由此足以削弱对麻醉和手术的耐受力，术中术后容易出现休克。

（2）术前应解释、鼓励、安慰患者，设法解除患者的思想顾虑和焦急情绪，取得信任，争取合作。

（3）过度紧张而不能自控的患者，手术前数日即开始服用适量的安定类药物，晚间给催眠药。

（二）营养状态准备

（1）营养不良导致蛋白质和某些维生素不足，进而常伴有低血容量、贫血、组织水肿和营养代谢异常，可以明显降低对麻醉和手术的耐受力，术中容易出现循环功能或凝血功能异常，术后抗感染能力低下。

（2）营养不良的患者，手术前如果时间允许，应尽可能经口补充营养；如果时间不充裕，或患者不能或不愿经口饮食，可通过小量多次输血及注射水解蛋白和维生素等进行纠正，蛋白低下者，最好给浓缩白蛋白注射液。

（三）适应手术后需要的训练

有关术后饮食、体位、大小便、切口疼痛或其他不适，以及可能需要较长时间输液，吸氧、胃肠减压、导尿及各种引流等情况。手术前应该向患者解释说明，以争取配合；必要时，手术前进行锻炼。

（四）胃肠道准备

择期手术中，除用局麻做小手术外，不论采用何种麻醉方式都必须常规排空胃，目的在于防止手术中或手术后反流、呕吐，避免误吸或窒息等意外。为此，成人一般应在麻醉前至少8小时，最好12小时开始禁食、禁饮以保证胃彻底排空；小儿术前也应该至少禁饮、禁食8小时，但哺乳婴儿术前4小时可喂一次葡萄糖水。

（五）膀胱的准备

患者进入手术室前应嘱其排空膀胱，以防止术中尿床和术后尿潴留；危重患者或复杂大手术，均需要安置留置导尿管，以便观察尿量。

（六）口腔卫生的准备

患者住院后应早晚刷牙，饭后漱口；进手术室前应将活动假牙摘下，以防麻醉时脱落，甚或被误吸入气管或嵌顿于食管。

（七）输液输血的准备

（1）行中等以上的手术前，应检查患者的血型，准备一定数量的全血。

（2）凡有水、电解质或酸碱失衡者，术前均应常规输液，尽可能作补充和纠正。

（八）治疗药物的检查

病情复杂的患者，术前常已经接受一系列药物治疗；麻醉前除要全面检查药物的治疗效果外，还应重点考虑某些药物与麻醉药物之间存在相互作用的问题，有些容易在麻醉中引起不良反应。为此，对某些药物要确定是否继续使用、调整剂量再用或停止使用。

（九）手术前晚的检查

手术前晚应对全部准备工作进行复查。如临时发现患者感冒、发热、妇女月经来潮等情况时，除非急症，手术应推迟施行；手术前晚宜给患者服用安定镇静药，以保证有充足的睡眠。

二、麻醉选择

麻醉方法的选择，根据手术病种、手术方法、患者的病情或年龄的不同，其麻醉方式的选择有所不同。

（一）病情与麻醉选择

凡体格健壮、重要器官无明显疾病，几乎所有的麻醉方法都可以适应。凡体格基本健康，但合并程度较轻的器官疾病者，只要在术前将其全身情况和器官功能适当改善，也不存在麻醉选择问题。凡合并有重要的全身性或器官病变的手术患者，除在麻醉前尽可能改善全身情况外，麻醉的选择首先重视安全，选择对全身影响最轻、麻醉者最熟悉的麻醉方法。如果病情严重达垂危程度，但又必需施行手术治疗时，在改善全身情况的同时，应选择对全身影响最小的麻醉方法。如局麻、神经阻滞；如果选择全麻，必须施行浅麻醉；如果选择椎管内麻醉，必须小量、分次使用局麻药。

（二）手术要求与麻醉选择

麻醉的主要任务是在保证患者安全的前提下，满足镇静、镇痛、肌肉松弛和消除内脏牵拉反应等手术要求。根据手术部位不同，选择不同麻醉，如颅脑手术选用全麻、局麻或强化局麻；上肢手术选择臂丛神经阻滞麻醉；胸腔内手术选用气管内插管全麻。腹腔或盆腔手术选用椎管内麻醉或全麻等。根据肌肉松弛要求程度不同，麻醉选择不同，如腹腔、盆腔手术，某些大关节矫形或脱臼复位，都需要良好的肌肉松弛，可选择臂丛阻滞、椎管内麻醉或全麻并用肌松药。根据手术时间的长短选择不同的麻醉，如短于 1 小时的手术，可选用局麻、单次脊麻、氯胺酮静脉麻醉等。长于 1 小时的手术，可选用连续硬膜外麻醉，长效局麻药的神经阻滞，或气管插管全麻等。根据手术创伤和刺激性大小、出血多少选择麻醉，如对复杂而创伤性极大或易出血的手术，应选择全麻，而不宜选择容易引起血压下降的椎管内麻醉。

目前，许多医院将局麻或椎管内麻醉与全身麻醉联合应用进行复合麻醉，取长补短，利用各种麻醉方法的优点，使患者受益，尽量减少一些药物对身体的危害，减少麻醉后并发症，促进患者尽快地康复。

（李保华）

第二章　气道控制技术

第一节　面罩通气技术

一、面罩通气的适应证和禁忌证

（一）适应证

（1）气管插管前通过自主呼吸或人工通气进行预氧（包括复苏情况）。

（2）禁忌气管插管的患者。

（3）气管插管失败的患者。

（4）生命体征突发性恶化且需紧急给氧治疗的患者。

（5）输送麻醉气体进行麻醉。

（二）禁忌证

（1）胃内容物反流入气管内的可能性极大且需全身麻醉的患者，如饱胃、裂孔疝、食管运动功能紊乱和咽憩室。

（2）气体充入胃内可能性极高的患者，如因长期肌松或神经系统疾病导致咽部环形括约肌无力。

（3）需高气道压的患者，如肺或胸壁的顺应性降低、肥胖（体重 2 倍于标准体重）、明显脊柱侧弯，严重支气管痉挛。

（4）腹内压增高的患者，如大量腹水，机械或麻痹性肠梗阻。体位不良的患者，如明显的头低位、位于骨折复位床、施碎石术、CT 扫描和俯卧位等。

（5）需要维持气道通畅但必须避免头颈部操作（如颈椎骨折）或不能触摸颈部（如头颈部手术）或不能达满意面罩密闭（如面部创伤，口腔无牙伴槽齿后缩）的患者。

（6）表皮不完整的患者，如大疱性表皮松解症。

（7）用密闭面罩不能达到满意辅助或自主通气的患者是面罩通气的相对禁忌证。

二、面罩的结构和类型

面罩是一种毋需其他器械即可将通气环路中气体输送至患者肺部的一种呼吸道管理器械，通常是由橡胶或塑料制成。普通面罩通常有主体，面部密封圈和接口所组成（图 2 - 1）。由于没有任何一种面罩能够适用于所有患者的面部，所以人们设计和制造了多种面罩供临床应用中选择（图 2 - 2）。另外，各种面罩又均有许多不同的型号，以方便使用。

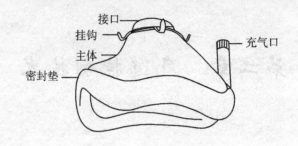

图 2-1　面罩的基本结构

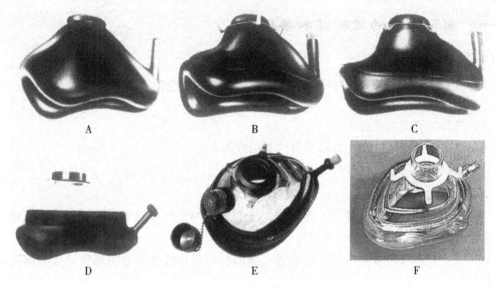

图 2-2　常用的面罩

A. 解剖形面罩；B. Trimar 面罩；C. 无鼻梁面罩；D. Ambu 透明面罩；
E. Patil - Syracuse 内窥镜面罩；F. 一次性 PVC 透明面罩

三、面罩的选择和准备

（一）面罩的选择

为了达到最佳的应用效果，选用合适型号的面罩十分重要，因此应准备数种型号的面罩，并且必须在麻醉诱导前对面罩加以选择和试验。在保证良好密闭和满意通气的前提下，应尽可能选择最小的面罩，以减少无效腔。非透明面罩不易发现呕吐物，故不适用于饱胃、有呕吐和反流高度危险的患者。

面罩应适合操作者的手掌和患者的面部，解剖学面罩具有能适应患者鼻梁、下颌骨齿槽嵴和颧突的特征，如果可能，应优先选用。操作者还应注意选择握持较为容易和误压患者眼睛可能性最小的面罩。

（二）面罩的准备

在应用环氧乙烷消毒面罩后，应对未充气的面部密封圈进行彻底的通风处理，因为吸收入橡胶的环氧乙烷可导致患者面部皮肤的化学性烧伤。

面罩的密封圈可以是已充气的或为可充气性。对于可充气性密封圈，应充入足量的气体，以免面罩有棱角接触患者面部。另外，对密封圈进行满意充气还可使面罩与面部接触各处的压力处于平衡状态。

四、面罩通气的方法

（一）患者的准备

如果面罩太长，放置口咽通气道可使患者的面部拉长 1 ~ 2cm；如果放置口咽通气道后面罩又太短，应去除口咽通气道而改用鼻咽通气道，这样可沿鼻梁移动面罩 1 ~ 2cm，以使面罩在颏部更为合适。

（二）放置面罩的方法

1. 单手法 是最常用的方法（图 2 - 3）。即用左手握持面罩，拇指和食指放在面罩体部——即接口处的两侧，并向下用力，以使面罩贴紧面部保持密封。其他三个手指放置在下颌骨上，中指位于颏部，环指和/或小指位于下颌角处。然而值得注意的是，保证不对患者面部或颈部软组织施加压力极为重要，因为此可降低气道通畅的程度。

2. 双手法 适用于需要开放气道（尤其是最困难的气道）且需要达到面罩密闭的各种情况。由于操作者需用两只手握持面罩，所以需要另外一位工作人员来进行辅助或控制呼吸。面罩操作者将双手的拇指放置在面罩接口或体部的两侧，其余手指放在下颌骨上，以提起患者的下颌且保持颈部伸展（图 2 - 4）。面罩操作者亦可将双手的拇指和食指放置在面罩体部的两侧，而用其他手指来维持气道开放，此种方法对防止面罩四周漏气极为有用。

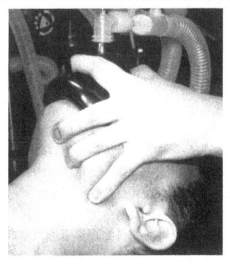

图 2 - 3 单手放置面罩的操作方法

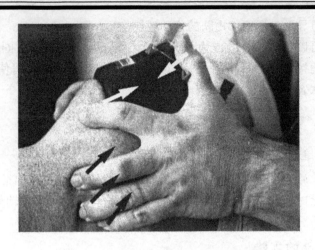

图 2-4 双手放置面罩的常用操作方法

（三）达满意面罩密闭的方法

应用面罩时必须使其四周完全密闭，此乃获得满意通气和满意吸入麻醉的基础，常用的措施如下。

1. 面罩鼻部的密闭　虽然使面罩鼻部的边沿展开可达到其鼻部的密闭，但是将面罩放在鼻梁时应注意不能压迫患者的眼睛。在通常情况下，操作者用拇指向下按压面罩的鼻部即可使鼻部达到密闭。

2. 面罩颏部的密闭　将面罩放置在患者面部后，应注意面罩与颏部的适应性，如果面罩的颏部位于牙齿水平，应更换较大号的面罩或将目前使用的面罩向下移动；如果面罩的颏部接触到了颏部而不是齿槽嵴，面罩的四周则不能被密闭。此时在口腔内插入一口咽通气道使面部延长 1~2cm 即可使面罩的颏部位于齿槽嵴部。另外，亦可改用较小的面罩，用手指向上推下颌骨进入面罩并同时旋转腕部向下推面罩鼻部即可达面罩颏部的密闭。

3. 面罩两侧的密闭　操作者用左手小鱼际肌将面颊部皮肤贴紧面罩一侧即可达到面罩左侧的密闭。面罩右侧的密闭可通过以下途径实现：①用手指压迫面罩的右侧，如拇指以及食指和中指的远端掌指关节；②内旋左侧前臂使面罩向右侧旋转。面罩的四周具有一定的伸展性，以供其适应较窄或较宽的面部。③由助手协助压迫面罩的漏气处。

4. 应用四头带　四头带通常是由黑橡胶制成，其中间部分为一四边形或圆形结构，在其两侧的边缘处有四个长条状固定带，固定带上预制有等距离的开孔。使用时，将四头带中间的圆形或四边形结构放在患者的头下，将四条固定带通过其上面的开孔分别固定在面罩接口处的挂钩上即能达到固定面罩和促进面罩密闭的作用。

使用中，位于下颌骨处的固定带趋于向后牵拉下颌，将下面的两条固定带在颏下部进行交叉不仅可达到更好的面罩密闭效果，而且能够对抗上面两条固定带的牵拉作用，从而减少面罩从鼻背部滑向额部的可能。值得注意的是，使用四头带时不能牵拉固定带太紧，以防止面罩或固定带造成患者面部的压迫性损伤。另外，还可在四头带与面颊之间放置纱布或棉垫，既可增加四头带的张力，亦可避免损伤。

五、面罩通气不良的原因和处理

面罩密闭应足以产生2kPa（20cmH₂O）的气道正压并极小漏气。由于正常胃贲门括约肌压力在2.0kPa（20cmH₂O）水平，所以限制气道正压在此水平可避免面罩通气中的胃充气，胃充气可限制膈肌运动和增加通过食管括约肌发生反流的可能性。如果采用2.0kPa（20cmH₂O）的正压不能使患者获得满意的肺通气，应及时寻找原因并正确处理。

（一）原因

面罩通气不满意的常见原因包括：①气道在咽部被舌体阻塞；②声门痉挛使气道在喉部发生梗阻；③患者存在足够的肌肉张力防止胸廓扩张；④肺顺应性降低或气道阻力增加。气管牵曳（喉向尾端运动或胸部的矛盾活动）常提示患者存严重气道梗阻。

（二）处理措施

1. 气道管理操作三手法　当仰头、托下颌和张口这三种操作同时进行时称作气道管理操作三手法，此三种手法是保证面罩通气患者上气道通畅最确切的操作方法。这三种手法不仅可单独使用，而且可联合使用。

2. 应用通气道　在少数情况下，在面罩通气中采用气道管理操作三手法维持气道通畅相当困难，尤其在需要较长时间的情况下。此时可通过放置口咽或鼻咽通气道来协助维持气道通畅。

（1）口咽通气道：通常是由橡胶或塑料制成，外形呈S状，设计有不同型号（图2-5）。当选择适宜尺寸的口咽通气道且放置位置正确时，其咽弯曲段正好是位于舌根后，通气管腔的前端是位于会厌的上方附近。如果口咽通气道太短，舌仍可能在口咽水平阻塞上气道；如果太长，口咽通气道可到达咽喉部接触会厌，甚至将会厌推向声门或进入食管的上端。

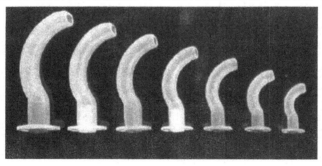

图2-5　各种型号的口咽通气道

目前已经有带套囊口咽通气道（Cuffed oropharyngeal airway），其通气管前端安装有套囊，套囊充气后能使口咽部达有效的低压封闭，并可直接连接通气环路替代面罩通气，主要适用于不需气管插管且无误吸危险的短小手术患者。

（2）鼻咽通气道：通常是由塑料或软橡胶制成，外形如同气管导管，但质地较软，长约15cm左右，前端斜口较短且钝圆，有多种型号（图2-6），国际通用标准是根据其内径的毫米数来进行编号。正确插入后，鼻咽通气道的全长是从鼻至咽部；前端位于会厌上和舌根下，翼缘正好位于鼻孔外。当鼻咽通气道位置正确时，其前端通过将舌根部抬离咽后壁而维持上气道通畅。但是，如果鼻咽通气道太短或插入过浅，其前端则不能向上抬起舌根部，从而不能有效解除上气道梗阻。如果鼻咽通气道过长或插入过深，其前端不仅可刺激会厌及其周围组织而诱发喉痉挛，而且可将会厌压向声门口，或其前端进入食管上端，不但不能解除上气道梗阻，反而可使上气道梗阻加重。

与口咽通气道相比，清醒或半清醒的患者能更好地耐受鼻咽通气道，并且发生意外性位置不当及脱出的可能性较小；如果患者牙齿松动或全身条件极差或者是口腔内存在创伤或病理性情况，应用鼻咽通气道则更为适宜。

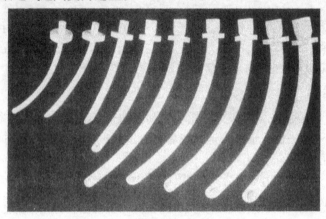

图 2－6　各种型号的鼻咽通气道

3. 正压呼吸　在整个呼吸周期中维持气道正压可减轻软组织造成的气道梗阻。在呼气中，应适当调节通气环路的溢气阀，以维持大约 1.5kPa（15cmH$_2$O）的正压［不应超过 2kPa（20cmH$_2$O）］。辅助吸气时应达 2.5kPa（25cmH$_2$O）的气道压。

4. 喉痉挛的处理　面罩通气中可因多种原因发生喉痉挛。一般来讲，在轻度和中度喉痉挛时，通过加深麻醉、消除局部刺激和给予氧气吸入一般即能有效解除。必须注意，在喉痉挛的情况下单靠患者主动吸氧常感不足，需行面罩加压给氧。轻度喉痉挛时宜于呼气时加压；中度喉痉挛时则宜于吸气时加压，并可静脉注射利多卡因 1～2mg/kg；严重喉痉挛时应以较高的压力进行加压给氧，并应快速静脉注射琥珀胆碱来解除此种紧急情况。迫不得已时亦可实施环甲膜穿刺，经穿刺针行加压给氧或喷射通气。然而，在处理喉痉挛时，应用肌肉松弛药只是一种临时性措施，加深麻醉才是更确切的治疗。

六、面罩通气的注意事项

（1）在一些情况下，操作者用一只手维持面罩密闭和气道通畅会相当困难，此时可应用双手保持面罩密闭并进行气道控制，而由另外一个工作人员挤压呼吸囊进行肺通气。

（2）无效腔：在进行面罩通气时，面罩及其接头是无效腔增加的主要原因，必须提供满意的新鲜气流量，此在小儿具有极明显的临床意义。增大压迫面罩的压力，降低密封圈的容量，采用较小的面罩、缩短面罩相关接头长度、增大进入面罩的新鲜气流速度等措施均可减少无效腔。

（3）在长期面罩通气中，如果需要应用四头带协助维持面罩密闭，四头带上的张力不应过多超过达到面罩密封所需的压力，并且需要每隔15~30min即释放一次张力，并稍微移动面罩，以允许面罩下部的皮肤能够获得足够的血流灌流。另外，亦可采用外裹棉纱的海绵来防止面部皮肤受到过度的压迫。当用四头带或棉纱海绵时，应极度小心谨防患者眼部的损伤，补偿面罩漏气的辅助措施是增加新鲜气流量。

（4）虽然使用Ohio解剖形面罩更易达到颏区和面颊区的密闭，但其密封圈太大偶尔可压迫眼球（即面罩位于鼻梁以上部位时），可用拇指向下推面罩，以使密封圈从眼部移开。

（张坤鹏）

第二节　气管插管技术

一、气管插管的适应证和禁忌证

（一）适应证

1. 绝对适应证　是指患者生命的安危取决于是否采用气管插管，否则禁忌在全身麻醉下手术。主要包括：①颅内手术；②胸腔和心血管手术；③需要俯卧或坐位等特殊体位的手术；④湿肺手术；⑤气道难以保持通畅的患者（如颌、面、颈、五官等全身麻醉大手术，颈部肿瘤压迫气管患者，极度肥胖患者等）；⑥腹内压增高频繁呕吐（如肠梗阻）或饱胃患者；⑦某些特殊麻醉，如并用降温术和降压术等；⑧需要应用肌肉松弛药的手术。

2. 相对适应证　取决于麻醉科医师的个人技术经验和设备条件，一般均为简化麻醉管理而选用，如时间长于2h的任何全身麻醉手术；颌面、颈、五官等中、小型全身麻醉手术等。

（二）禁忌证

1. 绝对禁忌证　喉水肿、急性喉炎、喉黏膜下血肿、气管插管创伤可引起严重出血，除非急救，禁忌气管插管。另外，此类患者的气管插管应该在条件非常好的环境中（如手术室）实施，并应由经验丰富的医师（如麻醉科医师）操作。

2. 相对禁忌证　气道不完全性梗阻者有气管插管的适应证，但禁忌快速麻醉诱导气管插管。并存出血性血液病（如血友病、血小板减少性紫癜症等）者，气管插管创伤易诱发喉、声门或气管黏膜下出血或血肿，继发急性气道梗阻，宜列为相对禁忌证。主动脉瘤压迫气管者，气管插管可导致动脉瘤破裂，也宜列为相对禁忌证，如果需要施气管插管，动作需熟练、轻巧，避免意外性创伤。鼻道不通畅（如鼻咽部纤维血管瘤、鼻息肉或有反复鼻出血史）者，禁忌实施经鼻气管插管。麻醉科医师未掌握气管插管的基本知识或操作技术不熟练，或者气管插管设备不完善，应列为相对禁忌证。

二、常用的气管导管的结构、种类、型号和选择

气管导管（tracheal tube）又称气管内导管（endotracheal tube），可插入气管内，用于传递气体和吸入麻醉药进出肺部。经口和经鼻气管导管的设计是分别适宜于经口和经鼻途径插入。许多一次性气管导管均设计成"经口/经鼻"型，说明其既可经口途径插入，又可经鼻途径插入。

（一）气管导管的结构和种类

典型的气管导管结构见图 2-7。气管导管的弯曲半径为 12~16cm，在横断面上，气管导管的内外壁应为圆形。与管腔呈圆形的气管导管相比，管腔呈椭圆形的气管导管更易发生扭曲。

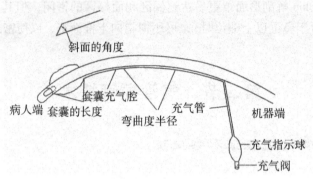

斜面的角度

套囊充气腔　　充气管　　机器端

病人端　套囊的长度　弯曲度半径

充气指示球

充气阀

图 2-7　带套囊 Murphy 型气管导管的结构示意图

气管导管的机器端或近端连接有气管导管专用接头，通常保留在患者体外。患者端或气管端或远端是气管导管插入气管内的部分，前端开口呈斜坡状，称为气管导管的斜面。斜面与气管导管长轴之间的锐角称斜面角度，为 38°±8°。斜面的开口是对向左侧，此是因为气管导管最常从右侧插入，斜面开口向左有助于插入气管导管时操作者对声门的持续观察。

气管导管的前端应呈圆钝状，无锐利边缘。在斜面对侧的管壁上有一开孔，称作 Murphy 孔，存在此种开孔的气管导管称作 Murphy 型气管导管。设计 Murphy 孔的目的是作为气流流出气管导管的途径。Murphy 孔的面积必须不少于气管导管管腔横截面的 80%。一些气管导管在斜面侧还设计有第二个侧孔，如果气管导管意外性进入右主支气管，此可为一安全性措施。无 Murphy 孔的气管导管称作 Magill 型气管导管，无 Murphy 孔可使套囊安置在靠近气管导管远端的位置。此不仅可减少气管导管意外性误入支气管的机会，而且可减轻对气管的损伤。

气管导管远端安装有套囊，设计套囊系统的目的是封闭气管导管和气管壁之间的间隙，以防口腔、鼻腔和咽部的内容物误吸进入气管，并保证正压通气中无气体从套囊处漏出。套囊亦可保持气管导管位于气管的中央部位，使气管导管前端损伤气管黏膜的可能性较小。套囊的充气装置包括两部分：①充气管：充气管包括位于气管导管壁内的部分和位于气管导管壁外的部分；②套囊充气指示球和充气阀。

通常在气管导管前端或气管导管全长内置放有放射显影标志，有助于用 X 线来确定插管后气管导管的位置。小儿气管导管在距前端 2cm 和 3cm 处分别标有单个或双个黑圈标记，其目的在指导气管导管插入气管的长度，以防止插入过深。

（二）气管导管的型号

气管导管型号有三种分类方法：①Magil 分类法：是最早的分类方法，将气管导管分成从 0 号（婴儿）至 10 号（大体型成年人）；②法制分类法：气管导管外径（mm）×3 即为其型号，此种方法已沿用多年；③以气管导管内径（mm）来编号：是目前标准的气管导管型号分类方法。

值得注意的是，由于气管导管壁厚度的差异，同样内径的气管导管可有不同的外径。气管导管的外径极为重要，尤其是在小儿，因为外径是决定气管导管能否通过喉部的关键因素。因此气管导管标准亦要求，内径≤6mm 的气管导管应同时以 mm 标示其外径。

（三）气管导管的选择

目前尚无简单明了的合适气管导管选择方法，通常是根据患者的年龄来选择气管导管的大小和插入深度（表2-1）。但是值得注意的是，由于气管大小和形状变异甚为明显，所以使用者除选择预应用的一根气管导管之外，还应准备较此气管导管大 1 号和小 1 号的两根气管导管备用。如果预计气管插管操作困难，应先采用较细的气管导管，然后用气管导管交换器更换较粗的气管导管。

表 2-1　气管导管型号和插入深度的选择

年龄	内径（mm）	外径（mm）	经口插入长度（cm）
0~3 个月	3.5	4.8	11
3~6 个月	4.0	5.4	12
6~12 个月	4.5	6.2	12.5
2 岁	5.0	6.8	13.0
3 岁			13.5
4 岁	5.5	7.4	14.0
5 岁			14.5
6 岁	6.0	8.2	15.0
7 岁			15.5
8 岁	6.5	8.8	16.0
9 岁			16.5
10 岁	7.0	9.6	17.0
11 岁			17.5
12 岁	7.5	10.2	18.0
13 岁			18.5
14 岁	8.0	11.0	21.0
成人女性	7.5~8.0	10.2~11.0	21.0
成人男性	8.5~9.0	11.6~12.2	22.0

在年龄较小的儿童（通常是 4 岁以下），气道的密封通常不是采用套囊，而是通过选用与环状软骨内径相匹配无套囊气管导管来达到。对于需要长期气管插管的小儿，一般认为气管插管后在气管导管和气管之间应存在轻微漏气，检查方法是保持患儿的头部处于中位，将听诊器放置在气管上端，在峰气道压为 2~3.9kPa（20~40cmH$_2$O）时能够听到漏出气流声即可。如果产生漏气所需的气道压≥3.9kPa（40cmH$_2$O），则需更换较细的气管导管。对于具有高度误吸危险的儿童，如腹内压增高和口腔内手术的儿童，则应考虑选用带套囊气管导

管。考虑到长期应用带套囊气管导管有增加气管软化的危险，所以应用中应定时给套囊放气5～10min。

三、气管插管的器械

气管插管的完成需要一定的器械用具，包括：喉镜、衔接管、插管芯、牙垫、插管钳、局部麻醉药喷雾器等常用用具，以及某些特殊器械，如光导纤维支气管镜、光导纤维喉镜、气道交换导管、弹性橡胶引导芯和光索等。

（一）常用的气管插管辅助器械

1. 直接喉镜（direct laryngoscope）　直接喉镜是用于显露喉及其相关的结构，最常用于气管插管，亦可用于口、咽和喉部病变的检查。

（1）直接喉镜的基本结构：包括镜柄和喉镜片。当将喉镜片和镜柄连接在一起，并使其处于使用位时，光源即被照亮（图2-8）。光源可位于镜柄内，亦可位于喉镜片上。

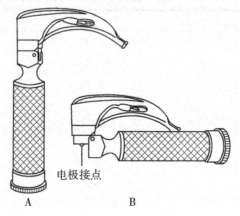

电极接点

A　　　　　B

图2-8　处于使用（A）和备用（B）位的喉镜

1）镜柄：镜柄是操作者手持的部位。在镜柄和喉镜片之间最常采用钩槽状连接，即镜柄的顶端装有挂钩杆，可与喉镜片基底部的连接槽相匹配。此种连接方式不仅能够使喉镜片与镜柄进行快捷容易的连接和分离，而且具有自动开关功能，当喉镜片被提起处于使用位时，光源即被同时打开以提供照明。

如果镜柄的设计是接受自身带有照明灯泡的喉镜片，在其与喉镜片的接触部位有一金属电极接点，当镜柄和喉镜片相互衔接成使用位时，即可形成完整的电路。在带有光导纤维照明光源的镜柄内则装有卤素灯泡，当镜柄和喉镜片紧密衔接成使用位时，喉镜片即可向下压迫镜柄顶端的触发开关，从而使灯泡和电池之间形成完整的电路连接。此种设计可明显减少电路中的接点，降低了接触不良故障。另外，卤素灯泡的寿命亦是其他普通喉镜灯泡的3倍。

目前应用的镜柄有数型号（图2-9）。在以下情况下，使用短镜柄则具有明显的优点：①使用普通镜柄时突出的胸部或/和乳房可与镜柄相接触并影响喉镜片正常插入的患者；②气管插管中必须行环状软骨压迫操作的患者；③穿戴有颈胸部管形石膏的患者；④严重头后仰受限的患者。

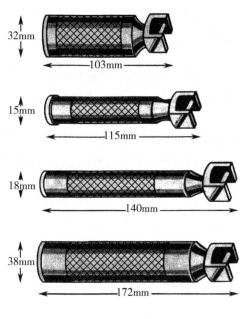

图2-9 各种型号的镜柄

2）喉镜片：喉镜片是直接喉镜插入患者口腔的硬质部分。喉镜片有多种型号，其编号是随着型号的增大而增加。喉镜片由几个部分组成，包括头端（tip）、底座（base）、末端（heel）、舌板（tongue spatula）、翼缘 flange、连接板（web）和光源（light source）（图2-10）。

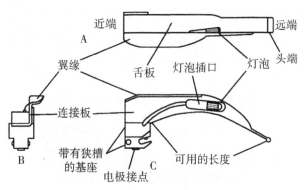

图2-10 Macintosh 喉镜片的结构
A. 侧面观；B. 上面观；C. 横截面观

底座是喉镜片末端与镜柄相连的部分，有一狭槽可与镜柄的挂钩杆相连接。舌板是喉镜片的主体部分，用于推压和移开口腔内的软组织，特别是舌体，这样可使上切牙和舌体周围间隙在直接喉镜检查中呈直线视野，有助于喉部显露。舌板的长轴可部分或全长呈直形或弯形，根据舌板主体的形状，通常将喉镜片分为直形或弯形两种。

翼缘与舌板相平行，并通过连接板相连。在直接喉镜检查中，翼缘能将口腔内的组织从视野中移开。翼缘是喉镜片横切面的组成部分，在不同喉镜片之间的形状各异：从无翼缘（喉镜片像一个直形或弯形压舌板）至翼缘呈完全密闭的管形或 O 形；翼缘呈中度弯曲的横切面包括：C形、扁平C形、U形或反Z形。

　　喉镜片的头端是用于直接或间接抬起会厌，有助于显露喉部。喉镜片前端通常呈钝形增厚状，以防止其对口咽部组织的损伤。直形喉镜片的头端有多种设计目的，不仅有嵴形突起，而且呈弯曲形钩状，其目的是更直接和更有效地提起会厌。为有助于间接抬起会厌，可在喉镜片的头端设计有不同的弯曲和角度（即弯形喉镜片）。

　　喉镜片上可安装有灯泡或安装有传送来自镜柄光源的光导纤维束。大部分喉镜片上的灯泡是通过螺旋装在有金属触点的插口内，而且灯泡插口是位于靠近喉镜片头端的位置；在一些喉镜片，灯泡的插口是位于喉镜片的底座内，通过光导纤维将光线传送至喉镜片的前端，这样可有效避免口腔分泌物对灯口的污染。另外，采用光导纤维照明的喉镜片还可获得比常规喉镜片灯泡更强的光线。因为喉镜片中没有灯泡或电触点，所以清洁、消毒和灭菌处理更为容易，喉镜的使用更可靠。

　　（2）常用的直接喉镜

　　1）Macintosh喉镜（弯形喉镜片）：此种喉镜片具有明显弯曲度，此特殊设计毋需用喉镜片头端直接挑起会厌，喉镜片仅需进抵至会厌谷向上提起即可满意显露声门（图2－11A），然后在会厌下方将气管导管插入气管内。

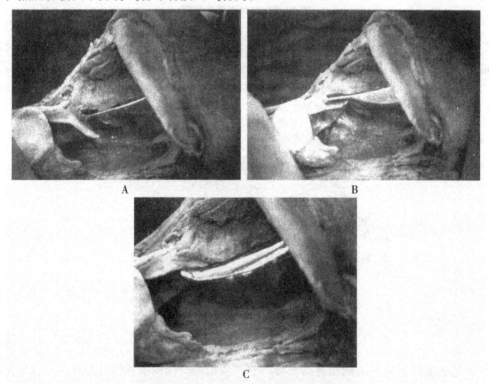

图2－11　弯形和直形喉镜显露声门的方法

　　A. 将弯形镜片的前端放在会厌谷；B. 向上提起弯形镜片即可使会厌抬起；C. 直形镜片应置于会厌的下方将其直接提起

　　2）Miller喉镜（直形喉镜片）：Miller喉镜片具有以下特点：底座部较长且呈扁C形；头端较小；基底部较薄；主体的基本结构为直形，仅在距头端2英寸（5cm）处有一额外弧度。这些设计改变使直接喉镜操作时需要的张口度较小，并能更自由地前移下颌骨，所以当喉镜片小的圆形末端将舌体提起和喉镜片头端远侧将会厌抬起时，即可形成显露喉部的通道（图2-11B）。Miller喉镜片尤其适用于具有长而软会厌的患者。

2. 插管钳　在经鼻明视气管插管时，插管钳能够直接将气管导管前端对向声门。另外，亦能采用插管钳置入咽部填塞物和取出异物。常用的插管钳有Magill型插管钳和Rovenstin改良型插管钳（图2-12）。插管钳的握持端与气管导管相平行，手柄位于右侧，所以操作者通过用左手握持直接喉镜显露声门，用右手握持插管钳进行气管插管操作，且不妨碍视线。

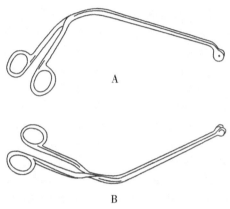

图2-12　Magill插管钳（A）和Rovenstin改良的插管钳（B）

3. 舌钳（图2-13）　舌钳是将患者舌体牵出口腔的专用器械，用于解除舌后坠导致的上气道梗阻。

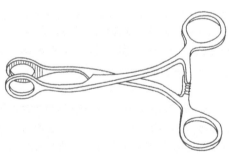

图2-13　舌钳示意图

4. 开口器　开口器是针对牙关紧闭的昏迷患者设计的，其目的是用来撬开其口腔，以便进一步插入人工气道。常用的开口器有旋进式和手钳式两种。使用旋进式开口器时，先退出螺丝手柄合拢开口叶片，由患者的一侧口角将开口叶片插入上下磨牙之间，旋进螺丝手柄，使叶片分开强行张开患者的口腔。使用手钳式开口器时，先松解手柄，合拢开口叶片，由患者的一侧口角将叶片插入上、下磨牙之间，合拢手柄，利用杠杆的力量撬开患者的口腔。

5. 局部麻醉药喷雾器

（1）普通喷雾器：一般的医用喷雾器均可供气管插管时使用，但为了便于工作，不宜一手持盛药瓶，一手挤压气球，否则操作者的双手均被占用，增加了操作的困难。一般只要将喷气球直接连接在盛药瓶的瓶口上，便能供单手操作之用（图 2 – 14A）。此外也有特殊设计的喷雾器，使用起来不仅更感方便，而且基底宽大，不易倾倒（图 2 – 14B 和 C）。喷雾器所喷出的雾滴以愈细愈好，若用高速氧气流取代喷气球即可达到此目的（图 2 – 14D）。Mclntosh 设计的喷雾器是经鼻腔对喉头喷雾最佳的喷雾器。这种喷雾器的喷雾管为一条弯曲的橡胶导管，可以插入鼻腔而接近喉部（图 2 – 14E）。支气管喷雾器前端的喷洒臂相当长，可将局部麻醉药喷洒至支气管内（图 2 – 14F）。

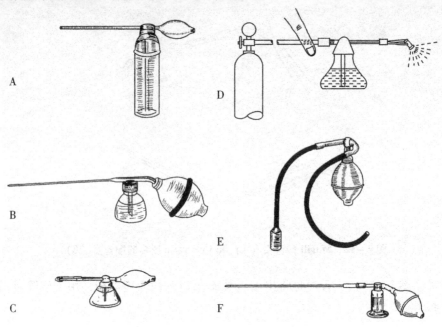

图 2 – 14　气管插管时常用的喷雾器

A. 便于单手操作的喷雾器；B. 和 C. 带有大基底的喷雾器；D. 以高速氧气流为动力的喷雾器；E. Mclntosh 喷雾器；F. 支气管内喷雾器

（2）定量给药器：目前已有专门用于气道表面喷雾麻醉的定量给药器，是通过手指运动的机械能来击碎药液形成气溶胶的装置。其优点是不需使用抛射剂，因此配方、制造、包装较为简单。其缺点是产生的雾粒较粗，同时，随着药液的喷出，外界空气不断进入容器以补偿喷出药液遗留的空间，使药液受到污染。

（3）局部麻醉药喷洒装置：①喷洒棒：是一根由硬塑料制成的空心管，前端为一光滑的盲端；喷洒棒全长 20cm，前端的 5cm 呈向上的弯曲状；在其前 1/2 段的侧壁上有数个细小的侧孔，用于在气管内喷洒局部麻醉药；在距前端 10cm 处有一黑色的环行标志，以警示喷洒棒可插入声门下的最大长度。②喉麻管：由美国 Wolfe Tory 医疗器械公司生产，是一根由硬塑料制成的空心管，全长 25cm，其内部有硬质金属芯，可根据患者的气道形状进行塑型。空心管前端预制有数个细小开口，用于喷洒局部麻醉药。喷洒棒和喉麻管均是以注射器提供喷洒局部麻醉的动力。注射器前端的接口需有路厄锁卡装置，以与前部的喷洒装置成牢固连接，防止喷洒局部麻醉药过程中将其推入气道内。

6. 插管芯（图 2 – 15）　设计插管芯（intubation stylet）的目的是将其置放在气管导管

内，以使气管导管能够维持预计使用的形状，常用于协助气管插管操作，亦可在气管插管前检查气管导管是否通畅。为了有效使用，理想的插管芯必须具有以下条件和特征：①具有足够的柔韧度，这样才可容易地改变其形状；②具有足够的僵硬度，以使其在气管插管操作中能够维持相应的形状；③应具有高度的耐磨性，使用中不会发生脱屑或断裂；④前端应光滑，以减少对软组织和气管导管的损伤；⑤至少应与所用的气管导管等长；⑥应具备能够限制其进入气管导管的装置。如果没有此种装置，应将插管芯的近端极度折弯；⑦近端应安装能牢固嵌入气管导管的附属物，以放止气管导管在插管芯上转动（图2－16）。

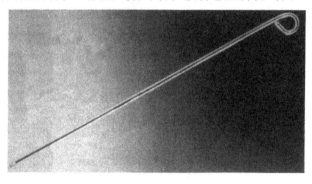

图2－15 前端呈圆钝状的专用插管芯

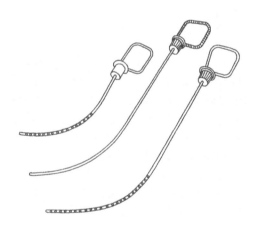

图2－16 带有限制装置的专用插管芯

7. 牙垫 牙垫是辅助气管导管固定并保护气管导管不被咬瘪的专用器械。牙垫的制作可利用一小木棍，外套以橡胶管，使用十分方便。亦可用外径为8～10mm的金属或硬塑料管，外套医用胶管制成，长6～8cm。小儿用牙垫的外径为4～6mm，长3～5cm。目前已有用硬塑料特制的商品空心牙垫，两侧有月牙状缺口，能吻于气管导管的侧壁（图2－17）。使用时，将牙垫与气管导管用胶布紧密地缠绕在一起进行并列固定，然后再交叉固定于患者的面颊部。另外，亦可将4～6层的纱布卷用胶带缠绕作为牙垫，放置在患者口内，纱布柔软可避免不必要的损伤，又可防止患者咬气管导管，并且纱布的吸湿作用可吸收患者口腔内的一些分泌物。

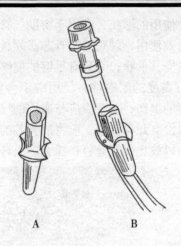

图 2 - 17　用硬塑料特制的空心牙垫（A）及其与气管插管的相互固定（B）

8. 衔接管　将气管导管与麻醉机相连接需用衔接管。目前麻醉机上两根螺纹管的衔接管皆为由硬塑料制成的 Y 形管，Y 形管前端最好是与一可卸下的 L 形衔接管相连接（皆为标准口径），这样既可与加压给氧面罩或气管导管相连接，又可与支气管导管的衔接管相连，使用颇为方便（图 2 - 18）。为了防止 Y 形管与 L 形衔接管之间发生脱连接，一些 L 形衔接管上还预制有防脱连接装置。

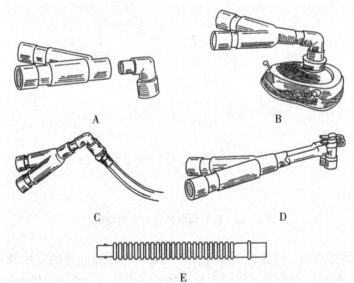

图 2 - 18　衔接管及其与相关装置的连接

A. Y 形管与 L 型衔接管的连接；B. 衔接管与面罩的连接；C. 衔接管与气管导管的连接；D. 衔接管与双腔支气管导管的连接；E. Y 形管与气管导管之间的弯曲性连接导管

9. 吸引设备　完整的吸引设备是由吸引器、吸引瓶及吸引管道组成。常用的吸引器有电动吸引器、脚踏式吸引器、射流吸引器和中心吸引装置。吸引导管是用来吸除口腔和气管内分泌物的专门管道，可用橡胶导尿管改制而成，亦可采用一次性专用吸引导管。理想的吸引导管应具有分泌物吸出效果最好和组织创伤最小的特点。吸引导管近端存在开口比较理想，以允许空气进入，能在不脱离吸引装置的情况下防止负压的形成。近端开口要大于管腔，只有堵住近端开口才能进行有效的气管内吸引。

（二）特殊的气管插管器械

1. 光导纤维支气管镜（fiberoptic bronchoscope，FOB） FOB 的典型结构及其附属装置见图2-19。FOB 是由镜头、光导缆和内窥镜光导缆组成。镜头分目镜部和操作部。操作部设有弯曲部操纵柄，冲洗吸引控制口以及介入管通道入口。光导缆是连接冷光源与镜头的装置，利用光纤全反射原理将冷光源引导到内镜的前端，以照明视野。内窥镜光导缆是 FOB 设备的效应部。分为软管部、可弯曲部和前端部。软管内部有光导束、弯曲牵引钢丝、操作通道和吸引通道等，外部由塑料软管所包裹，其表面标有白线标志，每格5cm，据此可了解 FOB 的插入深度。内窥镜的光导缆至少应有两个纤维光导束，一束传导光，另一束将图像传回目镜供观察。内窥镜光导缆的弯曲部受操纵柄控制，可上下偏转引导内窥镜光导缆的方向；以调整观察的角度。FOB 前端有两个导光口、一个观察物镜头和一个介入吸引口。

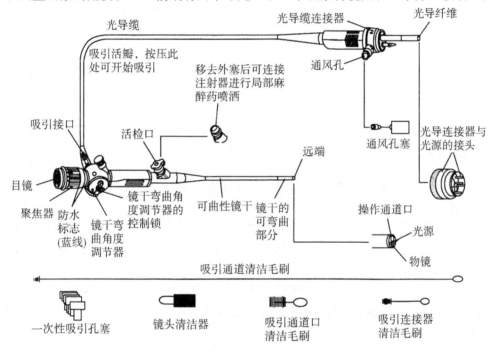

图2-19 气管插管专用 FOB 的结构及其附属装置

目前先进的 FOB 已经不再应用光导纤维传导图像，而是在前端安装照相机和用导线传导图像，例如 Chips bronchoscope，其主要优点是成像清晰、图像大且质量好、不易损伤。可避免普通 FOB 因光导纤维断裂所造成的小黑点。

在临床麻醉中应用 FOB 时，最重要的是 FOB 的外径，FOB 的外径越细越好，长度450mm 左右。不必有过粗的介入通道，能满足吸引或吹氧要求即可。较粗 FOB 的优点是吸引通道较粗和光导纤维束较多，但是其通过气管导管和细小气道较为困难。常用 FOB 的特征见表2-2。

表 2-2 常用 FOB 的特征

FOB 型号	镜干直径 （mm）	镜干长度 （mm）	操作通道直径 （mm）	头端弯曲度 （度）	视野（度）
Olympus					
LF-2✢	4.0	600	1.5	向上 130° 向下 130°	90
LF-P+	2.2	600	无	向上 120° 向下 120°	75
LF	1.8	550	无	无	75
BF-3C30	5.0	550	2.2	向上 180° 向下 130°	120
Pentax					
FB-10x	3.5	600	1.2	向上 130° 向下 130°	95
FB-15x	4.9	600	2.2	向上 180° 向下 130°	100
VB-1530*	5.5	600	1.2	向上 180° 向下 130°	120

注：✢插管专用 FOB；+头端可曲的最细型号；*带摄像机。

FOB 能明显增强麻醉科医师评估气道和处理困难气道的能力。在处理困难气道时，不仅可直接应用 FOB 进行气管插管操作，而且在其他气管插管技术失败后的紧急情况下，及时有效地应用 FOB 亦能使患者的气道得到有效控制，尤其是与其他气管插管技术联合应用时。另外，在困难气管插管患者气管导管位置的确定、气管导管更换、气管导管安全拔除和支气管导管定位等方面，应用 FOB 也有明显的优点。

2. 光导纤维喉镜　常用的光导纤维喉镜为 Macintosh 型，结构特点包括：弯曲喉镜片的弯曲度稍大于标准的 Macintosh 喉镜片；喉镜片的近端连接有一光导纤维目镜（图 2-20）。在使用这种光导纤维喉镜前，首先需对目镜进行去雾处理和聚焦，然后采用标准方法将喉镜片插入口咽部，向前推进直至能够从目镜中看到会厌，用喉镜片远端稍微抬起会厌显露声门。一旦看到声门，将气管导管插入声门。因为观察声门是间接性的，所以开始使用时不仅寻找声门十分麻烦，并且将气管导管插入声门亦十分困难，需在反复应用后，操作才会较容易地完成。目前已有带光导纤维目镜的 Miller 型 Kawahara 光导纤维喉镜（图 2-20B）

3. Bullard 喉镜（图 2-21）　此种硬质器械的功能如同间接光导纤维喉镜一样，喉镜片部分的设计与气道解剖结构相匹配，此种设计特征使其在显露喉部时毋需进行头颈部操作，从而在颈椎病变患者应用具有明显的优越性。

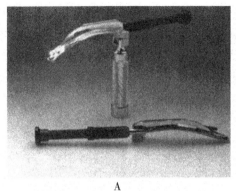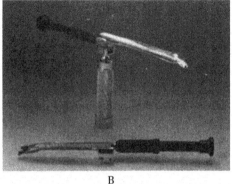

图 2-20　Macintosh 型 (A) 和 Miller 型 (B) 光导纤维喉镜

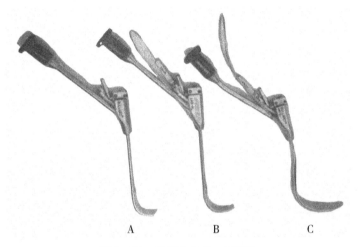

A　　　　　　B　　　　　　C

图 2-21　常用的 Bullard 喉镜

A. 未带专用插管芯的小儿型 Bullard 喉镜；B. 带专用插管芯的小儿
型 Bullard 喉镜；C. 带专用插管芯的成人型 Bullard 喉镜

　　成年人用 Bullard 喉镜片的特征是：外形为 L 形；长度为 13.2cm；宽度为 1.3cm；弯曲度半径为 3.4cm；喉镜片的厚度为 0.64cm。光导纤维束位于喉镜片的后部，纤维束的前端位于距喉镜片前端 2.6mm 处，从而使操作者的视野位于咽后部，此设计有助于良好地显露喉部。Bullard 喉镜的其他特征包括：在喉镜近端安装有一内径为 3.7mm 的叉形管腔。叉形管腔的一个孔可安装厄锁卡，适宜于连接三通装置进行气道吸引、吸入氧气或喷洒局部麻醉药；叉形管腔的另一个孔是用于插入新型专用非柔顺性插管芯的近端。此管芯是用于辅助 Bullard 喉镜完成气管插管操作的新器械。小儿型 Bullard 喉镜片的长度和宽度均较成年人小，可带有或不带有专用插管芯。

　　4. Upsher 光导纤维喉镜（Upsher fiberoptic laryngoscope）　为一硬质器械，其主体无可活动的部件，此种喉镜不仅具有光导纤维的"拐角性"视野，而且具有常规喉镜片的可操作性。Upsher 光导纤维喉镜上的各种聚焦目镜有助于操作者在整个操作中获得良好的视野。另外，在其目镜上还可连接电视录象系统，从而适用于教学。

　　在能够熟练操作常规喉镜的基础上，掌握此种喉镜的操作技术相当容易，但将其用于困难气管插管则需一定的经验。

5. 硬质光导纤维芯喉镜（rigid fiberoptic style laryngoscope）　是一类新型气管插管设备，主要结构类似于光导纤维支气管镜，但是其镜干均为一个长 40~50cm 的金属芯，能根据操作需要进行塑形。目前常用的此类装置包括：硬质 Storz 纤维光束喉镜（rigid Storz fibroptic larygoscope）、Bonfils 插管纤维内窥镜（Bonfils Intubation Fibrescope）、StyletScope 光导纤维芯喉镜（StyletScope）、Shikani 光学插管芯（Shikani Optical Stylet）、SensaScope 喉镜和光导纤维可塑芯硬喉镜（fiberoptic rigidstyle laryngoscope）等（图 2-22）。

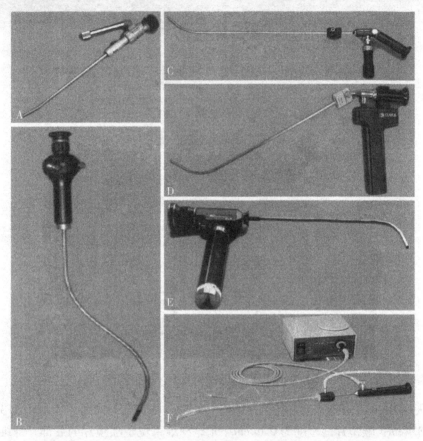

图 2-22　各种硬质光导纤维芯喉镜

A. StyletScope 光导纤维芯喉镜；B. SensaScope 纤维光束喉镜；C. Bonfils 插管纤维内窥镜；D. Shikani 光学插管芯；E. 光导纤维可塑芯硬喉镜；F. 硬质 Storz 喉镜

此类气管插管器械的主要优点是可按要求将镜干塑形成一定的弯度，有助于适应气道的解剖学弯曲。另外其镜干较硬，在口外操作就能使其在咽喉部按所需方向任意移动和进退，可相当容易地寻找到声门，从而可提高气管插管的成功率和缩短气管插管时间。主要缺点是镜干较硬，不适应鼻道的弯度，所以仅适用于经口气管插管。

6. 杠杆型喉镜（levering laryngoscope）　是标准弯形 Macintosh 喉镜的改良型，其能排除喉镜片下面与上切牙的接触，而维持杠杆的支点位于下咽部。其与 Macintosh 喉镜的区别在于杠杆喉镜片的头端可折叠，近端有一杠杆和弹簧驱动转盘，弹簧驱动转盘和可折叠头端通过连接杆相连接（图 2 - 23A）。喉镜片能够安装在标准镜柄上，操作方法类似于标准 Macintosh 喉镜，将喉镜片插入至口咽部，使喉镜片的前端位于会厌谷，向镜柄方向压迫杠杆，使喉镜片折叠的头端向上抬起大约 70°（图 2 - 23B），以牵拉会厌下韧带、抬起会厌和显露声门，用常规方式完成气管插管操作，然后松开杠杆压迫，使喉镜片的头端恢复正常的静息位。此种喉镜主要适用于虽然能够显露会厌但却不能将其挑起的异常情况。

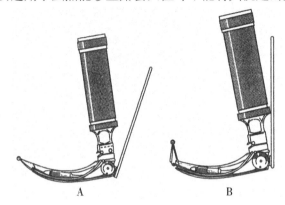

图 2 - 23　McCoy 杠杆型喉镜

7. 弹性橡胶引导芯或引导管（gum - elastic bougie or catheter）　又称气管插管引导器（intubation guide）。直径为 F15，长度为 60 ～ 65cm，外形细长，有弹性，表面光滑，内部呈空心状，其前端呈圆钝的钩状。早期的此类装置两端呈密封状，故多称作弹性橡胶引导芯或探条。目前已有两端呈开放状态的此类装置，故多称作弹性橡胶引导管，典型的装置是 Eschmann 弹性橡胶引导管。

8. 气道交换导管　目前已经有多种此类装置，其中以 Cook 气道交换导管最为常用。该装置为一中空导管芯，共有四种型号，其外径分别为 2.7mm、3.7mm、4.7mm 和 6.33mm（分别相当于 F8、F11、F14 和 F19 号），分别适用于内径大于 3.0mm、4.0mm、5.0mm 和 7.0mm 的气管导管。直径最细的气道交换导管，其长度为 45cm，其余三种型号的长度均为 83cm。

Cook 气道交换导管是由不透 X 光的材料制成，表面印制有以厘米为单位的刻度标志，前端呈圆钝形，近端有直径为 15mm 的标准专用接头，用于连接麻醉通气环路或人工复苏囊，亦可通过路厄锁卡接头装置与喷射呼吸机相连。F8、F14 和 F19 号 Cook 气道交换导管有一个前端开口和两个远端侧孔。然而，Cook 气道交换导管的长度和内径（1.6 ～ 3.4mm）均不适宜采用贮气囊进行人工通气，因为阻力太高。其专用的 15mm 接头主要用于连接氧气吹入装置。在高频通气中，远端侧孔少具有增加其抖动和发生气压伤危险的潜在可能性。但是 Cook 气道交换导管的僵硬度和外径使其极为适用于作气管导管交换器，特别是最粗的型号。

9. 光索　光索亦称照明插管芯、光棒或照明插管探芯，其基本结构均是一根可弯曲的导管，前端装有灯泡，后端连接装有电池和开关的手柄。在最近的十几年中，已先后有数种不同类型的照明插管芯产品问世，典型的有：Flexium 型照明插管芯、Tubestat 型照明插管芯、光导纤维型照明插管探芯（fiberoptic lighted intubation stilette）、光导纤维型照明插管芯（fiberoptic light stylet）和 Trachlight™ 型光索（图 2 - 24）。目前将此类装置统称为光索，并且是以 Trachlight™ 型光索最为常用并且效果最佳，它包含了多项设计改进，灯泡的光线更亮，气管插管时可不受外界光线的干扰，另外其使用了可退出性硬质芯，不仅明显提高了气管插管的成功率，而且能够进行经口和经鼻气管插管。

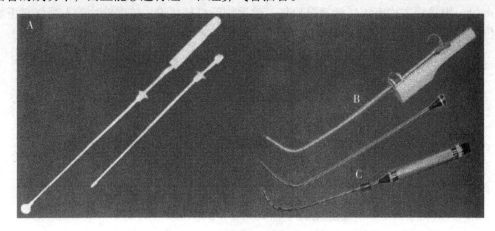

图 2 – 24　常用的光索装置

A. Tubestat 型照明插管芯；B. Trachlight™ 型光索；C. Flexium 型照明插管芯

光索是利用颈部软组织透光的原理来引导气管导管进入气管内的。当带有光索的气管导管穿过声门时，在颈前的喉结下方可见到一个边界清晰明亮的光点；如果气管导管的前端顶在了会厌谷处，颈前的光亮点是出现在喉结上方，光强度稍弱于气管导管位于气管内时；而当气管导管被插入食管时，颈前的透光亮点则非常弥散，在正常室内光线下难以辨认。根据颈前光亮点的这些变化，在不使用喉镜的情况下，光索就可引导气管导管的前端相当容易和安全的进入气管内。

四、气管插管前的准备

（一）器械和物品的准备

表 2 – 3 中所列的器械是常规经口或经鼻气管插管和预防严重并发症所需的最小基本器械数，这些物品是根据气管插管操作步骤进行分类的。

表 2 – 3　气管插管基本器械的准备

一、预氧和通气器械	7. 准备柔韧的插管芯
1. 打开氧源，并将其与麻醉机或人工呼吸囊相连接	8. 将三通连接至 10ml 注射器
	9. 准备 4% 利多卡因胶胨和软膏
2. 准备小、中、大号面罩	三、麻醉物品
3. 准备小、中、大号口咽和鼻咽通气道	10. 静脉麻醉药和肌肉松弛药
4. 压舌板	11. 注射器和针头
二、气管导管的准备	12. 多种剂量的 4% 利多卡因和 2 个安瓿的去氧肾上腺素
5. 准备小、中、大三根经口插入的气管导管	13. 喷雾器和局部麻醉药
6. 准备小、中、大三根经鼻插入的气管导管	

四、直接喉镜操作相关设备	20. 胶布、脐形胶带和固定鼻气管导管的专用胶带
14. 打开吸引器，并连接硬质塑料吸引头	21. 牙垫
15. 插管钳和开口器	22. 4 号丝线
16. 光源正常的 3 号和 4 号 Miller 喉镜片	六、确定气管导管位置所需的器械
17. 光源正常的 3 号和 4 号 Macintosh 喉镜片	23. 听诊器
18. 置患者头部呈"嗅物位"的枕头或薄垫	24. PI－rCO$_2$ 监测仪
五、固定气管导管所需的物品	25. 脉搏氧饱和度仪
19. 安息香酊剂	

（二）操作区的准备

在气管插管操作前，应调整患者所在平面（病床、手术台、轮床等）的高度，使其基本与操作者肋间边缘的水平相一致，并将此平面固定。操作者的旁边应有一位有经验的助手，操作中能准确无误地及时将所需物品传递给气管插管操作者。

（三）口腔和咽部吸引

虽然口腔和咽部吸引对于全部患者每时每刻均是必要的，但在饱胃（刚进食不久）、气道创伤（血）、心脏和/或呼吸骤停（胃内容物和分泌物）及其气管插管试图失败（分泌物）的患者，口腔和咽部的吸引则显得更为重要。应采用粗口径、弯曲、透明、硬质的吸引导管来彻底清理这些部位。

（四）清醒气管插管患者的特殊准备

清醒气管插管是指在患者有意识且能与操作者满意合作的情况下进行气管插管处理，主要适用于饱胃（如餐后创伤、肠梗阻或胃肠道出血）、濒死、困难气管插管和呼吸功能衰竭的患者。除要求操作者具有熟练的气管插管技术外，还要对患者进行满意的准备工作，如心理准备、应用适量的镇静药物，在气管插管径路上进行满意的局部麻醉等，当咽部刺激反应活跃造成患者不合作时，采用任何方法进行气管插管都将十分困难。

对于清醒气管插管患者，心理准备必不可少。通过访视中与患者的交谈可了解到患者是否紧张和焦虑，估计其合作程度，此对配合清醒气管插管十分重要。征询患者对手术和麻醉有何顾虑和具体要求，并给予必要的解释和安慰。术前需用颠茄类药物，以使气道黏膜干燥，也便于局部麻醉药喷雾起作用。

完全不用任何镇静药常使某些患者难以耐受清醒气管插管操作，适当应用镇静药可以缓解患者的恐惧和烦恼，提高痛阈。但是，给予镇静药时应保留患者的意识状态，使其能按需要配合操作。另外，保留患者的意识可以使其在局部麻醉和气管插管操作时保持气道通畅，防止呼吸抑制，减少胃内容物误吸的发生率，明显减少患者对清醒气管插管操作的痛苦及不愉快的回忆。用于这种目的的药物通常是咪达唑仑、芬太尼、瑞芬太尼和丙泊酚等。目前在欧美国家，右旋美托咪啶（Dexmedetomidine）已经被广泛应用于清醒气管插管，其具有满意的镇静和镇痛功效，又无呼吸抑制作用。具体在国人中的应用有待临床应用的实践。

清醒气管插管前需对患者的气道进行完善的局部麻醉，常用方法有表面麻醉、神经阻滞和经气管内注射局部麻醉药。

（五）静脉麻醉诱导气管插管患者的特殊准备

1. 常规静脉麻醉诱导　对于大多数患者来讲，静脉麻醉诱导最为舒适。静脉麻醉诱导气管插管通常是在肌肉松弛药配合下方能完成，是目前最主要的麻醉诱导方法。如果由于各种原因不能使用肌肉松弛药时，则必须配合完善的气道表面麻醉才能进行。静脉麻醉诱导气管插管期间应保持循环功能稳定，并防止支气管痉挛的发生。麻醉诱导后气管插管完成前应保持气道通畅和氧合满意。

可用于静脉麻醉诱导的药物甚多，但迄今仍以丙泊酚和硫喷妥钠最为常用，其次是咪达唑仑和依托米酯等。可复合应用适当剂量的麻醉性镇痛药物如芬太尼、舒芬太尼和瑞芬太尼等，目的在于既不致使血流动力过分抑制，又要减轻气管插管时的心血管反应。

在常用的肌肉松弛药中，以琥珀胆碱对喉头及气管肌肉的松弛最为满意，其作用及消退速度均很快。一般在静脉注射琥珀胆碱（1.5~2mg/kg）后数十秒钟内可出现肌肉震颤的表现。一旦震颤消失，呼吸亦已完全麻痹，可迅速施行气管插管操作。如果气管插管未成功，呼吸也能迅速恢复，不致长时间进行人工通气。虽然该药的缺点较多，但作为气管插管使用，迄今尚无较其更为优越者。

随着新型肌肉松弛药的逐渐出现，应用其他非去极肌肉松弛药进行气管插管者也已日见增多。非去极肌肉松弛药可选用罗库溴铵、维库溴铵和阿曲库铵。这些药物的起效时间明显较琥珀胆碱慢，大约需要2~3min才可发挥肌肉松弛效应（峰效时间约7min），所以静脉注射后至少需要实施人工通气2min以上，方可行气管插管。静脉麻醉诱导用药宜与之相应配合，以免气管插管操作时麻醉深度已减浅而引起明显的心血管反应。

2. 快速序贯静脉诱导（intravenous rapid sequence induction）　主要适用于胃内容物反流误吸高度危险的患者，如饱胃、腹内压增高的患者。在麻醉诱导前需要对患者的气道进行全面的评估，如果怀疑存在困难气道，快速序贯静脉诱导则属于禁忌，此类患者最好是采用FOB引导清醒气管插管。

快速序贯静脉诱导的具体操作主要包括以下几点：

（1）患者取平卧位，准备好吸引器，气管导管内放置插管芯。

（2）采用面罩通过患者自主呼吸充分预氧，静脉给药前由助手在患者颈前实施环状软骨压迫（Sellick's maneuver），用力大约为3~4kg。如果不知3~4kg是多大压力，可以压迫至患者感到不舒适为准。

（3）肌肉松弛药的选择只有两种，常有琥珀胆碱，如果禁忌，则选用罗库溴铵，剂量为1~1.2mg/kg。

（4）静脉快速序贯给药（静脉麻醉药后应用肌肉松弛药）后，应尽量避免进行正压通气，等待30~60秒即可实施气管插管；如果气管插管失败，则应小心适度地予以人工通气，但不能松开环状软骨压迫。

（5）在验证气管插管成功即气管导管可见呼出气的水蒸气、胸廓起伏良好、可检测出CO_2（定性或定量）和双肺听诊正常，并进行套囊充气后，松开环状软骨压迫。

（六）预氧的准备

从插入直接喉镜至完成气管插管开始进行正压通气，必须经过一段时间，此时间的长短与显露声门的困难程度成正相关，与操作者的熟练程度呈负相关。因为即使最富经验的操作者也需 30s 到 1min 才能顺利完成气管插管操作，所以气管插管前应采用面罩给予 100% 的氧进行预氧。预氧可采用正压呼吸或自主呼吸。如果潮气量足够大和呼吸频率较快（即分钟通气量相当高），预氧时间可能仅需 1min；而潮气量小和/或呼吸频率慢者（分钟通气量低），预氧时间应达 3~4min；对于困难气道患者、妊娠妇女和肥胖患者，预氧时间则应达 5min 以上。

（七）患者体位的准备

直接喉镜操作时，患者头部处于正确的位置极为重要。成功的直接喉镜操作需要将口轴、咽轴和喉轴重叠，这样从切牙至声门的径路几乎呈一条直线。当患者平卧并且头部处于正中位时，口轴、咽轴和喉轴各轴线处于成角相交状（图 2 - 25A）。设想在这样弯曲的径路上进行气管插管操作，事实上便很困难。为了使咽轴和喉轴处于同一直线，必须在头部下垫一枕头使头抬高 10cm（肩部仍处于手术台），这样颈部在胸部以上可发生屈曲（图 2 - 25B）。为了使口轴与咽轴、喉轴处于同一直线，应尽量做到使患者颈部前曲且寰枕关节作最大伸展（图 2 - 25C）。头部的此种位置通常称为"嗅物位"（sniff position）。处于"嗅物位"时，上气道的开放程度最大。应禁忌用力后仰头部而不抬高枕部（图 2 - 25D）。因为这种位置不仅可增加唇到声门的距离，而且能进一步旋转喉部向前，使口轴不能对准咽轴和喉轴。另外，如果在此体位下用喉镜显露声门，喉镜片极易像杠杆一样作用在最大的牙齿或齿龈上，从而造成其损伤。

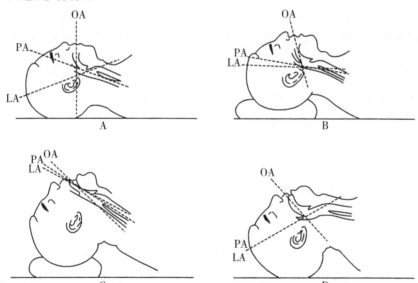

图 2 - 25　不同体位下气管插管径路的解剖轴线示意图

A. 头正中位，各轴线相交，使气管插管径路成弯曲状；B. 头正中抬高位，咽轴和喉轴相重叠；C. 头抬高、后仰位，口轴、咽轴和喉轴相重叠；D. 头后仰位，口轴与咽轴和喉轴不能重叠

（OA：口轴；PA：咽轴；LA：喉轴）

五、经口和经鼻明视气管插管技术

(一) 经口明视气管插管技术

1. 张开患者的口腔　气管插管时应尽量张大患者的口腔。用左手握持喉镜的操作者，可用以下两种方式张开患者的口腔：①用右手使头尽量后仰，左手握持喉镜同时小指向下推颏部。②用右手拇指向下推患者右下磨牙，食指向上推右上磨牙。

2. 喉镜操作技术　在张开患者口腔之后，操作者用左手握持喉镜，从口腔右侧将喉镜片插入口腔（图 2 - 26A）。插入喉镜片时，用右手或由助手将右侧下唇从下切牙上移开，以防止将其夹在喉镜片和切牙之间造成损伤。然后同时向前推送喉镜片的前端至舌根部，并部分旋转腕部（图 2 - 26B）。向中线方向滑动镜片，如此舌将被镜片的凸缘完全推至口腔左侧。在喉镜片已作用在舌根部后，上提喉镜显露会厌（图 2 - 26C）。此后，操作者的左腕应保持直线，由左侧肩部和上臂做上提动作，如果操作者沿自然倾角进一步旋转和屈曲腕部，即可象杠杆一样升起喉镜，其支点即为上切牙或齿龈，从而可导致牙齿损坏或齿龈出血。当患者头部处于"嗅物位"时，提起下颌骨和舌的用力方向及其随后显露声门的方向应与患者的身体平面（从耳部至足部的连线）大约呈45°角。

一旦会厌显露，下一步的操作则有赖于所用的喉镜片，如果为弯形喉镜片，其前端应放在会厌谷即舌根与会厌咽面之间的间隙（图 2 - 26D），然后由前向上移动喉镜片，以拉紧会厌下韧带，使会厌向上移动，首先显露杓状软骨，然后为其相关解剖结构，最终将喉口和声带置于视野中（图 2 - 26E）。喉镜片插入会厌谷太深以及继续向垂直方向旋动手柄可以向下推会厌遮挡在声门口上，影响喉部的显露（图 2 - 26F）。如果使用直形镜片，其前端应该刚好到达会厌喉面的下方（图 2 - 26B），与弯形喉镜片一样，向前向上移动直形喉镜片即可显露声门，无论采用何种类型的喉镜片，用右手在颈部压迫或侧移甲状软骨均有助于声门的显露。

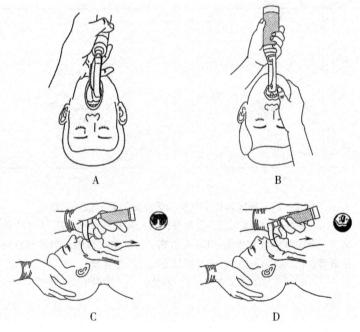

A   B

C   D

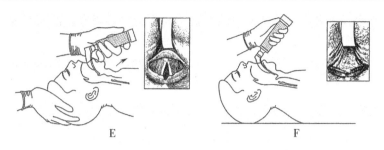

图 2 - 26　Machintosh 喉镜的操作技术

（右上角框图所示为直接喉镜下所见的喉部结构）

显露喉头时初学者常犯三种错误：第一：喉镜插入过深，使整个喉头被提起来，反而挡着声门，显露出食道开口。第二：没有用镜片的侧翼把舌体推向口腔左侧，舌头从镜片右侧膨出，挡住直视声门视线及插管通路，造成插管困难甚至失败。第三：眼睛靠得太近，以至于不得不像瞄准一样眯着一只眼，失去了视觉的空间和立体感，使气管插管操作出现误差。

3. 气管导管的插入　只要声门显露满意，插入气管导管实际上十分容易。声门显露后应在明视下将气管早管插入声门，并确保进入一定的深度。成年人一般套囊通过声门后再进入 2cm。然后右手固定住导管（拇指及食指握住导管，其余三指靠在患者下颌上），用左手将喉镜片从口腔内退出，给套囊充气，直至指示球能感到中度张力，然后将气管导管与通气装置连接，并用 100% 的氧进行肺通气。套囊内充气到中等张力，连接呼吸环路用 100% 的氧通气。

4. 气管导管位置的确定　在固定气管导管前，一项极为重要的操作即是证明气管导管是位于气管内的正确位置。

（1）气管导管确实已插入气管 - 支气管树内，而非食管内。

1）简单但非绝对可靠的征象：主要包括：①胸部听诊有呼吸音；②胃上部听诊无呼吸音；③无胃膨胀，胸部有起伏状动作，吸气中肋间隙饱满；④能自动呼出足够的潮气量；⑤呼气时在气管导管上有呼吸气体的潮气出现，并于吸气时消失；⑥压迫胸部时可听到有气体从气管导管内排出，人工挤压贮气囊感到顺应性合适；⑦压迫胸骨上切迹处，可感到有波动感传送至套囊指示球；相反，触压气管导管套囊的指示球，亦可在胸骨切迹上感受到波动；⑧脉搏氧饱和度良好。由于食管内插管可导致进行性动脉脱氧饱和，从而脉搏氧饱和度仪也是最近用于确认气管插管的一个有用的监测装置。

2）绝对可靠的征象：包括：①直视下看见气管导管进入声门。在将气管导管插入声门的操作中，向后压迫气管导管的凹面有助于直接观察其是否位于声门开口内。②通过气管导管插入 FOB 观察到气管软骨环和气管隆突，但是 FOB 不能作为确认气管插管的常规方法。③每次呼吸均能观察到正常的 CO_2 曲线（心搏停止患者则无 CO_2 排出）是确认气管内插管的唯一非创伤性绝对可靠的征象。因此，无论何时何地进行气管插管，均应尽可能采用 $P_{ET}CO_2$ 监测。然而值得注意的是，由于气管导管插入食管亦可出现短暂的 CO_2 曲线，所以通常要求应至少观察 3~4 次呼吸的 CO_2 曲线。

根据 ASA 的临床麻醉指南，在每一例患者气管插管之后，必须至少做到以下四项来证实气管导管已经被插入气管内：①人工挤压呼吸囊患者胸部有起伏动作；②呼气时在气管导管上有呼吸气体的潮气出现，并于吸气时消失；③通气中可连续检测出 CO_2（定性或定量）；④双侧胸部听诊有呼吸音，并且无胃膨胀。ASA 也明确规定，没有 CO_2 监测的气管插管是不符合标准的操作。

如果气管插管后通气时无 CO_2 波形，且不能听到呼吸音和/或看到胸壁运动，应立即拔除气管导管，用面罩和呼吸囊给患者通气数次，检查气管导管无堵塞后再试图进行气管插管。在面罩通气期可考虑改变气管导管的弯曲度和头颈部的位置，并在颈部进行甲状软骨压迫。

（2）确认气管导管的前端位于隆突之上，并且双肺通气对称。

1）观察双侧胸廓是否有同等程度的膨起，用听诊器检查双肺各周围肺野是否均有一致的呼吸音。但是，听诊全肺呼吸音一致并不能保证气管导管没有位于主支气管内。

2）根据多项研究的结果，成年女性和男性患者分别将气管导管插入至 21cm 和 23cm 的深度不会造成主支气管插管。

3）在胸骨上窝和套囊指示球上触诊波动性压力改变亦是定位气管导管位于气管内合适位置的一个简单的方法。

4）在手术室外进行气管插管时，必要时可用胸部 X 线检查来确认气管导管的位置，气管导管的理想位置是其前端位于气管中部。

如果怀疑气管导管进入主支气管，应后退气管导管，每次 1cm，然后再重新进行检查。在确定气管导管位置之后，应记录气管导管在门齿处的刻度，以供术中出现疑问时进行核对。

5. 气管导管的固定　牢靠固定气管导管不仅为了防止气管导管意外性脱出，而且还可减少气管导管在气道内的活动摩擦。采用胶布把导管粘在皮肤上是固定气管导管的常用方法。对于胡须浓密的患者或胶布无法粘住皮肤的患者可用专用棉带系住气管导管，然后把棉带绕到患者颈后再系住。另一种方法是用牙线固定气管导管，在气管导管的门齿水平处缠 2 层胶布，用 6 号缝线系住任一上或下门齿，再在气管导管胶布上缠绕系上结，使气管导管与门齿固定在一起。对无牙的患者，可在麻醉后用缝针线穿过牙龈，再系住气管导管。术中不用肌肉松弛药的患者，为了避免患者咬闭气管导管，可在上下牙之间放入牙垫。

6. 其他　在牢固固定气管导管后，应彻底吸引口腔和咽部，然后将气管导管套囊放气，使正压吸气中有气体漏出，然后在正压吸气中再逐渐将套囊充气，直至达到刚好不漏气的程度。

（二）经鼻明视气管插管技术

1. 适应证和禁忌证　经鼻气管插管较经口气管插管的操作更为困难，但患者对经鼻气管插管的耐受性优于经口气管插管。对于口内手术、某些困难气管插管或需长期机械通气的患者，可优先选用经鼻气管插管。鼻腔异常、广泛面部骨折、颅底骨折和全身凝血异常的患者，应慎用经鼻气管插管。

2. 准备工作　给鼻黏膜滴入血管收缩药如 1 : 10 000 的肾上腺素、100μg/ml 的苯肾上腺素或专用的丁苄唑啉（xylometazoline），既可避免气管导管通过鼻腔时擦伤出血，还可使鼻通道增宽。也可在鼻腔内插入专用的软质鼻咽通气道，逐渐增大其型号，以检查鼻腔的通畅性并扩张鼻道。另一方面，将鼻气管导管前端放入热水中使其变软，并涂上水溶性润滑剂，也可减少对鼻黏膜的损伤出血，并有利于鼻气管导管顺利通过鼻后孔的弯曲。如果实施清醒经鼻气管插管还应在鼻腔滴入表面麻醉药，如 2% ~4% 利多卡因或 0.5% ~1% 丁卡因。

应选择通气较好的一侧鼻腔实施经鼻气管插管操作。如果两侧鼻腔通气一样好，一般首选左侧鼻腔，因为气管导管的斜面是朝向左侧（图 2 – 27A）；经鼻气管插管时鼻气管导管前端的斜面是向着鼻甲，尖端是向着鼻中隔，这样可避免鼻气管导管前端顶入鼻中隔间隙。另外，于左侧鼻腔实施气管插管操作也有利于用右手操纵插管钳。

如果选用右侧鼻腔进行气管插管，则需将鼻气管导管旋转 180°，以使鼻气管导管的斜面对着鼻甲（图 2 – 27B）。直至鼻气管导管前端通过鼻甲处，再将鼻气管导管向回旋转180°，以使其弯度适应患者鼻道的解剖。

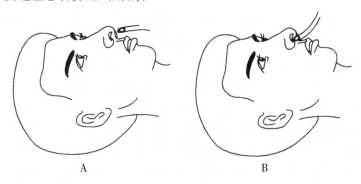

图 2 – 27 鼻插管入口时气管导管斜面的选择

A. 经左侧鼻腔插管；B. 经右侧鼻腔插管

3. 操作技术

（1）鼻气管导管在鼻腔的推进：将鼻气管导管插入鼻孔后，将其向后、向尾和向中间方向平稳推送，直至推送鼻气管导管的阻力明显降低，说明鼻气管导管已进入口咽部，此时成年人通常的插入深度为 15～16cm。如果鼻气管导管通过鼻腔发生困难，可换用直径较细且润滑较好的鼻气管导管；必要时可在推送鼻气管导管通过鼻腔和鼻咽部时对其施加轻度的旋转动作。

鼻气管导管在鼻腔所经过的途径从侧面观类似一 U 形。应注意保持鼻气管导管的弯度，以促进其沿此曲线途径向前推进。一旦鼻气管导管经过鼻腔到达鼻咽部，必须向下转过咽部。在鼻气管导管的转向中，其前端可以顶在鼻咽部后壁，阻碍鼻气管导管向前的进一步推进。此时可稍后退鼻气管导管，并进一步后仰患者头部，以促进鼻气管导管平稳无创伤性地通过鼻咽部。如果未进行此操作即用暴力推送鼻气管导管，鼻咽部后壁的表面黏膜可被撕裂，从而使鼻气管导管进入黏膜下组织（图 2 – 28）。

（2）喉镜操作：经鼻明视气管插管时的喉镜操作技术类似于经口明视气管插管，可参照本节的相关内容。

（3）气管插管操作：一旦鼻气管导管到达口咽部，必须将其前端对准声门口，如果鼻气管导管前端过度向前、向后或向一侧偏离声门，则必须采取一些纠正性措施将其对向声门口。在采用纠正性措施前，需先后退鼻气管导管少许。

如果鼻气管导管前端偏向右侧，可通过在鼻外部旋转鼻气管导管来改变其前端的方向。如果是偏向右侧，应先逆时针旋转鼻气管导管，然后再向前推进；如果是偏向左侧，则应先顺时针方向旋转鼻气管导管的近端，然后再向前推进。

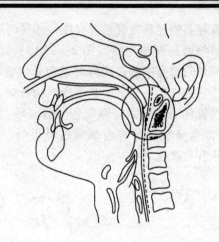

图 2 -28　鼻气管导管误入鼻咽部黏膜下组织

　　如果鼻气管导管向前位偏离，可屈曲患者头部或在颈部提起喉部和气管（前移），以使鼻气管导管前端相对于声门的位置发生后移。

　　如果鼻气管导管向后位偏离，几乎均意味着食管内插管。通过后仰患者头部可以使鼻气管导管前端的后位偏离得到纠正。因为此操作可使鼻气管导管前端相对于喉部的位置发生前移。采用带拉环的 Endotrol 气管导管亦可相当容易地纠正鼻气管导管的后位偏离。另外，向下推压喉部亦可使鼻气管导管后位偏离得到纠正，因为此操作可使喉部相对于鼻气管导管前端的位置发生后移（图 2 -29）。

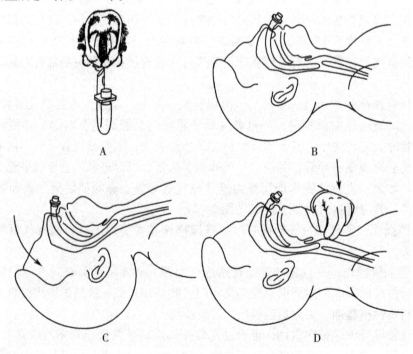

图 2 -29　鼻气管导管前端位于声门下方的处理

因为操作者的一只手必须握持喉镜，另一只手需进行头部或咽部操作，所以当各相应部位处于同一直线时，需要由助手将鼻气管导管协助推送入声门内。此外，如果鼻气管导管位于中线但太靠后，且不能用仰头、向后推压气管和用 Endotrol 气管导管的拉环来纠正时，可用 Magill 插管钳在咽部提起鼻气管导管的前端（但应避免夹持套囊），将其直接向前对准声门。但是，最好是用由助手来推送鼻气管导管的近端，这样，操作者仅需将鼻气管导管的前端简单地对准声门即可，而不需用插管钳拉着鼻气管导管向前推送。另外，亦可应用一钩形装置来协助将鼻气管导管的前端提起，以使其对准声门。

在一些情况下，当鼻气管导管的前端刚进入气管时，由于鼻气管导管的自然弯曲度，可使鼻气管导管的前端直接顶在气管前壁上，从而干扰进一步向前推送鼻气管导管（图 2-30A）。如果发生此问题，可通过以下措施来解决：①顺时针旋转鼻气管导管90°，使其前端的斜面对向气管的前壁，然后再推送鼻气管导管，往往可使其受阻得到解决（图 2-30B）。②退出喉镜并缓慢抬起患者的头部，使鼻气管导管的前端离开气管前壁（图 2-30C）；③由助手将型号合适的吸引导管、弹性橡胶引导芯、气管导管交换器等通过气管导管插入气管内，然后以这些装置为引导，将鼻气管导管推送至气管内的合适位置（图 2-30D）。

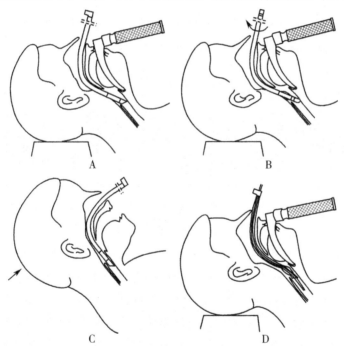

图 2-30 鼻气管导管前端受阻于气管前壁及其解决方法
A. 鼻气管导管受阻于气管的前壁；B. 逆时针旋转鼻气管导管；
C. 缓慢抬起患者的头部；D. 采用引导装置协助

鼻气管导管前端进入声门后，应继续向下推送鼻气管导管，直至套囊到达声门下 2cm处。此时鼻气管导管在鼻孔部的刻度标记在女性和男性患者通常为 24cm 和 26cm。比经口气管插管时大约长 3cm。

气管插管完成后，必须确切证实鼻气管导管位置正确（见经口明视气管插管），此在经鼻气管插管时极为关键，因为鼻气管导管外部的刻度标志和鼻气管导管前端位置之间的关系目前仍未确切证实。

（4）鼻气管导管的固定：鼻气管导管的固定可采用胶布法或缝线法。采用胶布固定法时，需要一块宽4cm，长8cm的胶布，将其剪成类似图2-31A的工字形，先将工字形胶布上方的横行胶条粘贴在鼻背和两侧鼻翼及面颊部的皮肤上（图2-31B）；将工字形胶布下方的横行胶条缠绕在鼻孔下方的鼻气管导管四周，将连接上下两个胶条之间的竖行胶条牢固粘贴在鼻气管导管的上方（图2-31C）。

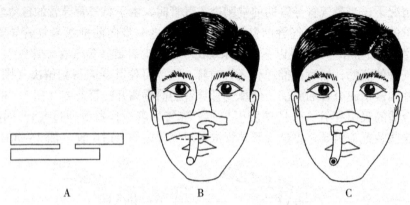

图2-31 用工字形胶布固定鼻气管导管

除胶布法之外，还可将缝针线穿过鼻中隔固定鼻气管导管。为保证固定安全，可先在鼻气管导管的固定部位缠绕胶带，然后按图2-32所示的方法在鼻气管导管两侧打结进行固定。另外，亦可将针线穿过鼻气管导管壁将其固定。

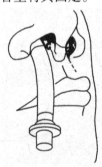

图2-32 用缝线法固定鼻气管导管

六、气管插管的并发症

与气管插管有关的并发症可发生在气管插管操作时、气管导管留置期间、拔除气管导管和拔管后（表2-4）。在喉镜和气管插管操作中，不但可引起气道及其周围组织的损伤，而且可引起短暂的急性生理功能紊乱。在此期间发生的意外情况主要是气道梗阻和其他呼吸功能紊乱。气管导管留置期间患者发生的并发症通常与机器设备出现故障有关。拔管期间的生理功能紊乱与气管插管时相似。另外，拔管时患者还可出现急性呼吸困难，此期亦是麻醉科医师十分关注的一个阶段。拔管后短期内出现的并发症有：即刻出现的呼吸气体交换严重障碍；延迟出现的轻度不适感如咽喉痛和肌痛。气管插管诱发的病理性变化进行性发展可导致严重的晚期并发症，尤其是进行长期气管插管的患者。

表2-4　气管插管的并发症

一、气管插管操作中
　　1. 直接损伤
　　2. 颈椎骨折和/或半脱位
　　3. 出血
　　4. 眼损伤
　　5. 纵隔气肿和气胸
　　6. 咽部损伤
　　7. 胃内容物和异物的误吸
　　8. 气管导管误插入食管内
　　9. 气管导管位置不当
二、气管导管留置中
　　1. 气道梗阻
　　　（1）气管导管外梗阻
　　　（2）气管导管内梗阻
　　　（3）气管导管自身梗阻
　　2. 气管和支气管破裂
　　3. 胃内容物误吸
　　4. 气管导管意外性脱出
　　5. 气管导管着火
三、拔管时
　　1. 气管导管拔除困难

　　2. 气管塌陷
　　3. 气道梗阻
　　4. 胃内容物误吸
四、拔管后
　　1. 早期（0~24h）
　　　（1）咽喉痛
　　　（2）神经损伤
　　　（3）声门水肿（声门上、杓状软骨和声门下）
　　　（4）声音嘶哑
　　　（5）声带麻痹
　　2. 中期（24~72h）
　　　感染
　　3. 晚期（>72h）
　　　（1）喉部溃疡、肉芽肿和声带小结
　　　（2）声带粘连
　　　（3）喉-气管假膜或蹼状物形成
　　　（4）喉纤维化
　　　（5）气管狭窄
　　　（6）口腔和咽部损伤
　　　（7）非气道组织的损伤

七、拔管及其注意事项

（一）拔管前的准备工作

拔管前应吸净患者口腔及气管内的分泌物，气管内吸引时应采用较细的吸痰管，直径不超气管内径一半，一般不超过50秒，以免造成肺不张。采用开放吸引系统吸痰，吸引导管前端到位后才开始吸引，如果分泌物较多，可重复几次，一般分泌物主要是在声门下、气管导管套囊上端的区域里。所以拔管前套囊放气不宜采用抽吸的方法，而是仅开放口腔外套囊注气口就行了（如自闭阀的导管，可在注气口接上一取掉注射塞的针管，或干脆用刀划破导管在口腔外的气囊），这样拔管时可带出套囊周围的分泌物。

（二）拔管时机的掌握

拔管时机的掌握应根据患者的情况及麻醉科医师的经验。一般来讲，麻醉药物的呼吸抑制作用已消失，患者的咳嗽、吞咽反射活跃，自主呼吸气体交换量恢复正常；并且生命体征平稳，即可准备拔管。具体的讲，潮气量应在300~400ml以上，呼吸频率应大于10次/分和小于30次/分，肌力恢复正常（如可持续抬头5秒以上）。

对气道高敏感的患者（易喉痉挛、哮喘）或为了避免过强的刺激造成心血管反应及颅内高压,麻醉诱导时气道管理无异常的患者,也可以在较深的麻醉下拔管,即在2MAC以上的麻醉深度下拔管,患者需要恢复自主呼吸,并具有满意的潮气量和呼吸频率。值得强调的是,对于饱胃和困难气管插管的患者以及口腔手术仍有渗血的患者,或上下颌作了钢丝固定的患者等特殊情况,应等患者完全清醒后再拔管。

（三）拔管的注意事项

（1）拔管前一刻,患者应吸纯氧3min以上,然后给予中等过度通气,并间断给予几次叹息式通气,即通气用较高的压力（30～40cmH$_2$O）,持续3～5秒充分的扩张肺（麻醉中塌陷的肺小叶）。

（2）在患者吸气末时给予正压通气,同时将气管套囊放气,然后再次在患者吸气末时给予正压通气,同时轻轻抽出气管导管;或在患者吸气时略挤压呼吸囊,给予20～30cmH$_2$O的压力,同时开放气管套囊,接着轻轻抽出导管。这样做是①有利于排出套囊外上端积存的分泌物。②患者拔管后即刻有足够肺容量进行咳嗽,而不必作深吸气。③可以有效减少喉痉挛。拔管太浅时,患者可能出现严重呛咳屏气或喉痉挛。

（3）拔管时应缓慢抽出导管（3～5秒）快速抽出导管会引起较强刺激,并且无法带出导囊周围的分泌物。对高危患者及婴幼儿,为了避免拔管时的屏气及喉痉挛,可在拔管前2min,静脉给予利多卡因1.5～2mg/kg。

（4）拔管后即刻不要急于给患者加压吸氧,应立即再次用吸引器清除口腔分泌物,然后再给氧及必要时辅助呼吸。拔管后要鼓励患者深呼吸,认真观察有无喉痉挛、喘鸣或气道阻塞。

（5）对于长期气管插管（1周以上）的患者以及在短时间内大量补液的患者,应特别注意防止喉水肿而造成拔管后声门阻塞,此类患者的再次气管插管常常极度困难。对于此类患者,我们建议做套囊试验,即开放气管导管套囊,同时堵住气管导管的末端,如果患者仍能进行通气,说明拔管后患者大多不会出现呼吸困难。相反,拔管则应慎重,并应做好紧急控制气道的充分准备。

（张坤鹏）

第三节　支气管插管技术

一、支气管插管的适应证、禁忌证

（一）绝对适应证

（1）将一侧肺与另一侧肺隔开,以避免肺内容物溢出或污染:如一侧部肺化脓性感染或发生大出血。

（2）通气分布的控制,常见原因有:①支气管胸膜瘘;②支气管胸膜皮肤瘘;③对大的传导性气道进行手术开窗治疗;④巨大的单侧肺囊肿或肺大泡;⑤气管、支气管树损伤。

（3）单侧支气管肺灌洗,如肺泡蛋白沉积症。

（二）相对适应证

（1）手术显露—高度优先,常见手术有:①胸主动脉瘤修补术;②肺切除术;③肺上叶切除术。

（2）手术显露—低度优先，常见手术有：①肺中叶和肺下叶切除术，亚肺段切除术；②食管切除术；③胸腔镜检查术；④胸椎手术。

（3）慢性完全阻塞性单肺栓塞移出后的体外循环治疗。

（4）单侧 ARDS 的双肺差异通气治疗。

（三）相对禁忌证

有数种临床情况是应用双腔支气管导管（double - lumen bronchial tubes，DLBT）的相对禁忌证，因为在这些情况下插入 DLBT 存在相当程度的困难或危险。这些情况包括：①饱胃（具有误吸危险）。②插入 DLBT 的径路上存在病变，如气道狭窄和气管 - 支气管腔内肿瘤，插入 DLBT 操作中易造成病变损伤。③F28 的 DLBT 不能顺利通过喉部狭小的患者。④上气道的解剖畸形，如颌骨退缩、突牙、粗颈和喉头高等亦能影响 DLBT 的安全插入。⑤已插有单腔气管导管且不能耐受短暂脱离机械呼吸和 PEEP 的危重症患者。在这些情况下，通过单腔气管导管用 FOB 放置支气管阻塞器或用 FOB 将单腔气管导管放置于所需的主支气管均能安全有效地达到双肺隔离。

二、常用的双腔支气管导管的结构和类型

（一）结构特征

早期的 DLBT 由红橡胶制成。目前的一次性 DLBT 由聚氯乙烯（PVC）制成，放置在经过消毒的包装内，包装内有专用插管芯，接头，吸引导管和能实施 CPAP 的装置。

1. 接头　接头不仅能够将 DLBT 的两个管腔与通气环路相连，而且应能够进行单肺通气、单肺吸引、双侧差别肺通、双肺应用不同的呼气末正压（PEEP）通气和对一侧肺进行 FOB 检查等。

2. 双腔导管　DLBT 的两个管腔连接在一起，气管腔是开口于隆突上，而支气管导管则延伸至相应的主支气管内。支气管导管远侧部分的成角适合于相应的主支气管成角。根据 DLBT 支气管导管位置的差别，可将 DLBT 分为右侧和左侧 DLBT。左侧 DLBT 意味着左肺导管是放置在左主支气管内，而右肺导管是位于气管内，从而左侧 DLBT 的左肺导管比右肺导管长（图 2 - 33A）。右侧 DLBT 意味着右肺导管是放置在右主支气管内，而左肺导管则是位于气管内，从而右侧 DLBT 的右肺导管比左肺导管长（图 2 - 33B）。

3. DLBT 的弯曲　DLBT 有两个弯曲，近端弯度位于上、中 1/3 交界处，向垂直方向弯曲，凹面向前，相当于从口腔至咽喉部的生理弯曲度。远端弯曲近隆突钩处，朝向水平方向，凹面向左或向右，此弯曲度相当于气管至左或右主支气管的生理弯曲度。两个弯度可使 DLBT 更好地置放在正确位置。

4. 隆突钩　DLBT 前端的隆突钩不仅有助于其正确插入，而且可减少插入后 DLBT 的活动。但隆突钩亦可造成一些潜在问题，如：①增加插入 DLBT 的困难程度；②损伤气道；③DLBT位置不当；④肺切除术中影响支气管的缝合；⑤隆突钩可脱落遗留在支气管树内等。

5. 套囊和充气系统　每根 DLBT 至少应有两个套囊，气管套囊正好是位于气管开口之上，支气管套囊则是位于支气管导管前端的上方，一些右侧 DLBT 有两个支气管套囊。支气

管套囊比气管套囊短，可使双侧肺隔离和密闭。气管套囊的功能类似于单腔气管导管的套囊。

每个套囊均有独立的充气系统，并有相应标记，所以确定预充气的套囊相当容易。如果支气管套囊为蓝色，其充气指示球和/或充气装置均有蓝色标记或全部被染成蓝色。

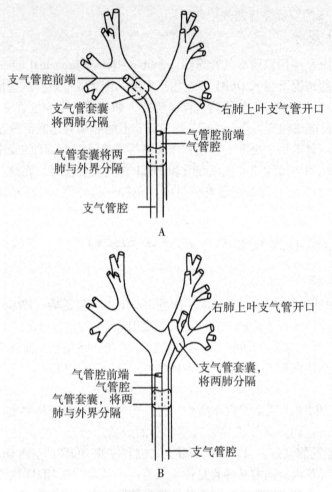

图 2-33　左侧和右侧 DLBT 的结构和特征模式图

（二）常用的 DLBT

目前常用的各种 DLBT 不仅具有不同的特征，而且位置安全范围各异。

1. Carlens DLBT　是最早用于单肺通气的 DLBT，设计用于左侧支气管内插管，并带有隆突钩。早期的 Carlens DLBT 由红橡胶制成，目前常用一次性 PVC 型 DLBT，虽然此类 Carlens DLBT 的设计类似于红橡胶型 DLBT，但其套囊为低压型。Carlens DLBT 的位置安全范围在女性和男性患者分别为 18～23mm 和 22～27mm。

2. White DLBT　此设计用于右主支气管内插管的 DLBT。由红橡胶或 PVC 制成，带有隆突钩。在红橡胶型 White DLBT，支气管套囊上预制有通气狭缝，其位置与右肺上叶支气管开口相对应；在 PVC 型 White DLBT，支气管套囊为一环形结构，位于右肺上叶支气管开口以上部位，所以套囊充气后可将支气管导管推离支气管壁。

3. Robertshaw DLBT

（1）Robertshaw 左侧 DLBT：目前临床上使用的一次性 Robertshaw 左侧 DLBT 是由透明 PVC 制成。Robertshaw 左侧 DLBT 有别于 Carlens DLBT，主要表现在管腔较粗（但外径相同）且呈 D 型；无隆突钩；有更佳的预制弯曲度，以防止导管扭曲。支气管导管成角为 40°（图 2 - 34）。研究发现，Robertshaw 左侧 DLBT 的位置安全范围在男性和女性患者分别为 16 ~ 27mm 和 12 ~ 23mm。

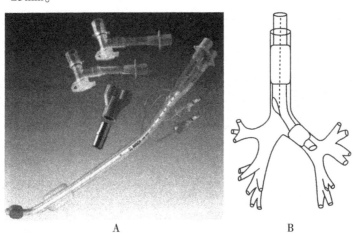

图 2 - 34   PVC 型 Robertshaw 左侧 DLBT（A）及其在气管 - 支气管树内的位置（B）

（2）Robertshaw 右侧 DLBT：目前使用的 Robertshaw 右侧 DLBT 有红橡胶和 PVC 两种类型，型号类似于左侧 DLBT。支气管导管的成角为 20°。支气管导管套囊处的右侧预制有狭缝，当位置合适时，该狭缝正好对准右肺上叶支气管开口（图 2 - 35）。PVC 型 Robertshaw 右侧 DLBT 的右肺上叶通气狭缝直径小于红橡胶型 DLBT，套囊未环绕通气狭缝，而是位于狭缝近端的侧面，并向中间面偏移。套囊能推动支气管导管紧贴在右肺上叶支气管开口侧的支气管壁，从而达到准确地气道密闭。Robertshaw 右侧 DLBT 的位置安全范围为 11mm 或 1 ~ 4mm。盲探插入红橡胶 Robertshaw 右侧 DLBT 时，右肺上叶梗阻的发生率极低。在未用 FOB 的情况下，可使 90% 以上的病例达到满意的插管位置。

4. Broncho - Cath 双腔支气管导管

（1）Broncho - Cath 右侧 DLBT：在设计上有别于其他右侧 DLBT，其支气管套囊大致呈 S 形或斜坡状环形，支气管套囊独特的斜坡状环形设计能够增加此种 DLBT 位置的安全范围。与靠近支气管内侧壁的套囊部分相比，靠近右肺上叶支气管开口处的套囊边缘距气管更近（图 2 - 36）。通气狭缝正好位于支气管套囊下方，大致接近于右肺上叶开口处。在男性和女性患者，该类 DLBT 的位置安全范围分别为 9mm 和 5mm。

（2）Broncho - Cath 左侧 DLBT：Broncho - Cath 左侧 DLBT 类似于右侧同类 DLBT（图 2 - 37）。目前使用的此种 DLBT 带有隆突钩，支气管导管成角大约为 35°，位于气管套囊下 4.5cm 处。此种 DLBT 在女性和男性患者的位置安全范围分别为 15mm 和 20mm。

与红橡胶性 Carlens 和 Robertshaw 类 DLBT 相比，应用 Broncho - Cath 左侧 DLBT 时插入操作不仅更容易，而且合并症较少。

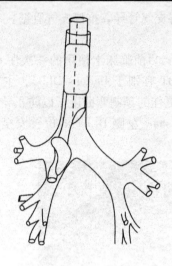

图 2 - 35　Robertshaw 右侧 DLBT 在气管 - 支气管树内的位置

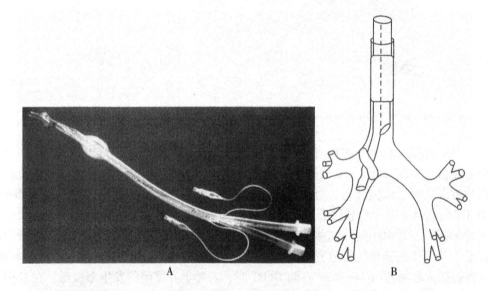

图 2 - 36　Broncho - Cath 右侧 DLBT（A）及其在气管 - 支气管树内的位置（B）

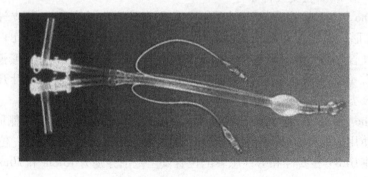

图 2 - 37　Broncho - Cath 左侧 DLBT

5. Sheri‑Bronch 双腔支气管导管

（1）Sheri‑Bronch 左侧 DLBT（图 2－38）：与其他左侧 DLBT 类似，支气管导管与 DLBT 主干的成角为 34°。平均位置安全范围在女性和男性患者分别为 14mm 和 19mm。

（2）Sheri‑Bronch 右侧 DLBT（图 2－38）：其支气管导管上有两个宽度为 5mm 的窄形套囊，分别位于右肺上叶通气狭缝的近端和远端，通气狭缝长约 13～14mm，狭缝的近端支气管套囊正好适宜于短的右主支气管。与右侧 Robertshaw 和 Broncho‑Cath DLBT 相比，应用右侧 Sheri‑Bronch 右侧 DLBT 时的通气满意率最高。

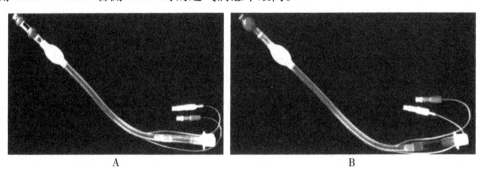

A B

图 2－38　Sheri‑Bronch 右侧（A）和左侧（B）DLBT 及其套囊和充气系统

（三）DLBT 的型号及选择

由 PVC 制成的右侧和左侧 DLBT 共有五种常用的型号，F28、F35、F37、F39 和 F41。通常认为，应尽可能选用最粗且通过声门较容易的 DLBT。对于成年男性和女性患者，通常分别选用 F41 和 F39 号的 DLBT；成年患者很少需要 F35 号的 DLBT，但是如果大号 DLBT 通过声门或隆突困难，或在主支气管内外存在梗阻的情况下，则需插入较小型号 DLBT。F28 和 F35 号 DLBT 仅用于体重低于 40kg 的患者。目前一些厂商也生产有用于小儿的 F25 和 F26 号 DLBT。

选用大号 DLBT 的优点有：①能降低气流阻力；②有助于进行气道吸引和插入 FOB；③能减少将 DLBT 气管腔插入主支气管的可能；④套囊需要的充气量较少，从而发生气道压迫性损伤的可能性较小。如果选用的 DLBT 太细，则需较大的支气管套囊容量来密闭气道，可迫使整个 DLBT 向头侧移动，使功能性支气管密闭更为困难。

三、双腔支气管导管插入操作和定位技术

（一）DLBT 的插入操作技术

由于一次性 PVC 型 Robertshaw DLBT 是目前众多麻醉科医师最喜欢选用的 DLBT，所以本节主要以 Robertshaw 左侧 DLBT 为例来阐述 DLBT 的插入操作技术。

1. 常规插入操作方法

（1）声门显露：通常采用弯形喉镜片显露声门，因为其形状接近于 DLBT 的弯曲度，从而能为 DLBT 的插入操作提供最大的可视空间。但在突牙或高喉头患者，直形喉镜片可能更好。

（2）DLBT 的插入：在插入 Robertshaw 左侧 DLBT 的开始，应将其远端弯曲的凹面向

前；在 DLBT 前端通过声门后，移去插管芯，然后逆钟向左旋转 DLBT 90°，使 DLBT 远端弯曲的凹面对向左侧，而近端弯曲的凹面向前。在旋转 DLBT 中，应持续向前用力提起喉镜，以防咽喉部结构压在 DLBT 周围而干扰其远端自由旋转 90°。如果 DLBT 的近端旋转 90°，而远端没有旋转够 90°，不仅可引起 DLBT 的主管腔扭曲或打折，而且可妨碍将 DLBT 的远端顺利放置在主支气管内。

旋转 DLBT 后，继续向下推送直至达最大插入深度，即两侧管腔近端的结合部已接近或处于牙齿水平（在正常成年人通常为 28cm 处）；或是在推送 DLBT 中遇到中等阻力，说明 DLBT 前端已确切进入主支气管内。

2. 通过 FOB 引导插入 DLBT　在临床工作中，可用 FOB 协助将 DLBT 的支气管导管插入至相应的主支气管内。首先按上述的常规操作方式将 DLBT 插入气管内，直至气管套囊进入声门，将气管套囊充气，通过 DLBT 的两管腔进行双肺通气。然后经通气环路 L 形接头上的自封性隔膜将 FOB 插入 DLBT 支气管腔内；通过 FOB 将支气管导管推送至相应的主支气管内；从支气管腔内退出 FOB，继续向下推送 DLBT，直至其到达确切的位置。

（二）DLBT 的定位技术

1. 常规检查方法　一旦认为 DLBT 的前端已处于主支气管内，应进行以下检查，以保证 DLBT 能够发挥正常功能。将气管和支气管套囊充气，直至外部的指示球有中等的张力（支气管套囊充气不应超过 2ml），进行数次正压呼吸，听诊和观察双侧胸部，如双肺通气良好，证明 DLBT 在气管内，而非食管内。

如果仅有单侧呼吸音或胸部运动，DLBT 的两管腔可能均进入了一侧主支气管。如果两管腔进入了左主支气管，其临床表现极类似于食管内插管，同样食管内插管也易被误认为是左主支气管插管。在此种情况下，应很快将套囊放气，同时将 DLBT 退出 1～2cm，再充气套囊，重新评估通气，直至双侧均可听到呼吸音。如果双侧肺部均不能听到呼吸音，并且 DLBT 已明显退出许多，应完全拔出 DLBT，在面罩通气后重新进行插管操作。

在听到双侧呼吸音后，夹闭一侧管腔，该侧的呼吸音和胸壁运动应消失，而对侧的呼吸音和胸壁运动仍然存在；然后松开夹闭，此侧的呼吸音和胸部运动应再次出现。在单侧夹闭中，应比较通气肺的呼吸音，同时可见单侧胸部活动。另外，在通气侧透明 DLBT 的管壁上，呼气时可出现湿气而吸气时消失。然后在对侧进行夹闭和松夹闭试验，以保证满意的肺隔离和套囊密闭。

总之，当 DLBT 位置正确时，双肺呼吸音正常，在单侧夹闭后应有相应的单侧通气，胸廓起伏和下降与呼吸音相一致，通气肺顺应性正常，无漏气出现，每次潮气呼吸均有呼吸湿气的出现和消失（图 2-39）。相反，当 DLBT 位置不当时，可出现以下各种情况：呼吸音差，与单侧夹闭的相关性差；胸部运动方式不正常；通气肺顺应性差；漏气；透明管壁上的呼吸湿气相当稳定。值得注意的是，即使临床征象说明 DLBT 位置合适，但用 FOB 检查仍可有相当高的位置不当发生率。

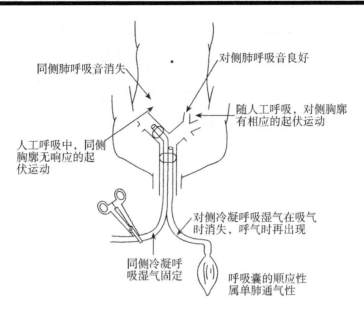

图 2 - 39　检查 DLBT 正确位置的示意图

2. 采用 FOB 检查 DLBT 的位置　正如前述，即使临床征象说明 DLBT 位置正确，用 FOB 检查仍能发现有 48% 的 DLBT 位置不当。当仅用临床征象检查 DLBT 位置时，25% 的患者在术中可发生相关的问题，如非阻塞肺无通气、阻塞肺出现通气或两肺未完全被隔离等。因此，ASA 规定，采用 FOB 检查 DLBT 的位置是必须的操作，并且有条件的医院应该将 FOB 留在手术室，直至手术结束。在任何一次体位变动后，均必须采用 FOB 检查 DLBT 的位置，以策安全。

（1）左侧 DLBT 位置的检查：在任何情况下，左侧 DLBT 的确切位置均能通过在气管腔内插入 FOB 而很快得到确定，很少需要将 FOB 插至左侧支气管导管内。应用左侧 DLBT 时，从右侧气管腔内观察，应能清楚看到气管隆突的垂直前切面，左侧支气管导管向左走向，左侧支气管导管套囊的上界应位于隆突以下（图 2 - 40 和图 2 - 41）。

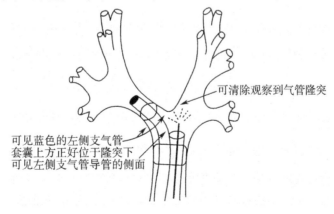

图 2 - 40　通过左侧 DLBT 的气管腔插入 FOB 检查其位置

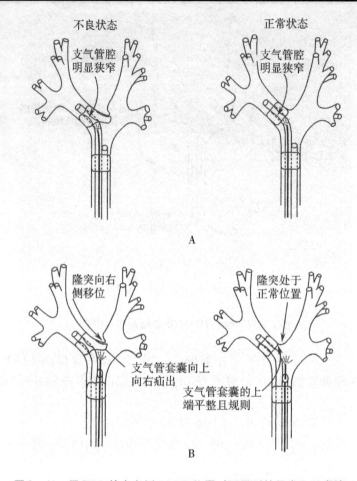

图 2–41 用 FOB 检查左侧 DLBT 位置时可见到的异常和正常情况

在应用 FOB 引导插入左侧 DLBT 以及实施支气管肺灌洗（对 DLBT 位置和套囊密封要求相当严格）的患者，应从 DLBT 的左侧支气管导管进行 FOB 观察，此时可见稍微变窄的左侧支气管导管管腔（由支气管套囊内压力造成）及其远离支气管导管末端的支气管隆突。如果左侧支气管导管套囊的压力过高，可见左侧支气管导管的管腔极度狭窄。因此，FOB 检查除能发现明显的 DLBT 位置不当外，还能发现以下问题：①左侧套囊充气过度和压力过高；②套囊疝出至气管隆突之上；③隆突向右偏移（套囊疝出和隆突偏移可造成右主支气管开口阻塞和损害右肺通气）；④左侧支气管导管的管腔狭窄等。另外，当采用的 DLBT 型号偏小时，密封支气管的套囊需要高充气量，此能将整个 DLBT 向头端推出，造成功能性支气管封闭更加困难。

（2）右侧 DLBT 位置的检查：采用右侧 DLBT 时，从左侧气管腔向下观察，应能清楚看到气管隆突的垂直前切面，右侧支气管导管向右走行（图 2–42A）。因为右侧支气管套囊的上界位于隆突以下，所以不能被看到。从右侧支气管导管管腔向下看，其可有轻微狭窄，在支气管导管前端的远处可见右肺中叶和下叶的支气管隆突。

在用 FOB 进行右侧 DLBT 位置检查时，最重要的是观察右肺上叶的通气孔，向上弯曲 FOB 头端，通过右肺上叶通气孔应能直接看到右肺上叶支气管开口（图 2–42B）；右肺上叶通气孔不应重叠在支气管黏膜之上，亦不应有支气管黏膜覆盖在右肺上叶通气孔上。因为将右肺上叶通气孔对准右肺上叶支气管开口极易出现失误，所以人们更愿选用左侧 DLBT。

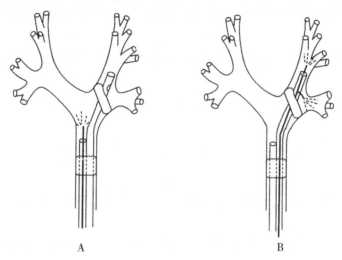

图 2-42　用 FOB 检查右侧 DLBT 的位置

3. 通过胸部 X 线检查确定 DLBT 的位置　在一些患者，胸部 X 线检查的有用性大于常规的单侧肺部听诊和夹闭试验，但较 FOB 检查的精确差。为了进行胸部 X 线检查，在 DLBT 的左、右侧管腔前端均应有不透 X 线的标记。在 X 线胸片上确认 DLBT 位置的关键是观察气管腔前端的标志与气管隆突的关系，气管腔前端的标志必须位于气管隆突以上，但是此并不能保证 DLBT 的位置正确，因为此项检查不能显示右肺上叶支气管的轻微梗阻。如果不能看到气管隆突（如胸部前后位平片），则不能用此法来确定 DLBT 的位置。另外，胸部 X 线检查不仅相当耗时（因为需拍片和冲洗胶片），价格昂贵和实施极为困难，而且可引起 DLBT 移位，因为将贮片盒放置在手术台下十分困难，常常需要移动患者。

四、支气管插管的并发症和不良影响

1. 低氧血症　是应用 DLBT 施行肺隔离的最常见并发症，可能与以下因素有关：①右上肺支气管开口被堵塞；②单肺通气继发通气/灌流比不匹配，原先双肺通气量进入单侧肺，易致通气过多而相对灌流不足，因而肺分流增加。③应用挥发性麻醉药引起肺血管扩张而导致肺分流量增加。

为了预防低氧血症的发生，在应用 DLBT 进行气道管理时应特别注意以下问题：①尽可能长时间地维持双肺通气，例如在开胸前和非重要胸内手术操作时。②单肺通气开始应用的潮气量与双肺通气时一样，不必调整或/和降低潮气量，一般大约 10ml/kg。③调节呼吸频率，使 $PaCO_2$ 维持在低于 5.3kPa（40mmHg）的水平。④采用 1.0 的 FiO_2。⑤频繁或持续监测 PaO_2 和 $PaCO_2$。⑥对非通气侧肺采用纯氧充气，并保持 5cm 的 CPAP。⑦对通气肺加用 5～7cmH_2O 的 PEEP。必须强调，在具体操作时一定要先⑥后⑦，否则结果可能会适得其反。⑧如果低氧血症明显，如 SpO_2 低于 85%，应通知外科医生后采用双肺通气或尽早夹闭单肺切除患者的肺动脉。

2. DLBT 位置不正确　最常见的原因是导管选择过长，以致插入主支气管太深，可出现气道阻塞、肺不张、肺膨隆不能萎陷、氧饱和度降低。DLBT 选择过粗则不能插入主支气管。另外，在将 DLBT 满意定位和固定之后，防止患者头部过度屈曲或过度后仰极为重要。如果在正确定位 DLBT 后将患者的头部过度屈曲，其支气管套囊向下移动则有造成上叶支气管开口阻塞的可能。相反，过度伸展患者头部则可使 DLBT 向上移动，支气管套囊可从左主支气管内脱出进入气管内，有造成气道部分或完全性梗阻以及双肺隔离失败的可能。因此选择适合的 DLBT、正确定位 DLBT，并经常应用 FOB 进行 DLBT 位置检查是预防位置不当的必要措施。

3. 气管支气管破裂　是一种危险的并发症，与操作者缺乏经验；插管芯应用不恰当；反复粗暴试插；存在气管支气管异常；气管导管或支气管导管套囊过度膨胀；缝线将 DLBT 固定于胸腔内组织；手术切断 DLBT 前端以及老龄组织脆变等因素有关。对气管支气管破裂的确诊可能存在一定的困难，临床征象多数仅为缓慢进行性出血、紫绀、皮下气肿、气胸或肺顺应性改变，可能难以据此做出明确的诊断。

对此项并发症应从预防着手：选用高质量的插管芯；支气管导管套囊充气不超过 2ml；用吸入混合气给支气管套囊充气；移动患者体位或头位时，应先放出套囊气体；在处理和切断支气管前，应先放出套囊气体，仔细退出 DLBT 的位置；手术结束拔管应是十分容易，拔管无须用暴力，拔管后应检查支气管导管的完整性等。

4. 其他并发症　包括损伤性喉头炎、肺动脉流出道阻塞所致的心跳骤停、肺动脉缝线误缝于 DLBT 壁等。拔管时可发生轻微出血、黏膜瘀斑、杓状软骨脱臼、喉头和声带损伤等。

（李校宁）

第四节　喉罩通气道及其临床应用

喉罩通气道（laryngeal mask airway，LMA）是 Brain 在 1983 年发明并首先提倡使用的一种新型通气道。将 LMA 插入咽喉部，充气后其能在喉周围形成一个密封圈，既可让患者自主呼吸，又能施行正压通气，属介于气管插管与面罩之间的通气工具。

一、喉罩的结构、类型、用途和优缺点

（一）LMA 的结构

LMA 由通气导管和通气罩两部分组成。通气导管与普通气管导管相似，用硅胶制成，其近端开口可与麻醉机或呼吸机的通气环路相连接，远端开口与通气罩相连；通气罩可在喉部形成通气道。通气罩呈椭圆形，用软橡胶制成，周边隆起，其内为空腔。在通气导管与通气罩连接处，导管腔的斜面为 30°；通气导管后面的黑线有助于识别通气导管的扭曲；在通气导管进入通气罩入口的上部，有两条垂直栅栏，使其形成数条纵行裂隙，以防会厌阻塞管腔。通气罩近端与充气管相连，通过充气管向内注气即可使之膨胀（图 2-43）。

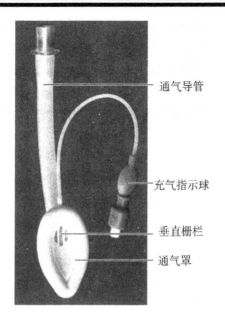

图 2 - 43　LMA 的结构

（二）LMA 的型号和选择

目前有七种型号的 LMA：①1 号：用于体重 < 5kg 的新生儿和婴儿。②1.5 号：用于体重 5 ~ 10kg 的婴儿。③2 号：用于体重 10 ~ 20kg 的小儿。④2.5 号：适用于体重 20 ~ 30kg 的小儿。⑤3 号：用于体重大于 30kg 的小儿及体型瘦小的成人；⑥4 号：用于正常体重的成年人。⑦5 号：适用于形体较大的成人。

（三）LMA 的用途

1. 常规气道　目前 LMA 在临床上的应用十分广泛，几乎涉及各种各样的手术过程。但其最适用于短小手术和门诊手术患者。因为其可避免气管插管和使用肌肉松弛药。另外，麻醉中应用 LMA 维持气道也明显优于标准面罩，因为其毋需用手托下颌，操作者可脱出手来做监测、记录或其他工作。

对于高血压和缺血性心脏病患者，为了避免气管插管时的心率和血压明显波动，必要时可采用 LMA，因插入 LMA 不会像气管插管那样引起心率和血压的明显改变。对于气管炎和哮喘患者，选用 LMA 也可避免气管插管所致的气管刺激。在职业演员，为防止气管插管引起的声带损伤，可选用 LMA 来维持气道。

2. FOB 检查　经 LMA 插入 FOB 可进行气管、喉部检查，取异物或活检。与气管插管相比，在 LMA 下视野广，手术操作容易，经 Y 接头可容易地进行麻醉维持，使麻醉与检查同时进行。小儿气管纤细，应用 FOB 时，因气管导管较小儿气管细，所以经气管导管插入 FOB 受限。但是通过 LMA 插入 FOB 时，不仅气道通气阻力较应用气管导管时低，而且通气更容易。

3. 处理困难气道　LMA 不仅能使气管插管失败患者获得满意的肺通气，而且亦可用于面罩通气和气管插管困难的患者。另外，通过 LMA 亦可进行气管插管操作，成功率高达 90% 以上。同时用 FOB 时更为有效，如果将 LMA 与 FOB、光索、弹性橡胶引导芯和逆行引导气管插管技术联合应用，气管插管成功率可达100%，并且气管插管的时间较短。目前LMA已成为处理困难气道患者的标准救援性喉上通气装置之一。

4. 在急救医学中的应用　在急救复苏中，LMA通气较面罩更为有效，比气管插管操作更为简便，一般不需直接喉镜即可插入，操作人员也毋需严格的培训。即使没有使用LMA经验的医护人员，第一次插入成功者为80%，再次插入后临床通气满意者可高达98%。成功率远高于气管插管和面罩通气。稍加培训，护士使用LMA也能有效进行人工通气，从而可为抢救赢得了时间。另外，应用LMA时，复苏仅需两个人，而有效地人工复苏囊－面罩通气和环状软骨压迫则需三个人。应用面罩通气时，虽然环状软骨压迫可有效预防反流，但有干扰通气的可能性。

（四）LMA的优点

（1）LMA的插入和使用容易，无需肌肉松弛药和喉镜，能保证94%以上患者的气道通畅。随经验积累，使用成功率增加，甚至可超过99%，首次插入的成功率为67%～99%。即使不能熟练进行气管插管操作的人员，插入LMA的成功率亦相当高。

（2）在预计维持气道通畅十分困难的患者（如无牙和托下颌不能的患者），LMA也能维持满意的气道。与应用面罩相比，使用LMA时的脱氧饱和发生率较低，气道控制操作较少，工作人员体力消耗较低。在使用颈椎圈固定的患者，LMA的插入较气管插管更快、更轻柔和更准确。

（3）在困难气道处理中，可用LMA维持气道或协助进行气管插管。在麻醉诱导后面罩不能通气且气管插管困难的患者，插入LMA维持气道可挽救患者的生命。

（4）无论患者头颈部处于何种位置，均可插入LMA。熟练操作者可从患者侧面或前面将LMA正确插入。在现场急救中，当接近患者困难不能进行气管插管时，可使用LMA维持气道。

（5）LMA可用于自主呼吸、人工控制呼吸或机械通气中。在保护性反射恢复和患者能够吞咽分泌物前，患者能良好耐受LMA。所以在许多患者拔除LMA前，毋需进行口咽部吸引。

（6）应用LMA时的手术室污染较应用面罩时轻。联用紧闭清除系统时，能将残余麻醉气体浓度降低至类似于应用气管插管时的水平。

（7）应用LMA时，能在通气维持中进行FOB检查，从而能够评价声带功能和对气管－支气管树进行观察。所以在甲状腺手术，为了防止喉返神经损伤，术中刺激喉返神经时，可通过LMA插入FOB来观察声带的活动。

（8）使用LMA能避免气管插管的许多并发症。因为毋需使用喉镜，所以不会损伤牙齿。应用LMA后的咽喉疼痛发生率仅为0%～12%，明显低于气管插管（28.6%），应用LMA时的菌血症发生率极低（6.7%）。与气管导管相比，插入LMA所需要的麻醉深度较浅和心血管反应较轻，麻醉维持中通气阻力较小，附加吸气功较低。

（9）LMA能避免使用面罩时的许多合并症，如皮炎、眼和面神经损伤等。另外，应用LMA时不能形成高气道压，所以可以预防气压伤。

（10）LMA可重复使用，能节省费用。采用高压蒸汽消毒LMA，可重复使用200次。

（五）LMA的缺点

（1）在一些患者和一些情况下，不宜使用LMA。如具有误吸和反流高度危险的患者；

需要高通气压的患者以及具有出血倾向的患者。

（2）在 LMA 插入和麻醉维持中，需较深的麻醉水平，以防止患者对手术刺激的反应。在麻醉深度不满意时，可发生咳嗽、屏气、呕吐、牙关紧闭、喉痉挛和气管痉挛。在哮喘、慢性梗阻性肺疾病和严重吸烟患者，此类问题更易发生。

二、应用 LMA 的禁忌证

（一）绝对禁忌证

（1）饱胃和未禁食的患者是使用 LMA 的绝对禁忌证：因为 LMA 不仅不能防止胃内容物误吸，而且可增加反流物吸入气道的危险。

（2）具有反流和误吸危险的患者亦是应用 LMA 的绝对禁忌证，如肥胖、裂孔疝、妊娠、烧伤、自主神经功能障碍、肠梗阻、急腹症、重度外伤患者和有胃内容物反流史的患者。

（3）LMA 不能防止气管受压和气管软化患者麻醉后发生的气道梗阻，所以也为使用 LMA 的禁忌证。

（二）相对禁忌证

1. 肺顺应性降低或高肺阻力的患者 此类患者通常需用 2.5~2.9kPa（25~30cmH$_2$O）的正压通气，常发生通气罩周围漏气和麻醉气体进入胃内，不仅实施正压通气困难，而且可增加反流和误吸的发生率。

2. 咽喉部病变的患者 如咽喉部存在脓肿、血肿、水肿、组织损伤和肿瘤的患者。当喉部病变导致上气道梗阻时，也应禁忌使用 LMA。

3. 困难气管插管的患者 虽然在未预知的气管插管困难患者或气管插管失败的患者可以应用 LMA，但有气管插管困难病史或预计气管插管困难的患者，应相对禁忌使用 LMA。即在此类患者不能用 LMA 代替气管插管，气管插管是保证此类患者安全的根本措施。

4. 气道不易接近或气管插管不易完成的患者 如采用俯卧、侧卧和 Jackknife 体位的患者或需麻醉科医师远离手术台时。因在这些情况下如果 LMA 发生位置不当或脱出以及呕吐和反流时，麻醉科医师不能立即进行气管插管和其他处理。

三、LMA 的插入操作方法

（一）准备工作

（1）仔细检查通气罩和通气导管，以确保无阻塞或含有异物；检查通气罩内通气口上方的栅栏有无损坏。

（2）将通气罩充气，如果发现褪色、漏气、损伤或部分凸起，应废弃。检查无漏气后尽可能抽尽通气罩内的气体，正确的抽气方法是：将一合适型号的注射器连接至 LMA 的充气阀上，把通气罩的凹面放在一清洁平面上，用左手的食指和中指分别压住通气罩的两侧，然后用右手回抽注射器，直至感到有中等度的阻力。满意抽气后，通气罩可形成一个边缘向后翻的椭圆形盘。如此在插入 LMA 时，其前端光滑、纤细和形成相对有韧度的角度，有利于其通过会厌下方和防止会厌下翻阻塞气道。

（3）通气导管应能向后弯曲 180°，且无扭折发生。

（4）消毒：消毒前应抽尽通气罩内的气体，用高压蒸气消毒（最高温度不得超过134℃），不应使用戊二醛、甲醛或环氧乙烷消毒。

（5）在插入前，在通气罩的背面涂上水溶性润滑剂，以利于LMA的插入，但通气罩的前面尽量少涂或不涂润滑剂。另外，在通气罩内部涂抹润滑剂过多还可形成黏痂阻塞其通气口。

（二）麻醉诱导

插入LMA时可不使用肌肉松弛药，但麻醉深度应略深于使用口咽通气道时，以消除咽反射并使下颌松弛，否则插入LMA中有引起咳嗽或喉痉挛的高度可能。据报道，联用肌肉松弛药可改善LMA的插入成功率。另外，在清醒患者满意表面麻醉后，亦能耐受LMA的插入操作。

（三）标准插入操作方法

由Brain推荐的标准插入操作方法有以下两种：

1. 执笔式

（1）操作者用非优势手从后面推患者的枕部，以使患者的颈部伸展和头后仰（标准"嗅物位"）。由助手或操作者用优势手的中指张开患者口腔。

（2）操作者如执笔样用食指和拇指握持LMA，握持部位应尽可能靠近通气罩和通气导管的结合处，通气罩的开口面向患者的颏部。

（3）紧贴患者上切牙的内面将LMA的前端插入口腔内（图2-44A）。此时最重要的是将通气导管与手术台保持平行而不是垂直。然后以食指向下用力将LMA紧贴硬腭推送入口腔（图2-44B）。

（4）将食指放在通气导管和通气罩的结合处向内推送LMA。推送中必须保证通气罩的前端未向后翻起。当通气罩前端向下到达咽后壁时，应能感到方向的改变，尽可能用食指将LMA推送至下咽部。当推送LMA至满意深度时，可感到有阻力（图2-44C）。然后用非优势手握持通气导管固定LMA在正确位置，再退出优势手食指（图2-44D）。

（5）在有经验的操作者，用食指可将LMA推送至满意位置。但是，如果认为LMA没有被满意推送至下咽部或操作者手太小。需用非优势手向下继续推送LMA至满意位置。

（6）用适量的空气充起通气罩。通气罩充气时，通气导管通常能从口腔稍微退出（平均0.7cm）；甲状腺和环状软骨上面的组织轻微隆起。在通气罩充气前，不应将通气导管固定或与通气环路相连接。因为充气中如果握持通气导管，有造成LMA位置太深的可能。

（7）将LMA与通气环路相连接，并评估通气的满意程度，如果不能进行满意通气，除非考虑是由于麻醉深度过浅造成的声门闭合，否则应拔除LMA。拔除LMA后进行面罩通气，然后按前述的方法准备LMA的通气罩；并再次重新插入。

2. 拇指插入方法　此法是将拇指放在通气导管和通气罩的结合部推送LMA，而不是用食指，在拇指推送LMA中，其余四指在患者面部之上向前张开。此方法常用于从后部接近患者较为困难的情况，如患者被卡在事故车中。

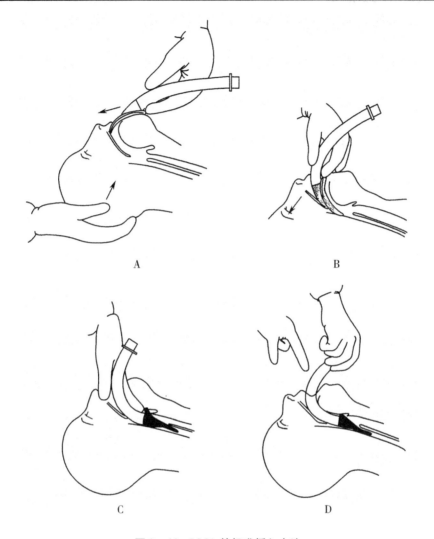

A   B

C   D

图 2 −44　LMA 的标准插入方法

（四）LMA 插入困难的常见原因

1. 麻醉深度不满意　如果麻醉深度不满意，可致 LMA 的插入操作失败。此外，由喉痉挛所致的气道梗阻易被误认是 LMA 插入失败。

2. 张口受限　患者张口受限可使 LMA 插入发生困难，因为 LMA 不能通过牙齿之间。另外，张口受限亦可使食指进入口腔推送 LMA 发生困难，从而 LMA 位置不当的发生率增加。

3. 通过咽后壁困难　当 LMA 的前端刚刚通过舌后部改变方向进入下咽部时，推送即可发生困难，而且此种困难在小儿多于成年人。当通气罩压迫舌部使其后移至咽喉部并阻塞插入通道时，可使 LMA 推送发生困难。如果在与咽后壁垂直的方向上推送 LMA，此问题更可能发生（图 2 −45）。

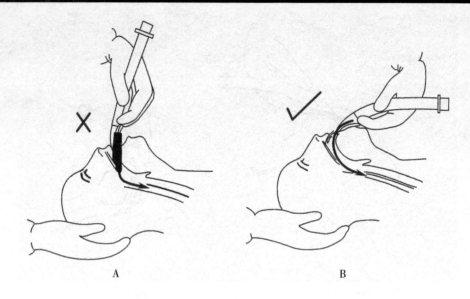

图 2-45　插入方法不当可造成 LMA 通过咽后壁困难

4. 头、颈部活动受限　从理论上讲，当头颈部处于正中位或屈曲位时，LMA 的插入可能更加困难。因为在此情况下口轴和咽轴在舌根部的成角相当锐（图 2-46A）。当患者处于颈部屈曲和头部后仰位（"嗅物位"）时，LMA 的插入操作最容易，因为在此种体位下口轴和咽轴在舌根部的成角相当平缓（图 2-46B）。

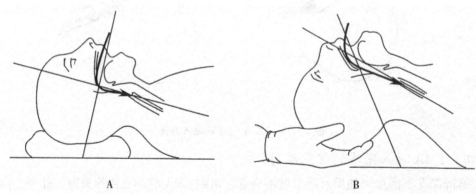

图 2-46　患者头、颈部位置对 LMA 插入操作的影响
A. 患者头颈部处于正中位或屈曲位；B. 患者处于颈部屈曲和头部后仰位

5. 咽部病理　咽后壁的变形或水肿仍可使 LMA 的前端插入受阻，如扁桃腺肥大。在口咽部肿瘤患者，不仅 LMA 插入困难，而且可造成组织损伤。从而在这种情况下，LMA 的应用属相对禁忌。

6. 加强型 LMA　加强型 LMA 的主要特征是通气导管的长度、壁厚和强度增加，部分厂商生产的 LMA 的通气管壁内还埋置有金属螺旋。与标准型 LMA 相比，加强型 LMA 的插入需要更熟练的技术。如果操作方法不正确，加强型 LMA 的插入更为困难。在操作熟练者，加强型 LMA 的插入与标准型 LMA 一样容易，但在缺乏经验者，即使采用正确的插入方法。

也不易将其放置于正确的位置。

四、应用 LMA 的并发症

（一）误吸和反流

与带套囊的气管导管相比，LMA 不能有效防止胃内容物误吸。研究发现，应用 LMA 患者的胃内容物反流发生率可高达33%，但是，具有临床意义的误吸发生率仅为1/9 000～1/250 000。

1. 可能原因　包括：①插入 LMA 后进行支气管镜检查，6%～15%患者的食管开口处于通气罩内。②LMA 在喉部的密闭性并不完全，一般认为开启压在1.5～2kPa（15～20cmH₂O）。③应用 LMA 时，食管下端括约肌的屏障作用可能降低，LMA 也不能防止反流物经梨状隐窝进入喉部。④应用 LMA 进行人工通气时，如压力过高可将大量的气体压入胃中，引起胃扩张。

2. 预防措施　包括：①选用合适型号的 LMA 和仔细的 LMA 插入操作。②良好的肌肉松弛、低通气罩充气压和正压通气中尽可能降低通气压。③进行环状软骨压迫等。④应用食管引流型 LMA。

（二）气道梗阻

1. 原因　在应用 LMA 中，可导致气道部分或完全性梗阻的原因包括：①LMA 位置不当。②通气罩折叠、会厌下垂部分遮盖声门和环状软骨后区前移。③通气罩充气过度。④温度升高或 N₂O 弥散使通气罩内容量增加。⑤通气罩旋转、通气导管扭折、异物、喉痉挛和声门闭合等。

2. 预防和处理　①因 LMA 位置不当造成气道梗阻和患者缺氧时，应立即拔出 LMA 重新插入或改用其他通气方法。②对于通气罩压迫会厌引起的不完全性气道梗阻，应及时调整 LMA 的位置。③避免采用通气罩过量充气法来防止漏气，因充气过量可将通气罩从咽喉部挤出而引起气道梗阻。在此种情况下，将通气罩中多余的气体放出并向下进一步推送 LMA 多可使气道梗阻得到缓解。在一些患者，因 LMA 的插入操作不规范，使通气罩顶在咽后壁反向折叠成角，可造成严重的气道梗阻，此时必须将 LMA 拔出重插。④在麻醉深度不满意的情况下，插入 LMA 可造成声门闭合和屏气，但只要暂时不移动 LMA，在20～30秒后声门闭合会自动消失。喉痉挛的发生率较低，约为1%～3%，主要发生在麻醉诱导期和苏醒期。一旦发生喉痉挛，应充分供氧，待麻醉加深后方能移动 LMA。

（三）气道损伤和咽喉疼痛

1. 气道损伤　LMA 可引起咽后壁或会厌水肿。如果会厌贴在通气导管进入通气罩的开口上，即可发生会厌水肿。在出血质患者，能引起声带血肿。另外，操作不当可造成悬雍垂和扁桃腺损伤以及腮腺一过性水肿。

2. 咽喉疼痛　使用 LMA 引起的咽喉疼痛发生率为0%～12%（平均为3.9%），与同期使用气管插管患者的咽喉疼痛发生率（28.6%）相比要低得多。一般认为，应用 LMA 后咽喉疼痛的发生率与使用面罩后的发生率相同。但在应用 LMA 不熟练的情况下，咽喉痛的发生率可增加到12%。

（四）LMA 意外性脱出

1. 原因　最常发生于麻醉维持期和苏醒期。常见原因是：患者头部位置改变、固定不牢、通气罩充气过量、LMA 型号不合适等。

2. 预防措施　包括：选择合适型号的 LMA、减少通气罩的充气量、托起下颌、固定头部位置等，如果 LMA 仅滑出 2 ~3cm，通常能将其推送回合适的位置。

（五）通气罩周围漏气

通气罩周围漏气的发生率大约为 8% ~20%。大多由通气罩型号、位置或充气量不合适所致。通过改变 LMA 的位置、型号以及通气罩内的充气量，可以纠正部分患者的漏气现象。另外，正压通气中压力过高亦是导致通气罩周围漏气的原因之一。

（六）胃胀气

如果 LMA 不能准确占据下咽部，特别是通气罩使喉部发生不完全性梗阻时，正压通气中气体可进入胃中。当麻醉深度不满意造成声门关闭时，也能发生胃胀气。小儿发生此合并症的可能性高于成年人。

（马婕妤）

第五节　气管切开术和环甲膜穿刺术

一、气管切开术和环甲膜穿刺术的适应证和禁忌证

（一）适应证

（1）在手术室，经口或经鼻气管插管和/或 FOB 引导气管插管失败并且需要立即进行气道控制的患者，例如出现面罩通气不能且气管插管失败情况的患者。

（2）在急诊科，任何原因引起的声门上喉阻塞，尤其是病因不能很快解除的患者，例如严重颌面、颈椎、头颈部和多处创伤的患者和急性喉炎的患者，均是实施紧急气管切开术的适应证。但是目前在急诊科，经皮扩张紧急环甲膜切开术已在很大程度上取代了紧急气管切开术，因为其操作简单、快速，而且并发症少。紧急气管切开术仅适用于直接喉部挫伤和婴幼儿的急诊气道控制。

（3）在 ICU，需要长期进行机械通气和各种原因导致的下气道分泌物潴留的患者，亦是气管切开术的适应证。

（4）其他手术的前置手术：例如在施下颌、口腔、咽、喉部大手术时，为了防止血液、分泌物或呕吐物向下流入下气道，或术后局部组织肿胀阻塞气道，可先行气管切开术。

（二）禁忌证

气管切开术和环甲膜穿刺术的绝对和相对禁忌证相当少，但在以下情况下应用值得慎重。

（1）出血性疾病或凝血机制紊乱使患者有发生出血的倾向，从而可在气管切开和环甲膜穿刺术中出现危险情况。

（2）不熟悉气管切开术和环甲膜穿刺术的医师，或无此方面经验的医师，如果无上级

医师或专业医师的指导，不应实施气管切开术和环甲膜穿刺术，因为无经验操作是发生术后并发症的最主要原因。

二、气管套管的选择

术前选好合适的气管套管十分重要，气管套管由内芯、内管和外管所组成。气管套管按其内径及长短分号，各气管套管的号数、内径和适用的患者年龄见表 2 – 5。选择好合适的气管套管后，还应配备两个相应的内管，并在外管底板上系好固定系带。术后需要进行辅助呼吸的患者，应在外管配好相同型号的硅橡胶套囊，并进行套囊充气试验。

表 2 – 5　气管套管选用表

型号	00	0	1	2	3	4	5	6
内径（mm）	4.0	4.5	5	6	7	8	9	10
长度（mm）	40	45	55	60	65	70	75	80
适用年龄	1～5 月	6～12 月	2 岁	3～5 岁	6～12 岁	13～18 岁	女成人	男成人

三、气管切开术的操作及注意事项

全部的气管切开术均应在手术室由操作熟练的手术医师进行，并应有麻醉科医师参加，以负责监护患者以及在气管切开术之前应用气管插管来控制气道。

（一）患者的体位

患者的体位对于成功进行气管切开术十分重要。患者应仰卧在手术台上，如果可能应在患者的肩下横向垫一小枕，以使其颈部处于过度伸展状态（图 2 – 47）。在可疑或已证实存在颈椎损伤的患者，则应禁忌颈部过度伸展。如果可能，头部手术台可抬高大约 15°，以减少静脉出血。

在摆好患者体位后，应仔细观察局部解剖的体表标志，包括颏突、甲状软骨尖、环甲膜和胸骨切迹，必要时应作好标记。一般来讲，气管切开术的皮肤切口大约位于胸骨上端二指处。

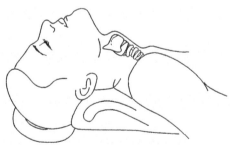

图 2 – 47　施气管切开术时患者的体位

（二）麻醉处理

常规采用局部浸润麻醉，在局部麻醉药中加入适量的肾上腺素，以减少术中出血。但在紧急情况亦可不用局部麻醉，直接进行气管切开术。

（三）手术处理要点

（1）用手术刀横向切开皮肤，横向分开皮下组织和颈阔肌，显露甲状腺。操作中必须注意止血。

（2）完全切断甲状腺峡部，并将其断端予以包埋缝合。这样能更好地对气管进行手术解剖，以保证气管造瘘口是位于第二和第三气管环之间。这样除了美观效果之外，在其他方面亦甚为重要，因为造瘘口位置较高可引起术后声门下狭窄，位置太低可导致无名动脉的破坏，有引起气管–无名动脉瘘的可能。

（3）气管的寻找：术中寻找气管发生困难的可能原因有：①术中紧张、手术创伤出血和组织结构显露差。②头后仰位置不够，气管深在，或患者头位置歪斜偏向一侧，致使气管位置偏斜。③因两侧拉钩用力不均，将气管拉向一侧或于拉钩下，术中继续向后分离可至食道甚至颈椎或颈动脉。④因甲状腺峡部过于宽大导致术中气管显露差，此种情况以儿童及青年女性多见。⑤胸腺覆盖：儿童胸腺大，术中因胸膜腔负压过高，颈前组织切开分离后，致使胸腺上移，覆盖于气管前部，术中应注意保护，用拉钩将胸腺推回压住即可继续手术。

（4）气管分离完毕，手术医师应再次检查所选择的气管套管，并在套囊内注入空气，以保证其没有漏气。然后再彻底抽空套囊，并用钝头的内芯替换内管。用水溶性润滑软膏涂抹在气管套管的前端，以利于其插入气管切口处。气管套管型号的选择取决于气管的大小。一般来讲，气管套管应大约占气管直径的3/4。

（5）在第二和第三气管环之间做十字形切口，一旦气管被切开，必须迅速用牵开器或弯血管钳将气管切口撑开并予以适当扩张，若有分泌物自气管切口咳出，可用吸引器将其吸除，然后再从扩张后的气管切口插入合适的气管套管。

（6）气管插管患者实施气管切开术时，在气管切口扩大后，在深部应能看到气管导管，此时麻醉科医师应将气管导管套囊放气，在手术医师的直视下向头端缓慢退出气管导管，当气管导管的前端刚刚退至气管切口的上部时，首先将气管套管的前端对着气管后壁沿切口插入，一旦其前端安全进入气管切口，在垂直方向将气管套管的前端旋转90°，此时气管套管的前端正好朝向隆突部，向下推送气管套管进入气管深部。推送中应特别注意不要伤及气管后壁黏膜。

（7）气管套管插入后取出内芯，在气管套管腔内放置吸引导管进行吸引，通过吸引导管中吸出分泌物能进一步证明气管套管已被安全插入气管内。然后再插入内管，并连接合适的通气环路接头，将套囊充气，当气管和套囊之间达满意密闭时，由麻醉科医师检查肺通气情况。气管套管正确位置的确认方法同气管插管，由听诊、胸廓起伏和CO_2曲线等检查组成，必要时可通过气管套管插入FOB予以确认。

（8）满意插入气管套管后，气管切口不必缝合而应保持开放，将棉斜纹带穿置在气管套管翼部的两侧，并绕至颈后将其牢固地缚于颈部，以固定气管套管。

（9）仔细检查伤口，如有出血应予结扎止血，手术完毕于气管套管周围放一块开口的纱布垫。

（四）术中注意事项

（1）术中应注意始终保持患者的头部处于正中及后仰位。

（2）随时观察病情变化，注意呼吸节律的改变及有无缺O_2的发生。必要时经鼻导管或面罩吸氧，保持呼吸平稳，以有利于手术操作的顺利进行。

（3）两侧拉钩的牵引力应保持均衡，避免偏向一侧，以使气管保持在正中位。

（4）随时用吸引器或干纱布清除手术野的血液，以保证组织结构层次清晰。

（5）在气管切开术中，需重点监测患者的血压、心率、呼吸频率、心电图、SpO_2，尤其是进行紧急气管切开术的患者，以及时发现患者病情的变化。

（6）保持液体通畅，随时根据患者的病情应用各种急救药物。

四、环甲膜穿刺术的操作和注意事项

（一）环甲膜穿刺技术

伸展患者颈部，操作者用食指触摸环甲膜（图2-48A）。然后用12号或14号静脉穿刺套管针，与皮肤成角30°，向尾端方向穿刺环甲膜（图2-48B）。在套管上连接一只完全排空或盛有数毫升清亮液体的20ml注射器，在穿刺操作中持续抽吸注射器，一旦抽出空气即可证实其进入气管内（图2-48C）；撤出针芯，向前推送外套管，一旦外套管的尾翼达到皮肤处，需再次用注射器进行抽吸试验，以确认外套管已确切位于气管内，然后将外套管尾端直接连接至经气管喷射通气（transtracheal jet ventilaton，TTJV）系统即可（图2-48D）。

在外套管与TTJV系统连接后，必须由专人用一只手牢固固定位于气管内的外套管，以防其发生位置移动，直至建立通畅的气道，如自然气道已开放或已完成气管插管和气管切开术等。

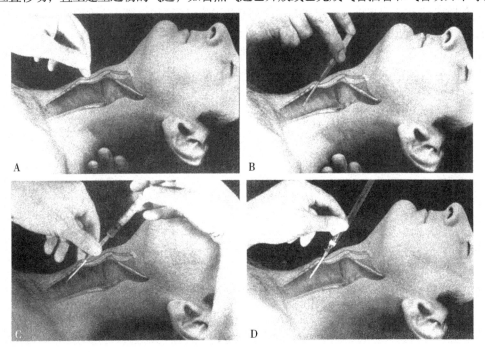

图2-48　环甲膜穿刺技术

（二）操作注意事项

（1）在实施环甲膜穿刺术时，不宜使用过长的穿刺针，而且一旦穿刺针的前端进入气道内便不宜再深入，以免贯穿气管而进入食管，否则可有发生食管-喉头瘘的可能。

（2）穿刺操作中，穿刺针的前端应对向尾侧，而非头侧，以避免穿刺针前端被推送至声门以上的位置。

（3）潜在并发症：包括：咯血、皮下气肿、纵隔气肿、迷走神经反射、缺 O_2 和感染。此外尚有穿破颈部大血管导致大出血的可能。特别是在紧急情况下或由无经验和未经培训的医师进行操作时。

五、经皮穿刺环甲膜切开术

为了简化紧急情况下环甲膜切开术的操作过程，德国的 VBM 医疗器械生产公司推出了一种全新的环甲膜切开装置——环甲膜穿刺套针。该装置的基本结构类似于静脉穿刺套管针，为一个与穿刺针安装在一起的气道套管。使用中毋需用手术刀片切开皮肤和采用扩张器反复扩张气道套管进入呼吸道的通路，故操作更为简单，使用更为方便。目前已有该装置的全套无菌包装商业成品出售，开包后即可使用。

采用环甲膜穿刺套针进行环甲膜切开术的主要操作步骤如下：将患者头颈部后伸，必要时可在颈下垫高。取出"环甲膜穿刺套针"，用一手握好注射器。用另一手食指在颈部中线中段触到环状软骨，用拇指及中指固定两侧皮肤。将注射器与颈部呈 90° 刺入皮肤。由于穿刺套针的前端锐利及呈锥形，故不需用手术刀切开皮肤。穿刺中持续用接在环甲膜穿刺套针尾端的注射器进行抽吸，一旦有空气被抽出，即说明环甲膜穿刺套针的前端已进入气管内。此时，需将穿刺进针的角度改变为 60°，然后将环甲膜穿刺套针进一步向下推进，直至到达气道套管的阻止器处。该阻止器可防止进针过度所致的气管后壁穿孔。用注射器抽气再次确定气道套管的位置，此时环甲膜穿刺套针的前端应位于气管正中。移去气道套管上的阻止器，握紧注射器和穿刺针，沿穿刺针将气道套管送入气管内。移走注射器和穿刺针，用固定带固定气道套管。将延长管连接至气道套管的接口上，将连接管与人工复苏囊或呼吸机连接。

（马婕妤）

第三章　神经阻滞技术

第一节　颈丛阻滞技术

一、解剖学基础

每个颈神经均分为前支和后支，后支向后行走，支配颈部和头后面的肌肉及皮肤。颈丛是由 $C_{1\sim4}$ 神经的前支构成，位于肩胛提肌和中斜角肌的前方、第 1～4 颈椎的前外侧和胸锁乳突肌的深面。颈丛支配颈深部和浅部结构，其中 C_1 神经为纯运动神经，支配枕下三角区肌肉的运动，没有支配皮肤的感觉分支。颈部皮肤的感觉是由 $C_{2\sim4}$ 神经前支和后支的皮支以连续皮肤节段形式支配。

颈丛的皮支（枕小神经、耳大神经、颈横神经和锁骨上神经）是从胸锁乳突肌后方的深筋膜穿出，分布在颈部和头部后面的皮肤。枕小神经（C_2，C_3）沿胸锁乳突肌后缘上行，并发出皮支分布在颈部上外侧、耳郭上端和枕部的皮肤。耳大神经（C_2、C_3）是沿胸锁乳突肌的后缘向前上方走行，继之分为前、后两支，前支司理面部后下部分皮肤的感觉，后支司理乳突上部和耳郭下端皮肤的感觉。颈横神经（C_2、C_3）是从颈外静脉下方穿出向前走行，司理下颌骨至胸骨之间颈部前外侧部分皮肤的感觉。锁骨上神经（C_3、C_4）也是从胸锁乳突肌后缘走出，然后向外下方走行，司理颈下区至肩锁关节以及第 2 肋骨以上胸前区皮肤的感觉。

颈丛的深支主要为运动神经，支配颈部深层的肌肉以及肩胛提肌、舌骨下肌和膈肌。但颈丛的深支也可传递浅感觉和深部组织（肌肉、骨骼和关节）的本体感觉。其中 C_1 神经前支的部分纤维伴随舌下神经走行，然后在颈动脉鞘的前面离开舌下神经下降为颈襻上根，C_2、C_3 神经前支的纤维经过联合发出降支，称为颈襻下根。上、下根半环状软骨弓高度，在颈动脉鞘浅面合成颈襻，由颈襻发出分支支配舌骨下肌群的上、下部，所以在甲状腺手术需要切断舌骨下肌时，大多选在该肌的中份进行，以免损伤神经。

二、适应证

（一）手术麻醉

软组织探查和活体组织检查，同侧甲状腺和甲状旁腺手术，颈动脉内膜剥脱术。

（二）疼痛治疗

颈丛分布区疼痛性疾病的诊断和治疗。

三、阻滞操作技术

首先实施颈浅丛阻滞，以减轻颈深丛阻滞操作所致的患者不适。

（一）颈浅丛阻滞技术

患者的头部伸展和颈部屈曲，头转向阻滞侧的对侧。操作者用触摸定位手的手指绷紧颈部的皮肤，以显露胸锁乳突肌后缘。从乳突到第 6 颈椎横突结节划一条直线，将穿刺进针点标记在该连线的中点，此乃颈浅丛在胸锁乳突肌后缘后方发出分支的交汇点。

在皮肤消毒之后，采用 25 号穿刺针在进针点做局部麻醉药皮丘，然后将穿刺针垂直刺入皮下组织内 2~3cm。在回抽试验无血和脑脊液后，将穿刺针沿胸锁乳突肌后缘在上、下方向进行调整实施"扇形"浸润注射，浸润注射的范围是进针点上方和下方 2~3cm。所需的局部麻醉药液用量为 10~20ml，每次调整穿刺进针方向后注射局部麻醉药液 3~5ml。

（二）颈深丛阻滞技术

患者的体位同颈浅丛阻滞。在乳突尖至 C_6 颈椎横突之间做第 1 条连线，C_6 颈椎横突是位于环状软骨上缘的水平线上。在第 1 条连线后方 1cm 处做第 2 条平行线，在该平行线上，C_2 颈椎横突位于乳突下方 2cm 处，C_3 颈椎横突位于 C_2 颈椎横突下方 1.5cm 处；C_4 颈椎横突位于 C_3 颈椎横突下方 1.5cm 处。采用记号笔在相对应的皮肤穿刺进针部位做标记。

采用 22 号穿刺针，分别自第 2、第 3、第 4 颈椎横突水平垂直于皮肤刺入穿刺针，然后向内和向尾侧方向推进穿刺针，直至穿刺针前端触及颈椎横突的骨质。向尾侧方向进针的目的是为了防止穿刺针不慎进入椎间孔引起硬脊膜外间隙阻滞或蛛网膜下隙阻滞。当穿刺针触及颈椎横突时，常常可诱发出异感或获得刺破椎前筋膜的明显落空感。如果穿刺针是处于正确位置，在无支持的情况下，其仍可保持与皮肤相垂直的位置。在回抽试验无血和脑脊液后，在 3 个穿刺进针点分别注入局部麻醉药液 2~4ml，一般可获得满意的麻醉效果。颈丛阻滞成功后可实施单侧颈部手术。

由于颈部的椎旁间隙相互沟通，所以局部麻醉药液可相当容易地扩散到相邻的区域。因此在一个部位（C_3 或 C_4 颈椎横突）注入大容量（6~8ml）的局部麻醉药液常常即可获得完善的颈深丛阻滞效果。在注射药物的过程中，可用手指按压 C_5 颈椎横突，以防止局部麻醉药液向尾侧扩散导致不必要的臂丛阻滞。

四、并发症和注意事项

（1）由于穿刺操作中必须让患者配合，因此手术前用药或手术中镇静处理的程度应尽可能轻。因为苯二氮䓬类药物可能会使患者的定向力丧失，所以一般不主张应用。

（2）在穿刺操作中，必须保持朝尾侧方向推进穿刺针，以防止穿刺针误入硬脊膜外间隙或蛛网膜下隙。另外，尚须避免穿刺进针太深，以防止穿刺针进入椎间孔内。如果穿刺针刺破硬脊膜囊而将局部麻醉药误注入蛛网膜下隙内，患者则可迅速出现全脊髓麻醉的症状。

（3）注射药物前应进行回抽试验，并注入 1ml 的试验剂量，以免将局部麻醉药误注入颈外静脉或椎动脉内。将局部麻醉药液 0.25ml 注入椎动脉内即可迅速导致患者出现中枢神经系统毒性反应症状。

（4）在通过一针穿刺实施颈深丛阻滞时，亦可采用神经刺激器协助完成操作。将穿刺针与神经刺激器相连接，并在 C_5 颈椎横突处按常规操作方法将穿刺针刺入。出现三角肌收缩说明穿刺针足位于 C_5 神经根附近。在注射药物的过程中，可采用手指按压 C_5 颈椎的远端。

（5）颈深丛阻滞的最常见并发症是颈交感神经链和喉返神经阻滞，在极少数患者，此并发症可导致患者呼吸窘迫。另外，颈深丛阻滞中尚有发生膈神经阻滞的可能，所以1天内仅能实施一侧颈深丛阻滞，尤其是肥胖或伴有慢性呼吸功能衰竭的患者，并且必须监测动脉血氧饱和度。

（6）在颈丛阻滞中，其他面部神经麻痹的现象较为罕见，并且常常为一过性。舌咽神经（第Ⅸ对脑神经）阻滞时患者可出现吞咽不能、唾液分泌过多、舌后部麻木；迷走神经（第Ⅹ对脑神经）阻滞时患者可出现发音困难，副神经（第Ⅺ对脑神经）的脊髓根阻滞时患者可出现胸锁乳突肌麻痹、发音困难和吞咽不能；舌下神经（第Ⅻ对脑神经）阻滞时患者可出现舌偏斜。

（7）颈丛阻滞的其他少见并发症有：迟发性感染、局部血肿、阻滞作用持续时间过长、颈部叩击痛、慢性肌肉痉挛等。

（8）在应用含有肾上腺素的利多卡因实施颈丛阻滞时，60%的患者可出现心动过速。如果在局部麻醉药液中加用可乐定，则可降低患者心动过速的发生率。所以，在颈丛阻滞中和阻滞后，建议监测患者的血压和心电图（包括ST段的情况），尤其是老年患者或动脉粥样硬化患者。

（付珍红）

第二节　臂丛神经阻滞技术

一、解剖

（一）臂丛神经组成

臂丛神经由颈$_{5\sim8}$及胸$_1$脊神经前支组成，有时亦接受颈$_4$及胸$_2$脊神经前支发出的小分支，主要支配整个手、臂运动和绝大部分手、臂感觉。组成臂丛的脊神经出椎间孔后在锁骨上部，前、中斜角肌的肌间沟分为上、中、下干。上干由颈$_{5\sim6}$前支，中干由颈$_7$前支，下干由颈$_8$和胸$_{1\sim2}$脊神经前支构成。三支神经干从前中斜角肌间隙下缘穿出，伴锁骨下动脉向前、向外、向下方延伸，至锁骨后第1肋骨中外缘每个神经干分为前、后两股，通过第一肋和锁骨中点，经腋窝顶进入腋窝。在腋窝各股神经重新组合成束，3个后股在腋动脉后方合成后束，延续为腋神经及桡神经；上干和中干的前股在腋动脉的外侧合成外侧束，延续为肌皮神经和正中神经外侧根；下干的前股延伸为内侧束，延续为尺神经、前臂内侧皮神经、臂内侧皮神经和正中神经内侧根。

（二）臂丛神经与周围组织的关系

臂丛神经按其所在的位置分为锁骨上、下两部分。

1. 锁骨上部　主要包括臂丛的根和干。

（1）臂丛各神经根分别从相应椎间孔穿出走向外侧，其中颈$_{5\sim7}$前支沿相应横突的脊神经沟走行，通过椎动脉的后方。然后，臂丛各根在锁骨下动脉第二段上方通过前、中斜角肌间隙，在穿出间隙前后组成三干。

（2）臂丛三干在颈外侧的下部，与锁骨下动脉一起从上方越过第1肋的上面，其中上、中干行走于锁骨下动脉的上方，下干行于动脉的后方。臂丛三干经过前中斜角肌间隙和锁骨下血管一起被椎前筋膜包绕，故称为锁骨下血管周围鞘，而鞘与血管之间则称为锁骨下血管旁间隙。臂丛干在颈外侧区走行时，表面仅被皮肤、颈阔肌和深筋膜覆盖，有肩胛舌骨肌下腹、颈外静脉、颈横动脉和肩胛上神经等经过，此处臂丛比较表浅，瘦弱者可在体表触及。臂丛三干至第 1 肋外侧缘时分为六股，经锁骨后进入腋窝，移行为锁骨下部。

2. 臂丛锁骨下部　臂丛三束随腋动脉行于腋窝，在腋窝上部，外侧束与后束位于腋动脉第一段的外侧，内侧束在动脉后方。到胸小肌深面时，外侧束、内侧束与后束分别位于第二段的外、内侧面和后面。三束及腋动脉位于腋鞘中，腋鞘与锁骨下血管周围鞘连续，腋鞘内的血管旁间隙与锁骨下血管旁间隙相连通。

3. 臂丛鞘　解剖上臂丛神经及颈丛神经从颈椎至腋窝远端一直被椎前筋膜及其延续的筋膜所围绕，臂丛神经实际上处于此连续相通的筋膜间隙中，故从腋鞘注入药液，只要量足够便可一直扩散至颈神经丛。

二、臂丛阻滞的适应证、禁忌证和并发症

（一）臂丛神经阻滞方法和适应证

1. 阻滞方法　常用的臂神经丛阻滞方法有肌间沟阻滞法、腋路阻滞法、锁骨上阻滞法和锁骨下血管旁阻滞法。

2. 适应证　臂丛神经阻滞适用于上肢及肩关节手术或上肢关节复位术。

3. 药物　1%～1.5%利多卡因加用 1：200 000 肾上腺素可提供 3～4 小时麻醉，若手术时间长，罗哌卡因（0.3%～0.5%）或丁哌卡因（0.25%～0.5%）可提供 8～12 小时麻醉。臂丛阻滞药物不必用太高浓度，而较大容量（40～50ml）便于药物鞘内扩散，1%利多卡因 50ml 或 0.5%丁哌卡因 40ml 是成人可用最大量。

（二）臂丛神经阻滞常见并发症

1. 气胸　多发生在锁骨上或锁骨下血管旁阻滞法，由于穿刺方向不正确且刺入过深，或者穿刺过程中患者咳嗽，使肺过度膨胀，胸膜及肺尖均被刺破，使肺内气体漏到胸膜腔，此类气胸发展缓慢，有时数小时之后患者才出现症状。当有气胸时，除双肺呼吸音及叩诊检查外，作 X 线胸部透视或摄片以明确诊断。依气胸严重程度及发展情况不同，可行胸腔抽气或胸腔闭式引流。

2. 出血及血肿　各径路穿刺时均有可能分别刺破颈内、外静脉、锁骨下动脉、腋动脉或腋静脉引起出血。如穿刺时回抽有血液，应拔出穿刺针，局部压迫止血，避免继续出血或血肿形成。然后再改变方向重新穿刺。锁骨上或肌间沟径路若引起血肿，还可引起颈部压迫症状。

3. 局麻药毒性反应　多因局麻药用量过大或误入血管所致。

4. 膈神经麻痹　发生于肌间沟法和锁骨上法，可出现胸闷、气短、通气量减少，必要时吸氧或辅助呼吸。

5. 声音嘶哑　因喉返神经阻滞所致，可发生于肌间沟法及锁骨上法阻滞，注药时压力不要过大，药量不宜过多，则可避免。

6. 高位硬膜外阻滞或全脊麻　肌间沟法进针过深，穿刺针从椎间孔进入硬膜外间隙或蛛网膜下隙，使局麻药注入硬膜外或蛛网膜下隙。故穿刺针方向应指向颈椎横突而不是椎体

方向。注药时应回抽有无脑脊液。应按硬膜外腔阻滞麻醉中发生全脊髓麻醉意外处理。

7. 霍纳综合征　多见于肌间沟法阻滞，为星状神经节阻滞所致，不需处理，可自行恢复。

三、各种臂丛阻滞技术的操作

（一）肌间沟阻滞法

肌间沟阻滞法是最常用臂丛阻滞方法之一。操作较易于掌握，定位也较容易，出现并发症的机会较少，对肥胖或不合作的小儿较为适用，小容量局麻药即可阻滞上臂肩部及桡侧。缺点，肌间沟阻滞法对肩部、上臂及桡侧阻滞效果较好，而对前臂和尺侧阻滞效果稍差，阻滞起效时间也延迟，有时需增加药液容量才被阻滞。

1. **体位和定位**　去枕仰卧位，头偏向对侧，手臂贴体旁，手尽量下垂，显露患侧颈部。嘱患者抬头，先在环状软骨（C_6）水平找到胸锁乳突肌后缘，由此向外可触摸到一条小肌腹即为前斜角肌，再往外侧滑动即可触到一凹陷处，其外侧为中斜角肌，此凹陷为肌间沟。臂神经丛即由此沟下半部经过，前斜角肌位于臂丛的前内方，中斜角肌位于臂丛的后外方。斜角肌间隙上窄下宽，沿该间隙向下方逐渐触摸，于锁骨上约 1cm 可触及一细柔横向走行的肌肉，即肩胛舌骨肌，该肌与前、中斜角肌共同构成一个三角形，该三角形靠近底边（肩胛舌骨肌）处即为穿刺点。在该点用力向脊柱方向重压，患者可诉手臂麻木、酸胀或有异感，若患者肥胖或肌肉欠发达，肩胛舌骨肌触不清，即以锁骨上 2cm 处的肌间沟为穿刺点。

2. **操作方法**　颈部皮肤常规消毒，右手持一长 22G 穿刺针（或 7 号头皮针）垂直刺入皮肤，略向对侧足跟推进，直到出现异感或手指（手臂）肌肉抽动，如此方向穿刺无异感，以此穿刺针为轴扇形寻找异感，出现异感为此方法可靠的标志，可反复试探 2~3 次，以找到异感为好。若反复多次穿刺无法寻找到异感，可触到横突（C_6）为止。穿刺成功后，回抽无血液及脑脊液，成人一次注入局麻药液 20~25ml。注药时可用手指压迫穿刺点上部肌间沟，迫使药液向下扩散，则尺神经阻滞可较完善。

3. **并发症及其防治**　主要并发症有：误入蛛网膜下腔引起全脊麻；高位硬膜外阻滞；局麻药毒性反应；损伤椎动脉；星状神经节、喉返神经和膈神经阻滞。为了预防全脊麻或血管内注药而引起全身毒性反应，注药前应回吸，或每注入 5ml 局麻药回吸一次。

（二）腋路臂丛神经阻滞法

腋路沟阻滞法也是最常用臂丛阻滞方法之一。优点：①臂丛神经分支均在血管神经鞘内，位置表浅，动脉搏动明显，故易于阻滞；②没有气胸、膈神经、迷走神经或喉返神经阻滞的危险；③无误入硬膜外间隙或蛛网膜下腔的危险。

禁忌证：①上肢外展困难或腋窝部位有感染、肿瘤或骨折无法移位患者不能应用此方法；②上臂阻滞效果较差，不适用于肩关节手术及肱骨骨折复位等。

1. **体位与定位**　患者仰卧，头偏向对侧，患肢外展 90°~180°，屈肘 90°，前臂外旋，手背贴床或将患肢手掌枕于头下。在腋窝顶部摸到腋动脉搏动最高点在其上方为穿刺点。

2. **操作方法**　皮肤常规消毒，用左手固定腋动脉，右手持 22G 针头（7 号头皮针），沿腋动脉上方斜向腋窝方向刺入，穿刺针与动脉成 20°夹角，缓慢推进，在有穿过筋膜感时或患者出现异感后，手放开穿刺针，则可见针头固定且随动脉搏动而搏动，表明针头已刺入腋部血管神经鞘，也可借助神经刺激器证实针头确实在血管神经鞘内，但不必强调异感。连接注射器回抽无血后，即可注入 30~40ml 局麻药。腋路臂丛神经阻滞成功的标志为：①针头固定且随动脉搏动而摆动；②回抽无血；③注药后呈梭形扩散；④患者自述上肢发麻；⑤上肢尤其前臂不能抬起；⑥皮肤表面血管扩张。

3. 并发症及预防　腋路臂丛神经阻滞局麻药毒性反应发生率较高，可能是局麻药量大或误入血管引起，故注药时要反复回抽，确保针不在血管内。

（三）锁骨上阻滞法

1. 体位与定位　患者平卧，患侧肩垫一薄枕，头转向对侧，患侧上肢靠胸。其体表标志为锁骨中点上方 1~1.5cm 处为穿刺点。

2. 操作方法　皮肤常规消毒，用 22G 穿刺针经穿刺点刺入皮肤，针尖向内、向后、向下推进，进针 1~2cm 可触及第一肋骨表面，在肋骨表面上寻找异感或用神经刺激器方法寻找臂丛神经，当出现异感后固定针头，回抽无血液、无气体，一次性注入局麻药 20~30ml。

3. 并发症及其预防　主要并发症有局部血肿、气胸、膈神经及喉返神经阻滞。膈神经阻滞后是否出现窒息或呼吸困难等症状，取决于所用药物浓度，膈神经阻滞深度以及单侧（一般无症状）或双侧等因素。为避免发生双侧膈神经阻滞而引起明显的呼吸困难，不宜同时进行双侧臂丛阻滞。如临床需要，可在一侧臂丛阻滞后 30 分钟并未出现膈神经阻滞时，再行另一侧阻滞。双侧臂丛神经阻滞时应加强呼吸监测，及时发现和处理呼吸并发症。

（四）锁骨下血管旁阻滞法

1. 体位与定位　体位同肌间沟法，术者手指沿前中斜角肌间沟向下，直至触及锁骨下动脉搏动，紧靠其外侧作一标志。

2. 操作方法　皮肤常规消毒，左手手指放在锁骨下动脉搏动处，右手持 2~4cm 的 22G 穿刺针，从锁骨下动脉搏动处外侧朝下肢方向直刺，方向不向内也不向后，沿中斜角肌的内侧缘推进，刺破臂丛鞘时有突破感。通过神经刺激器或异感的方法确定为臂丛神经后，注入局麻药 20~30ml。

3. 优点　①较小剂量可得到较高水平的臂丛神经阻滞效果；②上肢及肩部疾病者，穿刺过程中不必移动上肢；③局麻药误入血管的可能性小；④不致发生误入硬膜外间隙或蛛网膜下腔的意外。

4. 缺点　①有发生气胸的可能；②不能同时进行双侧阻滞；③穿刺若无异感失败率为 50%。

（五）喙突下臂丛阻滞法

臂丛神经出第一肋后，从喙突内侧走向外下，成人臂丛距喙突最近处约 2.25cm，儿童约 1.19cm，于喙突内下方通过胸小肌深面时，迂回绕腋动脉行于腋鞘，位置较集中，走行方向与三角肌、胸大肌间沟基本一致。

1. 定位　测量喙突至胸外侧最近距离（通常为第二肋外侧缘），并作一连线为喙胸线。喙胸距离（mm）×0.3+8 所得数值即为喙突下进针点。

2. 操作　由上述穿刺点垂直刺入，刺破胸大、小肌可有二次突破感，当针尖刺入胸小肌与肩胛下肌，患者可感有异感向肘部传导。小儿则以突破感及针头随动脉搏动为指征。

3. 优缺点　避免损伤肺及胸膜，但穿刺角度过于偏内或肺气肿患者亦有可能发生气胸；可用于上臂、肘及肘以下手术。由于穿刺部位较深，有误入血管可能。

上述五种臂丛入路阻滞效果因各部位解剖不同而异，而上肢各部位神经支配亦各异，因此应根据手术部位神经支配选择最恰当阻滞入路。

四、上肢手术臂丛入路的选择

1. 肩部手术　肩部神经支配为 C_3 至 C_6 神经根，来自颈神经丛 C_4 发出分支支配肩颈皮肤；其余皮肤和深层组织受 C_5、C_6 支配，故肩部手术应阻滞 C_3 至 C_6，包括颈神经丛和臂神经丛，故又称颈臂丛阻滞（Cervicebrachial plexus block），可进行植皮、裂伤缝合等浅表手术。由于颈丛和臂丛相互连续阻滞，局麻药可以在第 6 颈椎平面向上向下扩散，故颈入路和肌间沟入路为肩部手术首选。由于 C_3、C_4 在锁骨上和锁骨下入路之外，若选用此二入路或行锁骨上肩区深部手术（含肩关节手术），需阻滞 T_1、T_2 神经，故常须在腋后线加第 2 肋间神经阻滞。

2. 上臂及肘部手术　该部手术须阻滞 $C_{5\sim8}$ 和 T_1 神经，故最佳入路为锁骨上或锁骨下入路。肌间沟入路常不能阻滞到 C_8 和 T_1，腋入路常不能阻滞肌皮神经和肋间臂神经，均为适当选择。

3. 前臂手术　前臂手术需阻滞 $C_{5\sim8}$ 和 T_1 神经根形成臂丛所有分支，以锁骨下入路为最佳选择，因为局麻药可在神经束平面阻滞所有的神经，也易于阻滞腋部的肋间臂神经，有助于缓解上肢手术不可少的止血带所引起的痛苦，而其他入路不能达到此效果。

4. 腕及手部手术　臂丛阻滞对腕部手术有一定困难，因为支配该区域的神经非常丰富，而且相互交叉支配。腋入路最常失效为拇指基底部阻滞效果不良，此处有来自前外侧的正中神经、后外侧的桡神经及上外侧的肌皮神经支配，故锁骨上入路和肌间沟入路为拇指基底部手术首选。而腕尺侧、正中神经或手指手术，腋入路常可阻滞完善。

（付珍红）

第三节　上肢神经阻滞技术

上肢神经阻滞主要适应于前臂或手部的手术，也可作为臂丛神经阻滞不完全的补救方法。主要包括正中神经阻滞、尺神经阻滞和桡神经阻滞，可以在肘部或腕部阻滞，若行手指手术，也可行指间神经阻滞。

一、尺神经阻滞

（一）解剖

尺神经起源于臂丛内侧，在腋动脉内侧分出，主要由 C_8 和 T_1 脊神经纤维组成。尺神经在上臂内侧沿肱二头肌与三头肌间隙下行，于肱中段穿出间隙，向内向后方入肱骨内上髁与尺骨鹰嘴间沟内（尺神经沟），然后在尺侧腕屈肌二头之间进入前臂，再下行至腕部，位于尺侧腕屈肌与指深屈肌之间，在尺动脉内侧进入手掌。尺神经具有运动支和感觉支。

尺神经阻滞后出现：①环指尺侧及小指掌面，并由此上沿至肘关节以下，又自中指尺侧、环指及小指背面并上沿至肘关节以下，感觉减退，以手内侧缘感觉缺失为最明显（腕部阻滞时，无前臂麻木）；②手指不能分开并拢，环指、小指的指间关节只能屈不能伸，掌指关节过伸。

（二）肘部尺神经阻滞

1. 标志　前臂屈曲90°，在尺神经沟内可扪及尺神经，按压尺神经患者多有异感。

2. 操作　在尺神经沟下缘相当于尺神经部位作皮丘，取23G穿刺针刺入皮肤，针保持于神经干平行，沿沟向前推进，遇异感后即可注入局麻药5~10ml。

（三）腕部尺神经阻滞

1. 定位　从尺骨茎突水平横过画一直线，相当于第二腕横纹，此线于尺侧腕屈肌桡侧交点即为穿刺点，患者掌心向上握掌屈腕时该肌腹部最明显。

2. 操作　在上述穿刺点作皮丘，取23G穿刺针垂直刺入出现异感即可注入局部麻药5ml，若无异感，在肌腱尺侧穿刺，或向尺侧腕屈肌深面注药，但不能注入肌腱内。

二、正中神经阻滞

（一）解剖

正中神经主要来自于C_6~T_1脊神经根纤维，于胸小肌下缘由臂丛神经的内侧束和外侧束分出，两束的主支形成正中神经的内、外侧根。正中神经开始在上臂内侧伴肱动脉下行，先在肱动脉外侧，后转向内侧，在肘部侧从肱骨内上髁与肱二头肌腱中间，穿过旋前圆肌进入前臂，走行于屈指浅肌与屈指深肌之间，沿中线降至腕部，在掌横韧带处位置最表浅，在桡侧腕屈肌与掌长肌之间的深处穿过腕管，在掌筋膜深面到达手掌。

正中神经阻滞出现：①大鱼际肌、拇指、示指、中指及环指桡侧感觉消失；②手臂不能旋前，拇指和食指不能弯曲，拇指不能对掌。

（二）肘部正中神经阻滞

1. 标志　肘部正中神经在肱二头肌筋膜之下，肱骨内髁与二头肌腱内侧之中点穿过肘窝。肱骨内、外上髁之间画一横线，该线与肱动脉交叉点的内侧0.7cm处即正中神经所在部位，相当于肱二头肌腱的外缘与内上髁间的中点，在此处作皮丘。

2. 操作　取22G穿刺针经皮丘垂直刺入，直至出现异感，或作扇形穿刺以探及异感，出现异感后即可注入局麻药5ml。

（三）腕部正中神经阻滞

1. 标志　腕部桡骨茎突平面横过腕关节画一连线，横线上桡侧腕屈肌腱和掌长肌腱之间即为穿刺点，握拳屈腕时，该二肌腱更清楚。

2. 操作　取22G穿刺针经穿刺点垂直刺入，进针穿过前臂深筋膜，继续进针约0.5cm，即出现异感，并放射至桡侧，注局麻药5ml。

三、桡神经阻滞

（一）解剖

桡神经来自臂神经丛后束，源于$C_{5~8}$及T_1脊神经。桡神经在腋窝位于腋动脉后方，折向下向外方，走入肱骨桡神经沟内。达肱骨外上髁上方，穿外侧肌间隔至肱骨前方，在肘关节前方分为深、浅支。深支属运动神经，从桡骨外侧穿旋后肌至前臂背面，在深浅伸肌之间降至腕部；浅支沿桡动脉外缘下行，转向背面，并降至手臂。

桡神经阻滞后出现：①前臂前侧皮肤、手背桡侧皮肤、拇指、示指及中指桡侧皮肤感觉减退（腕部阻滞时无前臂麻木）；②垂腕。

（二）肘部桡神经阻滞

1. 标志　在肱骨内、外上髁作一连线，该横线上肱二头肌腱外侧处即为穿刺点。

2. 操作　取23G穿刺针经穿刺点垂直刺入，刺向肱骨，寻找异感，必要时行扇形穿刺，以寻找异感，探及异感即可注入局麻药5ml。

（三）腕部桡神经阻滞

腕部桡神经并非一支，分支细而多，可在桡骨茎突前端作皮下浸润，并向掌面及背面分别注药，在腕部形成半环状浸润即可。

四、肌皮神经阻滞

（一）解剖

肌皮神经来自臂神经丛外侧束，由$C_{5\sim7}$神经纤维组成，先位于腋动脉外侧，至胸小肌外侧缘脱离腋鞘，穿过喙肱肌到肌外侧，在肱二头肌与肱肌之间降至肘关节上方，相当于肱骨外上髁水平穿出臂筋膜延续为前臂外侧皮神经，沿前臂外侧行至腕部。

（二）肘部肌皮神经阻滞

利用桡神经阻滞与桡神经阻滞完毕后，将穿刺针稍向外拔出，刺向肱二头肌腱与肱桡肌之间，注入局麻药10ml。

五、指间神经阻滞

（一）解剖

手指由臂丛神经的终末支指间神经支配，可从手指根部阻滞指间神经。

（二）操作

在指间以25G穿刺针刺入手指根部，靠近骨膜缘边抽边注，缓慢注药2～3ml。一般针由手指侧部穿入再逐步进入近手掌部，注药由近掌部到手背部，在穿刺时避免感觉异常，因感觉异常是神经受压表现。药液中禁止加用肾上腺素，为防止血管收缩导致缺血。

（三）应用指征

可用手指手术或单个手指再造术，也可用于臂丛阻滞不全时的辅助阻滞。一般需10～15分钟阻滞完善。

（付珍红）

第四节　腰丛阻滞技术

腰丛支配的皮肤感觉区主要包括下腹壁，大腿内、外侧面，大腿前面，小腿内侧面和足内侧面。通常，腰丛阻滞可与腰骶丛神经阻滞联合应用于禁忌实施椎管内阻滞的下肢手术患者。此外，亦可用于单侧下肢手术或禁忌实施双侧下肢交感神经阻滞的患者。

一、解剖学基础

腰丛是由 $L_1 \sim L_4$ 脊神经前支组成。在大约半数的人群中，T_{12} 脊神经前支的小部分亦加入到腰丛。腰丛的分支包括髂腹下神经、髂腹股沟神经、生殖股神经、股外侧皮神经、闭孔神经、副闭孔神经和股神经。腰丛最初是位于腰大肌和腰方肌之间筋膜的前方；在骨盆内，股神经、股外侧皮神经和闭孔神经是位于髂肌表面，它们从腹股沟韧带深面进入大腿，股外侧皮神经邻近髂前上棘股神经在髂前上棘和耻骨结节连线的中点；而闭孔神经则位于更内侧的位置，紧靠耻骨结节。

髂腹下神经是来自 T_{12} 和 L_1 神经根，自腰大肌外侧缘走出后穿过腹横肌，司理耻骨上区和髂前区的感觉。髂腹股沟神经自 L_1 神经根发出，走行于腹股沟管内，司理大腿内侧面、阴囊或大阴唇前面的感觉。虽然大约35%个体的髂腹股沟神经并入生殖股神经，但其分支仍沿上述路径走行。生殖股神经是来自 $L_1 \sim L_2$ 神经根，自腰大肌穿出后分出生殖支和股支。生殖支分布于阴囊或阴唇及其附近大腿的皮肤和筋膜；股支分布于股三角区的皮肤。

股外侧皮神经是来自 $L_2 \sim L_3$ 神经根，经腹股沟韧带外侧部深面行向下方，分布于大腿外侧面的皮肤。闭孔神经是由 $L_2 \sim L_4$ 神经根前支的前股组成，与闭孔动脉和闭孔静脉伴行穿过闭膜管，分布于股内侧区的皮肤。副闭孔神经是来自 $L_3 \sim L_4$ 神经根，仅见于9%的患者，分布于髋关节囊。股神经是腰丛最粗大的分支，由 $L_2 \sim L_4$ 神经根前支的后股组成，分出数支，分布于大腿前面和踝部以上小腿内侧面的皮肤。

二、适应证

腰丛和骶丛联合阻滞不仅可用于下肢各种手术的麻醉，而且亦可用于各种下肢疼痛性疾病的诊断和治疗。

三、阻滞操作技术、并发症和注意事项

将局部麻醉药液注入包绕腰丛的筋膜鞘内即可将其阻滞。具体的操作方法包括腰大肌间隙、腹股沟血管旁和髂筋膜室腰丛阻滞3种方法。

（一）腰大肌间隙法

$L_1 \sim L_4$ 神经根自相应的椎间孔穿出后，立即合并构成腰丛。腰丛所在的筋膜间隙称为腰大肌间隙，其内侧为脊柱腰段，后方为腰方肌，前方为腰大肌。腰大肌间隙法即是将局部麻醉药液注入该筋膜间隙内，以达到阻滞腰丛的目的。

1. 阻滞操作技术

（1）经典入路：操作时患者可取侧卧位或坐位。如果取侧卧位，应使手术侧下肢在上，身体屈曲，如同硬脊膜外间隙阻滞或蛛网膜下隙阻滞所要求的体位。

从 L_4 腰椎棘突沿中轴向骶部方向作一条长3cm的直线，从该直线的末端向阻滞侧做一条长5cm的垂线，该垂线的外侧即为穿刺进针部位，通常是位于髂嵴的内侧缘。在穿刺进针部位做局部麻醉药皮丘，将长 $10 \sim 15$cm 的 $20 \sim 22$ 号蛛网膜下隙穿刺针或硬脊膜外间隙穿

刺针或长 15cm 的神经刺激器专用绝缘型穿刺针垂直于皮肤刺入，然后推进穿刺针直至其触及 L_5 腰椎横突的骨质，此时的进针深度一般大约为 5～10cm。

然后稍微后退穿刺针，略向头侧调整穿刺进针方向，继续推进穿刺针使其滑过 L_5 腰椎横突的上缘。出现落空感常常提示穿刺针针尖已进入腰大肌间隙内。此时穿刺针已穿过腰方肌，但尚未到达腰大肌的肌质，进针深度一般为 8～12cm。可应用神经刺激器来协助定位穿刺针的位置，如刺激时出现股四头肌颤搐反应或诱发出放射至大腿的异感。亦可略向前推进穿刺针至腰大肌的肌质内，然后稍微后退穿刺针至腰大肌间隙，体验一下该过程中的阻力消失感。

在实施腰丛阻滞时应该注意的是，首次进针未能获得股四头肌颤搐反应或诱发出异感的情况非常常见，甚至在正确穿刺进针操作的情况下亦是如此，可能仅仅是由于穿刺针针尖从两个神经根之间穿过而未能获得神经刺激反应。如果首次进针未能获得股四头肌颤搐反应或诱发出异感，应采取以下措施：①后退穿刺针至皮肤水平，向头侧调整进针方向 5°～10°后重新进行穿刺操作。②后退穿刺针至皮肤水平，向尾侧调整进针方向 5°～10°后重新进行穿刺操作。③后退穿刺针至皮肤水平，向内侧调整进针方向 5°～10°后重新进行穿刺操作。④后退穿刺针至皮肤水平，向头侧或尾侧移动穿刺进针点 2cm 后重新进行穿刺操作。

一旦将穿刺针推进至正确位置，在仔细进行回抽试验后分次注入局部麻醉药液 30～40ml。注药后患者应保持侧卧位几分钟，以防止局部麻醉药液向外侧扩散。

（2）Chayen 入路：通过 Chayen 入路在腰大肌间隙内实施腰丛阻滞时，穿刺进针点更偏内侧和尾侧，是位于 L_5 腰椎棘突和髂后上棘连线的中点处。虽然 Chayen 入路腰丛阻滞的穿刺操作方法基本上与经典入路相同，但在神经刺激器协助下通过经典入路实施腰丛阻滞时，穿刺操作中患者的肌肉颤搐反应通常足见于股四头肌，而在通过 Chayen 入路实施腰丛阻滞时，肌肉颤搐反应则通常是见于踝部和足部。

在通过 Chayen 入路实施腰丛阻滞时，如果穿刺进针点的位置过高或过于偏向内侧，在穿刺进针中有可能会碰到 L_5 腰椎横突或椎体。此时，应后退穿刺针至皮下组织内，在向下调整穿刺进针方向后重新进行穿刺操作，或者是在初次穿刺进针点稍下方、外侧的位置重新进行穿刺操作。

在通过经典入路实施腰丛阻滞时，局部麻醉药液在腰大肌间隙内侧向尾侧和头侧扩散；从而可使腰丛和骶丛均被阻滞。相比之下，通过 Chayen 入路实施腰丛阻滞时，局部麻醉药液在腰大肌间隙内则更倾向于向头侧和对侧以及硬脊膜外间隙内扩散，因此仅有 10% 患者的麻醉范围是局限在腰丛终末分支区，在 90% 的患者可因局部麻醉药向硬脊膜外间隙扩散而出现双下肢和下腹部麻醉。

（3）腰大肌间隙连续腰丛阻滞技术：在腰大肌间隙内实施连续腰丛阻滞时，需要采用长 10cm 的 Tuohy 型穿刺针，并需要神经刺激器的协助。另外，在肌内注射局部麻醉药实施浸润阻滞有助于防止推送此类直径穿刺针所致的疼痛。将穿刺针垂直刺入皮肤，持续推进穿刺针，直至其触及 L_5 腰椎横突的骨质。然后稍微后退穿刺针，略向头侧调整穿刺进针方向，继续推进穿刺针使其滑过 L_5 腰椎横突的上缘。出现落空感常常提示穿刺针针尖已进入腰大肌间隙内。此时在刺激电流为 0.5～1.0mA 时常常可获得下肢肌肉颤搐反应，首先注入局部麻醉药液 15～25ml。在置入硬脊膜外导管前，应将穿刺针前端的开口转向头侧。经穿刺针置入硬脊膜外导管 8～10cm，然后将穿刺针退出，在退出穿刺针的同时应向内推送导管，以防止导管发生意外性脱出。

在腰大肌间隙内实施连续腰丛阻滞时，常用的局部麻醉药是 0.25% ~0.125% 布比卡因或 0.2% 罗哌卡因，连续输注的速率为 6 ~8ml/h。

2. 并发症和注意事项　在腰大肌间隙内实施腰丛阻滞时，应特别注意以下问题。

（1）如果穿刺进针点与中线之间的距离超过 6cm，则可完全避开腰大肌，从而不能使局部麻醉药被注射在腰大肌间隙内而获得腰丛阻滞。

（2）脊柱前方存在有大血管，如果在将穿刺针向腰丛部位推进中不仔细注意标记到达横突的深度，可能会因进针过深而误入大血管，右侧椎旁入路最常遇到的血管是下腔静脉，左侧是主动脉。注入局部麻醉药前应仔细进行回抽试验，并注入含有肾上腺素的试验剂量，这样可防止血管内注射所引起的严重并发症。

（3）在神经刺激器协助下实施腰丛阻滞时，在穿刺操作时不应采用 0.5mA 以下的刺激电流强度来获取下肢肌肉颤搐反应，因为组成腰丛的神经根足被厚厚的硬脊膜袖所包裹，如果是在低强度刺激电流下诱发出运动刺激反应，则可能说明穿刺针是位于硬脊膜袖内，将局部麻醉药注入硬脊膜袖内可使其向硬脊膜外间隙或蛛网膜下间隙内扩散，从而导致硬脊膜外间隙阻滞或蛛网膜下隙阻滞。由于存在意外性蛛网膜下隙，硬脊膜外间隙或血管内注射的可能，所以在注射局部麻醉药中和后应对患者进行严密的持续性监测。

（4）在实施腰丛阻滞时，穿刺进针深度通常为 7 ~8cm。如果穿刺进针深度超过 11cm，通常可导致腹膜后注射。因此，除非病态肥胖患者，否则不必应用长度超过 15cm 的穿刺针。

（5）如果采用较靠内侧的穿刺进针部位到达腰丛，可因硬脊膜外间隙阻滞、蛛网膜下隙阻滞或其他机制而出现双侧阻滞。

（6）如果手术部位是在下肢的上 2/3，可在腰丛部位注入局部麻醉药液 25 ~30ml，其余的 15ml 药液用于坐骨神经阻滞。如果手术部位是在下肢的下 1/3 部位，则可应用局部麻醉药液 25 ~30ml 实施坐骨神经阻滞，而将其余的 15 ~20ml 局部麻醉药液注入腰丛部位。

（7）腰丛阻滞的起效时间一般为 15 ~25 分钟，主要取决于局部麻醉药的种类、浓度、容量和穿刺水平。通常是首先在大腿和膝部前面出现麻醉作用，而在大腿外侧（L_1）出现麻醉效果或获得闭孔神经阻滞则需要较长的时间。

（二）腹股沟血管旁腰丛阻滞技术

该方法是经前方进入腰大肌间隙，亦称为下肢"3 合 1"联合阻滞技术。该方法的理论基础是：腰丛是被"夹在"腰大肌、腰方肌和髂肌之间，周围被这些肌肉的筋膜所包裹。所以在腹股沟韧带水平注入足够容量的局部麻醉药液，可迫使局部麻醉药液沿筋膜腔隙向近端扩散以阻滞腰丛。

1. 阻滞操作技术　在腹股沟血管旁实施腰丛阻滞的操作方法与股神经阻滞十分相似。操作时患者取仰卧位，阻滞侧下肢轻度外展。无论是阻滞哪侧肢体，习惯右手操作的麻醉科医师一般是站在患者的右侧，而习惯左手操作的麻醉科医师则是站在患者的左侧。在股动脉外侧大约 1cm，腹股沟韧带略下方处做局部麻醉药皮丘，然后将短斜面穿刺针通过皮丘刺入，为了使其能够进入腹股沟管的下方，应以 45°角向头端推进穿刺针。

穿刺进针中可有两次明显的突破感，第 1 次突破感表明穿刺针已穿过阔筋膜，随后可有坚韧的阻力感，再用力推进穿刺针，当出现第 2 次突破感时，表明穿刺针已经到达髂筋膜下，此时大多能够刺激股神经出现异感或应用神经刺激器诱发出股四头肌颤搐反应。连接注射器，在仔细进行回抽试验后，分次注入局部麻醉药液 30～40ml。在注入局部麻醉药液的过程中，应用力压迫穿刺进针点远侧的腹股沟，以促进局部麻醉药向近端扩散。

如果应用 Tuohy 型或 Crawford 型硬脊膜外间隙穿刺针，可实施连续腹股沟血管旁腰丛阻滞。在将硬脊膜外导管置入筋膜鞘前，经穿刺针注入首次剂量局部麻醉药的一部分有助于顺利完成置管操作。另外，亦可采用前述的方法将 18 号静脉套管置入筋膜鞘内，然后应用 Seldinger（导丝引导）法将长 12～15cm 的导管置入筋膜鞘内。

2. 并发症和注意事项　与腰大肌间隙腰丛阻滞技术相比较，腹股沟血管旁腰丛阻滞技术的并发症更为少见。如果注药前未仔细进行回抽试验，可发生血管内注射。另外，刺破股动脉可导致腹股沟区血肿形成。

（三）髂筋膜室法

腰丛的三大主干分支股神经、闭孔神经和股外侧皮神经在其起始部位均紧贴髂筋膜后方走行，股外侧皮神经是最先从腰大肌外侧缘中点部位穿出的神经，其次是闭孔神经，从腰大肌内侧缘近骨盆上口处穿过髂筋膜间隔而股神经在腰大肌和髂肌之间的沟内沿腰大肌外侧向下走行。研究发现，与腹股沟血管旁腰丛阻滞技术相比较，在髂筋膜室注射局部麻醉药液的扩散范围更广，可将这三条主干神经阻滞。

1. 阻滞操作技术　该穿刺操作技术的基础是采用短斜面穿刺针可辨别两层筋膜。股三角是由阔筋膜所覆盖，不过与位于阔筋膜和髂筋膜之间的股血管不同，股神经则是位于两层筋膜的下方。操作时患者取仰卧位，双下肢平放，手术侧下肢稍外展。在髂前上棘和耻骨结节之间做一条连线，此线即为腹股沟韧带所在的部位。

在腹股沟韧带下方 3～4cm 处可触摸到股动脉搏动，在股动脉搏动点向外旁开一指即为穿刺进针部位。先用 18 号锐斜面注射针做一局部麻醉药皮丘，然后将带有外套管的锐斜面穿刺针通过皮丘刺入，为了使其能够进入腹股沟管的下方，应以 45°向头端推进穿刺针。

穿刺进针中可有两次明显的突破感，第 1 次突破感表明穿刺针已穿过阔筋膜，随后可有坚韧的阻力感，再用力推进穿刺针，当出现第 2 次突破感时，表明穿刺针和外套管已经到达髂筋膜下；稍微压低穿刺进针的角度，再向前推进穿刺针 1cm，并将外套管送入。正常情况下推送外套管应当十分容易。连接注射器，并用力压迫穿刺进针点远侧的腹股沟，以促进局部麻醉药向近端扩散。在证实穿刺针位于确切位置并认真进行回抽试验后，通过外套管分次注入所选用的局部麻醉药。然后用肝素帽封闭外套管并留置，以便于手术后通过套管进行重复给药。

2. 并发症和注意事项

（1）髂筋膜室腰丛阻滞技术主要适用于膝部手术后的疼痛治疗，尤其适用于实施前十字韧带修复术的患者。

（2）操作中一定要确认股动脉向头端走行的方向，并严格保持穿刺针位于股动脉外侧，以免将其穿破。刺破股动脉可导致腹股沟区血肿形成。

（3）由于髂筋膜较致密和带有外套管的穿刺针常常较钝，所以要想获得第 2 次突破感，必须用力推进穿刺针。因此操作中患者的不适感可较为明显，穿刺操作前最好先经静脉给予适量的镇静和镇痛药物。

（4）必须牢记，髂筋膜室腰丛阻滞的效果取决于局部麻醉药液容量，但必须限制局部麻醉药液的浓度，以免发生全身毒性反应。在局部麻醉药液中加入肾上腺素有助于防止全身毒性反应的发生。

（付珍红）

第五节 骶丛阻滞技术

坐骨神经是部分来自 $S_1 \sim S_3$ 神经根，很显然，如果想通过椎旁神经阻滞来获得完善的下肢麻醉效果，一定要联合应用腰丛和骶丛阻滞。

一、解剖学基础

（一）骶丛

骶丛是由 $S_1 \sim S_3$ 脊神经前支、L_5 脊神经根以及 L_4 吻合支组成。L_5 脊神经根和 L_4 吻合支形成腰骶干。腰骶干和骶神经根向坐骨大孔集中，并在入臀之前并为一支。骶丛呈三角形，基底朝向骶前孔，顶点位于坐骨大孔的前内侧缘。骶丛在梨状肌的前面通过坐骨大孔，并被盆腱膜（即盆肌筋膜）所覆盖，后者将骶丛与骨盆中的脏器分开。骶丛的前面为输尿管，盆腔结肠，部分直肠，髂动脉和髂静脉。骶丛发出两组分支：侧支和终末支。侧支（前、后）供应阴部丛、髋关节、臀部结构、内收肌和腘绳肌。与下肢神经阻滞更为相关的是其终末支，形成大、小坐骨神经。本节仅介绍支配下肢的骶丛分支。

1. 臀上神经　臀上神经在穿过坐骨大孔之前离开骶丛，支配臀中肌和臀小肌，并止于阔筋膜张肌。

2. 臀下神经　臀下神经是从 $L_5 \sim S_2$ 脊神经直接发出，穿过坐骨大孔的外侧缘进入臀部。在梨状肌下方，臀下神经沟绕臀大肌的下缘并支配之。

3. 股后皮神经　股后皮神经是从 $S_1 \sim S_3$ 脊神经直接发出，与臀下神经一起由梨状肌下面进入臀部，发出分支到臀下部（臀下皮神经）和会阴部；之后紧贴阔筋膜走行于大腿后部肌肉之间，并发出分支穿过筋膜支配大腿后面至腘窝区的皮肤。在腘窝处，股后皮神经穿过筋膜并分为两支：一支支配大腿的后面和上面；一支沿小隐静脉至小腿中部，与腓肠神经相吻合。在梨状肌下缘，坐骨神经、臀下神经和股后皮神经彼此相互靠近。

4. 坐骨神经　坐骨神经是人体最粗大的神经。虽然其可被视为骶丛单独的终末分支，但在此水平，它实际上是由两个不同的部分汇合而成。坐骨神经穿过坐骨大孔后，在臀大肌下斜向外走行，而其内侧有股后皮神经和臀下血管相伴行。坐骨神经走行于梨状肌前面，并在股骨大转子和坐骨结节之间的中点，转向下沿大腿走行。在大腿处，坐骨神经紧贴大收肌背而走行于股二头肌（外侧）和半腱肌、半膜肌（内侧）之间。在腘窝顶点甚至更高水平，坐骨神经分成胫神经和腓总神经。

在臀部，坐骨神经发出一分支到髋关节囊的后部。坐骨神经的内侧部（胫神经部分）发出分支支配半腱肌和半膜肌、股二头肌长头和大收肌的坐骨结节部。在大腿中部，坐骨神经的外侧部（腓总神经部分）发出两个分支：一支支配股二头肌短头，另一支支配膝关节囊的后外侧部。

（1）胫神经：在腘窝，胫神经在血管外侧沿腘窝中轴走行。在小腿，胫神经最初是位于胫骨后肌和比目鱼肌之间，后又位于趾屈肌和比目鱼肌间，向内下斜行。在小腿远端1/3，胫神经仅覆盖以皮肤和筋膜，向内绕行至内踝后方并分为两支：足底内侧神经和足底外侧神经。在腘窝处，胫神经发出分支到膝关节囊，发出腓肠神经的一部分（腓肠内侧皮神经）并发出分支支配小腿肌肉。在小腿，胫神经发出关节支到达小腿关节、胫腓连结和骨，并支配足和趾的屈肌。在踝部和足部，胫神经支配足底的皮肤和足内侧肌。

（2）腓总神经：腓总神经沿腘窝的外侧缘下行，发出一个分支到腓肠神经，然后绕腓骨头，于腓骨颈的浅面分为浅支和深支。浅支循小腿外侧下行，支配小腿前面、外侧面和足背侧面的皮肤，以及腓骨肌，深支支配胫骨前肌和伸肌。腓总神经于足部在趾长伸肌腱和拇长伸肌之间穿出，支配第1、第2趾结合部的皮肤。

（3）腓肠神经：在腘窝处，胫神经和腓总神经分别发出腓肠内侧皮神经和腓肠外侧皮神经。腓肠外侧皮神经由交通支将腓肠内侧皮神经连接起来，形成腓肠神经。腓肠外侧皮神经支配小腿外侧面的皮肤，而腓肠神经支配小腿后外侧面和足外侧缘的皮肤。

（二）骶骨

骶骨是一个三角形楔状骨块，由5节骶椎相互融合而成。脊柱的生理性S形弯曲在骶骨处曲度最大。在直立状态下，骶骨矢状面与水平面成40°～45°，与男性相比，该倾斜度在女性更为明显。骶管内容纳有马尾和延伸至尾骨基底部的终丝。骶神经根的前、后支分别经骶前孔和骶后孔穿出。

在骶骨的背面存在有三条骶嵴，分别由骶椎的不同部分融合而成。骶正中嵴由上四节骶椎的棘突融合而成，为位于正中线的单一结构。骶中间嵴为骶椎关节突融合而成的一对粗隆，其外侧为骶后孔，骶神经根后支经骶后孔离开骶骨。骶后孔的外侧为骶外侧嵴，由骶椎横突融合而成。因此，骶中间嵴和骶外侧嵴之间的凹陷即为骶后孔所在部位。在体瘦患者常可扪及该凹陷，是骶神经阻滞时重要的体表解剖标志。骶正中嵴和骶中间嵴被骶尾后深、浅韧带所覆盖，后者与外侧的骶髂后韧带内侧部相融合。

虽然骶骨背面结构在小同个体之间存在明显的变异，但髂后上棘和骶骨角仍是重要的体表定位标志。髂后上棘（PSIS）下缘位于第1骶后孔和第2骶后孔之间的平面，即蛛网膜下隙的终止平面。骶管最下部的开口是与骶正中嵴位于同一条直线上的骶管裂孔。骶管裂孔由骶椎最末1～2节的椎弓板融合不完全而成。双侧骶骨角由S_4和（或）S_5骶椎的椎弓根和关节突构成，其间仅为韧带相连接。骶管裂孔外侧为第4骶后孔，S_4脊神经根经此穿出行向后方。

两排骶后孔并不十分平行，而是与中线具有一定的角度，但此角度并不像骶骨边缘那样陡。因此在标定体表标记时，牢记此点十分重要。另一重要的解剖关系是与骶后孔相对应的骶前孔，两者经骶管腔相通。骶管的深度在上下部位极不一致，在S_1水平，骶管的深度为2.5cm，在S_4水平为0.5cm。采用经骶法阻滞骶神经时，记住这些数据相当重要，否则穿刺针可进入盆腔。

骶管内共有5对骶神经，向下走行并经骶孔穿出。这些神经在梨状肌内侧走行，并在坐骨大孔下部汇聚成坐骨神经。臀下神经经梨状肌下孔出盆腔，支配臀肌的运动。

二、适应证

与经典的"四神经阻滞"法（股神经、股外侧皮神经、闭孔神经和坐骨神经联合阻滞）

相比较，采用腰椎和骶椎旁入路联合实施下肢神经阻滞所需的穿刺次数和局部麻醉药用量均较少。该方法可为大腿上部、髋部和会阴部手术提供满意的麻醉效果，而周围神经阻滞则不能。因此，这种方法可用于高位截肢术及坐骨神经痛的治疗。当因创伤、感染而不能实施单个周围神经阻滞时，也可选用这种神经阻滞技术。

三、阻滞操作技术

采用经骶法实施骶神经阻滞时，患者取俯卧，髋部下面垫一个枕头。触摸两侧的髂后上棘前缘和骶骨角并做标记。在阻滞侧的骶骨角上外侧做 1 个局部麻醉药皮丘，在髂后上棘内下方 1cm 处做另外 1 个局部麻醉药皮丘，在两个皮丘连线的正中点处做第 3 个局部麻醉药皮丘。这三个皮丘分别标记第 2、第 3、第 4 骶后孔。在第 2、第 3、第 4 骶后孔连线上，于第 2 骶后孔上方 1~2cm 处即为第 1 骶后孔，不存在第 5 骶孔。S_5 神经位于各骶孔连线上第 4 骶后孔的下方 1~2cm 处。

由于骶骨上部表面覆盖的软组织层较厚，因此所需的穿刺针比骶骨下部节段要长。满意阻滞 S_1~S_3 神经通常需要长 8~10cm 的 22 号穿刺针，骶骨下部节段阻滞需要长 5cm 的穿刺针。由于第 2 骶后孔容易定位，因此一般首先在此部位进行操作，这有助于确定其他骶后孔的位置。将穿刺针刺向骶骨后面并稍偏向内侧，碰到骨质后停止进针。然后后退穿刺针并重新刺入，直至经骶后孔进入骶管。穿刺针进入第 1 骶后孔的深度为 2~2.5cm，以下各节段依次减少 0.5cm。将穿刺针自骶后孔推进至骶前孔，穿刺针进入的深度亦大致反映了该距离。X 线透视应证实穿刺针的前端是位于骶骨前缘和骶前孔内。

证实穿刺针位于正确位置后，注入局部麻醉药液。在第 1 骶后孔处通常需要注入局部麻醉药液 5~7ml，以下各节段依次减少 1~1.5ml。穿刺操作中亦可采用周围神经刺激器来提高骶神经阻滞的精确度。

四、并发症和注意事项

（1）骶神经内仅含有自主神经系统的副交感神经纤维，所以采用经骶阻滞技术时不会出现交感神经阻滞和低血压等表现，除非注入的局部麻醉药液过多而向近端扩散至腰交感神经处。但经骶阻滞技术可导致肠道、膀胱和括约肌的副交感神经功能丧失。

（2）如果穿刺针误入蛛网膜下隙或血管内并注入局部麻醉药，可导致极其严重的并发症。虽然一般认为硬脊膜囊的末端位于第 2 骶椎下缘水平，但研究发现硬脊膜囊末端的位置不仅具有明显的个体差异，而且可位于第 2 骶椎以下的位置，所以穿刺操作中一定要引起注意。

（3）穿刺针有误入盆腔内容物的可能，尤其是结肠、直肠、膀胱。如果穿刺针进入过深到达结肠或直肠而且未被发现，可使排泄物进入骶管内。

（付珍红）

第六节　坐骨神经阻滞技术

一、解剖学基础

坐骨神经发自骶丛，由 L_4、L_5 和 S_1~S_3 神经根前支组成。这些相互融合的神经根从梨状肌下缘的坐骨大孔出骨盆，然后经股骨大转子和坐骨结节之间进入下肢的后面。在臀大肌下缘处，坐骨神经走行位置表浅。由此开始，其沿大腿后面走行一直到腘窝部位，并分为胫神经和腓总神经。在向腘窝下降的途中，坐骨神经发出支配大腿后面肌肉的分支。坐骨神经支配膝部以下整个小腿和足的感觉（除小腿和足的内侧面之外）。大腿后面的感觉是由股后皮神经支配；小腿和足内侧面的感觉是由股神经的分支——隐神经支配。坐骨神经亦支配下肢的某些交感神经功能。

二、适应证

坐骨神经阻滞适用于足手术和膝以下的下肢手术。单独应用坐骨神经阻滞可为除小腿和足内侧面以外的所有膝部以下手术提供满意的麻醉效果。小腿和足内侧面为隐神经的感觉分布区，而隐神经是股神经的分支。当将坐骨神经阻滞与腹股沟血管旁"3合1"阻滞联合应用时，则适用于所有下肢手术的麻醉处理和手术后疼痛治疗。

三、阻滞操作技术

（一）经典Labat后方入路阻滞技术

患者取侧卧位，阻滞侧下肢在上且膝部弯曲，非阻滞侧下肢伸直，将阻滞侧的足跟放置在下方伸直腿的膝部。仔细触诊后，在股骨大转子和髂后上棘的上方做标记，并在两点之间做一条连线，该线与梨状肌上缘和坐骨大孔上缘（坐骨切迹）相一致。在该连线的中点做一条垂线，该垂线向下3cm即为穿刺进针点。定位穿刺进针点的另一种方法是在股骨大转子与骶骨角下方1~2cm处之间做一条连线，此连线的中点基本上就位于上述垂线3cm处，即坐骨神经穿出盆腔的部位。

将长10~12cm的穿刺针垂直刺入皮肤，直至触到骨质。在中等身材的患者，此时的进针深度通常为6~8cm。有时在首次穿刺中穿刺针可进入坐骨切迹，此时应后退穿刺针至皮下组织内，沿垂线向头侧调整穿刺方向后重新进针，直至触到骨质。测定骨盆深度有助于正确评估异感，必须在大腿以下部位诱发出异感。与沿坐骨切迹上、下随意穿刺进针相比较，采用几何图形法寻找坐骨切迹以诱发出坐骨神经异感更易成功。目前特别提倡采用神经刺激器进行坐骨神经定位，当出现腓肠肌收缩（足跖屈）或胫骨前肌收缩（足背屈）时，表明穿刺针已接近坐骨神经。将刺激电流降低至0.5mA，如果仍能维持满意的肌肉颤搐反应，在仔细进行回抽试验后，注入局部麻醉药液15~20ml。

（二）前方入路阻滞技术

坐骨神经是在臀大肌下缘走行，其内侧为腘绳肌，然后沿大腿下行，位于股骨的内面。由于股后皮神经常常是在坐骨神经阻滞部位的外上方发出，所以采用前方入路有可能不能阻滞此分支。

与后方入路坐骨神经阻滞相比较，前方入路坐骨神经阻滞技术的临床适用性较差。前方入路的阻滞部位更靠近坐骨神经的远端，并且获得可靠麻醉效果需要操作者具有较高的操作技术水平。因此，只能将前方入路坐骨神经阻滞作为一种备用技术，用于不能被置放为后方入路穿刺操作所需侧卧位的患者，例如股骨骨折患者。另外，前方入路亦不适合置入导管实施连续坐骨神经阻滞，因为该入路不仅穿刺进针位置深，而且使导管到达坐骨神经部位需要将其成直角置入。如果计划手术中在大腿部位应用止血带，局部麻醉药液中亦不应加用肾上腺素。

1. Beck 前方入路　患者取仰卧位，下肢处于正中位。将腹股沟韧带分为 3 等分，在中、内 1/3 交界处做一条垂直于腹股沟韧带的垂线，向外下方延长此垂线使其到达大腿前面；触诊并定位股骨大转子，从股骨粗隆内侧做一条平行于腹股沟韧带并穿过大腿前面的延长线，该延长线与腹股沟韧带垂线的交点即为穿刺进针点，该交点大致是位于腹股沟韧带垂线上 8cm 处。

虽然 Chelly 等描述的前方入路坐骨神经阻滞技术采用的解剖学标志与 Beck 前方入路有所不同，但两者的穿刺进针点却为同一部位。Chelly 前方入路坐骨神经阻滞技术的穿刺进针点定位方法如下：在髂前上棘和耻骨结节最高点之间做一条髂骨 – 耻骨连线，在该连线中点向下做一条垂线，距此垂线顶点 8cm 处即为穿刺进针点。

在穿刺进针点做局部麻醉药皮丘，将长 10～12.5cm 的穿刺针垂直于皮肤刺入，然后朝稍外侧的方向推进穿刺针，触及骨质（通常是股骨小转子）时停止进针，然后可根据以下原则进行操作：后退穿刺针 1～2cm，向内侧调整穿刺进针方向，使穿刺针更垂直于皮肤；或者嘱患者内旋下肢，内旋下肢可使股骨小转子向下移动，并离开穿刺进针径路。在穿刺针通过股骨后，持续推进直至其超过开始触及股骨处 5cm，此时穿刺针是位于股骨后稍偏内侧的神经血管鞘内（内有坐骨神经）。在回抽试验阴性后，注入试验剂量的局部麻醉药，注射时应注意用力的程度，以了解穿刺针是位于肌束内还是筋膜腔内，前者注射时阻力很大，应继续进针；注射阻力小说明穿刺针已位于正确的位置。

穿刺操作中一般不必特意寻找异感，但如果出现异感则有助于定位坐骨神经。在采用前方入路时，应用神经刺激器亦有助于对坐骨神经的定位，当进针深至 10～12cm 时常常可探测到坐骨神经，并导致足跖屈或足背屈。在证实穿刺针位于正确位置后，注入局部麻醉药液 20～25ml。

采用 Beck 前方入路法实施坐骨神经阻滞时，可经同一皮肤穿刺进针点阻滞更为表浅的股神经。但为了避免穿刺针对股神经/闭孔神经的损伤，最好是首先实施坐骨神经阻滞，然后在后退穿刺针中实施股神经阻滞，此方法的优点是仅对患者进行一次穿刺即可。然而，这种方法却不能完成"3 合 1"联合阻滞技术。在实施股神经阻滞时，越靠近腹股沟韧带，越容易阻滞闭孔神经和股神经的皮支，因为它们在解剖上十分靠近。但具体应该选用哪种方法阻滞股神经，应以外科手术的范围和手术中是否应用止血带（应用止血带时需要实施 3 合 1 联合阻滞）而定。

2. Raj 前方入路　Raj 提出了另一种实施坐骨神经阻滞的前方入路，操作中患者取膀胱截石位，以有助于到达坐骨神经所在的部位。其解剖关系与前面提到的 Beck 前方入路十分相似，在坐骨神经通过坐骨结节和股骨大转子之间后，其恰好是位于臀大肌的前面。虽然在此部位坐骨神经与坐骨动脉和臀下动脉相伴行，但由于这些血管相对较细，所以穿刺操作造成的危险相当小。

操作时患者取仰卧位，并尽可能阻滞侧下肢的髋关节（90°～120°），可采用专用牵引镫、一些机械设施或由助手协助患者保持阻滞侧下肢处于此位置。此时，臀大肌伸平，坐骨神经的位置相对更为表浅，位于半腱肌和股二头肌之间很容易摸到的凹陷内。在坐骨结节和大转子之间做一条连线，在连线的中点可触及该凹陷，坐骨神经即位于该凹陷内，此即坐骨神经阻滞的穿刺进针点。在穿刺进针部位做局部麻醉药皮丘，将长 12~15cm 的穿刺针垂直刺入皮肤，向内推进穿刺针，直至患者出现异感。虽然采用此方法时亦有人建议应用周围神经刺激器，但实际上很少有必要应用，除非患者对异感无反应，例如全身麻醉患者或神志不清的患者。在证实穿刺针处于正确位置后，注入局部麻醉药液 20~25ml。

3. 股动脉旁前方入路　股动脉旁前方入路坐骨神经阻滞技术的解剖标志相当简单，主要包括：①腹股沟皮肤皱褶。②股动脉。穿刺进针点位于股动脉外侧缘向外旁开 1~2cm 处。操作时患者取仰卧位，并将小腿伸直放在手术台上。在对腹股沟区皮肤进行消毒之后，采用皮肤记号笔标记上述的两个解剖标志，并在预计的穿刺进针部位的皮下组织内浸润注射局部麻醉药。

操作者将定位手牢固地按压在患者的大腿上，并将该手的中指稳定地按压在股动脉上。然后，在股动脉外侧缘向外旁开 1~2cm 处将与神经刺激器相连接的长 15cm 的 20 号穿刺针刺入。穿刺进针方向几乎垂直于皮肤，仅需轻微向外和向下成 5°~15°。初始的刺激电流设定为 1.5mA。随着穿刺针的推进，在进针深度为 1~3cm 时常常可刺激到股神经分支。随着进一步推进穿刺针，刺激股神经分支的肌肉颤搐反应消失。如果在穿刺针到达坐骨神经前触及骨质，通常是股骨颈或髋臼，需要调整的穿刺进针平面可能是：在初始穿刺进针平面上将穿刺针向下倾斜 5°~10° 和向内侧倾斜 5°。

通常在进针深度为 10~12cm 时刺激到坐骨神经而诱发出足部肌肉颤搐反应。继续推进穿刺针，直至到达在刺激电流强度 ≤0.5mA 时仍可诱发出足部肌肉颤搐反应的部位，然后在该处注射局部麻醉药液 15~20ml。如果在输出电流小于 0.2mA 时仍可诱发出刺激坐骨神经的反应，在注射局部麻醉药前应稍后退穿刺针，因为这可能意味着穿刺针刺入了坐骨神经内。

与经典前方入路（Beck 入路）相比较，股动脉旁前方入路坐骨神经阻滞技术的优点有：①大多数患者的体表定位标志非常简单，并十分清楚。②由于穿刺针是在更近端的位置接近坐骨神经，所以麻醉平面更靠近大腿近端较高的位置，并能更好地缓解止血带疼痛。③股骨小转子不会妨碍穿刺针到达坐骨神经的通路。

（三）仰卧位外侧入路阻滞技术

在坐骨神经向大腿后方肌腔隙走行的过程中，股方肌是其经过的髋短回旋肌中位置最低的一个。在坐骨神经跨过股方肌时，其位于臀下间隙内，可通过股骨与坐骨结节的关系来确定臀下间隙。

该方法是从大腿外侧穿刺进针到达坐骨神经所在的部位，穿刺操作时不仅需要采用长 15cm 的穿刺针，而且需要应用神经刺激器辅助。患者取仰卧位并暴露整个下肢，髋关节处于自然位。在皮肤消毒和铺无菌单后，沿股骨后面在股骨大转子外侧最高点远端 3cm 处做局部麻醉药皮丘，经皮丘刺入穿刺针。触及股骨干后，调整穿刺进针方向，以使穿刺针到达股骨的下方，再向前推进穿刺针，当进针深度为 6~12cm 时即可到达坐骨神经所在的部位。采用神经刺激器常常能够诱发出足跖屈或足背屈，足内翻或足外翻以及足趾屈。在确定坐骨神经位置后，至少注入局部麻醉药液 20ml。

（四）骶旁入路阻滞技术

患者取侧卧位，手术侧肢体在上。为了使患者较为舒适，可让其稍微屈髋和膝。操作时采用长 10cm 的 21 号 B 斜面绝缘型穿刺针,并需应用神经刺激器辅助。首先确认髂后上棘,并在髂后上棘与坐骨结节之间做一条连线,穿刺进针点是位于该连线上,髂后上棘下方 8cm 处。将穿刺针连接到刺激电流为 2mA 的神经刺激器上,将穿刺针刺入皮内,并沿矢状面推进穿刺针。穿刺针经过坐骨大切迹进入骨盆,一旦其前端接近坐骨神经,即可在踝部诱发出运动反应,如果将刺激电流降低至 0.5mA 时仍可维持满意的运动反应,即可注入局部麻醉液约 30ml。骶旁路坐骨神经阻滞常常伴阴部神经和闭孔神经阻滞。

如果采用长 150mm 的 18 号 Tuohy 绝缘型穿刺针进行穿刺操作,在注射负荷剂量的局部麻醉药后则可置入硬脊膜外导管,然后经硬脊膜外导管持续输注局部麻醉药即可达到连续坐骨神经阻滞的目的。连续坐骨神经阻滞时常用的局部麻醉药是 0.2% 罗哌卡因,连续输注的速率为 8ml/h。

(五) 臀下入路阻滞技术

臀下入路坐骨神经阻滞技术尤其适用于肥胖患者。通常是将该方法与单次或连续腰丛阻滞、股神经阻滞或单次隐神经阻滞联合应用于下肢手术。

臀下入路坐骨神经阻滞技术的解剖学标志亦是股骨大转子和坐骨结节。穿刺操作时患者取侧卧位(即 Sims 体位),首先确认这两个解剖学标志并做标记。在两者之间做一条连线,由此连线的中点向下做一条垂线,并延伸至 4cm 处,在该部位触摸到的皮肤凹陷(即股二头肌与半腱肌之间的沟)即为穿刺进针点。

将长 100mm 的 21 号绝缘穿刺针与神经刺激器(输出参数为 1.5mA, 2Hz, 0.1ms)相连接,在对穿刺进针部位实施局部浸润阻滞后,以与皮肤表面成 80° 刺入穿刺针,向尾侧推进穿刺针直至刺激坐骨神经诱发出:足内翻或足和趾跖屈(胫神经刺激反应),或足外翻或足背屈(腓总神经刺激反应)。如果穿刺进针中触及股骨,应后退穿刺针,在向内侧调整穿刺进针方向后重新进行穿刺操作。一旦将穿刺针调整到正确位置(在刺激电流 ≤0.5mA 时仍能诱发出明显的上述运动反应)和回抽试验无血后,即可缓慢注入局部麻醉药液 20 ~ 30ml。在注药过程中,每注入局部麻醉药液 5ml 应进行回抽试验一次。

如果采用长 100mm 的 18 号 Tuohy 绝缘型穿刺针进行穿刺操作,在单次给药后亦可经穿刺针置入 20 号连续神经阻滞导管 3 ~ 4cm。在退出穿刺针后,采用无菌透明敷料妥善固定导管,可经导管以 6 ~ 10ml/h 的速率连续输注 0.2% 罗哌卡因或以患者自控镇痛方式给药(背景输注速率为 5ml/h,单次剂量为 5ml,锁定时间为 30 分钟)。

与其他坐骨神经阻滞技术(例如经典 Labat 后方入路、外侧入路和前方入路)相比较,臀下入路坐骨神经阻滞技术可减少操作中穿破血管以及手术后导管脱出或移位的危险。

四、并发症和注意事项

坐骨神经阻滞的起效比上肢神经阻滞和股神经阻滞慢,通常需要 20 ~ 30 分钟甚至更长时间才能达到满意的阻滞效果。应用碱化布比卡因不仅能够缩短坐骨神经阻滞的起效时间,而且能够延长其作用持续时间;增加局部麻醉药浓度亦具有相似的作用。

虽然坐骨神经阻滞的最常见并发症是阻滞失败,但是应用神经刺激器辅助穿刺操作可明显降低失败率。其他可能的并发症是臀区血肿和将局部麻醉药直接注入神经内导致的感觉迟钝。

在通过前方入路和仰卧位外侧入路实施坐骨神经阻滞时,由于股后皮神经往往是在坐骨神经阻滞部位的上方发出，所以不能完全阻断大腿后部的止血带疼痛，可在股后皮神经自坐骨结节和坐骨神经之间穿过进入股后部之前的部位，注入单次剂量的局部麻醉药将其阻滞。

采用体表标记精确定位坐骨神经有时可相当困难，因为覆盖骨性标记的皮下组织量变化各异。最近提出了两种依赖较恒定标记的穿刺入路。①臀上动脉：为髂内动脉的最大分支，从 L_5 和 S_1 神经之间通过，并从坐骨切迹上面的梨状肌上缘出骨盆。通过笔式探头多普勒仪定位臀上动脉，然后再用神经刺激器定位坐骨神经发现，臀上动脉是位于 Labat 连线内侧 $1 \sim 2cm$ 处，通常较 Labat 提出的穿刺进针点稍靠头侧，坐骨神经是位于臀上动脉稍外下方的位置。②在直肠内触摸坐骨棘相当容易，可作为定位坐骨神经的准确骨性标志。

虽然坐骨神经主要是躯体神经，但是其也含有一些下肢的交感神经纤维成分，因此坐骨神经阻滞可引起少量的下肢血液淤积，但一般不会引起明显的低血压。在某些情况下，例如肢体再植术和交感神经相关性疼痛疾病，则可将这种交感神经阻滞作用用于治疗，但应同时考虑对侧肢体的代偿性血管收缩。

（路　敏）

第七节　下肢神经阻滞技术

支配下肢的神经主要来自腰神经丛和骶神经丛。腰丛由 T_{12} 前支的一部分，$L_{1\sim3}$ 前支和 L_4 前支的一部分组成。腰丛上端的三支神经是髂腹下神经（L_1）、髂腹股沟神经（L_1）和生殖股神经，这三支神经向前穿过腹肌，支配髋部和腹股沟区皮肤；腰神经丛下端的三支神经为股外侧皮神经（$L_{2\sim3}$）、股神经（$L_{2\sim4}$）和闭孔神经（$L_{2\sim4}$）。骶丛由腰骶干（L_4 的余下部分及 L_5 前支合成）及骶尾神经前支组成，重要分支有臀上神经（$L_4 \sim S_1$）、臀下神经（$L_5 \sim S_2$）、阴部神经（$S_{2\sim4}$）、坐骨神经（$L_4 \sim S_3$）及股后皮神经。下肢神经支配为：大腿外侧为股外侧皮神经，前面为股神经，内侧为闭孔神经和生殖股神经，后侧为骶神经的小分支；除前内侧小部分由股神经延缘的隐神经支配，小腿和足绝大部分由坐骨神经支配。

一、腰丛神经阻滞

（一）解剖

腰神经出椎间孔后位于腰大肌后内方的筋膜间隙中，腰大肌间隙前壁为腰大肌，后壁为第 1～5 腰椎横突、横突间肌与横突间韧带，外侧为起自腰椎横突上的腰大肌纤维及腰方肌，内侧是第 1～5 腰椎体、椎间盘外侧面及起自此面的腰大肌纤维。腰大肌间隙上界平第 12 肋，向下沿腰骶干至骨盆的骶前间隙。其中有腰动静脉、腰神经前支及由其组成的腰丛。将局麻药注入腰大肌间隙以阻滞腰丛，称为腰大肌间隙腰丛阻滞。

包裹腰丛的筋膜随脊神经下行，延伸至腹股沟韧带以下，构成股鞘。其内侧壁为腰筋膜，后外侧壁为髂筋膜，前壁为横筋膜。在腹股沟股鞘处注药以阻滞腰丛，称为腹股沟血管旁腰丛阻滞。可通过一次注药阻滞腰丛三个主要分支（股外侧皮神经、股神经及闭孔神经），故又称"三合一"阻滞，但闭孔神经常阻滞不完善。

（二）腰大肌间隙腰丛阻滞

1. 定位　患者俯卧或侧卧，以髂嵴连线中点（相当于 L₄ 的棘突），脊柱外侧4cm处为穿刺点。

2. 操作　经皮垂直刺入，直达 L₄ 横突，然后将针尖滑过 L₄ 横突上缘，再前进约0.5cm后有明显落空感后，表明针已进入腰大肌间隙，或用神经刺激器引发股四头肌颤动确认腰丛，注入局麻药35ml。

（三）腹股沟血管旁腰丛阻滞（"三合一"阻滞）

1. 定位　仰卧在腹股沟韧带下方扪及股动脉搏动，用手指将其推向内侧，在其外缘作皮丘。

2. 操作　由上述穿刺点与皮肤成45°向头侧刺入，直至出现异感或引发股四头肌颤抽，表明已进入股鞘，抽吸无血可注入局麻药30ml，同时在穿刺点远端加压，促使局麻药向腰神经丛近侧扩散。

二、骶神经丛阻滞

骶丛为腰骶干及 S₁₋₃ 神经组成，在骨盆内略呈三角形，尖朝向坐骨大孔，位于梨状肌之前，为盆筋膜所覆盖，支配下肢的主要分支为坐骨神经和股后皮神经。坐骨神经是体内最粗大的神经，自梨状肌下孔出骨盆后，行于臀大肌深面，经股骨大转子和坐骨结节之间下行到大腿后方，在腘窝处浅行，在该处分为胫神经和腓总神经。胫神经沿小腿后部下行，穿过内踝后分为胫前、胫后神经，支配足底及足内侧皮肤。腓总神经绕过腓骨小头后分为腓浅、深神经，腓浅神经为感觉神经，行走于腓肠肌外侧，在外踝处分为终末支，支配前部皮肤；腓深神经主要是足背屈运动神经，行走于踝部上缘，同时也分出感觉支支配趾间皮肤；腓肠神经为胫神经和腓总神经发出的分支形成的感觉神经，在外踝之下通过，支配足外侧皮肤。股后皮神经前段与坐骨神经伴行，支配大腿后部的皮肤，坐骨神经阻滞麻醉同时也阻滞该神经。

三、坐骨神经阻滞

（一）传统后侧入路

1. 定位　置患者于 Sims 位（侧卧，阻滞侧在上，屈膝屈髋）。由股骨大转子与髂后上棘作一连线，连线中点作一条垂直线，与股骨大转子与骶裂孔连线的交点即穿刺点。

2. 操作　10cm 22G 穿刺针由上述穿刺点垂直刺入至出现异感，若无异感而触及骨质（髂骨后壁），针可略偏向内侧再穿刺，直至滑过骨面而抵达坐骨切迹。出现异感后退针数毫米，注入局麻药20ml，或以神经刺激仪引起坐骨神经支配区肌肉的运动反应（腘肌或腓肠肌收缩，足屈或趾屈）作为指示。

（二）膀胱截石位入路

1. 定位　仰卧，由助手协助患者，使髋关节屈90°并略内收，膝关节屈90°，股骨大转子与坐骨结节连线中点即为穿刺点。

2. 操作　由上述穿刺点刺入，穿刺针与床平行，针向头侧而略偏内，直至出现异感或刺激仪引起运动反应后，即可注药 20ml。注药时压迫神经远端以促使药液向头侧扩散。

（三）前路

1. 定位　仰卧，连结同侧髂前上棘与耻骨结节称上线，并将其三等分，然后由股骨大转子作一平行线，由上线中内 1/3 交界处作一垂直线，该垂直线交点处即为穿刺点。

2. 操作　由上述穿刺点垂直刺入直至触及股骨，调整方向略向内侧以越过股骨，继续刺入 2~3cm 出现异感或用刺激仪定位。

3. 注意　该入路适用于不能侧卧及屈髋患者，但因穿刺部位较深，穿刺成功率低于以上二种入路。

（四）腘窝坐骨神经阻滞

患者俯卧，膝关节屈曲，暴露腘窝边缘，其下界为腘窝皱褶，外界为股二头肌长头，内侧为重叠的半膜肌腱和半腱肌腱。作一垂直线将腘窝等分为内侧和外侧两个三角形，该垂直线外侧 1cm 与腘窝皱褶的交点即为穿刺点，穿刺针与皮肤呈 45°~60°角度刺入，以刺激仪定位，一旦确定即可注入局麻药 30~40ml。

四、股神经阻滞

（一）解剖

股神经是腰丛最大分支，位于腰大肌与髂肌之间下行到髂筋膜后面，在髂腰肌前面和股动脉外侧，经过腹股沟韧带的下方进入大腿前面，在腹股沟韧带附近，股神经分成若干束，在股三角区又合为前组和后组，前组支配大腿前面沿缝匠肌的皮肤，后组支配股四头肌、膝关节及内侧韧带，并分出隐神经伴随着大隐静脉下行于腓肠肌内侧，支配内踝以下皮肤。

（二）定位

在腹股沟韧带下面扪及股动脉搏动，于股动脉外侧 1cm，相当于耻骨联合顶点水平处作标记为穿刺点。

（三）操作

由上述穿刺点垂直刺入，缓慢前进，针尖越过深筋膜触及筋膜下神经时有异感出现，若无异感，可与腹股沟韧带平行方向，向深部作扇形穿刺至探及异感，即可注药 5~7ml。

五、股外侧皮神经阻滞

（一）解剖

股外侧皮神经起源于 $L_{2~4}$ 脊神经前支，于腰大肌后下方下行经闭孔出骨盆而到达大腿，支配大腿外展肌群、髋关节、膝关节及大腿内侧的部分皮肤。

（二）定位

以耻骨结节下 1.5cm 和外侧 1.5cm 处为穿刺点。

（三）操作

由上述穿刺点垂直刺入，缓慢进针至触及骨质，为耻骨下支，轻微调节穿刺针方向使针尖向外向脚侧进针，滑过耻骨下支边缘而进入闭孔或其附近，继续进针 2~3cm 即到目标。回抽无血后可注入 10ml 局麻药，退针少许注入局麻药 10ml，以在闭孔神经经过通道上形成局麻药屏障。若用神经刺激仪引发大腿外展肌群颤抽来定位，可仅用 10ml 局麻药。

六、隐神经阻滞

（一）解剖

隐神经为股神经分支，在膝关节平面经股薄肌和缝匠肌之间穿出至皮下，支配小腿内侧及内踝大部分皮肤。

（二）操作

仰卧，在胫骨内踝内侧面，膝盖上缘作皮丘，穿刺针由皮丘垂直刺入，缓慢进针直至出现异感。若遇到骨质，便在骨面上行扇形穿刺以寻找异感，然后注药 5~10ml。

七、踝关节处阻滞

单纯足部手术，在踝关节处阻滞，麻醉意外及并发症大为减少，具体方法为：①先在内踝后一横指处进针，作扇形封闭，以阻滞胫后神经；②在胫距关节平面附近的拇伸肌内侧进针，以阻滞胫前神经；③在腓骨末端进针，便能阻滞腓肠神经；④用不含肾上腺素的局麻药注射于两踝关节之间的皮下，并扇形浸润至骨膜，以阻滞许多细小的感觉神经。

八、足部趾神经阻滞

与上肢指间神经阻滞相似，用药也类同。

九、适应证

全部下肢麻醉需同时阻滞腰神经丛和骶神经丛。因需多注药且操作不方便，故临床应用不广。然而，当需要麻醉的部位比较局限或禁忌椎管内麻醉时，可以应用腰骶神经丛阻滞。另外，腰骶神经丛阻滞还可作为全身麻醉的辅助措施用于术后镇痛。

（1）虽然腰神经丛阻滞复合肋间神经阻滞可用于下腹部手术，但临床很少应用。髂腹下神经与髂腹股沟神经联合阻滞是简单而实用的麻醉方法，可用于髂腹下神经与髂腹股沟神经支配区域的手术（如疝修补术）。

（2）髋部手术需阻滞除髂腹下和髂腹股沟神经以外的全部腰神经，最简便方法是阻滞腰神经丛（腰大肌间隙腰丛阻滞）。

（3）大腿手术需麻醉股外侧皮神经、股神经、闭孔神经及坐骨神经，可行腰大肌间隙腰丛阻滞，联合坐骨神经阻滞。

（4）大腿前部手术可行股外侧皮神经和股神经联合或分别阻滞，亦可以采用"三合一"法，单纯股外侧皮神经阻滞可用于皮肤移植皮区麻醉，单纯股神经阻滞适用于股骨干骨折术后止痛、股四头肌成形术或髌骨骨折修复术。

（5）股外侧皮神经和股神经联合阻滞再加坐骨神经阻滞，通常可防止止血带疼痛，这是因为闭孔神经支配皮肤区域很少。

（6）开放膝关节手术需要阻滞股外侧皮神经、股神经、闭孔神经和坐骨神经，最简便的方法是实施腰大肌间隙腰神经丛阻滞联合坐骨神经阻滞。采用股神经、坐骨神经联合阻滞也可满足手术要求。

（7）膝远端手术需阻滞坐骨神经和股神经的分支隐神经，踝部阻滞可适用于足部手术。

（路　敏）

第四章 椎管内神经阻滞

第一节 蛛网膜下腔神经阻滞

蛛网膜下腔神经阻滞系把局麻药注入蛛网膜下腔，使脊神经根、背根神经节及脊髓表面部分产生不同程度的阻滞，常简称为脊麻。脊麻至今有近百年历史，大量的临床实践证明，只要病例选择得当，用药合理，操作准确，脊麻不失为一简单易行、行之有效的麻醉方法，对于下肢及下腹部手术尤为可取。

一、适应证和禁忌证

一种麻醉方法的适应证和禁忌证都存在相对性，蛛网膜下腔神经阻滞也不例外。在选用时，除参考其固有的适应证与禁忌证外，还应根据麻醉医师自己的技术水平、患者的全身情况及手术要求等条件来决定。

（一）适应证

1. 下腹部手术 如阑尾切除术、疝修补术。

2. 肛门及会阴部手术 如痔切除术、肛瘘切除术、直肠息肉摘除术、前庭大腺囊肿摘除术、阴茎及睾丸切除术等。

3. 盆腔手术 包括一些妇产科及泌尿外科手术，如子宫及附件切除术、膀胱手术、下尿道手术及开放性前列腺切除术等。

4. 下肢手术 包括下肢骨、血管、截肢及皮肤移植手术，止痛效果可比硬膜外神经阻滞更完全，且可避免止血带不适。

（二）禁忌证

（1）精神病、严重神经官能症以及小儿等不能合作的患者。

（2）严重低血容量的患者：此类患者在脊麻发生作用后，可能发生血压骤降甚至心搏骤停，故术前访视患者时，应切实重视失血、脱水及营养不良等有关情况，特别应衡量血容量状态，并仔细检查，以防意外。

（3）止血功能异常的患者：止血功能异常者包括血小板数量与质量异常以及凝血功能异常等，穿刺部位易出血，可导致血肿形成及蛛网膜下腔出血，重者可致截瘫。

（4）穿刺部位有感染的患者：穿刺部位有炎症或感染者，脊麻有可能将致病菌带入蛛网膜下腔引起急性脑脊膜炎的危险。

（5）中枢神经系统疾病，特别是脊髓或脊神经根病变者，麻醉后有可能后遗长期麻痹，疑有颅内高压患者也应列为禁忌。

（6）脊椎外伤或有严重腰背痛病史以及不明原因脊神经压迫症状者，禁用脊麻。脊椎畸形者，解剖结构异常，也应慎用脊麻。

（7）全身感染的患者慎用脊麻。

二、蛛网膜下腔神经阻滞穿刺技术

（一）穿刺前准备

1. **急救准备** 在穿刺前备好急救设备和物品（麻醉机和氧气、气管插管用品等），以及药物（如麻黄碱和阿托品等）。

2. **麻醉前用药** 用量不宜过大，应让患者保持清醒状态，以利于进行阻滞平面的调节。可于麻醉前 1h 肌肉注射苯巴比妥钠 0.1g（成人量），阿托品或东莨菪碱可不用或少用。除非患者术前疼痛难忍，麻醉前不必使用吗啡或哌替啶等镇痛药。氯丙嗪或氟哌利多等药不宜应用，以免导致患者意识模糊和血压剧降。

3. **无菌** 蛛网膜下腔穿刺必须执行严格的无菌原则。所有的物品在使用前必须进行检查。

4. **穿刺点选择** 为避免损伤脊髓，成人穿刺点应选择不高于 $L_{2\sim3}$，小儿应选择在 $L_{4\sim5}$。

5. **麻醉用具** 穿刺针主要有两类：一类是尖端呈斜口状，可切断硬膜进入蛛网膜下腔，如 Quincke 针；另一类尖端呈笔尖式，可推开硬膜进入蛛网膜下腔，如 Sprotte 针和 Whitacre 针。应选择尽可能细的穿刺针，24～25G 较为理想，可减少穿刺后头痛的发生率。笔尖式细穿刺针已在临床上广泛应用，使腰麻后头痛的发生率大大降低。

（二）穿刺体位

蛛网膜下腔穿刺体位，一般可取侧卧位或坐位，以前者最常用（图 4 – 1）。

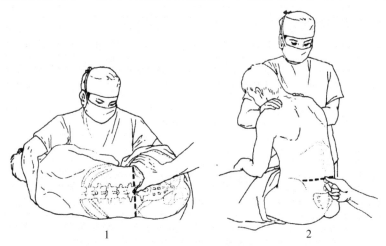

图 4 – 1 脊麻穿刺体位

1. 侧卧位；2. 坐位

1. **侧卧位** 侧卧位时应注意脊柱的轴线是否水平。女性的臀部常比双肩宽，侧卧位时脊柱水平常倾向于头低位。男性相反。因此应该通过调节手术床使脊柱保持水平。取左侧或右侧卧位，两手抱膝，大腿贴近腹壁。头尽量向胸部屈曲，使腰背部向舌弓成弧形，以使棘突间隙张开，便于穿刺。背部与床面垂直，平齐手术台边沿。采用重比重液时，手术侧置于下方；采用轻比重液时，手术侧置于上方。

2. 坐位　臀部与手术台边沿相齐，两足踏于凳上，两手置膝，头下垂，使腰背部向后弓出。这种体位需有助手协助，以扶持患者保持体位不变。如果患者于坐位下出现头晕或血压变化等症状，应立即改为平卧，经处理后改用侧卧位穿刺。鞍区麻醉一般需要取坐位。

（三）穿刺部位和消毒范围

成人蛛网膜下腔常选用腰$_{2~3}$或腰$_{3~4}$棘突间隙，此处的蛛网膜下腔较宽，脊髓于此也已形成终丝，故无伤及脊髓之虞。确定穿刺点的方法是：取两侧髂嵴的最高点作连线，与脊柱相交处，即为第4腰椎或腰$_{3~4}$棘突间隙。如果该间隙较窄，可上移或下移一个间隙作穿刺点。穿刺前须严格消毒皮肤，消毒范围应上至肩胛下角，下至尾椎，两侧至腋后线。消毒后穿刺点处需铺孔巾或无菌单。

（四）穿刺方法

穿刺点可用1%~2%利多卡因作皮内、皮下和棘间韧带逐层浸润。常用的蛛网膜下腔穿刺术有以下两种。

1. 直入法　用左手拇、示两指固定穿刺点皮肤。将穿刺针在棘突间隙中点，与患者背部垂直，针尖稍向头侧作缓慢刺入，并仔细体会针尖处的阻力变化。当针穿过黄韧带时，有阻力突然消失"落空"感觉，继续推进常有第二个"落空"感觉，提示已穿破硬膜与蛛网膜而进入蛛网膜下腔。如果进针较快，常将黄韧带和硬膜一并刺穿，则往往只有一次"落空"感觉。这种"落空感"在老年患者常不明显。

2. 旁入法　于棘突间隙中点旁开1.5cm处作局部浸润。穿刺针与皮肤约成75°对准棘间孔刺入，经黄韧带及硬脊膜而达蛛网膜下腔。本法可避开棘上及棘间韧带，特别适用于韧带钙化的老年患者或脊椎畸形或棘突间隙不清楚的肥胖患者。

针尖进入蛛网膜下腔后，拔出针芯即有脑脊液流出，如未见流出可旋转针干180°或用注射器缓慢抽吸。经上述处理仍无脑脊液流出者，应重新穿刺。穿刺时如遇骨质，应改变进针方向，避免损伤骨质。经3~5次穿刺而仍未能成功者，应改换间隙另行穿刺。

三、常用药物

（一）局麻药

蛛网膜下腔神经阻滞较常用的局麻药有普鲁卡因、丁卡因、布比卡因和罗哌卡因。其作用时间取决于脂溶性及蛋白结合力。短时间的手术可选择普鲁卡因，而长时间的手术（膝或髋关节置换术及下肢血管手术）可用布比卡因、丁卡因及罗哌卡因。普鲁卡因成人用量为100~150mg，常用浓度为5%，麻醉起效时间为1~5分钟，维持时间仅45~90分钟。布比卡因常用剂量为8~12mg，最多不超过20mg，一般用0.5%~0.75%浓度，起效时间需5~10分钟，可维持2~2.5小时。丁卡因常用剂量为10~15mg，常用浓度为0.33%，起效缓慢，需5~20分钟，麻醉平面有时不易控制，维持时间2~3小时，丁卡因容易被弱碱中和沉淀，使麻醉作用减弱，须注意。罗哌卡因常用剂量为5~10mg，常用浓度为0.375%~0.5%，多采用盐酸罗哌卡因，甲磺酸罗哌卡因用于脊麻的安全性尚有待进一步证实，故而不推荐使用。

（二）血管收缩药

血管收缩药可减少局麻药血管吸收，使更多的局麻药物浸润至神经中，从而使麻醉时间延长。常用的血管收缩药有麻黄碱、肾上腺素及去氧肾上腺素（新福林）。常用麻黄碱（1：1 000）200～500μg（0.2～0.5ml）或新福林（1：100）2～5mg（0.2～0.5ml）加入局麻药中。但目前认为，血管收缩药能否延长局麻药的作用时间与局麻药的种类有关。丁卡因可使脊髓及硬膜外血管扩张、血流增加，将血管收缩药加入至丁卡因中，可使已经扩张的血管收缩，因而能延长作用时间；而布比卡因和罗哌卡因使脊髓及硬膜外血管收缩，药液中加入血管收缩药并不能延长其作用时间。麻黄碱、新福林作用于脊髓背根神经元 α 受体，也有一定的镇痛作用，与其延长麻醉作用时间也有关。因为剂量小，不会引起脊髓缺血，故血管收缩药被常规推荐加入局麻药中。

（三）药物的配制

除了血管收缩药外，尚可加入一些溶剂，以配成重比重液、等比重液或轻比重液以利药物的弥散和分布。重比重液其比重大于脑脊液，容易下沉，向尾侧扩散，常通过加5%葡萄糖溶液实现，重比重液是临床上常用的脊麻液。轻比重液其比重小于脑脊液，但由于轻比重液可能导致阻滞平面过高，目前已很少采用。5%普鲁卡因重比重液配制方法为：普鲁卡因150mg溶解于5%葡萄糖液2.7ml，再加0.1%肾上腺素0.3ml。丁卡因重比重液常用1%丁卡因、10%葡萄糖液及3%麻黄碱各1ml配制而成。布比卡因重比重液取0.5%布比卡因2ml或0.75%布比卡因2ml，加10%葡萄糖0.8ml及0.1%肾上腺素0.2ml配制而成。

四、影响阻滞平面的因素

阻滞平面是指皮肤感觉消失的界限。麻醉药注入蛛网膜下腔后，须在短时间内主动调节和控制麻醉平面达到手术所需的范围，且又要避免平面过高。这不仅关系到麻醉成败，且与患者安危有密切关系，是蛛网膜下腔神经阻滞操作技术中最重要的环节。

许多因素影响蛛网膜下腔神经阻滞平面（表4-1），其中最重要的因素是局麻药的剂量及比重、椎管的形状以及注药时患者的体位。患者体位和局麻药的比重是调节麻醉平面的两个主要因素，局麻药注入脑脊液中后，重比重液向低处移动，轻比重液向高处移动，等比重液即停留在注药点附近。所以坐位注药时，轻比重液易向头侧扩散，使阻滞平面过高；而侧卧位手术时（如全髋置换术），选用轻比重液可为非下垂侧提供良好的麻醉。但是体位的影响主要在5～10分钟内起作用，超过此时限，药物已与脊神经充分结合，体位调节的作用就会消失。脊椎的四个生理弯曲在仰卧位时，腰$_{2～3}$最高，胸$_6$最低（图4-2），如果经腰$_{2～3}$间隙穿刺注药，患者转为仰卧后，药物将沿着脊柱的坡度向胸段移动，使麻醉平面偏高；如果在腰$_{3～4}$或腰$_{4～5}$间隙穿刺，患者仰卧后，大部药液向骶段方向移动，骶部及下肢麻醉较好，麻醉平面偏低。因此腹部手术时，穿刺点宜选用腰$_{2～3}$间隙；下肢或会阴肛门手术时，穿刺点不宜超过腰$_{3～4}$间隙。一般而言，注药的速度愈快，麻醉范围愈广；相反，注药速度愈慢，药物愈集中，麻醉范围愈小（尤其是低比重液）。一般以每5s注入1ml药物为适宜。穿刺针斜口方向（Whiteacare针）对麻醉药的扩散和平面的调节有一定影响，斜口方向向头侧，麻醉平面易升高；反之，麻醉平面不易过多上升。局麻药的剂量对阻滞平面影响不大，Lambert（1989）观察仰卧位时应用不同剂量的局麻药，由于重比重液的下沉作用，均能达到相同的阻滞平面，但低剂量的阻滞强度和作用时间都低于高剂量组。

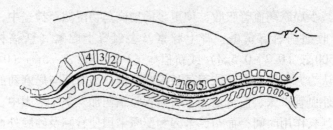

图4-2　脊柱的生理弯曲与药物移动的关系

表4-1　影响蛛网膜下腔神经阻滞平面的因素

一、患者情况	抽液加药注射
年龄	三、脑脊液因素
身高	脑脊液组成
体重	循环
性别	容量
腹内压	压力
脊柱的解剖结构	密度
体位	四、局麻药因素
二、穿刺技术	局麻药比重
穿刺点	局麻药体积
针头方向	局麻药浓度
斜面方向	局麻药注入量
注射速度	辅助用的血管收缩药

具体实际操作中，有人建议以腰$_1$阻滞平面为界：阻滞平面在腰$_1$以上，应选择重比重液，因这些患者转为水平仰卧位时，由于重力作用局麻药下沉到较低的胸段（胸$_6$），可达满意的阻滞效果；而需阻滞腰$_1$以下平面，可选用等比重液，因局麻药停留在注药部位，使阻滞平面不致过高。在确定阻滞平面时，除了阻滞支配手术部位的皮区神经外，尚需阻滞支配手术的内脏器官的神经，如全子宫切除术，阻滞手术部位皮区的神经达胸$_{12}$即可，但阻滞支配子宫的神经需达胸$_{11}$、胸$_{10}$，而且术中常发生牵拉反射，要阻滞该反射，阻滞平面需达胸$_6$，所以术中阻滞平面达胸$_6$方能减轻患者的不适反应。

五、麻醉中的管理

蛛网膜下腔神经阻滞后，可能引起一系列生理扰乱，其程度与阻滞平面有密切关系。平面愈高，扰乱愈明显。因此，需切实注意平面的调节，密切观察病情变化，并及时处理。

（一）血压下降和心率缓慢

蛛网膜下腔神经阻滞平面超过胸$_4$后，常出现血压下降，多数于注药后15~30分钟发生，同时伴心率缓慢，严重者可因脑供血不足而出现恶心呕吐、面色苍白、躁动不安等症状。这类血压下降主要是由于交感神经节前神经纤维被阻滞，使小动脉扩张，周围阻力下降，加之血液淤积于周围血管系，静脉回心血量减少，心排血量下降而造成。心率缓慢是由于交感神经部分被阻滞，迷走神经呈相对亢进所致。血压下降的程度，主要取决于阻滞平面的高低，但与患者心血管功能代偿状态以及是否伴有高血压、血容量不足或酸中毒等情况有密切关系。处理上应首先考虑补充血容量，如果无效可给予适量血管活性药物（苯肾上腺素、去甲肾上腺素或麻黄碱等），直到血压回升为止。对心率缓慢者可考虑静脉注射阿托品0.25～0.3mg 以降低迷走神经张力。

（二）呼吸抑制

因胸段脊神经阻滞引起肋间肌麻痹，可出现呼吸抑制，表现为胸式呼吸微弱，腹式呼吸增强，严重时患者潮气量减少，咳嗽无力，不能发声，甚至发绀，应迅速有效吸氧。如果发生全脊麻而引起呼吸停止、血压骤降或心搏骤停，应立即施行气管内插管人工呼吸、维持循环等措施进行抢救。

（三）恶心呕吐

主要诱因包括：①血压骤降，脑供血骤减，兴奋呕吐中枢；②迷走神经功能亢进，胃肠蠕动增加；③手术牵引内脏。一旦出现恶心呕吐，应检查是否有麻醉平面过高及血压下降，并采取相应措施；或暂停手术以减少迷走刺激；或施行内脏神经阻滞，一般多能收到良好效果。若仍不能制止呕吐，可考虑使用异丙嗪或氟哌利多等药物镇吐。

六、连续蛛网膜下腔神经阻滞

连续蛛网膜下腔神经阻滞现已少有。美国食品品监督管理局（FDA）于 1992 年停止了连续硬膜外导管在蛛网膜下腔神经阻滞中的临床应用。

（丁明炎）

第二节　硬膜外间隙神经阻滞

将局麻药注入硬脊膜外间隙，阻滞脊神经根，使其支配的区域产生暂时性麻痹，称为硬膜外间隙神经阻滞，简称为硬膜外神经阻滞。

硬膜外神经阻滞有单次法和连续法两种。单次法系穿刺后将预定的局麻药全部陆续注入硬膜外间隙以产生麻醉作用。此法缺乏可控性，易发生严重并发症，故已罕用。连续法是在单次法基础上发展而来，通过穿刺针，在硬膜外间隙留置一导管，根据病情、手术范围和时间，分次给药，使麻醉时间得以延长，并发症明显减少。连续硬膜外神经阻滞已成为临床上常用的麻醉方法之一。

根据脊神经阻滞部位不同，可将硬膜外神经阻滞分为高位、中位、低位及骶管阻滞。

一、适应证及禁忌证

（一）适应证

1. 外科手术　因硬膜外穿刺上至颈段、下至腰段，通过给药可阻滞这些脊神经所支配的相应区域，所以理论上讲，硬膜外神经阻滞可用于除头部以外的任何手术。但从安全角度考虑，硬膜外神经阻滞主要用于腹部及其以下部位的手术，包括泌尿、妇产及下肢手术。颈部、上肢及胸部虽可应用，但管理困难。此外，凡适用于蛛网膜下腔神经阻滞的手术，同样可采用硬膜外神经阻滞麻醉。

2. 镇痛　包括产科镇痛、术后镇痛及一些慢性疼痛的镇痛常用硬膜外阻滞。硬膜外神经阻滞是分娩镇痛最有效的方法，通过腰部硬膜外神经阻滞，可阻滞支配子宫的交感神经，从而减轻宫缩疼痛；通过调节局麻药浓度或加入阿片类药物，可调控阻滞强度（尤其是运动神经）；而且不影响产程的进行；即便要行剖宫产或行产钳辅助分娩，也可通过调节局麻药的剂量和容量来达到所需的阻滞平面；对于有妊娠高血压的患者，硬膜外神经阻滞尚可帮助调控血压。硬膜外联合应用局麻药和阿片药，可产生最好的镇痛作用及最少的并发症，是术后镇痛的常用方法。硬膜外给予破坏神经药物，可有效缓解癌症疼痛。硬膜外应用局麻药及激素，可治疗慢性背痛，但其长远的效果尚不确切。

（二）禁忌证

蛛网膜下腔神经阻滞的禁忌证适用于硬膜外腔神经阻滞。

二、穿刺技术

（一）穿刺前准备

硬膜外神经阻滞的局麻药用量较大，为预防中毒反应，麻醉前可给予巴比妥类或苯二氮草类药物；对阻滞平面高、范围大或迷走神经兴奋型患者，可同时加用阿托品，以防心率减慢，术前有剧烈疼痛者可适量使用镇痛药。

硬膜外穿刺用具包括：连续硬膜外穿刺针（一般为 Tuohey 针）及硬膜外导管各一根，15G 粗注射针头一枚（供穿刺皮肤用）、内径小的玻璃接管一个以观察硬膜外负压、5ml 和20ml 注射器各一副、50ml 的药杯两只以盛局麻药和无菌注射用水、无菌单两块、纱布钳一把、纱布及棉球数个，以上物品用包扎布包好，进行高压蒸气灭菌。目前，硬膜外穿刺包多为一次性使用。此外，为了防治全脊麻，须备好气管插管设备，给氧设备及其他急救用品。

（二）穿刺体位及穿刺部位

穿刺体位有侧卧位及坐位两种，临床上主要采用侧卧位，具体要求与蛛网膜阻滞法相同。穿刺点应根据手术部位选定，一般取支配手术范围中央的相应棘突间隙。通常上肢穿刺点在胸$_{3\sim4}$棘突间隙，上腹部手术在胸$_{8\sim10}$棘突间隙，中腹部手术在胸$_{9\sim11}$棘突间隙，下腹部手术在胸$_{12}$至腰$_2$棘突间隙，下肢手术在腰$_{3\sim4}$棘突间隙，会阴部手术在腰$_{4\sim5}$间隙，也可用骶管麻醉。确定棘突间隙，一般参考体表解剖标志。如颈部明显突出的棘突为颈$_7$棘突；两侧肩胛岗联线交于胸$_3$棘突；两侧肩胛下角联线交于胸$_7$棘突；两侧髂嵴最高点联线交于腰$_4$棘突或腰$_{3\sim4}$棘突间隙。

（三）穿刺方法及置管

硬膜外间隙穿刺术有直入法和旁入法两种。颈椎、胸椎上段及腰椎的棘突相互平行，多主张用直入法；胸椎的中下段棘突呈叠瓦状，间隙狭窄，穿刺困难时可用旁入法。老年人棘上韧带钙化、脊柱弯曲受限制者，一般宜用旁入法。直入法、旁入法的穿刺手法同蛛网膜下腔神经阻滞的穿刺手法，针尖所经的组织层次也与脊麻时相同，如穿透黄韧带有阻力骤失感，即提示已进入硬膜外间隙。

穿刺针穿透黄韧带后，根据阻力的突然消失、推注无菌注射用水或盐水无阻力、负压的出现以及无脑脊液流出等现象，即可判断穿刺针已进入硬膜外间隙。临床上一般穿刺到黄韧带时，阻力增大有韧感，此时可将针芯取下，用一内含约2ml无菌注射用水或盐水和一个小气泡（约0.25ml）的3~5ml玻璃注射器与穿刺针衔接，当推动注射器芯时即感到有弹回的阻力感（图4-3）且小气泡受压缩小，此后边进针边推动注射器芯试探阻力，一旦突破黄韧带则阻力消失，犹如"落空感"，同时注液毫无阻力，表示针尖已进入硬膜外间隙。临床上也可用负压法来判断硬膜外间隙，即抵达黄韧带后，拔出针芯，于针尾置一滴液体（悬滴法）或于针尾置一盛有液体的玻璃接管（玻管法），当针尖穿透黄韧带而进入硬膜外间隙时，悬滴（或管内液体）被吸入，这种负压现象于颈胸段穿刺时比腰段更为明显。除上述两项指标外，临床上还有多种辅助试验方法用以确定硬膜外间隙，包括抽吸试验（硬膜外间隙抽吸无脑脊液）、正压气囊试验（正压气囊进入硬膜外间隙而塌陷）及置管试验（在硬膜外间隙置管无阻力）。试验用药也可初步判断是否在硬膜外间隙。

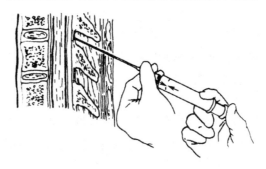

图4-3 用注射器试探阻力

确定针尖已进入硬膜外间隙后，即可经针蒂插入硬膜外导管。插管前应先测量皮肤至硬膜外间隙的距离，然后即行置管，导管再进入硬膜外腔4~6cm. 然后边拔针边固定导管，直至将针退出皮肤，在拔针过程中不要随意改变针尖的斜口方向，并切忌后退导管以防斜口割断导管。针拔出后，调整导管在硬膜外的长度，使保留在硬膜外的导管长度在2~3cm；如需要术后镇痛或产科镇痛时，该硬膜外导管长度可为4~6cm。然后在导管尾端接上注射器，注入少许生理盐水，如无阻力，并回吸无血或脑脊液，即可固定导管。置管过程中如患者出现肢体异感或弹跳，提示导管已偏于一侧而刺激脊神经根，为避免脊神经损害，应将穿刺针与导管一并拔出，重新穿刺置管。如需将导管退出重插时，须将导管与穿刺针一并拔出。如导管内有全血流出，经冲洗无效后，应考虑另换间隙穿刺。

（四）硬膜外腔用药

用于硬膜外神经阻滞的局麻药应该具备弥散性强、穿透性强、毒性小，且起效时间短、维持时间长等特点。目前常用的局麻药有利多卡因、丁卡因、布比卡因和罗哌卡因等。利多卡因起效快，5~10分钟即可发挥作用，在组织内浸透扩散能力强，所以阻滞完善，效果好，常用1%~2%浓度，作用持续时间为1.5小时，成年人一次最大用量为400mg。丁卡因常用浓度为0.25%~0.33%，10~15分钟起效，维持时间达3~4小时，一次最大用量为60mg。布比卡因常用浓度为0.5%~0.75%，4~10分钟起效，可维持4~6小时，但肌肉松弛效果只有0.75%溶液才满意。

罗哌卡因是第一个纯镜像体长效酰胺类局麻药。等浓度的罗哌卡因和布比卡因用于硬膜外神经阻滞所产生的感觉神经阻滞近似，而对运动神经的阻滞前者则不仅起效慢、强度差且有效时间也短。所以在外科手术时为了增强对运动神经的阻滞作用，可将其浓度提高到1%，总剂量可用至150~200mg，10~20分钟起效，持续时间为4~6小时。鉴于罗哌卡因的这种明显的感觉-运动阻滞分离特点，临床上常用罗哌卡因硬膜外神经阻滞作术后镇痛及无痛分娩。常用浓度为0.2%，总剂量可用至12~28mg/h。

氯普鲁卡因属于酯类局部麻醉药，是一种相对较安全的局部麻醉药，应用于硬膜外腔阻滞常用浓度为2%~3%。其最大剂量在不加入肾上腺素时为11mg/kg，总剂量不超过800mg；加入肾上腺素时为14mg/kg，总剂量不超过1 000mg。

左旋布比卡因属于酰胺类局部麻醉药，作用时间长。应用于硬膜外的浓度为0.5%~0.75%，最大剂量为150mg。

局麻药中可加用肾上腺素，以减慢其吸收，延长作用时间。肾上腺素的浓度，应以达到局部轻度血管收缩而无明显全身反应为原则。一般浓度为1：200 000~400 000，如20ml药液中可加0.1%肾上腺素0.1ml，高血压患者应酌减。

决定硬膜外神经阻滞范围的最主要因素是药物的容量，而决定阻滞强度及作用持续时间的主要因素则是药物的浓度。根据穿刺部位和手术要求的不同，应对局麻药的浓度作不同的选择。以布比卡因为例，用于颈胸部手术，以0.25%为宜，浓度过高可引起膈肌麻痹；用于腹部手术，为达到腹肌松弛要求，常需用0.75%浓度。此外，浓度的选择与患者全身情况有关，健壮患者所需的浓度宜偏高，虚弱或年老患者，浓度要偏低。

为了取长补短，临床上常将长效和短效局麻配成混合液，以达到起效快而维持时间长的目的，常用的配伍是1%利多卡因和0.15%丁卡因混合液，可加肾上腺素1：200 000。

穿刺置管成功后，即应注入试验剂量如利多卡因40~60mg，或布比卡因或罗哌卡因8~10mg，目的在于排除误入蛛网膜下腔的可能；此外，从试验剂量所出现的阻滞范围及血压波动幅度，可了解患者对药物的耐受性以指导继续用药的剂量。观察5~10分钟后，如无蛛网膜下腔神经阻滞征象，可每隔5分钟注入3~5ml局麻药，直至阻滞范围满足手术要求为止；此时的用药总和即首次总量，也称初量，一般成年患者需15~20ml。最后一次注药后10~15分钟，可追求初量的20%~25%，以达到感觉阻滞平面不增加而阻滞效果加强的效果。之后每40~60分钟给予5~10ml或追加首次用量的1/2~1/3，直至手术结束。

三、硬膜外神经阻滞的管理

（一）影响阻滞平面的因素

1. 药物容量和注射速度　容量愈大，阻滞范围愈广，反之，则阻滞范围窄。临床实践证明，快速注药对扩大阻滞范围的作用有限。

2. 导管的位置和方向　导管向头侧时，药物易向头侧扩散；向尾侧时，则可多向尾侧扩散1~2个节段，但仍以向头侧扩散为主。如果导管偏于一侧，可出现单侧麻醉，偶尔导管进入椎间孔，则只能阻滞数个脊神经根。

3. 患者的情况　婴幼儿、老年人硬膜外间隙小，用药量需减少。妊娠后期，由于下腔静脉受压，硬膜外间隙相对变小，药物容易扩散，用药量也需减少。某些病理因素，如脱水、血容量不足等，可加速药物扩散，用药应格外慎重。

（二）术中管理

硬膜外间隙注入局麻药 5～10 分钟内，在穿刺部位的上下各 2、3 节段的皮肤支配区可出现感觉迟钝；20 分钟内阻滞范围可扩大到所预期的范围，麻醉也趋完全。针刺皮肤测痛可得知阻滞的范围和效果。除感觉神经被阻滞外，交感神经、运动神经也被阻滞，由此可引起一系列生理扰乱。同脊麻一样，最常见的是血压下降、呼吸抑制和恶心呕吐。因此术中应注意麻醉平面，密切观察病情变化，及时进行处理。

四、骶管神经阻滞

骶管神经阻滞是经骶裂孔穿刺，注局麻药于骶管腔以阻滞骶脊神经，是硬膜外神经阻滞的一种方法，适用于直肠、肛门会阴部手术，也可用于婴幼儿及学龄前儿童的腹部手术。

骶裂孔和骶角是骶管穿刺点的重要解剖标志，其定位方法是：先摸清尾骨尖，沿中线向头端方向摸至约 4cm 处（成人），可触及一个有弹性的凹陷，即为骶裂孔，在孔的两旁可触到蚕豆大的骨质隆起，是为骶角。两骶角联线的中点，即为穿刺点（图 4 - 4）。髂后上棘联线在第二骶椎平面，是硬脊膜囊的终止部位，骶管穿刺针如果越过此联线，即有误入蛛网膜下腔而发生全脊麻的危险。

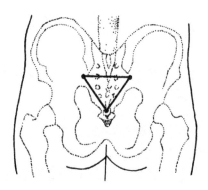

图 4 - 4　骶裂孔与髂后上棘的关系及硬膜囊终点的部位

骶管穿刺术：可取侧卧位或俯卧位。侧卧位时，腰背应尽量向后弓曲，双膝屈向腹部。俯卧位时，髋部需垫厚枕以抬高骨盆，暴露骶部。于骶裂孔中心作皮内小丘，将穿刺针垂直刺进皮肤，当刺到骶尾韧带时有弹韧感觉，稍作进针有阻力消失感觉。此时将针干向尾侧方向倾倒，与皮肤呈 30°～45°，顺势推进约 2cm，即可到达骶管腔。接上注射器，抽吸无脑脊液，注射带小气泡的生理盐水无阻力，也无皮肤隆起，证实针尖确在骶管腔内，即可注入试验剂量。观察无蛛网膜下腔神经阻滞现象后，可分次注入其余液。

骶管穿刺成功的关键，在于掌握好穿刺针的方向。如果针与皮肤角度过小，即针体过度放平，针尖可在骶管的后壁受阻；若角度过大，针尖常可触及骶管前壁。穿刺如遇骨质，不宜用暴力，应退针少许，调整针体倾斜度后再进针，以免引起剧痛和损伤骶管静脉丛。

骶管有丰富的静脉丛，除容易穿刺损伤出血外，对局麻药的吸收也快，故较易引起轻重不等的毒性反应。此外，当抽吸有较多回血时，应放弃骶管阻滞，改用腰部硬膜外神经阻滞。约有 20% 正常人的骶管呈解剖学异常，骶裂孔畸形或闭锁者占 10%，如发现有异常，不应选用骶管阻滞。鉴于传统的骶管阻滞法，针的方向不好准确把握，难免阻滞失败。近年来对国人的骶骨进行解剖学研究，发现自骶$_4$至骶$_2$均可裂开，故可采用较容易的穿刺方法，与腰部硬膜外神经阻滞法相同，在骶$_2$平面以下先摸清骶裂孔，穿刺针自中线垂直进针，易进入骶裂孔。改进的穿刺方法失败率减少，并发症发生率也降低。

（丁明炎）

第三节　腰 - 硬联合神经阻滞

联合蛛网膜下腔与硬膜外腔麻醉（combined spinal and epidural anesthesia，CSEA），也简称为腰 - 硬联合神经阻滞或腰硬联合麻醉，是将蛛网膜下腔阻滞与硬膜外腔阻滞联合使用的麻醉技术。CSEA 既具有脊麻起效快、效果确切、局麻药用量小的优点，又有硬膜外腔阻滞可连续性、便于控制平面和可用作术后镇痛的优点。主要用于下腹部及下肢手术的麻醉与镇痛，尤其是产科麻醉与镇痛。

一、适应证与禁忌证

（一）适应证

CSEA 适用于分娩镇痛、剖宫产手术以及其他下腹部与下肢手术。

（二）禁忌证

凡有脊麻或（和）硬膜外腔阻滞禁忌证的患者均不适合选用 CSEA。

二、常用的 CSEA 技术

CSEA 技术主要有两种：两点穿刺法与单点穿刺法：两点穿刺技术（double - segment technique DST）是在腰段不同间隙分别实施硬膜外穿刺置管和蛛网膜下腔阻滞，是由 Curelaru 于 1979 年首先报道，目前已很少使用。单点穿刺技术（single - segment technique，SST）于 1982 年用于临床，该技术使用硬膜外穿刺针置入硬膜外腔，然后从硬膜外穿刺针头端侧孔（也称为背眼，back eye）或直接从硬膜外穿刺针内腔插入细的脊髓麻醉针穿破硬膜后进入蛛网膜下腔实施脊髓麻醉。SST 是目前实施 CSEA 的通用方法。

目前国内外市场供应有一次性 CSEA 包，其中有 17G 硬膜外穿刺针，有的针距其头端约 1cm 处有一侧孔，蛛网膜下腔穿刺针可经侧孔通过。蛛网膜下腔穿刺针一般为 25～26G，以尖端为笔尖式为宜，如 Sprotte 针或 Whitacre 针。蛛网膜下腔穿刺针完全置入硬膜外穿刺针后突出硬膜外穿刺针尖端一般约 1.1～1.2cm。

穿刺间隙可为 L$_{2～3}$或 L$_{3～4}$。常规先行硬膜外腔穿刺，当硬膜外穿刺针到达硬膜外腔后，再经硬膜外穿刺针置入 25～26G 的蛛网膜下腔穿刺针，后者穿破硬膜时多有轻微的突破感，此时拔出蛛网膜下腔穿刺针针芯后有脑脊液缓慢流出。经蛛网膜下腔穿刺针注入局麻药至蛛网膜下腔后，拔出蛛网膜下腔穿刺针，然后经硬膜外穿刺针置入硬膜外导管，留置导管 3～4cm，退出硬膜外穿刺针，妥善固定导管。

三、CSEA 的用药方案

CSEA 的用药方案可因分娩镇痛或手术要求而有所不同。CSEA 用于分娩镇痛，以下介绍 CSEA 用于成人下腹部和下肢手术的用药方案。

（一）脊髓麻醉的用药

可选用 0.5% ~ 0.75% 布比卡因，宜控制在 10mg 以内，可加入芬太尼 25μg。

（二）硬膜外阻滞的用药

当脊髓麻醉 15 分钟以后，如果平面低于 T_8 或未达到手术要求的阻滞水平、或单纯脊髓麻醉不能满足较长时间手术的要求或考虑硬膜外镇痛时，则需要经硬膜外导管给药。

（1）试验剂量：脊髓麻醉后 15 分钟，平面低于 T_8 或未达到手术要求的阻滞水平，可经硬膜外导管给予 2% 利多卡因 1.5ml，观察 5 分钟。

1）如果平面上升仅为约两个脊椎平面，提示硬膜外导管位置合适。

2）如果导管在蛛网膜下隙，则阻滞平面升高明显，但该试验剂量一般不会引起膈肌麻痹。

（2）确认硬膜外导管在硬膜外腔后可每 5 分钟给予 2% 利多卡因 3ml，直至阻滞达到理想平面。一般每次升高 1 ~ 2 个脊椎平面。

（3）90 ~ 120 分钟后可考虑经硬膜外导管追加局麻药，如 2% 利多卡因或 0.5% ~ 0.75% 布比卡因 5 ~ 8ml。

四、注意事项

（1）如果脊髓麻醉平面能满足整个手术要求，则术中硬膜外腔不需要给药，或仅作为术后镇痛。

（2）硬膜外导管可能会经脊髓麻醉穿刺孔误入蛛网膜下腔，此时可能有脑脊液经导管流出。上述试验剂量可初步判断导管是否在蛛网膜下腔，因此启用硬膜外阻滞或镇痛时必须给予试验剂量，并且每次经硬膜外导管给药时均须回抽确认有无脑脊液。

（3）CSEA 时脊髓麻醉用药量以及硬膜外阻滞用药量均较小，但是阻滞平面往往较单纯脊髓麻醉或硬膜外阻滞的范围广。主要原因可能包括：①硬膜外腔穿刺后硬膜外腔的负压消失，使脊膜囊容积缩小，促使脑脊液内局麻药易于向头侧扩散；②注入硬膜外腔的局麻药挤压硬脊膜，使腰骶部蛛网膜下腔的局麻药随脑脊液向头侧扩散；③注入硬膜外腔的局麻药经硬脊膜破损孔渗入蛛网膜下腔（称为渗漏效应）；④体位改变等。研究提示，前两个因素可能是 CSEA 时平面容易扩散的主要原因。

（4）硬膜外腔置管困难，导致脊髓麻醉后恢复仰卧位体位延迟，结果出现单侧脊髓麻醉或脊髓麻醉平面过高或过低。一般要求蛛网膜下腔注药后 3 ~ 4 分钟内应完成硬膜外腔置管。

（5）CSEA 时可出现单纯脊髓麻醉或硬膜外阻滞可能出现的并发症，同样需引起高度重视。

（丁明炎）

第四节　椎管内神经阻滞并发症

椎管内神经阻滞并发症是指椎管内注射麻醉药及相关药物所引起的生理反应、毒性作用以及技术操作给机体带来的不良影响。总体而言，椎管内神经阻滞并发症可分为椎管内神经阻滞相关并发症、药物毒性相关并发症和穿刺与置管相关并发症三类。根据中华医学会麻醉学分会制定的《椎管内阻滞并发症防治专家共识》（2008年）总结如下。

一、椎管内神经阻滞相关并发症

（一）心血管系统并发症

低血压和心动过缓是椎管内神经阻滞最常见的反应。低血压一般定义为收缩压低于90mmHg，也可定义为收缩压（或平均动脉压）的下降幅度超过基础值的30%。椎管内神经阻滞中低血压的发生率为8%~33%。心动过缓一般指心率低于50次/分钟，其发生率为2%~13%。严重的低血压和心动过缓会导致心搏骤停，是椎管内神经阻滞严重的并发症。

1. 低血压和心动过缓的发生机制

（1）交感神经阻滞引起体循环血管阻力降低和回心血量减少，是最常见的原因。

（2）椎管内神经阻滞后血液再分布、心室充盈不足，引起副交感神经活动增强及交感神经活动减弱，导致椎管内神经阻滞后突发低血压、心动过缓，甚至心搏骤停。

（3）T_4 以上高平面阻滞，阻断心脏交感神经纤维（发自 $T_{1~4}$ 水平），削弱心脏代偿功能，进一步加重血流动力学的变化。

（4）其他因素，如局麻药吸收入血引起心肌负性肌力作用；所添加的小剂量肾上腺素吸收入血的 β_2 兴奋作用（扩血管效应）；可乐定的 α_2 兴奋作用、抑制突触前去甲肾上腺素释放和直接增加副交感活性等机制，均可引起血流动力学的变化。

2. 危险因素

（1）引起低血压危险因素：包括：①广泛的阻滞平面；②原有低血容量；③原有心血管代偿功能不足、心动过缓，高体重指数、老年；④术前合并应用抗高血压药物或丙嗪类药物；⑤突然体位变动可发生严重低血压、心动过缓，甚至心搏骤停；⑥椎管内神经阻滞与全身麻醉联合应用。

（2）引起心动过缓危险因素：包括：①广泛的阻滞平面；②应用 β 受体阻滞剂；③原有心动过缓或传导阻滞。

（3）引起心搏骤停的危险因素：包括：①脊麻心搏骤停发生率明显高于硬膜外腔阻滞；②进行性心动过缓；③老年人；④髋关节手术。

3. 预防

（1）避免不必要的阻滞平面过广、纠正低血容量，必要时适当头低脚高位和（或）抬高双下肢以增加回心血量。

（2）对施行剖宫产的患者常规左侧倾斜30°体位。

（3）椎管内神经阻滞前必须建立通畅的静脉通路，输入适量液体。

4. 治疗

（1）一般治疗措施，包括吸氧、抬高双下肢、加快输液等。

（2）中度到重度或迅速进展的低血压，静注适量苯肾上腺素、去甲肾上腺素、麻黄碱。

（3）对严重的心动过缓，静注阿托品。

（4）同时出现严重低血压和心动过缓，静注适量麻黄碱或多巴胺，如无反应立即静注小剂量肾上腺素。

（5）一旦发生心搏骤停立即施行心肺复苏。

（二）呼吸系统并发症

严重呼吸抑制或呼吸停止极为罕见。呼吸停止多由于全脊髓阻滞或广泛的硬膜外腔阻滞时，局麻药直接作用于延髓呼吸中枢或严重低血压导致脑干缺血以及呼吸肌麻痹所引起；硬膜外腔阻滞对呼吸的影响与运动阻滞平面和程度相关。静脉辅助应用镇痛药、镇静药可引起呼吸抑制或加重椎管内神经阻滞的呼吸抑制。椎管内神经阻滞，特别是复合静脉给予镇痛药、镇静药引起呼吸抑制未被及时发现和处理，可导致心搏骤停，预后较差。

1. 危险因素

（1）呼吸功能不全患者在应用椎管内神经阻滞时容易出现呼吸功能失代偿。

（2）高平面阻滞、高浓度局麻药或合并使用抑制呼吸的镇痛药和镇静药，可引起严重呼吸抑制。

2. 预防

（1）选择适当的局麻药（浓度、剂量及给药方式），避免阻滞平面过高。

（2）凡辅助应用镇痛药、镇静药物者，应严密监测呼吸功能，直至药物作用消失。

3. 治疗

（1）椎管内神经阻滞中应严密监测阻滞平面，早期诊断和及时治疗呼吸功能不全。

（2）发生轻度呼吸困难，但阻滞平面在颈段以下，膈肌功能尚未受累，可给予吸氧，并密切加强监测。

（3）患者出现呼吸困难伴有低氧血症、高碳酸血症，应采取面罩辅助通气，必要时建立人工气道，进行呼吸支持。

（三）全脊髓麻醉

全脊髓麻醉多由硬膜外腔阻滞剂量的局麻药误入蛛网膜下腔所引起。由于硬膜外腔阻滞的局麻药用量远高于脊麻的用药量，注药后迅速出现广泛的感觉和运动神经阻滞。表现为注药后迅速出现（一般5分钟内）意识不清、双瞳孔扩大固定、呼吸停止、肌无力、低血压、心动过缓，甚至出现室性心律失常或心搏骤停。

1. 预防

（1）正确操作，确保局麻药注入硬膜外腔：注药前回吸确认无脑脊液回流，缓慢注射及反复回吸。

（2）强调采用试验剂量，且从硬膜外导管给药，试验剂量不应超过脊麻用量，观察时间足够（不短于5分钟）。

（3）如发生硬膜穿破建议改用其他麻醉方法。如继续使用硬膜外腔阻滞，应严密监测并建议硬膜外腔少量分次给药。

2. 治疗

（1）建立人工气道和人工通气。

（2）静脉输液，使用血管活性药物维持循环稳定。

（3）如发生心搏骤停应立即施行心肺复苏。

（4）对患者进行严密监测直至神经阻滞症状消失。

（四）异常广泛的阻滞脊神经

异常广泛的阻滞脊神经是指硬膜外腔阻滞时注入常用量局麻药后，出现异常广泛的脊神经被阻滞现象。其临床特征为：延迟出现（注药后约 10 ~ 15 分钟）的广泛神经被阻滞，阻滞范围呈节段性，没有意识消失和瞳孔的变化，常表现为严重的呼吸循环功能不全。

1. 发生原因

（1）局麻药经误入硬膜下间隙的导管注入。

（2）患者并存的病理生理因素：如妊娠、腹部巨大肿块、老年动脉硬化、椎管狭窄等，致使潜在的硬膜外间隙容积减少。

2. 预防　椎管内神经阻滞应采用试验剂量。对于妊娠、腹部巨大肿块、老年动脉硬化、椎管狭窄等患者局麻药的用量应酌情减少。

3. 治疗　异常广泛地阻滞脊神经的处理原则同全脊髓麻醉，即严密监测并维持呼吸和循环功能稳定，直至局麻药阻滞脊神经的作用完全消退。

（五）恶心呕吐

恶心呕吐是椎管内神经阻滞常见的并发症，脊麻中恶心呕吐的发生率高达 13% ~ 42%。女性发生率高于男性，尤其是年轻女性。

1. 发生诱因

（1）血压骤降造成脑供血骤减，呕吐中枢兴奋。

（2）迷走神经功能亢进，胃肠蠕动增强。

（3）手术牵拉内脏。

2. 危险因素　阻滞平面超过 T_5、低血压、术前应用阿片类药物、有晕动史。

3. 治疗　一旦出现恶心呕吐，立即给予吸氧，嘱患者深呼吸，并将头转向一侧以防误吸，同时应检查是否有阻滞平面过高及血压下降，并采取相应措施，或暂停手术以减少迷走刺激，或施行内脏神经阻滞；若仍不能缓解呕吐，可考虑使用氟哌利多等药物；高平面（T_5 以上）阻滞所致脑供血不足引起的恶心呕吐应用升压药和（或）阿托品有效。

（六）尿潴留

椎管内神经阻滞常引起尿潴留，需留置导尿管，延长门诊患者出院时间。尿潴留由位于腰骶水平支配膀胱的交感神经和副交感神经麻痹所致，也可因应用阿片类药物或患者不习惯卧位排尿所引起。如果膀胱功能失调持续存在，应除外马尾神经损伤的可能性。

1. 危险因素　椎管内神经阻滞采用长效局麻药（如布比卡因）、腰骶神经分布区的手术、输液过多以及应用阿片类药物等。

2. 防治

（1）对于围手术期未放置导尿管的患者，为预防尿潴留引起的膀胱扩张，尽可能使用能满足手术需要作用时间最短的局麻药，并给予最小有效剂量，同时在椎管内神经阻滞消退前，在可能的范围内控制静脉输液量。

（2）椎管内神经阻滞后应监测膀胱充盈情况。如术后 6 ~ 8 小时患者不能排尿或超声检查排尿后残余尿量大于 400ml，则有尿潴留发生，需放置导尿管直至椎管内神经阻滞的作用消失。

二、药物毒性相关并发症

药物毒性包括局麻药、辅助用药和药物添加剂的毒性，其中局麻药的毒性有两种形式：①全身毒性，即局麻药通过血管到达中枢神经系统和心血管系统，引起各种生理功能的紊乱；②神经毒性，即局麻药与神经组织直接接触引起的毒性反应。

（一）局麻药的全身毒性反应

局麻药的全身毒性反应主要表现为中枢神经系统和心血管系统毒性，是由于局麻药误入血管、给药量过多及作用部位的加速吸收等因素导致药物的血液浓度过高所引起。由于脊麻所使用的局麻药量相对较小，这一并发症主要见于区域阻滞。硬膜外腔阻滞的中枢神经系统毒性的发生率为 3/10 000。中枢神经系统对局麻药的毒性较心血管系统更为敏感，大多数局麻药产生心血管毒性的血药浓度较产生惊厥的浓度高 3 倍以上。但布比卡因和依替杜卡因例外，其中枢神经系统和心血管系统毒性几乎同时发生，应引起临床注意。

1. 临床表现

（1）局麻药的中枢神经系统毒性表现为初期的兴奋相和终末的抑制相，最初表现为患者不安、焦虑、感觉异常、耳鸣和口周麻木，进而出现面肌痉挛和全身抽搐，最终发展为严重的中枢神经系统抑制、昏迷和呼吸心跳停止。

（2）心血管系统初期表现为由于中枢神经系统兴奋而间接引起的心动过速和高血压，晚期则由局麻药的直接作用而引起心律失常、低血压和心肌收缩功能抑制。

2. 危险因素　小儿及老年人、心脏功能减低、肝脏疾病、妊娠、注射部位血管丰富。

3. 预防

（1）为使局麻药全身毒性反应的风险降到最低，临床医师应严格遵守临床常规。

（2）麻醉前给与苯二氮䓬类或巴比妥类药物可以降低惊厥的发生率。

（3）应进行严密监护以利于早期发现局麻药中毒的症状和体征。

（4）注射局麻药前回吸、小剂量分次给药、先注入试验剂量、采用局麻药的最低有效浓度及最低有效剂量。

（5）对于怀疑硬膜外导管误入硬膜外腔血管的患者，可采用经硬膜外导管注入含少量肾上腺素的局麻药的方法予以鉴别。传统的方法为：取含肾上腺素（5μg/ml）的 2% 利多卡因溶液 3ml（含肾上腺素 15μg），经硬膜外导管缓慢注入，观察注药后 2 分钟内患者的心率和血压的变化。出现以下三项中的一项或以上时，即为阳性反应，应撤出硬膜外导管：心率升高≥15～20bmp、收缩压升高≥15mmHg、心电图 T 波增高≥25% 或 0.1mV。但对于高血压、冠心病等患者应慎用，以免出现心率、血压的剧烈波动而致意外。

4. 治疗　依据局麻药全身毒性反应的严重程度进行治疗。

（1）轻微的反应可自行缓解或消除。

（2）如出现惊厥，则重点是采用支持手段保证患者的安全，保持气道通畅和吸氧。

（3）如果惊厥持续存在可静脉给予控制厥的药物：硫喷妥钠 1～2mg/kg，或咪达唑仑 0.05～0.1mg/kg，或丙泊酚 0.5～1.5mg/kg，必要时给予琥珀酰胆碱后进行气管内插管。

（4）如果局麻药毒性反应引起心血管抑制，低血压的处理可采用静脉输液和血管收缩药：去氧肾上腺素（0.5～5）μg/（kg·min），或去甲肾上腺素（0.02～0.2）μg/（kg·min）静脉注射。

（5）如果出现心力衰竭，需静脉单次注射肾上腺素 1～15μg/kg。

（6）如果发生心搏骤停，则立即进行心肺复苏。

（二）马尾综合征

马尾综合征（cauda equino syndrome）是以脊髓圆锥水平以下神经根受损为特征的临床综合征，其表现为：不同程度的大便失禁及尿道括约肌麻痹、会阴部感觉缺失和下肢运动功能减弱。

1. 病因

（1）局麻药鞘内的直接神经毒性。

（2）压迫性损伤：如硬膜外腔血肿或脓肿。

（3）操作时损伤。

2. 危险因素

（1）影响局麻药神经毒性最重要的是在蛛网膜下腔神经周围的局麻药浓度，其主要因素为：①脊麻使用的局麻药浓度是最重要的因素；②给药剂量；③影响局麻药在蛛网膜下腔分布的因素，如重比重溶液（高渗葡萄糖）、脊麻中选择更接近尾端的间隙、注药速度缓慢（采用小孔导管）等，将导致局麻药的分布受限而增加其在尾端的积聚，加重对神经的毒性作用。

（2）局麻药的种类，局麻药直接的神经毒性。

（3）血管收缩剂，肾上腺素本身无脊髓损伤作用，但脊麻药中添加肾上腺素可加重鞘内应用利多卡因和 2 - 氯普鲁卡因引起的神经损伤。

3. 预防
由于局麻药的神经毒性目前尚无有效的治疗方法，预防显得尤为重要：

（1）连续脊麻的导管置入蛛网膜下腔的深度不宜超过4cm，以免置管向尾过深。

（2）采用能够满足手术要求的最小局麻药剂量，严格执行脊麻局麻药最高限量的规定。

（3）脊麻中应当选用最低有效局麻药浓度。

（4）注入蛛网膜下腔局麻药液葡萄糖的终浓度（1.25%至8%）不得超过8%。

4. 治疗
一旦发生目前尚无有效的治疗方法，可用以下措施辅助治疗：

（1）早期可采用大剂量激素、脱水、利尿、营养神经等药物。

（2）后期可采用高压氧治疗、理疗、针灸、功能锻炼等。

（3）局麻药神经毒性引起马尾综合征的患者，肠道尤其是膀胱功能失常较为明显，需要支持疗法以避免继发感染等其他并发症。

（三）短暂神经症（transient neroloqical syndrome，TNS）

TNS 的临床表现为：症状常发生于脊麻作用消失后 24 小时内；大多数患者表现为单侧或双侧臀部疼痛，50%～100%的患者并存背痛，少部分患者表现为放射至大腿前部或后部的感觉迟钝。疼痛的性质为锐痛或刺痛、钝痛、痉挛性痛或烧灼痛。通常活动能改善，而夜间疼痛加重，给予非甾体类抗炎药有效。至少70%的患者的疼痛程度为中度至重度，症状在 6 小时到 4 天消除，约90%可以在一周内自行缓解，疼痛超过二周者少见。体格检查和影像学检查无神经学阳性改变。

1. 病因和危险因素
目前病因尚不清楚，可能的病因或危险因素如下：

（1）局麻药特殊神经毒性，利多卡因脊麻发生率高。

（2）患者的体位影响，截石位手术发生率高于仰卧位。

（3）手术种类，如膝关节镜手术等。

（4）穿刺针损伤、坐骨神经牵拉引起的神经缺血、小口径笔尖式腰麻针造成局麻药的浓聚等。

2. 预防 尽可能采用最低有效浓度和最低有效剂量的局麻药液。

3. 治疗

（1）椎管内神经阻滞后出现背痛和腰腿痛时，应首先排除椎管内血肿或脓肿、马尾综合征等后，再开始 TNS 的治疗。

（2）最有效的治疗药物为非甾体抗炎药。

（3）对症治疗，包括热敷、下肢抬高等。

（4）如伴随有肌肉痉挛可使用环苯扎林。

（5）对非甾体抗炎药治疗无效可加用阿片类药物。

（四）肾上腺素的不良反应

局麻药中添加肾上腺素的目的为延长局麻药的作用时间、减少局麻药的吸收、强化镇痛效果，以及作为局麻药误入血管的指示剂。若无禁忌证，椎管内神经阻滞的局麻药中可添加肾上腺素（浓度不超过 $5\mu g/ml$）。不良反应包括：

（1）血流动力学效应：肾上腺素吸收入血常引起短暂的心动过速、高血压和心排血量增加。

（2）肾上腺素无直接的神经毒性，但动物实验显示局麻药中添加肾上腺素用于脊麻可增强局麻药引起的神经损伤；动物实验和临床观察显示常规添加的肾上腺素不减少脊髓的血流，但动物实验显示可明显减少外周神经的血流。

三、穿刺与置管相关并发症

（一）椎管内血肿

椎管内血肿是一种罕见但后果严重的并发症。临床表现为在 12 小时内出现严重背痛，短时间后出现肌无力及括约肌功能障碍，最后发展到完全性截瘫。如感觉阻滞平面恢复正常后又重新出现或更高的感觉阻滞平面，则应警惕椎管内血肿的发生。其诊断主要依靠临床症状、体征及影像学检查。

1. 血肿的形成因素

（1）椎管内神经阻滞穿刺针或导管对血管的损伤。

（2）椎管内肿瘤或血管畸形、椎管内"自发性"出血。大多数"自发性"出血发生于抗凝或溶栓治疗之后，尤其后者最为危险。

2. 危险因素 患者凝血功能异常或接受抗凝药物或溶栓药物治疗是发生椎管内血肿的最危险因素。

（1）患者因素：高龄，女性，并存有脊柱病变或出凝血功能异常。

（2）麻醉因素：采用较粗穿刺针或导管，穿刺或置管时损伤血管出血，连续椎管内神经阻滞导管的置入及拔除。

（3）治疗因素：围手术期抗凝或溶栓治疗。

3. 预防

（1）对有凝血障碍及接受抗凝或溶栓治疗的患者原则上尽量避免椎管内神经阻滞，但是临床上可能面临着椎管内麻醉可显著增加患者风险，但是其替代的麻醉方式—全身麻醉所带来的风险更大，所以必须由经验丰富的医师权衡利弊。这类患者经过麻醉前准备行椎管内麻醉时，应由经验丰富的麻醉医师进行操作。

（2）对凝血功能异常的患者，应根据血小板计数、凝血酶原时间（PT）、活化部分凝血活酶时间（APTT）、纤维蛋白原定量等指标对患者的凝血状态做出评估，仔细权衡施行椎管内神经阻滞的利益和风险后做出个体化的麻醉选择。

（3）有关椎管内神经阻滞血小板计数的安全低限，目前尚不明确。一般认为，在凝血因子及血小板质量正常情况下，血小板 $> 100 \times 10^9/L$ 属于安全范围；血小板低于 $75 \times 10^9/L$ 椎管内血肿风险明显增大。

（4）针对接受抗凝药物或预防血栓形成药物的患者椎管内麻醉，相关学会与组织发布了诸多指南或建议，如 2010 年美国区域麻醉与疼痛医学学会（ASRA）和欧洲麻醉学会（ESA）分别发布了《接受抗栓或溶栓治疗患者的区域麻醉—美国区域麻醉与疼痛医学学会循证指南（第 3 版）》《区域麻醉与抗栓药物：欧洲麻醉学会的建议》；2013 年大不列颠和爱尔兰麻醉医师学会（AAGBI）、产科麻醉医师学会（OAA）和英国区域麻醉学会（RAUK）联合发布了《凝血功能异常患者区域麻醉风险评估指南》。综合上述指南或建议，接受抗凝药物或溶栓药物患者椎管内麻醉/镇痛的建议见表 4-2。

表 4-2 接受抗凝药物或溶栓药物患者椎管内麻醉/镇痛管理的建议

华法林	长期服用华法林抗凝的患者在椎管内麻醉/镇痛及评估 INR 前 4～5d 停药。椎管内穿刺（置管）或拔除硬膜外导管时 INR 应 ≤1.4
	近年来，为缩短术前准备时间，较多采用"华法林快速停药法"。术前华法林停药仅 1～2d，静注 Vit K_1（2.5～10）mg/d，并监测 INR。但须保证椎管内穿刺（置管）或拔除硬膜外导管时 INR 应 ≤1.4
抗血小板药物	阿司匹林或 NSAIDs 无禁忌。噻吩吡啶类衍生物（氯吡格雷和噻氯匹定）应在椎管内穿刺（置管）前分别停药 7d 和 14d，拔管后 6h 才可接受用药。血小板糖蛋白 IIb/IIIa 受体拮抗剂操作前应停用，以确保血小板功能的恢复（替罗非班、依替巴肽停用 8h，阿昔单抗停用 48h），拔管后 6h 才可接受用药
溶栓剂/纤维蛋白溶解剂	没有数据显示椎管内麻醉/镇痛前或拔管前/后应何时停用或使用这类药物。建议实施椎管内麻醉/镇痛前或拔管前/后 10d 禁用这类药物
低分子肝素	最后一次使用预防血栓剂量的 LMWH 后至少 10～12h，才可行椎管内穿刺（置管）或拔除硬膜外导管，且阻滞或拔管后 4h 才可给予 LMWH；而对于使用治疗剂量的 LMWH，停用至少 24h，才可行椎管内穿刺（置管）或拔除硬膜外导管，且阻滞或拔管后 4h 才可给予 LMWH。严格避免额外使用其他的影响凝血功能的药物，包括酮咯酸
皮下注射预防剂量普通肝素	预防剂量普通肝素在最后一次用药后 4～6h 或 APTTR 正常，才可行椎管内穿刺（置管）或拔除硬膜外导管，且阻滞或拔管后 1h 才可给予普通肝素
治疗剂量普通肝素	静脉注射治疗剂量普通肝素在最后一次用药后 4～6h 或 APTTR 正常，才可行椎管内穿刺（置管）或拔除硬膜外导管，且阻滞或拔管后 4h 才可给予普通肝素。皮下注射治疗剂量普通肝素在最后一次用药后 8～12h 或 APTTR 正常，才可行椎管内穿刺（置管）或拔除硬膜外导管，且阻滞或拔管后 4h 才可给予普通肝素。应监测神经功能，并且应当谨慎联合服用抗血小板药物
达比加群	根据用量，在椎管内麻醉/镇痛前应停药 48～96h；在穿刺置管 24h 后及导管拔除 6h 方可使用

4. 诊断及治疗

（1）新发生的或持续进展的背痛、感觉或运动缺失、大小便失禁。

（2）尽可能快速地进行影像学检查，最好为核磁共振成像（MRI），同时尽可能快速地请神经外科医师会诊以决定是否需要行急诊椎板切除减压术。

（3）椎管内血肿治疗的关键在于及时发现和迅速果断处理，避免发生脊髓不可逆性损害，脊髓压迫超过 8h 则预后不佳。

（4）如有凝血功能障碍或应用抗凝药，可考虑有针对性地补充血小板和（或）凝血因子。

（二）出血

在行椎管内神经阻滞穿刺过程中，可因穿刺针或置管刺破硬脊膜外腔血管，见血液经穿刺针内腔或导管溢出，其发生率约为 2% ~ 6%。对于凝血功能正常的患者，此情况极少导致严重后果（如硬膜外血肿），但对于穿刺置管后出血不止并且有凝血功能异常或应用抗凝治疗的患者，则是硬膜外血肿的危险因素。

处理：①是否取消该次手术，应与外科医师沟通，权衡利弊，根据患者具体情况作出决定；②如仍行椎管内神经阻滞，鉴于原穿刺间隙的出血，难以判断穿刺针尖所达部位是否正确，建议改换间隙重新穿刺；③麻醉后应密切观察有无硬膜外血肿相关症状和体征。

（三）感染

椎管内神经阻滞的感染并发症包括穿刺部位的浅表感染和深部组织的严重感染。前者表现为局部组织红肿或脓肿，常伴有全身发热。后者包括蛛网膜炎、脑膜炎和硬膜外脓肿。细菌性脑膜炎多表现为发热、脑膜刺激症状、严重的头痛和不同程度的意识障碍，潜伏期约为 40 小时。其确诊依靠腰穿脑脊液化验结果和影像学检查。

1. 危险因素

（1）潜在的脓毒症、菌血症、糖尿病。

（2）穿刺部位的局部感染和长时间导管留置。

（3）激素治疗、免疫抑制状态（如艾滋病、癌症化疗、器官移植、慢性消耗状态、慢性酒精中毒、静脉药物滥用等）。

2. 预防

（1）麻醉的整个过程应严格遵循无菌操作程序，建议使用一次性椎管内神经阻滞材料。

（2）理论上任何可能发生菌血症的患者都有发生椎管内感染的风险，是否施行椎管内神经阻滞取决于对每个患者个体化的利弊分析。

（3）除特殊情况，对未经治疗的全身性感染患者不建议采用椎管内神经阻滞。

（4）对于有全身性感染的患者，如已经过用适当的抗生素治疗，且表现出治疗效果（如发热减轻），可以施行脊麻，但对这类患者是否可留置硬膜外腔导管或鞘内导管仍存在争议。

（5）对在椎管穿刺后可能存在轻微短暂菌血症风险的患者（如泌尿外科手术等），可施行脊麻。

（6）硬膜外腔注射类固醇激素以及并存潜在的可引起免疫抑制的疾病，理论上会增加感染的风险，但 HIV 感染者并不作为椎管内神经阻滞的禁忌。

3. 治疗

（1）中枢神经系统感染早期诊断和治疗是至关重要的，即使是数小时的延误也将明显影响神经功能的预后。

（2）浅表感染经过治疗很少引起神经功能障碍，其治疗需行外科引流和静脉应用抗生素。

（3）硬膜外腔脓肿伴有脊髓压迫症状，需早期外科处理以获得满意的预后。

（四）硬脊膜穿破后头痛（postdural puncture headache，PDPHA）

硬脊膜穿破后头痛是脊麻后常见的并发症，其发生率在 3% ~ 30%；其也是硬膜外阻滞常见的意外和并发症，发生率约为 1.5%。一般认为硬膜穿破后头痛是由于脑脊液通过硬膜穿刺孔不断漏入硬膜外腔，使脑脊液压力降低所致。

1. 临床表现

（1）症状延迟出现，最早 1 日、最晚 7 日，一般为 12 ~ 48 小时。70% 患者在 7 日后症状缓解，90% 在 6 个月内症状完全缓解或恢复正常。

（2）头痛特点为体位性，即在坐起或站立 15 分钟内头痛加重，平卧后 30 分钟内头痛逐渐缓解或消失；症状严重者平卧时亦感到头痛，转动头颈部时疼痛加剧。

（3）头痛为双侧性，通常发生在额部和枕部或两者兼有，极少累及颞部。

（4）可能伴随有其他症状：前庭症状（恶心、呕吐、头晕）、耳蜗症状（听觉丧失、耳鸣）、视觉症状（畏光、闪光暗点、复视、调节困难）、骨骼肌症状（颈部强直、肩痛）。

2. 危险因素

（1）患者因素：最重要的是年龄，其中年轻人发病率高。其他因素有：女性、妊娠、慢性双侧性张力性头痛病史、既往有硬脊膜穿破后头痛病史、既往有意外穿破硬脊膜病史，有研究表明低体重指数的年轻女性发生硬脊膜穿破后头痛的风险最大。

（2）操作因素：脊麻时细针发病率低、锥形针尖较切割型针尖发病率低；穿刺针斜口与脊柱长轴方向平行发病率低、穿刺次数增加时发病率高。然而硬膜外穿刺的 Tuohey 针斜口平行或垂直，其硬膜穿刺后脑脊液泄漏几乎相同。

3. 预防

（1）采用脊 - 硬联合阻滞技术时建议选用 25 ~ 27G 非切割型蛛网膜下腔穿刺针。

（2）如使用切割型蛛网膜下腔穿刺针进行脊麻，则穿刺针斜口应与脊柱长轴平行方向进针。

（3）在硬膜外腔阻力消失试验中，不应使用空气。使用不可压缩介质（通常是生理盐水）较使用空气意外穿破硬脊膜的发生率低。

（4）在硬膜外腔穿刺意外穿破硬脊膜后，蛛网膜下腔留置导管 24 小时以上可明显降低硬脊膜穿破后头痛的发生率。

（5）麻醉后延长卧床时间和积极补液并不能降低硬脊膜穿破后头痛的发生率。

4. 治疗 减少脑脊液渗漏，恢复正常脑脊液压力为治疗重点。

（1）硬脊膜穿破后发生轻度到中度头痛的患者，应卧床休息、注意补液和口服镇痛药治疗，有些患者毋需特殊处理，头痛能自行缓解。

（2）硬脊膜穿破后发生中度到重度头痛等待自行缓解的病例，可给予药物治疗。常用咖啡因 250mg 静脉注射或 300mg 口服，需反复给药。口服醋氮酰胺（Diamox）250mg，每日

3 次，连续 3 日。

（3）硬膜外腔充填法：是治疗硬脊膜穿破后头痛最有效的方法，适用于症状严重且难以缓解的病例。方法：患者取侧卧位，穿刺点选择在硬膜穿破的节段或下一个节段。穿刺针到达硬膜外腔后，将拟充填液体以 1ml/3s 的速度缓慢注入硬膜外腔。注入充填液体时，患者述说腰背部发胀，两耳突然听觉灵敏和突然眼前一亮，均为颅内压恢复过程正常反应。拔针后可扶患者坐起并摇头，确认头痛症状消失，使患者建立进一步治疗的信心。充填液体的选择：①无菌自体血 10～20ml。应用该方法的最佳时间可能在硬膜穿破 24 小时后。该方法能获得立即恢复颅内压和解除头痛的效果，与注入中分子量人工胶体的效果相同，但有引起注射部位硬脊膜外腔粘连之虑。自体血充填不建议预防性应用；禁用于凝血疾病和有菌血症风险的发热患者；目前尚无证据证明禁用于艾滋病患者；②6% 中分子量右旋糖酐溶液 15～20ml。与注入无菌自体血的效果相同，人工胶体在硬膜外腔吸收缓慢，作用维持时间较长；③由粗针（如硬膜外腔穿刺针）引起的硬脊膜穿破后的头痛症状多较严重，持续时间长，往往需要进行多次硬膜外腔充填后症状方能逐渐缓解。值得注意的是，硬膜外腔血片充填有可能导致腰腿痛，但通常不需要干预即可自行好转。

（4）在综合治疗时可以配合针刺印堂、太阳、头维、丝足空及合谷穴治疗。

（五）神经机械性损伤

神经损伤的发生率，脊麻为 3.5/10 000～8.3/10 000，硬膜外腔阻滞为 0.4/10 000～3.6/10 000。

1. 病因

（1）穿刺针或导管的直接机械损伤：包括脊髓损伤、脊髓神经损伤、脊髓血管损伤。

（2）间接机械损伤：包括硬膜内占位损伤（如阿片类药物长期持续鞘内注射引起的鞘内肉芽肿）和硬膜外腔占位性损伤（如硬膜外腔血肿、硬膜外腔脓肿、硬膜外腔脂肪过多症、硬膜外腔肿瘤、椎管狭窄）。

2. 临床表现及诊断　对于椎管内神经阻滞后发生的神经损伤，迅速的诊断和治疗是至关重要的。

（1）穿刺时的感觉异常和注射局麻药时出现疼痛提示神经损伤的可能。

（2）临床上出现超出预期时间和范围的运动阻滞、运动或感觉阻滞的再现，应立即怀疑是否有神经损伤的发生。

（3）进展性的神经症状，如伴有背痛或发热，则高度可疑硬膜外腔血肿或脓肿，应尽快行影像学检查以明确诊断。

（4）值得注意的是产科患者椎管内神经阻滞后神经损伤的病因比较复杂，并不是所有发生于椎管内神经阻滞后的神经并发症都与椎管内神经阻滞有关，还可能由妊娠和分娩所引起，应加以鉴别诊断。

（5）影像学检查有利于判定神经损伤发生的位置，肌电图检查有利于神经损伤的定位。由于去神经电位出现于神经损伤后两周，如果在麻醉后不久便检出该电位则说明麻醉前就并存有神经损伤。

3. 危险因素　尽管大多数的神经机械性损伤是无法预测的，但仍有一些可以避免的危险因素：

（1）肥胖患者，需准确定位椎间隙。

（2）长期鞘内应用阿片类药物治疗的患者，有发生鞘内肉芽肿风险。

（3）伴后背痛的癌症患者，90%以上有脊椎转移。

（4）全身麻醉或深度镇静下穿刺。

4. 预防　神经损伤多无法预知，故不可能完全避免。如下方法可能会减少其风险：

（1）对凝血异常的患者避免应用椎管内神经阻滞。

（2）严格的无菌操作、仔细地确定椎间隙、细心地实施操作。

（3）在实施操作时保持患者清醒或轻度镇静。

（4）对已知合并有硬膜外肿瘤、椎管狭窄或下肢神经病变的患者应避免应用椎管内神经阻滞。

（5）穿刺或置管时如伴有明显的疼痛，应立即撤回穿刺针或拔出导管。此时应放弃椎管内神经阻滞，改行其他麻醉方法。

5. 治疗　出现神经机械性损伤应立即静脉给予大剂量的类固醇激素（氢化可的松300mg/d，连续3天），严重损伤者可立即静脉给予甲基强的松龙30mg/kg，45分钟后静注5.4mg/（kg·h）至24小时，同时给予神经营养药物。有神经占位性损伤应立即请神经外科会诊。

（六）脊髓缺血性损伤和脊髓前动脉综合征

脊髓的血供有限，脊髓动脉是终末动脉，但椎管内神经阻滞引起脊髓缺血性损伤极为罕见。脊髓前动脉综合征是脊髓前动脉血供受损引起，典型的表现为老年患者突发下肢无力伴有分离性感觉障碍（痛温觉缺失而本体感觉尚存）和膀胱直肠功能障碍。

1. 产生脊髓缺血性损伤的原因

（1）直接损伤血管或误注药物阻塞血管可造成脊髓缺血性疾病。

（2）患者原有疾病致脊髓血供减少，如脊髓动静脉畸形，椎管内占位性病变的压迫或动脉粥样硬化和糖尿病。

（3）外科手术时钳夹或牵拉胸、腹主动脉致脊髓无灌注或血供不足。

（4）椎管内血肿或脓肿压迫血管引起脊髓血供不足或无灌注。

（5）局麻药液内应用强效缩血管药或肾上腺素的浓度高、剂量大，致动脉长时间显著收缩影响脊髓血供。

2. 防治　重视预防，椎管内神经阻滞时应注意

（1）测试穿刺针或导管是否在硬膜外腔时建议使用生理盐水。

（2）椎管内避免使用去氧肾上腺素等作用强的缩血管药，应用肾上腺素的浓度不超过（5μg/ml）。

（3）控制局麻药液容量避免一次注入过大容量药液。

（4）术中尽可能维护血流动力学稳定，避免长时间低血压。

（5）对发生椎管内血肿和脓肿病例应尽早施行减压术。

（6）已诊断明确的脊髓前动脉综合征病例主要是对症支持治疗。

（七）导管折断或打结

导管折断或打结是连续硬膜外腔阻滞的并发症之一。其发生的原因有：导管被穿刺针切断、导管质量较差、导管拔出困难以及导管置入过深。

1. 预防

（1）导管尖端越过穿刺针斜面后，如需拔出时应连同穿刺针一并拔出。

（2）硬膜外腔导管留置长度 2～4cm 为宜，不宜过长，以免打结。

（3）采用一次性质地良好的导管。

2. 处理

（1）如遇导管拔出困难，应使患者处于穿刺相同的体位，不要强行拔出。

（2）椎肌群强直者可用热敷或在导管周围注射局麻药。

（3）可采用钢丝管芯作支撑拔管。

（4）导管留置 3 天以便导管周围形成管道有利于导管拔出。

（5）硬膜外腔导管具有较高的张力，有时可以轻柔地持续牵拉使导管结逐渐变小，以便能使导管完整拔出。

（6）如果导管断端位于硬膜外腔或深部组织内，手术方法取出导管经常失败，且残留导管一般不会引起并发症，所以不必进行椎板切除术以寻找导管，应密切观察。

（八）其他

药物毒性相关性粘连性蛛网膜炎通常由误注药物入硬膜外腔所致。临床症状逐渐出现，先有疼痛及感觉异常，以后逐渐加重，进而感觉丧失。运动功能改变从无力开始，最后发展到完全性弛缓性瘫痪。

（蒋伟奇）

第五章 吸入全身麻醉技术

吸入全身麻醉是利用一定的设备装置使麻醉气体通过肺泡进入血液循环，作用于中枢神经系统而产生全身麻醉效应的一种麻醉方法。由于其实施需要相应的设备和装置及操控技术，故只有熟练掌握吸入麻醉的基本概念与操作系统，方能将吸入麻醉技术安全有效地应用于临床。

第一节 吸入麻醉药的药理学基础

一、肺泡最低有效浓度

(一) 定义

肺泡最低有效浓度 (minimum alveolar concentration，MAC) 是指在一个大气压下，50%的患者对外科手术切皮引起的伤害性刺激不产生体动或逃避反应时肺泡内麻醉药浓度，一般以所测呼气终末吸入麻醉药浓度予以代表。(表5-1)

表 5-1 常用吸入麻醉药的 MAC (1个大气压下，37℃)

	0.65MAC	1.0MAC	MACawake	2MAC
氧化亚氮	65.00	105	41.00	202
氟烷	0.48	0.75	0.30	1.50
恩氟烷	1.09	1.7	0.67	3.36
异氟烷	0.75	1.2	0.46	2.32
七氟烷	1.11	2.0	0.78	3.42
地氟烷	6.0	-	-	-
氙气	-	71	-	-

注：氧化亚氮：N_2O。

(二) MAC 的临床意义

(1) 吸入麻醉药在肺泡与血液内达到平衡后，MAC 即可能反映脑内吸入麻醉药分压，类似于量-效曲线的 ED_{50}，一般认为可借此评价不同吸入麻醉药的效能，且此时与其他组织的摄取和分布无关。但 MAC 不能代表反映麻醉深度的所有指标，在相等的 MAC 下，药物对机体的生理影响并不相同。

(2) 由于进入麻醉状态主要取决于麻醉药的分子数量而不是分子类型，因此，MAC 具有相加性，即若同时吸入两种麻醉药，各为 0.5MAC，其麻醉效能相当于 1.0MAC 的单一吸入麻醉药。临床上利用此特性复合应用两种吸入麻醉药，以减轻各自的副作用。

（3）外科手术一般需要 1.5~2.0MAC 方可达到适当的麻醉深度。

（三）MAC 的延伸

1. MAC_{95} 其意义类同于 ED_{95}，可使 95% 的患者达到对切皮引起的伤害性刺激无体动反应时的 MAC，一般为 1.3MAC。

2. MAC awake $MAC\ awake_{50}$，即停止吸入全麻后患者半数苏醒时肺泡气浓度，亦即 50% 患者能执行简单的指令时呼气终末吸入麻醉药浓度（代表肺泡气浓度）；$MAC\ awake_{95}$ 是指 95% 患者达到上述条件。一般可视为患者苏醒时脑内吸入全麻药分压，不同吸入麻醉药的 MAC awake 均约为 0.4MAC。

3. MAC EI 指患者气管插管时声带不动以及插管前后不发生体动时的 MAC，其中 MAC EI_{50} 为 50% 患者满足上述插管条件时的肺泡气麻醉药浓度，通常为 1.5MAC；MAC EI_{95} 则是 95% 患者满足上述条件时的肺泡气麻醉药浓度，一般为 1.9MAC。

4. MAC BAR 为阻滞肾上腺素能反应的肺泡气麻醉药浓度，MAC BAR_{50} 意即 50% 的患者在切皮时不引起交感、肾上腺素等内分泌反应的 MAC，一般为 1.6MAC；MAC BAR_{95} 则为 95% 的患者不出现此应激反应的 MAC，通常为 2.5MAC。

（四）与 MAC 相关的因素

1. 影响 MAC 的内在因素

（1）体温：在哺乳动物中，MAC 可随着体温下降而下降，此特性系由麻醉气体的液相效能在温度下降时仍能保持相对稳定所决定，但体温每下降 1℃ 时不同麻醉药的 MAC 下降幅度不一致。

（2）年龄：MAC 值在 6 个月龄时最高，以后随年龄增长而下降，一般年龄每增长 10 年，MAC 值下降 6%，至 80 岁时，其 MAC 仅为婴儿期的一半。

（3）甲状腺功能：在甲亢状态下，由于全身各组织对吸入麻醉药的摄取量相应增加，故 MAC 无明显影响；但亦有学者认为 MAC 值下降。

（4）妊娠：妊娠可使 MAC 降低，尤其是前 8 周，MAC 下降 1/3，产后 72h 后 MAC 即可恢复至妊娠前水平。

（5）血压：平均动脉压（MAP）<50mmHg 时可使 MAC 下降，高血压则对 MAC 影响不大。

（6）血容量：贫血状态时，红细胞压积（Hct）<10% 可使 MAC 下降，等容性贫血时影响不大。

（7）动脉二氧化碳分压（$PaCO_2$）、动脉氧分压（PaO_2）：$PaCO_2$ >90mmHg 或 PaO_2 < 40mmHg（动物研究）时均可使 MAC 下降。

（8）酸碱度：一般认为代谢性酸中毒可降低 MAC。

（9）离子浓度：在动物实验中发现，低钠血症可使 MAC 下降，而高钠血症则升高 MAC，血浆镁离子高于正常值 5 倍以内不影响 MAC，但在 10 倍范围内，则降低 MAC，而高钾血症对 MAC 则无明显影响。

（10）酒精：急性酒精中毒可使 MAC 下降，但长期嗜酒者 MAC 上升。

2. 药物对 MAC 的影响

（1）升高 MAC：使中枢儿茶酚胺释放增加的药物如右旋苯丙胺等。

（2）降低 MAC：使中枢儿茶酚胺释放减少的药物如利血平、甲基多巴等以及局麻药（可卡因除外）、阿片类、氯胺酮、巴比妥类、苯二氮䓬类、胆碱酯酶抑制剂、α-肾上腺素受体阻滞药等降低 MAC。近年来的研究表明，以羟乙基淀粉、明胶、平衡盐等行高容量血液稀释亦可降低 MAC。

3. 其他因素　种族、性别、昼夜变化均不影响 MAC。传统观念认为麻醉持续时间不影响 MAC，但近年来的许多研究表明，吸入麻醉持续时间、伤害性刺激方式和部位均可影响 MAC。在动物研究中，当生物体所处环境压力增加，MAC 则下降，称为"麻醉作用的压力逆转"，其产生机制及意义目前尚无定论。

二、吸入麻醉药的药动学

麻醉气体在各种组织器官的分配系数是决定其摄取、分布、排泄的重要因素，分配系数与麻醉诱导、维持及苏醒过程密切相关。

1. 吸收

（1）吸入麻醉药的吸收过程包括麻醉药从麻醉机挥发罐，氧化亚氮（N_2O）从气体管道经过呼吸管道到达血液循环。在向肺泡内输送气体的过程中，麻醉药吸入浓度越高，肺泡内气体浓度上升越快，此为浓度效应。若两种不同浓度的麻醉气体同时输送，则高浓度气体（称为第一气体）被吸收的同时，可提高低浓度气体（称为第二气体）的吸收速率，此种现象谓之第二气体效应（图 5-1）。常用吸入麻醉药的分配系数，见表 5-2。

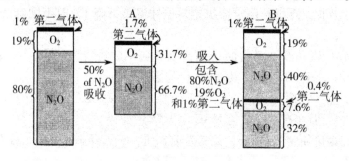

图 5-1　第二气体效应

表 5-2　常用吸入麻醉药的分配系数（1 个大气压下，37℃）

	血/气	脑/血	肌肉/血	脂肪/血
氧化亚氮	0.47	1.1	1.2	2.3
氟烷	2.5	1.9	3.4	51
恩氟烷	1.8	1.4	1.7	36
异氟烷	1.4	1.6	2.9	45
七氟烷	0.65	1.7	3.1	48
地氟烷	0.45	1.3	2.0	27
氙气	0.115	0.13	0.1	—

（2）肺循环对吸入麻醉药的摄取取决于麻醉气体的血/气分配系数（λ）、心排出量（Q）和肺泡-静脉血麻醉药分压差（$P_A - P_V$），通常用公式"摄取 = 〔（λ）×（Q）×

（P_A - P_V）／大气压]"表示，λ大者，麻醉气体易溶于血，可经肺循环被迅速移走，使肺泡内分压上升速度慢，麻醉诱导时间长；λ小者则相反，其麻醉诱导时间缩短。肺循环与心排出量对肺内吸入麻醉药分压的影响与其同理，肺血流增加以及心排出量增加，均能使药物迅速被血流移走而降低肺泡内分压。而存在心衰、休克等情况时，药物移走速度减慢，肺内分压则很快上升。

2. 分布

（1）吸入麻醉药吸收进入血液循环后，很快随血流到达全身各组织器官。某一组织所摄取的麻醉药量与组织的容积、组织对麻醉药的亲和性或该药的溶解度密切相关。气体麻醉药在各个器官内的分布与麻醉诱导、维持以及恢复均密切相关。

（2）一般根据麻醉药的分布将不同组织分为四组：脑、心、肝、肾、内分泌器官等为血管丰富组织（VRG），在诱导早期便能摄取大量的药物，使组织内麻醉药分压与动脉血分压迅速达到平衡，在4~8min内，便能达到动脉血中的95%；肌肉和皮肤组成肌肉群（MG），在VRG达平衡后的长时间内，MG是主要的麻醉药分布系统，在2~4h内可达到平衡；脂肪群（FG）是MG达平衡后的主要药物贮藏库；由韧带、肌腱、骨骼和软组织等组成的血管稀疏组织（VPG）血流灌注少，所以并不参与麻醉药的分布。

（3）在麻醉诱导开始时，VRG的摄取决定脑内达到所需MAC的时间。在麻醉维持阶段，麻醉药在不同组织内的分布差异相当大，并影响麻醉药的用量以及药物对各器官的作用。当停止输送麻醉气体，机体转入麻醉恢复阶段时，VRG的分压迅速下降，并与肺泡内分压相等。但对MG、FG、VPG而言，麻醉时间长短决定其达到平衡与否及药物摄取量的多少。因此在麻醉恢复中，若麻醉维持时间短，血流灌注量少的组织由于吸入麻醉药量少，此时仍未与血中浓度达到平衡而继续摄取，从而使动脉血中麻醉药浓度下降，对麻醉的苏醒具有促进作用；但长时间麻醉后，上述组织群内吸入麻醉药摄取量增多并已达平衡，一旦血中麻醉药浓度降低，则低血流灌注组织中向血中释放麻醉药，再分布至VRG，使苏醒时间延长。

3. 转化　各种吸入麻醉药在体内均有不同程度的生物转化，目前在临床应用的吸入麻醉药中，以地氟烷在体内代谢最少。吸入麻醉药脂溶性大，首先要在肝内进行氧化代谢以及与亲水基团结合，最后才能经肾排出体外。肝内的细胞色素P450，是主要的药物氧化代谢酶。氟烷、甲氧氟烷、N_2O均有自身酶诱导作用，长时间吸入亚麻醉剂量的健康人，其肝脏药物代谢能力明显增强。

4. 排泄　麻醉气体大部分通过肺部以原形排出，小部分在体内进行生物转化，极少量经手术创面、皮肤排出体外。吸入麻醉药的排泄与麻醉过程相似，亦受吸收及分布等相关因素的影响，其中最大影响因素为血液溶解度、组织/血分配系数、心排出量及肺泡通气量。组织溶解度大者，从组织释放回血液到肺泡的速率则减慢，导致苏醒延长。足够的心排出量可快速将药物从组织带到血液中，再经血液从肺泡排出。目前临床所应用的吸入麻醉药均具有苏醒快的优点，停止吸入后多能在6~10min内达到苏醒浓度以下，尤其与N_2O合用时，苏醒更迅速、平稳。

三、临床常用吸入麻醉药的药理学特点

（一）氟烷

氟烷（fluothane，halothane）又名三氟氯溴乙烷，1951年由Sukling合成，1956年开始

广泛应用于临床。

1. 药物作用

（1）中枢神经系统：氟烷为强效吸入麻醉药，对中枢神经系统可产生较强的抑制作用，但镇痛作用差，并有扩张脑血管作用，可增高颅内压。

（2）循环系统：氟烷对循环系统有较强的抑制作用，主要表现为抑制心肌和扩张外周血管。由于其抑制交感和副交感中枢，削弱去甲肾上腺素对外周血管的作用，因而交感神经对维持内环境稳定的调控作用减弱，使氟烷对心脏的抑制得不到代偿，两者共同影响使血压下降程度较其他吸入麻醉药强。

（3）呼吸系统：氟烷对呼吸道无刺激，不引起咳嗽和喉痉挛，可用于小儿麻醉诱导，同时由于其具有抑制腺体分泌和扩张支气管的作用，故术后肺部并发症少。

（4）肝脏：对肝脏有一定影响，尤其是短期内再次接受氟烷麻醉者，可出现"氟烷相关性肝炎"。肝损害的表现为：在麻醉后 7d 内发热，同时伴有胃肠道症状，血中嗜酸性粒细胞增多，血清天冬氨酸转氨酶（谷草转氨酶）、碱性磷酸酶增高，凝血酶原时间延长，并可出现黄疸，病死率高。建议在 3 个月内避免重复吸入氟烷。

（5）肾脏：氟烷降低血压的同时可减少肾小球滤过率及肾血流量，直至血压恢复，对肾脏无直接损害。

（6）子宫：浅麻醉时对子宫无明显影响，加深麻醉则可使子宫松弛，收缩无力；用于产科宫内翻转术虽较理想，但可增加产后出血。

（7）内分泌系统：氟烷麻醉时可使血中 ADH、ACTH、肾上腺皮质醇、甲状腺素浓度增高。浅麻醉时升高血中儿茶酚胺浓度，加深麻醉后则无影响。不影响人类生长激素及胰岛素水平。

2. 临床应用　氟烷麻醉效能强，适用于各科手术，尤其适用于出血较多、需控制性降压的患者。对气道无刺激，诱导和苏醒迅速，适用于吸入诱导，尤其小儿麻醉诱导。有扩张支气管的作用，可用于哮喘、慢性支气管炎或湿肺患者。不升高血糖，可适用于糖尿病患者。术后很少发生恶心、呕吐，肠蠕动恢复快。但氟烷具有较强的呼吸、循环抑制作用，不适用于心功能不全以及休克等心血管功能不稳定的患者；由于可增高心肌对肾上腺素的敏感性，从而易致心律失常。安全范围小，镇痛作用弱，肌松不充分，对橡胶、金属有腐蚀作用，并可发生严重的肝损害，故虽麻醉效能强，但目前已不主张单独使用。

（二）异氟烷

异氟烷（isoflurane，forane）是恩氟烷的同分异构体，合成于 1965 年，自 1978 年始广泛应用于临床。

1. 药物作用

（1）中枢神经系统：异氟烷对中枢神经系统的抑制呈剂量依赖性，在低 CO_2 条件下对颅内压的影响小于氟烷和恩氟烷，吸入浓度达 0.6 ~ 1.1MAC 时，不增加脑血流量；1.6MAC 时，脑血流量虽增加，但增幅不如氟烷。深麻醉、低 CO_2 或施加听刺激时不产生恩氟烷样的抽搐，故可安全用于癫痫患者。

（2）循环系统：异氟烷对心血管功能仅有轻度抑制作用。在 2.0MAC 以内，对心肌的抑制小，能降低心肌氧耗量及冠脉阻力，但不减少冠脉血流量；异氟烷致血压下降的主要原因是其降低周围血管阻力。异氟烷能增快心率，却较少引起心律失常。

（3）呼吸系统：异氟烷抑制呼吸与剂量相关，可大幅度降低肺通气量，在增高 CO_2 的同时抑制中枢对其引起的通气反应。异氟烷增加肺阻力，并能使肺顺应性和功能余气量减少。

（4）肝脏：异氟烷物理性质稳定，临床应用证实对肝脏无损害，潜在的肝脏毒性很小。

（5）肾脏：异氟烷在体内代谢少，对肾功能影响小，虽能通过降低全身血压而减少肾血流量，但并无明显肾功能抑制和损害，长时间麻醉后血清尿素氮、肌酐和尿酸不增加。

（6）子宫：异氟烷对子宫肌肉收缩有抑制作用，与剂量相关。浅麻醉时并不抑制分娩子宫的收缩，深麻醉时则有较大的抑制作用，故能增加分娩子宫的出血。浅麻醉对胎儿无影响，但深麻醉时由于降低子宫血流灌注，可对胎儿产生不良影响。异氟烷类同于恩氟烷，能增加人流术中的子宫出血，故不提倡用于该类手术。

（7）神经肌肉：异氟烷有肌肉松弛作用，能强化去极化和非去极化肌松药的效应，术中可减少肌松药的用量，因此适用于重症肌无力患者。

2. 临床应用 异氟烷具有很多优点，其麻醉诱导迅速，苏醒快，不易引起呕吐，可适用于各种手术。由于其对心血管功能影响很轻，并可扩张冠脉，故可安全用于老年、冠心病患者。不增加脑血流量，适用于神经外科或颅内压增高的手术，尤其是癫痫病人。吸入低浓度异氟烷尚可用于 ICU 患者的镇静。

异氟烷镇痛作用较差，并有一定刺激性气味，麻醉诱导时小儿难以合作。能增快心率；由于扩张阻力血管而降低血压。可增加子宫出血，不适用于产科麻醉。

（三）恩氟烷

恩氟烷（enflurane，ethrane）由 Terrell 在 1963 年合成，于 70 年代应用于临床。

1. 药物作用

（1）中枢神经系统：对中枢神经系统的抑制随血中浓度升高而加深，吸入 3% ~ 3.5% 的浓度时，可产生暴发性中枢神经抑制，脑电图呈现单发或重复发生的惊厥性棘波，临床上可伴有四肢肌肉强直性、阵挛性抽搐。惊厥性棘波是恩氟烷深麻醉的特征性脑电波，也称之为癫痫样脑电活动，低 CO_2 时棘波更多，此种发作为自限性暂时性。在动脉压波动不大时，恩氟烷可使脑血管扩张，增加脑血流量，从而使颅内压增高。

（2）循环系统：恩氟烷对循环系统的抑制程度呈剂量依赖性。增快心率，抑制心肌收缩力，并能减少每搏量及心排血量，使血压下降，而右房压增高。血压下降与心肌抑制相关外，尚由外周血管阻力下降所致。血压下降与麻醉深度呈平行关系，可作为麻醉深度的判断指标。恩氟烷不增加心肌对儿茶酚胺的敏感性，可安全用于嗜铬细胞瘤病人的麻醉。

（3）呼吸系统：恩氟烷对呼吸道无刺激作用，不增加气道分泌物，不引起气道痉挛和咳嗽。但对呼吸有较强的抑制作用，强于其他吸入麻醉药，主要是减少潮气量，也可降低肺顺应性。

（4）肝脏：对肝脏功能影响轻微，研究表明多次重复吸入恩氟烷不产生明显的肝脏损害。

（5）肾脏：对肾脏功能有轻度抑制作用，但麻醉结束后可迅速恢复。恩氟烷麻醉后血清中无机氟可升高，但未超过肾功能损害的阈值，如术前肾功能受损者，需谨慎或避免应用。

（6）子宫：恩氟烷有松弛子宫平滑肌的作用，呈与用药剂量相关性宫缩减弱，甚至出现宫缩乏力或产后出血。

（7）神经肌肉：恩氟烷具有肌肉松弛作用，亦可增强肌松药的神经肌肉阻滞效能，单独使用所产生的肌松作用可满足手术的需要。恩氟烷的肌肉松弛作用与剂量相关，新斯的明不能完全逆转其神经肌肉阻滞作用。

（8）眼内压：恩氟烷能降低眼内压，故可适用于眼科手术。

（9）内分泌：恩氟烷麻醉时可使血中醛固酮浓度增高，而对皮质激素、胰岛素、ACTH、ADH 及血糖则均无影响。

2. 临床应用　恩氟烷诱导及苏醒相对较迅速，恶心、呕吐发生率低，对气道刺激性少，不增加气道分泌物，肌松效果佳，可适用于各部位、各种年龄的手术，如重症肌无力、嗜铬细胞瘤手术等。但恩氟烷对心肌有抑制作用，在吸入高浓度时可产生癫痫样脑电活动，深麻醉时抑制循环及呼吸。因此对于严重的心、肝、肾脏疾病以及癫痫、颅内压过高患者需慎用或禁用。

（四）七氟烷

七氟烷（sevoflurane）由 Regan 于 1968 年合成，1990 年在日本正式开始使用。

1. 药物作用

（1）中枢神经系统：七氟烷抑制中脑网状结构的多种神经元活动，与剂量相关，在吸入 4% 浓度时，脑电图可出现有节律的慢波，随麻醉加深慢波逐渐减少，出现类似巴比妥盐样的棘状波群。麻醉过深时可出现全身痉挛，但较恩氟烷轻。七氟烷亦增加颅内压，降低脑灌注压，但程度较氟烷弱。

（2）循环系统：吸入一定浓度的七氟烷（2% ~4%），可抑制左室收缩及心泵功能，且与剂量相关，对心率的影响不大，但能使血压下降，与其抑制心功能、减少心排血量以及扩张阻力血管有关。

（3）呼吸系统：七氟烷对气道的刺激非常轻，尤其适用于小儿麻醉面罩诱导，此特点与氟烷相似。在麻醉加深的同时，对呼吸的抑制亦相应增强。

（4）肝脏：七氟烷麻醉可使肝脏血流量一过性减少，对门静脉的影响稍大，但均能恢复到术前水平。

（5）肾脏：七氟烷的组织溶解性低，在体内的代谢相对较少，肾毒性小，故目前尚未见七氟烷引起肾脏损害的报道。

（6）神经肌肉：七氟烷与其他吸入麻醉药一样，可强化肌松药的作用。

2. 临床应用　七氟烷因诱导、苏醒快，气道刺激少，麻醉深度容易控制，适用于各种全麻手术，亦为小儿麻醉诱导及门诊手术的良好选择。七氟烷遇碱石灰不稳定，能一过性降低肝血流量，故一月内使用吸入全麻、有肝损害的患者需慎用。当新鲜气流量较少时，管道内可产生化合物 A，因而使用七氟烷时需保证足够的新鲜气流。

（五）N_2O

N_2O（nitrous oxide），亦即笑气，1779 年由 Priestley 合成，自 1844 年 Wells 用于拔牙麻醉始，广泛用于临床，历史悠久。

1. 药物作用

（1）中枢神经系统：吸入 30% ~50% N_2O 即有较强的镇痛作用，浓度在 80% 以上方产生麻醉作用，可见其麻醉效能较弱，MAC 在所有吸入麻醉药中居于最高，达 105，并有增高颅内压的作用。

（2）循环系统：N_2O 对心肌无直接抑制作用，不影响心率、心排血量、血压、周围血管阻力等，但在单纯 N_2O 麻醉下，可出现平均动脉压、右房压、食管温度升高，全身血管阻力增高，瞳孔增大。

（3）呼吸系统：对呼吸道无刺激，不抑制呼吸，术前如使用镇痛药，N_2O 可增强术前药的呼吸抑制作用。

2. 临床应用　N_2O 诱导迅速，苏醒快，镇痛效果强，对气道无刺激，无呼吸抑制作用，可安全用于各种非气管插管患者的麻醉，但由于其麻醉作用弱，常需吸入较高浓度，易出现缺氧，故常与其他吸入麻醉药复合应用，并可增强其麻醉效能，同时使麻醉后恢复更趋于平稳。N_2O 对循环影响小，可安全用于严重休克或危重患者，以及分娩镇痛或剖宫产患者。长期使用 N_2O 对骨髓有抑制作用，一般以吸入 50% 48h 内为宜。使用高浓度的 N_2O 容易引起术中缺氧。N_2O 麻醉还可使体内含气空腔容积增大，以吸入 3h 后最明显，故肠梗阻、气腹、空气栓塞、气胸、气脑造影等有闭合空腔存在时，体外循环、辅助体外循环时禁用。近期对于 N_2O 的应用及其相关不良影响，尤其吸入高浓度（70%），存在很大争议。

（六）地氟烷

地氟烷（desflurane）为近年投入使用的吸入麻醉药，1959 年至 1966 年间由 Terrell 等人合成，直至 1988 年方通过鉴定，于 1990 年初在临床试用。

1. 药物作用

（1）中枢神经系统：地氟烷对中枢神经系统呈剂量相关性抑制，但并不引起癫痫样脑电活动，其脑皮质抑制作用与异氟烷相似。如同其他吸入麻醉药，大剂量时可引起脑血管扩张，并减弱脑血管的自身调节功能。

（2）循环系统：与其他吸入麻醉药相似，地氟烷对心功能亦呈剂量依赖性抑制，也可扩张阻力血管，但在一定 MAC 下与 N_2O 合用能减轻其循环抑制及增快心率的作用。在冠心病患者，地氟烷能抑制劈开胸骨时的血压反应，维持正常的心脏指数及肺毛细血管楔压。

（3）呼吸系统：地氟烷对呼吸功能的抑制作用较异氟烷、恩氟烷弱，可减少分钟通气量，增加 CO_2，抑制机体对高 CO_2 的通气反应。

（4）肝、肾脏：地氟烷对肝、肾功能无明显的抑制及损害作用。

（5）神经肌肉：地氟烷的神经肌肉阻滞作用强于其他氟化烷类吸入麻醉药。

2. 临床应用　地氟烷具有组织溶解度低，麻醉诱导、苏醒快，对循环功能影响小和在体内几乎无代谢产物等特点，属于较好的吸入麻醉药，但由于价格昂贵，有刺激性气味，麻醉效能较同类弱，故在实际应用中受限。此外，由于其蒸汽压是其他吸入麻醉药的 4 倍左右，沸点接近室温，因此要用专一的抗高蒸发压、电加热蒸发器。

（七）氙气

氙气（xenon）属于惰性气体，化学性质稳定，不产生环境污染，具备吸入麻醉药的许多理想条件，2001 年作为药物开始应用。

1. 药物作用

（1）中枢神经系统：氙气的麻醉效能强于 N_2O，两者镇痛作用相仿，吸入低浓度的氙气即可提高人体的痛阈，延长对听觉刺激的反应时间，对中枢神经系统具有兴奋与抑制双重作用，当吸入浓度达60%时，可增加脑血流量。

（2）循环系统：不影响心肌收缩力，由于此药的镇痛作用而降低机体应激反应，有利于心血管系统的稳定。

（3）呼吸系统：对呼吸道无刺激，由于氙气血/气分配系数低，排出迅速，故自主呼吸恢复较快；其对肺顺应性影响小，适用于老年人以及慢性肺病的患者。

2. 临床应用　氙气的麻醉效能显著强于 N_2O，诱导和苏醒迅速，具有较强的镇痛效应。对心功能无明显影响，血流动力学稳定，不影响肺顺应性，对呼吸道无刺激，是较理想的吸入麻醉药，尤其对心功能储备差的患者。但由于氙气提取困难，且不能人工合成，导致价格昂贵，输送困难，目前在临床不可能广泛应用，尚需进一步深入进行临床应用研究。

（李保华）

第二节　吸入麻醉技术的设备

一、麻醉机简介

麻醉机是实施吸入麻醉技术不可缺少的设备，其发展过程为提供高质量吸入麻醉管理的关键，从简单的气动装置发展至晚近相当完善的麻醉工作站，从单一送气系统发展至复合型监控反馈系统，使吸入麻醉技术也因此向更加高效、安全、可控的方向发展。

（一）麻醉机基本组成部件

1. 气源　现代麻醉机一般都含有氧气、N_2O 的进气管道，甚至根据需要提供空气进气口。

（1）压缩气筒：压缩气筒是活动式的气体来源，一般医院均有氧气、N_2O、CO_2 以及空气等压缩气筒。压缩气筒要求有明确的完整标签说明所贮气体，应有不同的接头阀门，称为轴针系统，可防止在连接过程中出现错误；同时，在气筒出口应有压力调节器，以调整进出气筒的气体压力。

（2）中心供气系统：多数医院均已有中心供气系统，主要是氧气，目前国内亦有较多医院设 N_2O 中心供气系统。中心供气系统可提供连续、稳定的供气，但必须时刻保证其压力及流量充足、准确，以免造成意外。

（3）压力调节器：也称减压阀，通过减压阀可向通气回路提供低而稳定的压力，一般保证压力在 0.3~0.4mPa。

（4）压力表：是连接在气筒阀和减压阀之间的压力提示装置，所指示的是压缩气筒内压力。

2. 流量计装置　流量计可精确控制进入气体出口的气流。常用的流量计有悬浮转子式和串联型流量计。打开气源后，可调节旋钮，气体通过流量管，使活动的指示浮标显示，可得知通过流量控制阀门的流量，流量管上的刻度提示气流速度。

3. 流量控制阀门　由流量控制钮、针形阀、阀座和阀门挡块组成，处于麻醉机的中压系统与低压系统之间，调节流量控制阀门，可调节进入气道的气体流量，在含有两种气体流量计时，可通过配比方式，以机械或联动方式对氧气和 N_2O 流量进行自动调节，防止因气体流量过大而发生缺氧。

4. CO_2 吸收装置　为循环紧闭式麻醉必配装置，内装有碱石灰，可直接吸收气道回路中的 CO_2，在吸收时发生化学反应，同时使指示剂发生颜色变化。在麻醉通气过程中，若碱石灰过于干燥，可增加一氧化碳以及化合物 A 的生成，需予以注意。

5. 麻醉气体回收装置　麻醉气体排放可污染手术室内空气，对医护人员可产生不良影响。因此，在麻醉通气系统的末端，一般装有麻醉废气回收装置，并可通过管道排放至手术室外。

6. 麻醉蒸发器　麻醉机中蒸发器是实施吸入麻醉的主要部件，一般装有 2～3 种不同吸入麻醉药的专用蒸发器，并以串联形式相连，但中间装有可防止同时开启的连锁装置。现代麻醉机可排除温度、流量、压力等因素的影响，即所谓温度、流量、压力自动补偿，能精确的稀释和控制吸入麻醉药的蒸汽浓度。

（二）麻醉蒸发器的类型及使用

1. 常用类型

（1）可变旁路蒸发器：如 Datex – Ohmeda Tec 4、Tec 5 和 Tec 7，North American Drager Vapor 19. n 和 20. n 等，可变旁路是指调节输出药物浓度的方法，此类蒸发器通过浓度控制盘的设定决定进入旁路室和蒸发室的气流比例，从而决定输出饱和蒸气的浓度。适用气体为氟烷、恩氟烷、异氟烷和七氟烷。

（2）地氟烷蒸发器：如 Datex – Ohmeda Tec 6，为地氟烷的专用蒸发器。由于地氟烷的 MAC 是其他麻醉气体的 3～4 倍，沸点接近室温，因此需使用专用的抗高蒸发压、电加热蒸发器控制其蒸发。

（3）盒式蒸发器：如 Datex – Ohmeda Aladin，其属于电控蒸发器，可用于氟烷、异氟烷、恩氟烷、七氟烷和地氟烷等 5 种麻醉药，由于该蒸发器采取独特的蒸发器系统，可识别不同气体的药盒，采取不同的蒸发方式使输出浓度均达到要求。是目前较先进的麻醉蒸发器。

2. 影响蒸发器输出的因素

（1）气体流速：当气体流速过高（＞15L/min）或者过低（＜250ml/min）时，均将降低输出气体浓度。

（2）温度：温度可影响麻醉药物的挥发，目前麻醉蒸发器均有温度补偿系统，可保证蒸发器内温度时刻达到气体蒸发的条件。

（3）间歇性反压力：正压通气以及快速充气时可产生"泵吸效应"，称为间歇性反压力，最终可使麻醉气体的输出浓度高于浓度控制钮设定值。尤其在高频率通气、高吸气峰压、呼气相压力快速下降时，此种效应影响更大。

（4）载气成分：由于 N_2O 在含氟麻醉气体中的溶解度高于氧气，因此，在混合输送气体时，可相应产生浓度变化，在调整输出气体浓度刻度时，需考虑此影响。

3. 使用注意事项　专用蒸发器只可装专用药液；不可斜放；药液不可加入过多或过少，避免溢出或引起输出浓度过低；气流太大或者突然开启可导致药液进入呼吸环路；浓度转盘不能错位，否则可引起浓度不准确；使用前要进行漏气检查，以免泄漏，在进行漏气检查时，需打开蒸发器。

二、麻醉通气系统

麻醉通气系统亦即麻醉呼吸回路，提供麻醉混合气体输送给患者。同时，患者通过此系统进行呼吸，不同麻醉通气系统可产生不同麻醉效果以及呼吸类型。

（一）Mapleson 系统

1. 属于半紧闭麻醉系统，有 A ~ F 六个类型（图 5 - 2），其系统及各部件简单。A ~ F 每个系统中多种因素可影响 CO_2 的重吸收：新鲜气流量、分钟通气量、通气模式（自主呼吸/控制呼吸）、潮气量、呼吸频率、吸/呼比、呼气末停顿时间、最大吸气流速、储气管容积、呼吸囊容积、面罩通气、气管插管通气、CO_2 采样管位置等。目前 Mapleson A、B、C 系统已经很少用，D 和 E、F 系统仍广泛应用，其中 D 系统最具代表性。

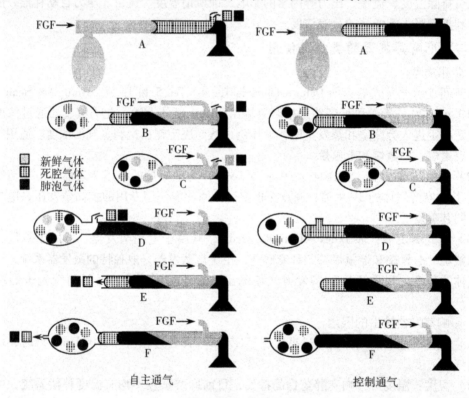

图 5 - 2　Mapleson 系统 A - F

2. Bain 回路为 Mapleson D 的改良型，可用于自主呼吸及控制呼吸，具有轻便、可重复使用等优点，当新鲜气流量达到分钟通气量的 2.5 倍时可防止重复吸入。

（二）循环回路系统

1. 循环回路　循环回路为目前最常用的麻醉通气系统，具有贮气囊和呼出气的部分或全部重复吸入。重复吸入的程度依赖于回路的设计以及新鲜气流量大小，可分为半开放型，半紧闭型和紧闭型。在紧闭回路系统中，新鲜气流量等于患者气体的总消耗量，呼吸机的安全阀和减压阀处于关闭状态，所有 CO_2 被全部吸收。

2. 循环回路的优点　吸入气体浓度十分稳定，呼出气体中的水分和热量丢失少，减少了麻醉气体对手术室内的污染。

3. 循环回路的缺点　由于循环回路的构造比较复杂，各个接头处容易出现泄漏、错接、堵塞等意外。而一旦阀门发生故障，可带来相当大的危险，回路可能堵塞或重复吸入。因此在循环回路中，必须定时检查各种设置、接头以及患者通气情况。

三、吸入麻醉气体的浓度和深度监测技术

在进行吸入麻醉时，对吸入麻醉药与气体的浓度监测是保证以及提高吸入麻醉安全性的重要手段。

（一）吸入麻醉药以及相关气体的浓度监测

1. 红外线气体分析仪　红外线气体分析仪是临床中最为常用的吸入麻醉药监测设备，其以特定波长的红外线照射待测定气体，透过的红外光强度与被测物质浓度成反比，当其被红外光检测器检出并与已知参照气体比较后即可计算出被测物质的百分比浓度。可分为主流型和旁流型，主流型只能测定 CO_2 和 O_2 的浓度，而旁流型则可测定所有常用挥发性麻醉气体、O_2、N_2O 和 CO_2 浓度。加装滤光轮的分析仪每个呼吸周期可进行数百次测量，实现实时更新监测波形及读数。但此类分析仪受多种因素干扰，易发生误差，在分析数据时必须排除监测气体中其他气体成分及水蒸气等干扰，并由于其反应时间相对慢，当呼吸频率过快时可影响吸入与呼出的浓度检测值。

2. 质谱仪　质谱仪测量范围广，反应时间短，使用方便，为相当理想的气体浓度监测仪，其根据质谱图提供的信息进行多种物质的定性和定量分析，可测定 O_2、CO_2、N_2、N_2O、挥发性麻醉气体以及氙气等气体成分。可分为共享型和单一型，前者可安装于中央室，经管道系统与若干周围站相连，使用轮流阀在不同时间采集不同患者的呼吸气体，以满足同时监测若干患者的需要；单一型体积小，移动灵活，可对某一患者进行连续监测。使用质谱仪时，需注意其对麻醉气体的监测可能有所偏离；同时样气经测量后不再返回回路，需补充新鲜气体流量；在发生气栓或气管插管等需观测患者呼吸气体浓度的突然变化时，间隔时间过长。

3. 气相色谱仪　气相色谱仪利用以气相作为流动相的色谱技术，根据各色谱峰的出现位置、峰高、峰下面积及再经标准气样校正即可得到样品中各种成分的浓度。具有高灵敏度、高选择性、高效能，通用性强、重复性好、所需样品量少等优点，但由于不能用于连续监测，故临床应用较少。

4. 拉曼散射气体分析仪　拉曼散射气体分析仪由氦氖激光光源、检测室、光学检测系统和电子系统组成，待测气体被送入仪器，在检测室内激光与气体相遇产生散射，并且每一波长的散射光子数均与某一被测气体浓度相关，光电二极管探测出光子后转换成电流，通过对电流的计算则可得知各气体成分的浓度。该分析仪可同时进行多种气体的浓度测定，启动快，反应时间短，准确性高，可进行实时监测，使用简单。缺点为体积和重量均大于红外光分析仪，进行测量后可使回路内 N_2 浓度增高，并不能检测氦气、氩气和氙气，且气体中含有 N_2O 也影响其他气体的检测。

5. 压电晶体振荡式气体分析器　当吸入麻醉药被该分析器中的一块振荡晶体表面的液

体层吸收后，其质量的增加改变晶体的振动频率，由此引起的电流变化与吸入麻醉药的浓度成正比，借此可得知麻醉药的浓度。其准确性高，N_2O、乙醇等对吸入麻醉药的浓度测定影响小，预热快。但不能测定 O_2、CO_2、N_2 和 N_2O 浓度，也不能区别各种挥发性麻醉药，当吸入混合麻醉气体时，其读数接近各药物浓度之和。

（二）吸入麻醉深度的监测技术

麻醉深度监测复杂且难以统一标准，在临床麻醉中，对术中患者的意识、疼痛、体动以及自主反应的监测一直是麻醉科医生判断麻醉深度的指标。在长久的研究过程中，目前较公认的能切实反应麻醉深度的指标为脑电监测（包括双频谱指数、熵、Narcortrend）、诱发电位监测（包括脑干听觉诱发电位、中潜伏期听觉诱发电位、听觉诱发电位指数、事件相关电位）和脑成像技术（包括 PET 和功能磁共振成像）。

四、废气清除系统

施行吸入麻醉过程中会产生一定量的废气，包括麻醉气体的原形及其代谢产物，此类废气在手术室中达到一定浓度时，可对医护人员产生不利影响。目前虽尚无足够的数据证明麻醉废气影响生殖、促发肿瘤等，但清除废气仍是手术室中值得关注的重要问题。

（一）传统的废气清除系统的组成

1. 废气收集系统　麻醉废气从 APL 阀或呼吸机的排气孔排出，这些多余的废气通常由特定的装置集合后进入输送管道。

2. 输送管道　负责将废气输送至处理中心，输送管道的通畅是预防回路内压力增高的首要问题，一般要求管道尽量短，且具备一定硬度，防止扭曲。

3. 中间装置　中间装置的作用是防止系统中出现过度的负压或正压，必须具备正压及负压释放功能，根据负压与正压释放的方式，可分为开放式中间装置以及闭合式中间装置。开放式中间装置与大气相连，需要一个储气室，其压力释放孔处于储气室顶端，储气室及负压吸引的大小决定整个装置的排放效率。闭合式中间装置通过阀门与大气相通，必须具备正压排气通道，避免下游受压等情况时系统内出现过高压力，造成气压伤。闭合式装置中若采取主动式负压吸引，则尚需使用负压进气阀，避免系统内过度负压。

4. 废弃排放系统　负责将废气从中间装置输送至处理装置。

5. 废气处理装置　分为主动式和被动式，目前常使用负压吸引的主动式处理装置。如前所述，主动式系统的中间装置中，必须使用负压进气阀以及储气囊，并且需根据常用气流量的大小进行负压大小的调节。而被动式则依靠废气本身的压力将废气排出系统之外，必须具备正压排气阀。

（二）废气清除系统中存在的问题

（1）废气清除系统增加麻醉机的复杂性，对麻醉机的性能提出更高的要求。

（2）所增添的管道设计以及系统的运转增加麻醉管理中出错的几率。

（3）系统中管道的堵塞或扭曲可使回路内压力增高，气压伤的可能性提高。

（4）主动式排放装置使用的负压吸引可使回路中出现过度负压现象，影响通气。

（三）国内研制的改进式废气排除装置

1. 迷宫式麻醉废气吸附器　其专利号为 ZL98226685.5。主要由盒盖、分流罩、滤网和盒体组成的迷宫式通气容器和装在盒体内的活性炭组成，具有结构简单、体积小、活性炭用量少及吸附效率高等优点，装在麻醉呼吸机的废气排出口上，可使排出的麻醉废气含量减少90%以上，起到净化空气的作用，能有效保护医护人员身体健康。

2. 麻醉废气排除装置缓冲系统　其专利号为 ZL2004 20071427.2。包括上连接管、T 型管、调节阀门、下连接管、储气囊、透气管。其中上连接管的下端与 T 型管的上端相连接，T 型管的下端与调节阀门的上端相连接，调节阀门的下端与下连接管的上端相连接，而 T 型管的支路在中段位置连接储气囊，此支路在末端位置连接透气管。适用于各类麻醉机（紧闭式与半紧闭式）。

3. 尚在研制中的新型废气排除装置　包括四个组成部分：单向活瓣，储气囊，正压排气阀，负压调节器。其储气囊的设计在负压吸引条件下，能保证只清除已被排出麻醉机的废气，而不影响整个麻醉回路中的压力以及气体量。

（李保华）

第三节　吸入麻醉方式及影响因素

一、吸入麻醉方式的分类

（一）按照流量分类

1. 低流量吸入麻醉　低流量麻醉是指新鲜气流量小于分钟通气量的一半，一般小于 2L/min。由于该法能减少麻醉药的用量并可得到较好的麻醉效果，故目前临床常用。但仅在半紧闭式和紧闭式两种方式下，且有 CO_2 吸收装置时方能应用低流量吸入麻醉。

2. 高流量吸入麻醉　新鲜气流量通常大于 4L/min，虽可保证吸入麻醉药浓度的稳定，但由于对环境污染重，耗费大，故目前少用。

（二）按照使用的回路分类

1. 开放式　开放式回路为最早、亦是最简单的麻醉回路。系统与患者之间无连接，不增加气道阻力，无效腔小，可适用于婴幼儿。但由于需要较大的新鲜气流，且无密闭性，对空气的污染严重，不能实行控制呼吸，现已不用。

2. 半开放式　半开放式为部分气体重复吸入，经典的回路为 Mapleson 系统。如前所述，以 Bain 回路应用最为广泛，新鲜气流量达到分钟通气量的 2 倍能完全避免 CO_2 重复吸入，行控制/辅助呼吸时，其效率在五个系统中为最高。

3. 紧闭式　紧闭回路中新鲜气体流量等于患者体内耗氧量，可视为一种定量麻醉，麻醉中可精确计算出所需补充的各种气体流量。呼出气体全部通过 CO_2 吸收罐，然后混合新鲜气流再全部重复吸入，但一般不宜用于婴幼儿。

4. 半紧闭式　本方式的特点是一部分呼出气体通过逸气阀排出回路，另一部分通过 CO_2 吸收罐后与新鲜气流混合被重复吸入。由于此方式浪费药物，并污染空气，如气流量过小及吸入氧浓度不高时可引起缺氧，现已少用。

二、影响因素

（一）CO_2 吸收

1. 回路的设置　麻醉回路的设置为 CO_2 重复吸入程度的关键性因素，在使用回路进行不同手术的麻醉时，尤其是各个不同年龄阶段，需首先考虑 CO_2 重复吸入程度对患者生理的影响。

2. CO_2 吸收罐　一般麻醉机中 CO_2 吸收罐内为碱石灰，分为钠、钙与钡石灰，在吸收 CO_2 过程中发生化学反应，以将其清除。吸收剂的湿度、效能、颗粒的大小、吸收罐的泄漏等因素均可影响 CO_2 的吸收。

（二）新鲜气流量

在各种通气方式中，对新鲜气流量大小的要求不一，欲达不同重复吸收程度，首先须调整新鲜气流量。同时，为按需调控诱导与苏醒速度，在通气过程中也可调整新鲜气流量。

（三）呼吸回路

1. 完整性　呼吸回路的完整性是防止出现意外的首要条件，由于系统中均存在多个接头以及控制装置，而接头的脱落常可造成严重的医疗意外，故一般麻醉机均配有监测回路是否完整的装置，但麻醉科医师的观测及检查更为重要，对呼吸次数与胸廓起伏度的观察最为直接，此外尚需结合其生命体征的实时监测结果。

2. 通畅性　回路中有多个活瓣，在其出现堵塞时，可出现张力性气胸、气压伤等严重情况，亦导致 CO_2 不断被重复吸入。

（李保华）

第四节　吸入麻醉的实施

一、吸入麻醉的诱导

（一）良好的麻醉诱导要求

（1）用药简单无不良反应。

（2）生命体征平稳。

（3）具有良好的顺行性遗忘、止痛完全、肌肉松弛。

（4）内环境稳定、内分泌反应平稳。

（5）利于麻醉维持等。

（二）吸入麻醉的诱导方法

1. 慢诱导法　即递增吸入麻醉药浓度。具体实施：麻醉诱导前常规建立静脉通道；将面罩固定于患者的口鼻部，吸氧去氮后打开麻醉挥发罐，开始给予低浓度的吸入麻醉药，每隔一段时间缓慢增加全麻药的浓度至所需麻醉深度 MAC，同时检测患者对外界刺激的反应。如果需要可插入口咽或鼻咽通气导管，以维持呼吸道通畅。浓度递增式慢诱导法可使麻醉诱导较平稳，但同时诱导时间延长，增加兴奋期出现意外的可能性。

2. 快诱导法　即吸入高浓度麻醉药。具体实施：建立静脉通道，使用面罩吸纯氧去氮，然后吸入高浓度气体麻醉药，在患者意识丧失后可用呼吸气囊加压吸入麻醉气体，但压力不宜过高，避免发生急性胃扩张引发呕吐甚至导致误吸。直至达到所需麻醉深度。快速诱导中若使用高浓度、具有刺激性（如异氟醚）吸入麻醉药，可出现呛咳、分泌物异常增加以及喉痉挛等反应，伴有脉搏血氧饱和度（SpO_2）一过性下降。

3. 诱导时间的长短　主要取决于新鲜气流的大小及不同个体对麻醉气体和氧的摄取率。起始阶段可因下列因素缩短。

（1）适当大的新鲜气流以加速去氮及麻醉药的吸入。

（2）选择合适的吸入麻醉药（对呼吸道刺激小、血/气分配系数低者）。

（3）快速增加吸入麻醉药浓度，以加速其达到预定浓度。

（4）逐步减少新鲜气流量。

4. 小儿吸入麻醉诱导　吸入麻醉药在小儿诱导中有避免肌肉及静脉注射时的哭闹，诱导平稳、迅速等优点；但在诱导过程中，由于小儿合作性差，故诱导时需特殊处理。

（1）术前用药可使小儿较容易接受面罩诱导，可保持患儿在安静状态下自主呼吸吸入麻醉药。

（2）药物选择：七氟烷血/气分配系数低，诱导迅速，且无明显气道刺激性，气味较易被小儿接受，麻醉诱导迅速，是目前进行小儿吸入全麻诱导的较佳选择。地氟烷血/气分配系数较七氟烷低，但对呼吸道有刺激性，单独诱导时容易发生呛咳，屏气，甚至喉痉挛。异氟烷对呼吸道刺激性最大，同样可引起呛咳，屏气，喉或支气管痉挛，不宜用于小儿麻醉诱导。恩氟烷与异氟烷是同分异构体，其为强效吸入全麻药，对呼吸道刺激性较小且能扩张支气管，哮喘患儿亦可选择。但恩氟烷对呼吸、循环抑制程度较重，且高浓度下可诱发脑电图棘波，故诱导时尽量避免。氟烷无刺激性，药效强，在早期常用于小儿诱导，但其血/气分配系数高，起效慢，且对器官存在毒性作用，故已少用。

（3）注意事项

1）小儿合作性差，对面罩扣压存在恐惧感，术前用药可使其较易接受；较大患儿则在实施过程中给予安慰以及提示。

2）在患儿进入深度镇静状态下，可适当手控加压通气，使其迅速进入麻醉状态，避免兴奋期躁动及呕吐等不利因素加重诱导风险。

3）小儿宜选择快诱导法，缩短诱导时间，减少诱导期间出现的各种并发症。

二、吸入麻醉的维持和苏醒

（一）吸入麻醉的维持

应注意吸入麻醉诱导与维持间的衔接，并力求平稳过渡。气管插管后立即给予肌松药，同时可吸入30%~50% N_2O 及 0.8~1.3MAC 挥发性麻醉药。吸入麻醉期间应保持患者充分镇静、无痛、良好的肌松，遏制应激反应，血流动力学平稳。吸入麻醉药本身虽具有肌松作用，但为满足重大或特殊手术所需的良好肌松，如单纯加深吸入麻醉深度以求达到所需的肌松程度，可能导致麻醉过深、循环过度抑制。此时需静脉定时注射肌松药以维持适当肌松。挥发性麻醉药与非去极化肌松药合用时可产生协同作用，明显强化非去极化肌松药的阻滞效应，故二者合用时应适当减少肌松药的用量。

（二）因人按需调控吸入麻醉深度

术中应根据术前用药剂量与种类及个体反应差异、患者基础情况、手术特点与术中对手术伤害性刺激的反应程度予以调控麻醉深度，维持平稳的麻醉需以熟练掌握麻醉药理学特性为基础，并充分了解手术操作步骤，能提前 3~5min 预测手术刺激强度，及时调整麻醉深度，满足手术要求。目前低流量吸入麻醉是维持麻醉的主要方法。在不改变患者分钟通气量时，深度麻醉的调控主要通过调节挥发罐浓度刻度和增加新鲜气流量。

（三）吸入麻醉后苏醒

术毕应尽快促使患者苏醒，恢复自主呼吸及对刺激的反应，尤其呼吸道保护性反射，以达到拔除气管导管的要求。麻醉后恢复速度主要取决于麻醉药的溶解度。在麻醉后恢复过程中，随着通气不断清除肺泡中的麻醉药，回到肺部的静脉血与肺泡之间可逐渐形成麻醉药分压梯度，此梯度驱使麻醉药进入肺泡，从而对抗通气使肺泡内麻醉药浓度降低的趋势。溶解度较低的吸入麻醉药如异氟烷，对抗通气清除麻醉药的作用比溶解度较高的氟烷更为有效，因为溶解度较高的氟烷在血液中的储存量更大，而在同一麻醉时间及分压下可有更多的异氟烷被转运回肺泡。肺泡内氟烷的分压下降速度较七氟烷慢，而后者又慢于地氟烷。吸入麻醉诱导及加深麻醉的速度亦受此特性的影响，其速度为地氟烷 > 七氟烷 > 异氟烷。吸入麻醉药的清除速度决定患者苏醒的快慢，因此目前常用吸入全麻药在手术结束前大约 15min 关闭挥发罐，N_2O 可在手术结束前 5~10min 停用。但此（15min）仅为相对的时间概念，需根据手术时间长短、年龄、性别、体质状况等个体差异灵活调整。手术结束后，应用高流量纯氧迅速冲洗呼吸回路内残余的吸入麻醉药。当肺泡内吸入麻醉药浓度降至 0.4MAC（有报道为0.5 或 0.58MAC）时，约 95% 的患者可按医生指令睁眼，即 MAC awake$_{95}$。吸入麻醉药洗出越快越彻底越有利于患者平稳的苏醒，过多的残留不仅可导致患者烦躁、呕吐、误吸，且抑制呼吸。在洗出吸入性麻醉药时，静脉可辅助给予：①镇痛药（如氟比洛酚脂）等，以增加患者对气管导管的耐受性，有利于尽早排除吸入麻醉药，减轻拔管时的应激反应；②5 - HT$_3$ 受体拮抗剂（如恩丹西酮和阿扎西琼），防止胃内容物反流；③肾上腺素能受体阻断剂和选择性 β$_2$ 受体拮抗剂（如美托洛尔、艾司洛尔），减轻应激反应所致的不良反应；④钙离子拮抗剂（如尼卡地平、硝苯地平、尼莫地平），改善冠脉循环、扩张支气管、抑制心动过速。力求全麻患者苏醒过程安全、迅速、平稳、舒适，减少并发症及意外。

三、吸入麻醉深度的判断

麻醉深度是麻醉与伤害性刺激共同作用于机体而产生的一种受抑制状态的程度。术中应维持适度的麻醉深度，防止麻醉过深或过浅对患者造成不良影响，满足手术的需要，保证患者围术期的安全，因此如何正确判断吸入麻醉的深度显得至关重要。

（一）麻醉深度临床判断

Plomley 于 1847 年首先明确提出"麻醉深度"的概念，并将其分为三期：陶醉（Intoxication）期、兴奋（Excitement）期和深麻醉（the deeper levels of narcosis）期。1937 年 Guedel 根据乙醚麻醉时患者的临床表现描述经典乙醚麻醉分期：痛觉消失期（Analgesia）、兴奋谵妄期（Delirium）、外科手术期（Surgical stage）、呼吸麻痹期（Respiratoryanalysis）。对于乙醚麻醉而言，Guedel 的麻醉分期临床实用，可明确地界定患者的麻醉深度。而随着现代新型吸入麻醉药、静脉全麻药、镇痛药及肌松药的不断问世及广泛使用，Guedel 的麻醉深度分期便失去其临床意义，麻醉深度的概念及分期与临床中使用的不同麻醉药物密切相关。

(二) 麻醉深度分期

现临床通常将麻醉深度分为浅麻醉期，手术麻醉期和深麻醉期，如表 5 - 3 所示，对于掌握临床麻醉深度有一定参考意义。术中密切观察患者，综合以上各项反应作出合理判断，并根据手术刺激的强弱及时调节麻醉深度，以适应手术需要。

表 5 - 3　临床麻醉深度判断标准

麻醉分期	呼吸	循环	眼征	其他
浅麻醉期	不规则	血压上升	睫毛反射 (－)	吞咽反射 (＋)
	呛咳	脉搏↑	眼球运动 (＋)	出汗
	气道阻力↑		眼睑反射 (＋)	分泌物↑
	喉痉挛		流泪	刺激时体动
手术麻醉期	规律	血压稍低但稳定，	眼睑反射 (－)	刺激时无体动
	气道阻力↓	手术刺激无改变	眼球固定中央	黏膜分泌物消失
深麻醉期	膈肌呼吸	血压、脉搏↓	对光反射 (－)	
	呼吸浅快	循环衰竭	瞳孔散大	
	呼吸停止			

(三) 麻醉深度的临床检测

麻醉中可应用脑电图分析麻醉深度，但因其临床实施中影响因素较多，并未推广应用，为克服其缺陷，近年发展形成的双频指数 (bispectral index，BIS) 脑电图分析，认为其对判断麻醉深度有较大实用价值。BIS 的范围为 0～100，数字大小表示大脑抑制程度深浅，脑电双频指数虽来自于大脑神经细胞的自发性电活动，但很多因素均可影响 BIS，所以用其判断麻醉深度并不十分可信。将体感诱发电位 (somatosensory evokedpotential，SEP)、脑干听觉诱发电位 (brainstem auditory evoked potential，BAEP) 用于麻醉深度监测亦为研究热点。利用中潜伏期脑干听觉诱发电位监测全麻下的意识变化，以手术刺激下的内隐记忆消失作为合适麻醉深度的监测标准均正在研究中。人工神经网络 (artificial neural networks，ANN) 是近年发展起来的脑电分析技术，根据 EEG 4 个特征波形 α、β、γ、δ 的平均功率作为其频谱的特征参数，再加上血流动力学参数如血压、心率以及 MAC 等数据，利用 AR 模型、聚类分析和 Bayes 估计理论，最终形成 ANN 参数代表麻醉深度，其临床应用有待进一步探索。2003 年 Datex - Ohmeda 公司推出 S/5T MM - Entropy 模块，第一次将熵值数的概念作为监测麻醉深度的一种手段，并在临床麻醉中应用。其他如复杂度和小波分析法、患者状态指数 (the patientstate index，PSI)、功率谱分析 (power spectral analyses，PSA)、唾液 cGMP 含量分析等方法，均处在临床研究阶段，可能具有良好的发展前景。

(四) 麻醉深度的调控

在手术过程中随着麻醉与伤害性刺激强度各自消长变化，相对应即时麻醉深度处于动态变化之中。麻醉深度调控目的是使患者意识丧失，镇痛完全，无术中知晓，但也不能镇静过度；同时需保持血压、心率、酸碱、电解质、血糖、儿茶酚胺等内环境正常稳定；提供满足手术要求的条件。因此，临床麻醉中需及时、实时监测，依据个体差异，按需调控麻醉深度，达到相对"理想麻醉深度"。

四、吸入全麻的优缺点

吸入全麻具有作用全面、麻醉深度易于监控、保护重要生命器官等优点。但同时兼有污染环境、肝肾毒性、抑制缺氧性肺血管收缩、恶心、呕吐及恶性高热等缺点。静脉全麻诱导迅速、患者舒适、对呼吸道无刺激、苏醒迅速、无污染、不燃不爆、操作方便及不需要特殊设备，但可控性不如吸入麻醉药。当药物过量时不能像吸入麻醉药那样通过增加通气予以"洗出"，而只能等待机体对药物的代谢和排除，对麻醉深度的估计往往依赖于患者的临床表现和麻醉医生的经验，而缺乏如监测体内吸入麻醉药浓度相类似的直观证据，二者优缺点对比如表5-4所示。

表5-4　吸入麻醉与静脉麻醉对比

吸入麻醉	静脉麻醉
起效慢、诱导过程有兴奋期	起效快、诱导迅速、无兴奋期
有镇痛效应	基本无镇痛作用
有肌松作用	无肌松作用
无知晓	术中可能知晓
术后恶心呕吐多见	术后呕吐、恶心发生率低
需要一定复杂的麻醉设备	设备简单
操作简单，可控性好	操作可控性差
有环境污染	无环境污染
基本不代谢	代谢物可能有药理活性
个体差异小	个体差异大
可用 MAC 代表麻醉深度	尚无明确的麻醉深度指标（最小滴注速率 MIR）

（李保华）

第五节　紧闭回路吸入麻醉

一、紧闭回路吸入麻醉的技术设备要求

紧闭回路麻醉为在紧闭环路下达到所需的麻醉深度，严格按照病人实际消耗的麻醉气体量及代谢消耗的氧气量予以补充，并维持适度麻醉深度的麻醉方法。

麻醉过程中整个系统与外界隔绝，麻醉药物由新鲜气体及重复吸入气体带入呼吸道，呼出气中的 CO_2 被碱石灰吸收，剩余气体被重复吸入，对技术设备要求如下。

1. 专用挥发罐　挥发罐应能在 <200ml/min 的流量下输出较精确的药物浓度，即便如此，麻醉诱导仍难以在短时间内达到所需肺泡浓度。因此诱导时采用回路内注射给药或大新鲜气流量，以期在短时间内达到所需的肺泡浓度。

2. 检测仪　配备必要的气体浓度监测仪，其采样量应小，且不破坏药物，并能将测量

过的气样回输入回路。

3. 呼吸机 只能应用折叠囊直立式呼吸机，使用中注意保持折叠囊充气适中，不宜过满或不足，以此观察回路内每次呼吸的气体容量。

4. 流量计 流量计必须精确，以利于低流量输出。

5. CO_2 及麻醉气体吸收器 确保碱石灰间隙容量大于患者的潮气量；同时碱石灰应保持湿润，过干不仅吸收 CO_2 效率降低，且可吸收大量挥发性麻醉药，在紧闭回路中配备高效麻醉气体吸附器，可在麻醉清醒过程中快速吸附麻醉气体，缩短患者清醒时间。

6. 回路中避免使用橡胶制品 因橡胶能吸收挥发性麻醉药，可采用吸收较少的聚乙烯回路。回路及各连接处必须完全密闭。

如 Drager PhsioFlex 麻醉机，其为高智能、专用于紧闭吸入麻醉的新型麻醉机。机内回路完全紧闭，含有与传统麻醉机完全不同的配置，如膜室、鼓风轮、控制计算机、麻醉剂注入设备、麻醉气体吸附器、计算机控制的 O_2、N_2、N_2O 进气阀门等，以实现不同的自控工作方式。上述配置有机组合可自动监测各项参数，并通过计算机伺服反馈控制设备的工作状态。其特点如下。

（1）吸入麻醉药通过伺服反馈注入麻醉回路，而不是通过挥发罐输入。

（2）输入麻醉回路的新鲜气流量大小通过伺服反馈自动控制。

（3）自动控制取代手动调节。

（4）具有本身独特的操作流程，现有麻醉设备的许多操作理念和习惯在 Phsio Flex 麻醉机上均不适用。

计算机控制紧闭回路麻醉是在完全紧闭环路下以重要生命体征、挥发性麻醉药浓度及肌松程度为效应信息反馈控制麻醉药输入，以保证紧闭回路内一定的气体容积和挥发性麻醉药浓度，达到所需麻醉深度的一项技术，其出现代表吸入全身麻醉的发展方向。

二、紧闭回路麻醉的实施

紧闭回路麻醉通常需要补充三种气体，即 O_2、N_2O 和一种高效挥发性麻醉药，每种气体的补充均受不同因素影响。氧气的补充应保持稳定，但应除外刺激引起交感系统兴奋性反应、体温改变或寒战使代谢发生变化。N_2O 的补充相对可予以预测，部分原因是其吸入浓度一般不经常变动。溶解度很低（特别是在脂肪中）以及最易透皮丢失（丢失量稳定）的麻醉药在补充时同样可预测。

（一）麻醉前准确计算氧耗量及吸入麻醉药量

（1）机体对 O_2 的摄入为恒量，根据体重 $Kg^{3/4}$ 法则可计算每分钟耗氧量（VO_2，单位 ml/min）：$VO_2 = 10 \times BW$（kg）$^{3/4}$（Brody 公式），其中 BW 为体重（单位 kg）。$VT = VA/RR + VD + Vcomp$，其中 VT 为潮气量；VA 为分钟肺泡通气量；RR = 每分钟呼吸次数；VD = 解剖无效腔，气管插管时 $=1ml/kg$；Vcomp = 回路的压缩容量。当 VO_2 确定后，在假设呼吸商正常（0.8）和大气压 101.3kPa 条件下，通过调节呼吸机的 VT 达到所要求的 $PaCO_2$ 水平。$PaCO_2$（kPa）$= [570 \times VO_2/RR \times (VT - VD - Vcomp)]/7.5$，$570 = [(760 - 47) \times 0.8]$。紧闭回路麻醉平稳后麻醉气体在麻醉系统中所占比例保持不变，麻醉气体摄取率符合 Lowe 公式：$QAN = f \times MAC \times \lambda B/G \times t^{-0.5}$（ml/min），其中 QAN = 麻醉气体摄取率（ml

蒸汽/min）；f = 1.3 - N_2O（%）/100；MAC = 最低肺泡有效浓度（ml 蒸气/dl）；λB/G = 血/气分配系数；t = 麻醉任意时间。麻醉气体的摄取率随时间推移成指数形式下降，即 QAN 与 $t^{-0.5}$ 成比例，此即为摄取率的时间平方根法则，其意为各时间平方根相同的间隔之间所吸收的麻醉药量相同。例如：0~1、1~4、4~9min 等之间的吸收麻醉药量相同，其剂量定义为单位量（unit dose）。蒸气单位量（ml） = 2 × f × MAC × λB/G × Q，f = 1.3 - N_2O（%）/100。液体单位量约为蒸气单位量的 1/200。由于 N_2O 的实际摄取量仅为预计量的 70%，因此 N_2O 的计算单位量应乘以 0.7。根据以上公式，即可计算各种吸入麻醉药的单位量和给药程序。

（2）为便于临床医师计算，可在表 5-5、表 5-6、表 5-7 中查找，如体重与表内数值不符，可取相邻的近似值。

表 5-5　体重与相应的生理量

体重（kg）	kg^{3/4}	VO_2（ml/min）	VCO_2（ml/min）	VA（dl/min）	Q（dl/min）
5	3.3	33	26.4	5.28	6.6
10	5.6	56	44.8	8.96	11.2
15	7.6	76	60.8	12.16	15.2
20	9.5	95	76.0	15.20	19.0
25	11.2	112	89.6	17.92	22.4
30	12.8	128	102.4	20.48	25.6
35	14.4	144	115.2	23.04	28.8
40	15.9	159	127.2	25.44	31.8
45	17.4	174	139.2	27.84	34.8
50	18.8	188	150.4	30.08	37.6
55	20.2	202	161.6	32.32	40.4
60	21.6	216	172.8	34.56	43.2
65	22.9	229	183.2	36.64	45.8
70	24.2	242	193.6	38.72	48.4
75	25.5	255	204.0	40.80	51.0
80	26.8	268	214.4	42.88	53.6
85	28.0	280	224.0	44.80	56.0
90	29.2	292	233.6	46.72	58.4
95	30.4	304	243.2	48.64	60.8
100	31.6	316	252.8	50.56	63.2

表 5-6　吸入麻醉药的物理特性

麻醉药	MAC（%）	AB/G	蒸气压（20℃）kPa	37℃时液态蒸发后气压体积（ml）
氟烷	0.76	2.30	32.37	240
恩氟烷	1.70	1.90	24	210
异氟烷	1.30	1.48	33.33	206
N_2O	101.00	0.47	5306.6	-

表5-7　吸入麻醉药的单位量（ml）

体重（kg）	相	氟烷	恩氟烷	异氟烷	65% N_2O
10	气	50	92	55	475
	液	0.21	0.44	0.27	
20	气	86	160	95	813
	液	0.36	0.76	0.46	
30	气	116	215	128	1095
	液	0.48	1.02	0.62	
40	气	145	269	160	1368
	液	0.61	1.28	0.78	
50	气	172	319	190	1625
	液	0.72	1.52	0.92	
60	气	195	361	215	1839
	液	0.81	1.72	1.04	
70	气	218	403	240	2053
	液	0.91	1.92	1.16	
80	气	241	445	265	2267
	液	1.00	2.12	1.29	
90	气	264	487	290	2481
	液	1.10	2.32	1.41	
100	气	286	529	315	2694
	液	1.20	2.52	1.53	

注：表中剂量为不加 N_2O 的剂量，如加用65% N_2O，则剂量应减半。

例如一患者体重为50kg，术中用异氟烷维持麻醉100min，其异氟烷用量计算如下：查表5-7得知50kg患者单纯异氟烷维持麻醉对应液体单位量为0.92ml，维持麻醉100min异氟烷消耗量 =1 000.5×0.92=9.2ml。

（二）紧闭回路麻醉的实施

紧闭回路麻醉前，对患者实施充分吸氧去氮。此后每隔1~3h采用高流量半紧闭回路方式通气5min，以排除 N_2 及其他代谢废气，保持 N_2O 和 O_2 浓度的稳定。给药方法包括直接向呼吸回路注射液态挥发性麻醉药和依靠挥发罐蒸发两种。注射法给药可注射预充剂量，以便在较短的时间内使之达到诱导所需的麻醉药浓度，然后间隔补充单位剂量维持回路内麻醉药挥发气浓度。采用注射泵持续泵注液态挥发性麻醉药可避免间隔给药产生的浓度波动，使吸入麻醉如同持续静脉输注麻醉。以挥发罐方式给药仅适合于麻醉的维持阶段。而在诱导时应使用常规方法和气体流量，不仅有利于吸氧去氮，且加快麻醉药的摄取。

（三）紧闭回路麻醉应注意的问题

（1）在使用 N_2O 时，应监测 O_2 浓度、血氧饱和度、$P_{ET}CO_2$ 以及麻醉气体的吸入和呼出浓度，及时检查更换 CO_2 吸附剂，如发现缺氧和 CO_2 蓄积应及时纠正。

（2）确保气体回路无漏气。

（3）气体流量计要准确。

（4）密切注意观察呼吸囊的膨胀程度，调节气流量，使气囊膨胀程度保持基本不变，不必机械地按计算给药。

（5）如有意外立即转为半开放式麻醉。

（李保华）

第六节　低流量吸入麻醉技术

一、低流量吸入麻醉的技术设备要求

（一）设备要求

施行低流量吸入麻醉必须使用满足相应技术条件的麻醉机，该麻醉机应具备下述配置。

（1）精密或电子气体流量计：麻醉机必须能进行精确的气体流量监测，一般要求流量的最低范围达 50～100ml/min，每一刻度为 50ml，并定期检测其准确性。

（2）高挥发性能和高精度的麻醉挥发器。

（3）能有效监测麻醉机内部循环气体总量并实行机械控制/辅助通气的呼吸回路目前常用的呼吸回路分为带有新鲜气体隔离阀的悬挂式风箱回路（代表机型为 Drager 系列麻醉机），以及不带新鲜气体隔离阀的倒置式风箱回路（代表机型为 Ohmeda、Panlon 系列麻醉机及国内大多数麻醉机型）。

（二）密闭性要求

为保证低流量吸入麻醉的有效实施，麻醉前应进行麻醉机密闭性和机械顺应性的检测（目前部分国际先进机型具备自我检测能力）。多数麻醉机型要求内部压力达 $30cmH_2O$ 时，系统泄漏量小于 100ml/min，若其超过 200ml/min，则禁止使用该机施行低流量吸入麻醉。系统机械顺应性不作强制性检测要求。

（三）CO_2 吸收装置

由于低流量吸入麻醉中重复吸入的气体成分较大，因而可增加 CO_2 吸收剂的消耗量。在施行低流量吸入麻醉前，应及时更换 CO_2 吸收剂，采用较大容量的 CO_2 吸收装置和高效能的 CO_2 吸收剂。必要时监测呼气末二氧化碳（$P_{ET}CO_2$）浓度。

（四）气体监测

在施行低流量吸入麻醉并进行气体成分分析监测时，必须了解气体监测仪的工作方式为主流型或旁流型采样方式。主流型气体采样方式不影响麻醉机内部循环气体总量，对低流量吸入麻醉无不利影响；旁流型气体采样方式需由麻醉回路中抽取气样（50～300ml/min 不等），应在新鲜气体供给时适当增加此部分流量，以满足气体总量平衡的要求。

（五）废气排放问题

低流量吸入麻醉减少麻醉废气的排放较其他方法虽具有一定优势，但在使用过程中仍有麻醉废气自麻醉机中源源不断地排出，仍需使用废气清除系统，以保障手术室内部工作人员的身体健康。

二、低流量吸入麻醉的实施

低流量吸入麻醉是在使用重复吸入型麻醉装置系统、新鲜气流量小于分钟通气量的一半（通常少于 2L/min）的条件下所实施的全身麻醉方法。此法具有操作简单，费用低，增强湿化、减少热量丢失、减少麻醉药向环境中释放，并可更好评估通气量等优点。实施麻醉中应监测吸入 O_2、$P_{ET}CO_2$ 及挥发性麻醉气体浓度。

（一）低流量吸入麻醉的操作过程

（1）在低流量输送系统中，麻醉药的溶解度、新鲜气流量等可影响蒸发罐输出麻醉药（FD）与肺泡内麻醉药浓度（FA）之间的比值。同时为节省医疗花费，要求对麻醉实行相对精确地控制，麻醉医师可根据气流量、麻醉时间和所选的麻醉药估计各种麻醉在费用上的差别。

（2）根据上述各因素可采取以下麻醉方案：在麻醉初期给予高流量，而后采取低流量；在麻醉早期（摄取量最多的时间段）给予较高的气流量（4~6L/min），继而随着摄取量的减少逐渐降低气流量；麻醉诱导后 5~15min 内给予 2~4L 的气流量，随后气流量设定在 1L/min。如果平均气流量为 1L/min，用表 5-8 中的 4 种麻醉药实施麻醉达 1h 需要的液体麻醉药量为 6.5ml（氟烷）至 26ml（地氟烷）。此类麻醉药的需要量相差 4 倍，而效能却相差 8 倍，其原因为输送的麻醉药量要超出达到麻醉效能的需要量，输送的麻醉药量尚需补充机体摄取以及通过溢流阀的损失量。难溶性麻醉药如地氟烷和七氟烷的摄取和损失相对较少，此为效能弱 8 倍，而需要量仅多 4 倍的原因，当气流量更低时差距可更小。此阶段除应根据麻醉深度调节挥发器输出浓度外，尚应密切观察麻醉机内部的循环气体总量和 $P_{ET}CO_2$ 浓度，使用 $N_2O - O_2$ 吸入麻醉时，应连续监测吸入氧浓度，必要时进行多种气体成分的连续监测。

表 5-8　在不同气流量下维持肺泡气浓度等于 1MAC 所需液体麻醉药 ml 数

麻醉时间 (min)	麻醉药 (ml)	气流量 L/min（不包括麻醉药）				
		0.2	1.0	2.0	4.0	6.0
30	氟烷	3.0	4.1	5.4	8.0	10.5
60		4.6	6.5	9.0	13.9	18.8
30	异氟烷	4.0	5.8	8.0	12.3	16.7
60		6.3	9.6	13.9	22.3	30.7
30	七氟烷	3.3	6.3	10.1	17.6	25.2
60		4.9	10.9	18.2	33.0	47.8
30	地氟烷	6.7	14.8	25.0	45.2	65.4
60		10.1	26.1	46.0	85.8	126.0

（二）麻醉深度的调控

在低流量吸入麻醉过程中，当新鲜气流量下降后，新鲜气体中和麻醉回路内吸入麻醉药浓度之差增加。回路内与新鲜气流中麻醉气体浓度平衡有一定的时间滞后，可用时间常数 T

表示，如表 5－9 所示。新鲜气流量越小，时间常数越大。回路内麻醉气体的成分比例发生变化达到稳定越滞后，此时应采取措施及时调控麻醉深度，如静脉注射镇静、镇痛药及增加新鲜气流量等。在麻醉过程中呼吸回路内 O_2 的浓度可下降，其原因有：①新鲜气体成分不变而流量减少时；②新鲜气体流量不变而 N_2O 浓度增加时；③成分和流量不变而麻醉时间延长时。因而在麻醉中必须提高新鲜气流中的氧浓度并予以连续检测。为保证吸入气中的氧浓度至少达到 30%，采取：①设定低流量：50vol. % O_2（0.5L/min），最低流量：60vol. % O_2（0.3L/min）；②快速调整氧浓度至最低报警限以上：将新鲜气流中的氧浓度提高 10vol. % 及 N_2O 浓度降低 10vol. %。

表 5－9　时间系数 T 与新鲜气流量的关系

新鲜气流量（L/min）	0.5	1	2	4	8
时间常数（min）	50	11.5	4.5	2.0	1.0

（三）苏醒

低流量吸入麻醉时间较长，在手术即将结束时，关闭挥发器和其他麻醉气体的输入，同时将新鲜气体流量加大（4L/min 以上，纯氧），便于能迅速以高流量的纯氧对回路系统进行冲洗，降低麻醉气体浓度，尽早让患者恢复自主呼吸，必要时采用 SIMV 模式以避免通气不足或低氧血症，促使患者尽快苏醒。

三、实施低流量吸入麻醉的并发症

1. 缺氧　低流量麻醉时，如果吸入混合气体，吸入气中新鲜气流越少，气体重复吸入的比例越高，而实际吸入氧浓度降低。因此为确保吸入气中氧浓度在安全范围内，新鲜气体流速降低时，新鲜气中的氧浓度应相应提高。机体对 N_2O 的摄取随时间的延长而减少，N_2O ：O_2 为 1：1，麻醉 60min 后，N_2O 的摄取量为 130ml/min，而氧摄取量保持稳定，为 200～250ml/min。在麻醉过程中，血液中释放出的氮气因麻醉时间的延长亦可导致蓄积，从而降低氧浓度。

2. CO_2 蓄积　进行低流量麻醉时，回路中应有效清除 CO_2，此为必不可少的条件。钠石灰应用时间长短主要取决于重复吸入程度和吸收罐容积。因此在实施低流量麻醉时应先观察吸收罐中钠石灰的应用情况，及时更换，以避免 CO_2 蓄积，同时应连续监测 $P_{ET}CO_2$ 浓度，及时发现并纠正 CO_2 蓄积。

3. 吸入麻醉药的过量和不足　挥发性麻醉药的计算与新鲜气体容量有关，现已很少将挥发罐置于环路系统内。因其在低新鲜气流时，较短时间内可使吸入麻醉药浓度上升至挥发罐设定浓度的数倍，易导致吸入麻醉气体的蓄积。同时如果新鲜气体的成分不变，由于 N_2O 的摄取呈指数性下降，吸入气体的 N_2O 和 O_2 的浓度可持续性变化，此时若 N_2O 的摄取处于高水平，其浓度则下降；如摄取减少，则浓度升高；若新鲜气流提早减少，同时氧浓度提高不当，则可能出现 N_2O 不足。挥发罐设置于环路外时，挥发气与吸入气中吸入麻醉药的浓度有一定梯度，后者取决于新鲜气体的流速。如使用低流量新鲜气流，以恒定的速度维持麻醉 30min 后，肺泡中氟烷的浓度仅为挥发罐设定浓度的 1/4。因而必须向通气系统供应大量的麻醉气体以满足需要。在麻醉早期，用低流量新鲜气流无法达到此目的，可应用去氮方法清除潴留的氮，因此在麻醉的初始阶段 15～20min 内，应使用 3～4L/min 以上的新鲜气流，此后在气体监测下可将新鲜气流调控至 $0.5\sim1L/min$，以策安全。当新鲜气流量少于 $1L/min$ 时，应常规连续监测药物浓度，应用多种气体监测仪对麻醉气体成分进行监测，可增加低流量吸入麻醉的安全性，便于该技术的掌握和推广。

4. 微量气体蓄积

（1）存在于人体和肺部的氮气约为 $2.7L$。以高流量新鲜气体吸氧去氮，在 $15\sim20min$ 内可排出氮气 $2L$，剩余量则只能从灌注少的组织中缓慢释放。在有效去氮后麻醉系统与外界隔离（即紧闭循环式），$1h$ 后氮气浓度大于 $3\%\sim10\%$。长时间低流量麻醉，系统内氮气可达 15%。甲烷浓度的大量升高可影响红外分光监测氟烷浓度。但只要不存在缺氧，N_2 与甲烷的蓄积可不损害机体或器官功能。

（2）具有血液高溶解度或高亲和力的微量气体，如丙酮、乙烯醇、一氧化碳等，此类气体不宜用高流量新鲜气流短时间冲洗清除。为保证围术期安全，在失代偿的糖尿病患者、吸烟者，溶血、贫血、紫质症以及输血的患者中进行低流量麻醉时，新鲜气流量不得低于 $1L/min$。

（3）吸入性麻醉药的降解产物在长时间低流量麻醉时，如七氟烷的降解复合物 CF_2 $[=C（CF_3）OCH_2F]$ 估计可达 $60ppm$，其最大值易导致肾小管组织的损害。七氟烷是否引起潜在性的肾损害尚需进一步研究，目前建议吸入七氟烷或氟烷时流速不应低于 $2L/min$，以确保可持续缓慢冲洗潜在的毒性降解产物。

（李保华）

第六章　静脉麻醉技术

第一节　与静脉麻醉相关的基本概念

一、基本定义

1. 静脉全身麻醉（intravenous general anesthesia）　静脉全身麻醉是指将全麻药物注入静脉，通过血液循环作用于中枢神经系统而产生全身麻醉作用的麻醉方法。全凭静脉麻醉也称作全静脉麻醉（TIVA，total intravenous anesthesia）是指完全采用静脉麻醉药及静脉麻醉辅助药的麻醉方法。理想的静脉全身麻醉药应当具备以下条件：①麻醉诱导迅速、平稳，经过一次臂-脑循环时间即可发挥麻醉效应，在麻醉过程中不引起肌肉活动或肌张力增高。②不抑制呼吸和循环功能。③亚麻醉剂量即可发挥镇痛效应。④麻醉复苏平稳。⑤无高敏反应发生。⑥对机体重要器官、系统的生理机能无明显扰乱作用。但是，迄今为止，尚未发现任何一种已进入临床应用的静脉全麻药完全具备以上条件。

2. 平衡麻醉（balanced anesthesia）　平衡麻醉的观念是 1926 年由 Lundy 首先提出，当时指麻醉用药、区域阻滞和全身麻醉进行联合应用。随着新的麻醉药物的不断出现，平衡麻醉的概念有所改变，即同时联合应用多种不同药理作用的麻醉药物，主要是将全身麻醉药物、阿片类药物和肌松药进行联合应用，以达到提高疗效，减少不良反应的目的。

3. 神经安定镇痛（neuroleptanalgesia）　1954 年 Laborit 和 Huguenard 等提出了人工冬眠状态的技术，联合使用精神抑制药（如氯丙嗪和异丙嗪）和阿片类药（如哌替啶）。其目的在于阻断引起机体内分泌和自主神经系统变化的伤害性刺激。DeCastro 等首先在神经安定镇痛术联合应用 phenoperidine（哌替啶的衍生物）和精神抑制药物氟哌啶醇，后来改用芬太尼和氟哌啶联合应用。通过使用较大剂量的静脉麻醉药或同时使用吸入麻醉药，最终使神经安定术变为神经安定镇痛麻醉（neuroleptanesthesia）。

4. 理想麻醉状态　所谓理想麻醉状态是指满足以下条件的全身麻醉状态：①无意识、无知晓、无术后回忆：如 BIS < 50，或 AEP < 30；②抗伤害反应抑制适度：包括血压、心率的标准：BP 90～110/60～80mmHg、HR 55～80 次/min；心脏应激反应的标准：ST < 0.2mV；组织灌注的标准：Pleth（灌注指数），目前还未确定具体的数值标准，只能定性描述为指脉波波幅宽大、波幅高、尿量 > 2ml/（kg·h）或 > 100ml/h，血气分析无酸中毒；抗逃避反射抑制适度，即肌肉松弛良好。

二、药物代谢动力学概念

药物代谢动力学（pharmacokinetics）是定量研究药物及其代谢产物在体内吸收、分布、生物转化（或代谢）及排泄的科学，简称药代动力学。

1. 房室模型（compartment model）与效应室 房室模型是将体内药物转运和分布特性相似的部分抽象看成一房室。经过适当的数学处理，用药代学参数来反映药物分布及代谢特性的方法。认为机体有一个处于中心的房室（中央室），药物首先进入中央室，并在中央室和其他外周各室之间进行药物的分布和转运。中央室代表血流丰富的，药物能迅速混合的部分（如血浆或肺循环）；外周室则代表内脏或肌肉及脂肪组织。理论上，房室越多，越符合生理特征，但是过多的房室会增加数学运算的复杂性，而运用二室或三室模型均可以对静脉麻醉药达到满意的描述。从药理上讲，效应室同中央室，周边室一样，都是理论上的抽象空间组合，是用来指药物作用的靶部位，如受体，离子通道或酶等，是反映药物临床效果的部位。

2. 首过消除（first pass elimination）和生物利用度（bioavailability） 某些药物口服后，经肠壁或（和）肝内药物代谢酶的作用，进入体循环的药量减少，这一现象称为首过清除。严格地说，除动脉给药外，其他各种给药途径皆有首过清除。生物利用度的含义应包括吸收速率和吸收程度。但实际工作中生物利用度常常只用来说明药物吸收的程度或药物进入血液循环的量。

3. 表观分布容积（apparent volume of distribution，V_d）与峰效应时分布容积（V_d 峰效应） 分布容积＝所给药物的总量/该药的血药浓度（$V_d = X_0/C_0$），其单位是 L 或 L/kg。V_d 的大小取决于该药物的理化性质、在组织中的分配系数及与血浆蛋白或组织的结合率等因素。

4. 血浆清除率（clearance，CL）、消除/转运速率常数（K）与消除半衰期（half-life-time，$t_{1/2}$） 药物的消除速率（rate of elimination，RE）是指单位时间内被机体消除的药量。血浆清除率（CL）是指单位时间内血浆中的药物被完全清除的血容量。血浆清除率＝药物的消除速率/血药浓度（CL = RE/C），其单位是 ml/min，消除或转运速率常数（K），是药物在单位时间内消除或转运的百分率（K = CL/V_d）。消除半衰期（$t_{1/2}$）为机体消除一半药物所需要的时间，一级消除动力学中，$t_{1/2} = 0.693/K$，可以看出，$t_{1/2}$ 的大小与 CL 成反比，而与 V_d 成正比。

5. ke0 与 $t_{1/2}$ke0 ke0 本指药物从效应室转运至体外的一级速率常数，而目前通常用来反映药物从效应室转运至中央室的速率常数。$t_{1/2}$ke0 是血浆与效应室之间平衡发生一半的时间。药物的 ke0 越大，其 $t_{1/2}$ke0 越小，说明该药物峰值效应出现快。

6. 持续输注即时半衰期（context sensitive half time，CSHT） Hughes 等提出了 CSHT 概念，将药代学参数与临床有机结合，预测稳态（保持血浆浓度恒定）输注某一药物不同时间后血浆浓度下降一半所需要的时间。Hughes 等原意是某种药物维持恒定的血浆浓度输注不同时间后中央室浓度（血浆浓度）降低50%所需要的时间，实际上这仅在靶控输注的情况下才有理论上的可能。后来部分作者（包括部分国外文献）等均意指静脉输注某种药物不同时间后药物血浆浓度下降50%所需要的时间，虽然长期输注的情况下（达到稳态）两者可能相同，但实际上两者有较大的差别，图6-1以芬太尼为例指出了两种概念的差异。

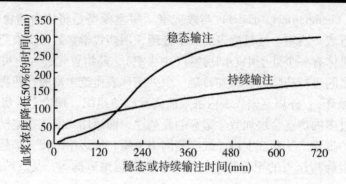

图 6-1 稳态输注和持续输注后血浆浓度降低 50% 时间的差异

7. Cp50 与 Ce50 Cp50 是指防止 50% 患者对伤害刺激产生反应的血浆药物浓度。但这个概念没有考虑到血浆与效应室之间的延迟，在两者浓度达到平衡以前，Cp50 有很大的误差。Ce50 是指防止 50% 患者对伤害刺激产生反应的效应室药物浓度。当输注时间足够长时，血浆与效应室药物浓度可以达到平衡，此时 Cp50 = Ce50。Ce/p50 是静脉用药的概念，反映了药物作用的相对强度，相当于吸入麻醉药的 MAC。与 MAC 不同，当同时吸入几种吸入麻醉剂时，其 MAC 值呈相加性；而不同类静脉麻醉药由于具有不同的作用受体和机制，所以静脉麻醉药联合应用时，其麻醉强度不可能呈简单的相加。

8. 联合用药 是指同时或先后应用两种以上麻醉药物，以达到完善的术中和术后镇痛和满意的外科手术条件。联合用药时除了应了解每一种药物的药代和药效动力学外，还必须考虑到药物之间可能存在的相加，协同，敏感化和拮抗作用。相加作用（addictive action）是指两种药物合用时的代数和。合用药物作用于同一部位或受体，并对这个部位或受体作用的内在活性相等时，才能产生相加作用。例如同时吸入两种不同挥发性麻醉药时，最终所产生的麻醉强度（以 MAC 来衡量），为各药物吸入 MAC 值的代数和。协同作用（synergism）是指两种药物分别作用于不同的部位或受体，结果使合用时效用大于各药物单用效应的总和。例如在行异氟烷吸入麻醉时，如果再以硝普钠行控制性低血压，此时硝普钠的降压作用将得到显著加强，甚至出现严重的循环抑制。敏感化作用（sensitization）是指同时合用两种药物时，其中一种药物可以使受体或组织对另一种药物的敏感性增强。例如氟烷增加心肌对儿茶酚胺敏感性，在合用肾上腺素时，易导致心律失常。拮抗作用（antagonism）是指两种药物竞争性作用于同一受体，如纳洛酮可以与吗啡竞争性结合机体内的吗啡受体从而拮抗吗啡的药理作用，这也是临床上用纳洛酮来拮抗过量阿片类药物引起的呼吸抑制的机制。

三、药物效应动力学概念

药物效应动力学（pharmacodynamics）简称药效学，是研究药物对机体作用的规律，以阐明药物的效应、作用机制、治疗作用和不良反应等。

（一）药物的基本作用

1. 药物作用和药物的效应 药物作用（action）的确切含义是指药物与机体组织间的初始作用。药物的效应（effect）是指药物引起机体功能或形态上改变。例如肾上腺素激动心脏 β_1 受体，使心肌收缩力增加，心率增快，传导加速，心脏兴奋。肾上腺素与 β_1 受体相结合是药物的作用，引起心脏兴奋是药物的效应。

2. 药物的选择性 由于药物理化性质不同，不同组织器官细胞的生化特点不同，某些药物对一些组织器官有作用，对另外一些器官组织无明显的作用，这种性质称为药物的选择性（selectivity）。药物的选择性大多呈剂量依赖性，即在一定剂量范围内表现出选择性，剂量增加到一定程度，药物的选择性则不复存在。例如美托洛尔小剂量选择性地阻滞 β_1 受体，表现为心脏抑制作用；当大剂量时，不但阻滞 β_1 受体，同时也明显阻滞 β_2 受体，使气道阻力增加。

3. 不良反应 用药的目的在于防治疾病，凡能达到防治效果的药物作用称为治疗作用。不符合用药目的的，给患者带来痛苦的反应称为不良反应（adverse reaction）。不良反应包括副反应、毒性反应、后遗效应、变态反应、类过敏反应及特异质反应等。

副反应（side reaction）是指在治疗剂量下出现与治疗无关的作用。这是由于药物的药理作用广泛所致。例如，肾上腺素不但可以兴奋心脏，扩张支气管平滑肌，还有升高血糖等作用。如用其扩张支气管平滑肌的作用，则兴奋心脏的作用为副反应。

后遗效应（residual effect）停药后，血药浓度虽已下降到阈浓度以下，但仍残留的生物效应。例如用苯巴比妥催眠，翌晨出现的头昏、困倦等效应。

毒性反应（toxic reaction）绝大多数的药物都有一定的毒性，不同药物的毒性可有很大不同。毒性反应是药物的药理作用的集中或延伸。由于剂量过大引起的即时发生的毒性反应称为急性毒性反应，例如局麻药剂量过大或误注血管，可引起惊厥、循环抑制等；长期用药，药物在体内蓄积逐渐发展起来的毒性反应称为慢性毒性反应，例如长期服用氯丙嗪，可导致肝功能损伤甚至肝小叶坏死。

变态反应（allergic reaction）个体对药物的反应在质的方面不同于正常人的反应，且有免疫机制参与者称药物变态反应。例如青霉素引起某些患者异常的过敏反应，甚至过敏性休克。

类过敏反应（anaphylactoid reaction）亦称过敏样反应，不需预先接触抗原，也无抗体参与，可能与药物促进组胺释放有关。例如某些局麻药、静脉麻醉药、麻醉性镇痛药或肌松药等可直接促进肥大细胞和嗜碱性细胞释放组胺；也可能由于药物（局麻药等）通过补体旁路途径激活 C_3，释放炎性介质；还有一些药物（右旋糖酐等）注射速度过快或与其他药物混合使蛋白质与循环中的某些免疫球蛋白（IgM 或 IgG）发生沉淀。类过敏反应的临床表现与变态反应相似。

特异质反应（idiosyncratic reaction）目前认为特异质反应指少数遗传缺陷的人，表现为特定生化（蛋白质、酶等）功能的缺陷，造成对药物反应的异常。例如遗传性血浆胆碱酯酶缺陷者，常规剂量的琥珀胆碱可引起长时间呼吸麻痹。特异质反应无免疫机制参与，故与药物的变态反应相区别。

（二）药物的量效关系

在一定的剂量范围，随着药物剂量的增减，药物的效应也相应增减，这种剂量和效应的关系称为量效关系。

量反应及质反应：以数值表示药理效应时，称为量反应；不以数值表示而以有或无、阴性或阳性等表示者称为质反应。半数有效量（50% effective dose，ED_{50}）系指引起50%的实验动物阳性反应的药物剂量。半数致死量（50% lethal dose，LD_{50}）指引起 50% 的实验动物死亡的剂量。治疗指数（therapeutic index，TI）是 LD_{50} 与 ED_{50} 的比值，即 $TI = LD_{50}/ED_{50}$，亦指半数有效量增加若干倍可使半数动物死亡，其意义在于指出该药的安全性。TI 越大，药物的安全性越大。以 LD_{50}/ED_{50} 表示的药物安全性仅适用于治疗效应与致死效应的量 – 效曲线相互平行的药物。对于治疗效应与致死效应的量一效曲线不平行或两条曲线平行，但收尾有重叠的药物，应以 $ED_{95} \sim LD_5$ 范围表示，即 ED_{95} 至 LD_5 范围越大越安全。

（三）药物的构效关系

只有极少数药物是因其理化性质产生药理作用，大多数药物的药理作用取决于它们的化学结构，包括其基本骨架、立体构型、活性基团及其侧链性质等。化学构象的专一性就形成了药物的特异性和选择性。

受体（receptor）是指存在与细胞膜或细胞内，能够识别和结合周围环境中极微量的某种化学物质并引起一系列物理化学反应的大分子化合物。大多数药物与受体相作用，改变细胞相应成分的功能，进而触发药物所特有的一系列生理、生化效应。

配体（ligand）系指能与受体特异性结合的具有生物活性的物质。机体内有内源性配体，如神经递质、激素及自身生物活性物质等。受体与配体的结合具有专一性、特异性、选择性、饱和性及可逆性。配体与受体的亲和力决定结合的程度，亲和力大的配体与受体结合则多。配体与受体结合后激发继发反应的能力称为内在活性。能与受体特异性结合并产生效应的配体称为激动剂（agonist），它既与受体有亲和力，又具有较高的内在活性；对特异性的受体具有亲和力，但缺乏内在活性的配体称为拮抗剂（antagonist），它与受体结合后不能产生效应，同时妨碍激动剂与受体作用。

（张坤鹏）

第二节 临床常用静脉麻醉药物

静脉麻醉药有几十种，但目前临床上用于静脉麻醉的仅几种，按化学性质分为巴比妥类和非巴比妥类，各种静脉麻醉药的各自的药理学特性见表 6 – 1。硫喷妥钠、依托醚酯、咪达唑仑和丙泊酚起效时间快，由于硫喷妥钠排泄慢，反复用药患者苏醒时间长，所以一直不用于连续静脉滴注。

静脉麻醉药的药代动力学指标，可以指导药物的合理应用，提高疗效，减少不良反应，丙泊酚的清除率显著大于其他三种药物，因此，更适合连续静脉滴注（表 6 – 2）。

静脉麻醉药对血流动力学均有一定的影响，在等效剂量时，硫喷妥钠和丙泊酚降低血压最为显著，前者以抑制心肌收缩为主，后者以外周血管扩张为主（表 6 – 3）。

表 6 – 1 常用静脉全麻药的性质和应用

项目	硫喷妥钠	依托咪酯	咪达唑仑	丙泊酚
起用（年份）	1934	1972	1976	1977
pH 值	10 ~ 11	6.9	3.5	7.0
起效（min）	1	1	1/2 ~ 1	1
作用时间（min）	5 ~ 8	5	15 ~ 17	1

项目	硫喷妥钠	依托咪酯	咪达唑仑	丙泊酚
诱导剂量（mg/kg）	2.5 ~ 4.5	0.2 ~ 0.6	0.1 ~ 0.2	1 ~ 2.5
维持剂量 $[\mu g/(kg \cdot min)]$	不用	不用	0.15	80 ~ 150
镇静剂量 $[\mu g/(kg \cdot min)]$	不用	不用	0.5 ~ 1.0	10 ~ 50
术后恶心呕吐（%）	10 ~ 20	30 ~ 40	8 ~ 10	1 ~ 3

表 6-2 常用静脉全麻药的药代动力学

项目	硫喷妥钠	依托醚酯	咪达唑仑	丙泊酚
$t_{1/2}\alpha$（min）	2.5 ~ 8.5	2.8	6 ~ 15	1.8 ~ 8.3
$t_{1/2}\alpha$（min）	5.6 ~ 17.6	68 ~ 75	102 ~ 156	35 ~ 45
V_d（L/kg）	1.4 ~ 3.3	2.2 ~ 4.5	1.1 ~ 1.7	2 ~ 10
CL $[ml/(kg \cdot min)]$	3.4	18 ~ 25	6.4 ~ 11.1	20 ~ 30
敏感度 sensitive	>100	0	50	<40
半衰期（min）	0	0	2 ~ 3	1 ~ 2
$t_{1/2}ke0$（min）	72 ~ 86	76	97	96.8 ~ 98

注：0 无资料。

表 6-3 常用静脉全麻药对血流动力学影响

参数	硫喷妥钠	依托醚酯	咪达唑仑	丙泊酚
HR	0 ~ 36	-5 ~ 10	-14 ~ 12	-10 ~ 10
MAP	-18 ~ 8	0 ~ -17	-12 ~ 26	-10 ~ -40
CI	0 ~ 24	-20 ~ 14	0 ~ -25	-10 ~ -30
SV	-12 ~ 35	0 ~ -20	0 ~ -18	-10 ~ -25
PVR	0	-18 ~ 6	0	0 ~ -10
dp/dt	-14	0 ~ -18	0 ~ -12	-15 ~ -40

注：-下降；+增加；0无变化。

一、硫喷妥钠

（一）作用机制

硫喷妥钠（thiopental sodium）是临床上较常用的巴比妥类静脉全麻药。其作用机制有以下几个方面：主要作用于 γ-氨基丁酸（GABA）受体，增加 GABA 与受体的亲和力，并延长氯离子通道开放时间。较高浓度的巴比妥类药物也可直接激活氯离子通道，产生镇静和催眠作用，抑制兴奋性神经递质的敏感性，提高大脑皮层的神经元的兴奋阈，故有抗惊厥作用。

（二）理化特性及作用特点

1. 理化特点　其钠盐可溶于水，2.5%～5%水溶液pH为10.6～10.8，水溶液不稳定，生理盐水稀释后一般不超过72h，溶液混浊不透明者不宜使用，不可以乳酸林格液或其他酸性溶液稀释，因硫喷妥钠pH降低后可因游离酸产生而致沉淀。

2. 作用起效快，苏醒迅速　硫喷妥钠脂溶性高，静脉注射后极易透过血脑屏障，经过一次臂脑循环就可发挥作用。临床常用剂量静脉注射后，10～20s患者意识消失，30s脑组织内既达峰浓度，随即进行重分布，约经过5min后脑组织药物浓度下降一半，30min后，仅剩余10%。因此，硫喷妥钠注射后40s左右麻醉即开始变浅，约15～20min后初步清醒。

3. 脑保护作用　硫喷妥钠可以使脑血管收缩，减少脑血流，降低颅内压；降低脑代谢，减少脑组织耗氧，脑代谢降低的程度超过脑血流的减少。因此，硫喷妥钠尤适用于颅脑外科手术的麻醉。

4. 麻醉效果不完善，清醒不完全　硫喷妥钠基本没有镇痛作用，小剂量反而使痛阈降低；无肌松作用；脂肪中药物浓度可比血浆中高11倍，在全麻苏醒期，脂肪组织中储存的硫喷妥钠可重新释放入血，并再次透过血脑屏障，使患者发生"再抑制"。

5. 循环和呼吸抑制　硫喷妥钠可选择性的抑制交感神经节的传导，产生中枢性的血压下降，还可以抑制离体心脏的心肌收缩；硫喷妥钠能抑制延髓和脑桥的呼吸中枢，对呼吸系统有剂量相关性的抑制作用。硫喷妥钠对呼吸的影响主要表现为潮气量减少，与阿片类麻醉药合用时，两者对呼吸系统的抑制作用会发生叠加。

硫喷妥钠浅麻醉时由于交感神经抑制而使副交感神经相对占优势，可以引起喉部和支气管平滑肌的应激性增高，诱发喉肌痉挛和支气管痉挛以及呼吸道分泌物增多，因此在应用硫喷妥钠之前抗胆碱药的用量一定要足够。

（三）临床应用

一般用于全身麻醉的诱导和日间短小手术的麻醉，如手法关节脱位复位、表浅手术活检和小儿刀口拆线等。常用浓度为2.5%的硫喷妥钠溶液，剂量为成人2.5～4.5mg/kg，儿童5～6mg/kg，缓慢推注。患者呼唤不应或睫毛反射消失时表示麻醉深度基本足够。成人男性用药量一般不超过15ml，女性不超过12ml，总量以20ml为限。当患者入睡，睫毛反射消失，眼球固定，钳夹皮疼痛反应不敏感时开始手术。注意密切观察患者生命体征。

而连续给药法仅用于下列情况：①局麻、蛛网膜下隙和硬膜外阻滞时的辅助麻醉，以保持患者安静和对抗内脏牵拉反应；②破伤风、高热和癫痫等引起的惊厥。使用时配制成0.33%硫喷妥钠溶液静脉滴注，但现在较少应用。

（四）禁忌证

婴幼儿；产妇分娩或剖宫产术；心功能不全者；休克和低血容量患者；呼吸道阻塞性疾病、呼吸道不通畅和有肺部疾患者，如：哮喘、喉水肿或外界压迫导致呼吸道狭窄阻塞等患者；严重肝、肾功能不全者；营养不良、贫血、电解质紊乱、氮质血症者；肾上腺皮质功能不全或长期使用肾上腺皮质激素者；紫质症先天性卟啉代谢紊乱者；高血压、动脉粥样硬化和严重糖尿病者；以及巴比妥类药物过敏史或疑似过敏者。

（五）不良反应

硫喷妥钠引起的不良反应有：局部刺激、动脉炎、循环抑制、呼吸抑制、过敏反应、毒性反应（严重毒性反应主要发生在潜在性紫质症患者）等。与吩噻类药合用可增强对循环抑制，与阿片类药合用增强呼吸抑制作用。

二、氯胺酮

（一）作用机制

氯胺酮（ketamine）对中枢神经系统有特异的抑制和兴奋双重选择作用，与多个结合位点相互作用，包括 N - 甲基 - D - 天冬氨酸（NMDA）及非 NMDA 谷氨酸受体、烟碱和毒蕈胆碱、单胺和阿片受体等，并与 Na^+、Ca^{2+} 通道产生作用，从而表现出复杂的药理学特征。

（二）理化特性及作用特点

（1）氯胺酮进入循环后，很少与血浆蛋白结合，其脂溶性比硫喷妥钠大 5 ~ 6 倍，易于透过血脑屏障。静注 2mg/kg 氯胺酮 15s 后即有意识模糊感，30s 意识消失，作用时间 10 ~ 15min。其主要通过肝脏转化，由肾脏排出。口服氯胺酮生物利用度为 16.5%，口服 300mg 可使意识消失。小儿直肠灌注 10mg/kg 加氟哌利多 0.012 5mg/kg，可达较好的麻醉效果。

（2）镇痛作用强：氯胺酮通过阻滞脊髓网状结构对痛觉的传入信号，产生很强的镇痛作用，是目前临床所用的静脉麻醉药中唯一可以产生镇痛作用的药物。

（3）呼吸抑制作用轻微：单独使用氯胺酮静脉麻醉时，一般不会产生严重的呼吸抑制。氯胺酮麻醉时支气管平滑肌松弛，可以拮抗组胺、乙酰胆碱和 5 - 羟色胺的支气管收缩作用，可以有效缓解支气管哮喘状态。临床上可用于支气管哮喘患者的麻醉。

（4）循环兴奋作用：氯胺酮对循环系统的作用包括两个方面：直接抑制心肌和通过兴奋交感神经中枢间接兴奋心血管系统。具体的临床表现则是两种作用的综合。在一般情况下，可使心率加快、血压升高、心脏指数、外周血管阻力增加，有利于循环功能的维持。但对于心脏代偿能力低下或交感神经活性减弱的患者，则表现为心血管系统抑制。

（5）氯胺酮无肌松作用、增加脑组织血流，使颅内压升高，并可使脑代谢增高；口腔和支气管分泌物增加、眼压、颅内压升高，对循环代偿功能差或交感神经兴奋性低下的患者可导致循环功能抑制。麻醉苏醒期精神副反应发生率高，不能单独用于成人全身麻醉。

（三）临床应用

1. 单纯氯胺酮麻醉

（1）肌肉注射法：主要用于小儿短小手术，或者作为其他麻醉方法的基础麻醉。常用剂量为 4 ~ 6mg/kg，对于年龄在 2 岁以内的婴幼儿剂量可增大至 10mg/kg。一般给药后 2 ~ 5min 起效，维持 30min 左右，可满足一般小手术的需要。术中还可根据情况追加首次剂量的 1/2 ~ 1/3。

（2）静脉注射法：首次剂量 1 ~ 2mg/kg，在 1min 内缓慢静脉注射。药物注射完毕就可手术。作用维持时间 10 ~ 15min，追加剂量为首剂的 1/2。该法适用于小儿或个别成人不需肌松的短小手术。

（3）静脉滴注法：先将氯胺酮配制成 0.1% 的溶液，麻醉时先以氯胺酮 1 ~ 2mg/kg 静脉注射作为麻醉诱导，然后持续滴入 0.1% 溶液维持麻醉。滴入速度掌握先快后慢的原则并据临床所需调整滴速。

2. 临床复合麻醉　常将氯胺酮伍用丙泊酚、咪达唑仑、度氟合剂等联合使用作麻醉诱导和维持。尤其对不合作的小儿，肌注氯胺酮 4~5mg/kg 可产生基础麻醉，用于 CT、磁共振、腔镜等检查和诊断性操作；为了配合建立静脉通道也常常采用此方法，如先天性心脏病、疝气、隐睾等。对心包填塞和缩窄性心包炎、联合瓣膜病变心功能较差者可选用氯胺酮作为麻醉诱导用药，以维持交感神经张力，保护缺氧性肺血管收缩以减少分流，提高氧合能力，但氯胺酮用于此类患者剂量为常人的 1/2 或 1/3，且复合其他镇静、镇痛、肌松等药物。

氯胺酮也可作为其他静脉麻醉或吸入全麻的辅助成分或椎管麻醉及神经阻滞不全的辅助用药，抑制过高的应激反应。此外，氯胺酮已成功用于治疗哮喘持续状态，其解痉、抗炎作用在治疗哮喘中发挥作用，但其使得气道松弛的作用机制尚未明确。

（四）禁忌证

严重的高血压、颅内压、眼压增高者，或是眼球开放损伤，手术需要眼球固定不动者；甲状腺功能亢进、嗜铬细胞瘤患者；心功能代偿不全者，冠状动脉硬化性心脏病，心肌病或有心绞痛病史者；咽喉口腔手术，气管内插管或气管镜检查时严禁单独使用此药以及癫痫和精神分裂症患者。

（五）不良反应

呼吸道梗阻和喉痉挛、呼吸、循环抑制、精神神经症状、暂时失明等；眼内压、颅内压增高以及急性胃扩张、恶心呕吐等。

三、依托咪酯

依托醚酯（etomidate）又名甲苄咪唑，为强效、安全的非巴比妥类静脉催眠药物，1965年 Dodefroi 合成，1972 年 3 月 Doenicke 试用于临床，1979 年国内试制成功，并用于临床。

（一）作用机制

该药作用于类似中枢性 GABA 受体，镇痛效果不明显，催眠量时产生皮下抑制，出现新皮质样睡眠、脑干网状结构激活和反应处于抑制状态。

（二）理化特性和作用特点

（1）理化特点：依托咪酯仅右旋体具有镇静、催眠作用，该药为白色结晶粉末，但目前临床上使用的依托咪酯为其脂肪乳剂和水剂两种，其 pH 约 6.0~8.1。

（2）麻醉可控性好：依托咪酯是强效、安全、超短时效的非巴比妥类的静脉麻醉药，脂溶性强，静脉注射后很快通过血脑屏障，约 1min 作用达到高峰。依托咪酯麻醉效能强，是硫喷妥钠的 12 倍。其清醒时间依赖于从脑组织重新分布，临床常用剂量单次注射维持时间 10min 左右。增加剂量可能使其作用持续时间相应延长。

（3）对生理干扰小：循环功能的稳定，血流动力学平稳是依托咪酯时最显著特点。单次剂量的依托咪酯静脉注射后动脉血压稍有下降，冠脉扩张。因此它适合冠心病等心脏储备功能差的患者，对不适合用硫喷妥钠麻醉的患者也可安全使用。依托咪酯单独注射时呼吸抑制作用也较硫喷妥钠为轻。此外，它不影响肝肾功能，也不引起组胺释放。

（4）无镇痛和肌松作用。

（5）肾上腺皮质功能抑制：这是限制依托咪酯在临床上广泛应用的最主要的特点，依托咪酯麻醉下皮质醇和醛酮分泌明显减少，ACTH 分泌显著增加。无论短期或长期使用均会发生，因此，临床上一般不用它来做 ICU 患者的镇静。

（6）其他：依托咪酯能减少脑耗氧，降低脑血流，对缺氧性脑损害有一定保护作用。

（三）临床应用

1. 全麻诱导 剂量 0.1 ~ 0.4mg/kg，为避免局部刺激作用，可先给予芬太尼等镇痛药。入睡后再给予肌松药做气管插管。

2. 全麻维持 给药速度为 0.12 ~ 0.2mg/（kg·h），可以静脉滴注或泵注，同时给予麻醉性镇痛或肌松药，也可以吸入低浓度挥发性麻醉药。

3. 短小手术 如内镜检查、扁桃体摘除和人工流产以及心脏电复律等。成人剂量一般为 0.3mg/kg，可用芬太尼辅助，加强镇痛，但术后恶心、呕吐发生率较高。

4. 其他 有时也用作部位麻醉的辅助措施，但应用较少。

（四）禁忌证

对该药过敏和肾上腺皮质功能不全者；有免疫抑制、脓毒血症，器官移植后的患者；卟啉症（紫质症）的患者。

（五）不良反应

1. 术后恶心呕吐 发生率较高，可达 30% ~ 40%，是患者对依托咪酯麻醉不满意最重要的原因。与芬太尼合用时发生率还可进一步增加。

2. 注射部位疼痛 发生率为 10% ~ 80%，表现为注射局部疼痛，甚至发生静脉炎，疼痛的发生率与注射部位血管大小和药物溶剂有关，数日可以自行好转。选择较大静脉穿刺注药，注药前 1 ~ 2min 先静注芬太尼，或缓慢静脉注射少量利多卡因可以减轻疼痛。目前有新剂型采用脂肪乳剂为溶媒，该并发症的发生率已明显下降。

3. 抑制肾上腺皮质功能 依托咪酯抑制 11 - β 羟化酶，临床需时较长的手术不宜选用依托咪酯麻醉，对于肾上腺皮质功能低下者使用依托咪酯麻醉时应给予适量的糖皮质激素。

4. 其他 过敏反应、溶血作用以及心律失常等，均较少见。

四、咪达唑仑

（一）作用机制

咪达唑仑（midazolam）是咪唑苯二氮䓬类衍生物，其作用部位在苯二氮䓬类（BZ）受体，为其特异性激动剂。它具有苯二氮䓬类药物所共有的作用，如镇静、催眠、抗焦虑、抗惊厥、肌松和顺行性遗忘以及作用可被特异性拮抗等。

（二）理化特性和作用特点

1. 理化特性 咪达唑仑是临床上一种新型的静脉麻醉药，临床上常用其盐酸盐或马来酸盐，其 pH3.5 供静注或肌注，局部刺激小，也可以加入 5% 葡萄糖、生理盐水或乳酸林格液中，与吗啡、东莨菪碱、阿托品无配伍禁忌。

2. 作用特点 与传统苯二氮䓬类相比，咪达唑仑静脉麻醉还具有以下独特的特点。

（1）刺激性小：咪达唑仑是唯一一个可溶于水的苯二氮䓬类药物。临床应用者为其碱性水溶液，可直接静脉注射，也可用生理盐水或 5% 葡萄糖稀释后静脉滴注。

（2）作用时间短：咪达唑仑静脉注射后消除半衰期只有地西泮的 1/10 左右，作用时效

2～3h，较地西泮清醒快速。

（3）效能强：咪达唑仑与苯二氮䓬类受体的亲和力是地西泮的2～3倍，其麻醉效能大约是地西泮的2倍。

（4）循环呼吸抑制：临床麻醉剂量下，对心肌无抑制，仅表现为轻度外周血管阻力降低伴心率轻度增快，但大剂量也可引起血压明显下降。咪达唑仑对呼吸动力无影响，但对呼吸中枢有轻度抑制作用，表现为潮气量稍降低，呼吸频率代偿性增快，偶可见呼吸暂停。

（5）呼吸道梗阻及舌后坠：尤其对俯卧位、体胖颈短、打鼾者慎用，一般在静注3～5min内发生，15min后减轻；发生时使得患者头后仰，并托起下颌，仍无效可放置鼻咽通气道，此时仍不能维持良好的血氧饱和度则采用面罩供氧或静注氟马西尼0.2mg注射。

（三）临床应用

1. 麻醉诱导　咪达唑仑用于麻醉诱导，起效较硫喷妥钠慢，多数患者在120s内进入睡眠状态。诱导剂量为0.05～0.4mg/kg，15～20s内静注，速度不可太慢，否则药物难以在中枢神经系统达到有效浓度。老年患者、慢性肾衰及危重患者应减量。咪达唑仑和丙泊酚、麻醉性镇痛药以及肌松药联合用于全麻诱导，是目前临床上常用的方法，具有麻醉诱导平稳，术后苏醒快速等优点。

2. 麻醉维持　咪达唑仑可有效消除术中知晓，而且能加强麻醉性镇痛药和肌松药的作用，减少这些药物的用量，因此常用于全麻的辅助成分。间断给药时追加剂量为诱导量的1/4～1/3。连续给药可采用静脉滴注或泵注。

3. 门诊手术的麻醉　通常与氯胺酮、芬太尼、瑞芬太尼等镇痛作用强的药物联合，主要用于脓肿切开、骨折复位、人工流产以及镜检查等短小手术，也可配合局麻或表面麻醉下进行。

4. 镇静　咪达唑仑常用于ICU患者的靶控镇静，尤其需要维持较长时间机械通气者。一般采用微量泵给药，负荷剂量为0.03～0.1mg/kg。维持速度为0.03～0.2mg/（kg·h）。还可用于部位麻醉的镇静，消除患者的紧张焦虑情绪。

（四）禁忌证

对咪达唑仑高度敏感者，对苯二氮䓬类药物交叉过敏者，闭角型青光眼患者和严重疼痛未能控制的患者。

（五）不良反应

咪达唑仑常见的不良反应有：注射部位刺激；血栓形成和血栓性静脉炎；呼吸抑制。但发生率均较低。值得注意的是，咪达唑仑可以通过胎盘屏障，注药后5min内脐静脉血的浓度达到高峰，用于剖宫产的患者应该谨慎。

五、丙泊酚

（一）作用机制

丙泊酚（propofol）是一种静脉麻醉药，口服给药无活性，可能是由于胃肠道破坏所致。其确切作用机制尚不十分清楚。有研究表明，丙泊酚麻醉、抗惊厥和神经保护等特性与其对电压依赖性钠离子通道有关。在监测其电生理和生物化学方面的研究表明，丙泊酚可能与其他麻醉剂相似，与GABA受体复合物发生相互作用而产生麻醉作用。

（二）理化特性和作用特点

1. 理化特性　丙泊酚是一种新型快速短效静脉全麻药，其化学名为双丙泊酚。临床所用制剂为1%的水溶性溶液，溶媒包括10%（w/v）大豆油、1.2%卵磷脂和2.5%甘油。目前已广泛应用于临床麻醉和ICU患者的镇静。其强度为硫喷妥钠的1.8倍，pKa11。新型制剂中包括EDTA，可降低乳剂内细菌生长，对该药的药代动力学无明显影响。

2. 作用特点

（1）麻醉可控性强：丙泊酚起效快，诱导迅速平稳，作用时间短，单次给药麻醉维持5～10min。静脉注射后98%与血浆蛋白结合，麻醉深度与血浆药物浓度相关性好。麻醉苏醒有赖于患者的肝肾功能。丙泊酚麻醉最显著的特点是清醒完全，无硫喷妥钠等其他全麻药的"宿醉感"，不引起噩梦、幻觉等精神症状。

（2）麻醉效能强：与巴比妥类药物硫喷妥钠相比，丙泊酚的麻醉效能为其1.8倍，无镇痛效应。

（3）具有脏器保护功能：丙泊酚能够抑制氧自由基的产生或拮抗其氧化效应，对缺血－再灌注损伤有预防或治疗作用。而且能降低颅内压和脑代谢率，用于神经外科手术的麻醉具有显著的优点。

（4）有一定程度的循环功能抑制：丙泊酚麻醉时外周血管总阻力降低，动脉血压有所下降。

（5）呼吸抑制：丙泊酚麻醉一般对呼吸功能影响不大，仅表现为潮气量轻度降低。当剂量过大或注射速度过快，也可表现呼吸暂停，持续约30～60s。

（6）局部刺激：清醒患者用丙泊酚麻醉诱导时，会有静脉疼痛。

（三）临床应用

1. 麻醉诱导　丙泊酚是目前临床上最优秀的静脉麻醉诱导药之一，适合各类手术和全麻诱导，尤其是需要术后快速清醒的患者。健康成年人丙泊酚的诱导剂量为1.5～2.5mg/kg，对体质强壮者剂量可适当增加1/3，也可与依托咪酯、咪达唑仑等联合应用，但应减量。老年或血浆蛋白浓度降低的患者，剂量应相应减少。小儿表现分布容积较大，清除率高，诱导用量可适当增加。

2. 麻醉维持　可以单次静脉注射也可连续泵注，连续给药时血浆药物浓度稳定，心血管稳定性。并且停止用药后，血药浓度迅速下降，患者苏醒迅速。成人连续静脉给药的剂量为4～12mg/（kg·h），TCI时1～3μg/ml，若伍用芬太尼，可减量。老年人、ASAⅢ～Ⅳ级和低血容量者剂量应当较成人减半。同时应用镇痛药和肌松药。

3. 区域麻醉的镇静　应用丙泊酚以达到镇静、抗焦虑、消除牵拉反射、消除患者不适和减少术后呕吐的目的。椎管内阻滞辅助用药时可首先给予0.2～0.7mg/kg的负荷量，然后以3～6mg/（kg·h）静滴维持，在镇静的过程中，应当注意监测生命体征。

4. ICU患者的镇静　是目前ICU靶控镇静或患者自控镇静的常用药物。

5. 其他　门诊及日间手术和无痛内镜检查、无痛人流、介入治疗等。

（四）禁忌证

对丙泊酚过敏者；严重循环功能不全者；妊娠与哺乳期的妇女；3岁以下的小儿；高血脂患者；有精神病史、癫痫病史和家族史者。

（五）不良反应

常见的不良反应有：注射部位疼痛、过敏反应、呼吸和循环功能抑制以及诱导时偶见患者精神兴奋、癫痫样抽动、肌痉挛。可用地西泮、咪达唑仑和毒扁豆碱等药物控制。

六、羟丁酸钠

（一）作用机制

γ-氨基丁酸是中枢神经系统中主要的抑制递质，但是其不能通过血脑屏障，因此，不能从血浆进入脑组织。γ-羟基丁酸是γ-氨基丁酸的中间代谢产物，其中枢抑制作用明显强于后者。γ-羟基丁酸静脉注射后可通过血脑屏障作用于中枢神经系统，γ-羟基丁酸转化为γ-丁酸内脂而其催眠作用，静脉注射后起效缓慢。

（二）理化特性和作用特点

1. 理化特性 临床上所用的羟丁酸钠为25%的水溶液，稳定、无色透明，对静脉无刺激，可以直接静脉注射而无需稀释。

2. 作用特点

（1）毒性低：羟丁酸钠（sodium hydroxybutyrate）是体内γ-氨基丁酸（GABA）的中间代谢产物，通过干扰突触部位电活动而发挥作用。它引起的麻醉状态类似生理性的睡眠过程。羟丁酸钠静脉注射后代谢最终产物为二氧化碳和水，对机体无毒副作用。即使黄疸患者也可安全使用。

（2）对循环呼吸系统抑制轻微：羟丁酸钠麻醉下，患者可以保留自主呼吸，不影响呼吸中枢对$PaCO_2$的正常反应。麻醉过程中，呼吸频率可能稍有减慢，潮气量有轻度增加，因此，肺泡有效通气量基本不受影响。患者的循环功能轻度兴奋；心排出量、收缩压维持不变或稍有增高；心肌对缺氧的耐受性增高；末梢循环良好。可用于老年、小儿等体质衰弱的患者以及处于休克状态患者的麻醉。

（3）应用羟丁酸钠麻醉时，患者下颌松弛，咽喉敏感性降低，有利于气管插管和气管导管的保留，减少其他全麻药物的用量，增加麻醉安全性。

（4）安全范围广：羟丁酸钠的总量没有严格限制。

（5）起效较慢、镇痛作用弱：羟丁酸钠进入体内后代谢为γ-丁酸内酯才能发挥麻醉作用，一般需要2min，偶见有长达10min才起效者。而且，注射速度不能太快，应该在1g/min左右，否则有可能引起一过性呼吸抑制。羟丁酸钠镇痛作用很弱或基本没有。

（6）气道分泌物增多：羟丁酸钠能兴奋副交感神经，麻醉中呼吸道分泌物较多。

（三）临床应用

1. 氯胺酮羟丁酸钠静脉复合麻醉 广泛应用于小儿，先以氯胺酮4~6mg/kg肌肉注射或1~2mg/kg静脉注射作为麻醉诱导，然后静脉给予羟丁酸钠。剂量根据手术的大小和时间的长短可为50~120mg/kg。麻醉中应注意保持呼吸道干燥、通畅。

2. 全麻诱导 羟丁酸钠引起生理样睡眠，患者感觉舒适，易于接受。下颌松弛和咽喉敏感性降低，更有利于保留呼吸情况下的气管插管操作。成人剂量为50~80mg/kg，婴幼儿可以用至100~120mg/kg，年老、体弱、脱水以及休克患者应酌情减量。诱导过程中循环平稳，对各类心脏手术的患者也可选用。

3. 麻醉维持　单次剂量的羟丁酸钠作用时间可以持续 60～90min，对长时间手术可 1～2h 追加一次，追加剂量为麻醉诱导的 1/2，总量无严格限制，但应尽量集中在手术前半段时间给予，以免术后苏醒延迟。

（四）禁忌证

各种呼吸道难于维持的尤其急诊患者、严重高血压、低血钾、严重心脏传导阻滞、心动过缓以及有癫痫、哮喘等特殊病史的患者，均不宜接受羟丁酸钠麻醉。

（五）不良反应

1. 上呼吸道梗阻　主要见于小儿和肥胖患者，由于舌根后坠，咽喉分泌物增多等因素引起。一般可采用使患者下颌托起、头后仰或偏向一侧、放入口咽通气道等方法来处理。

2. 全麻苏醒期躁动及锥体外系症状　羟丁酸钠对网状激活系统的抑制作用较弱，在全麻苏醒期由于疼痛和呼吸清理等刺激可使患者发生躁动，手、臂、肩和面部肌肉颤动，甚至阵挛，尤其在静脉注射速度过快或用药量过大时。术后锥体外系症状也与此有关，但发生率较低。复合使用苯二氮䓬类或巴比妥类药物对之有预防和治疗作用。

3. 术后苏醒延迟　羟丁酸钠与麻醉性镇痛药或其他全麻药有协同作用，合用时这些药物的用量应该减少。

4. 降低血钾　羟丁酸钠的代谢过程中会使血浆钾离子进入细胞内，因此能产生一过性血钾降低。

5. 其他　恶心、呕吐，甚至大小便失禁。

七、常用的阿片类药物及衍生物

（一）芬太尼（fentanyl）

1. 作用机制及特点　芬太尼是人工合成的阿片受体激动剂，属于苯基哌啶衍生物，是目前临床上最主要的强效镇痛药。芬太尼的镇痛效应是吗啡的 75～125 倍，与其高脂溶性有关；它首次静脉注射后很快分布到非效应组织，如脂肪和肌肉，使血药浓度很快降低，因而作用时间较短。芬太尼的肺脏首过效应明显，首次剂量的 75% 经肺首过摄取。芬太尼代谢后生成去甲芬太尼，无镇痛作用，与吗啡相比，大剂量（50～100μg/kg）的芬太尼不会引起组胺释放，故不会出现血管扩张而发生低血压。

2. 麻醉方法　临床上常将芬太尼作为全身麻醉的镇痛成分，与静脉全麻药、肌松药一起用于静脉全麻的诱导和维持。

（1）大剂量芬太尼麻醉：单纯大剂量芬太尼麻醉主要用于心脏、大血管手术，对循环抑制较小，有利于术后恢复。一般用芬太尼 20μg/kg 缓慢静脉注射行麻醉诱导，配合使用肌松药完成气管插管操作。术中间断静脉注射芬太尼维持麻醉，术中芬太尼总用量可达 50～100μg/kg。为加强镇静作用，也可在麻醉诱导和维持时给予适量地西泮等中枢性镇静药。

（2）芬太尼静脉复合麻醉：这是临床上最常用的静脉复合麻醉方式。芬太尼在复合麻醉中提供镇痛成分。一般诱导时用芬太尼 0.2～0.4mg，同时联合静脉全麻药和肌肉松弛药，充分给氧去氮后行气管插管。术中维持追加 0.1～0.2mg/h。

3. 不良反应

（1）循环系统：芬太尼兴奋延髓迷走神经核，使心率减慢，可以用阿托品纠正。大剂量芬太尼麻醉时血压下降，与迷走神经兴奋，心动过缓以及血管扩张而导致循环容量相对不足有关，此时应减慢输注速度，适当扩容。当手术刺激增强和麻醉减浅时，患者会出现高血压。

（2）肌肉僵硬：较常见。肌肉僵硬包括胸壁和腹壁肌肉，可引起肺动脉高压、中心静脉压和颅内压上升，严重者妨碍通气，需用肌松药才可以解除，纳洛酮可以拮抗肌肉僵硬，但镇痛作用也同时被拮抗。预防和减弱僵硬的方法是在给药前给予非去极化肌松药，减慢静注速度和给予巴比妥类或苯二氮䓬类药物。

（3）呼吸抑制：反复或大剂量的使用芬太尼的，可以在用药后 3~4h 出现延迟性呼吸抑制。其中的原因是储存在胃液中的芬太尼到了小肠的碱性环境中再次被摄取进入循环，出现二次血药浓度高峰；此外，在肺脏中蓄积的芬太尼释放也导致浓度升高。

（二）舒芬太尼（sufentanil）

1. 作用机制及特点　舒芬太尼于 1974 年合成，舒芬太尼是高选择性 μ 受体的激动剂，因此在阿片类药物中其镇痛效应最强，其强度为吗啡的 2 000~4 000 倍，为芬太尼的 10~15 倍。其脂溶性高，极易透过血脑屏障，迅速在脑内达到有效血药浓度，起效时间短。舒芬太尼分布容积小，消除半衰期短，清除率高，作用持续时间及苏醒时间均短于芬太尼，反复应用后很少蓄积。主要通过肝脏代谢，它在肾小管有较高的重吸收率且极易进入肝微粒体酶，由于被肝脏大量摄取使得其清除率主要受肝血流量的影响。舒芬太尼对于循环系统的影响与芬太尼相似，对于呼吸系统的影响呈剂量依赖性，抑制应激反应效果较芬太尼更佳。舒芬太尼可以用于麻醉诱导和维持。

2. 临床应用　舒芬太尼作为平衡麻醉的组成部分，以大剂量用于心脏手术的麻醉具有一定的优势，其诱导剂量一般为 1.3~1.8μg/kg 可使患者意识消失。在气管插管之前 1~3min 给予 0.3~1.0μg/kg 可降低患者的插管反应。如同阿片类药物，诱导时易发生肌肉僵直。维持剂量为 0.1~0.5μg/kg 间断静注或以 0.3~1.0μg/（kg·min）持续输注。舒芬太尼稳态血药浓度为 0.15~0.2ng/ml。在心脏手术时，单一舒芬太尼麻醉的血药浓度增加到 6~60ng/ml，因此，无论采用何种剂量，都应当与其他麻醉药物复合使用更为安全合理。

3. 不良反应　舒芬太尼具有一般阿片类药物相似的不良反应，主要有肌肉强直和紧张性痉挛，呼吸抑制，恶心呕吐，大剂量应用可以导致心动过缓和低血压。

（三）阿芬太尼（alfentanil）

1. 作用机制及特点　阿芬太尼是一种新型、超短效、强效的阿片类镇痛药，于 1976 年合成。它的镇痛效价和作用时间分别为芬太尼的 1/4 和 1/3，起效快，蓄积作用微弱，安全界限较大。静脉注射后，阿芬太尼主要和 α_1-酸性蛋白结合，几乎全部经过肝脏代谢，其代谢产物无阿片类作用。由于肝脏代谢阿芬太尼的酶活性存在很大个体差异，故阿芬太尼药代动力学个体差异大，应当个体化给药。阿芬太尼主要和中枢的 μ 受体结合发挥作用，但亲和力较弱，很快解离，作用时间短暂；阿芬太尼可以明显抑制脑干细胞网状核对于强刺激的反应，此作用可被纳洛酮迅速拮抗。阿芬太尼对于循环系统的影响轻微。与芬太尼相比，大剂量的阿芬太尼麻醉术后呼吸恢复迅速，无呼吸遗忘和再发性呼吸抑制，且不延长拔管和机械通气的时间。

2. 临床应用 阿芬太尼可用于麻醉诱导，当给予 $120\mu g/kg$ 时，可于 $2 \sim 2.5min$ 内达到意识消失。当与苯二氮䓬类合用时，剂量相应减少。短小手术用量为 $5 \sim 10\mu g/kg$。对于较长时间手术者，可给予阿芬太尼静脉输注：在 $10 \sim 50\mu g/kg$ 静脉推注后每小时给予 $25 \sim 100\mu g/kg$ 持续输入，并同时给予镇静药。

阿芬太尼具有起效快、作用时间短、无蓄积、心血管稳定等优点，可以应用于各科手术的麻醉诱导和维持，也适用于门诊手术和各种短小手术的麻醉。

3. 不良反应 常见的不良反应有全身肌肉僵直，呼吸抑制，麻醉恢复期常有恶心呕吐。

（四）瑞芬太尼（remifentanil）

1. 作用机制及特点 瑞芬太尼是继阿芬太尼后新合成的又一种超短时效的阿片类镇痛药。瑞芬太尼的化学结构中含有酯键，可被血液和组织中的非特异性酯酶迅速水解为无药理活性的代谢产物，此代谢方式使它具有作用时间短、恢复迅速、无蓄积作用等优点。应用瑞芬太尼后脑血管收缩，颅内压明显降低，它是纯粹的 μ 型阿片受体激动剂，镇痛作用与芬太尼相似。对呼吸呈剂量依赖性的抑制，可被纳洛酮拮抗。瑞芬太尼使收缩压和心率呈剂量依赖性降低，麻黄碱可逆转此效应。

瑞芬太尼的药效学和药代学特性使其用于临床具有下列优点：①可以根据药效精确调整剂量，作用可以预测，麻醉平稳，并易于逆转；②副作用较其他阿片类药物减少；③不依赖肝肾功能；④重复或持续应用无蓄积。但是瑞芬太尼也有一些不足之处，作用时间较短，注射停止后镇痛作用很快消失；具有同其他阿片类相似的不良反应，常见的有呼吸抑制，恶心呕吐和肌肉僵直等。

2. 临床应用

（1）麻醉诱导及维持：瑞芬太尼用于麻醉诱导的剂量一般为 $1 \sim 2\mu g/kg$，维持量 $0.25 \sim 1\mu g/（kg \cdot min）$。应用瑞芬太尼可以应用丙泊酚和给维库溴铵后，先静注瑞芬太尼 $1\mu g/kg$，然后以 $0.6\mu g/（kg \cdot min）$ 静滴或靶控输注，$5min$ 后可行气管内插管；术中可以静滴瑞芬太尼维持麻醉，当与丙泊酚或异氟烷合用时，静滴 $0.05 \sim 2\mu g/（kg \cdot min）$，具体应根据术中刺激调节。当应激反应增强，可追加 $0.5\mu g/kg$，或者增加滴速50%。

（2）门诊手术的镇痛：瑞芬太尼适合于门诊手术。在非气管插管麻醉下实施门诊手术的患者，瑞芬太尼也可以与丙泊酚或咪达唑仑合用。

此外，瑞芬太尼用于神经外科麻醉，可以降低颅内压，患者术后苏醒迅速。

3. 不良反应 应用瑞芬太尼最常见的不良反应是呼吸抑制、恶心呕吐和肌肉僵直。所有患者均可以出现轻度的高碳酸血症和低氧血症。恶心呕吐的发生率分别为8%和5%。肌肉僵直的发生率和严重程度取决于给药剂量和速度。其他的并发症较少见。由于瑞芬太尼的作用消失快，术后可持续给予亚麻醉剂量瑞芬太尼或即刻注射长效阿片类药进行术后镇痛。

（张惠艳）

第三节 静脉全身麻醉技术的分类

1. 单次输注 单次输注指一次注入较大剂量的静脉麻醉药，以迅速达到适宜的麻醉深度，多用于麻醉诱导和短小手术。此方法操作简单方便，但容易用药过量而产生循环、呼吸抑制等副作用。

2. 分次输注 先静脉注入较大量的静脉麻醉药,达到适宜的麻醉深度后,再根据患者的反应和手术的需要分次追加麻醉药,以维持一定的麻醉深度,具有起效快、作用迅速及给药方便等特点。静脉麻醉发展的 100 多年来,分次注入给药一直是静脉麻醉给药的主流技术,至今广泛应用于临床。但是易导致血药浓度波动,从而可影响患者的麻醉深浅的变化,并且可能因体内药物蓄积而导致不同程度的循环、呼吸功能抑制。

3. 连续输注 连续注入包括连续滴入或泵入,是指患者在麻醉诱导后,采用不同速度连续滴入或泵入静脉麻醉药的方法来维持麻醉深度。本方法避免了分次给药后血药浓度高峰和低谷的跌宕波动,不仅减少了麻醉药效的周期性的波动,也有利于减少麻醉药的用量。滴速或泵速的调整能满足不同的手术刺激需要。然而单纯的连续注入的直接缺点是达到稳态血药浓度的时间较长,因此在临床上可以将单次注入和连续注入结合起来使用,以尽快地达到所需要的血药浓度,并以连续输注来维持该浓度。

4. 靶控输注(target controlled infusion,TCI) 靶控输注是指在输注静脉麻醉药时,以药代动力学和药效动力学原理为基础,通过计算机技术调节目标或靶位(血浆或效应室)的药物浓度来控制或维持适当的麻醉深度,以满足临床麻醉的一种静脉给药方法。

TCI 可以为患者快速建立所需要的稳定血药浓度,而麻醉医生也可以因此估计药物对患者产生的效果,这一点尤其见于 $t_{1/2}$ ke0 较小的药物浓度。在临床麻醉中,TCI 技术也可以用于巴比妥类、阿片类、丙泊酚、咪达唑仑等药物的诱导和麻醉维持。复合双泵给予丙泊酚与短效镇痛药,可满意地进行全凭静脉麻醉。TCI 迅速实现稳定血药浓度的特点,将有利于进行药效学、药物相互作用的实验研究。将 TCI 系统输注阿芬太尼应用于术后镇痛,与PCA 技术相比,该系统不但同样可以由患者反馈控制,而且提供更为稳定的血药浓度。这对于治疗指数较小的阿片类药物无疑提供了更为安全的使用途径。此外还有 TCI 系统也可用于患者自控的镇痛和镇静。总之,TCI 技术为麻醉医师应用静脉麻醉药的可控性增强且操作简单。

(张惠艳)

第四节　静脉全身麻醉的实施

一、静脉全麻前的准备和诱导

(一)静脉全麻前的准备

与其他全身麻醉相同,主要包括患者身体与心理的准备、麻醉前的评估、麻醉方法的选择、相应麻醉设备的准备和检查以及合理的麻醉前用药。而麻醉诱导前期,是麻醉全过程中极重要的环节。应于此期间要做好全面的准备工作,包括复习麻醉方案、手术方案及麻醉器械、监测设备等准备情况,应完成表 6 - 4 中的项目,对急症、小儿、老年人或门诊患者尤其重要。

表6-4 麻醉前即刻应考虑的项目

表6-4 麻醉前即刻应考虑的项目

病人方面	健康情况，精神状态，特殊病情，治疗史，病人主诉要求
麻醉方面	麻醉实施方案及预案，静脉输液途径，中心静脉压监测途径等
麻醉器械	氧源，麻醉机，监护，除颤仪，气管插管、喉罩用具，一般器械用具
药品	麻醉药品，辅助药品，肌松药，急救药品
手术方面	手术方案，手术部位与切口，手术需时，手术对麻醉特殊要求，手术体位，预防手术体位损伤的措施，术后止痛要求等
术中处理	预计可能的意外并发症，应急措施与处理方案，手术安危估计

（二）静脉全麻的诱导

1. 静脉麻醉诱导剂量的计算　静脉麻醉诱导剂量或称负荷剂量（loading dose）计算公式：

$$dose = C_T \times V_{peak\ effect}$$

其中 C_T 是效应部位的靶浓度，具体由麻醉医生根据临床经验在一定范围内选定。$V_{peak\ effect}$ 为峰效应时的分布容积，其计算公式为：

$$V_{peak\ effect} / V_1 = C_{p,\ initial} / C_{p,\ peak\ effect}$$

V_1 为中央室分布容积；$C_{p,\ initial}$ 为最初血浆药物浓度；$C_{p,peak\ effect}$ 为峰效应时血浆药物浓度。

计算静脉诱导剂量的公式中之所以选用 $V_{peak\ effect}$（峰效应时的分布容积）。是因为从三室模型出发，如果选用 V_1（中央室分布容积），在药物达到效应室之前已发生再分布和排除，以致计算出的药物剂量偏低。图6-2显示再次注射芬太尼，阿芬太尼，苏芬太尼后，达峰效应时血浆药物浓度与最初血浆药物浓度的关系。前者分别为后者的17%、37%、20%。

由于在临床浓度范围内，这一比率是恒定的，因此根据上述公式很容易计算出 $V_{peak\ effect}$（表6-5）。

根据表6-5芬太尼的 $V_{peak\ effect}$ 是75L，假如要达到 $4.0ng/ml \times 75L = 300\mu g$，而达峰效应时间为3.6min。如果要达到 $5\mu g/ml$ 的丙泊酚效应浓度，计算出的丙泊酚剂量 $= 5\mu g/ml \times 24L = 120mg$，达峰效应时间为2min。

表6-5 单次给药后药物的峰效应分布容积和达峰时间

药物	峰效应分布容积 $V_{peak\ effect}$（L）	达峰效应时间（min）
丙泊酚	24	2.0
芬太尼	75	3.6
阿芬太尼	5.9	1.4
舒芬太尼	89	5.6
瑞芬太尼	17	1.6

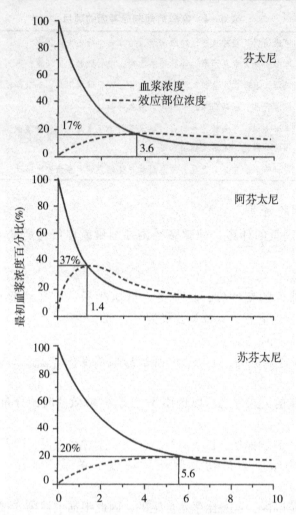

图6-2 芬太尼、阿芬太尼和舒芬太尼注射后血浆浓度与效应部位浓度的关系

2. 诱导的步骤

麻醉前：

（1）检查麻醉机、监护仪、吸引器、通气设备及维持呼吸道通畅用具、各类常规和急救药物；

（2）面罩给 $100\% O_2$ 1~3min；

（3）给予镇静、止痛剂和抗胆碱药物：鲁米那钠、咪达唑仑、吗啡、地西泮、阿托品、东莨菪碱等；

诱导药物：硫喷妥钠　3~5mg/kg，iv

丙泊酚　1.5~2.5mg/kg，iv

依托咪脂　0.2~0.4mg/kg，iv

芬太尼、肌松药等（详见表6-6，6-7，6-8）

表6-6　阿片类用于全身静脉麻醉的使用方案

药物	负荷剂量（μg/kg）	维持输注速率	单次剂量
芬太尼	4~20	2~10μg/（kg·h）	25~100μg
舒芬太尼	0.25~2	0.25~1.5μg/（kg·h）	2.5~10μg
阿芬太尼	25~100	1~3μg/（kg·min）	5~10μg/kg
瑞芬太尼	0.5~1.0	0.25~2μg（kg·min）	0.25~1.0μg/kg

表6-7　目前常用的静脉镇静-催眠药的诱导特点及用量

药名	诱导剂量（mg/kg）	起效时间（s）	作用时间（min）	兴奋作用	注射痛	心率	血压
硫喷妥钠	3~6	<30	5~10	+	0~+	↑	↓
米索比妥	1~3	<30	5~10	++	+	↑↑	↓
丙泊酚	1.5~2.5	15~45	5~10	+	+	0~↓	↓
咪哒唑仑	0.2~0.4	30~90	10~30	0	0	0	0/↓
地西泮	0.3~0.6	45~90	15~30	0	+/+++	0	0/↓
劳拉西泮	0.03~0.06	60~120	60~120	0	++	0	0/↓
依托咪酯	0.2~0.3	15~45	3~12	+++	+++	00	0
氯胺酮	1~2	45~60	10~20	+	0	↑↑	↑↑

注：0＝无；＋＝轻度；＋＋＝中度；＋＋＋＝重度。

　　↑：增加；↓：降低。

表6-8　肌松药用量

药物	剂量	起效时间	持续时间
琥珀胆碱	1.0mg/kg	30~60s	4~6min
维库溴铵	0.1mg/kg	2~3min	24~30min
	0.2mg/kg（迅速起效）	<2min	45~90min
泮库溴铵	0.1mg/kg	3~4min	40~65min
米库氯铵	0.1~0.2mg/kg	1~2min	6~10min
阿曲库铵	0.2mg/kg	2min	40~80min
简箭毒碱	0.5mg/kg	3~5min	30min
哌库溴铵	0.07~0.09mg/kg	2~3min	45~120min
罗库溴铵	0.6~1.2mg/kg	45~90s	30~120min

　　3. 静脉麻醉联合诱导　联合诱导是指采用两种或多种不同麻醉药物联合应用于诱导期，以达到速效、强效、副作用小、对患者生理干扰小等优点。如咪唑达仑0.02mg/kg与丙泊酚联合诱导，此量仅相当于咪唑达仑产生意识消失时ED_{50}的1/10，二者具有协同作用。而用阿芬太尼0.02mg/kg与丙泊酚联合诱导，虽也减少丙泊酚的用量，但两药呈相加作用，如将咪唑达仑0.02mg/kg、阿芬太尼0.02mg/kg与丙泊酚联合诱导，可将丙泊酚诱导意识消失的用量平均减少86%。

4. 诱导期非麻醉性药物应用 为了减少麻醉诱导时麻醉诱导药物对机体各器官的影响以及气管插管、喉罩插入等操作刺激，常常采用一些预防和维持机体生理稳定的一些药物，尤其对患有心肌缺血、高血压、脑血管意外或梗塞病史者、房室传导阻滞等患者尤为重要。常采用的药物有 β - 受体抑制药物，如短效、速效的艾司洛尔，对心率较快者在诱导前 1 ~ 5min 内，静注艾司洛尔 30 ~ 80mg，可显著减慢心率、缓解插管刺激诱发的血压增高。还有较为经典的可乐定，也可达到同样的效果，而且经循证医学得知其可以减少诱导期的心律失常、高血压等，对麻醉诱导可更加平稳。再有在患者鼻咽部、口腔内、会厌处喷洒少许 1% 利多卡因或采用利多卡因凝胶涂抹管道等均可减少操作的刺激，减少并发症，以保证麻醉诱导的平顺。

5. 诱导期的注意事项 静脉麻醉的过程中由于麻醉药物、患者的生理病理状况以及麻醉操作等因素的影响，患者易出现各种并发症，如低血压、心律失常、呼吸道梗阻。呕吐物反流误吸、气管内插管困难、高血压、甚至心脏骤停等。静脉麻醉的诱导过程时间短、病情变化快、并发症多，如处理不当易引起严重后果。因此，必须谨慎行事，尽力预防可能发生的各种并发症。应注意以下事项：

（1）做好麻醉前的访视和评估：这是预防并发症的前提和基础，必须做好麻醉前患者耐受能力的评估。

（2）做好麻醉前的准备工作（见表 6 - 4）。

（3）静脉麻醉诱导过程中按操作程序进行。

（4）静脉麻醉诱导用药应强调个体化用药，按需给药。药量应以达到诱导需要为标准，根据患者的耐受能力调整全麻用药的种类、药量和给药速度。对循环影响大的药物，应分次给药，注药过程中观察患者的反应。

（5）保持呼吸道通畅，维持有效通气。全麻诱导期易出现呼吸道梗阻和呼吸抑制，应采用托下颌、口咽或鼻咽通气管、喉罩或气管内插管等方法保持呼吸道通畅，并用辅助或控制呼吸维持有效通气。

预防和及时处理诱导期的并发症。诱导期低血压是常见的并发症，应用快速输液扩容，必要时给予血管活性药能有效预防和治疗低血压。气管插管时易引起心血管反应如血压升高、心率增快等，诱导时给予芬太尼 2 ~ 4μg/kg，或插管前给予短效降压药如硝酸甘油、乌拉地尔，或喉气管内表面麻醉等均能预防和减轻此时的心血管反应。

静脉麻醉诱导适合多数常规麻醉情况（包括吸入性全身麻醉），特别适合需要快速诱导的患者。可以利用单次静脉注射麻醉药物来实现，也可利用 TCI 技术来完成静脉麻醉的诱导。

二、静脉全麻的维持和恢复

（一）静脉全麻的维持

1. 静脉麻醉维持期间给药速率的计算 理论上静脉麻醉维持给药速率应等于药物从体内的总清除率（CLs）乘以血浆浓度。为了维持一个稳定的靶浓度（C_T），给药速率应与药物从体内排除的速率相等：

静脉麻醉维持的给药速率 = $C_T \times CLs$

此计算公式概念浅显易懂，但它不适用于多室模型的静脉麻醉药长时间持续输注时的药代动力学特征。药物的吸收和消除在以血液为代表的中央室，而药物的分布在一个或多个假定的周边室，消除和分布是同时进行的，且随着给药时间的延长，药物从中央室分布到周边室的量逐渐减少，其给药量也应随之减少，即以指数衰减形式输注给药：

$$维持给药速率 = C_T \times V_1 \times (K_{10} + K_{12}e^{-K_{21}t} + K_{13}e^{-K_{13}t})$$

临床医师显然不会用此公式去计算给药速度，但有依据公式提供的计算好的给药模式，例如维持 1.5ng/ml 芬太尼血药浓度，给药速率可按下列步骤：最初 15min 速率为 $4.5\mu g/$（kg·h）；15~30min 速率为 $3.6\mu g/$（kg·h）；30~60min 速率为 $2.7\mu g/$（kg·h）；60~120min 速率为 $2.1\mu g/$（kg·h）。尽管此模型也可提供较精确的血药浓度，但显然不如 TCI 系统计算机控制给药速率来得更为方便。

2. 静脉全麻的维持及注意事项　连续输注（包括连续静滴或泵入）是临床上应用最广泛的方法。是临床上应用最广泛的方法。靶控输注（TCI）可以快速建立所需的稳定的血药浓度，而麻醉医生也可据此估计药物对患者产生的效果，尤见于 $t_{1/2}$ ke0 较小的药物；而且可控性好，操作简单，逐渐应用于临床。

全麻维持方法的选择取决于麻醉医生所具有的设备条件和手术时间长短。全麻维持是在确保患者安全的前提下维持满足手术需要的麻醉水平，同时密切观察病情变化和及时处理术中各种情况。应注意以下事项：

（1）确保麻醉过程平稳：应根据具体情况（手术的大小、刺激的程度及患者的反应等）选择合适的靶浓度，使全麻深度在确保患者安全的前提下维持在满足手术需要的水平。预先的主动调节靶浓度以适应即将出现的强刺激比等到出现伤害性刺激后才去被动调节其效果要好得多。

（2）做好呼吸管理：全麻过程中应保持呼吸道通畅，按照脉搏氧饱和度、呼气末二氧化碳或血气分析结果调节通气参数。通气参数调节还应考虑患者的病情，如颅内手术患者，动脉血二氧化碳分压（$PaCO_2$）应在正常低限或略低于正常值，有利于降低或控制颅内压力；冠心病患者的 $PaCO_2$ 应在正常高限或略高于正常值，以避免呼吸性碱血症可能导致的冠状动脉收缩或痉挛而加重心肌缺血。

（3）密切观察病情变化，并及时处理术中出现的各种情况全麻维持中，患者的情况由于麻醉、手术操作、输液输血等因素的影响，易发生变化，如出现高血压、低血压、失血性休克、心律失常、过敏性休克、呼吸道梗阻、呼吸抑制等，应及时发现和处理，尽可能地保持内环境的稳定和器官功能正常。

（4）麻醉药的合理应用：TIVA 的维持强调联合用药。完善的麻醉在确保患者生命体征稳定的前提下，至少应做到意识消失、镇痛完全、肌肉松弛以及自主神经反射的抑制。为了实现这四个目标，单一药物是不可能的，这就需要麻醉药的联合。联合用药不仅可以最大限度地体现各类药的药理作用，而且还可以减少各药物的用量和副作用。完善的静脉全麻主要涉及三大类药物：静脉麻醉药、麻醉性镇痛药（见表 6-6）、肌松药。麻醉药的用量在诱导和维持的开始要大，维持中间适中，结束前适当减量，即在保证麻醉深度平稳的同时兼顾麻醉苏醒。

（二）静脉全麻的恢复

全麻后患者及早的苏醒有利于患者器官功能自主调节能力的恢复，有利于病情的观察（特别是神经外科患者）和术后护理。全麻苏醒一般为 30~60min，超过 3h 则为苏醒延迟。

全麻苏醒期间易于发生心律失常、高血压、低血压、心肌缺血。呼吸功能不全、烦躁、疼痛等并发症。苏醒期应注意以下问题：

1. 加强呼吸管理　判断自主呼吸功能是否恢复到能满足肺的有效通气和换气的指标，是指安静状态下脱氧 15min 以上，患者的脉搏氧饱和度大于 95%（老年或特殊病人达到麻醉前水平）。气管插管患者应在自主呼吸恢复满意时拔管，过早易出现呼吸抑制和呼吸道梗阻，过晚患者难以耐受，易发生意外。

2. 及早处理各种并发症　患者恢复期烦躁应首先排除缺氧、CO_2 蓄积、伤口疼痛及肌松药残余。根据具体情况，合理应用镇痛药、镇静药、非去极化肌松药拮抗剂等，对中老年男性要考虑前列腺肥大者尿管刺激、长时间体位性不适等因素引起的烦躁。

3. 麻醉催醒药的应用　一般尽量不用麻醉催醒药，如果需要使用，应从小剂量开始。

4. 患者恢复期间　有条件的地方应将患者放入麻醉后恢复室，进行严格监护和治疗，待患者麻醉恢复完全后离室。

三、静脉全麻深度的监测技术

在现代麻醉方法下，麻醉深度的定义非常复杂，难以统一，但临床麻醉中有已达成共识的临床麻醉目标（goals），即无意识、无痛、无体动和自主反射等。

（一）基本概念

1. 记忆（memory）　记忆是把过去体验过的或学习过的事物铭记脑内保持认识，以便能够回忆、推理和反映再现。又分为清楚记忆和模糊记忆。

（1）清楚记忆（implicit memory）或称有意识记忆（conscious memory）：是指经回忆和识别试验评定的有意识的对以往经历的清楚回忆。

（2）无意识记忆（unconscious memory）：是指经测试由以往经历产生的行为或表现的改变。无需任何有意识地对以往经历的回忆，但要用催眠术才能回忆。

2. 知晓（awareness）　知晓的生理学和心理学基础是大脑的记忆（贮存）和回忆（提取）的全过程。相当于回忆或清楚记忆，亦有人认为其包括清楚记忆和模糊记忆。

3. 回忆（recall）　是对麻醉中发生的事情保持记忆，相当于清楚记忆。

4. 觉醒状态（wakefullness）或称听觉输入的反应　是对术中和术后患者对言语指令的反应，但对刺激没有记忆。有时看来麻醉很充分，可能患者不能明确地回忆某一件事或一项刺激，但听觉输入可能在脑中记录下来，不过输入的听觉和语言必须是对患者有意义的才能记录下来，且可能要用催眠术才能回忆，相当于模糊记忆。

（二）临床症状和体征

患者的临床症状和体征的变化是判断麻醉深度最常用的有效方法，但是不精确。

1. 意识状态　在全麻中，意识状态分为清醒和麻醉（睡眠）状态。在全麻状态下应达到对手术或其他刺激无体动反应，无流泪、出汗等表现。

2. 循环系统　血压和心率是反应全麻深度常用的指标，血压和心率稳定常表示麻醉深度适中。但血压和心率易受血容量的影响，脑干和心脏的手术也使血压和心率波动较大。在排除影响因素后，根据血压和心率的变化可以对麻醉深度做出较准确的判断。

3. 呼吸反应　在保留自主呼吸的全麻患者中，呼吸频率、节律和潮气量的变化也能反应麻醉深度。但易受麻醉药、呼吸道梗阻、缺 O_2 和 CO_2 蓄积的影响。

4. 其他　瞳孔的大小、出汗、体动、尿量等也能反应麻醉的深度，但易受麻醉药及其他药物的影响。

（三）静脉全麻麻醉深度监测技术

理想的麻醉深度监测技术应具有以下几点：①能灵敏而特异性的反应记忆存在或缺失、意识存在或缺失；②无创，性能稳定；③监测实时数据；④使用方便；⑤受外界环境影响小。

在临床麻醉和实验研究中发现了一些新的监测技术，包括双频谱指数、熵、听觉诱发电位指数、Narcotrend 和脑成像技术（包括 PET 和功能磁共振成像）。

1. 双频谱指数（bispectral index，BIS）监测　BIS 是近年发展起来的利用功率谱分析和双频分析对脑电图进行分析处理的技术。1996 年美国 FDA 批准将其应用于临床麻醉深度监测。BIS 是一个复合指数，范围从 0～100。BIS 可以较好地反映患者的镇静和意识状态。但是不同的药物或者不同的药物配伍均会对利用 BIS 值判断镇静程度和意识状态带来影响。一般来讲，BIS 值在 90～100 时，患者清醒，60～90 则处于不同程度的镇静和意识抑制状态，40～60 处于意识消失的麻醉状态，40 以下则为抑制过深。

2. 脑电熵（entropy of the EEG）的监测　Datex – Ohmeda 熵模块（M – Entropy）是很有前途的监测麻醉深度的新工具，在欧洲已有应用。该模块可以计算近似熵（estimate of the entropy of the EEG，EE）。已经证实 EE 至少可以和 BIS 一样有效地预测麻醉意识成分的变化。还需要进一步的研究来了解 EE 能否像 BIS 一样有效地用于指导麻醉给药以及 EE 所提供的评价麻醉深度的信息和成分。

3. 听觉诱发电位（auditory evoked potential，AEP）的监测　中潜伏期听觉诱发电位（MLAEP）在清醒状态下个体间及个体本身差异较小，且与大多数麻醉药作用剂量相关的变化。因此，中潜伏期听觉诱发电位较 AEP 中其他成分更适于判断麻醉深度的。Mantzaridis 等提出听觉诱发电位指数（AEP index）的概念，它使 AEP 波形的形态得以数量化一般 AEP index 在 60～100 为清醒状 40～60 为睡眠状态，30～40 为浅麻醉状态，30 以下为临床麻醉状态。许多学者已将 AEP index 应用于临床知道麻醉用药。

4. 脑电 Narcotrend 分级监测　Narcotrend 是由德国 Hannover 大学医学院的一个研究组发展的脑电监测系统。Narcotrend 能将麻醉下的脑电图进行自动分析并分级，从而显示麻醉深度。最新的 Narcotrend 软件（4.0 版本）已经将 Narcotrend 脑电自动分级系统转化为类似 BIS 的一个无量纲的值，称为 Narcotrend 指数，范围为 0～100，临床应用更加方便。Schmidt 等的研究表明 Narcotrend 分级和 BIS 可作为丙泊酚、瑞芬太尼麻醉期间评价麻醉状态的可靠指标，但 Narcotrend 分级和 BIS 不能反映麻醉深度中的镇痛成分。

5. 研究全身麻醉效应成分的新手段——正电子发射断层扫描（PET）、功能磁共振成像（fMRI）　PET 和 fMRI 能将脑功能成像，为全身麻醉药物效应的研究提供了新的手段。与脑电图相比，它们可以提供药物效应的解剖定位和通路信息。近年来，PET 和 fMRI 的研究已经确定了在全麻效应（意识、遗忘、无体动等）中起重要作用的关键脑结构。现代 PET 配体技术还为我们提供了一个了解麻醉药调制脑内不同受体功能的途径。可以预见脑功能成像技术将在全身麻醉机理及麻醉深度监测的研究中发挥重要作用。

四、静脉全身麻醉优缺点

静脉全身麻醉是临床常用的麻醉方法，与吸入麻醉相比，静脉麻醉药物种类繁多，可根据不同病情特点选择使用。静脉麻醉具有以下特点。

（一）静脉麻醉的优点

（1）静脉全身麻醉起效迅速，麻醉效能强。多数静脉全麻药经过一次臂脑循环时间即可发挥麻醉效应。采用不同静脉麻醉药物的相互配伍，有利于获得良好的麻醉效果。静脉麻醉的麻醉深度与给药的剂量有很好的相关性，给予适当剂量的麻醉药物可以很快达到气管插管和外科操作所要求的麻醉深度。

（2）患者依从性好：静脉全麻不刺激呼吸道，虽然部分静脉麻醉药静脉注射时会引起一定程度的不适感，但大多持续时间短暂且程度轻微。

（3）麻醉实施相对简单，对药物输注设备的要求不高。

（4）药物种类齐全，可以根据不同的病情和患者的身体状况选择合适的药物搭配。

（5）无手术室污染和燃烧爆炸的潜在危险，有利于保证工作人员和患者的生命安全。

（6）麻醉效应可以逆转：现代新型静脉全麻药的突出特点是有特异性拮抗剂。如氟马西尼可以特异性拮抗苯二氮䓬类的全部效应，纳洛酮可以拮抗阿片类药物的全部效应，非去极化肌松药可用新斯的明拮抗。

（二）静脉麻醉的缺点

（1）静脉全麻最大的缺点是可控性较差：静脉输注后其麻醉效应的消除严重依赖患者的肝肾功能状态及内环境稳定，如果由于药物相对或绝对过量，则术后苏醒延迟等麻醉并发症难以避免。

（2）静脉全麻主要采用复合给药方法，单种药物无法达到理想的麻醉状态，一般要复合使用镇痛药和肌松药。药物之间的相互作用有可能引起药动学和药效学发生变化，导致对其麻醉效应预测难度增大，或出现意外效应。

（3）静脉全麻过程中，随着用药速度及剂量的增加以及复合用药，对循环和呼吸系统均有一定程度的抑制作用，临床应用应高度重视。

（4）需要有专门的静脉通道，一些静脉麻醉药对血管及皮下组织有刺激性而引起注射时疼痛。

（张惠艳）

第五节　靶控输注技术

静脉麻醉有悠久的历史，但其相对于吸入麻醉一直处于配角地位。因为静脉麻醉的可控性较差，反复使用静脉麻醉药物会蓄积在体内，难以迅速消除。而且使用全凭静脉麻醉的深度难以判断，无法预知有无术中知晓。而全凭静脉麻醉的成熟得益于静脉超短效药物的开发和基于药代动力学和药效学研究而开展的静脉给药技术。近年来人们将输注泵、计算机和现代临床药理学结合起来，根据药代学模型参数控制药物输注，且正在努力将输注技术进一步扩展到药效学，按照药代－药效（PK－PD）模型，根据药物实时效应改变药物输注速度，利用药物效应和药代－药效模型间的反馈，麻醉医生可以维持药物效应，以达到理想麻醉状态。

一、静脉麻醉药的药代动力学基础

1. 房室模型与效应室 概念见本章第一节所述。这里强调血浆浓度和效应室浓度之间有不平衡现象，这种不平衡与药物在血浆和效应室之间转运速率及给药速度有关，单次注射时，效应室延迟现象明显，而持续输注时血浆浓度和效应室浓度几乎同时达到峰值。表6－9是国内常用的几种麻醉药物靶控输注时血浆浓度和效应室浓度的平衡时间。

表6－9 常用静脉麻醉药血浆浓度和效应室浓度的关系

药物	Ke0（min^{-1}）	单次注射		靶控血浆浓度		参数来源
		血浆/峰效应时血浆浓度	达峰时间（min）	平衡时间（min）*		
				95%	99%	
丙泊酚	0.291	38.9%	3.7	10	14.5	Marsh
	0.291	50.0%	4.8	10	14.5	Shafer
	0.291	42.3%	4.5	10	14.5	Tackley
	0.250	30.3%	3.5	11.7	16.8	Coetzee
咪达唑仑	0.124	64.9%	15.8	23.5	34	Greenblatt
	0.124	24.6%	7	23.5	34	Avram
硫喷妥钠	0.460	33.5%	2.2	6.3	9.2	Stanksi& Maitre
	0.460	59.6%	4	6.3	9.2	Ghonheim
氯胺酮	－	－	－	－	－	Domino
依托米脂	0.480	30.5%	1.8	6.2	8.8	Arden
芬太尼	0.147	13.7%	3.2	19.8	28.7	Shafer
	0.149	16.7%	3.7	19.5	28.3	Scott
	0.227	25.2%	3.7	12.8	18.7	Bovill
舒芬太尼	0.227	28.9%	3.7	12.8	18.7	Hudson
	0.227	40.4%	4.8	12.8	18.7	Gepts
阿芬太尼	0.770	66.0%	2.7	3.8	5.5	Maitre
	0.770	24.8%	1.3	3.8	5.5	Scott
瑞芬太尼	0.530	32.5%	1.8	5.5	8.0	Glass
	0.516	29.3%	1.5	5.7	8.2	Minto

注：*效应室浓度达血浆浓度的95%和99%时间。

2. 群体动力学模型 由于个体间的药代动力学参数存在一定的差异性，为使药代动力学参数更适合于每一个体，采取经典药代动力学与群体统计学模型相结合的方式，推算群体药代动力学参数，再利用群体参数推断个体药代动力学参数，从而知道临床用药并实现给药个体化。

尽管群体与个体之间的药代动力学参数仍存在一定的差异，以群体参数估计的预期血药浓度与个体的实际值会有所差异，但只要根据临床需要调整目标值，实际值即可按此调整比例达到合适的水平。

3. **药代动力学 – 药效动力学模型** 静脉全身麻醉药在体内产生的麻醉效应与血药浓度密切相关，但其效应部位并不在血液。药物效应往往滞后于药物的血浆浓度，此现象称为药效动力学 – 药代动力学分离。为了在临床麻醉中更为合理地用药，提出了一些描述药代动力学 – 药效动力学模型（PK – PD 模型），目前此模型已广泛应用于静脉全身麻醉的研究。

4. **靶控输注（TCI）** TCI 是微机控制的静脉输注系统，是利用智能化药物输注设备，快速达到医师设定的目标药物浓度（血药浓度或效应室药物浓度），并根据临床需要进行调节。

5. **目标药物浓度** 目标药物浓度是指根据临床麻醉需要而预设并由计算机控制实施给药后，在预定的组织中达到的药物浓度，目标药物浓度，可以是血液，也可是效应部位。

6. **预期药物浓度** 预期药物浓度是指计算机根据药代动力学模型，通过模拟计算得出的即时血药浓度或效应部位药物浓度。计算机程序实质上就是通过控制药物的静脉输注速率，使预期药物浓度尽快达到目标药物浓度。

7. **实测药物浓度** 实测药物浓度是指通过采血检测而得到的血药浓度。实测血药浓度数据数量有限，而且是分散不连续的；而有计算机模拟的预期药物浓度可以近似的认为是连续的。

8. **效应部位药物浓度** 检测困难更大，通常是根据药物效应由血药浓度推算而得出。

二、TCI 输注方法

（一）TCI 系统组成及作用原理

1. **TCI 系统组成** 完整的 TCI 系统主要有以下几个组成部分：药代动力学参数；计算药物输注速度（包括控制输注泵的软件）的控制单元；控制单位和输注泵的连接的设备；用于病人数据和靶控浓度输入的用户界面。尽管目前可见到多种不同输液泵，但他们都包含有同一个 Diprifusor 模型，且产生同样的临床结果。其不同之处主要体现在用户界面，单、双通道以及开关控制旋钮或键盘上等。

2. **TCI 系统的作用原理** 1983 年 Schwilden 首次报告用计算机辅助输注依托咪酯和阿芬太尼，采用二室线性药代动力学模型。其原理主要是根据 Krupger – Thiemer 提出的 BET（bolus elimination transfer）方案，即为达到既定的目标血药浓度，首次给予负荷剂量（bolus，B），使中央室血药浓度迅速达到靶浓度，其后维持稳态血药浓度，必须补充因药物的消除（elimination，E）和药物向外周固定转运（transfer，T）所引起的血药浓度的下降。在输注过程中，如需更高的靶浓度，则追加一次新的负荷量，然后以合适的速率输注，如需降低原靶浓度，则停止药物输注直至衰减到所需的靶浓度，再以一定的输注速度维持其浓度。理想的静脉给药系统应具备：①安全用电。②有报警装置，如电源中断，管道空气和输注中断（如管道打折、针头阻塞等）。③流速准确性在 5% 的范围内。④可防止失控输注。⑤可调性大，如任意选择单次或持续输注方式；输注速率范围为 0 ~ 1 500，以 1ml/h 设置，则调速范围为 100 ~ 1 500ml/h；输注径路可分别由 1 ~ 4 根管道给药，以免药物反流混合。⑥能用药动学模型进行静脉给药，有自动识别不同药物的注射器，适用于选择全部麻醉药物。⑦可自动充盈输注系统各部件以排除空气。⑧各项指标显示清楚，如输注速率所用药物浓度和剂量等。⑨重量轻，便于携带；附有数字接口便于记录，资料储存和遥控；各项功能不受交流电（高频电刀等）电磁场干扰，并可查询各种药物剂量和方法等。

（二）TCI 技术分类

根据靶控目标的不同，TCI 可分为：①血浆靶控输注（bTCI）：控制的目标为血药浓度，$t_{1/2}$ ke0 小的药物宜选用 bTCI；②效应室靶控输注（eTCI）：控制的目标是效应部位的药物浓度，$t_{1/2}$ ke0 大的药物宜选用 eTCI。以效应室浓度为靶浓度，起效快，但是血药浓度的高峰可能会影响血流动力学。

与 bTCI 相比，eTCI 的主要特点有：①麻醉诱导更迅速，因为计算机会直接将效应室浓度提高到相应水平；②麻醉深度调节更灵敏，eTCI 直接以效应室浓度为控制目标，减少了药物效应滞后于血药浓度的不利影响；③血药浓度波动较大，因为达到血液循环内药物与效应部位的平衡需要时间，实施 eTCI 时为保持效应室浓度的稳定，必然会出现血药浓度波动的现象，尤其在麻醉诱导时更容易出现血药浓度过高。因此，并不是所有的情况都可运用 eTCI，比如说对于一般状况较差的患者，或使用对循环系统抑制性较强的药物时，就应该优先考虑 bTCI。

根据靶控环路的不同，TCI 可分为：①开放环路（open - loop）靶控是无反馈装置的靶控，仅由麻醉医师根据临床需要和患者生命体征的变化来设定和调节靶浓度，以达到一个比较满意的麻醉深度。目前临床上使用的 TCI 大多数为该系统。②闭合环路（closed - loop）靶控（CL - TCL）通过采集患者的某些检测指标或生理参数作为反馈信号（如 BP、HR、BIS）对给药系统进行自动调节，但必要时仍需医师及时进行调控用药，这样可以减少用药误差，增加对麻醉深度调控的精确性。CL - TCI 是最理想的靶控系统，它克服了个体间在药代和药效学上的差异，可以提供个体化的麻醉深度，靶控目标是病人的反应而不是确定的浓度，按患者的个体需要改变给药速度，避免了药物过量或不足，也避免了观察者的偏倚。

（三）影响 TCI 系统的因素

TCI 系统控制程序的主要功能是通过控制输注泵的给药速率，是计算机模拟的预期药物浓度接近实测药物浓度。由于许多因素可对 TCI 系统的性能产生影响，并导致系统出现偏离或波动。这些因素包括药代动力学参数、个体的生理差异与病理生理变化，以及麻醉和手术中的各种干扰因素等。

1. 药代动力学参数对 TCI 系统性能的影响　目前的 TCI 系统大多采用群体药代动力学参数作为控制静脉输注方案的基础。因此模型参数的选择及其与具体个体的药代动力学特征的符合程度对 TCI 系统的性能具有决定性作用。

（1）在药代动力学研究中，不同作者对同一药物研究得出的参数可有很大差别（见图 6 - 3）。如在丙泊酚的参数研究中，7 位作者得出 7 种不同的结果，采用 Marsh 得出的参数较其他作者得出的参数能更好地模拟实际结果，TCI 系统的性能最好。

（2）给药剂量、给药速度、药物的副作用以及药物间的相互作用影响药动学参数的估计。给药剂量过小，血药浓度过早地下降到药物检测灵敏度之下，得到的分布半衰期过短，清除率偏大；而长时间持续应用丙泊酚进行镇静处理时，药物的分布容积偏大、消除特性参数偏小。高浓度丙泊酚可明显降低心排出量，导致肝脏血流减少以及肝脏对丙泊酚的摄取和清除速率降低，药物向外周室分布的速度下降。目前已知丙泊酚与阿片类药物的药代学有相互抑制作用。

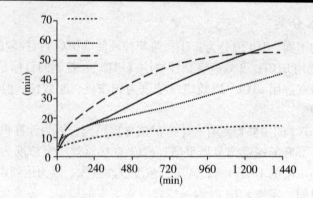

图6-3 不同作者（模式）对丙泊酚 TCI 时 CSHT 的影响

（3）个体的生理状况、体重和组织成分对药动学参数亦有明显影响（如图6-4，6-5）。例如，丙泊酚的分布容积和系统清除率，小儿高于成人，女性高于男性；老年人药物清除率较低；与西方人相比，相同体重中国人的中央室分布容积较小，而药物从中央室向外周室的转运或清除较快。

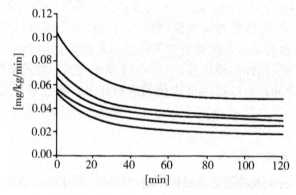

图6-4 年龄和体重对丙泊酚药动学参数的影响

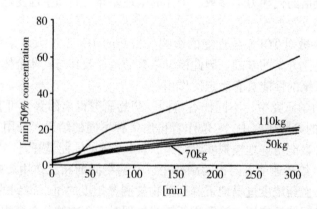

图6-5 年龄和体重对药物 CSHT 的影响

2. 血药浓度检测对 TCI 系统性能的影响

（1）血药浓度检测方法的精度和准确性是 TCI 系统获得高性能的前提。在检测丙泊酚血药浓度时，高效液相色谱法的精度和准确性明显优于荧光分光光度法。

（2）标本采集的时间、部位以及采样时程长短对估算药动学参数产生影响。例如单次静脉注射给药后血药浓度迅速下降，如采样时间点间隔过长，所得出的参数欠佳；而间隔过短将得到较小的中央室容积和较长的快速分布半衰期；静脉血丙泊酚的浓度较动脉血低 $0.6\mu g/ml$，其差值与时间呈负相关，与动脉血浓度呈正相关，所以取动脉血药浓度更为敏感。

3. 影响 TCI 性能的其他因素

（1）控制程序和输注泵的精度：随着计算机计算速度的提高，由软件造成的误差已极为微小。而因固有的机械惯性，输注泵的精度难以适应计算机指令的增加。理论上计算机发出改变泵速的指令频率越快，输注泵的误差越大。因此 TCI 系统中对泵速控制指令的频率设置应当充分考虑输注泵的反应速度和精度。此外，控制程序必须考虑计算机与输液泵之间信号传递、执行过程中的延迟等。

（2）机体的血流动力学状况：例如硬膜外间隙阻滞可阻断交感神经使外周血管扩张和组织血流量增加，所以对丙泊酚的摄取也相应增加，使实测的血药浓度偏低；同时因为血管扩张导致中央室分布容积增大，导致实测的血药浓度偏低。

（3）血药浓度本身：高浓度丙泊酚对肝脏血流的抑制作用较大，药物摄取和代谢降低，TCI 系统的实测的药物浓度可高于预测的药物浓度；相反，低浓度丙泊酚，可使 TCI 系统实测的药物浓度低于预期的药物浓度。

（4）术中大量失血或快速大量输液：可引起丢失或稀释而使丙泊酚的血药浓度出现意想不到的降低。

三、靶控输注技术的临床应用

（一）静脉麻醉诱导与维持

TCI 技术在临床麻醉中已得到了广泛的应用。除了丙泊酚麻醉外，还用于巴比妥类药物、阿片类、咪达唑仑和氯胺酮等的麻醉和诱导，使这些麻醉更平稳，苏醒迅速。应用 TCI 系统的步骤及注意事项：①首先要将输注泵连接电源，选择合适的输液器，配好药液，连接好输液导管，要对输液导管进行预充和排气，正确放置输液器。②打开靶控输液泵的电源，判断输液泵能否通过自检。③打开输入界面，输入注射器的型号，选择血浆靶控或者效应部位靶控输注方式，输入药物的名称、浓度等，患者的性别、年龄、身高、体重等资料。④根据患者的病理生理状况，麻醉需要，手术需要，输入合适的诱导浓度和诱导时间。⑤开始输注药物，要根据患者自身状况，手术需要，及时改变药物浓度，以维持合适的麻醉深度。⑥输注过程中要经常检查导管是否脱落，输注泵有无报警，药液是否充足。

1. TCI 静脉麻醉诱导　TCI 静脉诱导操作十分简便，麻醉医师主要是确定一个适宜患者个体的靶浓度。表 6-10 和表 6-11 提供了丙泊酚和芬太尼类药物的麻醉诱导靶浓度的参考数据。但实际应用时主要还是依靠麻醉医生的临床经验来确定。

许多因素都能影响到诱导时所需要的靶浓度：①联合诱导。联合诱导时，两种或多种不同麻醉药物联合应用，以达到作用相加或协同的目的，从而可以减少麻醉药各自的用量，减轻可能产生的副作用。输注丙泊酚前 5min 给予咪达唑仑 0.03mg/kg 能够使患者意识消失所需靶浓度降低 55%。辅以阿片类药也可以降低诱导时所需丙泊酚靶浓度。丙泊酚输注前 5min 给予芬太尼 2μg/kg，能够降低患者意识消失所需丙泊酚效应室靶浓度的 19%。而血浆浓度为 3ng/ml 的芬太尼可以降低近 40% 丙泊酚 CP_{50} 值。因此在应用联合诱导时，TCI 丙泊酚的靶浓度应适度降低。②年龄是另一个重要的影响因素。比较意识消失所需的丙泊酚靶浓度，在 50% 患者中 40 岁较 20 岁患者降低约为 40%。从 20 岁以后，意识消失所需的效应室丙泊酚靶浓度每 10 年下降 0.24μg/ml。③患者麻醉前 ASA 分级不同明显影响 TCI 靶浓度。

表 6 – 10　丙泊酚诱导和维持麻醉所需血药浓度

	浓度窗（μg/ml）
诱导和插管	
未有麻醉前药	6 ~ 9
用麻醉前药	3 ~ 4.5
维持	
合用 N_2O	2 ~ 5，3 ~ 7
合用阿片类药	2 ~ 4，4 ~ 7
合用 O_2	6 ~ 9，8 ~ 16
恢复满意通气	1 ~ 2
镇静	0.1 ~ 1.5，1 ~ 2

表 6 – 11　芬太尼类药诱导和维持麻醉所需血药浓度（ng/ml）

	芬太尼	阿芬太尼	舒芬太尼
诱导和插管			
合用硫喷妥钠	3 ~ 5	250 ~ 400	0.4 ~ 0.6
合用 N_2O	8 ~ 10	400 ~ 750	0.8 ~ 1.2
维持			
合用 N_2O 和挥发性麻醉药	1.5 ~ 4	100 ~ 300	0.25 ~ 0.5
合用 N_2O	1.5 ~ 10	100 ~ 750	1.25 ~ 10
合用 O_2	15 ~ 60	1 000 ~ 4 000	2 ~ 8 . 10 ~ 60
恢复满意通气	1.5	125	0.25

在麻醉诱导时，达到设定靶浓度所需要的时间也相当重要。早先报道的靶浓度是由 TCI 1 200ml/h 的输注速率（Flash 模式）决定的。但是，来自手控操作方面的资料显示：丙泊酚用量以及呼吸和循环抑制发生率与输注速度成正比，尤见于老年患者。一些 Diprifusor 系统允许调节诱导时间（Gradual 模式），更有利于老年或体弱患者。

丙泊酚 TCI 静脉诱导意识消失所需的时间长短与所选的靶浓度有关。来自国内的经验，将丙泊酚诱导靶浓度分别设置为 4μg/ml、5μg/ml、6μg/ml 三组，在与咪达唑仑（0.02mg/kg）和芬太尼（2μg/kg）联合诱导下，意识消失所需时间随所设靶浓度的增高而减少。意识消失时三组患者的效应室浓度都尚未达到预定靶浓度，均 <3μg/ml 而丙泊酚的用量三组大体相近，BIS 也均降至 60 左右。3min 后行气管插管，此时三组效应室浓度已接近该组的预设靶浓度，

BIS 也降至 45 左右。尽管三组效应室浓度不同，但是三组均无气管插管的心血管反应（血压、心率）。

2. TCI 静脉麻醉维持　以双泵控制给药的方法复合应用丙泊酚和短效麻醉性镇痛药，可以满意的进行全凭静脉复合麻醉。Vuyk 根据药效学之间的相互作用，研究了既维持合适的麻醉深度又保持良好的苏醒过程的丙泊酚与阿片类药物手工输注的最佳浓度组合。

在麻醉过程中，手术的伤害性刺激程度在手术中并非一成不变的，不同程度的伤害性刺激，如气管插管、切皮等，所需的血浆靶浓度也不同。TCI 系统只能帮助你计算和快速达到你所选定的靶浓度，术中伤害性刺激的变化，患者的反应性变化，都要麻醉师随时观察，及时调整靶浓度。表 6-12 列出手术中不同条件下常用静脉麻醉药所需的血浆浓度范围。应该注意的是，提前预防性改变靶浓度来对抗伤害性刺激，比伤害性刺激后机体出现反应才处理要平稳得多，对机体的干扰和影响也小的多。

表 6-12　外科手术时所需的麻醉药血浆浓度

药物	切皮	大手术	小手术	自主呼吸	清醒	镇痛或镇静
阿芬太尼（ng/ml）	200~300	250~450	100~300	<200~250	–	50~100
芬太尼（ng/ml）	3~6	4~8	2~5	<1~2	–	1~2
舒芬太尼（ng/ml）	1~3	2~5	1~3	<0.2	–	0.02~0.2
瑞芬太尼（ng/ml）	4~8	4~8	2~4	<1~3	–	1~2
丙泊酚（μg/ml）	2~6	2.5~7.5	2~6	–	0.8~1.8	1.0~3.0
依托咪酯（ng/ml）	400~600	500~1000	300~600	–	200~350	100~300
氯胺酮（μg/ml）	–	–	1~2	–	–	0.1~1.0
咪达唑仑（ng/ml）	–	50~250（与阿片类合用）	50~250（与阿片类合用）	–	150~200，20~70（与阿片类合用）	40~100

（二）术后镇痛与镇静

TCI 技术已广泛应用于镇静和术后镇痛，例如门诊手术、局部麻醉和神经阻滞、椎管内麻醉、介入手术、内镜检查和治疗、无痛人流等的镇静，以及术后疼痛、癌痛、顽固性疼痛（如带状疱疹）等的镇痛。

1. 无痛人流手术　TCI 技术在无痛人流手术中得到了广泛应用。丙泊酚血浆靶浓度 6μg/ml，或者丙泊酚血浆靶浓度为 3.5~4μg/ml 复合瑞芬太尼血浆靶浓度为 1.8~2ng/ml，都可以使患者生命体征平稳，抑制了机体应激反应等不良反射，手术中平静无体动，而药量及呼吸抑制并没有明显增加，苏醒最快，术中无知晓，术后平卧 30min 后均可自行穿衣及行走。

2. 内镜检查及治疗 余淑珍等报道，在 BIS 监测指导下丙泊酚 TCI 用于无痛胃镜检查，麻醉效果好、苏醒快、血流动力学稳定，减少丙泊酚用量、无不良反应，具有安全性、有效性和可行性。丙泊酚和瑞芬太尼的初始血浆靶浓度分别为 $4 \sim 6\mu g/ml$ 和 $1.2 \sim 2.0 ng/ml$。在 BIS 监测指导下调整血浆靶浓度。BIS 值降至 $65 \sim 50$ 时开始置镜，并维持到十二指肠降部；血压波动范围 $<10\%$，无低血压，说明对血流动力学有一定的抑制作用。麻醉不宜过深，年轻体壮者选 BIS55 ~ 50 为佳，年老体弱者选 BIS65 ~ 60 即可，中年、体质中等者可选 BIS60 ~ 55。此外，检查中呼吸变慢变浅，提示对呼吸的抑制须引起足够的重视，持续面罩吸氧、托起下颌，可防止短时间内 SpO_2 下降。

3. ICU 患者的镇静 在外科 ICU 机械通气患者中进行镇静，丙泊酚起始目标血药浓度 $0.5\mu g/ml$，以 $0.5 \sim 2.0\mu g/ml$ 为目标血药浓度维持目标镇静深度（Ramsay 镇静评分 $2 \sim 5$ 分），辅以舒芬太尼 $2 \sim 5\mu g/h$ 的输注速率镇痛，不但容易控制镇静和维持适度镇静深度，而且可以减少恶心、呕吐的发生。将咪哒唑仑 TCI 镇静系统应用于需机械通气的 ICU 老年患者亦取得较好的效果。咪哒唑仑初始靶血药浓度设定为 $60 ng/ml$。每隔 $30 min$ 用 Ramsay 镇静评分（$4 \sim 5$ 分）评估镇静深度，如达不到或超过镇静深度，则每次增加或减少 $20 ng/ml$ 的靶血药浓度速度，直至达到理想的镇静深度。匀速输入芬太尼镇痛，负荷量 $0.4\mu g/kg$，维持速度为 $0.8\mu g/$（$kg \cdot h$）。

4. 介入诊疗的镇静 越来越多的情况需要麻醉医生在手术室以外对介入性检查或治疗提供支持，例如对患者提供合适且安全的镇静。Irwin 将 TCI 技术和患者自控镇静技术结合起来研究。在该项试验中丙泊酚的起始靶浓度为 $1\mu g/ml$，患者通过一次按压可增加 $0.2\mu g/ml$，锁定时间为 $2 min$，最大允许靶浓度为 $3\mu g/ml$，如果患者在 $6 min$ 内没有按压，系统自动将靶浓度减少 $0.2\mu g/ml$。研究结果表明，最适合镇静的丙泊酚平均靶浓度为 $0.8 \sim 0.9\mu g/ml$。该技术起效和恢复迅速、安全可靠。但是个体差异很大，并不能保证对所有患者只提供镇静，因此麻醉医生仍然有必要进行仔细的临床观察以确保患者的安全。

5. TCI 和镇痛 术后利用 TCI 技术输注镇痛药为患者提供了一个合理的方法来延续术中的镇痛效应。第一个将 TCI 技术用于术后镇痛的报到是对 14 例接受主动脉手术的患者输注阿芬太尼。阿芬太尼的浓度以提供满意的镇痛为标准，同时又不抑制呼吸。浓度的调节由护士来完成，每次根据患者的需要及实际情况来增加或减少 $5 ng/ml$。用于镇痛的 TCI 系统平均使用时间为 $39 h$，患者在 96% 的时间内感觉无痛或轻微疼痛。阿芬太尼的平均血药浓度为：$71 ng/ml$（$34 \sim 150 ng/ml$）。Schraag 等研究了瑞芬太尼用于术后患者 TCI – PCA（按压 PCA 键，增加瑞芬太尼血浆靶控浓度 $0.2 ng/ml$）镇痛的临床效果，结果显示瑞芬太尼的平均有效镇痛浓度为 $2.02 ng/ml$，患者对镇痛效果满意，副反应主要为恶心（26.6%）、呕吐（10%），无呼吸抑制和低氧血症发生。由于不同病理生理状况、不同种族和不同地区人群的药代动力学和药效学差异较大，各种药动学参数和应用软件都存在不同的执行误差，故临床应用尚不成熟。

（三）在老人和儿童患者中的应用

整合到 Diprifusor 中的参数主要是源于并适合年轻成年人。药代学随年龄的增长出现以下变化：中央室容积、体重指数以及代谢清除率降低。输注速率应随着年龄而降低。年龄对 ke0 值影响不大。但是有些文献对年龄在多大程度上影响效应浓度还存在争议。就阿片类药物而言。人体对阿片药物的敏感性随年龄的增加而增强，但是这是源于药代学及药效学两方面的影响。

Diprifusor 并没有将年龄作为一个考虑因素，因此老年人在使用 Diprifusor 时，诱导、维持及苏醒所需的靶浓度应予以减少。在这类患者，Diprifusor 最为突出的优势是减慢诱导速度和易于控制。

目前已有将 TCI 技术用于儿童的报道；可用的药代模型主要是针对丙泊酚和阿芬太尼。儿童的丙泊酚药代学有一定改动，主要是增加了体重相关的分布容积和药物的清除率。药代参数的执行性能与成人类似，而所需的输注速率和靶浓度要高于成人。Diprifusor 不能用于15 岁以下的儿童。

四、TCI 技术的优缺点

TCI 技术的优点：

（1）可以快速而平稳地达到要求的麻醉深度（血浆靶浓度或效应室靶浓度），并能恒定地维持或根据需要调整这个浓度，因此在麻醉诱导时血液动力学平稳、术中麻醉深度易于调节、手术结束停药后可以预测患者的苏醒和恢复时间。

（2）可以选择以血浆浓度或效应室浓度为目标进行靶控，临床效果相似，但后者的诱导和清醒速度应快于前者。

（3）靶控输注方法使用简便精确、可控性好。只要确定了使用药物、所需靶控浓度、输入患者的年龄、性别、体重后，一切都由电脑泵完成，只需根据患者的反应调整靶浓度即可。

（4）因群体参数用在个体，靶控浓度与血浆实际浓度存在个体偏差，但这个偏差比个体的药效学反应差异要小的多，因此不会明显影响使用。而且靶浓度与血浆实际浓度成正比关系，这非常有利于指导控制麻醉深度。

TCI 技术的缺点：

（1）实施 TCI 技术需要专门的输注泵以及掌握相关技术的从业人员，因此限制了 TCI 技术的推广。

（2）TCI 技术是建立在群体药代动力学参数，群体与个体之间的药代动力学参数仍存在一定的差异，因此不同药物的药理学以及不同患者的不同病理生理状态的个体化管理做的尚不够完善。

（3）由于同时监测镇静、镇痛和肌松、应激反应的设备缺乏，监测麻醉深度的指标还不完善，闭环系统用于麻醉给药控制仍受限制。

（4）目前的 TCI 系统多是采用国外的药代动力学参数，由于人种的差异，对于国人来说并不完全适用，有待于建立在国人药代动力学参数基础上的 TCI 输注系统的开发。

（张惠艳）

第七章 复合麻醉技术

第一节 复合麻醉技术的分类

狭义的复合麻醉（Combined anesthesia）曾经又被称为平衡麻醉（Balanced anesthe-sia），是指在同一麻醉过程中为了达到理想的麻醉状态而同时或先后使用两种或两种以上的麻醉药物。复合麻醉与联合麻醉（associated anesthesia）不同，后者是指在同一麻醉过程中同时或先后采用两种或两种以上的麻醉技术。广义的复合麻醉包括狭义的复合麻醉和联合麻醉的定义，即在同一麻醉过程中，为了达到满意的麻醉效果而同时或先后使用两种或两种以上的麻醉药物或（和）麻醉技术，最常见的有吸入与静脉复合全身麻醉、局部麻醉复合全身麻醉以及不同局部麻醉的复合。

一、复合局部麻醉技术

利用不同局部麻醉技术的优点，可形成多种不同的复合方式，临床常见的不同局麻技术的复合包括：①蛛网膜下腔联合硬脊膜外腔麻醉（combined spinal and epidural anesthesia，CSEA），主要用于膈肌平面以下部位的手术，其中以下腹部、下肢、盆腔、会阴部手术为主。②硬脊膜外腔复合区域神经阻滞麻醉，多用于手术引起内脏牵拉反射或硬脊膜外腔麻醉效果不佳时的辅助方法。例如硬膜外阻滞下行胆囊切除术，出现严重的胆心反射时，联合胆囊颈部的局部浸润麻醉；硬膜外麻醉下，妇科子宫颈操作时出现迷走反射时，联合阴部神经阻滞等。③硬脊膜外腔复合局部浸润麻醉，多用于硬脊膜外腔阻滞麻醉不够完善或尚未完全显效时，或患者病情危重而又不宜在硬膜外腔内注入足够剂量的局部麻醉药时使用。④神经阻滞麻醉复合表面麻醉，常见于眼科麻醉。⑤神经阻滞复合区域阻滞麻醉，例如上肢手术行臂丛阻滞效果欠佳时，可联合区域阻滞。

二、局部麻醉复合全身麻醉技术

局部麻醉根据局麻药作用的周围神经范围，分为表面麻醉、局部浸润麻醉、区域阻滞、椎管内阻滞，根据需要，静脉或吸入全身麻醉可以单独或联合与这些非全麻方法复合，形成连续硬膜外麻醉与静吸复合麻醉复合、连续硬膜外麻醉与静脉全麻复合、连续硬膜外麻醉与吸入全麻复合、神经阻滞与吸入全麻复合、神经阻滞与静脉全麻复合等多种麻醉方法，临床上最常见的是硬膜外麻醉与全身麻醉复合。

三、静吸复合全身麻醉技术

根据诱导和维持时使用的麻醉方法，可分为静脉麻醉诱导、吸入麻醉维持，吸入麻醉诱导、静脉麻醉维持，静脉麻醉诱导、静吸复合麻醉维持；静吸复合诱导、静吸复合维持等多种方法。临床上常用静脉麻醉诱导、静吸复合麻醉或吸入麻醉维持。随着吸入麻醉药物的进步，吸入麻醉诱导或复合麻醉诱导的使用也在日益增多。

（付珍红）

第二节 复合麻醉的特点

一、复合麻醉的优缺点

复合麻醉不仅可避免单一麻醉方法所致的用药量大、麻醉效果不满意、副作用多、肌肉松弛作用难以达到满意暴露术野等问题，使麻醉过程达到镇痛、遗忘、肌肉松弛、自主反射抑制、生理功能稳定的满意水平，还充分利用各种麻醉药物和技术的优点，避免或减轻各自的缺点和不足，从而大大提高围术期的安全性。

（一）复合麻醉的优点

复合麻醉的主要目的在于充分利用不同麻醉方法和药物的优点，避免各自的缺点，以维持手术过程中患者的生理功能的稳定，因此具体不同麻醉方法或药物的复合又各自具有其优点，但总的说来复合麻醉具有以下优势：

（1）镇痛、镇静、催眠、遗忘等麻醉效果更完善。

（2）更有效地控制疾病、手术、心理等因素造成的应激反应，维持术中稳定的生理功能，以提高患者围术期的安全性。

（3）麻醉诱导过程更加平稳、安全、可控。

（4）减少各种麻醉药物的用量，从而减少其不良反应。

（5）更好地满足不同手术的要求。

（6）术后苏醒更加平稳、迅速、完全。

（7）其他麻醉与硬膜外麻醉复合，可术后保留硬膜外导管进行术后镇痛。

（8）减少一定的麻醉费用。

（二）复合麻醉的缺点

虽然复合麻醉有以上众多优点，临床应用也十分广泛，但在临床应用中也发现其不少的不足与局限，甚至于使用不当时同样会导致严重后果。

（1）不同麻醉药物复合时，一些无益的药理效应也可能出现协同作用，例如阿片类与苯二氮䓬类、阿片类与丙泊酚复合应用，呼吸和循环抑制更加明显。

（2）不同麻醉方法可能引起的并发症在复合应用时都可能出现，例如所有静脉麻醉和吸入麻醉可能出现的并发症，都可能出现于静吸复合麻醉中。

（3）由于复合用药，复合麻醉的深度判断缺乏肯定性标志，掌握不当可能导致患者术中知晓或延迟苏醒。局部麻醉与全身麻醉复合时，早期局麻药中毒不易被发现。

（4）虽然全身麻醉的复合能使大多数患者的苏醒过程更加平稳和安全，但药物的相互复杂作用可能使苏醒期的临床表现也更趋复杂，比如静脉复合麻醉、静吸复合麻醉时，多种药物阈下剂量的残留作用相互叠加而出现"再抑制"现象。

（5）复合麻醉由于涉及多种麻醉药物、麻醉方法的复合，而不同麻醉药物、麻醉技术和方法对机体内环境有不同的扰乱，因此在选用复合麻醉药物和剂量、麻醉管理等方面对麻醉医师有较高的要求。

（6）基于上述原因，复合麻醉时要求麻醉医师更全面监控患者的生命体征和麻醉深度，因此对麻醉硬件设施要求较一般麻醉方法高。

二、复合麻醉的应用原则

复合麻醉的优点突出，其发展是现代麻醉向理想麻醉迈进的重要方式。但如前所述，各种麻醉药物、麻醉方法的复合也使麻醉本身更趋复杂化，应用不当将会导致严重后果，因此，在实施过程中应遵循一定的原则。

（一）优化复合麻醉方法

不同的麻醉方法具有各自的优缺点，不同麻醉方法复合目的就是使之相互补充，弥补各自的不足，从而使麻醉效果更加完善。手术部位、手术创伤大小、患者全身情况、外科方面的要求、患者的要求等是不同麻醉方法以何种方法为主进行复合的选择依据。

（二）合理选用麻醉药物和剂量

复合麻醉常常涉及多种麻醉药物，而各种药物具有不同的药代动力学和药效动力学，药物之间又存在比较复杂的相互作用关系。在选用复合麻醉药物时，首先要深刻了解每一种药物的药理学特点，并充分考虑到药物间的协同、相加、拮抗作用以及配伍禁忌，根据患者的病理生理情况和手术的要求选择麻醉药物的种类和剂量。

（三）优化复合用药

复合药物的种数越多，药物之间的相互作用越复杂，对机体的影响就越难以预料，不良反应的可能性也越高，并且在这种情况下，临床表现不典型，将增加判断和处理的困难，影响复合麻醉的安全性和可控性，相对增加患者围手术期间的危险性。在满足手术需要的前提下，原则上应尽量减少用药的种类，避免用药杂乱无章。

（四）准确判断麻醉深度

麻醉深度的分期由于复合用药而缺乏肯定的标志，特别是在复合全麻需要肌松药物作用的情况下更难以判断。因此应根据药物的药动学、药物之间的影响规律，以及循环、脑电的变化情况判断麻醉深度，合理使用麻醉药物，尽可能避免麻醉过深或过浅和由此对患者造成的不利影响。有条件的可以进行药物浓度监测。

（五）加强麻醉管理

复合麻醉可充分利用不同麻醉方法和药物的优点，减少药物的用量，减少不良反应和副作用，但复合麻醉时，不同的麻醉方法会引起不同的生理改变，多种麻醉药物的使用更增加了药物代谢的复杂性，药物间的相互作用和影响，可能使药物代谢规律发生改变，甚至出现意外的药物副作用或累加副作用。因此应做好麻醉前准备，注重麻醉期间的监护和管理，及时发现问题并予以适当处理，否则可能导致严重后果。

（六）坚持个体化原则

复合麻醉用药复杂，同时可能使用多种麻醉方法，而每位患者的具体情况又不同，所以在实际应用中必须坚持个体化原则，应根据手术部位、创伤大小、患者精神状况、全身一般情况、外科方面的要求等合理选用复合麻醉方式。

（付珍红）

第三节　局部麻醉方法的复合

腰硬联合麻醉（CSEA）具有蛛网膜下隙阻滞和硬膜外间隙阻滞的双重特点，既有蛛网膜下隙阻滞起效快、阻滞效果好的优点，也可通过硬膜外置管提供长时间手术麻醉及术后镇痛。

CSEA适用于下腹部的普外科和泌尿外科手术、髋关节手术、下肢手术、妇产科手术、肛门会阴部手术和术后镇痛。硬膜外间隙穿刺部位感染，或全身严重感染的患者不能应用CSEA。活动性凝血障碍不能使用CSEA。高血压、低血容量和心血管疾病患者应该避免应用CSEA。脊髓损伤、缺血或炎症的患者不宜使用CSEA。

CSEA有单点穿刺法和两点穿刺法。单点穿刺法多选择在$L_{2\sim3}$或$L_{3\sim4}$间隙穿刺，先用硬膜外间隙穿刺针进行硬膜外间隙穿刺，进入硬膜外间隙后，使用专用的蛛网膜下隙穿刺针通过硬膜外间隙穿刺针，刺破硬脊膜进入蛛网膜下隙，并注入局部麻醉药物，退出蛛网膜下隙穿刺针后经硬膜外穿刺针进行硬膜外置管。两点穿刺法则是根据手术部位不同来选择某一间隙实施硬膜外间隙穿刺置管，然后再选择$L_{2\sim3}$或$L_{3\sim4}$间隙穿刺实施CSEA，方法与单点法相同。

（付珍红）

第四节　局部麻醉复合全身麻醉

是近年来开展的一类新的麻醉方法，其充分保留了局部和全身麻醉各自的优点，可以在较浅的全麻状态下保持较好的麻醉效果。

一、硬膜外麻醉复合全身麻醉

1. **优点**　①硬膜外阻滞可有效地阻断手术伤害性刺激和减缓应急反应，但又是一种不完善的麻醉，常发生迷走神经反射或手术牵拉反射，平面过高可抑制呼吸，肌松效果不理想。静脉或静吸复合全身麻醉可使患者意识消失、顺行性遗忘，能保证有效通气和肌肉松弛效果，全麻达到一定的深度还能有效阻断伤害性刺激引起的不良躯体反应。两者麻醉方法复合，可减少应激反应，提高麻醉质量。②明显减少硬膜外和全身麻醉用药量，减少不良反应及副作用。③苏醒快、拔管早，术后躁动发生率低。④方便术后镇痛，避免剧痛对康复的不利影响。⑤有利于术后呼吸功能的维护。⑥术中维持心肌氧供需平衡，对冠心病患者有利。

2. **缺点**　①操作较复杂费时。②增加创伤和发生硬膜外阻滞并发症的可能。③麻醉深度掌握不好反而易造成生命体征波动，出现低血压等心血管抑制作用，尤其在全麻诱导前硬膜外局麻药用量掌握不好时。④过度追求"浅麻醉"，有可能造成术中知晓。⑤麻醉期间体液用量增加，可能造成水钠潴留。

3. **适应证**　凡是在单纯硬膜外麻醉下能够完成的手术，即颈以下部位的手术均为其适

·173·

应证，尤其是胸腰段的手术，不仅能保证患者的安全、满足手术的需要，而且取得了良好的临床效果。

4. **禁忌证** 绝对禁忌证同硬膜外阻滞。相对禁忌证则包括各种短小手术，不必采用复杂的硬膜外麻醉复合全身麻醉。

5. **操作方法** 一般根据手术部位选择相应的脊髓节段进行硬膜外间隙穿刺置管，待穿刺成功或硬膜外间隙注药出现阻滞平面后，再进行全身麻醉的诱导。具体操作方法与单纯硬膜外穿刺、全身麻醉诱导过程相同。

6. 药物的使用

（1）局部麻醉药的使用：硬膜外局麻药种类和浓度应根据手术的部位、患者情况、手术对麻醉的要求以及硬膜外麻醉在麻醉维持中的作用而进行选择。如胸外科的肺叶切除、纵隔手术和食管手术等，硬膜外麻醉居次要地位，复合麻醉的主要目的是减少全身麻醉药可能给机体带来的不利影响，同时也有利于术后镇痛，因此可选用肌肉松弛作用相对较弱而时间维持相对较长的局部麻醉药，如较低浓度丁哌卡因（0.25% ~ 0.375%）、罗哌卡因单独或与低浓度利多卡因混合使用。而在硬膜外麻醉起主导作用的中上腹手术，如胃、肝、胆、脾、胰等，复合麻醉的主要目的是利用全身麻醉来消除患者心理精神因素对患者和手术的影响，可按单纯硬膜外麻醉来选用局部麻醉药的种类及浓度。而全身麻醉的维持则只需要满足镇静和耐受气管插管的麻醉深度。

（2）全身麻醉药的使用

1）硬膜外麻醉与静吸全身麻醉复合：按照全身麻醉的要求给予足量的术前抗胆碱药及镇静药。诱导一般采用静脉麻醉药、麻醉性镇痛药和肌肉松弛药，其中麻醉性镇痛药可酌情减少。气管插管后，维持阶段可用吸入复合静脉麻醉药，其吸入麻醉药的浓度和静脉麻醉药的用量可根据心率、血压的情况进行调节。可采用间断吸入或连续低流量吸入方式，复合持续输注、靶控输注或间断输注静脉麻醉药。由于硬膜外麻醉已具有较好的镇痛和肌肉松弛作用，在麻醉维持过程中，镇痛药和肌肉松弛药用量要减少一半以上。对创伤不太大的手术，甚至不追加麻醉性镇痛药。在主要手术步骤完成后，就可以考虑停止全麻药，一般手术结束患者可及时苏醒，此时可安全拔管。

2）硬膜外麻醉与静脉全身麻醉复合：其基本使用范围与上述方法相同。这种复合麻醉方法可分为气管插管和非气管插管两种情况。气管插管的方法是在麻醉诱导和维持阶段全部使用静脉麻醉药，而不使用吸入麻醉药。非气管插管的方法包括硬膜外麻醉复合神经安定镇痛药和基础麻醉复合硬膜外麻醉。前者一般用于中、下腹部手术，如阑尾炎切除术、肠梗阻肠端切除术或下肢手术等。后者适用于不能配合手术和麻醉的小儿患者，一般先行氯胺酮基础麻醉，再进行硬膜外麻醉，主要用于婴幼儿手术，但目前应用此方法有减少趋势，大多在此基础上置入喉罩。

7. 注意事项

（1）避免全身麻醉诱导与硬膜外麻醉峰效应重叠，以减少对循环功能的抑制，但有时也利用这一点来减轻插管时的心血管反应。在时间较充裕的情况下，应先给予硬膜外试验量，确定有麻醉平面后再实施全身麻醉为佳。

（2）应避免同时追加全身和硬膜外麻醉药，从而避免由此引起的生命体征的波动。

（3）手术过程中应根据病情变化、手术需要等相应调节全身和硬膜外麻醉各自在麻醉过程中的地位。

（4）全身和硬膜外麻醉用药量均相应减少，避免麻醉过深引起苏醒延迟，但同时也要避免麻醉过浅、术中知晓的发生。有研究表明，椎管内神经阻滞也显示有直接镇静效应，能够显著降低同等镇静所需的药量，在保证足够的麻醉深度下，利多卡因椎管内麻醉可降低七氟醚用量的34%；行硬膜外阻滞抑制伤害性刺激所引起的运动反应时所用的利多卡因的量可使七氟醚的 MAC 减少50%。有条件的可运用脑电双频指数（BIS）、脑电非线性指数（ENI）等手段进行麻醉深度监测，从而在保证麻醉需要的前提下减少麻醉药用量。

（5）麻醉诱导和维持方法以及用药不应千篇一律，应根据手术的需要、患者的病理生理特点及变化等灵活使用。

二、其他局部麻醉复合全身麻醉

如臂丛和颈丛神经阻滞等与吸入或静脉全身麻醉复合。常用于局部麻醉效果不佳、患者过度紧张、小儿等患者不能配合时。当给予足够量的静脉或吸入麻醉药后，应注意保持呼吸道通畅，必要时仍应进行气管插管或置入喉罩，以策安全。

（付珍红）

第五节 吸入与静脉复合全身麻醉

吸入与静脉复合全身麻醉又称为静吸复合麻醉，如前所述，具体方法有多种。由于静脉麻醉起效快、维持时间短、对呼吸道无刺激性、患者舒适易接受，而吸入麻醉的深度易于控制和管理，故临床上常采用静脉麻醉诱导，吸入麻醉或静吸复合麻醉维持，术前准备与一般的全身麻醉相同。随着七氟醚等新型吸入麻醉药的出现，吸入麻醉诱导或静吸复合诱导在临床上的应用也逐渐增多。

一、麻醉诱导

1. 静脉诱导 一般采用静脉全麻药、麻醉性镇痛药和肌肉松弛药复合，静脉全麻药多为丙泊酚1.5~2.5mg/kg 或咪达唑仑0.02~0.05mg/kg。麻醉性镇痛药以芬太尼为主，诱导剂量一般为2~4μg/kg，也可用舒芬太尼、瑞芬太尼、阿芬太尼以及依诺伐等。肌肉松弛药除经典的琥珀胆碱外，维库溴铵、泮库溴铵、罗库溴铵、阿曲库铵等用于静脉麻醉诱导也逐渐增多。这些新型的非去极化肌肉松弛药不仅起效快、效果好、没有去极化肌肉松弛药引起的一系列副作用，还具有中时效的肌肉松弛效果，因此在临床应用逐渐广泛。

2. 吸入、静吸复合诱导 由于经济费用、操作复杂、患者不易接受等原因，这两种方法在临床应用相对有限，前者主要用于小儿麻醉，后者用于气管插管困难的患者。有研究者观测意识消失时间、诱导期间呼吸暂停发生率、诱导并发症、第一次喉罩插入成功率、患者满意度等指标七氟醚和丙泊酚的诱导效果进行比较，经 Meta 分析后表明，七氟醚和丙泊酚具有相似的诱导效应，但由于七氟醚术后恶心呕吐发生较频繁、患者不满意倾向稍多，丙泊酚作为理想的麻醉诱导药仍然更具优势。

二、麻醉维持

1. 吸入麻醉维持　气管插管后，用吸入麻醉药维持麻醉。一般吸入 1～2MAC 的挥发性麻醉药，常用恩氟烷和异氟烷，吸入浓度为 2%～3%，可同时吸入 50%～66% 的氧化亚氮，麻醉效果更好。目前已有麻醉效能更强、不良反应更小的挥发性麻醉药七氟烷和地氟烷用于临床。

2. 静脉麻醉维持　在麻醉诱导成功后主要依靠静脉麻醉药、麻醉性镇痛药、肌肉松弛药维持麻醉。如吗啡或芬太尼复合麻醉、氯胺酮静脉复合麻醉以及神经安定镇痛麻醉等。目前临床上常用的丙泊酚复合瑞芬太尼进行靶控输注是较为理想的静脉麻醉维持方式。

3. 静吸复合麻醉维持　为目前国内常用的方法之一。此法或以吸入麻醉为主，辅以静脉麻醉或静脉复合麻醉；或以静脉麻醉或静脉复合麻醉为主，辅以吸入麻醉。例如，临床上常用的异氟醚丙泊酚（或咪达唑仑）－芬太尼（或瑞芬太尼）－维库溴铵复合模式中，异氟醚 1%～2% 吸入，丙泊酚 2～4mg/kg·h 或咪达唑仑，维库溴铵间断静脉注射以维持麻醉。其中异氟醚和丙泊酚使患者意识消失，芬太尼提供镇痛，咪达唑仑可保证患者术中无记忆，维库溴铵使手术区域及呼吸肌肉松弛，从而便于手术和人工呼吸，同时还可通过调节吸入麻醉药的浓度维持适宜的麻醉深度。

三、注意事项

（1）实施静脉复合麻醉，应充分掌握各种麻醉药的药动学、药效学及毒副作用，同时还应掌握药物之间的相互作用，根据需要有时避免药物的协同效应，有时利用药物间的拮抗作用，或反之。根据患者的病情及手术要求合理选用不同静吸麻醉的复合方式，尽可能以最少的麻醉药用量达到最完善的麻醉效果，并将各种麻醉药的毒副作用控制在最小范围，不能盲目扩大药物的适应证，做到合理、安全用药。

（2）为了确保患者安全，除短小手术、不用肌肉松弛药的手术外，实施静吸复合麻醉时均应进行气管内插管。

（3）静吸复合麻醉时，经典的乙醚麻醉分期已不适用，必须结合多种征象进行综合判断，有条件可应用麻醉深度监测仪，如 BIS、ENI 等。必须确保一定的麻醉深度下使用肌松药，以避免术中知晓的发生。

（4）所有静脉和吸入麻醉可能出现的并发症都可能出现于静吸复合麻醉，因此，应高度警惕各种相关并发症的发生。

（5）静吸复合麻醉时药物的相互作用可能使苏醒期的临床表现更为复杂，应严格把握气管内导管的拔管指征，警惕多种药物残留作用叠加而至"再抑制"现象。

（6）为了使麻醉维持和苏醒衔接紧密，应根据各种药物的药效学特点及时停用长效的药物，而改用七氟烷、地氟烷、氧化亚氮、丙泊酚、瑞芬太尼等苏醒迅速的麻醉药，手术结束时再停用这些短效药物，使患者迅速而平稳地苏醒。

（付珍红）

第八章 控制性降压与控制型低温技术

第一节 控制性低血压

在麻醉和手术期间，有意识地降低患者的血压，并能随意控制降压程度和持续时间，称为控制性低血压（controlled hypotension）。

控制性低血压应用于临床已有 60 余年的历史。1946 年，Gardner 首先对嗅沟脑膜血管瘤手术的患者应用动脉放血法降低血压，术终用动脉输血回升血压，事实上此法类似出血性休克，已被弃用。1948 年，Griffiths 和 Gillies 用连续蛛网膜下隙阻滞及 1951 年 Bromage 用连续硬膜外阻滞行控制性低血压，但均需阻滞全部胸腰段交感神经，有时不易掌握，且血压降低幅度和回升不易调节。20 世纪 50 年代初，多种短效神经节阻滞药问世，使控制性低血压操作大为简化，易于控制，且能为升压药拮抗，增加了安全性。同时氟烷麻醉可增强降压效果。1962 年直接作用于血管壁的硝普钠用于控制性低血压，效果更为确切。1974 年三磷酸腺苷降压再次流行，1976 年硝酸甘油也用于控制性低血压，相继还有用前列腺素 E_1（prostaglandin E_1，PGE_1）、钙通道阻断药和腺苷等行控制性低血压也取得良好效果，使控制性低血压更具有调节性和安全性。临床上的使用，促使理论上对其进行了深入的研究，使控制性低血压的应用更趋完善。

一、控制性低血压的生理影响

（一）组织血流灌注

正常人体组织的血流量（Q）与供应该组织的血管两端的压差（AP）呈正比，与血流阻力（R）呈反比，公式如下：

$$Q = \triangle P/R$$

其中压差与动脉压呈正相关；当血液黏滞度不变时，血流阻力即血管阻力，与血管口径呈反相关。控制性低血压时，循环血量和血液黏滞度不变，虽然动脉压降低使组织的灌注压降低，但由于周围血管扩张，使血管阻力也降低，因此，组织的血液灌注量可以保持不变。这与休克时低血压有本质区别。动物实验证明，放血休克动物，平均动脉压（MAP）从 88mmHg 降至 49mmHg 时，动脉血乳酸浓度从 5.9mmol/L 升至 57.7mmol/L。而用硝普钠降至同样水平，动脉血乳酸浓度并无改变，更说明休克时心排血量减少，周围血管阻力增大，使组织的血流量减少，血液灌注不足。从临床征象上，控制性低血压和休克的表现也不同（表 8 - 1），证实控制性低血压基本符合生理要求。

表 8 – 1　控制性低血压与休克体征对比

	控制性低血压	休克
心率	不变	增快
周围血管阻力	降低	增加
组织供血供氧	良好	极差
毛细血管再充盈时间	正常	延迟
皮肤颜色	红润	苍白
皮肤温度	温暖	寒冷
皮肤湿度	干燥	潮湿发黏

(二) 控制性低血压对重要器官的影响

控制性低血压应通过降低体血管阻力来实现，同时维持稳定的心排血量。后者对维持 + 组织灌注量很重要，给组织提供充足的氧及能量，并移除代谢产物免使组织受损。心排血量决定于前、后负荷和心肌收缩力及心率间的平衡，维持足够的有效循环容量是维持器官充分血液灌注的重要条件。控制性低血压对器官功能的影响较为复杂，常与降压方法、降压程度及低压时间密切相关。

1. 脑　脑缺血和心肌缺血为控制性低血压的主要危险，低血压对脑循环影响很大。脑灌注的自身调节在 MAP 50 ~ 150mmHg 范围内可维持脑血流 (CBF) 恒定在 [50ml/ (100g·min)]，一旦 MAP 降至 50mmHg 以下，CBF 随血压下降而下降。高血压患者自身调节低限明显升高，约达 100mmHg，如治疗有效，自身调节低限仍可恢复正常。其实，脑自身调节最重要的因素是脑灌注压 (CPP)。因脑静脉系统的压力接近颅内压 (ICP)，CPP = MAP – ICP，因此，当颅内压增高的患者，在脑膜切开之前不得应用控制性低血压，以免脑灌注压过低导致脑缺血损伤。正常人能维持脑代谢的最低脑血流为 18ml/ (100g·min)，此时 CPP 约为 30 ~ 40mmHg，开颅后 CPP 相当于 MAP。但此压在术中的安全界限太差，稍用脑牵拉钩或供氧不足即可导致脑缺血损伤，特别在脑瘤、脑外伤及蛛网膜下隙出血时周围组织自身调节功能丧失。动脉血 CO_2 分压 ($PaCO_2$) 对脑血流的影响在正常血压与低血压时有很大不同。当正常血压时，$PaCO_2$ 每增减 1mmHg，CBF 即也增减 2.65%。而 MAP 低于 50mmHg 时，则 $PaCO_2$ 增减，CBF 均不引起波动，维持正常血流的 45%。只有硝普钠降压时例外，虽 CPP 降低，但 CBF 仍在稳定水平。中等度降压时，低 $PaCO_2$ 仍可降低 CBF。另外，不同的降压方法，脑耐受低压的时间也不同，如硝普钠使平均动脉压 (MAP) 降至 60mmHg 时，最大限度可耐受 90min；而氟烷麻醉下平均动脉压降至 50mmHg，只能耐受 30 分钟。若头低位，可因重力而增加颅内压，如头低于右心房 2.5cm，颅内压即升高 2mmHg，脑血流量可明显减少。相反，如头高位时，因血流重力影响，脑血流量也随着减少。

2. 心脏　正常心脏的冠状循环有高度的压力 – 流量自身调节能力，冠状血流通过心肌代谢活动进行调节。心肌正常的患者应用控制性低血压很少发生缺血事件，除非舒张压降至 40mmHg 以下。但有缺血性心脏病时，冠状动脉扩血管储备受损，难以自身调节，于是冠状动脉灌注量更直接依赖灌注压的改变，所以，疑有缺血性心脏病患者不宜进行控制性低血压。

3. 肾脏　正常肾血流量为心排血量的 20% ~ 25%，肾脏具有良好的自身调节能力。MAP 在 80 ~ 180mmHg 范围内，肾血流量维持恒定。而 MAP 在 75mmHg 以上可维持肾小球滤过率，75mmHg 以下虽可出现无尿，但血流灌注量仍能满足肾细胞代谢所需，停止降压后可很快恢复尿量。

4. 肺脏　一般低压时肺血流量减少使生理死腔量增大，死腔量与潮气量比值（VD/VT）可以从 0.3 增至 0.6～0.8，通气/血流比值（V/Q）平衡破坏，特别在头高位时更明显，可以导致肺内静脉血掺杂增加，使 PaO_2 降低。用扩血管药降压时，还可以阻止缺氧性肺血管收缩，更使 V/Q 比值不相适应。所以，控制性低血压时，应予以气管插管控制呼吸，充分供氧为宜。

5. 肝脏　门静脉无自身调节机制，肝动脉压力－血流自身调节功能有限，收缩压低于 60mmHg，可能诱发肝损伤。但正常肝功能病人应用控制性低血压尚未出现肝功能障碍。

6. 眼　MAP 突然下降可引起眼内压的下降，出现视力模糊，偶可发生失明。所以，控制性低血压时应注意避免采取眼局部受压的体位。

（三）控制性低血压的限度

控制性低血压并非生理状态，因此降低血压也是有限度的。但低压的安全界限很难确定，一般认为平均动脉压或收缩压允许降至平时血压的 2/3，包括高血压的患者。为安全起见，一般平均动脉压不应低于 50mmHg，必须降至 50mmHg 时，持续时间不得超过 15～30 分钟；或青年人收缩压降到 60～70mmHg，老年人降到 80mmHg 为宜。一般为了减少术野渗血，需要长时间低压时，收缩压降至 80～90mmHg，如术野渗血量明显减少，就没有必要降至更低水平。近年来，由于某些降压药如硝普钠等对心、肾影响较小，因此，降压幅度及持续时间有放宽的趋势。另外，在降压过程中，只要心电图出现缺血性改变，即应放弃控制性低血压，以保证安全。

二、适应证和禁忌证

1. 适应证　控制性低血压的目的是减少失血和输血量、改善术野条件、增加手术操作的安全性。近年来，由输血而引发的传染病逐渐引起重视，同时对控制性低血压的技术及药物日益改进，又有较完善的监测装置，因此，适应证也日益扩大。

（1）适用于出血较多、止血困难的手术：如巨大脑膜瘤、髋关节置换术等。

（2）血管手术时降低血管张力，以避免剥离或钳夹血管时损伤血管：如动脉导管结扎或切断术、主动脉瘤或主动脉缩窄切除术、脑血管畸形及颅内动脉瘤手术等。

（3）要求术野清晰的手术：如中耳手术、鼻内镜手术、整形外科手术等。

（4）大量输血有困难或有输血禁忌证的病人。

（5）此外，嗜铬细胞瘤手术切除前应用，有利于扩充血容量及防止高血压危象。整形手术为了防止移植皮片下渗血，也可在压迫包扎前应用。心脏手术应用体外循环时 MAP 维持在 60～100mmHg，实际上也为控制性低血压范畴。

2. 禁忌证　麻醉医师对控制性低血压技术缺乏了解可视为绝对禁忌证。此外，下列情况应禁用或慎用：

（1）重要脏器病变：如脑血管病、心功能不全、严重肝或肾功能障碍。

（2）血管病变：缺血性周围血管疾病、静脉炎或血栓史。

（3）严重贫血或低血容量休克。

（4）术前未经药物控制的严重高血压。

（5）开颅前颅内压增高。

此外，应注意狭角青光眼禁用神经节阻断药以及哮喘患者避免使用 β 受体阻滞药等。

三、药物诱导低血压

目前施行控制性低血压多采用药物诱导低血压。理想的药物应具有给药方便，有剂量依赖效应，显效迅速，停药后血压恢复快速，消除迅速且无毒性代谢产物，对重要器官血流影响小，在神经外科应用不增加脑体积及不影响脑自身血流调节等特点。理想降压药目前尚不存在，但可以利用多种麻醉药及血管活性药，取长补短以达到控制性低血压。

（一）直接扩张血管药

1. 硝普钠 硝普钠直接作用于血管平滑肌使其松弛，主要作用在小动脉，扩张阻力血管，很少影响心肌收缩，所以是最广泛应用的降压药物。硝普钠对心排血量的影响有不同的研究结果，主要取决于降压前的循环容量，如低血容量降压后心排血量减少，正常血容量降压后的心排血量则不降低。由于硝普钠降压后，血浆中儿茶酚胺浓度增加，导致个别患者对硝普钠降压产生抵抗。如术前一天用普萘洛尔，则血浆儿茶酚胺量在术中明显下降，也增强硝普钠的降压效应。同样，应用硝普钠降压时还激活肾素－血管紧张素系统，出现硝普钠急性耐药现象，血浆肾素活性增加 5 倍，如患者先口服卡托普利 100mg，则产生同样程度低压的硝普钠剂量可减至 1/5 量。停药后也不反跳。硝普钠对脑血流的作用研究结果相差很大。一般中度降压时脑血流增加，进一步降压使脑血流接近低限值，平均动脉压低于 65mmHg，则脑血流随血压下降而减少。

该药作用迅速、短暂、确实，易于调节。常配制 0.01% 浓度的溶液连续静脉滴注，1 分钟左右血压开始下降，停药后数秒血压即回升，1～10 分钟内可恢复到降压前水平。突然停药可出现血压反跳现象，即血压迅速回升超过降压前水平。

短期应用硝普钠无严重副作用，但大剂量应用或长时间（超过 24 小时）输入，可使其代谢产物氰化物蓄积，导致细胞缺氧，可引起致命后果。因为硝普钠过量时，血浆和红细胞内氰化物浓度上升，抑制细胞色素氧化酶，从而阻滞细胞内氧化过程，引起细胞氰化物中毒。中毒症状一般出现在用药后 45 分钟左右，早期可有疲乏、恶心、呕吐、肌肉痉挛或抽搐及精神不安等，严重者动脉压不能恢复到正常水平及意识消失。一旦发现氰化物中毒症状，应立即停药，给 50% 硫代硫酸钠溶液 25ml 或维生素 B_{12}（羟钴胺素，其剂量与硝普钠之比为 22.5 ：1）进行治疗。防止硝普钠过量，应以预防为主，硝普钠的滴速开始宜缓慢（约 10μg/min），根据血压逐渐加快，一般应限制在 0.5～8.0μg/（kg·min），总量不应超过 1.5mg/kg。长期应用需不断测定动脉血气及 pH。如果低压过程中出现快速耐药现象、心动过速、代谢性酸中毒或静脉血氧分压增加等，均是氰化物中毒的严重信号，应立即停止输入，密切监测氰化物浓度，并改用其他降压药。另外，患者患有 Leber 视神经萎缩、烟碱弱视、维生素 B_{12} 缺乏症、低营养症、严重肝或肾功能障碍及甲状腺功能低下等疾病时更易产生氰化物中毒，不宜使用硝普钠降压。配制后的硝普钠溶液及输液管道需避光，3 小时未用完应弃去重配。

2. 硝酸甘油 硝酸甘油也直接抑制血管平滑肌，主要作用于容量血管，静脉扩张后使回心血量减少，导致心排血量减少，动脉压降低。由于舒张压降低较少，有利于冠状血流灌注。长时间或大剂量使用时，也使小动脉张力降低，导致舒张压降低。硝酸甘油作用时间短，又无毒性代谢产物，对心排血量效应也决定于给药前患者血容量。由于增加脑血流及脑肿胀危险，所以，颅内顺应性低下患者切开脑膜前，如同硝普钠一样禁止滴入硝酸甘油。硝酸甘油对微循环的效应与硝普钠不同，前者可扩张整个微循环，后者只扩张前毛细血管，大量血液从动静脉短路通过。因此，毛细血管灌注量在硝酸甘油降压时无改变，而硝普钠降压时下降，导致心肌、肝组织氧分压低下，硝酸甘油降压时氧分压则正常。但降压效应硝酸甘油不如硝普钠。

控制性低血压常用 0.01% 浓度的溶液静脉滴注，从 $10\mu g/min$ 开始滴入，血压下降较硝普钠缓慢，常需 2 ~ 5 分钟，根据降压反应逐渐调节滴速。停药后 1 ~ 10 分钟血压回升。也可用 0.25 ~ 0.5mg 单次静脉注射或滴鼻降压，显效较快，但降压幅度不易控制。硝酸甘油使用总量一般没有规定，也未发现严重副作用。在青年健康人中应用，常需要过大剂量，有时降压效果较差。硝酸甘油多在肝内代谢，临床剂量内未见中毒征象，但过大剂量可能干扰氧化磷酸化作用。

用硝酸甘油行控制性低血压期间，心率不变或稍增加，中心静脉压、肺动脉压、肺动脉楔压、体循环阻力和肺循环阻力均降低，使心脏前、后负荷减轻和心肌耗氧量减少。同时冠状血管扩张，血流量增加，左室舒张末期压也降低，心肌供血得到改善。

3. 嘌呤衍生物　嘌呤衍生物为体内天然辅酶，具有扩周围血管降血压效应，常用的为三磷酸腺苷（adenosine triphosphate，ATP）及腺苷（adenosine）。

（1）三磷酸腺苷：三磷酸腺苷快速分解成腺苷及磷酸盐，腺苷是引起低血压的有效成分，而磷酸盐形成过多可螯合镁和钙继发引起心律失常。阻力血管显著扩张导致低血压，出现高动力循环，心排血量增加。又因不增加血浆肾素活性及儿茶酚胺量，停药后无反跳现象。但其损害脑血管自身调节，可产生脑血管扩张及增加颅内压，所以，切开脑膜前也不宜应用。ATP 作用极其迅速、短暂。1 ~ 2mg/kg 单次静脉注射，血压立刻下降，仅持续 7.5 分钟，同时常出现心动过缓或房室传导阻滞。而配制成 0.4% 浓度的溶液静脉滴注，滴速 1.2mg/（kg·min），可获得满意的降压效果。停药后血压回复快、调节容易、且很少出现房室传导阻滞。ATP 适用于颅内动脉瘤钳闭术等短时间降压，而不适用于为了减少出血而长时间进行控制性低血压。

（2）腺苷：腺苷是重要的内源性血管扩张药，已很好地用于控制性低血压。由于该药有强力扩冠状血管作用，对冠心病患者可能出现冠状血管窃血现象。其作用特点是起效快、降压平稳、停药后血压恢复快。常用静脉滴入，开始 0.01mg/kg，每 15 秒钟增加一倍，直至 0.32mg/kg，能使平均动脉压降至 40 ~ 50mmHg。停药 3 ~ 9 分钟血压即恢复到对照值，也无反跳现象。因周围静脉给药时部分药液在到达小动脉平滑肌之前即行分解，所以需增加 40% 剂量才能达到预期效果。如经中心静脉导管给药可强化该药效应。同时并用双嘧达莫（dipyridamole）抑制腺苷吸收，也可减少腺苷剂量。腺苷及 ATP 的不良反应为长时间应用可能引起心脏传导阻滞。

（二）神经节阻滞药

1950 年，Enderby 首先用神经节阻滞药五甲溴铵进行控制性低血压，后又有六甲溴铵等长效神经节阻滞药，由于作用时间长，调节困难，极易产生急性耐药现象，近年已为短效神经节阻滞药樟磺咪芬（trimetaphan，camsilate）所代替。

樟磺咪芬又名阿方那特，神经节阻滞可引起低血压。但缺乏选择性，副交感神经和交感神经一同被阻滞，以致产生心动过速、瞳孔散大、睫状肌麻痹、胃肠道张力降低及运动减慢、尿潴留等不良反应。但该药半衰期很短（1~2分钟），迅速被血浆胆碱酯酶失活，分解产物可经肾排出，所以容易控制血压。潜在问题是注入过快易出现组胺释放、支气管痉挛及急性耐药现象。由于神经节阻滞不影响脑循环，很少发生颅内压增加，偶尔因释放组胺使颅内低顺应性患者出现颅内压升高。常用葡萄糖溶液稀释成0.1%浓度连续静脉滴注，一般开始速度较快（3~4mg/min），约4分钟血压开始下降，停药后数分钟血压即可恢复。近年樟磺咪芬多与硝普钠并用，按10：1剂量混合滴入，可互相强化降压效应，快速降压及停药后快速回升血压，也减少氰化物浓度。

（三）肾上腺受体阻滞药

1. 酚妥拉明（phentolamine，regitine）　为α肾上腺素受体阻滞药，同时具有较强的直接血管舒张作用，静脉注射后起效迅速，2分钟内作用达高峰，维持5分钟左右。主要用于控制围手术期高血压，特别适用于嗜铬细胞瘤手术探查及分离肿瘤时控制血压。可10~20mg静脉滴注，必要时1~2mg静脉注射。

2. 乌拉地尔（urapidil）　具有双重作用，即阻断外周α受体及激动脑内5-羟色胺-1A（$5-HT_{1A}$）受体，产生扩血管效应而无交感活性，也不影响颅内压、颅内顺应性及脑血流，每次注射25mg，必要时可重复给药，增大剂量不引起血压剧降，停药后也无反跳现象。可与异氟烷并用降压以减轻吸入麻醉药的负面效应。

3. 艾司洛尔（esmolol）　艾司洛尔是静脉注射短效心脏选择性β_1受体阻滞药，起效极快，可单独用于降压，且肾素活性轻度下降，使降压较为稳定。常用剂量为单次静脉注射0.25~0.5mg/kg，必要时持续静脉注射50~300μg/（kg·min）。由于艾司洛尔通过心排血量减少导致降压，所以，应限于需要轻度降压患者或并用其他降压药。

4. 拉贝洛尔（labetalol）　拉贝洛尔兼有α_1及β受体阻滞作用而产生低血压，静脉注射10~20mg血压很快下降，导致心排血量及周围血管阻力减少，10分钟血浆浓度达峰值，但消除半衰期长达4~5小时。并用氟烷或异氟烷降压作用更显著，但与静脉麻醉药合用不增强降压效应。降压时不增加颅内压，即使颅内顺应性降低时也不增加颅内压。降压时还使血液多流向生命器官，保证肾血流灌注。但应警惕拉贝洛尔可较长时间掩盖急性失血时的肾上腺素能反应。

5. 美托洛尔（metoprolol）　美托洛尔是选择性β_1受体阻滞药，降血压的同时减慢心率，降低心肌耗氧量。大剂量时有较弱的β_2受体阻滞作用，但血管和支气管收缩作用轻微。首次药量为1~3mg，起效时间为2~3分钟，持续时间为15~25分钟。需要时可重复应用，但应减量。

（四）钙通道阻滞药

钙通道阻滞药（calcium channel blocker）具有扩张周围血管、冠状血管及脑血管作用，导致低血压而不引起心动过速。控制性低血压多应用维拉帕米静脉注射5~10mg，或尼卡地平10~250μg/（kg·h）滴注。由于剂量过大易引起传导阻滞，故多用于短时降压的患者。

（五）前列腺素E_1（prostaglandin E_1，PGE_1）

前列腺素E_1是一种激素，可能通过抑制交感神经末梢释放去甲肾上腺素，并直接作用于血管平滑肌，引起血管扩张，导致周围血管阻力和血压降低。PGE_1主要扩张小动脉，但也扩张容量血管，这种扩张血管的程度与剂量呈正比。由于 PGE_1 一次通过肺循环时有 90% ~ 98% 被肺前列腺素脱氢酶灭活，因而作用时间短，易于调节。一般连续静脉滴注，滴速 0.1μg/（kg·min），血压即可明显下降，停药后血压回复缓慢，30 分钟时收缩压仍低于降压前水平。

用 PGE_1 行控制性低血压时，心率和心排血量有轻度增加趋势，中心静脉压、肺动脉压、肺动脉楔压及体循环阻力均明显降低，肺循环阻力也有下降趋势。患二尖瓣疾病的患者应用 PGE_1 时心脏指数也增加，肺泡与动脉血氧分压差（$A - aDO_2$）及肺内静脉血分流率几乎不变。脑血流量和颅内压均一过性轻微升高后很快恢复到对照水平。肝血流量轻微减少，但肝功能保持良好。肾血流量增加，并有对抗血管紧张素 II 及阻碍抗利尿激素对水再吸收的作用，促进肾脏排泄水分和钠盐，使尿量增加。

PGE_1 副作用少，无毒性。并可用于患有心、肾疾病的患者。特别适宜于先天性发绀型大动脉错位而动脉导管过早闭合的患儿，用 PGE_1 可以扩张动脉导管，起到代偿作用。

（六）吸入麻醉药

增加氟烷吸入浓度可抑制心肌产生低血压。虽然氟烷可扩张皮肤、脑及内脏血管，但增加骨骼肌张力及肾血管阻力使体血管阻力并不降低。加深氟烷麻醉可增加心肌对儿茶酚胺的敏感性，还增加脑血流及颅内压，丧失脑血管自身调节。增加恩氟烷吸入浓度也可抑制心肌产生低血压，改变脑脊液动力，增加颅内压。还使个别患者诱发抽搐，特别在低 CO_2 血症时。异氟烷可扩张周围血管使体血管阻力下降，健康人吸入 2% ~ 3% 即可降低 MAP，但心排血量在临床应用浓度仍可维持恒定。对老年患者及高血压患者或单独用高浓度异氟烷降压时均可降低心排血量。低浓度（1MAC 以下）异氟烷可产生控制性低血压及浓度依赖性脑代谢抑制。高浓度异氟烷直接扩血管效应明显，使脑血流增加及自身调节受损而增加颅内压。实验证明，用异氟烷降低血压增加大脑水肿及神经损伤，而用拉贝洛尔降压无脑水肿。所以，挥发性麻醉药在颅内病变的患者不宜单独用来做控制性低血压。特别在切开脑膜前可能抑制自身调节、增加水肿导致颅内压增高。颅内压增高合并血压下降更降低脑灌注压（CPP），MAP 在 40mmHg 以下导致脑缺血。近年证明异氟烷并用 α 受体阻滞药或 α 受体及 β 受体阻滞药可减少单独应用异氟烷降压的副作用。在控制性低血压时辅用低浓度异氟烷还有利于降低脑代谢及维护肺气交换。近年来，有应用七氟烷和地氟烷进行控制性降压，其降压作用与异氟烷非常相似，但降压作用更快，更易于控制，多与其他降压药复合应用。

四、控制性低血压的管理及注意事项

（一）监测

应用动脉穿刺测压，可及时、准确地测定动脉压力的变化。心电图可监测心肌缺血的发生。脉搏氧饱和度和体温监测应常规使用。中心静脉压用于监测心脏前负荷和血容量。呼气末二氧化碳监测有助于避免过度通气。尿量是重要的监测指标，应保持在 1ml/（kg·h）以上。长期应用硝普钠时，应经常测定动脉血气及酸碱值等，以保证患者安全。

（二）降压方法的选择

麻醉者应根据手术术式、时间、失血可能及患者的适应情况确定降压用药及方法。目前多采用气管内全麻或硬膜外阻滞下并用血管扩张药或神经阻滞剂等多种方法和药物的配合。硬膜外阻滞降压适用于腹部、盆腔手术，其可控性较差。气管内全麻较硬膜外阻滞供氧充分，更易调控。血管手术时为了降低血管壁张力，防止血管壁破损出血，可应用维拉帕米、腺苷、肾上腺受体阻滞药、PGE_1或辅助吸入异氟烷降压以降低血管张力。需稍长时间降压也可用硝普钠或硝酸甘油静脉滴注。为了减少术中渗血避免大量输血，可用硝普钠或硝酸甘油静脉滴注，也可用肾上腺素受体阻滞药辅用异氟烷或七氟烷吸入。颅脑手术降压时应多用肾上腺素受体阻滞药并用异氟烷或七氟烷吸入为宜，应用硝普钠或硝酸甘油降压必须在脑膜切开后进行。

（三）低压期间的管理

（1）一般都应在气管内麻醉下进行控制性低血压，便于呼吸管理，充分供氧、避免通气不足或过度通气。

（2）降压及升压过程应缓慢：无论用何种措施施行控制性低血压，降压开始或停止都应使血压逐渐降低或回升，让机体特别是脑血管等有一个适应过程。静脉注射或静脉滴注降压药速度过快，可致血压骤降，临床上曾有因此发生心跳骤停者，应提高警惕。同样，血压回升过剧，可将创面毛细血管断端的血栓冲掉，使血压回升后增加渗血。

（3）利用体位调节血压：由于降压药使血管舒缩代偿功能受到抑制，血液受重力影响可随体位变动，如头高位时回心血量减少，可致血压进一步下降，这样可弥补六甲季铵降压不够的缺点。同时还可使手术野处于最高点，以减少渗血。

（4）降压效果不佳时应更换降压措施：如对硝普钠出现急性耐药现象，可辅助吸入异氟烷等协同降压，或中止用药而更换其他降压药，要特别警惕硝普钠过量引起氰化物中毒。

（5）及时补足血容量：低压期间应常规输晶、胶体液或全血，及时补充失液量，维持足够的血容量。有效循环血量不足可造成血压剧降或器官组织灌注不足。另外，适当地输液，使血液轻度稀释，以防血流缓慢形成血栓。

（6）尽量减少降压幅度及缩短低压时间：在手术的主要步骤结束后，即应终止降压措施。停止降压后，血压不回升时，首先应考虑为低血容量，应迅速补足血容量，抬高下肢或必要时用麻黄碱 5~10mg 静脉注射、去氧肾上腺素 10mg 加于 250ml 5% 葡萄糖溶液中滴入或氯化钙 250mg 静脉注射。术终必须恢复代偿机制并使血压平稳。

（7）术后搬动患者时要平抬，因此时若有降压药的作用残留而血管舒缩代偿功能尚未完全恢复，过分的头高或头低位可能造成严重低血压或大量血液回流造成心脏负荷过重。用神经节阻断药的患者，在恢复期中，对麻醉性镇痛药的耐受性极差，常用量即足以引起呼吸和循环功能的严重抑制，尤以呼吸抑制为甚，因此应慎重应用，用量也应酌减。

（8）俯卧位时注意眼部保护，避免长期局部受压。除非用于处理危及生命的严重心律失常，尽量避免应用可能引起缺血性视神经病变的药物胺碘酮。

（四）控制性低血压的并发症

虽然控制性低血压应用已很安全，但仍有可能发生潜在的严重并发症，应引起警惕。如继发性出血或血肿、急性肾功能衰竭、脑或其他脏器血栓形成、心脏意外、苏醒延迟或苏醒后精神障碍、呼吸功能障碍、失明等。这些并发症可能与血压过低及持续时间过长有关；也可能适应证选择不严或降压期间输血、输液不足，造成血容量缺少；以及呼吸或体位管理不善等引起。所以，应该严格掌握适应证，加强管理，减少并发症的发生。

（叶　繁）

第二节　控制型低温技术

在全身麻醉下，人为地以物理方法降低病人的体温，称低温麻醉。麻醉中应用低温的主要目的是降低组织代谢，提高机体对缺氧的耐受能力。1950 年，Biglow 开始在临床上将低温麻醉应用于心内直视手术，打开了外科手术的心脏禁区。接着低温又与体外循环相结合，更能自由地控制降温程度。

一、低温麻醉的生理基础及适应证

（一）低温对生理的影响

当机体受到寒冷的刺激时，可发生一系列的神经、内分泌反应，促使肾上腺皮质、髓质和腺体的分泌，使血中肾上腺皮质激素、肾上腺素及促甲状腺素增加，继而周身出现血管收缩，呼吸、脉搏增快和代谢上升，糖原消耗剧增、血糖升高和寒战等御寒反应。直到这些激素高度消耗，神经反射减弱以后，体温和代谢才逐渐下降。一般降到30℃即可使意识消失。由于上述自然降温，对机体危害极大，严重损害和消耗机体的防御功能，接近冻死状态。而在全身麻醉下抑制了中枢神经，再给以物理降温，可使体温顺利下降，且不发生御寒反应。

1. 对基础代谢的影响　在降温过程中如发生寒战，则耗氧量不但不降，反而上升，最高可达300%。因此，降温过程中应防止寒战的发生。降温如无御寒反射，基础代谢可随着体温下降而降低，耗氧量也随着减少。如体温每下降1℃，基础代谢降低约7%，当体温降到30~28℃时耗氧量减少30%~45%，20℃时减少85%，12~10℃以下则减少95%以上，从而能提高机体对缺氧的耐受力。低温下全身氧消耗减少的程度和体内器官氧消耗减少的程度并不一致，如体温在26℃时，全身氧摄取量不到常温下的40%，但心脏却为50%；而脑的氧摄取量在31℃以上时很少改变，31℃时才开始急剧下降。此外，脏器耗氧量降低的程度与其功能的降低程度也不完全一致，例如肝脏的耗氧量在体温中等程度减少时其代谢却明显降低，药物在肝脏解毒的速度也减慢。低温时，由于儿茶酚胺和肾上腺皮质激素的释放，胰岛素分泌减少，使糖类的代谢降低，血糖升高。低温对蛋白质和脂肪代谢的影响不定。如长时间低温状态，糖类、蛋白质、脂肪的体内贮量均减少，低温时麻醉处理得当，上述三类物质的变化可能较小。

2. 对中枢神经系统的影响　低温对中枢神经的影响，关键是对大脑的影响。降温到30℃以下时，大脑皮质活动也受到抑制，26℃时脑电图趋向低平，频率变慢。在深低温20℃以下时脑电波可消失呈一直线，低温本身即呈现全身麻醉状态。随着复温和脑循环的恢复，脑电图的波幅逐渐增高，频率增快，患者开始苏醒，脊髓活动还可出现一个亢进期。低温下脑血流量与脑耗氧量呈平行降低，尤其低温降至31℃以下时脑耗氧量急剧下降，颅内压下降也与静脉压下降相平行。体温每下降1℃，脑血流量减少6.7%，脑氧代谢率（CMRO$_2$）降低7%~10%，颅内压和静脉压降低5.5%，平均动脉压降低4.8mmHg。25℃时脑体积缩小4.1%，颅内空隙因而增加31.8%，大脑收缩变硬，有利于手术操作。在常温下，脑血流量存在自身调节功能。在中低温下，脑血管的自身调节功能仍存在。它的自身调节主要依脑代谢的变化，使之与氧代谢率相匹配。在低温麻醉下，由于脑氧代谢率下降，脑血流量也减少，故脑血流量的自身调节下限下移。在中低温时，脑血流量的自身调节范围在30~

100mmHg，这是低温下虽灌注压很低，而患者并无明显的中枢神经系统损害的主要理论依据。

低温的保护作用关键在于降低脑氧代谢率（cerebral metabolic rate of oxygen，MRO_2）和脑葡萄糖代谢率（cerebral metabolic rate of glucose，CMRglucose）。低温下脑组织的需氧量明显减少，常温下每100克脑组织每分钟需氧2.5~4.7ml，27℃时则降到0.8~1.0ml。所以，低温对脑组织缺血、缺氧时确实有保护作用，能够延长脑循环阻断时间。由于脑的耗氧量较其他组织为高，因此，体温降至29℃时也只能阻断循环8分钟，而脊髓可阻断60分钟。由于脑组织储存氧的能力很低，20℃时，15分钟内脑组织的贮氧量耗尽，如果采取了一系列脑保护措施，可使大脑能耐受阻断循环30分钟以上，而无神经系统并发症。低温可阻断感觉神经纤维的传导活动，在周围神经中，较粗大的带髓鞘的纤维较易受到低温的抑制。

3. 对循环系统的影响　低温对心脏的影响最大。窦房结首先受抑制，心内传导也减慢，所以心率、心排血量随着体温下降而减少，血压下降，循环时间延长，冠脉血流减少，但每搏量改变较小。心肌收缩速率（dp/dt）也随体温下降而降低，但心肌收缩力并未受抑制，在20℃以下时心脏停跳1小时，心功能仍能保持良好，低温时心血管抑制主要是心律失常所致。体温在28℃时心率约为每分钟60次，21℃左右动脉压和心率分别为降温前的40%和33.6%。心排血量28℃时减少50%，20℃时约减少80%。心电图上可出现PR间期延长、QRS波群增宽及QT间期延长等改变。从30℃开始增加心律失常，28℃以下心室颤动的发生率骤然上升，20℃以下时难免发生心搏停止。主要是低温使心肌的应激性增高，30℃时为常温时的2.5倍，25℃时增4倍，20℃时骤增至13倍，直至心搏停止。可能由于迷走神经受抑制比交感神经早、冠脉血流减少及酸碱失衡、电解质紊乱等因素所致。

体表降温时，由于寒冷刺激使皮肤小血管收缩，增加周围血管阻力。28℃时小动脉开始扩张，但小静脉仍处于收缩状态，造成毛细血管内静水压超过血浆胶体渗透压而使血管内水分外渗，导致血液浓缩、黏滞度增加，也增加周围循环阻力。特别是低温时肺循环阻力的增加比体循环更为明显，且持续到复温后，因此，右心负荷多较左心为大。

4. 对呼吸系统的影响　随着体温下降，呼吸变浅、变慢，二者呈线性关系。30℃以下时潮气量也减少，26℃以下时呼吸变弱，24℃左右呼吸自动停止。由于低温时支气管扩张，因此，解剖死腔、生理死腔有所增大，而肺泡死腔未改变。肺内氧和二氧化碳交换不受限。低温时，肺顺应性下降，深低温（deep hypothermia）时影响更明显，复温后常不能逆转，其原因不详。低温时氧解离曲线左移，致血红蛋白与氧结合密切。只有当组织氧分压较正常明显减少时，才能从血中摄氧。但低温下需氧量减少，同时低温也增加氧在血浆中的溶解量，有利于组织氧的利用。所以一般不出现缺氧现象。另外，二氧化碳在血液中的溶解量也增加，故血液酸碱值随之下降。

5. 对肾功能的影响　低温下随着心排血量减少和血压下降，肾血流量也减少，同时肾血管收缩而阻力增加，以致30℃时肾血流量减少50%。体温每下降1℃，肾小球滤过率大约减少5.3%。有效肾血浆流量减少8.2%。同时，低温本身也可抑制肾小管的分泌和再吸收功能，所以尿量并不太减少。这与低温深度有关，但与低温持续时间的长短关系不大。复温后尿量增多。体温下降，尿渐呈碱性，复温时又逐渐变为酸性。降温时尿液中钠和氯增加，钾的排出减少。低温下肾脏耐受阻断循环的时间也明显延长。

6. 对肝功能的影响　低温时门静脉血流减少，肝功能降低。同时，肝代谢率降低可增加对缺氧的耐受力。如完全阻断肝脏的血液循环，在常温下只能耐受 20 分钟，而在 32～28℃时可延长到 1 小时而无损害。低温下胆汁分泌减少，肝解毒功能降低，对葡萄糖、乳糖和枸橼酸的代谢也减慢，因此，低温下不宜大量输入葡萄糖液，大量输库存血时应注意所谓的枸橼酸中毒。一般在复温后 1～2 小时肝功能多可恢复正常。低温时药物在体内的代谢过程也缓慢，复温后药物的作用可能再现。

7. 对血液系统的影响　低温下液体从血管中向组织间隙转移，25℃时血浆容量减少 23%，因之血液浓缩，血细胞比容甚至高达 0.68。同时血液黏滞度增加，体温每下降 1℃，血液黏滞度增加 2.5%～5%。可促使周围循环阻力上升，因此，低温下应用血液稀释技术非常有利。又因低温下血小板和各种凝血因子包括纤维蛋白原减少，凝血功能障碍，出血时间可延长 5～7 倍，凝血时间在 25℃时延长 12～15 分钟。所以，低温麻醉常增加术中渗血量。

8. 酸碱平衡和电解质的改变　低温下通气不足时 $PaCO_2$ 升高，过度通气时 $PaCO_2$ 降低。在体表降温时，如肺泡通气仍能保持在常温的水平，就会发生呼吸性碱中毒。如体温降至 24℃时动脉血 pH 可达 7.5，20～18℃时上升至 7.7～7.9，但不能制止由于低温下组织灌注不足所产生的代谢性酸中毒。在降温中血清钠、氯、镁基本无变化，只有在 25℃以下才有影响，全身钾总量没有变化，而血清钾轻度减少，细胞内钾离子减少往往导致心律失常。如果深低温时发生低血钾症，则提示组织缺氧或情况欠佳。阻断循环时，血清钾多有所升高。寒战时糖原分解和代谢增高，耗氧量增加一倍，$PaCO_2$ 可上升 50%。低温对体液的影响不大，深低温时间过长，细胞产生水分增多，细胞肿胀，血容量下降，加之血液黏滞度增加，导致组织灌注减少。

9. 对内分泌系统的影响　在麻醉或神经阻滞状态下，低温使脑垂体、肾上腺皮质及髓质、甲状腺及胰腺等内分泌腺的功能都受到抑制。动物试验证明，在 28～25℃时，肾上腺皮质激素可减至正常的 22.5% 以下，26℃时肾上腺素和去甲肾上腺素的分泌减少近 90%。因胰岛素分泌减少，血糖增高。复温后各内分泌腺功能都能迅速恢复，甚至出现功能亢进现象。只有抗利尿激素（ADH）在低温下或复温后持续增加。

（二）适应证

低温麻醉在于降低机体基础代谢，减少耗氧量，保护机体或器官免受缺血缺氧损害。常用以延长阻断循环时间，减少脑、脊髓和心脏的需氧量，使中枢神经、脊髓、心脏等器官不至于发生缺氧损害。

低温麻醉降温到 35～32℃，称为浅低温麻醉，降温到 32～28℃称为中低温麻醉，28～20℃称为深低温麻醉，降温至 20～10℃称深重低温。由于低温引起的生理变化很大，实施技术较为复杂，术中渗血较多，降温过低又可能发生严重并发症，所以，临床上目前多应用于较复杂的心血管手术或颅脑外科。

1. 心血管手术　低温与体外循环结合，现已广泛应用于需要阻断循环的复杂心内直视手术和大血管手术，中低温适用于短小心内手术，深低温只适用于复杂的心内手术。深低温停循环常为婴幼儿复杂心内直视手术选用，由于深低温对机体生理和生化的影响过于显著，只有在不能采用常规体外循环法施行手术时才可选用深低温停循环法。

2. 神经外科手术　以往认为，巨大的颅内动脉瘤、颈内动脉海绵窦瘘及脑血管瘤等，在控制性低血压不能完成手术者，可考虑用低温麻醉。但近年有学者研究报道，在颅内动脉瘤手术术中应用低温，1 001 例患者随机在浅低温（目标温度为33℃）或在正常体温（目标温度为36.5℃）下行颅内动脉瘤夹闭术，结果发现两组患者预后无明显差异，低温组患者围手术期菌血症发生率增高，其他不良反应两组无显著性差异。目前对全身麻醉期间保温的重视，也限制了低温麻醉在神经外科手术中的应用。

3. 其他　各种原因引起的高热，如甲亢危象、恶性高热、感染、创伤及环境或药物等所引起的高热，均可通过降低体温以降低代谢，保护重要器官的功能。心脏停搏后的心肺脑复苏，选择头部重点降温的方法，有利于脑复苏，体温以降至30～34℃为宜。

二、低温麻醉的实施方法

（一）麻醉处理

麻醉中应用低温时要做到以下三点：①避免御寒反应；②肌肉完全松弛；③末梢血管扩张良好。因此，低温麻醉必须在全身麻醉状态下进行。

麻醉前用药同一般全身麻醉，麻醉诱导可采用常规剂量的芬太尼、依托咪酯或丙泊酚等，辅助肌松药静脉快速诱导气管插管。麻醉维持可采用全凭静脉麻醉，如芬太尼、咪达唑仑、丙泊酚等，但低温时肝药物酶活性下降使药物降解过程延长，应注意酌情减量。也可采用静吸复合麻醉，包括前述药物加吸入麻醉药如恩氟烷、异氟烷、七氟烷等。全身麻醉维持期间辅助适量的肌松药。降温前以往曾用小剂量氯丙嗪以防止寒战以及血管痉挛，还可加速物理降温效果，但有发生直立性低血压及苏醒延迟的缺点。麻醉管理上应该保持 $PaCO_2$ 在正常范围，以减少肺血管阻力以及保持适当的脑血流量。

（二）监测

术中必须监测动脉血压、心电图、心率、中心静脉压、尿量及连续测量体温（鼻咽温或食管温及直肠温），并不断测动脉血气、混合静脉血气、酸碱值及电解质等。

（三）降温与复温的方法

1. 体表降温法　体表降温必须克服寒战和周围血管收缩等御寒反应，才能以皮肤、皮下组织为热交换场所进行降温，方法简单、方便。

（1）冰水浴或冰屑降温法：在气管内麻醉达到一定深度并用肌松药后，即可把患者直接浸泡在0～4℃（儿童2～4℃）的冰水中或覆盖冰屑中降温。为了避免全身麻醉下搬动患者引起血流动力学的急剧变化，所用降温措施过程中尽量少移动患者。多用塑料布或橡皮布预先铺于患者身下，全身麻醉后提起塑料布或橡胶布，倾入冰水或冰屑降温，比较方便、安全。由于出冰水后机体需要经过血液流通才能使体表与体内组织间温度调整一致，体内温度在离开冰水后还要继续下降2～6℃，所以需要提前撤去冰水。患者体瘦、循环功能良好或冰水浸泡时间较短，则出冰水后体温续降较少；相反，患者皮下脂肪较多、冰水浸泡时间较长，则出冰水后体温续降也多。在手术主要步骤完成后即可开始复温。如用电热毯、变温水褥、热水袋或红外线等方法复温，复温装置的温度应控制在40～45℃。一般体温升至32℃即可停止复温，其后注意保温，等待体温自然升高。由于此法可使全身浸泡于冰水中，热交换性能良好，所以降温效果很好。全身温度下降较均匀，体内温差小。降温过程中注意保护耳郭、会阴、指（趾）等末梢部位，避免冻伤。复温过程中复温装置温度不应超过45℃，否则有烫伤的危险。如体表复温超过36℃常可出现反应性高热，所以，一般体表复温不宜超过33℃。复温时若出现血压下降，应视具体情况补充血容量，必要时给予缩血管药维持血压。

（2）冰袋、冰帽降温法：在全身麻醉后，将冰袋放置在血运丰富、血管浅在部位，如颈部、腹股沟和腋下等处。在头部戴上装有冰屑的橡皮帽或将头置于冰水槽中，使头部降温较身体其他部位更快、更低，以便更好地保护脑组织。去冰袋后体温继续下降1℃左右。该法降温一般不能使体温降到30℃以下，也很少出现御寒反应，因此可以边降温边手术，常用于小儿降温。用于成人降温效果差，主要作为降温的一种辅助手段，在脑复苏、术中高热等情况下，可采用头部重点降温加冰袋的方法。

2. 体腔降温法　体腔内血管极为丰富，其表面积很大，也是良好的热交换场所。目前多在开胸或开腹手术时应用，如开胸后用0～4℃无菌冰生理盐水倾入胸腔降温，一般消耗生理盐水较多。由于体腔温度降低时，体表皮肤不受寒冷刺激，所以很少出现御寒反应。但胸腔的冰水直接接触心脏，容易产生心律失常。主要作为在体腔手术时采用低温的一种辅助手段和补救方法，一般不单独应用，以避免体温过低发生心室颤动时措手不及。腹腔降温方法基本和胸腔降温相似，临床应用较少。

3. 体外循环血流降温法　即利用人工心肺机及变温器在体外循环中进行降温和复温。由于单纯低温的深度难以控制，阻断脑循环安全时限较短，而且单纯低温一般是用体表降温和复温，一旦在降温过程中发生心脏停搏，复跳和复温皆非易事，所以临床应用较少。低温体外循环则比较容易控制，可以在体表降温的基础上用机器行血液降温和复温，在深低温时心脏能够自然停搏，并能根据手术情况决定阻断循环时间。在体外循环手术中，采用人工心肺机及热交换器（变温器）进行血流降温和复温。该法系将血流引向体外，经热交换器冷却后，用泵将血回输体内的降温方法。该方法降温、复温快，可控性好，数分钟内可降至30℃，10～20分钟即可降至20℃以下。停止降温后可续降2～4℃。对血流丰富的主要脏器如心、脑、肝、肾的温度下降快，起保护作用，但皮下组织、肌肉温度下降缓慢。由于温度下降不均匀，温差较大，可致代谢性酸中毒。注意降温和复温时，变温器和血流温差不宜超过8～10℃，以免溶解于血液中的气体释出，形成气栓。一般复温速度应控制在每3～5分钟增加1℃，最高水温不宜超过42℃，以免红细胞破坏。一般体温升至36℃即停止复温，其后体温还常下降1～2℃。另外，体表降温和体外循环血流降温或复温还可联合应用。如在体外循环血流降温前先用体表降温以减少体内各部分的温差。

4. 体外循环与体表降温相结合的方法　先将患者行体表降温至30℃，再改用体外循环血流降温。在麻醉诱导后，通过使用冰袋和降温垫进行降温，此时手术可同时进行，开胸后即可连接体外循环机进行降温。这种方法主要用于深低温停循环的手术，近年来，由过去的体表降温加体外循环的方法，发展至现在的以体外循环血流降温为主，体表降温为辅的方法。但因深低温停循环后，死亡率和脑功能障碍的发生率均较高，因此，应严格地掌握其适应证和停循环的时限，只有在不能采取常规体外循环法施行手术时才可选用深低温停循环法。

三、麻醉注意事项

（一）御寒反应

施行低温时，要避免御寒反应。在体表降温过程中必须克服寒战和血管收缩等保护性御寒反应。因为寒战时可产生很大的热量，代谢显著升高。强烈的寒战可使氧消耗量增高2～

3 倍，不但有碍于降温的速度，且可造成严重缺氧，有时虽看不出明显寒战，但出现皮肤苍白、肌肉紧张或棘皮现象，都可使代谢增高。寒战反射是由于皮肤内冷觉感受器和丘脑温度调节中枢间温度差增大而产生。因此，阻断反射弧的某一环节即可防止。如加深麻醉使中枢受抑制；或用神经阻滞剂抑制网状结构；也可用肌肉松弛药，以抑制寒战反射传出纤维的神经 - 肌接头处产生作用。所以综合应用前三者降温效果较好。

（二）心室颤动

在降温过程中可出现各种心律失常，其中最严重的是心室颤动，特别是未开胸之前发生最危险。体温 28℃以下发生机会明显增多。目前尚无任何药物和任何方法能够有效地防治低温期间发生心室颤动。主要以预防为主，如降温平稳、防止缺氧或二氧化碳蓄积及酸碱失衡和电解质紊乱、维持循环稳定等，皆可减少心室颤动的发生率。一旦发生心室颤动则先行体外或开胸心脏按压，然后行体外或体内电击除颤最有效；如在复温过程中发生，可先行心脏挤压，待体温升高到 30℃以上再电击除颤。

（三）组织损伤

在体表降温时，耳郭及指、趾接触冰屑，或冰袋与皮肤直接接触，可造成冻伤。体表复温时如水温过高可致烫伤。

（四）酸中毒

低温时组织灌注不足，氧供减少，可出现代谢性酸中毒，特别是组织温差过大时更为明显。酸中毒既是低温的并发症，也是导致室颤的原因之一，应在麻醉全过程中密切监测血液酸碱值的变化，以利于及早发现、及时处理。

（叶　繁）

临床麻醉应用

第九章 颅脑手术的麻醉

近年来，神经外科学飞速发展，越来越多的神经系统疾病可以通过手术进行治疗，也对麻醉提出了更高的要求。神经外科患者常伴有不同程度的颅内高压和脑血流改变，甚至出现意识障碍。因此，神经外科手术的麻醉选择和麻醉管理具有一定的复杂性和特殊性。

第一节 麻醉与颅脑生理

一、脑血流

脑组织的供血来自颈内动脉（67%）和椎动脉（33%）。双侧椎动脉和颈内动脉在脑底部互相吻合形成动脉环，称 Willis 环。脑静脉多不与动脉伴行，细小的静脉由脑实质分出后，汇合成较大静脉。脑静脉血进入静脉窦离开颅腔后，经颈内静脉到上腔静脉。脑深、浅静脉间有广泛的吻合支且无静脉瓣。

1. 正常脑血流量（cerebral blood flow，CBF）　在静息状态时，成人的脑血流量占心排血量的 15%~20%，约 750ml/min，即平均为 54ml/（100g·min），但其部位差异很大，脑灰质与脑白质血流量分别为 80ml/（100g·min）和 20ml/（100g·min）。脑血流量受很多因素影响，但其中两个因素最为重要，即脑阻力血管的口径及脑动脉灌注压（即脑输入与输出血管血压的压差，也就是颅内平均动脉压与平均静脉压之差）。由于颈静脉压（jugular-venous pressure，JVP）与颅内压（intracranialpressure，ICP）十分接近，故脑灌注压（CPP）可用下列公式表示：

CPP = MAP − JVP = MAP − ICP

脑血管床的口径大小无法测量，但它的大小与脑血管阻力（CVR）成反比，故 CBF = （MAP − ICP）/CVR = CPP/CVR。

脑血流量取决于脑灌注压（cerebral perfusion pressure，CPP）和脑血管阻力（cerebral vascular resistance，CVR）；而 CPP 为平均动脉压与颅内压之差，即 CBF = CPP/CVR = （MAP − ICP）/CVR。

2. 影响脑血流量的因素　病理情况下，脑血流量的自身调节能力受到干扰。如脑组织因外伤、肿瘤、脑血管梗阻及其周围区域内组织缺氧、酸性代谢产物积聚，使局部小动脉扩张，引起病变组织附近超常供血，即超过需要的灌注量，称"灌注过多综合征"（luxury perfusion syndrome）。当局部缺血性脑疾病患者吸入 CO_2 时，可增加正常区的局部脑血流（reginal cerebral blood flow，rCBF），而缺血区的血管源已极大地扩张，不能进一步产生扩张反应，导致缺血区血液分流到正常组织，剥夺了缺血区及其周围组织的适当供血，即出现"颅内窃血"现象（cerebral steal）。相反，在低 CO_2 血症时，正常组织血管收缩，而缺血区仍能最大地扩张血管，可使血液驱向缺血区，称为"反窃血"现象（Robin Hood syndrome）。

影响脑血流的因素很多（见表 9 - 1），主要有下面几个方面。

表 9 - 1　影响脑血流的因素

脑血流增加（血管扩张）	脑血流减少（血管收缩）
高二氧化碳	低二氧化碳
低氧	高氧
酸性物质	碱性物质
高温	低温
肾上腺素	去甲肾上腺素
乙酰胆碱	短效巴比妥类
组胺	低钾
高钾	低钙
高钙	
所有麻醉性镇痛药及麻醉药	
黄嘌呤类药加咖啡因等	
长效巴比妥类（苯巴比妥）	
低葡萄糖血症	

（1）血压：当健康人的 MAP 在 50～150mmHg 时，CBF 靠小动脉收缩或扩张维持在一个恒定的水平，即脑血管自动调节机制。但当 MAP 超出一定界限时，CBF 直接受血压的影响。慢性高血压患者的自动调节曲线右移，而以抗高血压药治疗后可使其恢复正常。脑缺血、缺氧、CO_2 蓄积和脑肿瘤、创伤、水肿及一些麻醉药，都可影响其自动调节机制，而使血压对 CBF 的影响更大。

（2）二氧化碳分压（$PaCO_2$）：$PaCO_2$ 通过脑细胞外液 pH 而对 CBF 产生影响。当 $PaCO_2$ 在 20～60mmHg 时，CBF 随 $PaCO_2$ 增加而线性增加。$PaCO_2$ 每增减 1.0mmHg，脑血流量即增减 1～2ml/（100g·min）。然而，由于脑内细胞外液碳酸氢根浓度有缓慢的适应性改变，$PaCO_2$ 对 CBF 的作用经 6～24h 减小。此外，持续的过度通气使脑脊液 HCO_3^- 生成减少，使 CSF 的 pH 逐渐恢复正常。在一段过度通气后，$PaCO_2$ 迅速恢复正常，会使 CSF 的 pH 增高，导致血管舒张，颅内压增高。相反，血管阻力及张力与 $PaCO_2$ 成反比，如过度通气降低 $PaCO_2$ 至正常的 60% 即 28mmHg，可增加脑血管阻力 70%，降低脑血流 35%，即发生脑组织低氧。$PaCO_2$ 为 10～20mmHg，脑血管收缩最显著。吸入 5% 的 CO_2 可增加脑血流 75%，同时减少脑血管阻力，$PaCO_2$ 在 80～100mmHg 时，脑血管扩张显著。

（3）氧分压：缺氧可使脑血管明显扩张。PaO_2 低于 50mmHg 时可引起 CBF 迅速增加，低于 30mmHg 时 CBF 可增加一倍。但 PaO_2 升高仅使 CBF 轻度降低，也不改变脑氧耗量。

（4）血液黏稠度、血管活性物质及神经等因素均可不同程度影响脑血流。

（5）麻醉药：一般深麻醉时均增加脑血流，根据麻醉药的种类，脑血流增加的顺序为乙醚 > 氟烷 > 恩氟烷 > 异氟烷 > 氧化亚氮 > 七氟烷 > 地氟烷。近年研究发现，N_2O 与恩氟烷或氟烷并用，颅内压较单纯用恩氟烷或氟烷还高，且坐位易发生气栓，更应慎用。硫喷妥钠或安定类药降低脑血流 50% 左右，吗啡或芬太尼 1μg/kg 轻度增加脑血流。

二、脑代谢

1. 正常脑代谢　脑为高代谢器官，虽重量仅占体重的 2%，而氧耗量却占总量的 20% ～ 25%，葡萄糖消耗量占总量的 65%。在静息状态下，平均耗氧量 3.5ml/（100g·min），葡萄糖耗量为 5.5mg/（100g·min）。正常人脑代谢很少发生变化，但年轻人代谢率最高，睡眠时脑的代谢率没有变化。

2. 影响脑代谢的因素　脑代谢受体温影响很大，在 25 ～ 37℃ 间，体温每降低 1℃，脑代谢率减少 7%。在深麻醉时脑代谢率降低，只有氯胺酮使脑代谢率增加，所有挥发性麻醉药均降低脑代谢率。乙醚是先使脑代谢率增加再降低。吗啡、芬太尼使脑代谢率从 3.2ml/（100g·min）降至 1.9ml/（100g·min），而巴比妥类及地西泮使脑代谢率明显下降，神经安定药通常不改变脑代谢率。

三、脑脊液循环

脑脊液循环也称第三循环，由侧脑室内的大脉络丛产生，经室间孔流入第三脑室，后经大脑导水管流入第四脑室，再经正中孔与外侧孔流出到蛛网膜下隙，最后大部分脑脊液由脑内静脉、小部分由脊髓静脉回吸，如此循环，每天要更换 3～4 遍。

四、正常颅内压的调节

颅内压反映了颅内容的体积和颅腔容积之间的关系。ICP 正常值为 5～15mmHg。在正常情况下，可以把颅腔看做是一个不能伸缩的容器，其总体积固定不变，但颅腔内三个主要内容物（脑组织占 84%，其中含水量为 60%；供应脑的血液占 3%～5%；脑脊液占 11%～ 13%）的总体积和颅腔容积是相适应的，当其中的一个体积增大时，能导致颅内压暂时上升，但在一定范围内可由其他两个内容物同时或至少其中一个的体积缩减来调整，上升的颅内压可被此代偿机制降低，此现象称颅内顺应性（Intracranial compliance），亦称颅压—容量的相关性。当顺应性降低时，如稍微增加颅内容物，即可引起颅内压大幅度升高，并造成神经组织的损害，应予重视。体温与脑脊液也有一定相关性，体温每下降 1℃，脑脊液压力约下降 $2cmH_2O$。颅内压 15～20mmHg 为轻度升高，25～40mmHg 为中度升高，高于 40mmHg 为严重颅内高压。

五、血－脑屏障

血－脑屏障（blood brain barrier，简称 BBB）系指脑内毛细血管有选择性地允许某些物质进入细胞外间隙的功能，这些内皮细胞互相结合得很紧密，空隙很小，形成机械性屏障，且脑毛细血管内皮细胞线粒体比肌肉毛细血管内皮细胞多5倍，提示脑毛细血管内皮细胞是一种高代谢活动的细胞。它富于 γ – 谷氨酸转肽酶（γ – glutamyl transpeptidase）和碱性磷酸酶，并能系统调节钾的进出，这些机制有助于控制神经元、神经胶质和生化微环境的稳定，保护脑功能的正常。临床利用此特性可以使用某些大分子质量的药物产生持续性脱水及利尿，如20%的甘露醇溶液其相对分子质量为182.2，性能稳定，不易通过血 – 脑屏障，能长时间停留在细胞外液中。

（张坤鹏）

第二节　颅内高压的成因及处理

一、颅内高压的成因及分类

1. 颅内占位性病变　如肿瘤、血肿、脓肿等。

2. 颅脑损伤　如颅骨塌陷及脑组织创伤，产生弥漫性脑水肿，使颅内压增高。

3. 颅内血流增加　当灌注压在 $60 \sim 180$ mmHg 范围内，靠脑血管自身调节能力，脑血流量基本无变化。但在一些情况下，自身调节受到干扰，以致出现所谓的"灌注过多综合征"，而使颅内压升高。如升压药应用不当，使动脉压突然升高，颅内压也可升高。静脉压的变化对颅内压的影响很大，主要由于右心房及腔静脉接近心脏部分没有静脉瓣，所以，中心静脉可以直接传递至颅内静脉。在心力衰竭、肺心病及超量输血和输液、膀胱充盈、腹内压升高等导致中心静脉压上升时，以及咳嗽、屏气、呕吐、气道不通畅、麻醉机活瓣阻力增大、疼痛等，均能使颅内压升高。另外，颈部受压及过度扭转、头低位过久，均使颈静脉回流障碍，导致颅内压升高。

4. 脑脊液受阻　脑室造影或气脑造影后，空气的小泡阻塞了脑脊液循环的通路，使脑脊液的吸收失灵，颅内压增高。麻醉之前应将注入的气体和脑脊液从脑室中放出，使颅内压降至 18 cmH$_2$O 以下，才能防止颅内压升高。

5. 脑缺氧及二氧化碳蓄积　均使脑毛细血管扩张，血管阻力减少，脑血容量和血液循环量均增加。脑缺氧时，脑血管壁的通透性增加，血管内的水分容易转移至血管外，产生脑水肿，颅内压明显上升。

6. 各种麻醉药物　均对颅内压有一定影响，吸入麻醉药均可增加脑血流、脑血容量及颅内压，尤其氟烷对颅内压升高更明显，以往认为氧化亚氮对颅内压影响最小，近年研究报告氧化亚氮与氟烷或恩氟烷并用，颅内压较单纯用氟烷或恩氟烷还高，静脉麻醉药除氯胺酮外，均可使颅内压不同程度地下降，但也需考虑到应用的具体情况，如适当剂量的硫喷妥钠或安定类药可使脑血管收缩，颅内压下降，而大剂量可引起低血压及呼吸抑制，致使脑缺氧，反而使颅内压上升，另外，血管扩张药如硝酸甘油、硝普钠也易使颅内压上升。

二、颅内压升高的临床表现

1. ICP 升高　可降低脑灌注压，压迫脑血管，并引起区域性缺血。由于脑组织缺血使脑血管启动自动调节功能，而使 CBF 更加依赖于血压。血压的波动可加重脑缺血，并加剧脑水肿的形成。

2. 随着 ICP 继续升高　发生脑干移位、缺血及脑疝形成。临床表现为血压升高、心动过缓或心动过速、呼吸节律紊乱、视盘水肿，是颅内高压的主要体征，颅内压增高数小时即可出现轻度视盘水肿，几天至数周内出现重度水肿。视盘水肿持续数月后，可继发视神经萎缩，此时视力呈进行性下降、动眼神经麻痹而致同侧瞳孔散大及对光反射消失等，最终导致昏迷和呼吸停止。

三、降低颅内高压的方法

1. 降低脑血容量（CBV）

（1）确保呼吸道通畅，避免缺氧和 CO_2 蓄积。因为缺氧和 CO_2 蓄积都可引起脑血管扩张。

（2）适当过度通气，使 $PaCO_2$ 维持在 25～30mmHg，可产生脑血管收缩，是紧急处理颅内高压的有效方法。对脑外伤后的急性脑肿胀效果最好，是脑外伤后轻、中度颅内压增高的第一线治疗方法，由于 $PaCO_2$ 低于 20～25mmHg 时 CBF 很少再减少，而脑缺血的生化指标进一步改变，所以，应避免过分的过度通气。

（3）置头高 30° 体位有利于维持头部静脉引流通畅，从而降低颅内静脉血容量。颈部不要过分屈曲和旋转，避免因咳嗽、躁动及气道压升高引起的胸腔内压升高。呼气末正压应降低至有利于供氧的最低水平。

（4）积极治疗高血压、疼痛、恶心、呕吐及躁动不安。

2. 减少脑组织容积

（1）渗透性利尿药与祥利尿药：利尿药是降低颅内压的有效措施。渗透性利尿药化学性能稳定，不能透过血－脑屏障，可使血浆渗透压迅速提高，促使水从脑组织向血管内转移，减少脑容积，降低颅内压。临床上常用甘露醇的剂量为 0.5～2.0g/kg，注药后 10～15min 起效，30min 达高峰，1h ICP 开始回升，4～8h 达治疗前水平。最近研究发现，颅内高压患者应用小剂量甘露醇（0.25～1.0g/kg），颅内压降低效应及维持时间与大剂量相似，且减少副作用。对并发有充血性心力衰竭的患者，应用甘露醇可增加血管内血容量，加重心力衰竭，应迅速改用祥利尿药呋塞米降低颅内压。同样，小儿颅脑外伤在 24h 内也不宜应用甘露醇，以免其降颅内压作用出现前先增加脑血流及颅内压而使病情恶化，可使用地西泮或祥利尿药。后者可抑制碳酸酐酶，从而减少脑脊液生成，并使血液浓缩和渗透压升高，达到脑组织脱水和降低颅内压的目的。常用药为呋塞米，用量为 0.5～2mg/kg，静脉注射后 5～10min 起效，1～2h 达高峰。极严重的颅内高压可并用渗透性利尿药及祥利尿药更能显效。同时应用胶体盐溶液可防止反跳性脑水肿及低血容量。

（2）肾上腺皮质激素：有稳定细胞膜，修复血－脑屏障，防止溶酶体酶的活性，改善毛细血管壁的通透性及神经功能的作用，还能降低颅内压及改进颅内顺应性。另外能使脑肿瘤周围的血流增加，而正常区脑血流及颅内压降低，尤其对转移性肿瘤、胶质细胞瘤及脑脓肿所产生的颅内高压效果良好，初次剂量泼尼松 50mg、甲泼尼龙 40mg 或地塞米松 10mg 静脉注射。维持剂量为初量的 1/3～1/2，每 4～8h 一次，3d 后逐渐减量。但治疗因创伤或缺氧引起的脑水肿效果不佳。因其起效慢，超过 2h，一般不用于治疗急性颅内压升高。

3. 减少脑脊液容量

（1）CSF 引流：可暂时降低 ICP。

（2）低温：体温降低不仅可减少脑血容量，并能减少 CSF 的形成。随着体温的降低，CSF 的形成呈线性下降。体温降低 5 ~ 8℃时，CSF 生成率降低达 60%。

（3）其他药物：如乙酰唑胺、强心苷等，可减慢 CSF 的分泌速度。

4. 巴比妥类药 在适当的剂量下，该药在抑制中枢神经的同时，可使脑血流、脑代谢率、颅内高压下降。常用 0.4% ~ 2.0% 浓度的硫喷妥钠 30mg/kg，开始以 1/3 量快速静脉滴入，余 2/3 缓慢滴注，近年有人用苯二氮䓬类药静脉滴入，也可使颅内压下降 50% 左右。

5. 利多卡因 能使颅内高压显著降低，且无中枢抑制和呼吸抑制的优点，其剂量为 1.5 ~ 2.0mg/kg 静脉注射。降低颅内压的机制，一方面是辅助麻醉效果、抑制咳嗽，另一方面是直接减少脑耗氧，增加脑血管阻力，减少脑血流量。

（张坤鹏）

第三节　开颅手术时的监测

颅脑手术时，病情变化急剧，应常规监测 ECG、血压、$P_{ET}CO_2$ 和尿量，对于取特殊体位、手术创伤大及需要控制性低血压者，应监测有创动脉压。如合并心血管疾病、颅内高压者，应监测 CVP 和 HCT，必要时放置 Swan – Ganz 漂浮导管监测 PCWP 及全套血流动力学参数，对于创伤大及脑严重外伤者，围手术期应监测 ICP 及体温，以指导治疗。近年来，术中监测也有了较大发展。

一、脑血流监测

测定 CBF 在手术室内操作比较困难，无连续性。目前的监测方法主要有：①放射性氙清除法；②正电子发射断层扫描（PET）；③经颅多普勒超声图（TCD），是一种无创评估脑血流的方法，可以连续无创测定在麻醉过程中脑血流速率的改变及术中对气栓的监测；④激光多普勒血流监测仪，探测脑皮质血流，由于需要开颅和钻孔，且相关组织的深度和面积要求严格，限制了该技术的应用。

二、血气及呼气末 CO_2 测定

PaO_2、$PaCO_2$ 及呼气末 CO_2 分压测定，是近年来用于监测颅脑手术患者麻醉时的重要手段之一。正常人血 $PaCO_2$ 为 35 ~ 45mmHg，但 $PaCO_2$ 迅速增加时脑阻力血管扩张，脑血流增加；反之，$PaCO_2$ 迅速下降时脑阻力血管收缩，脑血流量降低。适当低二氧化碳血症（过度通气）能降低颅内压，防止脑疝，有利于外科手术顺利进行，但严重低二氧化碳血症可导致脑缺血。在手术前正常二氧化碳水平的患者，应避免 $PaCO_2 < 25mmHg$。尤其在颅脑损伤、蛛网膜下隙出血的患者，麻醉时应避免过度通气。因此，保持理想的 PaO_2 及 $PaCO_2$ 是至关重要的。

三、颅内压监测

除麻醉诱导至切开硬脑膜期间可用颅内压观察麻醉药物和手术操作对颅内压的影响外，一般多用于术后监测，以指导降颅内压治疗。监测 ICP 可以估计 CPP。婴儿可触摸前囟门压来估计颅内压，成人一般可采用开式或闭式方法，但常规监测至今仍有争论，因该技术相对

不够准确，且多为侵入性而设备又昂贵，很难推广。近年来术前可应用 CT 扫描来诊断，而术中可用多普勒装置提示颅内压的高低。但颅内压连续测定可及早发现颅内高压。

1. 开放测压法　采用针头穿刺脑室或蛛网膜下隙，用测压管或测压表测定其压力。因颅腔的封闭性被破坏，脑脊液被引流到颅外，易造成误差，因此，开放测压测得的只是一种相对的压力。

2. 闭合测压法　采用平衡装置，不让脑脊液流出颅外，或用压力换能器来测压，比较准确，是目前使用较广的方法。但换能器价格昂贵。临床常用的方法有以下几种：

（1）脑室内测压法：经颅骨钻孔后，在侧脑室内插入导管连接于压力换能器上或压力表上进行监测、记录。优点是简便易行，并可随时放液减压。缺点：①脑室很小或有显著移位时，插入导管及保持导管稳定较困难；②外接管子易受外力干扰；③易发生漏液现象；④并发颅内感染的机会较多，感染率为 1% 左右。作为改进，可用一带有贮液囊的脑室插管代替，贮液囊部分可埋入颅骨钻孔内。头皮切口完全缝合。记录压力时只需用 23 号针，经头皮穿刺此囊，接到监测装置上即可测压。

（2）硬膜下测压法：将特制中空螺栓通过颅骨钻孔放置在硬脑膜下，并与压力传感器及显示系统相连接。操作比较简单，测定较准确，并可测定颅内顺应性。需做颅骨钻孔，因此有漏液、感染、校验困难及元件容易损坏等缺点。

（3）硬脑膜外测压法：将压力传感器置入脑硬膜外间隙，并与显示系统相连接，即可显示 ICP 的波形和数据。此法对脑组织无直接创伤，感染机会减少，因此可延长时间。但所测数值较实际值高 $2 \sim 3$ mmHg。

（4）脑脊液压力测压法：经腰椎间隙穿刺或小脑延髓池穿刺安置导管于蛛网膜下隙或小脑延髓池，将导管连接于监测仪上即可进行工作。此法能了解到椎管内阻塞情况，脑脊液动力学改变及阻塞平面的情况，但不能持久，容易漏液，在颅内压增高的情况下易发生脑疝。

（5）颅内压波形（ICPWF）：通过动脉压波形与脑压波形比率观察脑压改变倾向来判断预后。

（6）耳鼓膜监测脑压及视觉诱发电位间接监测脑压。

四、脑代谢监测

1. 颈内静脉血氧饱和度（$SjvO_2$）　向颈内静脉球部和动脉置管，同步抽血测定二者的血气，可计算出 $CMRO_2$，置入纤维光学导管可以持续监测 $SjvO_2$，正常值波动范围在 60% ~ 70%。颈静脉血氧饱和度是评估脑氧代谢的金标准。监测 $SjvO_2$ 对于监控干预措施如过度通气治疗有帮助。

2. 局部脑血氧饱和度（rSO_2）　近红外光谱仪（NIRS）是一种无创估计局部脑氧合的方法，它测量某些光吸收分子不同吸收光的变化。临床上将 $rSO_2 < 55\%$ 作为脑组织缺氧的极限，且连续监测动态变化规律更具有临床意义。

五、脑电生理监测

脑电生理监测的内容包括脑电图（EEG）、诱发电位（EP）和肌电图等。神经外科手术监测的目的主要为判断麻醉深度，指导手术操作，精确切除病灶，减少手术造成的中枢损伤。

1. EEG 脑电图代表大脑皮质功能自发性电活动,它是皮质神经元兴奋性和抑制性突触后电位的总和。临床实践中常规应用脑电图的原则是诊断和术前评估癫痫患者。

几种自动化的脑电图处理系统可易化持续监测的解释说明,如功率频谱分析、大脑功能监测和 BIS。几乎所有的麻醉药都可以随麻醉深度的增加产生脑电图的演变。然而,随麻醉深度演变的脑电图模式在个体之间具有较大的变异,还未应用于临床。

2. 诱发电位(EP) 诱发电位是大脑皮质、皮质下神经核团、脑干和脊髓对外周感觉性刺激的电反应。神经传导研究和肌电图用来研究周围神经系统。

最常用的视觉诱发电位(VEP)是枕叶皮质对视觉刺激的反应;脑干听觉诱发电位(BAEP)是脑干核团对简单的听觉刺激的反应;体感诱发电位(SEP)是脑皮质和脊髓对外周感觉性刺激(通常为感觉性或混合外周神经的电刺激)的反应。

(张坤鹏)

第四节 麻醉前准备

一、麻醉前准备

麻醉前要全面了解患者情况,要注意气道通畅情况、患者的意识状态、颅内高压和水、电解质与酸碱紊乱以及合并伤或并发病等情况。

患者的意识状态可根据(Glasgow)昏迷评分(GCS)来判断(见表 9-2)。评分在 8 以上浅昏迷的患者常预后良好,≤7 深昏迷的患者为严重脑外伤,多预后不良。

表 9-2 改进的 Glasgow 昏迷分级评分

体征	评价	记分
睁眼	无反应	1
	对疼痛刺激反应	2
	对语言刺激反应	3
	自动	4
语言反应	无反应	1
	语言不可理解(呻吟)	2
	语言不能交谈	3
	对话混乱	4
	正确判断(能定向、知自身)	5
运动反应	无反应	1
	伸展反应	2
	异常屈曲反应	3
	退缩回缩反应	4
	局部肢体疼痛反应	5
	服从命令	6

颅内高压患者常因血压升高，脉搏、呼吸缓慢等症状易掩盖出血性休克的体征，一旦开颅降低颅内压时，即出现严重休克，测不到血压，应提高警惕。

颅脑手术患者多数存在有效循环血量不足。因此，较大手术常规应连续监测平均动脉压、CVP 及尿量，以指导维持循环稳定。对于 ICP 升高者，即使严重脱水也并不一定表现出血压和心率的改变，但 HCT 明显升高。因此，术前应检查血电解质、Hb 和 HCT，并适当纠正。切忌应用葡萄糖液，因其易透过血－脑屏障，增加颅内压。长期应用利尿药要注意低钾血症的发生。

麻醉前用药应遵循小量用药原则，不推荐用麻醉性镇痛药。

颅脑手术时间一般较长，故手术体位对呼吸和循环的影响较大，术前必须妥善安置体位。

二、麻醉处理

（一）麻醉处理原则

（1）切开硬脑膜前应做到适当的脑松弛。方法有：充分供氧；调整体位以利于静脉回流；维持肌肉松弛和麻醉深度适当；过度通气使 $PaCO_2$ 维持在 25～30mmHg。必要时可在开颅前半小时给甘露醇 1～2g/kg 静脉滴注，或加用呋塞米 10～20mg。一般均可做到使脑松弛和颅内压降低。

（2）硬膜切开后可适当减少用药量。长效麻醉性镇痛药应在手术结束前 1～2h 停止使用，以利于术毕尽快清醒和防止通气不足。吸入全麻药异氟烷应先于七氟烷和地氟烷停止吸入。

（3）术中间断给予非去极化肌松药，以防止患者躁动，特别在采用全身静脉麻醉时。对上位神经元损伤的患者和软瘫患者，应避免肌松药过量。应用抗癫痫药物（如苯妥英钠）的患者对非去极化肌松药可能呈拮抗，应酌情加大用药剂量或调整用药频率。

（4）术中采用机械通气的参数为潮气量 8～12ml/kg，分钟通气量 100ml/kg，呼吸次数成人为 10～12 次/分，保持 $P_{ET}CO_2$ 在 35mmHg 左右。

（5）苏醒应迅速，不出现屏气或呛咳。控制恢复期的高血压，常用药物有拉贝洛尔、艾司洛尔、尼莫地平、尼卡地平等，以减少颅内出血的可能。肌肉松弛剂拮抗药应在撤离头架、头部包扎完毕后再使用。待患者自主呼吸完全恢复、吸空气后 SpO_2 不低于 98%、呼之睁眼、能点头示意后，方可送回病房或 PACU、ICU。

（二）颅脑外伤患者的麻醉

严重的颅脑外伤，由于颅内血肿或脑肿胀压迫可形成脑疝，或同时合并有脑干损伤时，患者都有不同程度的昏迷和气道阻塞，还可出现血压升高、心动过缓及呼吸缓慢三联症。此刻除及时解决气道通畅外，应紧急准备开颅探查，术中撬开颅骨时，血压可能突然下降，甚至测不出来，尤其有矢状窦撕裂的患者，故应及早做好输血准备。此类患者全麻用药均可增加脑血流、脑血容量及颅内压，其中尤以氟烷最为显著，一般多选用七氟烷及静脉用药硫喷妥钠、丙泊酚和依托咪酯或咪达唑仑。另外，要注意其他并存症，如发现高热应及时降温，出现张力性气胸时应及时穿刺抽气或做闭式引流。还应注意脊髓损伤高位截瘫的发生，出现应激性溃疡时应注意胃出血、心内膜出血、胃穿孔、肺出血及肺水肿等体征，及时处理。

（三）脑血管疾病的麻醉

外科治疗原则是，凡因血肿引起脑受压者，应紧急清除进行止血，如因动脉瘤及动、静脉畸形破裂出血，则应予切除或夹闭破裂血管，以免再次出血危及生命，缺血性疾病可根据具体情况行动脉内膜切除术、修补术、搭桥术或颅内、外动脉吻合术。

1. 脑出血血肿清除术　高血压、动脉硬化是最常见的病因，男性发病率稍高，多见于50岁以上的患者，但年轻高血压者也可发病，约占40%，若出血多时，可形成较大血肿或破入脑室或侵入脑干，该类患者病死率很高。

手术的目的在于清除血肿、降低颅内压和解除脑疝。意识障碍不严重、患者尚能合作者，可考虑局麻加神经安定镇痛麻醉；若患者不能合作，多采用气管内全身麻醉，但诱导应平稳，术中要避免呛咳、屏气以免加重出血。高热患者应及时降温，在较深麻醉下进行头部降温至鼻温34℃。但应避免发生寒战反应，必要时可肌内注射哌替啶 1mg/kg、异丙嗪0.5mg/kg，可收到较好的效果。

2. 颅内动脉瘤及动、静脉畸形手术　此类患者，如已发生破裂出血，应早期手术，"早期"指出血72h内。如果无法早期手术，则应推迟至少2周，以期安全渡过血管痉挛的最危险期。目前，一些临床医师倡导超早期手术，即 SAH 后18h内手术切除动脉瘤。

麻醉处理的主要问题是全麻诱导及手术过程血管瘤及畸形血管有破裂之可能，其次为脑血管痉挛和颅内压增高。麻醉原则是绝对避免高血压，以免血管瘤再破裂的危险；手术中保持脑松弛，便于动脉瘤手术操作；维持一个较高的正常平均动脉压（灌注压），防止近期周边受累及正常的脑灌注区域 CBF 明显减少；在钳夹动脉瘤或控制破裂的动脉瘤出血时，应精确控制血压。在整个麻醉过程中应注意避免增高动脉瘤的跨壁压（transmural pressure，TMP）。TMP = MAP − ICP，围手术期中，不论 MAP 增高（浅麻醉、通气障碍等），还是 ICP 过度降低（如脑室引流、过度通气、脑过度回缩），都将增加动脉瘤的跨壁压和壁应力，动脉瘤破裂的危险性增高。常用控制性低血压，可减少出血和降低血管壁张力。对于已存在脑血管痉挛和颅内高压的患者，MAP 的低限还应适当提高，以增加安全性。

3. 脑血栓或颅内外血管吻合术的麻醉　该病好发于动脉粥样硬化的患者，多见颈内动脉，尤其常见于大脑中动脉及颈内动脉颅外段，但椎－基底动脉亦常受累，脑栓塞发病率远较脑血栓形成低。该类疾病常行颅内、外血管吻合术，手术时间较长，术野小，操作精细，需用手术显微镜进行，故要求有一安静术野，全麻气管插管后应立即用控制呼吸，维持 $PaCO_2$ 在 35～45mmHg，为了改善微循环，应用小分子右旋糖酐 250～500ml 或加罂粟碱 5～10mg 于液体中静脉滴注，另外，要维持血压平稳，适当应用利尿药，防止脑肿胀。

（四）颅内肿瘤切除术的麻醉

颅内肿瘤手术涉及的问题较多，但麻醉时应注意以下几点：①是否存在颅内高压；②病变部位顺应性是否降低；③长期卧床、瘫痪、厌食而出现体弱、营养不良；④常用脱水药可有电解质失调。下面就颅内几种常见肿瘤麻醉的特殊处理介绍如下：

1. 脑深部肿瘤（额叶）切除术　多伴有颅内高压，麻醉诱导后应立刻静脉快速滴注20%甘露醇溶液 1～2g/kg，以利手术进行。如额叶肿瘤接近眶面，牵拉显露术野时，因额叶和丘脑、丘脑下部有关联，可影响到自主神经系统的功能，血压、脉搏和呼吸均可发生变化，应及时提醒术者暂停手术操作，观察变化，及时处理。

2. 脑膜瘤切除术 该肿瘤血运丰富，术中出血较多，一般在分离肿瘤前可施行控制性降压，麻醉力求平稳，降压程度以手术区血管张力降低和出血速度减慢为准，必要时可配合低温（32℃肛温）。

3. 后颅凹肿瘤切除术 以听神经瘤常见，因手术部位邻近脑干生命中枢及其他脑神经，手术难度大、时间长、病死率高。如刺激三叉神经可出现血压突升，牵拉迷走神经又可出现心动过缓、血压下降。若伴呼吸紊乱，提示有脑干损伤，预后不良。

4. 垂体瘤切除术的麻醉 该肿瘤患者伴有肢端肥大症，患者常有舌体肥大、下颌突出，插管可遇到困难，必须注意；另外，有垂体功能不足或下丘脑症状的患者，术中应给类固醇激素，一般给地塞米松 20mg 或氢化可的松 300mg 静脉滴注。对经口鼻蝶窦入路垂体瘤切除术的患者，需严格防止血液流入气道。

三、麻醉中管理

1. 液体管理

（1）神经外科麻醉中液体管理的总原则是：①维持正常血容量；②避免血清渗透压下降。血清渗透压下降可导致正常和异常脑组织的水肿。神经外科患者应维持血清渗透浓度达到 305～320mmol/L 为理想。

（2）在临床上过分严格限制液体，会产生明显的低血容量，导致低血压和 CBF 减少，脑和其他器官面临缺血损害，而脑的含水量仅减少很小。当然，血容量过多会引起高血压和脑水肿。输液方案如下：

颅内手术第三间隙丢失的液体量很小，因此可忽略不计。因术前禁食、禁水可丧失液体量（按 8～10ml/kg），此量可在进入手术室后开始补给。高血糖症对脑缺血和脑水肿有害，不输含糖液，可选用乳酸林格液或生理盐水。必要时输入胶体液以维持适当胶体渗透压。术中可输用生理盐水和乳酸林格液，按 4～6ml/（kg·h）维持。生理盐水略为高渗（308mmol/L），大量使用的缺点是可导致高氯性代谢性酸中毒。而乳酸林格液（272～275mmol/L）是一种低渗透液体，健康动物大量输注乳酸林格液可降低血清渗透压，导致脑水肿。因此，在需输注大量液体时，输注乳酸林格液和生理盐水的比例为 1:1。如果患者长期限制入液量，或已使用甘露醇，且已有明显高张状态者，在需要维持血容量的情况下（多发外伤、动脉瘤破裂等），联合应用等张晶体液和胶体液更为合适。

（3）反复测量血清渗透浓度，作为输液的指南。如果无条件测定，可用晶体液和胶体液按 2:1 的比例输注。

2. 利尿药的应用 对脱水利尿药的使用应持慎重态度。甘露醇（2.0g/kg 静脉滴注）或呋塞米（5～20mg 静脉注射）或二者同时使用，可引起大量利尿，需严密监测血管内容量和电解质水平。

四、术后管理

大部分颅脑手术后患者需在 PACU 或 ICU 严密观察，应详细记录术前神经系统情况、围手术期经过、术后神经系统功能缺陷和其他相关病史，并采取以下重点措施：①床头抬高 30°以利静脉回流；②评估神经功能，包括意识状态、定向力、瞳孔大小、肌张力。任何体征的恶化都可提示脑水肿、脑出血、脑积水或脑疝正在发生或发展；③充分通气和氧合，对意识障碍患者尤其重要；④对颅内压增高而减压又不充分的患者，应监测 ICP；⑤检查血清电解质及血清总渗透浓度；⑥出现低钠血症，血清低渗和尿高渗，即可诊断为 SIADH；⑦颅内手术后可能发生尿崩症，最常见于垂体瘤、颅咽管瘤及第三脑室肿瘤。患者在术中或术后出现多尿，伴高钠血症，血清高渗透浓度和尿低渗浓度，对于意识清楚的患者可增加饮水来代偿，否则需经静脉补充。可用水溶性血管加压素 5 ~ 10IU 皮下注射，或 3IU/h 静脉滴注，但应注意由于大量应用血管收缩药可导致高血压。去氨加压素（desmopressin，DDAVP）1 ~ 2μg 静脉注射，或 6 ~ 12h 皮下注射，可作为替代药使用，其高血压的发生率较低；⑧术后癫痫或抽搐发作，表明存在进行性的颅内出血或水肿，应首先保持气道通畅，吸入纯氧，并采用硫喷妥钠 50 ~ 100mg 静脉注射，咪达唑仑 2 ~ 4mg/kg 缓慢静脉注射作为负荷量，以后改为每天 300 ~ 500mg 口服或静脉用药，可防止其再发作；⑨一旦发生张力性气颅，应积极手术处理。

（张坤鹏）

第五节　并发症的防治

一、颅内高压

颅内手术后常由于脑组织的创伤，容易引起脑水肿，有可能发生颅内高压，故应密切观察，及时治疗。

二、惊厥

脑缺氧和脑损害时较常出现惊厥，持续或间断发作能加重脑损害，故应及时控制。除供氧、维持循环及呼吸功能外，应及时抗惊厥治疗。常用咪达唑仑 0.2 ~ 0.5mg/kg，或硫喷妥钠，初量每小时 3 ~ 6mg/kg，静脉维持量每小时为 0.5 ~ 3mg/kg，其他如苯妥英钠、水合氯醛和吩噻嗪类药物均可应用。抗惊厥药剂量不宜过大，可交替使用。若频繁抽搐，在有人工通气的情况下，尽早应用肌松药如维库溴胺等能收到良好的效果。

三、呼吸衰竭

脑损伤、水肿、血肿、脓肿和肿瘤患者易引起中枢性呼吸衰竭。如果是间接压迫所致，应在数分钟内得到解除，即可好转。如是直接病变损害或间接压迫超过 20min，一般不易恢复。由截瘫、偏瘫、低位脑神经损伤引起的呼吸肌麻痹，称周围性呼吸衰竭。处理应保持气道通畅，施行气管插管或气管造口术，进行机械通气，有主张高频通气，频率为每分钟60 ~ 200 次，对心血管的副作用极小，能减少气道压力的峰值，易与自主呼吸同步，对平均颅内压和平均脑灌流压影响不大。治疗时除应用肾上腺皮质激素及脱水药外，还要纠正水和电解质紊乱，适当应用抗生素防止感染。

四、神经源性肺水肿

颅脑创伤后偶尔可并发神经源性肺水肿。发病机制与下丘脑功能失调、交感神经兴奋及周围血管极度收缩，使血液重新分布，增加肺循环容量导致肺负荷过重，引起左心衰竭有关。气管插管后，应给持续正压呼吸，静脉注射呋塞米及血管扩张药如硝酸甘油等进行处理。

五、气栓

空气栓塞应着重预防，如不采用坐位手术，则很少发生气栓意外。如用漂浮导管行右心插管，可及时诊断和抽吸右心气体。一旦发生，应采取头低位及左侧卧位，吸入纯氧、支持循环及高压氧治疗也有一定疗效。

六、心律失常

常见于颅后窝手术，在排除体温升高、缺氧、二氧化碳蓄积外，多由于压迫、扭曲或牵拉脑干和脑神经引起，应立即告诉术者，找出并排除刺激来源，除非有生命危险的心律失常，一般不用抗心律失常药治疗，因为可妨碍对这种不良刺激的发现，增加对脑干生命中枢的手术误伤。只要暂停手术即可好转。

（张坤鹏）

第十章　五官科手术的麻醉

第一节　眼科手术的麻醉

眼科手术的麻醉常可影响手术效果，眼科手术的麻醉不仅要求麻醉医师具有麻醉专业知识，而且要了解眼科的解剖、生理及药理知识。复杂而精细的眼内手术对麻醉有较高的要求。根据手术部位可将眼科手术分为内眼和外眼手术，内眼手术的麻醉重点是防止眼内压增高，外眼手术的麻醉重点是预防和处理眼－心反射。

一、眼的解剖

供给眼球的血液主要来自眼动脉。眼动脉是颈内动脉在 Willis 环前的分支。静脉血从上、下眼静脉直接回流到海绵窦。

眼球是受睫状神经支配的。睫状神经含有感觉、交感和副交感纤维。它又分为睫状长神经和睫状短神经。睫状长神经为第 V 对脑神经的鼻睫状神经的分支。睫状短神经发自睫状神经节。睫状长神经和睫状短神经组成神经丛，支配着虹膜、睫状体、角膜和巩膜的知觉，以及瞳孔开大肌、瞳孔括约肌和睫状肌的运动。视神经（第 II 对脑神经）把感觉信号从视网膜传输到大脑。刺激副交感神经，可引起瞳孔括约肌收缩，引起瞳孔缩小，并同时伴有眼内压的降低。刺激交感神经，可引起瞳孔开大肌收缩，引起瞳孔开大，并同时伴有眼内压的升高。眼球壁的最内层是视网膜，可把光转化为神经信号，通过视神经传送到大脑。眼的中央充满了晶状体。晶状体黏附在视神经和大血管上，受牵拉时可引起视网膜脱落。

脉络膜中富含血管，为视网膜供应营养物质。脉络膜出血是术中突然大量出血的主要原因。

二、眼科手术的麻醉特点

眼科手术虽然局限，但是在麻醉选择和设计时，必须对患者全面考虑。

1. 麻醉前评估　眼科手术多为老年及小儿患者。老年患者常并存呼吸、循环、内分泌或肾脏疾病，因此，对患者的心、肺功能应有充分的评估。

小儿眼科手术常伴有先天性疾病，如先天性白内障的患儿可能伴有腭裂－小颌－舌下垂综合征（Pierre－Robin 综合征）、唐氏综合征、马方综合征、半胱氨酸血症和眼脑肾血管瘤（Lowe 综合征）。麻醉医生必须了解这些疾病的病理生理及对麻醉的影响。颅面部畸形患者，如 Pierre－Robin 综合征，行气管插管可能比较困难。对唐氏综合征患儿，医师应关注其心脏缺损及甲状腺功能减退、巨舌、癫痫和寰枢椎不稳。马方综合征麻醉应考虑患者有胸主动脉瘤、主动脉瓣或二尖瓣反流和二尖瓣脱垂等。半胱氨酸血症的患者有主动脉及脑、肺、肾血管的血栓形成，并发高胰岛素血症的患者还可出现血小板减少和低血糖。眼脑肾血管瘤的患者常同时伴有肾损伤和智力障碍。风疹患者也可出现白内障和青光眼，并常伴有血小板减少性紫癜、间质性肺炎、中枢神经系统疾病和充血性心力衰竭。伴有充血性心力衰竭的患者可表现为动脉导管未闭、肺动脉及肺动脉瓣狭窄、主动脉弓异常和室间隔缺损。白内障还可伴有其他综合征。

2. 眼科用药对麻醉的影响 眼科治疗用药常给患者造成明显的生理紊乱。如为降低青光眼患者的眼内压，长期服用碳酸酐酶抑制性利尿药（如乙酰唑胺），可引起代谢性酸中毒和低钾血症，使用该药的患者术前应检查电解质，给予适当纠正。甘露醇是一种渗透性利尿药，可降低眼内压，作用维持5~6小时，心功能差的患者可能会发生心衰。使用长效胆碱酯酶抑制药碘依可酯（echotiophate iodide）滴眼治疗青光眼，可使血中胆碱酯酶的活性下降50%，延长琥珀胆碱的肌松时间，并可抑制酯类局麻药的代谢，小剂量使用就可能引起毒性反应。停止用药4~6周后胆碱酯酶的活性才能恢复正常。去氧肾上腺素是一种α-受体激动药，主要用于散瞳。使用其10%的溶液滴眼，全身吸收可引起严重的高血压，增加冠心病患者的心脏负荷。2.5%浓度较安全，但在某些心功能差的患者仍可引起严重的高血压。近年还有用β受体阻滞药治疗青光眼的。噻吗洛尔（timolol）滴眼经全身吸收后可引起心动过缓、支气管痉挛和充血性心力衰竭。环丙甲氧心安（betaxolol）是一种新型的治疗青光眼的药物，是β_1受体阻滞药。其全身作用很小，但在伴有阻塞性肺部疾患的患者仍可引起呼吸衰竭，禁用于有窦性心动过缓、充血性心衰、一度以上房室传导阻滞、心源性休克和阻塞性肺部疾患的患者。毛果云香碱和乙酰胆碱可引起瞳孔缩小，可用于治疗青光眼和虹膜炎，可引起心动过缓、支气管痉挛和心衰。阿托品和东莨菪碱有散瞳作用，可用于检查眼底、验光配镜和虹膜睫状体炎的治疗。用量过大可引起心动过速、皮肤干燥、体温升高和激惹症状。

3. 眼-心反射的预防和治疗 眼部手术中压迫眼球、牵拉眼外肌、行眼窝内操作时，出现心率减慢、房室阻滞、交接处性心律、二联律甚至一过性心跳停止，即眼-心反射。压迫眼球所引起的心脏反应要比牵拉眼肌少。眼-心反射是由三叉神经传导的。传入神经发自眼球，到达睫状神经节，再经三叉神经的眼支到达第四脑室附近的三叉神经感觉神经核。传出神经发自脑干并由迷走神经传入心脏。眼科手术中极易发生眼-心反射，在小儿斜视手术中最易发生。停止刺激或反复刺激则反射减弱。浅麻醉、缺氧和二氧化碳蓄积都可加重这种反射。全麻、局麻均可发生，小儿比老人多见。

球后神经阻滞或在手术操作前经静脉注射阿托品预防眼-心反射尚存争议，有人认为球后阻滞不能有效地防止这种反射，甚至会加重。眼-心反射多为一过性，应密切观察其经过，轻者暂时中断手术即可缓解，重者或持续的心动过缓可经静脉给予（7μg/kg）阿托品，如伴有低血压，应加用血管收缩药，可选用麻黄碱静脉注射。一旦发生心跳停止，应立即实施心肺复苏术。有房室传导阻滞、迷走神经兴奋性增高或使用β受体阻滞药的患者，可预防性使用格隆溴铵（glycopyrronium bromide）。因此，眼科手术的患者应有心电监测，麻醉医生应确保全麻的深度适当，防止缺氧和CO_2蓄积，并要求术者操作轻柔。

4. 眼内压增高的预防和处理 正常情况下眼内压为10~20mmHg，影响房水循环、脉络膜血容量、中心静脉压和眼外肌张力的因素均可影响眼压。眼内压升高可使眼内灌注压降低，减少毛细血管的血流，损伤视神经的功能。在青光眼、眼内手术、角膜裂伤、脉络丛血流突然增加和穿通性眼外伤等情况下，眼内压增高可使出血增加，严重时可使眼内容脱出，有造成失明的危险。因此，麻醉及手术过程中要避免麻醉过浅、呛咳、血压过高。对眼内压增高的患者（如青光眼及眼外伤）应给 20% 甘露醇溶液 200ml 或乙酰唑胺 500ml 静脉滴注。手术时压迫眼球、牵拉眼睑和眼上直肌或眼轮匝肌收缩，患者屏气、呛咳、恶心、呕吐以及控制呼吸、气道梗阻、头低位及任何使颅内压增高的因素，均能引起静脉压升高，从而引起眼内压升高。氯胺酮可使眼内压轻度升高。麻醉诱导时面罩扣压不当也可使眼内压升高。吸入麻醉药、镇静药、麻醉性镇痛药及神经安定药等可引起剂量依赖性眼内压下降。静脉注射丙泊酚 1mg/kg 可显著降低眼内压，如果需要使用镇痛药，则必须使用止吐药如昂丹司琼（0.08mg/kg，静脉注射）以抵消其可能引起的恶心、呕吐。

5. 麻醉方法及原则

（1）术前药的选择：避免用易引起恶心、呕吐的吗啡和哌替啶等，除狭角性青光眼以外，不应禁忌阿托品，东莨菪碱升高眼压的作用较弱，必要时可代替阿托品。狭角性及广角性青光眼均避免用地西泮。

（2）麻醉方法：眼科手术多可在局麻下进行。其术后恶心、呕吐的发生率相对较低，且可产生一定的术后镇痛作用。局麻时要注意的是，局麻药滴眼有散瞳和使角膜混浊的作用，青光眼患者禁用。球后神经阻滞应注意眼 - 心反射和误入血管引起局麻药中毒反应。老年人白内障手术局麻药中所加的肾上腺素量以不引起肾上腺素反应为度。为防止术中牵拉眼睑和眼轮匝肌收缩而升高眼内压，可对眼轮匝肌施行局部浸润麻醉。

眼科手术常要求患者安静不动，对紧张、躁动、不能很好配合手术的患者或小儿可给予镇静药，必要时可行全麻。麻醉诱导可用咪达唑仑（0.1 ~ 0.2mg/kg）、芬太尼（1.25 ~ 5μg/kg）、硫喷妥钠（1.5 ~ 2mg/kg）或丙泊酚（0.8 ~ 1.5mg/kg），可同时降低眼内压。使用面罩位置应得当，不压迫眼球。麻醉维持多用异氟烷、七氟烷或静 - 吸复合麻醉。麻醉深度要维持适宜，避免屏气、呛咳或恶心、呕吐等动作，更应注意拔管前麻醉不宜过浅，以免吸痰及拔管操作引起剧烈呛咳而造成眼内压升高。

肌肉松弛药应首选非去极化类，如维库溴铵、阿曲库铵或罗库溴铵。去极化肌松剂琥珀胆碱升高眼内压，可先用非去极化肌松剂或先注射小剂量的琥珀胆碱防止或减轻肌颤，抑制眼内压升高。

因患者的面部盖有消毒巾，麻醉医生常离患者的头部较远，没有气管插管的患者气道通畅不易保证，全麻时应加强管理。另外，消毒巾覆盖过严，气体流通较差，不易散热，容易造成体温升高及 CO_2 蓄积。可采用混合面罩法，即在消毒巾下吹入 30L/min 的空气 - 氧混合气，以排除聚积的 CO_2。

近年来，对于需要全麻下行眼科手术的患者，喉罩由于其使用便捷和有效已被广泛接受。与气管插管相比，喉罩不会对喉头和气管造成损伤，在插入和拔出时对眼内压影响小，很少发生呛咳反应。但对于有反流误吸危险或潜在的气道梗阻的患者不宜使用喉罩。术中应注意观察喉罩位置的变化。

部分眼科手术在局麻的基础上，监测下麻醉管理（MAC）可减轻患者焦虑和恐惧的程度。成年人可用咪达唑仑首次量 25 ~ 60μg/kg 静脉注射，0.25 ~ 1.0μg/（kg·min）静脉输注，或丙泊酚首剂量 0.25 ~ 1.0mg/kg 静脉注射，10 ~ 50μg/（kg·min）静脉持续输注。术中应有心电监测，并随时了解镇静程度，调节输注速度。

（3）术后镇痛：术后患者躁动不安可增加眼内压，为保持安静，必要时可给予地西泮或氟哌利多等镇静药。

（三）几种常见眼科手术的麻醉处理

1. 内眼手术　除了斜视矫正术、视网膜剥离修复术和冷冻术外，其他手术的疼痛很小，多数成人的手术可在局麻下完成。内眼手术时要求控制眼内压，以防止房水流出、脉络膜突然出血以及虹膜和晶状体脱出。眼球穿通伤的麻醉处理要点是防止眼内压增高，眼内压轻微的升高就可引起眼内容物流出。如全麻诱导前 3 ~ 5 分钟静脉注射利多卡因（1.5mg/kg）可减轻气管插管引起的眼内压增高。全麻要选择对眼内压影响小的药物。肌松药可用非去极化肌松药泮库溴铵（0.08 ~ 0.15mg/kg）或维库溴铵（0.15 ~ 0.3mg/kg）。局麻常采用球后神经阻滞。球后神经阻滞最常见的并发症是球后出血，因此必须监测眼内压。如眼内压明显升高，要行侧眦切开以降低眶部压力。眼周围出血可表现为下联合部淤血，而不是眼球突出。虽然球后神经阻滞所给的局麻药量仅为 2 ~ 3ml，但如不慎注入动脉，可经颈内动脉逆行入脑，引起中枢神经兴奋和肌肉震颤等局麻药中毒反应。视神经鞘与蛛网膜下隙相连，局麻药误入视神经鞘可引起感觉迟钝和呼吸停止。球后神经阻滞中还有可引起视神经损伤、眼球穿孔、视网膜脱落和晶状体出血的报道。为了避免球后出血和其他合并症，现也常采用球周围阻滞。该方法的缺点是起效慢（9 ~ 12 分钟）、可能并发完全性运动不能和眼球穿孔，但发生率低。眼球的穿通伤常为急诊，患者可能为饱胃，要注意呼吸道的保护，防止误吸的发生，如有可能，早期应用 H_2 受体拮抗剂，如甲氧氯普胺（0.15mg/kg，静脉注射），可减少胃内容物，有助于减少误吸。

小儿的手术常在全麻下进行。需注意的是所伴有的先天性疾病。伴有脑三叉神经血管瘤的患儿可能会出现抽搐和口腔及咽部血管瘤。插管和拔管时动作应轻柔，以防碰破瘤体，导致大量出血，引起低血容量性休克和误吸。如瘤体过大，不能行快速诱导，可行清醒插管。必要时可行气管造口。斜视矫正术是小儿眼科最常见的手术。斜视患者有恶性高热的危险，术后常发生恶心、呕吐。应避免使用琥珀胆碱和氟烷。斜视患者在全麻期间应严密监测体温、ECG，特别是呼气末二氧化碳浓度，以确保及时发现恶性高热。术中牵拉眼外肌，眼 - 心反射的发生率较高，应予以注意。患者术后出现恶心、呕吐，可给予 5 ~ 75μg/kg 的氟哌利多，可明显降低其发生，也可联合应用小剂量昂丹司琼（50μg/kg）和地塞米松（150μg/kg）。在视网膜剥脱修复术中，为了加快视网膜附着的速度，有时眼内注射六氟化硫（sulfur hexafluoride）和其他全氟碳 perflurocarbon，要在注入这些气体前 15 分钟停止使用 N_2O，以防止玻璃体内气泡体积的变化。如在玻璃体内注气后，患者行再次手术或全麻，在使用 sulfar hexafluoride 后 10 天内禁止使用 N_2O。

2. 外眼手术　眼眶手术常在全麻下进行。翼状胬肉切除术可在局麻下完成。

（四）与麻醉有关的眼部损伤

有很多医源性的眼部合并症的报道。视网膜中央动脉是眼动脉的分支，供应视神经的营养。眼部受压可引起视网膜中央动脉栓塞。患者在仰卧位、侧卧位或俯卧位手术扣压面罩时可能压迫眼部。患者如主诉有视物模糊，就必须考虑其发生的可能。防止这种压迫的发生较治疗视网膜中央动脉栓塞更为重要。视网膜中央动脉和后毛细血管栓塞也可因头的位置放置不当或体循环低血压引起。因此，避免眼睛受压、正确安放头的位置和防止低血压可防止全麻中视网膜中央动脉栓塞的发生。另一医源性的眼部损伤是角膜划伤。全麻可引起泪液的产生减少。在意识消失后于眼部放一无菌纱布，闭合患者的眼睛，可防止从面罩中泄漏的干燥气体与眼睛接触。扣压面罩不当也可损伤角膜。如行全麻的患者术后眼睛有异物感，就要怀疑有角膜划伤的可能，要立即进行诊断和治疗，否则角膜划伤就可能发展为角膜溃疡。

（李保华）

第二节　耳鼻喉科手术的麻醉

一、耳鼻喉的解剖

咽是一肌肉管道，其前为口腔，后接喉部，两侧有颈动脉鞘，包裹着颈内动脉、颈内静脉和迷走神经。扁桃体突出到咽腔内，突出程度与其大小有关。扁桃体的血管非常丰富，包括来自颈外动脉的分支、上颌动脉、面动脉和其他血管。喉是一空腔器官，连接着咽与气管。喉是由三块较大的不成对的软骨（甲状软骨、环状软骨和会厌软骨）以及三对软骨（杓状软骨、小角状软骨和楔状软骨）组成。连接甲状软骨和环状软骨前面的黏膜为较薄的环甲膜，当上气道梗阻时，用粗针头易经此穿刺，以开放气道。会厌到声带的感觉神经来自迷走神经的分支喉上神经，声带以下的感觉神经来自喉返神经，它还同时支配着除了环甲肌以外的喉内部肌肉的运动。喉上神经的外侧分支支配着环甲肌和部分杓状肌的运动。

鼻后孔为约 2.5cm × 1.5cm 的椭圆形，鼻咽部通过它与咽部相连。鼻窦和咽鼓管都开口于鼻咽部。因此，经鼻插管可引起鼻窦炎，尤其易引起上颌窦和中耳炎。耳鼻喉部的血液非常丰富，主要来自颈内和颈外动脉的分支。血液经颈内静脉和无名静脉回流入上腔静脉。因此，耳鼻喉手术较易出血。

二、耳鼻喉科手术和麻醉的特点

1. 气道通畅维持困难　耳鼻喉疾病本身及手术操作常可影响气道通畅，如血液、分泌物、切除的组织碎片和咽喉部手术本身都可影响气道通畅。耳鼻喉科手术时，术者和麻醉医生经常要共享同一气道。为给术者提供足够的术野和保证术野的无菌，麻醉医生常距患者的头部较远，患者的头部被消毒巾覆盖，给麻醉医生的管理造成不便，有时气道梗阻的症状会被掩盖。因此，耳鼻喉手术时要仔细观察患者的血压、脉搏和呼吸等生命体征，同时进行血气分析、呼气末 CO_2、脉搏血氧饱和度和心电图的监测，使患者的安全更有保障。鼻咽部手术术野出血多流向咽喉部，表面麻醉抑制咽喉反射，有可能造成误吸。因此，为了确保气道通畅，还是采取气管内麻醉较为安全。术终必须待咽喉反射恢复后才能拔管。对于已有气道梗阻的患者，如喉癌、会厌癌，患者在麻醉前即有明显呼吸困难时，不应给抑制呼吸的麻醉前用药，应在局麻下气管造口插管后再行全身麻醉。气管内插管虽能防止误吸，但是应注意手术操作时头颈位置的变化（如垂头位或抬头位）容易使气管导管折曲、阻塞、脱出声门或插入过深。因此，对气管导管要妥善固定。手术结束时更应充分吸引，去除填塞纱条时要清点纱条数目，万一遗漏，拔管后可引起窒息。鼻咽部纤维血管瘤有时呈分叶状，可有部分瘤组织脱落至咽喉部，应在拔管前用喉镜明视下检查咽喉部，清除异物以确保气道通畅。

2. 术野出血多，止血困难　头颈部血运极其丰富，耳内及鼻咽部术野小，显露困难，操作深在，不便止血，因此出血量较多。为减少出血，可局部用肾上腺素。表面麻醉加肾上腺素引起心动过速时，可静脉注射普萘洛尔 0.008mg/kg，局部改用去氧肾上腺素。另外，为减少手术出血，可采取颈外动脉结扎或控制性低血压等方法。如鼻咽纤维血管瘤手术时出血很多且急，控制性低血压可收到良好效果。中耳手术视野极小，特别是耳硬化症镫骨手术或手术切除镫骨换用修补物等。术野内极小量的出血也会影响手术操作。抬高头部可增加静脉回流，减少出血。现认为更满意的方法是行控制性降压。健康年轻人的平均动脉压降到 60～75mmHg（8～10kPa），老年人至 75～90mmHg（10～12kPa）即可。

3. **防止颈动脉窦反射**　在耳鼻喉科领域，进行颈外动脉结扎术、因恶性肿瘤施行颈廓清术、颈部淋巴结转移瘤摘除术，以及喉癌等手术，常因刺激颈动脉窦而引起颈动脉窦反射，出现血压急剧下降和心动过缓。该反射个体差异较大，老年人、动脉硬化的患者容易发生。甚至因结扎颈外动脉引起此反射，导致术后意识未恢复而死亡，应引起严密注意。一旦发生颈动脉窦反射，可暂停手术，给予静脉注射阿托品或以局麻药阻滞颈动脉分叉部等处理。

4. **慎用肌松药**　耳鼻喉手术很少需要肌肉松弛，但在临床上对气道通畅、无插管困难的患者，应用肌松药可使麻醉诱导迅速方便。但对于扁桃体肥大、咽喉肿瘤、小颌畸形和舌体异常等患者，在诱导时用静脉麻醉药或肌松药容易发生气道梗阻，多采取清醒插管、逆行引导气管插管或纤维支气管镜协助，甚至还要气管造口。

三、常见的耳鼻喉手术的麻醉处理

1. **耳手术**　耳部常行的手术是乳突切开术、鼓膜切开术或鼓室重建术。多为年轻健康的患者。镫骨切除术常见于老年人，常在局麻下进行。因为多数患者的听力下降，与之交流可能会困难。迷路疾病者常伴有眩晕、眼球震颤和恶心、呕吐。

显微耳科手术要求患者安静不动，而不需要完全的肌松。吸入麻醉药具有良好的镇痛、镇静作用，并可产生一定程度的肌松。因术野狭小，即使一滴血也会使手术操作困难，使用吸入麻醉药时还易于实施控制性低压。

氧化亚氮在血中的溶解度比氮大 34 倍，通过血管扩散到中耳的速度远快于氮。这可引起中耳的压力升高。对于正常的耳，压力升高到一定值时咽鼓管可被动开放，升高的压力可通过咽鼓管传到鼻咽部；但这可损伤患病耳，如移植的镫骨移位，鼓室黏膜受损。甚至有中耳进行过手术的患者用 N_2O 麻醉时耳道内出现新鲜血液或出现中耳破裂，导致听力丧失。中耳压力的变化还可导致术后的恶心、呕吐。在手术结束停用氧化亚氮时，因氧化亚氮从中耳快速弥散出去，可引起继发性中耳负压。当中耳压力低于周围压力时，咽鼓管对中耳压力的平衡作用更好。但中耳压低于大气压时可引起术后短暂耳聋，并可能与严重的中耳炎有关，在镫骨置换术中中耳一直处于开放状态，直至把移植骨覆盖在鼓室膜上。氧化亚氮应在覆盖鼓室膜前 15 分钟停止吸入，鼓膜关闭前用空气冲洗中耳室，可以避免中耳压力的降低。

2. **鼻和鼻窦手术**　慢性鼻窦炎行引流术的患者常为健康成人，可在局麻下进行。但要注意这样的患者通常有反应性气道疾病，使用某些可增加迷走神经兴奋性的药物可引起气管和支气管痉挛。恶性肿瘤的患者常伴有老年人其他系统的疾患，同时肿瘤可侵袭口腔和鼻腔，给全麻插管造成困难，必要时可行气管造口。

鼻黏膜富含血管，术中出血量较大，且不易止血。为减少术野渗血，可取头高 15°～20°，为避免麻醉过深，可合用尼卡地平降压。还可向鼻黏膜滴用可卡因以减少出血。因可卡因可阻滞交感神经末梢对去甲肾上腺素的再摄取而引起血管收缩。但可卡因在气管和喉黏膜吸收过多可引起交感神经兴奋的症状，如高血压和心动过速，严重者可引起惊厥或冠状动脉痉挛，导致心肌缺血或心律失常。可卡因引起的高血压和心动过速可用普萘洛尔 0.5 ~ 1.0mg 或静脉滴注依托咪酯治疗。鼻内使用4%可卡因溶液，推荐最大安全剂量约为 1.5mg/kg。可卡因经喉黏膜和气管黏膜的吸收速度与静脉注射一样快。可卡因是酯类麻醉药，可被血浆中的假性胆碱酯酶水解。假性胆碱酯酶缺乏症或使用假性胆碱酯酶抑制药，如碘依可酯等，可减少可卡因的代谢，增加其全身的毒性作用。

鼻窦腔是闭合的空腔，氧化亚氮可很快扩散入内。但鼻窦手术中压力升高所引起的不良反应不如中耳手术时的严重。

鼻窦手术结束时必须去掉咽后壁填塞的纱布，应在彻底清理咽部，患者清醒，气道反射完全恢复后拔管。

3. 喉镜和支气管镜等检查的麻醉　多数的声带息肉切除、声带活检、声带剥离和其他咽喉部的小手术可在局麻和表面麻醉下完成，行喉上神经阻滞、舌咽神经阻滞和气管内注射局麻药。但要注意此部位黏膜的血管丰富，局麻药容易吸收入血，用量过大容易引起中毒。因咽喉部麻醉抑制了喉的保护性反射，分泌物、血液和切除组织容易进入气管内，引起误吸，所以全麻可能更有益于患者。因手术时间较短，应使用短效麻醉药和肌松药，并行肌松监测。待患者清醒，肌张力和喉反射完全恢复才能拔管。如气管导管妨碍术者的视野，可用喷射通气和文邱里（venturi）管通气。在这种条件下不能用呼气末二氧化碳监测通气，应仔细观察患者胸廓起伏情况并进行脉搏血氧监测。

直接喉镜检查多可在表面麻醉下完成，现多选用 2% 的利多卡因溶液，也可使用 1% 的丁卡因溶液，但要注意其毒性反应。

临床上常用支气管镜检查来诊断和治疗支气管和气管病变。在成人进行支气管镜检查时，一般表面麻醉即能满足检查要求。即使有呼吸困难，只要检查过程中尽快缩短操作时间，并给以适当供氧，亦能顺利完成。但如支气管镜柔软性差，患者不能耐受，应行全麻。可经支气管镜的输氧孔插入一细导管，行喷射通气。麻醉过浅、高 CO_2 血症和低氧血症都可引起喉和支气管痉挛及心律失常。因此要行脉搏血氧监测，并仔细观察患者的胸廓起伏情况，防止缺氧和 CO_2 蓄积。

4. 气管异物取出术的麻醉　气管内异物在小儿多见，由于小儿常不能很好配合，多采用全麻。在全麻下患儿安静，肌肉松弛，呼吸道黏膜反应降低，呛咳动作减少；另外，机体对缺氧的耐受力增加，从而为长时间的操作提供了保证。静脉麻醉为经静脉给丙泊酚、咪达唑仑或芬太尼后，用 2% 的利多卡因溶液喷喉，用这两种方法多可完成支气管镜的操作，也可使用吸入麻醉。吸入麻醉多用七氟烷诱导至意识消失，眼球活动停止，肌肉松弛以后开始操作。麻醉维持七氟烷经支气管镜后端的供氧接头吹入。对较复杂的病例，用细塑料管（内径 1 ~ 2mm）置于气管或支气管内充入氧和麻醉气体的混合气，可保证持续操作。

尽管如此，支气管镜检查中如何维持适宜的麻醉深度，保证连续操作，在钳取异物时如何管理呼吸，特别是麻醉诱导时异物在气道内突然移位，或在钳取异物时发生"窒息性异物移位"，或异物脱落在声门下窒息等，仍是麻醉者感到棘手的问题。为防止麻醉诱导的窒息意外，应仔细了解麻醉前在短时间内如有反复发生异物变位刺激症状及通气障碍者，麻醉诱导更应慎重。气管异物有可能活动变位的患者，有以下几个特点：①病史短且反复出现阵发性咳嗽和呼吸困难；②胸部 X 线检查无明显改变或改变不定；③形体小而尚未膨胀的异物，如瓜子、豆类等，多不易固定而变动于声门与支气管之间。因此，对这样的患者在麻醉中应及时发现并处理因异物变动而发生的意外。异物可能暂时固定于一侧支气管，也可在麻醉后使异物再度活动。所以，麻醉诱导力求平稳、迅速，一般七氟烷诱导为宜。在诱导中仍应注意，一旦出现气道内异物冲击声响和通气障碍，应立即"捞取"异物，或将异物推至一侧支气管，解除潜在危险、保证通气后，重新加深麻醉。另外，对于病史长而无异物活动史；异物形体大或能膨胀增大，可嵌于一侧支气管；X 线片显示患侧肺不张的病例，在麻醉诱导时，只要充分供氧减轻缺氧症状，一般多很平顺。但是，在钳取异物时对患者的最大威胁是发生"窒息性异物移位"，即在钳取异物时，异物从异物钳脱落，异物及不张肺贮留的脓性分泌物必然随吸气流入健侧并阻塞支气管，而此时不张侧肺虽有通气可能，但尚不能立即膨胀，不能立即发挥换气功能，因此，几乎如同窒息一样危及患者生命。为此，对可粉碎的异物应将其粉碎"化整为零"取出。不能粉碎的异物，应先行气管造口，再经声门或经气管造口钳取。不过只能使异物脱落机会减少和防止异物卡在声门处造成的窒息，尚不能完全避免"窒息性异物移位"。因此，对气管内存在异物的患者的麻醉，特别是有可能窒息的病例，提高吸氧浓度对保证安全有重要意义。

为防止小儿气管镜检后发生喉水肿，镜检结束后肌内注射地塞米松 5～10mg，并要密切观察、及时发现和处理喉水肿。

5. 食管镜检的麻醉　食管镜检常用于食管疾病的诊断性检查，或用于扩张食管良性狭窄及食管异物取出术等。为使咽喉及食管入口处肌肉松弛良好，最好在全麻下进行操作。一般性食管镜检，患者合作，可以在局麻下进行。不过当食管镜插入后，可因体位不当或镜管偏粗，在操作中压迫气管后壁（即气管膜部），而影响患者通气，甚至出现窒息感，个别病例可出现迷走神经反射。如为食管异物，形体较大，形状不整或在取出时可能损伤气管及食管的情况下，则必须采取全身麻醉的方法才方便操作和保证安全。

表面麻醉时，麻醉前应给抗胆碱类药抑制唾液分泌，提高麻醉效果和避免迷走反射。表面麻醉多采用 2% 的利多卡因溶液 10ml 或 1% 的丁卡因溶液 2～3ml 先对咽喉喷雾 2～3 次，然后再涂抹两侧梨状窝，数分钟后即可进行镜检。

全身麻醉时，可采取静脉快速诱导气管内插管，循环密闭式麻醉机管理呼吸，根据时间长短、复杂程度来选择麻醉维持用药及方法，与一般麻醉无很大区别。不过对于食管异物较大，或在取出有可能造成副损伤的情况下，应保留自主呼吸且通气足够，选择细的气管导管，套囊不充气才能方便手术操作。为便于食管镜检操作，应将气管导管（或塑料管）和牙垫分别固定在口角两侧，或用中空的金属牙垫套在导管外边，固定在一侧口角等办法，均收到良好效果。

6. 扁桃体摘除术的麻醉　扁桃体摘除术是耳鼻喉科常见的手术，手术虽小，但出血和气道梗阻是对患者的严重威胁，应予以足够重视。

成人扁桃体摘除术可在局部浸润麻醉下完成。因局部血运丰富，局麻药内应加入少许肾上腺素，但切勿注入血管。局麻后喉反射受到抑制，因出血急剧、量多，也有发生误吸窒息的危险。因此，麻醉前用药必须减少剂量。成人全身麻醉机会较少。在小儿进行扁桃体摘除术时一般在全麻下进行。全麻应选用气管内插管，注意开口器放置不当可压迫导管。麻醉可采用丙泊酚静脉麻醉并同时吸入 N_2O 或少量其他强效吸入麻醉药。手术结束前，在患者的保护性反射恢复之前，麻醉医生应听诊双肺以判断是否有吸入血和分泌物的可能，用直接喉镜检查口腔和咽部是否有活动性出血，如有，请术者给予有效止血。

扁桃体切除中出血量较大，平均为 4ml/kg。必须认真进行监测，尤其是小儿。在手术结束时必须彻底清理喉部，拔管时患者应完全清醒。拔管后应将患者置于"扁桃体位"，即一侧头部低于臀部。这有利于血和分泌物从口腔引流，而不进入声门，引起气道梗阻和喉痉挛。扁桃体切除后的出血常是渗出而不是快速出血。这些患者在发现出血前可能已吞入大量的血。行再次手术止血时可引起恶心、呕吐、反流和误吸的发生。应选择清醒或快速插管，麻醉诱导时，须压迫患者的环状软骨，并保持轻度头低位，并有气管切开的准备。备好吸引器，随时清理咽喉部。患者麻醉后应插入胃管吸出胃内的血液或凝块，以减少术后恶心、呕吐的发生。

扁桃体周围脓肿的患者，应先行穿刺排脓后，再行麻醉诱导插管较为安全。

梗阻性睡眠呼吸暂停可引起缺氧，导致肺动脉高压。扁桃体切除术可治疗该症，以减少上呼吸道的梗阻。伴有这种综合征的成人常较肥胖，并伴有高血压和心肌缺血。喉部软组织肥厚，增加了窥喉的困难。即使术前患者呼吸道通畅，也应考虑进行清醒插管。术前应全面了解和正确估计循环与呼吸的代偿能力，对预计插管困难的患者，应充分表面麻醉，用2%的利多卡因溶液 2~3ml 局麻下行环甲膜穿刺，为便于手术操作，以经鼻插管为宜。在特殊情况下可能要行气管造口，以彻底解除梗阻。小儿梗阻性睡眠呼吸暂停常同时伴有先天性疾病，如下颌骨发育不良（如 Pierre Robin 综合征或 Treacher Collins 综合征），增加了维持气道通畅和插管的困难。气管导管易被开口器压住或扭曲，因此，在放置开口器后要听呼吸音，观察气道峰压。在放置开口器时还可能发生脱管等意外。手术结束后应给予地塞米松 10mg，必须在患者完全清醒后方可拔管，同时做好再插管和气管切开的准备，并进入麻醉恢复室观察。

7. 颈部癌症手术的麻醉　患颈部肿瘤的患者多为老年人，多有长期吸烟和酗酒的历史，常伴有阻塞性肺部疾病、高血压及冠状动脉疾病。因食欲差，吞咽困难，通常营养状况较差，甚至有恶病质状态。术前看患者时应注意这些情况。对这些患者行术前气道的检查是非常重要的。肿瘤可直接压迫气道，以前的放疗和手术可产生水肿、纤维化或瘢痕而使气管扭曲。头颈部手术术前应进行直接或间接喉镜检查。如没有气道受压，可行静脉诱导，然后用直接喉镜进行插管。有气道受压时应行清醒插管，在严重气道受压的情况下，在全麻诱导前，应在局麻下行气管造口。应注意在全麻插管后可出现气道梗阻或梗阻加重，因此，麻醉诱导前就应给患者吸入纯氧，以保证在有气道梗阻时患者有一定的氧代偿能力。

在浅麻醉下因导管的刺激可能会出现支气管痉挛。头颈部血管丰富且压力较高，癌瘤可能侵袭到颈部的大血管，术中极易引起大量出血。要做好动脉和中心静脉穿刺，以指导术中的输血、补液，尤其在心功能不佳的患者。中心静脉穿刺应避免使用颈内静脉，因后者易受颈部操作的影响。还要监测血细胞比容和血气。轻度抬高头部可减少出血。术中至少开放一条静脉，及时地予以输血、补液。因手术时间常较长，应注意患者的保温。

颈部手术中应注意颈动脉窦受压所引起的迷走神经反射，这可引起心动过缓和血压下降。治疗包括停止挤压，静脉使用阿托品，必要时可用利多卡因行局部浸润麻醉。在切开颈部大的静脉时可发生空气栓塞。可根据呼气末 CO_2 分压突然下降，并伴有血压下降做出诊断。治疗包括使用正压通气或压迫颈静脉以增加静脉压、轻度头低脚高位、左侧卧位、吸入

100%氧气，如果可能，也可经中心静脉导管抽吸空气。

颈部手术恢复期间的问题包括气胸、因颈部伸展受限或血肿而引起的气道不畅，以及喉镜检查后出现的发音困难。

（李保华）

第三节　口腔颌面外科手术的麻醉

一、先天性唇、腭裂手术的麻醉

（一）麻醉前准备

做好口腔、鼻腔和全身检查，包括体重，营养状态，有无上呼吸道感染和先天性心脏病。应详细掌握血尿常规，钾钠氯离子情况及胸部 X 线检查。

唇裂病儿体重 >5kg，血红蛋白 >100g/L，年龄 >10 周，血细胞计数 <10×10^9/L，才是手术的良机。腭裂手术多在 2 岁以后，上述各项检查在正常范围内才可实施。

（二）麻醉处理

1. 唇裂修复术的麻醉　均在全麻下进行，虽然有人提出不必气管内插管，但是为确保安全，选择经口气管内插管全麻的方法比较安全可靠。因术中创面渗血、分泌物一旦阻塞通气道，就会导致病儿呼吸气流受阻，乏氧、喉痉挛，误吸窒息，甚至心跳骤停。

唇裂修复术病儿体重常小于 15kg，术前 30min 肌注阿托品 0.01~0.03mg/kg，入室前以氯胺酮 5~8mg/kg 基础麻醉，入睡后开放静脉，再经静脉滴注羟丁酸钠 80~100mg/kg。待睑毛反射消失后窥喉用 2% 利多卡因喷喉及会厌，实施表面麻醉插管，用橡皮膏将导管固定在下唇正中位置。接 T 形管装置供氧及辅助呼吸。术中可根据麻醉深浅情况分次静脉注入氯胺酮 1~2mg/kg。此法的优点：①诱导迅速，病儿可平稳进入睡眠的麻醉状态，镇痛效果好，心律、血压较稳定。可保持病儿自主呼吸存在；②麻醉用药对呼吸道黏膜无刺激，无肺部并发症安全性好；③羟丁酸钠可降低咽喉反射和气管内的敏感性，防止插管后或麻醉变浅时的呛咳反应，减少或避免喉黏膜损伤；④年龄 >2 岁的病儿术中可持续泵入异丙酚 3~4mg/kg，0.5% 氯胺酮间断给药，术毕拔管后病儿清醒哭闹，各种反射均已恢复，是比较安全可靠的麻醉方法。但偶尔可见体质弱小，用药量偏大，术终尚有呼吸抑制及喉痉挛发生的病例，应予以注意。

2. 腭裂修复术的麻醉　小儿气管导管应选择 U 形导管，将导管固定在开口器的凹槽下防止外脱导管，以避免脱管窒息的意外发生。行咽后瓣成型手术操作时，如果麻醉深度不够容易引起迷走神经反射。故麻醉深度应控制得当，即达到抑制咽喉反射力度。

对 15kg 以上病儿可用快速诱导插导，阿曲库铵、芬太尼维持控制呼吸；15kg 以下的病儿可采用氯胺酮 5~6mg/kg 基础麻醉，入睡后缓慢静注羟丁酸钠 80~100mg/kg，利多卡因喷喉插管。术中间断静注氯胺酮 1~2mg/kg 或复合吸入安氟醚维持，亚利式或 Bain 环路扶助呼吸。

腭裂咽后瓣修复术出血相对较多，应重视输血补液问题。小儿血容量少，每公斤体重 70~80ml。6 个月婴儿失血 50ml 相当于成人失血 400ml，因此准确判定失血量并予等量补充。输血补液速度以不超过每公斤体重 20ml 为宜，严防肺水肿。体质好的病儿失血量不超过血容量的 10%～15%，也可根据具体情况输乳酸林格氏液 10ml/（kg·h）。

3. 唇、腭裂修复术术中管理　术中监测血压、脉搏、体温、心音、心率、心律和两肺呼吸音，合并先天心脏病者应监测心电图。还应采取预防喉水肿的措施，必要时静注地塞米松 0.2～0.4mg/kg。

腭裂术后拔管的注意事项：

（1）对腭裂同时合并有扁桃体Ⅱ度以上肿大；咽喉腔深而狭窄；瘦小体弱自控调节能力较差的病儿，应在气管拔出前先放置口咽通气管，用以支撑明显变小的咽喉腔通道通畅。

（2）维持腭裂患者术后的呼吸道通畅，要依靠口腔和鼻腔两个通道。切不可忽视任何一方。有时腭裂同时修复鼻畸形后用碘仿纱条包绕胶管以支撑鼻翼，固定支撑鼻翼的橡皮膏不应封闭鼻腔通气道。

（3）随着手术结束时间的临近，麻醉应逐渐减浅，以便确保患者迅速清醒拔管，缩短气管导管留置在气管内的时间。

二、颞颌关节强直患者的麻醉

（一）麻醉前准备

（1）颞颌关节强直患者几乎全部需要盲探经鼻气管内插管或行气管造口插管，因此术前必须作好患者细致的解释工作，取得患者的信任与合作，为清醒插管作准备。

（2）对有仰卧位睡眠打鼾甚至憋醒的患者禁用吗啡等抑制呼吸的药物作为麻醉前用药。

（3）选择气管导管内口径大，管壁薄的导管为宜。条件允许时可参考 X 线片气管口径，选适当口径弹性好的附金属螺旋丝的乳胶导管。

（4）备好气管造口的器械，做好应急准备。

（二）麻醉处理

颞颌关节强直患者需实施颞颌关节成形术同时矫正小颌畸形。须在全麻后下颌松弛，无痛状态下才能顺利进行，因此多采取经鼻插管的气管内麻醉。为保证安全应采用清醒盲探插管方法，但对完全不能张口的患者表麻很难完善，加上患者紧张，肌肉松弛不佳，咽喉反射敏感，且患者异常痛苦。为此，最好选择浅全麻状态下，配合表面麻醉保留自主呼吸行盲探气管内插管。由于喉头位置高，下颌后缩畸形，插管时导管不易达到声门高度。因此，在导管接近声门附近时应根据呼吸气流声判断导管位置，调节头位及导管位置，以其接近声门口。如估计导管在声门左侧，可将头转向右侧，导管也往右侧旋转。若想抬高导管前端高度可使患者头极度后仰，导管前端可随之抬高，头低导管可往下后方调整。如患者喉头过高，多次盲探插导管均入食管，可将导管留置在食道内，经另一侧鼻孔再插入更细的导管，沿留在食管导管的表面滑入声门，即所谓双管盲探气管内插管法。对插管异常困难经 1～2 小时探索插管仍不能到位时，应果断决定经气管造口插管。否则术后的喉水肿往往给拔管带来严重后果。一旦插管成功，麻醉可用全凭静脉复合麻醉维持。

颞颌关节成形术虽然缓解了关节强直，但下颌后缩畸形不能立即解除，舌后坠仍可能发生，致使拔管意外。因此，拔管时应遵守几条原则：①麻醉必须完全清醒；②口腔及气管导管内分泌物必须彻底吸净，特别对日内有创口的患者；③拔管前静注地塞米松；

④拔管前备好口咽导气管；⑤必要时应备好气管造口设备，以防拔管后气道梗阻行紧急气管造口。

三、口腔颌面部恶性肿瘤联合根治术的麻醉

（一）麻醉前准备

（1）因患者多为中老年人，所以术前对心肺肝肾等功能应作充分了解，以正确判断患者的全身情况和耐受麻醉及手术的能力。

（2）了解张口程度（正常4~6cm），口内肿瘤大小，所处的位置是否影响喉镜置入和气管导管能否顺利通过声门；恶性肿瘤复发再次手术时还要了解气管是否有移位，颈部伸展和头后仰是否受限，根据上述情况综合分析判断，以选择适宜的麻醉诱导方法及插管途径。

（3）肿瘤已影响气道通畅，麻醉前慎用镇痛、镇静药以免呼吸抑制。

（二）麻醉处理

口腔颌面部恶性肿瘤联合根治术范围包括：舌（颊部、口底组织）上或下颌骨切除和颈部淋巴结根治性清扫。麻醉不但要确保气道通畅，且要下颌松弛，镇痛完善，麻醉深度足够并保持血流动力学平稳。同时防止颈动脉窦反射和植物神经功能紊乱，术后苏醒快。因此，必须采取气管内全麻。因手术操作涉及到口腔，故经口腔插管不仅会影响手术操作，更不便于导管固定，因而采取经鼻腔气管内插管较稳妥。舌体，口腔颊部，腭部肿物尚未超过中线，张口属正常，头后仰不受限者可行快速诱导插管；舌根部、口底部，软腭部恶性肿物生长已侵袭或已压迫气道，张口轻度受限或癌肿术后复发需再次手术时，气管已有移位。头后仰有受限的患者需行浅全麻下，保留自主呼吸经鼻盲探或明视插管；如舌根及口底巨大肿瘤已阻挡声门而无法实施插管操作时，应先行气管造口然后再经造口插入气管导管。目前多选用静脉复合麻醉，吸入 $N_2O - NO_2$，安氟醚或异氟醚以补不足。术终能尽快清醒。

（三）术中管理

术中除监测血压，脉搏，呼吸，心电图外还应监测血氧饱和度，尿量。有心血管病变的需监测中心静脉压。另外应注意患者体位和头位变动而影响气管内导管通畅和头部血液循环，因为颌面部和颅内静脉均无静脉瓣，如果头部位置不当，颈部大静脉或椎静脉丛受压，可使颈内静脉压升高，患者头颈、颜面部静脉回流障碍，面部及眼球结膜会发生水肿，颌面部术野渗血增加，血色呈暗红。处理不及时将会使颅内压增高。因此应及时调整头位，使颈部充分舒展，改善头颈部淤血状态。

上、下颌骨病灶切除时，出血多而急剧，为减少出血和维持血流动力平稳，在无禁忌证的情况下可行控制性降压。老年人对低血压耐受性低，因此降压幅度不宜过大，时间不能过长，术野出血要及时补充。对于双侧颈淋巴清扫的病例应注意脑静脉血回流及有无颅内压升高，慎防脑水肿引起的昏迷。颈廓清扫术偶尔可发生纵隔气肿或胸膜损伤而致张力性气胸，必须予以有效处理。

舌颌颈联合根治术，一侧下颌骨体部切除或下颌骨矩形切除，尤其是下颌骨超半切除术，其口底肌肉组织与颌骨间离断后，舌体会因失去下颌骨的牵拉和支持而容易发生舌后坠，舌及口底组织被切除损伤的创面水肿及转移皮瓣组织修复部位包扎压迫止血，使舌体的

自如活动能力和范围严重受限，咽喉腔间隙明显变窄。虽说术后患者完全清醒时拔管可避免窒息，但从临床上观察对联合根治术的病例，清醒后拔管仍有窒息发生。而且窒息不一定发生在拔管当时，待数分钟后假道消失就会造成气道梗阻－延迟窒息发生，故可采用延迟拔管方法。

术毕患者清醒并对指令能正确反应，循环稳定，呼吸正常；呼吸频率 >14 次/分，潮气量 >8ml/kg，分钟通气量 >90ml/kg 可拔除气管导管。

四、口腔颌面外伤与急症手术患者的麻醉

（一）麻醉前准备

（1）全面细致的了解病史和临床检查指标，特别是颌面部创面的范围及损伤程度。有无危及生命的气道梗阻或潜在的危险，及时清除口腔、鼻腔内的积血、凝血块、骨折碎片及分泌物、将舌体牵拉于口腔之外。放置口咽或鼻咽通气管等，并应即刻建立通畅的气道。如上述处理气道梗阻仍不能缓解，可采用自制环甲膜喷射通气套管针做应急处理。具体操作方法：先行环甲膜穿刺表麻，然后置入长 8cm 带硬质塑料的套管针（可用 16 号静脉穿刺套管针改制弯成 135°，适宜总气管走行的弧度），穿刺成功后将其塑料外套管留置于总气管内 6cm 深度，退出针芯，接通（喷射）呼吸机供氧。喷射通气压力为 $1.25kg/cm^2$，常频通气后即可开始麻醉诱导。

（2）对外伤时间较长的病例，应特别注意有无严重出血性休克或休克早期表现，包括口腔急症颌骨中枢血管的突发性大出血，急剧、呈喷射状，处理不及时患者很快进入休克状态，甚至发生大出血性心跳停止。因此尽早建立静脉输液通道补充血容量是抢救成功的关键一环。

（3）注意有无合并颅脑、颈椎骨折或脱位、胸腹脏器损伤等。如果有明确诊断可同步处理。

（4）了解患者进食与外伤的时间，创伤后胃内容排空时间显著延长，麻醉诱导插管时应采取相应措施，防止误吸发生。

（二）麻醉处理

对口内及颌面部软组织损伤范围小的，手术可在 1 小时之内完成，患者合作，呼吸道能保持通畅者，可在局麻下实施。小儿及成人有严重的口腔颌面部创伤，即下列情况之一的均应采取气管内插管全麻方法：①面部挫裂伤合并面神经，腮腺导管断裂；需行显微面神经吻合，腮腺导管吻合；②面部挫裂伤合并上或下颌骨骨折，行骨折固定；③口腔颌面损伤合并气管、食管或颈部大血管损伤，颅脑、脑腹脏器损伤；④头皮及面部器官（耳鼻、口唇）撕脱伤需要行显微血管吻合回植手术者。

麻醉诱导和插管方法选择：3 岁以下婴幼儿氯胺酮基础麻醉后，静注羟丁酸钠，咽喉及舌根部表麻诱导插管，T 形管小呼吸囊供氧，氯胺酮间断给药维持。婴幼儿舌体肥大，口内组织损伤后由于出血，水肿使原来相对较小的口腔更加变小，而手术恰在口内操作。因此首选经鼻插管。但婴幼儿气管细，麻醉导管过细会影响通气，婴幼儿鼻黏膜脆弱血管丰富容易造成鼻衄。因此对舌前 2/3、牙龈、硬腭损伤的病员可经口腔插管并固定于健侧口角部位。而对悬雍垂、软腭口咽腔深部损伤需行经鼻插管或者口腔插管。插管前用 2% 麻黄碱数滴分

次点鼻，收缩鼻黏膜血管扩大鼻腔通道空间，导管前端应涂滑润剂。只要管径粗细合适，操作动作轻柔，一般不会有鼻黏膜损伤及鼻出血现象。导管选择 F16～20 号，术中充分供氧，有条件监测血氧饱和度，防止通气不足。

4 岁以上患者无异常情况均可采取快速诱导，根据手术操作需要经口或经鼻腔明视插管。估计术毕即刻拔管会发生上呼吸道梗阻窒息者应长时间留置导管，首选经鼻气管内插管。

下列情况应首选清醒插管较为安全：①伤后已发生气道梗阻并有呼吸困难；②颌骨颏孔部骨折常伴有严重错位，不仅造成张口困难，且有口底变窄，声门被后缩的舌根阻挡；③上或下颌骨骨折致口内外相通，致使面罩加压给氧困难。下颌骨骨折连续性中断或有错位时，若经口置入喉镜，骨折断端有切断血管和损伤神经的危险性，应尽量采用盲探经鼻腔插管。麻醉维持可行全凭静脉或静吸复合麻醉维持。

口腔颌面部外伤患者术毕清醒即可拔管。但估计拔管后可能发生急性气道梗阻，又不能强行托下颌骨时，应留置气管导管延迟拔出。

五、术后常见并发症及预防

口腔颌面部手术，特别是口腔内病灶切除后有大型缺损或洞穿缺损，利用各种皮瓣，肌瓣或多种复合组织瓣一次性修复手术后创面慢性渗血，组织水肿和分泌物积存，口内转移组织瓣修复后臃肿致咽喉腔狭窄，舌体活动受限，排痰能力减弱等因素，应在患者完全清醒后拔管。

1. 呼吸道梗阻　出血、误吸、喉头水肿或术后解剖位置的改变，失去颌骨的支撑出现舌后坠。口腔内出血，可以造成血液直接误吸入呼吸道或血块阻塞呼吸道。手术后应在没有明显渗血的情况下，吸尽口腔内的血液分泌物后再拔管。Treacher - Collins 综合征或 Robin 畸形，行咽成形修复术后咽喉腔变窄明显，尤其对年龄小，体质差，适应能力低下的病儿拔管前应常规放置口咽导管，吸出分泌物，直至咽反射强烈，耐受不住时再拔出。对舌根及口底组织广泛切除或双侧颈淋巴结清扫患者，术后颈部包扎敷料较多，可在拔管前放置口咽导管协助通气。口腔颌面部外伤，同时有上或下颌骨骨折，舌及口底，颊黏膜组织严重撕裂伤，出血、软组织水肿明显使口咽腔变窄，舌体程度不同的失去了正常活动能力，应考虑留置导管延迟拔出。

上述手术术后防止气道阻塞的最有效、最安全的措施是预防性气管造口。但是为了颈部转移皮瓣的成活和免遭感染，临床常以延迟拔除气管内导管方法保证呼吸道通畅。待舌及口底黏膜组织水肿减轻，咽喉间隙增大，舌体在口内活动及外伸 1.0cm 以上，再在引导管协助下试行拔管。

2. 咽痛及咽喉部水肿　口腔、颌面及整形外科手术时间长，气管插管放置时间长，手术操作又在头部，头部位置不稳定，气管插管与气管黏膜总处于摩擦状态，咽喉部水肿和损伤明显，术后患者明显咽痛。因此，口腔、颌面部手术患者术中应常规应用激素，（氢化可的松 100mg 静滴或地塞米松 5～10mg 静注），术后应尽早开始雾化吸入可预防术后咽喉部水肿。

（李保华）

第十一章 胸内手术麻醉

第一节 肺隔离技术

肺隔离（lung isolation）技术传统的定义是指插入特殊的气管导管如单腔支气管导管、双腔支气管导管或支气管阻塞导管以能够将左、右主支气管完全分隔的方法。随着导管材质及插管技术的改进，现在已经可以应用支气管阻塞导管做到分隔左上、下肺叶支气管及右下肺叶和右上、中肺叶支气管。

20世纪肺隔离技术的发明在胸外科手术、麻醉中具有里程碑的意义，使得胸外科手术取得了长足进步，不仅保障了大量湿肺患者的手术安全，也拓展了胸外科手术的适应证。肺隔离后双肺分别通气或一侧通气，不仅可以防止病肺分泌物或脓血对健肺的污染，还可以让手术侧肺萎陷、减少对手术野的干扰；不仅方便手术操作，而且还可减轻手术操作对肺的机械损伤。因此，肺隔离、单肺通气技术是胸内手术麻醉管理的核心。

一、肺隔离技术的适应证

肺隔离技术的应用范围广泛，从为胸内手术操作创造理想的手术野到严重肺内出血时的急症抢救、保护健侧肺免遭出血、堵塞、避免患者窒息死亡等都需要应用肺隔离技术。通常把肺隔离的适应证分为相对适应证与绝对适应证。肺隔离的相对适应证是指为方便手术操作而采用肺隔离的情况，包括全肺切除、肺叶切除、肺楔形切除、支气管手术、食管手术及降主动脉重建术等。肺隔离的绝对适应证系指需要保证通气，防止健肺感染等情况，包括湿肺、大咯血、支气管胸膜瘘、单侧支气管肺灌洗及中央型肺癌等。但这种分法并不理想，实际应用中很多相对适应证会演变为绝对适应证。如手术中意外发生大出血导致必须使用肺隔离技术时，相对适应证就成为绝对适应证。随着疾病谱的改变，现在大咯血病例减少，肺隔离技术作为保护健肺之主要目的的应用减少；相反，因微创技术在胸外科的应用日趋增多，肺隔离技术已经成为胸腔镜（包括达芬奇机器人辅助）手术的必要条件。因此，现在肺隔离技术不仅常规用于肺部、食管、降主动脉等胸内手术，还用于胸腔镜下非体外循环下冠脉搭桥和胸椎手术，有时巨大右半肝脏手术甚至后腹膜巨大肿瘤及后腹膜腔镜手术也采用了肺隔离、单肺通气技术来为手术操作提供更为便利的条件。

二、肺隔离的禁忌证

肺隔离并无绝对禁忌证，但临床实践中有些情况在行双腔支气管导管插管时应注意防止各种损伤，任何情况下气管导管在插管过程中遇有阻力一定禁忌硬插。如存在主动脉瘤时插管要避免动脉瘤的破裂（当然还包括血压的控制）；存在前纵隔肿瘤时插入双腔支气管导管可能造成肺动脉受压，但有时前纵隔肿瘤压迫支气管时又必须选用适宜的双腔支气管导管插入一侧支气管以确保一侧肺通气。因此，插管前应依据颈部、胸部 X 片及 CT 片谨慎选择适宜的导管，插管中动作轻柔、忌暴力，插管后仔细观察肺隔离及单肺通气效果，拔管前再评估：有无气道损伤可能？有无再插管困难？做好再插管准备。理论上，双腔支气管导管插管的条件高于单腔气管导管，既往对于饱胃、困难气道的患者作为双腔支气管导管的插管禁忌，现今随着插管工具及插管技术的提高，认为在做好充分准备的基础上可以谨慎行双腔支气管导管的插管或应用单腔气管导管加用支气管阻塞器来实施肺隔离。注意先插入单腔管再应用交换导管更换双腔支气管导管的插管方式是困难气道患者实施双腔支气管导管插管的方法之一，但是切记并非 100% 成功，应有交换失败的备用方案准备；对于饱胃患者而言，交换导管的方法延长了气道失控的时间，并不适宜于饱胃患者。

三、肺隔离的方法

双腔支气管导管、支气管阻塞导管、单腔支气管导管为肺隔离的三种基本方法，各有优缺点，可根据不同的对象及需求灵活选用。双腔支气管导管是目前选用最多、最主要的肺隔离方法；支气管阻塞导管主要用于困难插管、小儿、下呼吸道解剖异常而需要单肺通气的患者；单腔支气管导管主要用于隆突部位的手术或既往已行全肺切除的患者和小儿。

（一）支气管导管行支气管内插管

支气管内插管是最早应用的肺隔离技术，有左、右支气管导管，通过一定的手法直接送入通气侧的目标支气管（左或右）内而达到肺隔离之目的。因解剖关系，右侧支气管内插管较容易，而左侧支气管插管时如果未能进入左支气管，可将导管退到总气管后将患者头右转 90°，然后轻压气管，利用杠杆原理使得气管导管的尖端指向左支气管而容易获得成功，必要时可用纤维支气管镜辅助插管。该方法的优点是费用低廉，左支气管内插管可以采用普通气管导管替代，而右侧支气管由于长度较短，普通气管导管套囊过长可能并不适宜，宜选用短套囊的气管导管以避免堵塞右肺上叶开口。该方法的缺点明显：其一是容易堵塞右肺上叶支气管开口，造成右肺上叶不张；其二是导管插入目标支气管（左或右）后只能是该侧支气管通气，被堵塞的手术侧肺内分泌物或血液无法及时吸引，结束手术后如果病肺内有分泌物或血液容易造成健肺污染或堵塞，对健肺存在一定的风险。目前，该方法在成人已经基本被废弃，偶用于无适宜双腔支气管导管或支气管阻塞导管可用的小儿患者。

（二）双腔支气管导管（double lumen tube，DLT）

1949 年 Carlens 发明的双腔支气管导管使得肺隔离技术有了质的飞跃。Carlens 双腔支气管导管是左支气管导管型（图 11 - 1），可插入左支气管，而 White 是右支气管导管型（图 11 - 2），可插入右主支气管，两种均为橡胶制品。管腔截面呈"D"字型，带有隆凸小舌可跨在隆凸部。由于管腔小，带有小舌钩，插管操作时可引起声门损伤、小钩断裂和脱落可造成意外，现在已经很少使用。

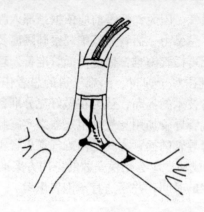

图 11 - 1　Carlens 导管即左支气管导

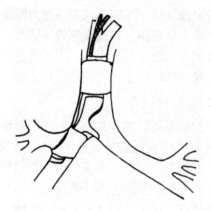

图 11 - 2　White 导管即右支气管导管

　　二十世纪八十年代，聚氯乙烯导管替代了橡胶导管，Robertshaw 双腔支气管导管也称为可弃性或一次性使用双腔支气管导管，由透明塑料（PVC）制成，"D"型管腔大而光滑，无小舌钩，有左、右型（图 11 - 3）。由于双腔支气管导管横截面呈卵圆形，不宜以直径反映其规格，故目前仍以双腔支气管导管的周长与相同周长单腔管的尺寸表示双腔支气管导管的规格，以 French size（F）表示。外径型号最小 F26［相当内径（ID）= 4mm］；F28（ID = 4.5mm）；F35（ID = 5.0mm）；F37（ID = 5.5mm）；F39（ID = 6.0mm）；F41（ID = 6.5mm）。这种导管优点为：①无小舌钩，插管容易；②气管套囊为低压套囊，减轻对气管壁黏膜的压迫；③支气管套囊为蓝色（见图 11 - 3），纤维支气管镜定位识别方便；④X 线可显示导管位置；⑤透过透明塑料管可观察呼吸湿化器在管腔内来回移动，易清除气管分泌物；⑥右支型设计更为妥帖合理，可保证大部分患者右上肺叶的通气。

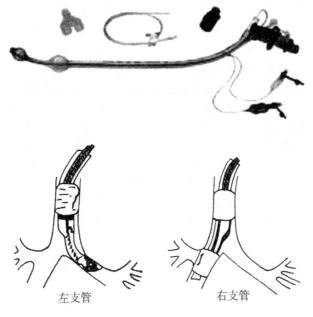

左支管　　　　　　　　　右支管

图 11－3　Robertshaw 双腔支气管导管

虽然双腔支气管导管至今仍存在一些缺陷，如右侧双腔支气管导管容易移位，需纤维支气管镜辅助定位等，但双腔支气管导管制造技术的改进，使得插管方式更加接近于单腔气管导管、插管损伤的发生率明显降低，加之应用纤维支气管镜对双腔支气管导管的准确定位，临床双腔支气管导管的应用日趋广泛。

1. 双腔支气管导管尺寸的选择　　一方面如选择偏细的双腔支气管导管容易使得通气阻力增加，肺部分泌物引流不畅，而且为了避免气道漏气，往往需要增加套囊的注气量，而过高的套囊内压则易引起气道黏膜的损伤；另一方面如选择偏粗的双腔支气管导管，气管插管时易引起声带和气道黏膜损伤，甚至造成支气管破裂。因此，选择合适的双腔支气管导管的型号就显得格外重要。理想的双腔支气管导管以能顺利插入目标支气管内最大型号的双腔气管导管为原则，所谓合适需要同时满足以下三个条件：①双腔支气管导管能够插入顺利，管端能正确到达目标支气管；②主气管套囊内注气 2～6ml 后套囊内压力 <25cmH$_2$O，正压通气时气道峰压达 30cmH$_2$O 时无漏气现象；③支气管套囊内注气 1～3ml 后套囊内压 <20cmH$_2$O，正压通气气道峰压达 30cmH$_2$O 时两肺隔离良好。双腔支气管导管的选择不仅与患者的性别、身高有关，有时还与麻醉医师的习惯有关。中国北方地区医师较南方地区医师可能选择更粗 1 个型号。一般推荐男性选用 DLT 35～41F，女性选用 DLT35～37F（见表 11－1）。上海交通大学附属胸科医院 2 万余例双腔支气管导管的应用经验是，男性选用 37F，女性选用 35F 多可满足肺隔离的需求，且便于双腔支气管导管的插入、减少插管并发症。上海交通大学附属瑞金医院近年来采用胸部 X 片与 CT 测量法来选用双腔支气管导管的尺寸，更为准确，可避免导管选择不当造成的不必要浪费。其方法是从医院的影像系统中获取胸部 CT 图像，测量声门下气管最狭窄处（A）、气管中段（B）以及左、右主支气管（C）等处的内径（图 11－4）。如图中所示测量该患者的数据得到声门下最狭窄处（A）直径为 12.0～12.2mm，主气管直径为 16.5～17mm，左主支气管直径为 9.7～10.6mm，右

主支气管直径为8.1~8.9mm，按照表11-1某品牌DLT数据，选择37F双腔支气管导管较为适合。此外，插管前还可参考单腔气管导管、双腔支气管导管以及支气管阻塞导管的直径（表11-2）。

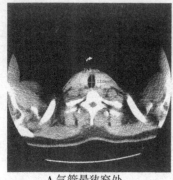
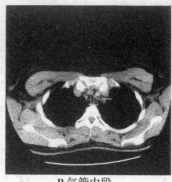
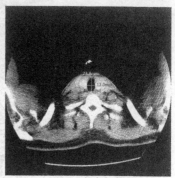

A.气管最狭窄处　　　　　　　　B.气管中段　　　　　　　　C.左、右支气管处

图11-4　依据胸片测量气管、支气管直径

表11-1　依据性别、身高所推荐的DLT的尺寸

性别	身高（m）	推荐DLT尺寸
女性	≥1.6	37F
女性	<1.6	35F
女性	<1.5	32F
男性	≥1.7	41F
男性	<1.7	39F
男性	<1.6	37F

表11-2　单腔气管导管、双腔支气管导管及支气管阻塞导管直径

单腔气管导管 ID（mm）	单腔气管导管 OD（mm）	双腔支气管导管 French size（F）	双腔支气管导管主气管导管 OD（mm）	支气管阻塞导管 ID（mm）
6.5	8.9	26	8.7	3.0
7.0	9.5	28	9.3	3.2
8.0	10.8	32	10.7	3.4
8.5	11.4	35	11.7	4.3
9.0	12.1	37	12.3	4.5
9.5	12.8	39	13.0	4.9
10.0	13.5	41	13.7	

注：ID：内径，OD：外径。

2. 插管前双腔支气管导管的检查　检查内容包括套囊是否漏气，主气管的套囊注气15~20ml、支气管套囊注气3ml行检查。然后在导管外涂润滑剂或喷雾润滑剂，根据患者的解剖及麻醉医师的插管习惯，将双腔支气管导管弯曲至所需要的角度，建议不宜更改导管前端自身的塑性以便于进入目标支气管。

3. 双腔支气管导管的插管方法 与气管内插管的基本方法相同。喉镜暴露声门后导管的支气管斜口向上插入声门，支气管套囊经过声门后，拔除插管导芯，左侧双腔支气管导管逆时针旋转90°，右侧双腔支气管导管顺时针旋转90°，推进导管至预计深度插管即初步完成。一般身高170cm的成人患者导管尖端距门齿29cm，身高每增加10cm插管深度增减1cm。Robertshaw双腔支气管导管与具有小舌钩的橡胶双腔支气管导管的设计不同，推进导管时不宜以遇到阻力为插管初步成功的标志，推进中遇到阻力时可能造成肺叶、肺段支气管插管或支气管损伤。插管初步完成后应准确定位导管的位置。

4. 导管定位 确定双腔支气管导管位置的方法包括听诊与支气管镜检查。听诊分三阶段进行。第一步确定气管导管的位置（图11-5），即主气管内套囊充气，双肺通气时听诊可闻及双肺呼吸音清晰、对称（肺部疾患呼吸音改变与病变吻合），同时可见双侧胸廓均匀起伏。若双肺呼吸音不一致，气道阻力大，表明双腔支气管导管插入过深，可后退2~3cm后重新听诊。第二步确定支气管导管的位置（图11-6）。将支气管套囊充气，夹闭气管腔接口后通气，听诊确认插入支气管侧单肺通气呼吸音清晰，开放气管腔接口行双肺通气，听诊双肺呼吸音清晰、对称。第三步确定隔离效果（图11-7）：分别钳夹气管腔与支气管腔接口，听诊通气侧单肺呼吸音同时见通气侧胸廓起伏以确定隔离效果。

第一步：确认在气管内气管套囊充气，支气管套囊未充气，双侧呼吸音。

第二步：确认目标支气管内插管气管套囊充气，支气管套囊充气，夹闭总气管通气管，听诊确认支气管导管位置。

第三步：确认肺隔离效果分别钳夹气管腔与支气管腔接口，听诊通气侧单肺呼吸音同时观察通气侧胸廓起伏以确定隔离效果。

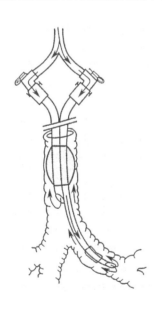

图11-5 双腔支气管导管定位步骤1

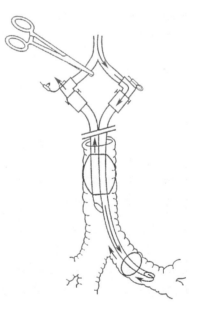

图11-6 双腔支气管导管定位步骤2

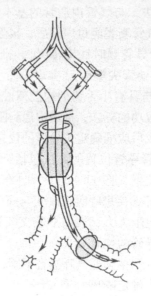

图 11 - 7 双腔支气管导管定位步骤 3

听诊法可快速诊断双腔支气管导管是否到达目标支气管，如果通气效果好、单肺通气时气道峰压低于 $20cmH_2O$，呼出气 CO_2 波形无气道梗阻表现，基本可以确定导管位置良好。反之如果气道峰压高，呼出气 CO_2 波形呈气道梗阻表现，则提示双腔支气管导管位置不当，可能存在一侧支气管或肺叶支气管堵塞的情况。定位最可靠的方法是应用纤维或电子支气管镜明视下定位。其方法是在双腔支气管导管初步定位后，支气管镜经双腔支气管导管的侧孔直接进入气管内，明视下可见支气管的蓝色套囊恰封堵在目标支气管口上。（标准位为：蓝色套囊充气后在隆突下可见）患者体位改变或手术操作可移动导管位置，此时需要重新核查双腔支气管导管的位置。由于双腔支气管导管的内径较细，宜选用适宜型号的纤维支气管镜，以避免纤维支气管镜损坏。

5. 导管进入目标支气管失败情况的处理　由于解剖关系右侧双腔支气管导管的插管较易成功，而左侧双腔支气管导管在插管中较易误入右支气管。遇到这种情况后先将套囊放气，导管后退至距门齿 20cm 处，将患者头右转 90° 同时将双腔支气管导管逆时针旋转 90° 再向下推进导管入左侧支气管。在头转向右侧送管过程中可以轻压气管位置，利用杠杆原理将导管送入目标左支气管。另一种处理方法是夹闭主气管通气，控制呼吸并后退导管，见到双侧胸廓起伏后将患者头向右侧旋转，导管同时逆时针旋转推进易使左侧双腔支气管导管进入左支气管。在上述方法不能奏效的情况下再考虑用纤维支气管镜引导插管，因为用于定位的纤维支气管镜较为纤细，用作引导容易造成光纤维断裂，使得纤维支气管镜出现黑斑点而影响视野。因此，最好避免用纤维支气管镜作为双腔支气管插管的引导。

（1）左侧双腔支气管导管：左侧双腔支气管导管常见进口的有 Portex、Rusch、Mallinckrodt、Sheridan 等，国产的有威利、驼人、坦帕等。这些导管行肺隔离时的套囊内压较低，在 $15\sim20cmH_2O$ 之间。支气管套囊内容量 $2\sim3ml$ 即可完成隔离，套囊内容量超过 3ml 才能完成隔离时应调整双腔支气管导管位置。左侧双腔支气管导管可能进入左肺上叶或下叶的叶支气管，通过纤维支气管镜检查可鉴别。

（2）右侧双腔支气管导管：右侧双腔支气管导管进口的也有 Portex、Rusch、Mallinckrodt、Sheridan 等，国产的有威利、驼人、坦帕等。主要区别在于套囊设计。导管的特点是支气管套囊远端后导管侧壁有一侧孔，用于右上肺通气（图 11 - 8）。右侧双腔支气管导管行肺隔离时套囊内压较高，约 $40 \sim 49 cmH_2O$，但低于 Univent 管的套囊内压。右侧双腔支气管导管插入过深可堵塞右上肺叶开口而致右上肺叶不张。

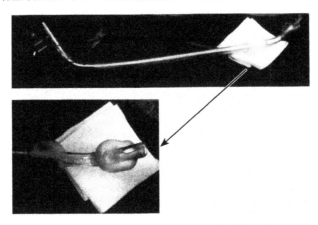

图 11 - 8　Robertshaw 双腔支气管导管右支

　　在三种肺隔离技术中，双腔支气管导管法有其他方法无法比拟的优势，即在良好肺隔离的情况下，可以随时、按需对气管及支气管进行吸引、通气，且支气管镜检查时方便；其缺点是需要较单腔气管导管更好的气管插管条件，对于存在解剖变异时固定的导管设计不能发挥肺隔离作用甚至造成下呼吸道损伤。

（三）支气管堵塞器（包括 Univent 导管）

　　是将带套囊的支气管阻塞导管经气管导管置入一侧支气管（左或右），然后套囊充气封闭支气管，达到肺隔离的目的。目前可以采用的导管有 Univent 导管（图 11 - 9）和支气管阻塞导管（图 11 - 10）。支气管堵塞时非通气侧肺的萎陷有赖于肺内残余气体的吸收（隔离前纯氧通气有助于加快肺内气体的吸收）或在堵塞器套囊充气前暂停呼吸，让手术医师轻轻挤压肺脏来完成，通过堵塞器导管中间的细孔吸引也有助于非通气侧肺萎陷。这些促进非通气侧肺萎陷的方法均不利于非通气侧的肺保护，因此，对于术前肺功能减退的患者应倍加注意，必要时在非通气侧肺萎陷前后采用肺复张措施可有利于肺保护。

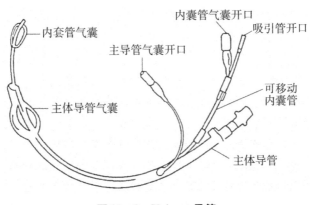

图 11 - 9　Univent 导管

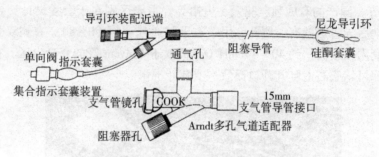

图 11 -10　Arndt 支气管阻塞器示意图

1. Univent 导管　出现于 1982 年，系一硅胶材质的单腔气管导管，其特点是在主导管前壁上有凹槽，凹槽内有一空腔为支气管阻塞导管通过，支气管阻塞导管空腔直径为 2.0mm，其远端有一个套囊，可充气 5ml 左右。充气后发挥支气管阻塞作用。其伸出主导管末端约 8cm，有二个开口，一个为充气套囊接口，另一个可供氧和高频通气，并能进行吸引。外伸出导管有固定帽，当可移动支气管导管进入支气管后，套囊充气固定于正确部位。其主要的优点为：①插管方法简便，②年龄适应范围大，也可用于小儿，③支气管阻塞导管可供氧及进行高频通气和分泌物吸引，④手术结束，如患者需要进行机械通气，不需要换管仅将阻塞器退到凹槽空腔内即可，⑤支气管阻塞导管的套囊为蓝色，使纤维支气管镜容易辨认，⑥双侧通气转换到单肺通气，只需套囊充气即可。以上优点使得 Univent 导管的临床适用范围较广，但在应用中仍存在一些问题，如与双腔支气管导管相比其肺隔离效果不稳定、吸引分泌物能力有限，故不宜用于湿肺、肺脓肿及支气管扩张、大咯血的患者，且 Univent 导管留作术后应用不如普通单腔气管导管更为便利。

Univent 导管的插管方法与普通单腔气管导管相同，暴露声门后，将支气管堵塞器侧孔朝上将 Univent 导管送入声门下，导管插入的深度与普通气管导管相同，听诊确认双侧呼吸音并见双侧胸廓起伏后正常通气，然后再操作 Univent 导管的支气管堵塞器。如果是拟封堵左侧支气管，将导管逆时针旋转 90°，拟封堵右侧支气管则将堵塞器顺时针旋转 90°，因导管有一定的硬度，可轻轻向下插入，遇到阻力后即停止，然后套囊充气后听诊确认肺隔离效果，必要时可在纤维支气管镜辅助下将支气管堵塞器送入相应的支气管内。支气管堵塞器套囊不充气时即施行双肺通气。为防止堵塞器移位，在改变患者体位前可将堵塞器插入支气管较深的部位。

Univent 导管的支气管堵塞器套囊属高容量高压套囊，长时间单肺通气应间断开放，避免气道黏膜长时间受压。因堵塞器导管硬，有穿破支气管的可能，应谨慎操作。

2. 支气管阻塞导管　系一根将支气管堵塞套囊通过单腔气管导管送入支气管实现肺隔离的一种技术。由于手术操作的影响，尤其在右侧支气管堵塞时易发生堵塞套囊的移位。堵塞套囊移位不仅可造成肺隔离失败，严重时甚至可以堵塞主气管与通气侧肺支气管造成患者窒息，因此，应持续监测气道压力、呼气末二氧化碳分压波形，以便及时发现导管移位。其主要的适应证：无需非通气侧吸引的肺隔离，如食管手术、胸椎手术，双腔支气管导管插管困难又必须行肺隔离的患者，手术中需要紧急肺隔离而双腔支气管导管插入困难的情况，也可用于无分泌物、非肺部的胸科手术。支气管堵塞法肺隔离的主要缺陷在于不能对非通气肺进行正压通气、吸引等操作，因此，对降主动脉瘤血管重建术患者仍宜采用双腔支气管导管。

目前可用的支气管阻塞导管进口的有两种，Arndt 支气管阻塞器（美国，Cook 公司）（图 11 - 10）和 Coopdech 支气管阻塞导管（日本大研医器株式会社）（图 11 - 12），国产多类似于后者。

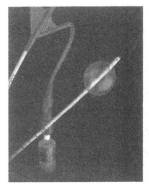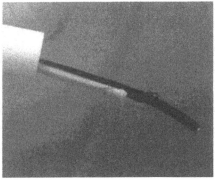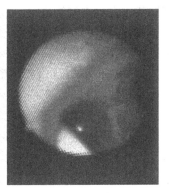

图 11 - 11　检查套囊、尼龙导引环套住气管镜前端、阻塞一侧支气管

自动充气按钮
用于把预充在气囊专用充气膜里的气体由一键式按钮自动充入远端套囊中。

自动充气球囊
国际专利设计，储存经注射器预充在专用充气膜里的气体

支气管镜接口
纤维支气管镜由此插入，提供纤维镜和导管间最优化的角度便于独立操作。并配备了覆盖密封圈，无论纤支镜是否插入都会确保封闭操作。纤支镜拔出后，可插入吸痰管对气管和健侧肺进行吸引。

指示球囊及放气
检测远端套囊的充气程度，并可充盈或抽取套囊内气体。

封闭支气管导管入口
封闭支气管导管垂直插入接口连接器使导管尖端和球囊容易转动变换方向，导管包裹物也随之垂直插入，以确保导管上下活动时保持封闭。

导管固定夹
将封闭支气管导管固定在连接口上以减少操作中的移位。

通气回路标准接口
可以连接任意规格麻醉呼吸回路（OD15mm/ISO5356-标准）

吸引口
用于给萎陷肺供氧排气和吸引分泌物

球囊
低压柱状球囊加大接触支气管内壁的面积，减少其损伤

气管插管标准接口
可以连接各种类型的插管，包括加强插管、气切插管和喉罩

图 11 - 12　Coopdech 支气管阻塞导管

（1）Amdt 支气管阻塞器：图 11 - 10 示包含有引导尼龙丝的支气管阻塞器和多孔的气道连接器。在放入气管导管后，通过连接器的阻塞孔放入支气管阻塞器，通过引导尼龙丝形成的环将纤维支气管镜放入气管或支气管内，将阻塞器末端的尼龙环套在纤维支气管镜前端，在纤维镜的牵引下将阻塞器送入目标支气管。纤维支气管镜应有足够长度使支气管阻塞器能够顺势放入主支气管内，一旦支气管阻塞器的套囊位于支气管内，则拔出纤维支气管镜，再将套囊充足气（采用恰好封闭支气管的方法）；改变患者体位后重新应用纤维支气管镜检查套囊位置并使其准确定位（图 11 - 11）。

（2）Coopdech 支气管阻塞导管　现常用的 Coopdech 支气管阻塞导管为日本大研医器株式会社生产（图 11 - 12），外径 3mm，可用于 ID6.0mm 以上的单腔气管导管。

与 Arndt 支气管阻塞器相比，该导管的置入比较方便，无需通过纤维支气管镜放入支气管内，故该导管也无引导尼龙丝装置。导管尖端角度的设计符合解剖结构，操作者可通过旋转导管外部即可将套囊精确放置于目标支气管内。套囊有两种外形：圆柱形和小纺锤形，注气量分别为 5.25ml 和 7.33ml。圆柱形套囊旨在对支气管黏膜的损伤最小，小纺锤形套囊在未充盈时可减少气道阻力。两种气囊注气后囊内压力分别为 37.95mmHg 和 102.3mmHg，对气管壁黏膜的压力分别为 22.89mmHg 和 13.88mmHg，均可达到低压套囊的要求，从而降低支气管黏膜损伤的风险。

四、单肺通气在临床应用中的问题

单肺通气（one lung ventilation, OLV）使手术区域肺萎陷，不仅有利于明确病变范围，创造安静的手术野，还有利于减轻非切除部分肺的机械性损伤。但肺萎陷毕竟是非生理状态，除了涉及潜在的低氧血症，还要注意防治肺萎陷 - 复张所致的肺损伤。因此，单肺通气的呼吸管理主要注意两个问题：一是未经通气的去氧饱和血液分流（即肺内分流）引起动脉血氧分压下降，二是非通气侧肺萎陷及通气侧肺正压通气所致的肺损伤；因此，在麻醉处理上要尽可能减少非通气侧肺血流以减少肺内分流、降低低氧血症的发生率；其次，在单肺通气时要采用保护性肺通气策略，以减轻对通气侧和非通气侧肺的损伤。

（一）单肺通气时低氧血症的原因

单肺通气时低氧血症最主要的原因是肺隔离的机械因素即双腔支气管导管或支气管阻塞导管的位置不当，其次为单肺通气所致的通气/血流比（V/Q）失调（即非通气侧 V/Q 骤降）以及通气肺的病变不能耐受单肺通气。

针对上述原因，在单肺通气时出现低氧血症首先应排除双腔支气管导管或支气管阻塞导管位置不当，可在纤维支气管镜明视下调整到位，当呼吸道被血液、分泌物或组织碎屑堵塞时，则应及时吸引、清理呼吸道，以保持呼吸道通畅。其二，对于单肺通气时不可避免的 V/Q 失调，首先应增强对其病理生理过程的理解，结合患者术前肺功能、术中用药、患者麻醉深度、机体呼吸和循环的整体情况等，采用个体化的机械通气模式（包括通气侧 PEEP、非通气侧 CPAP），尽可能减轻 V/Q 失衡，通过提高吸入氧浓度往往在 90% 单肺通气的患者可以避免低氧血症的发生。最后对于慢性肺疾病患者，由于其本身肺结构破坏所致的 V/Q 失衡，在单肺通气时因气道内气体分布不均衡增加，小气道提前闭合等均可加剧 V/Q 的失衡，更容易出现低氧血症或高碳酸血症。依据病情调整机械通气参数格外重要，为了避免机械通气对患者肺的再次损伤，对此类患者在单肺通气中除了提高吸入氧浓度、适宜的通气侧 PEEP、非通气侧 CPAP，在单肺通气时还可接受允许性高碳酸血症。安全起见，可以接受对循环无明显影响程度的高碳酸血症，但是不能接受严重缺氧。因此，在单肺通气中如出现低氧血症则必须尽快查明原因迅速纠正之。如果不能纠正则应放弃单肺通气（即双肺通气）。单肺通气时影响 V/Q 的因素包括体位、全身麻醉、开胸以及低氧性肺血管收缩（HPV）等。

1. **体位、全身麻醉与开胸对 V/Q 的影响** 清醒状态下侧卧位时，膈肌较低部位向胸腔弯曲明显，能更有效收缩。同时，胸膜腔压力梯度的改变也使下肺通气比上肺通气好。肺血受重力影响向下肺分布较多。由于上肺通气与血流均下降，下肺通气与血流均增加，因此，双肺的 V/Q 变化不大。

全麻醉后侧卧位时，肺血分布的模式依然是下肺占优势。但肺机械通气的模式则与清醒时相反，上肺通气比下肺通气好。所以，麻醉后侧卧位时上肺通气好但血流不足，V/Q 上升；下肺通气不良但血流灌注良好，V/Q 下降，通气效能下降，即无效通气增加。

开胸后肺萎陷，肺泡通气面积骤减，但开胸侧肺血流并未相应减少，造成开胸侧肺通气不足而血流灌注良好的情况，V/Q 降低造成肺内分流。麻醉后非开胸侧肺受腹腔内容物、纵隔、重力的影响通气不良，血流灌注相对较多，同样造成 V/Q 的降低而造成肺内分流。肺内分流使动脉血氧分压下降出现低氧血症。非通气侧肺内分流量可达 40%～50%，在单肺通气 20～30 分钟内下降最严重。随着 HPV 的启动，静脉血掺杂逐渐缓解，非通气侧肺内分流减至 20%～25%。

2. **低氧性肺血管收缩（hypoxic pulmonary vasoconstriction HPV）** HPV 是指肺泡氧分压下降后，机体自身肺血管收缩、肺血管阻力增加的一种保护性代偿反应。HPV 表现为肺泡低氧区域肺血管收缩致使肺动脉阻力升高、血流减少，这样使得血液流向通气良好的区域。HPV 可使 V/Q 失调减轻，肺内分流减少。因此，单肺通气时 HPV 在减少萎陷肺血流中起了重要的作用。HPV 有两个阶段，最初（几分钟）快速发生，然后（几个小时）缓慢增加，HPV 受生理因素、疾病状态与药物的影响。影响肺血管的因素同样也影响肺血管的收缩，如充血性心力衰竭、二尖瓣疾患、急慢性肺损伤等均可影响 HPV。钙离子通道阻断药、硝酸盐类、硝普钠、β_2 受体激动药如支气管扩张药、一氧化氮（NO）与吸入麻醉药均可抑制 HPV。HPV 受到抑制后低氧血症的表现更为明显。虽然所有的吸入麻醉药均能抑制 HPV，增加肺内分流，但与恩氟烷和氟烷相比，异氟烷、地氟烷、七氟烷对 HPV 的抑制作用弱，临床在 ≤1MAC 时，其作用与静脉麻醉药相似。静脉麻醉药与阿片类麻醉镇痛药对 HPV 无明显影响。

3. **心排血量减少** 开胸后胸腔负压消失，回心血量减少，手术操作压迫，低血容量、心律失常等因素均使心排血量减少，从而影响 V/Q，因此，有时术中低氧血症的原因可能是循环因素。

（二）单肺通气时的麻醉管理

针对单肺通气时导致低氧血症的原因，采用以下措施可减少低氧血症的发生。

（1）准确的双腔支气管导管或支气管阻塞导管的定位，保持呼吸道通畅，有分泌物、血液、组织碎屑时应及时清除；

（2）单肺通气时机械通气模式的设定：过去多以单肺通气中提高吸入氧浓度至100%，

加大潮气量的方法来提高 PaO_2。这些措施虽可提升 PaO_2、避免全身缺氧，但纯氧可致吸收性肺泡萎陷加剧、活性氧损伤。此外，加大潮气量所致的肺容量伤、气压伤越来越得到人们的重视。为了降低术后急性呼吸窘迫综合征（ARDS）的发生，且避免单肺通气中低氧血症的发生，目前主张采用保护性肺通气策略。

保护性肺通气策略是在实施机械通气时，既考虑患者氧合功能的改善和二氧化碳的排出，同时又注意防止机械通气负面作用的通气策略。可采用小潮气量、低气道压通气，加用PEEP防止肺萎陷，肺泡复张策略等保护肺免遭机械通气的损伤（容量伤、气压伤）。

有鉴于此，在单肺通气时机械通气的通气模式设定应个体化，其参数设定要兼顾：①维持足够的通气量，使得 PaO_2 和 $PaCO_2$ 接近于生理状态，②避免大潮气量、高气道压对肺造成损伤，③尽可能缩短非生理的单肺通气时间，避免长时间非通气侧肺萎陷，必要时间隔1小时膨肺1次。肺保护应贯穿于整个围手术期，其具体措施包括：

（1）术前呼吸锻炼：良好积极的心态、正确的呼吸方法、体能训练、术前戒烟、减轻肺部疾病，有利于 V/Q 趋于正常的措施（祛痰、平喘、抗感染等治疗）。

（2）选用对 HPV 干扰较少的麻醉方法和用药：全身麻醉可采用全凭静脉麻醉或静吸复合麻醉，吸入麻醉尽可能采用对 HPV 干扰较小的异氟烷、七氟烷或地氟烷，避免高浓度吸入，可以采用全身麻醉联合硬膜外阻滞或椎旁阻滞的方法。

（3）麻醉开始即实施肺保护

1）肺隔离与通气过程中注意：插管的无菌技术、纤维支气管镜的准确定位与肺隔离，良好的肌肉松弛使得通气肺和胸壁的顺应性增大，防止通气肺的肺内压增高或气道压增高使得肺血管收缩而减少肺血流。如果术中出现 SpO_2 下降，在增加吸入氧浓度的同时，首先检查导管位置，支气管导管或阻塞导管的移位往往是低氧血症的首要原因。

2）避免纯氧吸入：双肺通气时选用 $FiO_2 < 60\%$、单肺通气 $FiO_2 < 80\%$，从肺保护的角度考虑，建议使用 $5cmH_2O$ 的 CPAP 于非通气侧，$5cmH_2O$ 的 PEEP 于通气侧肺；理论上 $5cmH_2O$ 的 CPAP 对手术操作影响不大，但在实际应用中有时仍会因肺部膨胀干扰手术，故术中需要观察手术野肺部膨胀情况调整 CPAP 大小，尤其是在胸腔镜手术中。

3）适宜的机械通气模式：容量控制呼吸双肺通气时，设定潮气量 $6 \sim 8ml/kg$，呼吸频率 $12 \sim 14$ 次/min，监测气道的峰压宜 $< 20cmH_2O$；单肺通气时潮气量和呼吸频率可不变，但监测气道峰压宜 $< 25cmH_2O$，通气功能障碍者气道峰压 $< 30cmH_2O$；如果容量控制呼吸不能达到理想的通气效果，可改容量控制为压力控制呼吸，以求在相同的气道峰压下获得更大的潮气量，同样一般在双肺通气时气道压力设定不超过 $25cmH_2O$，单肺通气时气道压力设定不超过 $30cmH_2O$；如果经过上述措施仍不能达到理想的通气效果，可以采用允许性高碳酸血症。需要注意的是只要无严重的酸血症，患者均可以较好地耐受高碳酸血症，但患者对缺氧的耐受性较差，如果出现严重的低氧血症则应停止单肺通气改为双肺通气，或在非通气侧肺应用高频喷射通气〔HFJV（$0.5 \sim 0.8kPa$、100 次/min）〕改善氧合，纠正低氧血症。待情况改善后，再施行单肺通气。如施行全肺切除，宜尽早结扎肺动脉，使肺内分流减少，从而终止低氧血症。

4）肺泡复张策略：即在每通气 30 分钟，扩张萎陷的肺，膨胀肺维持气道峰压大于 $35cmH_2O$ 持续 $7 \sim 10$ 秒，现在也有建议在肺萎陷前、后采用肺泡复张策略以更有利于肺保护。

5）吸入气体加温、加湿：也是肺保护的策略之一，其机制是：①有利于气管和支气管纤毛运动，②使分泌物变得稀薄，容易排出，③预防微小肺不张，④预防支气管痉挛。

6）有效的液体控制：维持满足机体有效灌注的最低血容量，避免肺脏液体过度负荷而致肺损伤。

7）良好的术后镇痛：采用有效的静脉或硬膜外镇痛，有利于术后维持良好的胸廓扩张运动，使得肺扩张与咳嗽、排痰有力，保持呼吸道通畅，促进肺功能的恢复，从而降低术后肺部并发症。

五、肺隔离的并发症

肺隔离的主要并发症是气道创伤。有报道医源性创伤在用双腔支气管导管的患者中发生率为 $0.5‰ \sim 2‰$，在这些报告的病例中体形小、女性、食管手术、既往有放疗史为主要的创伤危险因素，任何上述危险因素的叠加则增加应用双腔支气管导管时气管、支气管损伤的风险，应予以警惕，加强防范。为此，需要注意下列问题：①胸部 X 线检查或 CT 上解剖异常的证据常可提示双腔支气管导管支气管内放置困难，这些患者应避免使用双腔支气管导管，因此，在气管插管前麻醉医师必须自己查看胸部 X 片或 CT 片；②吸入 70% 的氧化亚氮（N_2O）在术中可使支气管套囊内的气体从 5ml 增加到 16ml，因此，肺隔离患者术中应避免吸入 N_2O；③选用适宜尺寸的导管：尺寸太小的导管可使肺隔离困难，套囊充气过多，可对支气管黏膜产生压迫性损伤；而尺寸太大的导管则可引起机械性创伤；④支气管套囊或阻塞导管的套囊尽可能用最低的充气容量，并尽可能缩短肺隔离的时间，这样可缩短支气管或阻塞导管套囊的充气时间，缩短对支气管黏膜的压迫时间；⑤如果气道阻力增加必须用纤维支气管镜检查。

由于双腔支气管导管是对正常气管、支气管解剖而设计的，故支气管阻塞导管更适用于上或下呼吸道解剖有异常的患者。防止气道创伤的主要措施为插管前详细的气道评估、选择适宜规格的导管、减小肺隔离时套囊内注气容量、仅在需要隔离时才对套囊充气、避免使用 N_2O 以及插管时轻柔操作，插管遇有阻力时切忌暴力，宜在分析后如需要可在纤维支气管镜引导下再尝试。因此类创伤的临床报道较少，治疗经验缺乏，多主张在严重创伤时术中修复，术后发现的轻微创伤可采用保守治疗的方法。上海市胸科医院连续 10 年 18 000 余例双腔支气管插管病例，仅发现 1 例气道创伤。该患者气管插管略有困难，插管 3 次最终成功插入双腔支气管导管左支，在全身麻醉下实施了食管癌根治手术。术中未见异常，术后在拔除气管导管后患者立即出现呼吸困难、纵隔、皮下气肿而诊断为气道损伤，立刻重新气管插管，将单腔气管导管置于隆突上，控制呼吸有效，而当气管导管退至声门下，则气肿加剧，提示声门下至隆突上气管有损伤。将气管导管重新放置在隆突上，纤维支气管镜检查未能发现异常，带管回 ICU 监护，2d 后皮下及纵隔气肿吸收，保留气管导管下自主呼吸至术后第 4 天拔除气管导管，顺利康复，再次纤维支气管镜检查未发现气管损伤痕迹。

（张惠艳）

第二节　常见胸内手术的术前准备

良好的术前准备既可保证患者接受手术的最佳时机，又利于术中麻醉管理与减少术后并发症。术前准备包括两个方面的内容，即麻醉前评估与准备。

一、术前评估

前评估的目的在于了解患者对于手术、麻醉的耐受能力，为制定麻醉方案提供依据。术前评估以患者病史、体格检查、实验室检查与特殊检查为依据，对患者三个方面作出评估，即主要器官功能、体能状况及手术风险。评估结果决定了患者是按计划手术，还是需要暂缓手术进一步准备及不适宜手术。因胸内手术患者的术后并发症主要为心血管和呼吸系统并发症，故本章主要介绍呼吸系统与心血管系统的术前评估。

（一）呼吸系统

主要通过呼吸系统疾病的症状、体格检查与肺功能检查等全面了解呼吸系统的功能，以评估手术效果、手术风险与术后需呼吸支持的时间。

接受开胸手术的患者常伴有呼吸系统疾病的症状，主要包括咳嗽、咯痰、咯血与呼吸困难。咳嗽、咯痰是呼吸道激惹的表现，多因感染、肿瘤刺激或压迫引起。咳嗽伴咯痰表明呼吸道炎症反应的存在，而肿瘤压迫与异物刺激多引起干性咳嗽。术前评估应了解咳嗽与咯痰的性质。术前咯痰量大时应使用双腔支气管导管以防止手术中患肺痰液流向健肺。现在大咯血虽不常见，但容易造成窒息的严重后果，因此咯血患者的麻醉也应使用双腔支气管导管。此外，对于术前长期存在肺不张患者，术中及术后要做好预防复张性肺水肿的准备，有时也需要双腔支气管导管实施肺隔离。炎症、水肿、支气管痉挛等均可造成呼吸困难，呼吸困难的程度可反映呼吸系统病变的严重程度。

体格检查中应注意患者的一般情况（有无发绀、营养不良、杵状指等）、判断气管插管的难度、观察呼吸频率与呼吸幅度。胸部 X 线检查对判断气管移位、受压的情况有帮助，还能明确肺大疱、肺脓肿、肺气肿、肺不张、肺实变等情况。

呼吸系统的特殊检查包括气管镜、支气管镜检查、支气管造影与肺功能测定等。气管、支气管镜检查与造影有利于明确病变的性质与范围，而肺功能检查用于判断呼吸功能受损的程度。

曾有许多学者致力于寻找出一种具有足够灵敏性、特异性的评估方法来预测所有行肺切除术后的呼吸功能，遗憾的是至今尚未有一种单一的方法可以达到这一目的。因此，对于呼吸功能只能进行包括呼吸动力学、气体交换、心肺功能储备三方面的综合评估。

呼吸动力学评估中常规肺功能检查是剖胸手术前必不可少的检查项目，是预测术后呼吸衰竭等并发症的初步筛选。一般认为，当肺活量（VC）占预计值百分率（VC%）<50%、MVV 占预计值百分率（MVV%）<50%、FEV_1 < 1.0L 或 FEV_1% <50%时剖胸手术的风险较大。有人以 MVV 作为通气障碍的指标来判断手术的危险性，认为 MVV% >70%时无手术禁忌，69% ~50%者应慎重考虑，49% ~30%者应尽量保守或避免手术，30%以下者为手术禁忌。Miller 等连续分析 500 例肺癌患者肺切除手术的资料，提出了不同手术切除范围的肺功能指标的要求，即全肺切除需 MVV% >50%、FEV_1 >2L；肺叶切除 MVV% >40%、FEV_1 > 1.0L；楔形或肺段切除 MVV% >40%、FEV_1 >0.6L。Keagy 等认为术前 FEV_1 降低是引起术后并发症的重要因素。

有许多方法和计算公式来预测术后肺功能，最简单的是以肺切除范围大小来计算术后肺功能，常用的指标是预计术后 FEV_1（FEV_1 – ppo）。1975 年 Olsen 等报告术前 $FEV_1 < 2.0L$ 或 MVV% <50% 者术后危险性增高，但如 FEV_1 – ppo > 0.8L，仍可行肺切除手术。因此，FEV_1 – ppo <0.8L 或 1.0L 被认为是肺切除手术的禁忌证。Kearney 对一组 331 例肺癌手术资料的分析也证实仅仅术前 $FEV_1 < 1.0L$ 并不一定提示术后风险高，FEV_1 – ppo 是唯一与术后并发症发病率相关的因素。

用简单公式预计术后肺功能是以每一支气管与通气功能相等为基础来设计的，如患者有严重的肺不张、肺门病变或支气管内病变，则误差较大，应用放射性核素定量扫描（RQLS）来预计则更准确。Markos 等对 55 例肺癌患者采用 RQLS 来预计术后肺功能，证实术前 FEV_1 – 预计术后 FEV_1（FEV_1 – FEV_1 – ppo）是预计术后死亡的最佳参数，而且 FEV_1 – ppo 正常值预计百分比（FEV_1 – ppo%）较绝对值更妥，全组中 FEV_1 – ppo% >40% 者无 1 例死亡。因此，他提出 FEV_1 – ppo% >40% 者能接受手术，30% ~ 40% 属临界值，<30% 则属手术禁忌。

肺一氧化碳弥散量（D_LCO）对剖胸手术后肺部并发症的预测。1988 年 Ferguson 等认为 D_LCO 能预计术后死亡率和肺部并症，如 D_LCO 占预计值 <60%，不论其他肺功能指标正常与否，应避免较大范围的切肺手术。Markos 等则认为 D_LCO 是预计术后呼吸衰竭的最佳指标。Berry 等的研究认为肺功能检查指标 FEV_1 和 D_LCO 占预计值 <60% 可以预测肺癌患者开胸肺切除术后并发症，但不能预测胸腔镜下肺切除术后的并发症。

术前动脉血气分析对预计术后风险无特异性。传统的观点认为有高碳酸血症者提示有慢性呼吸通气衰竭，不宜行肺切除术，也有人提出 $PaO_2 < 50mmHg$ 或 60mmHg 时禁止剖胸手术。但是 Dunn 等认为这些标准并不是绝对的，因为部分肺癌患者可因肺不张导致右向左分流而引起缺氧，切除癌肿后低氧血症反可改善。但总地来说高碳酸血症患者（$PaCO_2 > 45mmHg$）术后呼吸系统并症和死亡的危险性增加，手术需谨慎。由于仅中度肺功能损害而出现严重动脉血气异常者少见，故 FEV_1% <60% 时术前应行动脉血气分析。此外，对于配合欠佳的患者，肺功能检查误差较大，此时术前动脉血气分析的意义就较大。术前动脉血气分析对于肺功能不全患者术中、术后的处理都有明显的指导意义，应列为常规检查。

肺癌对肺功能的影响取决于肿瘤生长部位、肿瘤的大小和侵犯范围。术前除了考虑肿瘤因素外，还应考虑患者的全身状况、年龄、合并症、麻醉、手术技巧和围手术期的处理等因素。术前肺功能检查对预计术后的情况是必要的，可为肺切除高危患者的筛选和术前积极准备提供依据，对肺功能低于肺切除标准者则还需行进一步的肺功能评估。

1. 放射性核素定量肺扫描（radionuclide quantitative lung scanning, RQLS）　可估计肺脏各区域的肺血管数量和分布情况，了解两肺乃至局部血管形态及功能改变，并能估计被切除肺占全肺灌注分布的比例，对决定能否进行手术切除和切除范围，以及预计术后保留肺功能情况有重要的指导意义。若再行肺通气显像，可进一步了解肺内通气功能情况，并可计算出各区域的通气与血流灌注的比值。RQLS 创伤性小、安全、方便，能从多项指标上比较准确地判断不同范围肺切除后丧失和保留的肺功能情况，是临床非常规性肺功能检查的首选项目。

2. 暂时性闭塞一侧肺动脉试验（temporary unilateral pulmonary artery occlusion, TUPAO）是通过右心导管顶端气囊暂时性地闭塞术侧肺动脉，然后测定肺循环压力和血管阻力的改变。TUPAO 后，若肺动脉压（PAP）只轻微增高，而这种增高又是暂时的，说明肺毛细血管网的顺应性好，若 PAP 明显和持续上升（一般认为 PAP > 22mmHg、PaO_2 < 60mmHg），预计术后患者发生心力衰竭的可能性极大，不宜行全肺切除。

3. 心肺运动试验　可比较精确地反映心、肺、肌肉、骨骼等的功能情况，从而较全面地判断患者对剖胸手术的耐受性。术前运动能力是术后发病率和死亡率较为敏感的预测参数。运动试验时可测定许多参数，对评估剖胸手术后风险较为精确的参数是最大摄氧量（VO_2max）。一般认为运动试验中如 VO_2max > 20ml/（kg·min）者术后心肺并发症危险性较小，10~20ml/（kg·min）者为中度危险性，< 10ml/（kg·min）者即使肺功能其他指标未提示手术禁忌，其手术危险性仍较大。最近 Bolliger 等认为 VO_2max 为 10~20ml/（kg·min）判定为"手术危险区"的范围太大，而且此绝对值并没有用性别、年龄作校正，故建议用占预计值百分率（VO_2max%）来代替 VO_2max。他们从连续 80 例肺切除手术的资料分析中发现，VO_2max% > 75% 时，不论其他肺功能检查结果如何，90% 无手术并发症；VO_2max% < 60% 时肺叶切除危险大，应尽量避免行一个肺叶以上的手术；当 VO_2max% < 40% 时则不宜作任何剖胸手术。

由于肺癌多见于老年人或伴有 COPD 等心肺疾病的患者，并不是所有患者都能胜任极量运动试验以测定 VO_2max，对那些不能行运动试验的患者可以作 6min 步行距离或登楼试验作初步判断。肺切除术后并发症和围手术期预后受到多种因素影响，因此多因素综合评估较单因素分析更为合理。

（二）心血管系统

胸内手术以肿瘤切除术为多，尤其是肺癌的高发，使得胸内手术中老年患者的比例增加，对老年患者行肺切除术主要考虑手术治疗风险/效益的关系。强调术前健康状况、肿瘤分期较年龄和生存率更为重要。老年肺癌患者选择手术治疗的理由：①研究显示早期肺癌是致死性疾病，即便年龄超过 80 岁，其主要的死因仍与肺癌的进展有关而非其他原因；②肺癌在老年患者往往较年轻患者的分期上更早，鳞癌的发病率更高，其特点为生长慢、有潜在转移，切除病灶对患者有利；③随着围手术期处理的进步，老年患者肺切除后心、肺并发症的发生率已控制在可接受的范围内。因此，心血管系统功能的评估要结合老年患者心血管系统功能的变化特点。随着年龄的增长，主动脉、心肌和心脏传导系统的结构发生与年龄相关的心脏储备功能的下降（如压力传感器的敏感性下降、心脏对儿茶酚胺的反应下降、心脏脂肪浸润、纤维化、淀粉质样变致使心脏传导异常、外周血管阻抗增加），即便在术前心脏功能正常，在围手术期应激状态下其代偿能力有限。开胸手术（大动脉手术排除）在手术危险分层中被列为中度风险手术，即发生围手术期心血管病风险在 1%~5%。对伴有心血管疾病患者拟实施胸内手术时，可依据其临床危险因素、心脏疾病情况和活动时的能量需求（METs）等来综合评估。

1. 临床危险因素　分为心脏疾病活动期、中等风险和次要风险。心脏疾病活动期（表 11-3）应先处理心脏问题，然后再择期行非心脏手术。中等风险包括缺血性心脏病史、代偿性心力衰竭或既往心力衰竭病史、脑血管疾病史、糖尿病史、肾功能不全史、心肌梗死史或 ECG 示病理性 Q 波。次要风险因素（目前未被证实增加围手术期风险）包括高龄（≥70 岁）、ECG 异常（左室肥厚，左束支传导阻滞，ST-T 异常等）、非窦性心律失常以及未控制的高血压。

表 11 - 3　心脏疾病活动期（Class I ，证据水平 B ＊）

心脏疾病	心脏疾病的解释
不稳定性冠状动脉综合征	急性（7d）或近期（1月）心肌梗死，不稳定型或严重心绞痛
失代偿心力衰竭	心功能Ⅳ级，心功能恶化，心力衰竭初发
严重心律失常	重度房室传导阻滞（莫式Ⅱ度或Ⅲ度 AVB）及心脏病伴症状明显的室性心律失常，心室率不能控制的室上性心律失常（房颤、心室率超过 100 次/分）
严重瓣膜疾病	严重主动脉瓣狭窄（平均压差大于 40mmHg，主动脉瓣口面积小于 1.0cm^2，有明显的症状）

注：＊：Class Ⅰ类：已证实和（或）一致公认某诊疗措施有益、有用和有效。

证据水平 B：资料来源于单项随机临床试验或多项非随机试验。

虽无充分的临床证据，但在心肌梗死 4～6 周后再考虑实施非心脏择期手术仍是目前适宜的选择。

Goldman 心血管危险指数（CRI）评分（表 11 - 4）是心脏病患者行非心脏手术应用较多的评估方法之

表 11 - 4　心血管危险指数评分

评分项目	分值
充血性心力衰竭	11 分
近 6 个月内心肌梗死	10 分
每分钟大于 5 次的期前收缩	7 分
非窦性心律	7 分
年龄大于 70 岁	5 分
严重的主动脉瓣狭窄	3 分
全身情况差	3 分

注：危险指数 0～5 分为 CRI 评分Ⅰ级，危险指数 6～12 分为 CRI 评分Ⅱ级，危险指数 12～25 分为 CRI 评分Ⅲ级，危险指数大于 25 分为 CRI 评分Ⅳ级。CRI 评分Ⅲ级、Ⅳ级的手术危险明显增加。

2. **体能储备**　与机体的心肺功能密切相关，反映活动能力的储备。常用活动时的能量需求（METs）（表 11 - 5）来评估。一个 40 岁，70kg 的成年人，静息状态的基本能耗 3.5ml（kg·min），相当于 1MET。METs＞10 为功能储备优；METs7～10 为功能储备良好；METs4～6 时功能储备中等；METs＜4 则为功能储备差，非心脏手术时心脏意外的风险明显增大。如果患者无症状，每天可以跑步 30min，无须做进一步检查。对于因疾病不能运动时功能储备为"不确定"，可采用无创心脏应激试验来评估。

表 11 - 5　不同体力活动时的能量需求（METs）

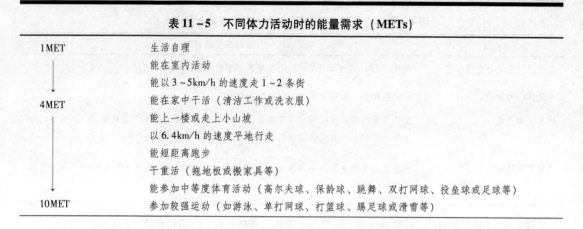

1MET	生活自理
	能在室内活动
	能以 3~5km/h 的速度走 1~2 条街
4MET	能在家中干活（清洁工作或洗衣服）
	能上一楼或走上小山坡
	以 6.4km/h 的速度平地行走
	能短距离跑步
	干重活（拖地板或搬家具等）
	能参加中等度体育活动（高尔夫球、保龄球、跳舞、双打网球、投垒球或足球等）
10MET	参加较强运动（如游泳、单打网球、打篮球、踢足球或滑雪等）

二、麻醉前准备

（一）呼吸系统准备

1. 急性呼吸系统感染是择期手术的禁忌证　为了避免气道高反应，择期手术宜安排在急性呼吸系统感染治愈至少 2 周以后。

2. 关于戒烟　对于吸烟的患者，术前理想的禁烟时间为 8 周。证据显示只有在戒烟 8 周之后才能显现降低术后呼吸系统并发症的作用，但临床上患者对于肿瘤的恐惧常常难以有耐心等待 8 周后手术。因此，对于只能短时间戒烟者也鼓励戒烟，以减少吸烟对心血管系统的不良影响及促进纤毛运动。

3. 腹式呼吸与体能锻炼　对于开胸手术患者训练其正确的腹式呼吸，登楼训练增强体能。

4. 治疗原有呼吸系统疾病　缓解支气管痉挛，控制呼吸道与肺部炎症、排痰、胸部体位引流、物理治疗及纠正营养不良等。

（二）伴有心血管系统疾病患者的术前准备

1. 冠心病　除了发生急性冠脉综合征的患者，非心脏手术前行冠状动脉重建在预防围手术期心脏意外事件上并无明显有益的作用。因此：①对于无明显症状的患者，即便有患冠心病的高危风险或可疑冠心病，也无需在开胸术前重建冠脉，故没有必要在限期胸内手术前明确诊断。但在围手术期处理中应将其视为冠心病患者而加强监护治疗；②对于冠状动脉搭桥术后或冠状动脉介入术后的患者应该了解其现有症状、既往外科或内科的术式、所用支架性质（裸支架或药物洗脱支架）、所用治疗药物的名称、类型、持续时间，并根据患者的手术及血液检查结果在开胸手术前做好治疗药物的调整及血液制品和药物的准备。放置了冠脉支架的患者术前往往常规在接受氯吡格雷和阿司匹林的双重抗血小板治疗。非心脏手术前继续用药会增加围手术期出血的风险，突然停药则增加冠脉支架内血栓形成的风险，尤其是非心脏手术激活凝血使得机体处于高凝状态时。一般开胸手术氯吡格雷停用 5~7 天，阿司匹林可持续应用。对于急症手术大量出血时除了输注血小板，可以尝试输注重组活化凝血因子Ⅶ，但在术后应严密注意监测心肌缺血。如果在放置冠脉药物支架 1 年内需行非心脏手术，而又必须停止双重抗血小板药物治疗时，如高危患者，包括近期放置药物洗脱支架、有支架内血栓史、无保护的左主干或分叉支架则可以短期使用Ⅱb/Ⅲa 受体阻断药来过渡，在术前尽可能短期内停用抗血小板药物，在术后尽快恢复抗血小板药物治疗；另一种可供选择的方案为双重抗血小板治疗改变为阿司匹林和低分子肝素治疗。此外，应准备床头警示牌，告知医护人员及患者处于冠状动脉支架内血栓形成的风险中，以便及时发现问题、及时处理；③患者发生急性冠状动脉综合征需在非心脏手术前冠状动脉重建术，不同冠状动脉介入术式与非心脏手术的适宜时机见图 11 - 13。

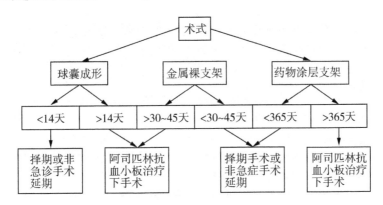

图 11 - 13 不同冠状动脉介入术式与非心脏手术的适宜时机

2. 高血压 虽说术前高血压预示着术后发病率增加，但尚无资料确定术前高血压治疗到何种程度可以降低术后并发症。有心血管风险的择期手术患者应优化其术前状况，包括血压的控制、电解质调整、血糖控制、戒烟、营养、可能的降脂治疗等。对于高血压靶器官损伤的急性期（如心力衰竭、心肌缺血、急性肾功能不全、视盘水肿/脑病）的患者应暂停择期手术，待治疗稳定后再施行手术。对于收缩压超过 180mmHg 和（或）舒张压超过 110mmHg 的高危患者（既往有脑卒中、心脏疾病活动期）也应谨慎地取消手术直至血压和心血管情况优化。对于收缩压超过 180mmHg 和（或）舒张压超过 110mmHg 的低危患者，可以在手术前应用苯二氮䓬类药物（抗焦虑），并用 β 受体阻断药或二氢吡啶类钙通道阻断药（尼卡地平或地尔硫䓬）适当地降低血压（一般降压幅度不超过 20%）。不推荐静脉用肼苯哒嗪等潜在不可预知低血压的药物。术前抗高血压治疗应持续至术日（尤其是 β 受体阻断药、钙通道阻断药），但为了避免术中发生严重的低血压，在手术前 10h 应停用 α_1 受体拮抗剂。

3. 瓣膜性心脏病 术前可通过病史、体格检查及超声心动图能够明确瓣膜病变的严重程度及对心功能的影响。对于轻、中度二尖瓣狭窄，围手术期仅需控制心率，延长舒张期充盈时间，避免肺水肿。对于严重二尖瓣狭窄患者可考虑先行二尖瓣球囊扩张或手术治疗。对于二尖瓣关闭不全或主动脉瓣关闭不全，应量化反流程度，适当降低后负荷、适当保持心率，避免后负荷增加、心动过缓使得反流量增加。主动脉瓣狭窄对开胸非心脏手术风险较大，如果主动脉瓣狭窄已有症状，择期手术应延期或取消。即便无症状，如在一年内未作瓣膜及心功能评估的应先检查评估。对于非心脏手术前无法行瓣膜手术的患者，围手术期急性心肌梗死的风险增加，一旦心搏骤停，较难复苏，应慎重，必要时可考虑主动脉瓣球囊扩张。

4. 先天性心脏病和肺血管疾病 对于此类患者实施开胸术前风险评估的研究并不多。围手术期处理的重点应避免使肺血管阻力增高。

5. 围手术期心律失常　主要发生在老年人。虽然近年来有证据表明无症状的室性心律失常并非心脏手术后心脏并发症增加的直接原因，但是术前心律失常常提示需要查清其潜在的心肺疾病、心肌缺血或心肌梗死的初始阶段、药物中毒或代谢紊乱等。对于三度房室传导阻滞、二度Ⅱ型（莫氏Ⅱ型）非心脏手术前宜安置起搏器。对于房室传导阻滞、左和（或）右束支传导阻滞，左束支传导阻滞合并或不合并一度房室传导阻滞的患者，如果不伴有晕厥或进一步的房室传导阻滞，可在有创动脉压监测下实施麻醉，麻醉中避免加重房室传导阻滞的情况，如心肌氧供不足、电解质紊乱等，对于此类患者可备用经皮心脏起搏装置以防不测。对于已经安置永久性起搏器的患者，术前应请心内科医师检测起搏器功能，必要时根据手术大小调节起搏器的心率、起搏模式，将起搏器调整为非同步模式（VOO 或 DOO）。术中一方面保护起搏器免遭其他电器的损害，另一方面要防止其他电器尤其是电灼器对起搏器的干扰。对已经安装植入型心律转复除颤器（ICD）的患者，术前应关闭心动过速治疗程序。

6. 心肌病　术前评估应对心肌病的病理生理过程有充分的理解，明确围手术期血流动力学处理的目标导向。肥厚型梗阻性心肌病在血容量降低、系统血管阻力降低可导致左心室容量降低，增加流出道梗阻。充盈压降低可能导致肥厚的心室顺应性降低，搏出量明显减少。β 受体激动药增加动力性流出道梗阻的程度，降低舒张期充盈，应避免使用。对于此类患者围手术期独立的危险因素是外科风险度分级和外科手术的持续时间，故应尽可能简化手术、缩短手术时间。

（张惠艳）

第三节　常见胸内手术的麻醉

一、常见胸内手术的麻醉特点

常见胸内手术包括全肺切除、肺叶切除、肺段切除、食管手术、纵隔手术等，传统手术多采用开胸入路，开胸对呼吸、循环功能可产生明显影响。手术操作对纵隔内结构的牵拉与压迫可引起不良神经反射。术前疾病本身影响呼吸、循环功能，手术可加重这种不良影响。因此，胸内手术的麻醉处理与管理要求较高。为方便手术操作与保护健肺，胸内手术多采用全身麻醉、肺隔离技术。现今胸内微创手术开展日趋增多，肺隔离技术已成为胸腔镜下乃至达芬奇机器人辅助下手术的必要条件。

二、麻醉选择

胸内手术的麻醉方法以气管内插管全身麻醉为主。麻醉诱导可根据患者病情选择静脉诱导、吸入诱导及静 - 吸复合诱导的方法。麻醉维持也可采用静脉、吸入及静 - 吸复合的方法，常使用肌肉松弛药以保证充分的肌肉松弛。全身麻醉联合胸段硬膜外阻滞或椎旁神经阻滞与全身麻醉配合不仅有利于加强镇痛作用、减少术中麻醉药的用量，还有利于术后镇痛，促进患者的恢复。虽有非气管内插管硬膜外、局麻与镇静复合麻醉配合胸腔镜下成功行肺叶切除、淋巴结清扫等胸外科常见复杂手术的报道，但毕竟有一定的局限性，术中要求胸外科医师进行迷走神经的阻滞以抑制咳嗽反射，其有效性、安全性及真正的效益/成本比有待进一步的实践检验。

三、麻醉期间的呼吸管理

（一）保持呼吸道的通畅

由于胸内手术多采用肺隔离技术，故首先应有足够的麻醉深度使双腔支气管导管或支气管阻塞导管准确到位。术中依据气道压力、呼气末二氧化碳波形的持续监测及时发现并处理导管移位、气道分泌物增加等呼吸道受阻的情况。在手术的重要步骤有时需要麻醉医师暂停呼吸来保证手术的顺利进行，有时则需要外科医师在手术台上调整气管导管的位置或直接台上行气管或支气管插管，而在气道吻合结束需要麻醉医师轻柔膨肺来协助外科医师检查是否存在吻合口漏，在关胸前则应再次吸净呼吸道分泌物后充分膨肺，因此，台上、台下医师间的配合甚为重要。

（二）保证有效通气的同时预防急性肺损伤

主要采用保护性肺通气策略。

（三）促进术后尽早恢复有效的自主呼吸

正常、有效的自主呼吸有赖于中枢神经系统调节下的呼吸运动。全身麻醉药及阿片类药物对于中枢神经系统的抑制、肌肉松弛药对于呼吸运动肌肉的阻滞及开胸手术对于呼吸功能的损害都可影响患者有效自主呼吸的恢复。因此，在制定麻醉方案时就应考虑这些因素，通过合理的麻醉管理方法，达到术中保持患者无知晓、无疼痛、肌肉松弛无体动、无咳嗽、植物神经抑制适度，手术结束后又能够使患者的意识、自主呼吸迅速恢复，且无明显的疼痛、躁动、恶心、呕吐及不良记忆。

四、麻醉期间的循环管理

（一）胸内手术对循环系统的影响

开胸前，胸腔两侧压力相等，纵隔位于胸腔中间。开胸后，开胸侧胸腔变为正压，而非开胸侧胸腔仍为负压，结果使纵隔移向非开胸侧胸腔。此时，如为自主呼吸，吸气时非开胸侧胸腔负压增加，纵隔向非开胸侧胸腔移位更明显；呼气时非开胸侧胸腔压力增加超过开胸侧胸腔压力，使纵隔向开胸侧胸腔移位，纵隔随呼吸的变化在两侧胸腔之间交替移动，称为纵隔摆动。纵隔摆动容易造成大血管扭曲。腔静脉扭曲可引起回心血量减少，使心排血量降低；大动脉扭曲则直接造成血压下降。因此，开胸手术需要采用气管内插管全身麻醉、正压机械通气以减轻纵隔摆动所致的血流动力学紊乱。何建行等报告已成功开展了非气管插管静脉麻醉微创胸腔镜下肺叶切除术，术中要求外科医师进行迷走。神经阻滞以抑制咳嗽反射，但该麻醉方式仅适用于部分患者且存在呼吸、循环抑制的风险。

即便采用了全身麻醉、机械通气，胸内操作对于纵隔内结构的牵拉、压迫、电灼刺激及单肺通气的影响等仍可对循环系统产生明显的干扰，容易造成低血压、心肌缺血、心律失常等。因此，胸内手术中应持续监测心电图、脉搏血氧饱和度、呼气末二氧化碳、有创动脉血压、中心静脉压等。术后搬动患者时也应动作轻柔，尤其是对全肺切除后的患者。

（二）胸内手术循环管理的方法

1. 严密监测　由于心电图电极位置必须让位于手术野，因此，需要更加注意心电图波形的动态变化。心电图可以发现心率、心律及 ST - T 的改变。有创动脉压监测应作为开胸手术所必备的监测。依据上海市胸科医院连续 12 832 例普胸手术发现，围麻醉期心搏骤停的发生率为 0.1%，多发生在肺门周围操作期间，而此时恰逢使用电凝、心电图受到干扰的情况下，有创动脉压监测可不受电凝的干扰，从动脉压力波形改变的瞬间观察到血压的骤降，此时让术者暂停手术，分析心电图波形即可得到心搏骤停类型的诊断，在心脏按压的同时，针对心搏停止、无脉电活动及心室纤颤采用相应的心脏复苏措施，一般均可获得良好的治疗效果。心肺复苏期间有创动脉压还可以直接观察到心脏按压的效果，对于后续治疗有明显的指导意义。此外，有创动脉压监测便于单肺通气期间血气分析血样的获取。中心静脉压监测常作为临床液体管理的主要监测方法，胸内手术中要考虑胸内手术操作对中心静脉压的影响，因此，开胸手术中更加强调中心静脉压的动态观察，结合患者的心功能状况、手术操作、有创动脉压及呼气末二氧化碳等来判断中心静脉压数值的意义更有价值。此外，在紧急状况下中心静脉通路能够为药物迅速起效提供便捷的给药途径。脉搏血氧饱和度和呼气末二氧化碳监测不仅是呼吸功能监测的主要指标，同时两者提供的信息也有利于循环管理。通过观察脉搏血氧饱和度的波形可以获悉心脏收缩强弱、外周血管舒缩及是否存在血容量不足的初步信息；呼气末二氧化碳则是肺血流量减少甚为敏感的指标，术中应同步监测有创动脉压与呼气末二氧化碳，如果术中呼气末二氧化碳突然下降，随之血压下降，要考虑肺栓塞的可能；如果血压下降在前，呼气末二氧化碳随后下降，则肺血流的下降则是全身血流下降的一部分。血气分析检查则是单肺通气管理的一部分，在抽取动脉血时应同步记录呼气末二氧化碳的数值，这样可以动态观察动脉血二氧化碳与呼气末二氧化碳的差值，借此了解肺通气的有效性。术中容易被忽略的，但也却是最简单、有效的监测，即呼吸音的听诊，在麻醉前、中、后均应重视。

2. 循环功能的调节　以满足机体有效灌注为循环管理之目的，维持好心脏的心泵功能、血容量、血管的完整性及正常的舒缩功能这三者之间的平衡。就心脏而言，周而复始、有序、协调的收缩与舒张是实现正常心泵功能的前提，为此保证心脏自身正常的血供、前后负荷、营养成分、水电解质都是必要的，因此，防治心肌缺血、心律失常及代谢、水电解质紊乱等都是维持正常循环功能重要的组成。相对而言，由于监测技术的发展，心脏异常情况较容易发现。血管的完整性及正常的舒缩功能，需要根据病理生理、手术流程及动脉压力波形或脉搏血氧饱和度波形、末梢毛细血管充盈度等的观察来综合判断，如感染晚期低血压患者可能已经存在毛细血管通透性增加（相当于血管的完整性破坏）。血容量的补充首先考虑"量"、然后再考虑"质"，"量"必须与心功能和血管的容积相适宜，本着节约用血的原则，容量补充可用人工代血浆，"质"则为血液的有形成分及凝血因子、纤维蛋白等，按需补充，维持水、电酸碱平衡。

3. 备好抢救用药、仪器　常规将麻黄碱、阿托品、利多卡因分别抽好在注射器内备用，此外，在手术室内应能够随时取到肾上腺素等其他抢救药品。在手术室固定场所备好随时可用、性能良好的除颤仪等。

五、术后管理

（一）术后管理模式

手术结束后麻醉管理的目标就是要让患者安全、无痛、舒适地从麻醉状态中快速恢复到正常的生理状态，而无严重不良反应。胸内手术因其手术创伤大，对患者循环和呼吸系统功能的干扰大，可能潜在的问题有术后剧烈疼痛、恶心、呕吐、低氧血症、体温异常、意识障碍和血流动力学不稳定等，需要专业人员迅速诊断与治疗。麻醉后恢复室（postanesthesia care unit，PACU）的管理模式，不仅提高麻醉后患者的安全性，而且还可以提高手术室的使用效率，合理利用医疗资源。

（二）呼吸问题的处理

PACU 呼吸问题的处理目标是避免缺氧与减少手术后呼吸系统并发症，如果患者自身能够保持气道通畅（保护性反射恢复，注意食管手术潜在吞咽、咳嗽反射恢复延迟）、神经肌肉接头功能恢复（确认无肌松残余作用）、麻醉药对呼吸的抑制作用消退，在充分膨肺之后可以考虑拔除气管导管。但在此处理过程当中，应避免缺氧，在吸痰、拔管过程中始终供氧。对于胸内手术患者可用潮气量、胸廓起伏、呼吸频率及手握力等来判断潮气量恢复是否足够，没有必要在患者手术恢复早期最需要充分氧供的时候用脱氧自主呼吸观察氧饱和度是否能够维持的方法来判断。

PACU 要求气管导管拔除前谨慎评估：①确保拔管后能够保证呼吸道通畅；准备加压面罩和口鼻咽通气道，必要时喉罩；在拔管前应在一定麻醉深度下清除呼吸道分泌物，包括气管、支气管和口腔，必要时进行气管镜检查；双腔支气管导管在不需要肺隔离后，应将小套囊放气，再次清理呼吸道；②确保拔管后能够保证足够的通气与氧合，带管自主呼吸如下：自主呼吸恢复平稳，呼吸频率 < 25 次/min，潮气量 > 8ml/kg（可借助呼吸机采用 CPAP 通气模式，将压力参数设置为 0，通过监测数值来判断）；尚未拮抗肌松药如 TOF 在 0.75 ~ 0.9，可拮抗一次，使 TOF > 0.9；气体交换达标：FiO_2 40%，血气分析 $PaCO_2$ < 45mmHg（既往有 COPD 者 < 50mmHg），PaO_2 > 100 ~ 200mmHg，SpO_2 为 99% ~ 100%；③拔管前吸氧，适当膨肺，拔管后面罩吸氧，如患者已清醒，可鼓励深吸气、咳嗽交替进行后面罩吸氧；④循环系统拔管前要求血流动力学稳定，无明显活动性出血，胸腔引流量应 < 100ml/h。PACU 是清醒后拔管还是麻醉状态中拔管，要因人而异，开放气道的难易程度是重要的考虑因素，其次考虑的是患者的心脏能否承受气管导管刺激所致的应激反应。麻醉早期应用右美托咪定可为清醒拔管创造良好的镇静条件。

拔管后要注意观察是否潜在气道并发症。对气管塌陷或出现严重的皮下气肿、纵隔气肿，可能需要再次气管插管，故在拔管前应常规准备气管插管器具，对于存在困难气道的患者，拔管应慎重，必要时在导管内留置交换导管并准备相应的可视喉镜等设备。对于气管或支气管重建患者特殊的体位造成再次插管困难，应保留气管导管直至患者自主呼吸恢复并能够良好配合。

对术前肺功能减退、术中出血、输血量大、手术创伤大等潜在急性肺损伤患者，可考虑带气管导管回 ICU 行呼吸支持治疗。

（三）循环问题的处理

PACU 中可以通过监测心电图、血压、中心静脉压及观察患者的末梢循环等来判断患者的循环功能。胸腔引流液的量、色均是观察的重点。拔管前后的吸痰要注意既要吸净分泌物，又要防止患者剧烈咳嗽造成血管结扎线脱落。如果突然血压下降，首先要排出血，如果大出血，及时开胸止血能够挽救患者的生命，一旦拖延则有可能延误抢救时机。血压是反映循环功能的综合指标，血压降低一定要查明原因，切忌仅用升压药治标。在 PACU 中最常见的循环系统并发症是高血压，尤其是术前有高血压且控制不佳的患者，排除疼痛因素外，可以用硝酸盐类或钙通道阻断药或乌拉地尔等控制血压，以免引起心脑血管意外。其次，胸科手术中，较常见的是心律失常，尤其是房颤，对于无严重器质性疾病的房颤患者，在 PACU 中首先调整其内环境，包括水电、酸碱、血气、温度等，然后可以在镇静下行电复律，以消除房颤的危害。对于全肺切除术后的患者，在搬动和改变体位时，注意操作轻柔，避免纵隔摆动对生命体征的干扰。

（四）疼痛的处理

术后镇痛是胸内手术麻醉管理中不可或缺的重要组成部分。术后镇痛不仅可改善患者的呼吸功能，增加通气量，还有利于咳嗽、排痰，减少术后肺部并发症。目前采用多模式全程镇痛的模式，静脉自控镇痛（PICA）、硬膜外自控镇痛（PECA）、椎旁神经或肋间神经阻滞等镇痛方法及中枢、外周镇痛药的联合应用可发挥良好的镇痛作用，使得胸科手术后疼痛已非 PACU 中的主要问题，偶有患者主诉疼痛，加用少量镇痛药物多能缓解。

（五）苏醒延迟与躁动的处理

苏醒延迟偶见于老年肝功能不良者，应用氟马西尼可能促进恢复。躁动重在预防，术前良好准备，完善的麻醉计划，恰当的麻醉用药，术中良好的循环、呼吸功能维护，对于预防躁动乃至术后谵妄均有意义。小剂量右美托咪定 $1\mu g/kg$ 在麻醉早期应用，不但可以减少术中麻醉用药，而且其加强镇静、镇痛效果对于预防术后躁动、谵妄及寒战不适均有良好的作用。

（六）低体温的处理

低体温多见，偶有寒战。可采用周身覆盖吹热风式加温的方式以避免寒战带来的不利；如有寒战，应用适量哌替啶或曲马多，多能缓解。

（七）恶心、呕吐的处理

在 PACU 中少见。但在手术后当晚及次日女性患者容易发生。预防性应用地塞米松及中枢性抗呕吐药有一定的作用。对于食管患者在拔除气管导管前一定要注意胃管的通畅，以防误吸。

（八）尿失禁与尿潴留的处理

注意观察，如果尿失禁应注意更换尿垫，尿潴留多见于男性患者，导尿处理简单但要注意预防并发症。

（九）PACU 转出标准与患者的转送

每例患者在转出 PACU 之前必须要进行充分评估，汇总分析。呼吸道的保护反射一定要恢复良好，通气和氧合能力良好，以保证在无监测条件下能克服轻微的病情变化，血压、心率和外周末梢灌注良好，体温正常不是必须的指标，但是应无寒战，镇痛充分，呕吐得到控制，已经超过最后一次用药 15 分钟以上。根据患者情况决定返回病房或 ICU。出 PACU 标准归纳见表 11-6。由于个体差异，根据患者临床情况作出判断更加重要，如果对诊断和安全性存在疑问，应该推迟转出 PACU 或入 ICU 继续监护治疗。

表 11 - 6　出 PACU 标准

一般情况	意识、定向力恢复，清醒合作，对言语和简单指令有反应
	外科情况稳定（无可疑出血）
循环	血压和心率稳定
	无新出现的心律失常
	可接受的血容量
	至少保持 30min 内的稳定
呼吸	呼吸频率与深度稳定
	足够的咳嗽和排出分泌物的能力
	动脉血气 $PaCO_2$ 低于 50mmHg
气道	完整的气道保护性反射（吞咽，呛咳和呕吐）
	无喘鸣、痉挛和梗阻
疼痛	能够确定外科疼痛的位置和强度
	有足够的镇痛处理措施并已经调整观察 >30min
肾功能	尿量大于 30ml/h
其他	血糖水平得到控制
	水、电解质、酸碱平衡良好
	恶心和呕吐得到控制

（张惠艳）

第四节　肺部手术的麻醉

肺切除术是治疗肺内或支气管疾病的重要外科手段，常应用于肺部肿瘤、药物难以治愈的感染性疾病（肺结核，肺脓肿）、支气管扩张、肺大疱等疾病的治疗。根据不同病情可分为：全肺切除术和部分肺切除（包括肺叶切除、肺段切除或楔形切除）。此外，因病变累及范围增大，可能采取支气管或肺动脉袖形切除术，胸膜肺切除等特殊手术方式。

对肺隔离技术要求较高，熟练掌握各种肺隔离技术和正确应对各种通气和换气功能异常，减少肺损伤，强调肺保护是肺切除术麻醉管理的关键。

一、麻醉前用药

一般无特殊要求。哮喘及喘息性支气管炎患者避免使用吗啡；抗胆碱能药物可能引起患者的不适，不宜在麻醉前给药，术中需要时应用即可。

二、麻醉方式的选择

肺切除术目前基本在支气管内麻醉下完成，全麻方式可选择有全凭静脉麻醉、静吸复合麻醉、静脉或静吸全麻联合硬膜外阻滞或椎旁阻滞麻醉等。

三、选择适当的肺隔离技术

双腔支气管导管仍是最常用的选择，在确定不涉及左总支气管的手术，可常规使用左侧双腔支气管导管，因为右总支气管的解剖特点，决定了右侧双腔支气管定位准确率低、术中移位率高。上海市胸科医院基本选用手术对侧双腔支气管导管，即右胸手术选左侧双腔支气管导管，左胸手术选右侧双腔支气管导管，可取得良好的肺隔离效果。Univent 管和支气管阻塞导管，也可以灵活地运用于肺叶手术，但吸引管细，不适用于湿肺患者，现在支气管阻塞导管基本取代了 Univent 管。在特殊情况下，单腔管也可以灵活地延长成为支气管导管，实施单肺通气。

四、麻醉中处理的要点

（一）呼吸功能的维护

1. 保持对气道的控制　改变体位、手术牵拉等可使双腔支气管导管位置改变而影响通气，随时进行纤维支气管镜检查是最有效的调整方法，此外也可请手术医师探查气管隆突处导管位置，辅助调整定位简便有效。

2. 采用个体化的通气模式　依据患者情况，选择容量控制通气，潮气量 6～8ml/kg，呼吸频率 12～14 次/min，术中必要时通气侧肺用呼气末正压通气（PEEP 5cmH$_2$O），非通气侧肺用持续气道正压（CPAP 2～5cmH$_2$O），可减少单肺通气时肺内分流，从而减少低氧血症的发生。单肺通气中高流量纯氧维持氧合并非必须。高流量麻醉或手术时间长时，应当加用人工鼻保持气道的湿化。

3. 适时气道内吸引　在改变体位、处理气管后及患肺复张前，应常规进行气道内吸引，注意无菌要求，且吸引健侧肺与患侧肺时应常规更换吸引管。

4. 及时纠正低氧血症　基于缺氧的危害及患者对缺氧的耐受能力较差，一旦出现低氧血症应积极采取应对措施。术中低氧血症最常见的原因是双腔支气管导管位置不当，一般调整位置、适当提高吸入氧浓度均可避免低氧血症，但要注意避免过高气道压或过大潮气量等肺损伤因素。对于原有肺疾患者可采用允许性高碳酸血症之策略，但长时间的高碳酸血症终究为非生理状态，条件允许的情况下可作适当调整，采用个体化通气模式，既满足机体代谢之需求，又避免造成肺损伤。

（二）维护循环功能的稳定

1. 保证机体有效循环血量　术前的禁饮禁食、开胸手术的体液蒸发及创面的失血等均可导致患者有效循环血量的不足，因此，在诱导前应适当补液，避免麻醉中因低容量导致低血压而匆忙以缩血管药来维持血压。

2. 避免输液过多引起肺水过多甚至肺水肿　在心、肾功能健全的患者单纯输液引起肺水肿罕见，但是在全肺切除时，相当于瞬间缺失了一个低阻高容的容量器官，余肺要承担全身循环血量，故输液量应加以控制。输液量以满足机体最低有效灌注的容量为目标实施体液平衡管理，避免肺水过多，严密监测中心静脉压，尤其是要注意中心静脉压与动脉压和末梢组织灌注的关系，对指导输液有益。

3. 心律失常的处理　肺切除手术术中及术后房颤的发生率较高，多见于高龄、男性患者，尤其是在淋巴结清扫时。术中使用钙通道阻滞药或 β 受体阻滞药是否可以减少发生，还有待观察；但对术中心率增快、血压增高，或房性早搏增多的患者，提示心脏在手术操作过程中有易受激惹，推荐在维持适宜麻醉深度的基础上，运用瑞芬太尼降低心脏的应激性。一旦术中发生房颤，在不伴有过快心室率和不影响血流动力学稳定性的情况下，暂不做处理，但必须检查血钾等电解质水平；对伴有快心室率、循环受干扰明显者，则可用 β 受体阻断药或胺碘酮来控制心室率，同时检查通气效果、氧合状况和麻醉深度予以调整。如体位方便也可考虑术中电复律。如进入 PACU 仍处于房颤状态后，待调整患者内环境及体温正常后，在麻醉状态下行同步电复律，以减少持续房颤所致的不良后果；但对于有严重心脏疾病患者，则需慎重考虑，可与心内科共同会诊后处理。在处理肺门，尤其是左侧开胸或心包内肺切除患者，还需注意手术操作可能诱发的心搏骤停。严密观察有创动脉压波形，可以及时发现心电图受干扰时的心搏骤停，一旦出现，即嘱外科医师暂停操作，鉴别心搏骤停的类型，对于心脏停搏或无脉电活动，外科医师行心脏按压的同时，立刻经中心静脉给予阿托品或后续使用肾上腺素；对于室颤的患者，在外科医师行心脏按压的同时准备除颤器，依据心电图室颤波形，必要时加用肾上腺素后电击除颤。有创动脉压波形是心脏按压是否有效的良好提示。只要处理得当，均可在短时间（3 分钟）内复苏，对麻醉恢复期无明显影响。

（三）术中维持适宜的麻醉深度，术后早期避免呛咳

术中适当的麻醉深度十分重要，肺门周围神经丰富，探查操作时心血管反应较大，麻醉过浅时，刺激气管易引起强烈的膈肌抽动，应当避免在处理肺血管时吸痰，必须吸引前亦应适当加深麻醉并告知外科医师。目前 BIS 脑电监测和肌松监测是较为有效的监测方法。此外，在麻醉恢复期也要注意避免躁动与呛咳，以防血管结扎处脱落造成大出血，有效的镇静、镇痛显得格外重要。

（王国喜）

第五节　气管手术的麻醉

气管、支气管与隆突部位手术（不含气管切开术）的麻醉处理中，控制呼吸道、维持良好的气体交换和术野暴露是气管手术麻醉的重点。

一、术前评估

应对患者的全身情况、呼吸困难程度及与体位的关系作详细评估。一般而言，气管腔直径狭窄至 1cm 时，可出现特殊的喘鸣音，＜1cm 时则呈明显的呼吸困难，＜0.5cm 时活动受限，并出现典型的"三凹征"。询问并观察患者排痰的困难度、运动耐力、仰卧位呼吸能力以及用力吸气和呼气时是否存在呼吸困难加重（因气管塌陷或可活动的肿瘤在用力呼吸时可加重气道梗阻）。确认患者的心肺功能情况，以及是否合并其他系统的疾病。术前的肺功能检查虽有参考价值，但部分患者因呼吸困难在术前无法实施，可以通过血气分析检查来获得相关的信息。

明确气管狭窄的部位、性质、范围、程度和可能突发的气道梗阻是术前评估的重点。随着医学影像学技术的提高，判断气管狭窄情况不再仅仅依靠 X 线平片，CT 扫描和磁共振、螺旋 CT 及计算机三维重建技术能更形象地了解气管的具体状况，甚至是气管镜也达不到的

狭窄远端。支气管镜检查通过肉眼直视可明确气管狭窄的长度和直径，以及肿物与气管壁的特点，是诊断气道病变的"金标准"，但对于气道严重梗阻，气管镜无法通过狭窄部位的患者，就无法了解病变远端的气道情况，而且严重气道阻塞患者行气管镜检查后因局部水肿或气道受刺激可加剧气喘及呼吸困难。因此，对存在严重气道梗阻的患者，气管镜检查宜安排在一切准备就绪的手术前，在手术室内且在麻醉及外科医师到位后进行，一旦呼吸困难加剧可以紧急手术。

二、术前准备

麻醉医师应当参与手术计划的讨论，了解手术径路和过程。高位气管手术多采用颈横切口，主动脉弓上主气管手术以胸骨正中切口，下端气管涉及隆突及支气管多采用右后外侧切口进胸。常见的手术方式有：气管壁的切除与修补、气管环形切除端端吻合、隆突切除和成形等。

根据患者和手术情况制定完善的麻醉方案，重点在于手术各阶段的通气方案和应急准备。完善术前器械的准备，重点是各种型号的气管导管、可供手术台上使用的灭菌导管、通气延长管和接口，此外备有两套呼吸环路、各型支气管镜。对于急性严重气道梗阻患者，拟在体外循环下实施手术者，还应准备紧急体外循环所需设备。麻醉医师和护士人员齐备，麻醉诱导前手术医师在场，做好紧急建立外科气道的准备。

术前对患者进行心理疏导和安慰，介绍术后体位和咯痰事项，以争取得到患者最大程度的配合。

对严重的气道狭窄建议术前不使用镇静药，以免削弱患者维护其自主呼吸的能力；抗胆碱能药虽可减少呼吸道分泌物，但可使分泌物黏稠，或形成痰险加重阻塞，故术前不用，术中按需给予。

三、麻醉管理

采取各种手段尽早地控制气道，不同阶段努力维持有效通气是气管手术麻醉的关键。

（一）诱导期麻醉管理

麻醉诱导过程是气管手术麻醉最危险的阶段之一，诱导用药和插管方式必须结合患者具体病情、病变情况和麻醉医师的实际经验，遵循"安全、无痛、舒适"三阶梯麻醉管理规范，依照麻醉计划和准备进行选择。

1. 局部麻醉 在局部麻醉下行气管切开后再从气管造口处插入气管导管。但由于惧怕呼吸道梗阻而过度保守地应用镇静、镇痛药物，可能使患者经历一定程度的痛苦。α_2 受体激动剂——右美托咪定为保留自主呼吸清醒镇静提供了便利，总量用 $1\mu g/kg$，10 分钟静脉微泵注射，可达到镇静而无呼吸抑制之虑，从而减轻患者的痛苦。

2. 吸入诱导 采用七氟烷吸入诱导，达到足够的麻醉深度后，结合呼吸道表面麻醉再实施支气管镜检查，进行气管插管或置入喉罩。

3. 静脉诱导 如果患者在仰卧位可保持呼吸通畅（例如日常睡眠不受限），而且气道病变固定，估计气管插管无困难时，则可采用含肌肉松弛药的静脉诱导。

4. 人工心肺支持下麻醉诱导 对于严重呼吸困难，需要上半身抬高及麻醉后气道情况无法判断的患者，可借助体外循环，在局麻下行股动、静脉插管，经股静脉至右房引流体外膜肺氧合的方法来保证患者的正常氧供。体外循环开始后行麻醉诱导,将气管导管放置在气管狭窄部位以上,然后行纤维支气管检查,注意避免气道内出血。

(二)麻醉插管方法的选择

1. 根据病变部位及病变特点

(1)肿瘤或狭窄位于气管上部靠近声门,气管导管无法通过,在局麻下和静脉镇静下由外科医师行颈部气管切开,在狭窄部位下建立通气;如果瘤体较小,气管最狭窄处直径 > 1cm,可以在纤支镜引导下插入细直径气管导管通过肿瘤。也可以先插入喉罩,保留自主呼吸麻醉下,行颈部气管切开,在狭窄部位下建立通气后拔除喉罩更换气管导管,待气管后壁吻合后,将经口气管导管推进越过吻合口,然后吻合气管前壁。

(2)肿瘤或狭窄位于气管中部,对于气管肿瘤蒂细、肿瘤质地脆、易出血等患者,可放弃导管通过肿瘤的尝试,将导管留置狭窄部位以上,手法正压通气无阻力的情况下全麻下开始手术。对于蒂粗、不易脱落的肿瘤,在纤维支气管引导下气管导管尝试可以通过的就通过,通不过的将导管留置狭窄部位以上。

(3)肿瘤或狭窄位于气管下部接近隆突,可将单腔气管导管置于肿瘤上方,如果插过无困难,可考虑纤维支气管镜引导下将单腔气管导管插入一侧支气管。此类患者有建议用较细导管通过肿瘤部位行高频喷射通气,但狭窄严重、排气不畅仍有可能造成气体滞留和气压伤。

2. 根据呼吸困难的程度

(1)对于气促明显,伴有紧张焦虑甚至窒息濒死感的患者,给予保持端坐位,轻扣面罩予高浓度氧吸入,而后静脉缓慢给予小剂量阿片类药物,可达到清醒镇静的目的,氟芬合剂 1/3 剂量启用也是较好的选择。也可用右美托咪定 1μg/kg,10 分钟静脉微泵注射的方法,镇静效果较为理想。此类患者在使用丙泊酚、咪达唑仑时切忌给药剂量过大过快。采用七氟烷吸入也可以使患者保持自主呼吸下入睡,但紧闭面罩可能加重患者的紧张和窒息感,此外由于患者的通气量不足,麻醉入睡时间可能延长。病变部位较高的患者,可以进行气管切开,在狭窄部位下建立通气;不能进行气管切开的患者,为了提高安全性,可在局麻下暴露好股动静脉,然后麻醉用药,一旦呼吸困难加剧,立即股动静脉插管进行体外循环。

(2)术前无明显气促,可以平卧的患者,估计稍细气管导管(ID6.5)可通过狭窄部位的患者,可给予丙泊酚和阿片类药物,逐步过渡到面罩正压通气,如无供氧困难,可考虑给予肌松剂后插管。

3. 根据肿瘤的生长情况

(1)气管内生肿瘤患者的插管,建议均在纤维支气管镜明视引导下进行,可避免无谓的插管通过尝试,或减轻导管通过时对瘤体的冲击,同时随时可交替使用气管内吸引和供氧。切忌盲目插管,特别是蒂细、质地脆、易出血的肿瘤触之易引起脱落和出血,加重气道梗阻。

(2)肿瘤侵犯气管所造成的外压性气管狭窄,在确认插管通过狭窄部位前忌用肌肉松弛药。

四、术中麻醉维持和气道管理

(一)麻醉维持

采用全凭静脉麻醉,其优点是在气道开放时,不会有麻醉气体污染。丙泊酚 TCI 靶控输注复合瑞芬太尼，一旦停止输注，麻醉苏醒迅速而完全。宜采用中效非去极化肌肉松弛药维持肌肉松弛状态，以减少操作中刺激气管造成患者的不随意体动。

（二）手术中气道管理

其重点是在气道开放时确保气道通畅和患者的正常氧合。目前最常用的方法主要还是交替使用经口气管内导管和外科医师行台上插管。成功的术中气道管理是麻醉医师和外科医师默契配合的结果。

1. 台上插管　可以根据不同的手术部位而定，颈部和胸部气管手术的重建方法相对较单一（图 11 - 14 和图 11 - 15），而隆突重建术的方法较多，但是基本原理相仿：台上气管手术切开前，经口气管插管放置于病变上方通气，在下方切开气管，使用台上导管插入远端气道通气，切除病变后先吻合气管后壁，而后放弃台上插管，将口内气管导管送过吻合口远端，气囊充气后施行通气，缝合气管前壁完成吻合。（图 11 - 16 和图 11 - 17）。

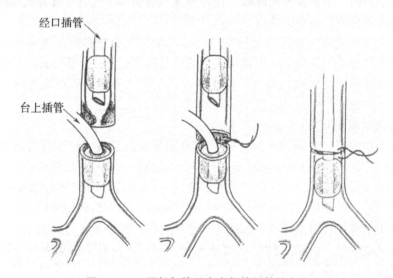

图 11 - 14　颈部气管手术中气管插管的方法

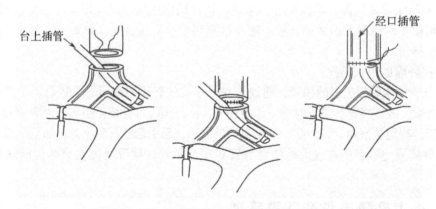

图 11 - 15　胸部气管手术中气管插管的方法

2. 台上插管导管型号的选择　术中麻醉医师应准备各个型号气管导管和连接管供选用。台上插管可用灭菌气管导管或自制导管，在满足通气前提下宜选用套囊稍细的导管，导管过粗气囊过大可能影响气管缝合操作，需要注意的是，由于目前使用的导管的套囊与导管前端位置较远，因此在使用过程中比较容易插深，易阻塞上叶管口。

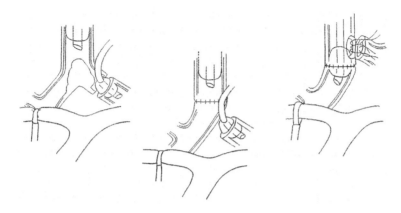

图 11 - 16 隆突重建手术中气管插管的方法（1）

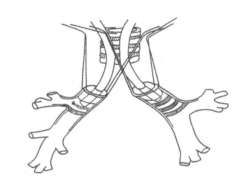

图 11 - 17 隆突重建手术中气管插管的方法（2）

3. 低氧血症的预防与处理 ①术中可能需要间断的呼吸停止，可采用100%氧吸入，过度通气后，可获得3~5分钟的呼吸暂停时间，需要注意的是期间应密切观察血氧饱和度，一旦血氧饱和度下降至90%，应立即重新通气，此时可能需要外科医师用手封堵尚未缝合完毕的吻合口，待血氧饱和度上升后再次暂停呼吸继续手术；②血液和分泌液阻塞远端气道，需术者配合吸引远端气道；③插管导管位置不良，位置太浅漏气或者太深部分肺段通气不足，需术者调整插管位置；麻醉医师提高新鲜气流量，采用间断通气的方法可以改善氧合；④单肺通气中肺内分流，如不能采用双侧台上插管两肺分别通气，可考虑请术者临时套扎非通气侧肺动脉，或能改善血氧浓度。高频喷射通气（HFJV）作为一种在开放条件下的通气手段，在气管手术中应用有其优越性：喷射导管较细，使用灵活，提供充分的氧和避免单肺通气所致低氧，可以通过狭窄部位和气管切端，且对手术缝合干扰小。但需要注意的是，高氧流量导致手术野血液喷溅、血液吸入、导管不稳定、低通气和 CO_2 重复吸入也有可能发生。尤其要重视的是在气管壁未打开前使用 HFJV，有引起严重气道狭窄患者气压伤的风险。

（三）麻醉恢复期气道管理

气管重建术后麻醉恢复期也潜在风险。由于手术后机械通气可影响气管吻合口的愈合，因此提倡在手术后尽早拔除气管导管，但重建的气道是脆弱的，随时有可能出现危险，而且重新建立安全的气道也是困难的。应注意以下几点问题：①尽量保持患者颈部前屈，减少吻合口张力；②完全逆转肌肉松弛药的作用：即便应用非去极化肌肉松弛药的拮抗药，也必须要有足够的时间使肌肉松弛药的作用完全逆转，保证患者有足够的通气量后，才能拔除气管导管；③苏醒应平稳，尽量避免患者因躁动，呛咳而致吻合口裂开。如果采用全静脉麻醉，邻近手术结束时可逐渐减小瑞芬太尼的输注速度，给予芬太尼 0.05~0.1mg，或者曲马多 50~100mg 以减轻麻醉恢复期患者疼痛，同时启用术后 PCA 镇痛。麻醉前期右美托咪定的应用，也能有效防止躁动、增加麻醉恢复期的舒适感。

气管手术后患者应在 ICU 监护治疗。入 ICU 后应常规行胸部 X 线检查以排除气胸。患者应始终保持头俯屈的体位以降低吻合口张力。面罩吸入湿化的氧气。隆突部位手术可阻碍气道分泌物的排出，必要时可使用纤维支气管镜辅助排痰。术后吻合口水肿可引起呼吸道梗阻，严重时需要再插管。由于体位的影响，ICU 插管应在纤维支气管镜引导下避免误伤吻合口。术后保留气管导管的患者应注意气管导管的套囊不应放置于吻合口水平。

靠近喉部位的气管手术后易出现喉水肿，表现为呼吸困难、喘鸣与声嘶。治疗可采用改变体位（坐位）、限制液体、雾化吸入肾上腺素等措施，喉水肿严重时甚至需要再插管。

（王国喜）

第六节　支气管镜与纵隔镜手术的麻醉

一、气管镜手术的麻醉

支气管镜在肺疾病的诊断治疗中有重要意义。从硬质支气管镜到软镜（纤维支气管镜、电子支气管镜），支气管镜的应用范围不断扩大。支气管镜目前主要用于气管支气管异物取出、肺内引流、大咯血的治疗、气道与肺肿物的诊断与治疗。

从适应证看，硬质支气管镜与软镜并无区别，但临床上支气管镜的选择受很多因素控制。如设备条件、医师的经验、使用安全性与患者的舒适度等。软镜具有检查范围广、创伤小等优点，但在一些治疗性操作中应用受限。因此，既往硬质支气管镜主要用于治疗性操作，而软镜主要用于诊断性检查，现在随着软镜器械及技术的发展，在治疗中的应用也日趋增多。荧光支气管镜检查（黏膜下的早期肿瘤组织会发出异样的荧光，对此部位进行组织活检可以提高肿瘤早期检出率）、经支气管镜超声检查（endobronchail ultrasound，EBUS，即 6.0mm 左右 EBUS 定位引导下行支气管镜针吸活检术，可以探明血管的位置，防止活检时误伤血管，提高肿瘤的早期检出率并降低穿刺活检的并发症）为近年来开展的新技术，属于软镜的范畴，但其诊断与治疗较为费时，对"无痛气管镜"的需求增多。"无痛气管镜"滞后于"无痛胃肠镜"，主要的原因在于麻醉医师与内镜操作医师"共抢气道"，任何麻醉最需要保持的呼吸道通畅，在该操作过程中却始终由内镜占据呼吸道造成气道的部分梗阻。经近 20 年的临床实践，"无痛气管镜"已安全在国内开展。

术前用药应考虑患者的一般情况、手术类型、使用的支气管镜类型以及麻醉方式。术前用药的主要目的在于缓解焦虑、提高痛阈、减少分泌与抑制反射。常用的术前用药阿片类药、镇静药及抗胆碱能药，对于支气管镜检查或治疗患者应谨慎，避免其加重呼吸抑制，避免分泌物黏稠不易排出或吸引。

　　麻醉方式的选择应根据选用的支气管镜类型、拟行手术、患者的一般情况与患者的要求综合考虑。可选择的麻醉方式包括局部麻醉与全身麻醉。

　　局部麻醉主要用于一般情况较好、可配合的患者，手术操作较简单，手术时间一般较短。通过局部麻醉药雾化吸入与喷雾，对整个呼吸道施行表面麻醉。环甲膜穿刺注射局部麻醉药是声门下呼吸道表面麻醉的有效方式。舌咽神经阻滞与喉上神经阻滞对缓解声门上刺激有效，是较好的辅助措施。辅助神经阻滞时应防止误吸。使用局部麻醉还应注意局部麻醉药过敏，防止局部麻醉药过量中毒。

　　全身麻醉是支气管镜手术主要的麻醉方式。硬质支气管镜手术对镇静、镇痛与肌松要求高，一般均选择全身麻醉。麻醉药的选择应考虑患者一般情况与手术类型。目前主张使用短效药物，保证术后迅速恢复。麻醉诱导可采用吸入诱导，也可采用静脉诱导。麻醉维持的方式多根据支气管镜通气方式确定。

　　硬质支气管镜可使用的通气方式包括自主呼吸、正压通气与无呼吸氧合。自主呼吸主要用于异物取出；无呼吸氧合维持时间短；正压通气是硬支气管镜主要的通气方式，包括间断正压通气、喷射通气和高频喷射通气等形式。

　　既往纤维支气管镜在无气管插管的情况下均采用自主呼吸，现在内镜专用面罩（图11-18）、喉罩（图11-19）在支气管镜检查与治疗中的应用日趋广泛，为控制患者的气道创造了条件，这样可以按需、随时进行辅助或控制呼吸，依据患者的全身情况及支气管镜下检查或治疗的需求可以采用三种麻醉方式：①监测下的麻醉镇静管理（MAC），即在麻醉医师的监测下，静脉镇静药至保留自主呼吸程度的镇静深度，一般选用内镜专用面罩；②不使用肌肉松弛药的全身麻醉，可能潜在一过性呼吸抑制，多需要气管插管或喉罩控制气道，必要时可行辅助呼吸；③使用肌肉松弛药的全身麻醉，需要控制呼吸，多应用喉罩，也可用气管插管控制气道。三种方法各有利弊，其共同点是局部麻醉不能省略，采用超声雾化吸入局部麻醉患者更容易接受，效果更好。右美托咪定镇静、不抑制呼吸的特点，为MAC下支气管镜的检查提供了便利，但该药的起效需10分钟，因此需要提前用药。由于吸入麻醉药在支气管镜操作过程中容易环境污染，因此，更多地采用静脉麻醉药，丙泊酚与瑞芬太尼为较好的选择，中短效肌肉松弛药为安静的术野创造了条件，但同时患者咳嗽能力的消失，需要操作者及时吸引气道内分泌物。

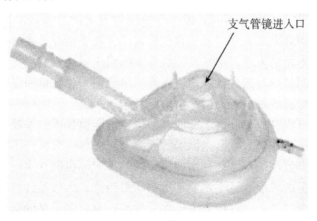

支气管镜进入口

图11-18　支气管镜专用面罩

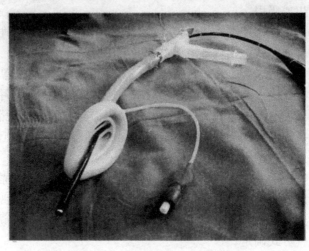

图 11-19　喉罩用于支气管镜检查

对于需要在硬质或软镜下行气道内电灼或激光治疗的患者，控制呼吸或辅助呼吸时应避免高氧，宜将吸入氧浓度降低至 30% 以下，避免气道烧伤。采用喉罩可以避免损伤气管导管后继发性损伤气道，必须行气管插管时则需要专用的抗激光气管导管。

支气管镜手术的并发症涉及手术并发症与麻醉并发症。硬质支气管镜可造成口腔至支气管径路的组织的损伤，包括牙齿、口咽黏膜、喉以及支气管，组织活检后可引起组织出血等。麻醉相关的并发症包括呼吸抑制、麻醉过浅或过深带来的并发症。呼吸抑制表现为低氧血症与高碳酸血症，可通过辅助呼吸、调整通气来纠正。麻醉过浅时气道内操作刺激可诱发心律失常与血压波动，麻醉过深又不利于麻醉后恢复，因此，需要适宜的麻醉深度及呼吸道黏膜的局部麻醉。术中心电图、无创血压、脉搏血氧饱和度及呼气末二氧化碳监测应作为常规，并应按照手术室内麻醉要求装备麻醉机、空氧混合装置及抢救药品等。麻醉后恢复应按照全身麻醉后处理。

二、纵隔镜手术的麻醉

纵隔镜（mediastinoscope）最早用于肺癌分级中纵隔淋巴结活检，以确定手术切除的可能性。后来逐渐用于纵隔上部淋巴结活检、纵隔肿块活检与后纵隔肿瘤的手术。虽然计算机断层扫描（CT）与磁共振成像（MRI）能发现纵隔内异常的肿瘤或淋巴结，但不能获取组织明确其病理性质，因此纵隔镜常与支气管镜检查结合用于治疗方案的确定。

胸骨上切迹切口入路的纵隔镜手术又称颈部纵隔镜手术，主要用于上纵隔病变的诊断治疗。胸骨左缘第二肋间切口与胸骨旁纵切口入路的纵隔镜手术又称前纵隔镜手术，主要用于前纵隔、肺门、上腔静脉区域病变的诊断治疗。

虽然纵隔镜手术可以在局部麻醉下完成，但由于纵隔镜技术的发展，由目视纵隔镜到电视纵隔镜，手术适应证也在扩大，巨大纵隔肿瘤、上腔静脉综合征已不再是纵隔镜手术的绝对禁忌证，因此，麻醉管理的难度也在增加。特殊的手术部位潜在大出血、气栓、气胸、脑供血不足等严重并发症的风险，且手术要求术中术野静止、无咳嗽，故更多倾向于选用全身麻醉，并在手术中严密观察，做好应对大出血、气胸、脑供血不足的准备工作。

术前访视除了常规内容，重点仍是呼吸、循环功能的评估。对于潜在的气道压迫问题，作出正确的分级评估后，术前做好应对措施的准备。此外，由于纵隔镜手术多为诊断性手术，对于巨大纵隔肿块活检手术有时手术后肿瘤不仅不能缩小，而且由于手术创伤、局部水肿、炎性反应等造成气道周围进一步水肿，可使气道受压进一步加剧甚至威胁患者的生命，因此，在拔除气管导管前这一问题也要有所考虑并做好应对准备。

术前存在气道受压迫的患者，麻醉诱导前应充分评估控制气道与气管插管的难度，为防止手术损伤胸膜导致气胸宜插入双腔支气管导管，应急时可迅速实施肺隔离而避免张力性气胸或通气不能。纵隔肿瘤对大血管的压迫可能导致麻醉诱导与正压通气时循环功能的恶化，可考虑改变患者体位的方法防止低血压、改善头部静脉血液的回流也是需要经常观察的项目。

此类患者的麻醉可以不使用术前药。入手术室后开放一条静脉通道（16G～18G）。常规监测心电图、左手接脉搏血氧饱和度、右手桡动脉穿刺建有创血压监测。麻醉诱导与维持的方法很多，以静脉快速诱导、静脉维持的麻醉方法较常用。由于手术掳作接近大血管、气管等重要解剖部位，麻醉中应创造安静的手术野，完善的肌肉松弛效果是必须的，由于手术时间短，应选用中短效的肌肉松弛药。手术可能带来上纵隔与气管等部位的刺激，因此要有足够的麻醉深度防止呛咳造成损伤，这也是不选用局部麻醉的主要原因之一。

纵隔镜手术中，无名动脉、无名静脉、奇静脉与镜身毗邻（图11-20），均可能受损而造成出血。无名动脉受压时，右侧的颈总动脉血供不足可引起脑供血不足，但在全身麻醉中较难发现，由于右锁骨下血供同时受阻，因此可通过右桡动脉波形的不规则或消失同步发现，及时提醒手术医师移动纵隔镜位置，以避免长时间脑供血不足，这是纵隔镜术中强调右桡动脉置管监测血压的主要目的之一。此外，由于纵隔镜手术的特殊体位要注意上腔引流是否通畅，避免头颈过伸导致颈部血管受压。

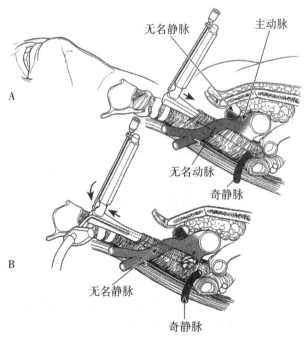

图11-20　纵隔镜术中与毗邻动、静脉

麻醉恢复期需要注意的问题是对于术前呼吸道梗阻的患者拔管前要充分评估，警惕拔管后呼吸道梗阻加剧，对于术中潜在喉返神经与膈神经损伤的患者要注意避免误吸与呼吸困难。

（付珍红）

第七节　纵隔手术的麻醉

纵隔（mediastinum）是两侧纵隔胸膜之间所有器官的总称。纵隔内的器官主要包括心包、心脏及出入心的大血管、气管、食管、胸导管、神经、胸腺和淋巴结等。现常用纵隔的四分法分区即以胸骨角平面为界，将纵隔分为上、下纵隔。下纵隔又以心包的前、后面为界分为三部：心包前面与胸骨之间为前纵隔；心包及大血管所占据的区域为中纵隔；心包后面与脊柱之间为后纵隔（图 11 - 21）。

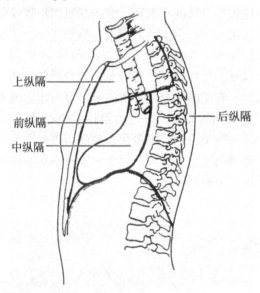

图 11 - 21　四分法纵隔分区

一、常见纵隔疾病及麻醉处理中的注意事项

纵隔病变除了创伤以外，主要为肿瘤。常见的纵隔肿瘤有神经源性肿瘤、畸胎瘤、皮样囊肿、胸腺瘤、纵隔囊肿、胸骨后甲状腺肿、淋巴源性肿瘤及其他如食管癌及支气管肿瘤等。大多数纵隔肿瘤为良性肿瘤，由于纵隔肿瘤逐渐增大，可产生周围脏器的压迫症状和恶变（如胸腺瘤和畸胎瘤等），因此，一经诊断，都应早期手术切除肿瘤。纵隔肿瘤手术麻醉处理的要点见图 11 - 22。无临床症状的小肿瘤，麻醉处理无特殊；肿瘤增大致气管、支气管、心、肺、血管受压时可危及生命，尤其是气道受压的患者麻醉处理中存在致死性气道梗阻的风险。因为气道压迫阻塞可发生在气管分叉处，此时如果用单腔气管导管，受压部位处于气管导管的远端，自主呼吸消失可导致气道梗阻加剧，因此，远端气道未能受控之前禁用肌肉松弛药，如果手术必需肌肉松弛时则建议选择双腔支气管导管，以确保非受压一侧支气管的通畅，如果双侧支气管都受压，则不宜全身麻醉。对于有气管压迫和扭曲的患者，气管

插管时，若导管口贴在气管壁上或者导管通过狭窄部分时，管腔可被完全堵塞或形成一锐角，这种情况也可引起气道的完全梗阻，可在纤维支气管镜引导下明视插管，导管需通过气道最狭窄处。尽可能采取患者平时喜爱的体位及姿势，此常为呼吸道受压程度最轻的体位。诱导插管后，由于肌松药、重力及体位等的影响，部分患者可出现巨大肿瘤压迫肺叶致肺不张、低氧、气道压增高等，需要调节体位达到最佳状态，必要时须手术医师密切配合，麻醉一成功，即进胸托起肿瘤，以解除对肺叶及气道的压迫。对于肿瘤压迫心脏、大血管的患者，应采取最佳体位，使心脏受压最轻，并尽快手术解除压迫。麻醉恢复期提倡在手术后尽早拔除气管导管，首先要完全逆转肌肉松弛药的作用，其次，避免苏醒期患者咳嗽，防止肿瘤切除吻合处或缝扎处缝线脱落出血。严密监测患者呼吸功能和状态的变化，对原有肺及大血管受压者，拔管前后应做好紧急再插管及气管切开的准备。

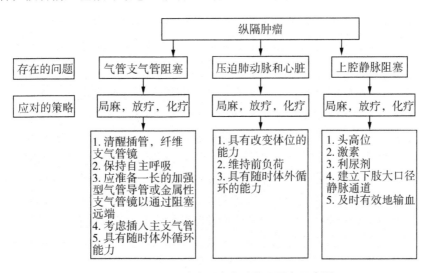

图 11 - 22　纵隔肿瘤手术麻醉处理要点示意图

　　除了上述共性问题外，针对不同的纵隔肿瘤麻醉处理中有些特殊的问题需要注意。

　　1. 神经源性肿瘤　多发生在后纵隔的交感神经链或肋间神经上，手术范围大，术中出血多，因此，必须建立足够的静脉通路。此外，儿童较易合并有其他畸形（脊柱侧弯、先天性心脏病、气道异常等），术前检查及麻醉中应注意。

　　2. 胸腺瘤　多发生在前上纵隔，个别可在中、后纵隔。约有 30% ~ 40% 患者合并重症肌无力（myasthenia gravis，MG）。因此，对于胸腺肿瘤患者术前应明确诊断是否存在 MG。MG 以临床表现按改良 Osserman 分为五型。Ⅰ型：单纯眼肌型（脑神经最早受累，表现为上睑下垂、复视）；Ⅱa 型：轻度全身型——呼吸肌不受累，延髓肌未受累；Ⅱb 型中度全身型——呼吸肌不受累，延髓肌受累，出现吞咽障碍，饮水呛咳和口腔清除反应障碍；Ⅲ型：急性暴发型，起病急，数月后延髓肌受累，半年内出现呼吸肌麻痹；Ⅳ型：迟发性全身肌无力型；Ⅴ型：肌无力伴肌萎缩型。如有 MG 症状，术前应药物控制，常用抗胆碱酯酶药——吡啶斯的明口服治疗，该药治疗有效剂量的个体差异较大，目前主张术前用最小有效剂量以维持足够的通气功能和吞咽、咳嗽能力，并在术前减量至 1/2 ~ 1/3；有些患者术前可能还应用了肾上腺皮质激素治疗。因此，对于 MG 患者需要注意其体内胆碱酯酶及激素的水平，滴定监测下应用肌肉松弛药，避免用氨基甙类抗生素，如果病情严重在麻醉期间可以补充血浆，降低体循环乙酰胆碱受体抗体。拔管前要充分评估，待呼吸功能及保护性气道反应恢复后拔管。拔管后严密监护，对于术前口服吡啶斯的明治疗的患者，术后 2 小时应恢复术前用药（不能口服可经胃管给药）。病情严重者（术前球麻痹史、乙酰胆碱受体抗体浓度 >100nmol/L，术中失血 >1 000ml）容易发生肌无力危象，并注意与胆碱能危象鉴别（表11 - 7）。

表11 - 7　肌无力危象和胆碱能危象的鉴别

	肌无力危象	胆碱能危象
抗胆碱酯酶药	有效	症状加剧
分泌物	不多	多
出汗	正常	大汗
肌肉跳动	无	明显
肠蠕动	正常	增强（肠鸣音亢进）

3. 畸胎类瘤和囊肿　常见于儿童和年轻患者，可为实质性或皮样囊肿。由于其组成结构复杂，其中任何一种组织都可能发生恶变，故诊断后常选择手术治疗。畸胎瘤还可穿破入肺组织或支气管，从而招致感染，甚至痰液中可排出肿瘤的内容物如毛发等。麻醉的处理取决于肿瘤对周围脏器的是否有压迫及是否存在肺部感染、湿肺等，重点是对呼吸道的控制。

4. 淋巴瘤　常发生在前纵隔和中纵隔。由于淋巴瘤的治疗有赖于病理诊断，故对于不能取得外周浅表淋巴结（如锁骨上、腋下淋巴结）活检的患者，获取纵隔内病理组织成为手术的适应证。但此类患者的麻醉必须权衡利弊，在风险可控的情况下实施麻醉，如果风险达到威胁患者生命的程度则应考虑 CT 引导下穿刺或先行放疗，使得肿瘤缩小后再实施麻醉。如手术仅为活检，因手术后局部水肿，气道受压情况可能会加重，应注意防范。

5. 胸骨后甲状腺　胸骨后甲状腺可为迷走甲状腺腺瘤，较常见者为甲状腺叶下极腺瘤移入胸内，其特点为肿瘤与气管关系甚为密切。由于主动脉弓及其大分支的走向关系，不论是甲状腺左叶或右叶下极的腺瘤，移入胸内时，常顺主动脉的斜坡偏向纵隔右侧。巨大胸骨后甲状腺可压迫气管，导致呼吸道阻塞，麻醉管理的重点是气道处理，包括手术结束后拔管前必须确认无气管软化才能拔管。

二、前纵隔巨大肿瘤患者麻醉处理的特殊性

由于前纵隔巨大肿瘤在麻醉诱导时可发生威胁生命甚至致死性呼吸道梗阻或循环虚脱，故对其麻醉处理的某些问题再作强调。

术前注意症状和体征，如仰卧位即呼吸困难或咳嗽提示呼吸道并发症的发生率增加；晕厥或心外流出道梗阻症状则反映心血管并发症的危险性增加。颈、胸部 CT 片可显示肿块的位置、范围、气道受累情况；心脏超声检查则用于评估心脏、体血管和肺血管的受压情况。

麻醉风险评估中重要的是考虑患者的诊治方案是为了诊断还是治疗。如果为了诊断性操作，呼吸系统 CT 扫描、肺功能流速 - 容量环以及超声心动图检查评估肿瘤的解剖位置，如果三种检查结果之一阳性，即使无呼吸困难的症状，采用全身麻醉在儿童或成人均属于高危，建议尽可能采用局部麻醉、清醒、CT 引导下的穿刺活检术，其诊断的精确性可 >90%。

一旦明确诊断，如果需要手术治疗则需进一步确定安全的麻醉方案。全身麻醉诱导必须

在心电图、脉搏血氧饱和度、呼气末二氧化碳和有创动脉血压监测下进行，保留自主呼吸直至呼吸道得到控制，值得注意的是即便保留了自主呼吸也有可能是不安全的。如果在诱导前CT 显示无终末气管受压可以顺利插入气管导管，清醒气管插管是可能的。如果需要肌肉松弛，第一步必须确认手控正压通气有效，然后应用短效肌肉松弛药。如果发生气道或血管进一步受压，则必须立刻手术显露，故麻醉诱导前外科医师应洗手准备随时手术。术中威胁生命的气道受压可用下列方法应对：重新翻动患者体位（回到诱导前或患者较少出现症状的体位）或应用硬质气管镜经过远端阻塞部位通气。麻醉诱导插管后，由于肌松药、重力及体位等的影响，部分患者可出现巨大肿瘤压迫肺叶致肺不张、低氧血症、气道压增高等，需要调节体位达到最佳状态，必要时须让手术医师配合，立刻进胸托起肿瘤，以解除对肺叶及气道的压迫。对于麻醉诱导后威胁生命的心脏、血管受压情况减浅麻醉的是无效的，只有立刻正中胸骨劈开，术者提升肿瘤，使肿瘤离开大血管方可缓解。对术前评估后认为不能保证诱导后呼吸、循环功能者，可在体外循环下进行手术。麻醉恢复期则排除气管软化后才能拔管，注意术中对受压部位的直视观察，并在拔管前先放气囊后欢察，拔管时可在气管导管内先置入较细的交换导管，一旦拔除气管导管后有问题，可以顺着交换导管再次插管；另外也可在拔管时经气管导管置入纤维支气管镜明视观察，如无气管软化则拔出气管导管。巨大纵隔肿瘤如果术中循环波动明显，则可能术后仍需要循环支持。

三、上腔静脉综合征患者麻醉的注意事项

上腔静脉综合征是有上腔静脉的机械阻塞所引起。上腔静脉综合征的发生原因包括：支气管肺癌（87%），恶性淋巴瘤（10%），良性病变（3%）如中心静脉高营养、起搏器导线产生的上腔静脉血栓、特发性纵隔纤维化、纵隔肉芽肿以及多结节性甲状腺肿。上腔静脉综合征的典型特征包括：上半身表浅静脉怒张；面颈部、上肢浮肿；胸壁有侧支循环静脉和发绀。静脉怒张在平卧时最明显，但大多数病例在直立时静脉也不会像正常人一样塌陷。颜面部水肿明显，眼眶周围组织肿胀以至于患者不能睁开眼睛，严重的水肿可掩盖静脉扩张症状。大部分患者呼吸道静脉淤血和黏膜水肿可引起呼吸道梗阻症状（呼吸急促、咳嗽、端坐呼吸）；此外，还可因脑静脉回流障碍引起脑水肿致意识、精神、行为改变。由于上腔静脉综合征患者有时病因不明，有时需要行纵隔镜或小切口下取组织活检明确诊断；有时则可能拟行上腔静脉解压术而需要实施麻醉。

麻醉处理的关键仍是呼吸和循环的管理。呼吸系统主要是气道问题，面颈部的水肿同样可以出现在口腔、口咽部和喉咽部，此外，呼吸道还可能存在外部的压迫和纤维化，正常运动受限，或存在喉返神经损害。如果疑有气道受压，按照巨大前纵隔肿瘤的麻醉处理。为减轻气道水肿，患者常以头高位被护送到手术室。在麻醉诱导前，所有患者均行桡动脉穿刺置管。根据患者情况术前可从股静脉置入中心静脉导管作为补液通道，颈内静脉置管则用于监测及必要时可作为引流以减轻脑水肿。如果诱导前患者必须保持坐位才能维持呼吸，那么应选择使用纤维支气管镜或喉镜清醒插管。

由于中心静脉压过高，加之术野组织的解剖变形，术中出血是主要的问题之一，应做好充分备血。

术后特别是纵隔镜、支气管镜检查后上腔静脉的压迫并没有解除，则可能发生急性呼吸衰竭而需气管插管和机械通气。这种急性呼吸衰竭的机制尚不清楚，但最有可能的是上腔静

脉综合征可引起急性喉痉挛和支气管痉挛，呼吸功能受损、肿瘤增大可加重气道的阻塞。因此，这些患者应常规监护。

（付珍红）

第八节　食管手术的麻醉

食管起自颈部环状软骨水平，终止于第 11 或 12 胸椎，直径约 2cm，长 25cm。在颈部位于气管后，进胸后微向左侧移位，在主动脉弓水平又回到正中，在弓下再次向左移位并通过膈肌。行程中有三个狭窄，分别位于颈部环状软骨水平、邻近左侧支气管水平与穿过膈肌水平。食管外科将食管人为地分为三段。即环状软骨水平至进胸水平（$C_6 \sim T_1$）为颈段食管，胸廓内部分（$T_{1\sim10}$）为胸段食管，膈肌水平以下为腹段食管。

食管手术（esophageal surgery）的麻醉管理应考虑患者的病理生理、并存疾患和手术性质，以降低影响食管手术患者预后的两大主要并发症——呼吸系统并发症和吻合口瘘的发生率。食管疾病本身影响进食可造成患者营养不良，大部分食管手术操作复杂，对机体的创伤大。食管疾病常伴吞咽困难与胃食管反流，手术操作过程中有可能引起肺部的机械性损伤，因此容易造成术后肺部并发症，故气道保护和肺保护是食管手术麻醉考虑的重点。预防误吸的措施包括：避免气管插管时的咽喉部损伤、半卧位插管。食管手术的死亡率已降低至 5%以下，但高龄、肿瘤分期不良、肺功能、糖尿病、心血管功能不全、全身情况差及肝功能减退与术后发病率及死亡率增加相关。微创食管手术后患者早期获益明显，康复快，但远期效果还有待观察。食管手术吻合口瘘的原因多与手术相关，少数为胃肠缺血，因此，对麻醉医师而言，重要的是维持术中良好的循环功能，保证有效的胃肠血液灌注。

胃肠道接受迷走神经和胸交感神经的调节，胸部硬膜外阻滞一方面可阻滞交感神经使血管扩张、胃肠血流增加，另一方面如果血管扩张引起低血压则可使胃肠血流降低。因此，如果采用硬膜外阻滞必须在血管扩张的同时补充容量、维持血流动力学的稳定，以保证胃肠血供，促进吻合口生长。

一、麻醉前评估

食管手术术前访视中应注意的问题主要有以下三方面：营养状况、食管反流误吸和肺功能。

食管疾病患者常伴有吞咽困难、摄入减少，加上恶性疾病的消耗，可造成长期的营养不良。营养不良对术后恢复不利，因此术前应改善患者的营养状况。长期摄入减少的患者可能有低血容量。食管癌和食管远端损伤甚至与酗酒有关，患者可有肝功能异常、门脉高压、贫血、心肌病和出血倾向。术前已行化疗的患者一般情况可能更差。食管功能障碍易引起反流，长期的反流易导致慢性误吸。由于大多数食管手术患者都有误吸的危险，对这类患者的麻醉前评估中要注意是否存在反流的症状。反流的主要症状有烧心、胸骨后疼痛或不适。对有误吸可能的患者还应进行肺功能评估并进行合理治疗。食管疾病引起反流误吸的患者多存在肺功能障碍。恶性食管疾患的患者可能还有长期吸烟史。对这些患者应行胸部 X 线检查、肺功能检查与血气分析了解肺功能状况。术前胸部理疗、抗生素治疗、支气管扩张药治疗，必要时可使用激素改善肺功能。

二、术前用药

食管手术患者反流误吸的发生率增加，这类患者术前镇静药的用量应酌情减量。气管插管（特别是双腔支气管插管）和手术刺激可造成分泌物的增加，可考虑使用抗胆碱能药（阿托品 0.4mg 或胃肠宁 0.2mg 肌内注射）。对误吸高危患者还应使用抗酸药（西咪替丁或雷尼替丁）与胃动力药。

三、食管手术的麻醉方法

食管手术的麻醉方法选择与手术因素、患者因素、麻醉医师对各种麻醉方法的熟练程度以及所处医院的环境等有关。食管手术采用的手术路径较多，腹段食管手术仅通过腹部正中切口，麻醉原则与腹部手术麻醉相同。大部分食管手术为胸段食管手术，需要开胸，部分手术还需要颈、胸、腹部联合切口（如 Ivor Lewls 手术）。常用的麻醉方法为全身麻醉或全身麻醉联合硬膜外阻滞。麻醉诱导应充分考虑误吸的可能，做好预防措施。对反流的患者麻醉时应进行气道保护，快速诱导时应采用环状软骨压迫的手法，或采用清醒插管。对合并严重心血管疾病的患者可在有创动脉压监测下行麻醉诱导。由于该类患者术前可存在长期的摄入减少引起血容量不足，加上手术前的禁食、禁饮可导致血容量的严重不足，麻醉诱导过程中应重视容量的补充和监测。为创造理想的手术野，减轻手术操作对肺的钝性损伤，宜采用肺隔离和单肺通气技术。常用的肺隔离技术可用双腔支气管导管，也可采用阻塞导管行单肺通气。术中要注意手术操作可使双腔支气管或支气管阻塞导管移位而对通气产生不良影响。对于纵隔的牵拉与压迫可以引起食管术中剧烈的血流动力学变化，麻醉中应注意防治长时间低血压。由于手术创伤大，术中需要足够的镇痛，以抑制手术创伤所致的应激反应。

四、食管手术的监测

监测项目的选择主要根据患者病情、手术范围、手术方式以及手术中发生意外可能性的大小来确定。常规监测应包括心电图、血压（含有创动脉压）、脉搏血氧饱和度、呼吸末二氧化碳、体温和中心静脉压。

有创动脉压监测是基于以下考虑：①开胸术式游离食管时对后纵隔的刺激与压迫可引起循环功能的剧烈波动；②牵拉或刺激胸内植物神经潜在心搏骤停的风险，通过有创动脉压波形的变化可在心电图受电刀干扰时迅速发现心搏骤停以便及时抢救；③便于术中、术后血气分析采样。

中心静脉置管宜采用双腔导管，一腔持续监测中心静脉压，维持液体平衡，另一腔作为输注药物通道，紧急情况时药物能迅速进入心脏。

食管手术创伤大，手术时间长，术中常常发生低体温，常规监测体温并积极进行保温处理有利于患者恢复，有条件应常规采用加热毯覆盖下部躯体。

麻醉医师手术中应了解外科医师的操作步骤和可能带来的影响，并随时与外科医师保持密切交流，术中遇到手术操作严重干扰呼吸、循环时，及时提醒外科医师，双方协作尽快解决问题。

手术近结束时应将留置胃管准确到位，胃管通过食管吻合口时应轻柔，位置确定后应妥善固定，避免移动造成吻合口创伤。留置胃管的目的不仅在于胃肠减压，保护吻合口，促进吻合口愈合，同时对预防术后反流、误吸致呼吸系统并发症也甚为重要。

五、麻醉恢复期的处理

由于存在误吸的可能，术后应保留气管导管直至吞咽、咳嗽反射恢复，完全清醒、可配合时。

拔管时机的选择应考虑患者病情与手术范围。多数患者可在术毕 1 小时内拔管。为促进呼吸功能恢复，拔管前应有良好的术后镇痛。对于不能短时间内拔管的患者应考虑将双腔管换为单腔管。如长时间手术、术中液体出入量大，咽喉部组织容易发生水肿，使得气道变窄，再次插管可能存在困难，故换管前要进行气道评估并要求一定的麻醉深度和肌松。采用交换导管的方法较简便，但也潜在交换失败的风险，可借助可视喉镜作换管前评估与换管。另需术中注意游离食管还可能造成气管撕裂，拔管后如出现呼吸困难、皮下气肿应立刻重新插管，并检查确诊，按照气道损伤处理。

六、术后并发症

食管手术后并发症主要来自三方面，术前疾病影响导致的并发症、麻醉相关并发症与手术相关并发症。

术前因反流误吸造成肺部感染、继发性哮喘使肺功能降低的患者术后常拔管困难。营养不良的患者肌力恢复慢易造成术后脱机困难。

麻醉相关的并发症主要为麻醉诱导与拔管后的误吸，重在预防。可通过严格的拔管指征、拔管时患者的充分清醒、能排出分泌物，拔管时采用半坐位利于引流，以减少误吸的发生。

后疼痛可使呼吸道分泌物的排出受限而造成局部肺不张、肺炎，可能需要再次插管进行呼吸支持。术后应保持患者充分的镇痛。术后硬膜外镇痛的优势是镇痛效果确切可靠，弊端是增加硬膜外操作的并发症及术中、术后液体管理的难度；静脉镇痛对患者的静息疼痛具有良好的镇痛效果，但对咳嗽和活动时的疼痛仍存在抑制不够完全的弊端。随着多模式、持续镇痛技术的开展，静脉镇痛联合椎旁阻滞、多种不同作用机制镇痛药不同时段、联合用药等逐渐采用，取得了较好的镇痛效果。术后肺功能不全由于目前采用单肺通气技术和肺的肺保护性通气策略，其发生率已明显降低。

手术相关的并发症与手术方式有关。包括术后吻合口瘘、吻合口瘢痕形成引起的食管狭窄等。吻合口瘘常合并肺部并发症，重在预防，吻合技术是第一位的，麻醉中保持血液动力学的平稳，避免胃肠血供灌注不足对术后吻合口愈合也有一定的作用。术后吻合口瘢痕形成可导致食管狭窄，可采用扩张治疗。胃镜检查可能导致食管穿孔，食管穿孔引起纵隔炎可危及患者生命，应禁食禁水并静脉注射抗生素治疗，必要时行食管部分切除。

七、内镜食管手术的麻醉

大部分食管手术术前需要接受胃镜检查明确病变的位置与范围。在食管狭窄的病例，胃镜检查还能起到扩张性治疗的作用。

电子胃镜诊断性检查的麻醉并不复杂，大多数病例仅在表面麻醉下即可接受胃镜检查，对于需要"无痛胃镜"检查的患者，可采用监测下的镇痛管理技术（MAC），应用丙泊酚静脉麻醉。由于患者存在一定程度的吞咽困难，胃镜检查中镇静药的使用应谨慎。使用镇静药一定要保留患者的气道保护性反射。

对胃镜或食管镜下复杂操作的患者，如多次食管异物取出失败再次尝试、严重食管狭窄拟行食管支架植入术建议全身麻醉。选择单腔气管导管固定于一侧口角一般不妨碍胃镜检查。根据气管插管的难易程度可选择清醒插管或静脉快速诱导插管。麻醉维持可采用吸入麻醉、静脉麻醉或静脉吸入复合麻醉，为保证患者制动，可采用中短效肌肉松弛药。手术结束后拮抗肌肉松弛药，待患者完全清醒后拔管。

（付珍红）

第九节　特殊疾病的麻醉要点

一、湿肺

湿肺指伴有大量脓痰或分泌物的肺部疾患。常见的疾患有支气管扩张、肺脓肿、肺囊肿、部分肺结核大出血。湿肺患者麻醉中可能出现呼吸道梗阻、肺不张、感染向健肺的扩散，为防止上述情况发生，全身麻醉必须用双腔支气管导管行肺隔离技术，以便术中能够良好吸引。支气管阻塞导管仅用于双腔支气管导管插管困难的患者，此类患者在肺内手术结束后，手术医师应在台上从气道切口处吸净残余分泌物。即便如此，在抽瘪阻塞导管套囊的瞬间，仍潜在分泌物进入健侧的风险，应注意好防范。

控制感染、结合体位引流与雾化吸入促进排痰在术前准备中甚为重要。麻醉诱导一般采用静脉复合诱导的方法，诱导力求平稳。麻醉维持可采用静吸复合维持或全凭静脉麻醉。术中注意分泌物的及时清除。分泌物黏稠不易吸引时可向气道注入少量生理盐水，痰液稀释后较易吸引。由于双腔支气管导管管径细，应选用较细有侧孔的吸痰管，吸痰管置入气管导管前应予润滑。在手术结束后可更换单腔气管导管，用较粗管径纤维支气管镜检查并吸净气道内分泌物，以利于患者的康复。

二、大咯血

大咯血（massive hemoptysis）是指 24 小时出血量达 600ml 以上的呼吸道出血。大咯血多见于支气管扩张、肺结核、肺脓肿、外伤或肿瘤。大咯血的主要死因是窒息，多数大咯血的发生并无征兆，一旦发生应立即控制呼吸道。麻醉诱导一般采用快速诱导，气管插管应使用双腔支气管导管。插管后应及时吸引出血并保证充分供氧。由于手术中要反复吸引，麻醉维持以静脉麻醉较理想，同时应建立可靠的静脉通路维持循环血容量。手术切除出血灶后，如果术前出血多，术毕也宜更换单腔气管导管，用较粗管径纤维支气管镜检查并吸净气道残余血凝块，以促进患者康复。

三、肺大疱

肺大疱（bullae）是指肺泡组织受破坏形成的肺内充满气体的囊泡。因肺组织发育不良形成的肺大疱适宜外科治疗，慢性阻塞性肺疾患所致的肺大疱应严格掌握手术指征。

肺大疱破裂已发生气胸者，术前应行胸腔闭式引流。肺大疱与支气管相通时正压通气可造成肺大疱急剧扩大甚至破裂，导致张力性气胸的发生，所以肺大疱患者麻醉诱导时应避免过高正压通气，慎防肺大疱破裂，一旦发现脉搏血氧饱和度下降或严重血压下降要考虑到肺大疱破裂的可能，应立刻行胸腔闭式引流，紧急情况下脱开气管导管减压，然后再重新通气。由于氧化亚氮有扩大闭合体腔容量的作用，肺大疱患者麻醉中不宜使用氧化亚氮。

四、支气管胸膜瘘

支气管胸膜瘘（bronchopleural fistula）是指支气管与胸膜腔之间发生异常交通的情况，可由肺脓肿、肺大疱破裂引起，更多见于肺切除术后吻合口漏。由于吸入气体可经瘘口排出，因此有形成张力性气胸的可能，术前应行胸腔闭式引流。麻醉管理上在建立与支气管胸膜瘘瘘口隔绝的通气道前应保留自主呼吸，否则无法正常通气；因此类患者术前常合并呼吸道感染，故宜选用健肺侧双腔支气管导管，麻醉前应用右美托咪定，丙泊酚、瑞芬太尼静脉麻醉诱导或七氟烷吸入诱导，可以提供足够的麻醉深度，为双腔支气管导管的插管提供便利，保证健肺通气后再应用肌肉松弛药。手术结束拔管前清理呼吸道。

五、膈疝

先天性膈疝多见于新生儿，成人膈疝则多因外伤所致，因此，膈疝患者常常病情复杂，新生儿常合并有其他畸形及肺发育不良，成人外伤则常合并多发伤，加上膈疝时腹腔内容物疝入胸腔，不仅造成消化道梗阻使呕吐、误吸的危险增加，同时因胸腔受压使肺压缩而影响肺功能及循环功能。膈疝患者麻醉前应综合评估，插管过程中防止误吸，有创动脉压监测作为常规监测的一部分，有适宜的导管应实施肺隔离管理，精细调整呼吸、循环功能，并要做好防治复张性肺水肿及术后呼吸、循环支持治疗。

六、食管贲门成形

食管下段贲门长期痉挛可造成食管扩张，潴留大量未消化的食物。因为患者存在慢性反流，多合并肺部慢性炎症。麻醉应注意防止误吸。

七、胸腔镜及达芬奇手术系统（Da Vinci S）手术

（一）胸腔镜手术

1. 胸腔镜手术的优势 胸腔镜最早是在 1921 年由瑞典医师 Jacobeus 报道，他当时是用于肺结核和胸腔积液的诊断与治疗。早期胸腔镜经侧胸小切口造成人工气胸，经该小切口插入胸腔镜对胸腔内进行观察，因操作时间较短，故多在局麻、保留患者自主呼吸下完成。

随着胸外科麻醉、手术及医疗器械的进步，使得胸内大多数疾病在胸腔镜下治疗成为可能。最主要的进步表现在：麻醉方面：①肺隔离技术、控制呼吸、神经肌肉松弛药、双腔支气管导管、阻塞导管、纤维支气管镜及术后镇痛技术等的进步对胸腔镜手术的发展起了重要的作用；②外科方面：在 20 世纪 90 年代早期，视频胸腔镜（video - assisted thoracoscopic surgery，VATS）亮相作为最重要的微创技术的发展，使肺和纵隔等复杂手术得以在胸腔镜下完成；③医疗器械方面：广角、高清纤维光学视频设备、内镜吻合器、腔镜钉等设备、激光、超声刀等均有助于胸腔镜下诊断和治疗技术的提高。与传统开胸手术比较，VATS 手术创伤明显减小，可以改善术后肺功能、减轻手术后疼痛，降低术后早期发病率和死亡率，缩

短 ICU 和总住院时间；对于夹杂严重内科疾病如心脏病、严重肺疾患、肾脏病、外周血管病和糖尿病的高危患者，可能不能耐受创伤大、术后并发症较高的开胸手术，而可以承受在 VATS 下实施手术，这样也使得更多的危重患者得到了手术治疗。胸腔镜手术是胸外科手术步入微创手术的重要标志。胸腔镜微创手术以自己独特的优势目前已被广泛应用于胸外科疾病的临床治疗，也为各种胸科疾病患者提供了不同手术的新选择。

2. 胸腔镜适应证扩大　现今 VATS 已作为胸外科诊治前、后纵隔肿块，早期脓肿、血凝块清除，肺癌根治性切除和肺减容术以及不能确定的肺结节等诊治的常规技术。近年来 VATS 手术的适应证进一步扩大，涉及了食管、贲门微创手术及在小儿患者中的应用（表 11 - 8）。

表 11 - 8　VATS 的适应证

诊断
　肺和胸膜活检
　食管疾病活检和分期
　纵隔肿块
　心包活检、心包渗出液检查
治疗
　胸膜剥离、胸膜固定术
　胸腔积液引流术
　肺切除
　　肺叶切除术
　　全肺切除术
　　肺减容术
　食管疾病
　　食管切除术
　　食管弛缓症
　　食管息室
　纵隔肿块
　　胸腺切除术
　　乳糜胸
　心血管手术
　　心包开窗、心包剥脱术
　　内乳动脉分离术
　　动脉导管结扎术
　　心肌激光打孔术
　交感神经切断术
　胸椎前手术

3. 内科胸腔镜与外科胸腔镜　近几年，一种新型软硬结合的胸腔镜出现，它是由可弯曲的前端与硬质的操作杆部组成的（flexirigid thoracoscopy，或称为 semi - rigid thoracoscopy），比传统的硬质胸腔镜更易于操作，多由内科医师操作，故也俗称"内科胸腔镜"。内科胸腔镜与外科胸腔镜的主要区别是前者仅有一个观察切口，因此视野小，主要用于经无创方法不能确诊的胸腔积液患者的诊治，能够直接观察胸腔的变化并可进行胸膜各层活检、粘连松解和胸膜固定。内科胸腔镜由于手术创伤小，手术时间短，对生理干扰较小，故多采用在鼻导管吸氧下用局部麻醉或区域阻滞（肋间神经阻滞或椎旁神经阻滞）；但对于术前一般情况较差，或估计手术时间较长、对生理功能干扰较大，或患者不能耐受在局部麻醉下手术的患者，仍需要采用全身麻醉，气管插管或在应用喉罩控制或辅助呼吸下进行，以维持患者内环境稳定，避免缺氧和二氧化碳蓄积。

外科胸腔镜的手术过程是侧卧位、术侧肺萎陷后，经侧胸皮肤切口插入塑料或金属 Tro-car，经 Trocar 放入灯、可视手术器械灯。罕见的情况下，外科医师选择胸腔内充入 CO_2 气体去增加非通气侧肺萎陷以改善 VATS 的术野条件。一般充气压 <10mmHg，流量控制在 1 ~ 2L/min。

4. VATS 的并发症　取决于患者的病情、手术团队的技术水平，转为后外侧开胸手术的比例为 1% ~ 5%。常见中转手术的原因有胸膜粘连、不能找到病变、病变的大小不合适、肺隔离不良视野暴露困难、出血、大血管或心包穿孔。VATS 的并发症可分为术中和术后：术中包括双腔支气管导管（插管损伤、位置不当）、单肺通气不能纠正的严重低氧血症、复张性肺水肿、血液动力学不稳定等。术后有漏气"肺下垂综合征"、感染、失血、肿瘤种植、慢性疼痛心律失常等。

5. 麻醉处理

（1）术前评估：同开胸手术患者。

（2）术中管理：开胸手术的麻醉管理原则同样适用。采用全身麻醉、控制呼吸和肺隔离技术。术准的监测包括心电图（ECG）、脉搏血氧饱和度（SpO_2）、无创血压（NIBP）、呼气末二氧化碳（E_TCO_2）。一些研究显示在 VATS 中仅用 NIBP，然而这些研究中的患者多为一些相对健康的患者及简单的手术，因此，监测项目的选择取决于患者先前存在的夹杂症及手术的复杂程度。可选用有创监测如有创动脉压（IBP）、中心静脉压（CVP）甚至肺动脉压（PAP）监测。但对于肺动脉导管测量所获取数据的正确解读是非常重要的。胸腔镜术中缺氧性肺血管收缩、单肺通气、手术操作及导管位置均可影响测量值，一般不作常规监测。经食管超声心动图监测有助于评估心脏充盈和心脏功能，可用于未涉及食管手术的患者。VATS 可在局麻、区域阻滞、全身麻醉下进行，正如前文提及，麻醉方法的选择更多取决于患者心肺功能及手术的复杂性。不同的区域麻醉技术单独或联合可以成功用于胸腔镜手术的麻醉椎旁神经阻滞、肋间神经阻滞加同侧星状神经节阻滞、胸部硬膜外和局部浸润等。局部麻醉技术仅用于经谨慎选择的短暂的 VATS。不合作或潜在困难气道的患者不应该考虑单独使用局麻。潜在的并发症包括局麻失败、呼吸抑制（缺氧、高碳酸血症）、继发于气胸和纵隔移位所致的血流动力学恶化。

绝大多数麻醉医师选择全身麻醉、控制呼吸、肺隔离技术来实施 VATS 麻醉。由于手术医师必须在闭合的胸腔内操作，因此，有效肺隔离和手术侧肺萎陷是 VATS 的基础。

与吸入空氧混合气比较，在单肺通气前吸入纯氧更有助于手术侧的肺萎陷，尤其是患者肺的弹性回缩力较差或有慢性阻塞性肺疾患时。VATS 时，潮气量的选择调节在 5 ~ 7ml/kg，以将纵隔移位限制在最低程度。麻醉药的选择取决于患者的全身状况、手术时间的长短及对术毕拔管等综合因素的考虑。术后早期拔管，尽可能早地恢复患者的自主呼吸对预防术后肺部并发症有意义。

（3）术后处理：虽然胸腔镜手术创伤减轻，但也有报道并不减轻术后疼痛，可能与 Trocar 及胸管放置的位置有关，因此，仍应重视术后镇痛，以防疼痛致呼吸运动减弱而造成呼吸系统并发症的发生。疼痛范围包括胸膜，如胸膜剥脱或胸膜硬化残留、限制，自发性气胸复张可造成剧痛，对这些患者应强化镇痛措施。多模式全程镇痛包括术前评估，麻醉医师应预期 VATS 潜在的并发症并做好准备应对、限制不良预后。对麻醉医师而言，最终目标是提供满足手术条件的麻醉环境又能够在单肺通气中改善氧合及血流动力学、更早地拔管和理想的术后镇痛。

（二）达芬奇手术系统（Da Vinci S）手术

达芬奇手术系统（Da Vinci S）于 2000 年通过美国 FDA 批准用于临床的机器人系统，由医师控制台、床旁机械臂塔和视频系统三部分组成。手术过程中经 Trocar 插入床旁机械臂及内镜成像系统后，手术者在医师控制台通过三维成像系统控制机械手臂进行手术操作。近年来该系统也应用于胸内手术中，已经开展的手术包括肺癌、食管癌根治术及纵隔肿瘤切除等，其三维成像是普通胸腔镜所不能比拟的。麻醉处理的原则同开胸及胸腔镜手术，但存在气道解剖异常或严重肺功能受损，无法实施肺隔离、单肺通气者应列为禁忌。该手术属于精细操作，所需手术时间较长，因此，需要面对长时间肺隔离和单肺通气问题，应谨慎对应，必要时间断膨肺，单肺通气结束后宜用肺复张策略以降低术后肺部并发症。此外，该系统体积庞大，麻醉机、监护仪的摆放位置常让位于床旁机械臂塔和视频系统，给麻醉医师的工作带来不便，故麻醉医师要选择好适宜的麻醉与监护的位置，能够及时发现患者病情的变化并处理，有效的手术团队的沟通更是不可或缺。

八、支气管肺灌洗术

支气管肺灌洗术（bronchopulmonary lavage）常用于肺泡蛋白质沉积症、尘肺等的治疗。由于支气管肺灌洗术需要在双腔支气管导管实施肺隔离的前提下进行，因此需要进行全身麻醉。

此类患者术前多存在缺氧，一般不用术前药。可采用静脉复合诱导下插入双腔支气管导管。麻醉维持可采用全凭静脉麻醉，也可采用吸入麻醉，使用肌肉松弛药保持肌肉松弛。

两肺病变程度不一时先灌洗病变较重侧肺，两肺病变程度相同时先灌洗左肺。

灌洗中应保持患者体温，必要时使用加温设备。灌洗液为温热的等渗生理盐水。为防止手术中灌洗液渗漏入对侧肺，双腔支气管导管必须准确到位，套囊密封良好，纤维支气管镜可准确定位。灌洗中引流液中出现气泡、灌洗液量与引流液量出现差异、通气肺出现水泡音伴脉搏血氧饱和度下降常提示发生渗漏，应立即改变患者体位将灌洗液尽快吸出，彻底吸引双肺并通气。渗漏不多的情况下经上述处理后脉搏血氧饱和度可迅速回升，重新调整双腔支气管导管位置、保证肺隔离良好后可继续灌洗。但如渗漏严重经引流、吸引、通气处理后氧合仍不能改善的患者应终止灌洗，改单腔气管导管通气，并给予 PEEP 通气支持。

灌洗结束后应彻底吸引灌洗肺，进行潮气量肺通气以促进灌洗肺肺泡的重新膨胀。待灌洗肺顺应性恢复至灌洗水平后再考虑拔管。

（李校宁）

第十节　肺减容术的麻醉管理要点

肺减容术是 20 世纪 90 年代出现的治疗重症肺气肿、呼吸衰竭的方法,通过切除极度膨胀的已经气肿化了的肺组织,减轻肺病变组织对正常组织的压迫,减少肺容积,重建小气道弹力,降低呼吸道阻力,恢复横膈运动功能,从而调整肺通气/血流比、增加静脉回流而改善呼吸和右心功能,提高患者的生活质量。此类患者常有多年的哮喘、慢性支气管炎、肺气肿、呼吸困难等,且多合并有感染、肺大疱等,麻醉和手术都应缜密设计。

术前准备的重点在于控制呼吸道感染,平喘、化痰、止咳,加强呼吸功能锻炼:①6 分钟步行试验,希望能超过 200m;②上臂肌肉力量锻炼;③骑自行车和踏板训练,锻炼时间可吸氧 6~8L;④营养支持;⑤锻炼期间监测脉搏氧饱和度 $SpO_2 > 90\%$。对于巨型肺大疱破裂引发的张力性气胸,术前应行胸腔闭式引流以改善呼吸和循环的情况。术前除常规检查外,必须行肺灌注扫描,了解通气/血流不匹配的靶区以确定肺减容的范围。

麻醉方法可采用单纯全身麻醉或全麻联合硬膜外阻滞或椎旁神经阻滞。硬膜外阻滞不仅可减少术中麻醉药物的用量,还可留作术后镇痛,更利于患者的早期恢复。

麻醉诱导后需插双腔支气管导管,实施肺隔离技术,由于患者肺功能差,麻醉诱导、单肺通气、气管导管拔除时都具有挑战,有些患者病情重,原需要肺移植,但因缺乏供体或年龄超适应证范围或存在合并疾病不能行肺移植者就更加难于处理。

麻醉管理的要点:①避免应用任何诱发支气管痉挛的麻醉药和肌松药。麻醉诱导力求平稳,充分肌松,插管前给氧时应避免气道压力过高;②麻醉维持期间,重点是呼吸管理及相应的监测。较小的潮气量,吸气峰压一般不应超过 $25cmH_2O$。要适当延长呼吸时间,呼吸比率应以 1:2.5~1:3 为宜;③麻醉中要维持足够的麻醉深度与肌松,手术结束后要严格掌握拔管时机,呼吸道吸引应在麻醉较深时进行,防止支气管痉挛和呛咳导致肺大疱破裂;拔管后早期可给患者高流量吸氧,以后随着患者呼吸功能的改善而降低吸氧流量;④完善的术后镇痛。

(李校宁)

第十一节　肺移植手术的麻醉管理要点

肺移植是治疗终末期肺疾患(包括晚期肺实质和肺血管疾病)唯一有效的方法,故拟接受肺移植手术的患者术前都是终末期肺疾病患者,因此必定存在严重、甚至是威胁生命的呼吸功能衰竭即通气及换气功能障碍。

肺移植手术在国内起步较晚,目前国内仅限少数几家医院开展且病例数不多,远期生存率低,故仍属于初级阶段,总体水平与国际水平相比存在一定的差距。供、受体选择标准、围手术期处理和随访制度均有待规范。

一、麻醉前准备

(一)患者的准备

1. 改善患者生理状况的准备　与其他手术相同,术前视病情尽可能将患者的全身生理状况调整至最佳，以增加对麻醉与手术的耐受性。如吸氧治疗改善全身氧供、扩张支气管（尤其是在吸入支气管扩张药治疗的情况下，应持续用药至手术时）、防治呼吸道感染、体位引流增加排痰等。

2. 改善患者心理状况的准备　终末期肺疾病患者长期饱受疾病的折磨，虽对肺移植手术充满期待，但对手术的风险、手术后的疼痛及长期医疗费用等等会产生众多疑虑。对肺移植患者术前精神、心理准备包括二个方面，第一，判断其是否有潜在的精神病学疾病及药物治疗的依从性，以确定接受移植手术后的患者能够服从药物治疗并自觉戒烟；第二，对术前紧张、焦虑的心理状态进行疏缓。通过与患者的访谈、沟通，耐心讲解手术、麻醉相关问题，解除患者的疑虑，并获取患者的信任，鼓励患者及家属增强手术成功的信心，使其能积极配合医护人员做好术后恢复时呼吸等训练工作。

对预先作为受体登记后有了供体被呼入院的肺移植患者，通常术前的准备时间较短，因此对患者及家属均会产生巨大的情绪波动，通常伴有高度的焦虑和兴奋，患者情绪上的变化可影响循环状态并加重呼吸困难、心动过速和高血压。在一般情况下，应在几个小时内完成术前准备。

3. 常规术前用药　包括免疫抑制药物（根据各医院免疫抑制方案用药：如咪唑硫嘌呤或环孢霉素）、抗焦虑（如咪达唑仑）和支气管扩张药（如舒喘灵）。镇静药如苯巴比妥或阿片类药物应慎用于这些患者，在转运至手术室的过程中应辅助氧疗，但也要警惕因 CO_2 蓄积和/或低氧血症加重肺动脉高压或引起激动甚至昏迷。

（二）医师的准备

1. 医师的思想与理论准备　就目前国情而言，肺移植手术尚缺乏规模，因此，在实施肺移植手术麻醉前，实施麻醉的医师结合患者病情进行适当的理论复习是必要的。各医院可制订适宜医院情况的肺移植麻醉常规（依据文献及经验积累可不断更新），根据常规进行准备、并在麻醉过程中适时检查、术后及时总结，以不断提高成功率。

2. 麻醉器械及药品的准备（分为供体和受体两个部分）

（1）供体准备　供体肺保护是成功肺移植的前提，因此，供体肺的获取过程应与受体同等对待。麻醉配合对脑死亡供体应保持其生命体征的平稳。在获取供肺时麻醉医师的工作包括：建立良好的肺通气、清理气道分泌物、采用保护性肺通气、避免机械性肺损伤；维持供体循环功能的稳定；在肺动脉顺行灌注时继续行人工呼吸，维持 FiO_2 在 50%、VT10ml/kg，PEEP $5cmH_2O$ 下，灌注直至双肺完全发白，术者在距离隆突上 5cm 处上气管钳，麻醉医师配合术者使获取的肺处于中度膨胀状态下。

（2）受体的物品准备　与常规心血管麻醉相同的准备，另外准备双腔支气管气管插管（一般选用左支）、纤维支气管镜（粗、细镜，冷光源，示教显示系统）及降低肺动脉压力的特殊药品包括米力农、伊洛前列素（或一氧化氮气体及释放与监测系统）和免疫抑制药等。

3. 麻醉前用药　取决于受体的基础疾病。因终末期呼吸衰竭患者呼吸与循环功能的脆弱性，一般人手术室前免用镇静、镇痛；也免用抗胆碱能药物以防患者口干、舌燥等不适。对于长期使用支气管扩张药的患者可持续应用，甚至带入手术室。根据抗排异协议使用抗免疫药物，常规应用预防性抗生素。对严重呼吸功能衰竭不能平卧患者，可在医护人员护送、半卧位、吸氧下入室。如患者有严重肺动脉高压，焦虑可进一步增加肺动脉压使右心功能恶化，心理疏导无效时可在监护下应用小剂量镇静药，如咪达唑仑2mg肌内注射。支气管扩张药应持续应用至手术时。

二、麻醉监测

目前肺移植术中的常用监测项目包括：心电图、脉搏血氧饱和度、无创血压、有创动脉压、呼气末二氧化碳分压、呼吸力学［吸入、呼出潮气量、气道压力（含呼吸道峰压、平台压、呼气末压力、流速、顺应性和阻力）］、肺动脉压力、中心静脉压监测、心排血量、混合静脉血氧饱和度（$S\bar{v}O_2$）、体温、尿量、脑电双频谱（BIS）、脑氧饱和度（$rScO_2$）监测，间断检查动、静脉血气分析和电解质等及纤维支气管镜对气道及吻合口的检查等。经食管超声心动图（TEE）监测可观察肺动脉阻断时心功能的变化，以判断心脏是否能够耐受；也可在移植后观察肺静脉与左心房的吻合是否恰当；另外还可发现气栓等，在肺移植术中具有重要意义。

三、麻醉方法及选择

麻醉方法的选择宜权衡利弊，肺移植手术的麻醉可采用单纯全身麻醉术后患者静脉自控镇痛或全身麻醉联合硬膜外阻滞并延续至术后患者硬膜外自控镇痛。硬膜外阻滞用局部麻醉药现在多采用毒副反应较小的罗哌卡因。

无论选用何种麻醉都各有利弊，应根据患者病情及医院条件综合、权衡考虑。采用全麻联合硬膜外阻滞的优点：可有效减轻术中及术后的应激反应、减少全身麻醉药的用量、并延续至术后镇痛可减少麻醉性镇痛药的应用，避免呼吸抑制而促进呼吸功能的恢复；其弊端在于：硬膜外穿刺为有创操作，增加硬膜外穿刺相关的并发症，并因血管扩张增加术中液体管理的难度。

全身麻醉中应考虑的问题：在伴有心血管系统功能不良的肺移植患者，虽然吸入麻醉药可抑制缺氧性肺血管收缩，而单肺通气时必然存在分流问题，在临床实践中低浓度异氟烷仍被推荐用于单肺移植术中。麻醉用药包括丙泊酚或乙托咪酯、咪达唑仑、芬太尼或苏芬太尼、肌肉松弛药等，或复合少量异氟烷或七氟烷吸入的静吸复合全麻。

1. 全麻诱导　需要特别注意以下几个问题：

（1）加强无菌观念：因患者术后需要免疫抑制，因此所有的操作包括气管插管、吸痰、动静脉穿刺、用药（给药三通接头）都必须格外注意无菌操作规范。

（2）小心谨慎、滴定诱导用药：长期处于缺氧和（或）二氧化碳蓄积的终末期呼吸疾病患者，对镇静药物特别敏感，麻醉药物必须个体化、精确滴定。因患者的肺脏基本上无储备能力，所以容易发生缺氧。应用药物时应考虑不同患者呼吸、循环功能对麻醉药的耐受性。麻醉诱导用药可用咪达唑仑1～2mg、芬太尼5～10μg/kg、小剂量麻醉药如丙泊酚（20～30mg），或用乙托醚酯（3mg/kg）和非去极化肌肉松弛药如罗库溴铵1mg/kg。

（3）正压通气开始时可能面临低血压　在麻醉诱导后，自主呼吸向机械通气转换后可以引起明显的低血压。这是由于麻醉药作用于代偿功能极差的终末期肺疾病患者，其自身已经无力再对麻醉药所致的血管扩张和心肌抑制作用进行代偿；同时胸腔从负压变为正压、肺血管阻力增加对循环产生更为不利的影响，有些气道阻塞的患者还可因内源性PEEP的产生而影响循环。因此麻醉诱导时首先应充分驱氮吸氧，增加氧储备。麻醉诱导药物的使用可同严重心功能不全患者的麻醉，小剂量滴定渐进、切忌操之过急，避免血压过大波动。本着避免过多输液的原则，根据麻醉药物血管扩张的程度适当补充液体，以避免低血容量的发生。此外麻醉诱导对某些患者还潜在张力性气胸、分泌物倒灌等风险。虽然肺移植术常规插入双腔支气管导管，但对术前气道内分泌物较多、不可能在术前排净痰液的患者可在坐位下麻醉诱导，先插入单腔气管导管充分吸引后、逐渐改变体位，边体位引流边吸引边供氧通气，然后再更换双腔支气管导管。

2. 气管插管　肺移植术中气管内插管的类型取决于气道固定及手术过程和各单位的习惯。例如行右肺移植，插入左侧双腔支气管插管是最经典的做法；当行左肺移植时，也可用右侧或左侧双腔支气管插管或单腔气管插管（合用支气管阻塞器）。许多麻醉医师宁愿选用左侧双腔支气管，以便于更快捷、确切地定位、分隔、切除肺，如果需要可以在移植后行分侧肺通气。随着肺移植病例数的增多，某些医院在肺移植患者中应用支气管阻塞导管及 Univent 双腔双囊导管也获得了良好的肺隔离和肺通气。麻醉用药的种类及剂量取决于手术方式和是否需要在手术室内恢复和拔除气管内插管。在现阶段一般还是在术后更换单腔气管导管后送 ICU 监护，经逐步调整机械通气过渡待其呼吸功能恢复、循环稳定后再考虑拔管。

3. 麻醉维持　一般可用七氟烷（0.7～1MAC）或咪哒唑仑（0.05～0.1）mg/（kg·h）、丙泊酚 TCI3μg/ml 维持、芬太尼（5～10）μg/（kg·h）镇痛等，维持 BIS 在 50 左右，血压、心率不因手术刺激而波动；如需要体外膜肺氧合（ECOM）支持，宜避免同时应用丙泊酚，以防膜肺吸附脂乳造成氧合能力下降。手术后早期恢复可用七氟烷及瑞芬太尼（但需要注意停用瑞芬太尼前采用其他镇痛方法）。BIS 监测下可见危重患者的麻醉药用量明显减少。

4. 术中呼吸功能的维护

（1）机械通气和单肺通气：通气模式有赖于肺移植患者基础病理生理的变化，限制性肺疾病通常需要更长的吸/呼比，更低的潮气量和更高的呼吸频率。阻塞性肺疾患要求更低的吸/呼比，同时更高的潮气量和更低的呼吸频率。术前的血气分析可作为通气管理的一个目标参考，允许性高碳酸血症可降低肺气压伤、容量伤的发生，并降低过度充气的风险。

（2）严重的气道阻塞（哮喘、囊性纤维化、肺气肿）：增加肺过度充气的危险或直接机械通气时产生"气体活阀作用"（只进不出），引起肺过度充气，降低静脉回流，直接压迫心脏引起严重低血压。因此对机械通气后如果低血压持续存在或病因不清，可脱开呼吸机连接管，如果血压回升、循环改善，则既明确了动态过度肺充气的诊断，又实施了治疗。对终末期肺疾患的患者，术前双肺通气下已存在明显的呼吸功能衰竭。因此，这些患者本身可能就不能耐受单肺通气，这段时期的处理对麻醉医师最具有挑战性，能否耐受单肺通气不仅取决于患者的疾病状况，还与外科医师的手术技巧及麻醉医师对通气参数和循环功能的调整有关，此时需要台上台下的通力协作。单肺通气后由于无通气有灌注部位静脉血掺杂造成分流量增加即可开始出现低氧血症，尽管分钟通气量不变，但由于这些患者肺储备功能有限，有效通气量下降与缺氧同步呈现。针对上述变化，麻醉措施包括：增加吸入氧浓度，改变正压通气模式，必要时增加分钟通气量；从理论上说应用 5～10cmH₂O 的 PEEP 于通气侧肺，可增加氧分压、改善氧合，但是在实际应用时，应逐渐增加 PEEP，根据患者 PaO_2 的变化及动脉血压及肺动脉压力来调整通气参数。因为在增加 PEEP 的同时也增加肺循环的负荷，对存在肺动脉高压的患者可能使氧合状况进一步恶化，因此，要根据监测结果随时调整。

（3）在单肺通气时最好用压力控制模式：以在相同的气道压下获得更大的通气量。改善氧合的措施同非移植的胸外科手术，包括间断膨肺、提供 CPAP 对非通气侧肺、对通气侧肺给予 PEEP。对肺气肿患者单肺通气中较少发生缺氧，可能的解释是由于其动态过度肺膨胀（DHI）诱发内源性 PEEP。充氧进入萎陷的肺或萎陷的术中无血流分布区域肺可用高频振荡通气，它可起补偿作用而改善动脉血氧合；缺氧性肺血管收缩或结扎肺动脉，可减少分流。在机械通气和单肺通气时，如采用表 11-9 措施仍不能改善患者的血气状况和心血管功能时则提示需要 CPB 支持。

表 11-9　改善气体交换和心血管功能的措施

如果存在限制性肺疾患，用 PEEP 并降低潮气量到 6ml/kg；

增加吸气气流速率（I：E>1：3），

降低呼吸频率（6~10 次/min）；

允许性高碳酸血症，可允许 $PaCO_2$ 高到临床可接受范围内；

用压力控制模式通气；

用全凭静脉麻醉；

雾化吸入前列环素，无效时再吸入 NO

以肺间质纤维化、肺淋巴管囊性纤维病变为主要病因，术前均存在严重的低氧血症，需要依赖氧生存，完全丧失自主生活能力，但仅 1/3 有轻度高碳酸血症。这些患者在麻醉诱导、机械通气后氧分压均明显上升，但是二氧化碳分压也显著持续上升，延长通气时间的策略有时并不能有效排出 CO_2。这与正压通气能将更多、含氧较高的气体输送至肺泡，气体通过弥散作用很快使动脉血内氧分压升高有关；但是病变肺组织的弹性回缩力下降，致使对气道壁的牵引力减弱使气道内径变窄或不规则增加气流阻力，加上肺泡壁的损坏降低对细支气管的牵张力使小气道阻力增加，小气道阻塞不能将正压通气输入至肺泡内的气体全部呼出，这样随着时间的延长，一方面肺泡内气体越来越多，甚至造成局部肺大疱致使回心血量明显减少，这在开胸后更为明显，常常需要开放气道排出肺内气体来缓解；另一方面，内源性 PEEP 产生，有效通气量进一步减少，导致严重高碳酸血症。从理论上讲二氧化碳蓄积可增加交感神经系统的敏感性，使循环系统的危险性增加，但在肺移植的麻醉中体会到这些患者对高碳酸血症的耐受性较好，如果循环稳定，无明显的心律失常，严重高碳酸血症在严密监测下是可以接受的，值得注意的是这些患者对缺氧的耐受性极差，一旦氧分压下降，循环即难以维持，可出现严重低血压、心律失常甚至心搏骤停，因此，如果术中氧分压持续下降则应立刻建立体外循环（CPB）。

5. 术中循环功能的维护和肺动脉高压、右心功能衰竭的处理　鉴于患者本身疾病的关系（术前肺动脉高压、右心负荷增加）及术中需要单侧肺动脉阻断，肺移植术中肺动脉压力等有创血流动力学和右心功能的监测就格外重要。因此，漂浮导管和经食管超声心动图监测当属必须，应将漂浮导管置于肺动脉主干以避免肺切除术干扰而造成伪像。

虽然众多的肺移植并不需要 CPB，但是应备用 CPB。当肺动脉压显著升高或有右心功能障碍的证据时（包括心肌收缩力降低、右心室扩张）可能就需要 CPB 的辅助支持。CPB 也可用于患者有心脏内缺损需要同期矫正的患者。虽然 CPB 是挽救患者生命的措施，但由于与 CPB 相关的全身炎性反应综合征、出血增多、术后肺水肿、移植器官失功能等，CPB 已经不再是肺移植术中所必需的常规辅助方法。

由于手术操作对心肺功能干扰较大，麻醉医师努力的目标是尽力维持血液动力学的稳定；维持适宜的动脉血氧分压以避免应用 CPB。因此，麻醉医师应熟悉外科手术过程，处理中的每一步应与手术步骤相适应。持续测定 CCO、S$\overline{v}$O$_2$、IBP、CVP、PAP 及 TEE 监测心室容量和心肌收缩力，如果右心室严重扩张致心肌收缩力下降、EF 明显下降，CO 及 S$\overline{v}$O$_2$ 降低，则应立刻建立 CPB（可用 ECMO：extracorporeal membrane oxygenation），CPB 支持下完成手术。

在肺动脉阻断时，可有三种情况：第一，肺动脉阻断后，肺动脉压力仅轻度增高，循环功能稳定，无明显低氧血症，说明患者可耐受肺动脉阻断，外科手术可继续，但一般这种情况较为少见。第二，肺动脉阻断后，肺动脉压明显升高，但在下列药物治疗下尚能维持血流动力学的稳定，即动脉压超过肺动脉压力、PaO$_2$ 可维持在 90mmHg 以上，可以避免应用 CPB。用于治疗肺动脉高压、增强右心功能的药物包括扩血管药物药如静脉滴注前列腺素 E$_1$（PGE$_1$）或吸入 NO 或伊洛前列素、和（或）正性肌力药（如米力农或多巴酚丁胺、肾上腺素、去甲肾上腺素等）。伊洛前列素或 NO 的吸入可改善氧合而降低对 CPB 的需求，其优点在于直接扩张肺血管而不影响体循环压力，由于吸入伊洛前列素或 NO 的通气区域血管扩张可降低肺内分流而增加氧分压。需要注意的是静脉应用扩血管药物在扩张肺血管的同时也可引起体循环血管的扩张而造成不可接受的体循环低血压，甚至增加肺内分流量，引起 PaO$_2$ 下降和体循环低灌注。因此，在用药中要谨慎平衡，尽可能发挥其扩张肺血管、降低肺动脉压、增强右心功能从而增加左心前负荷、提高左心室射血分数、增加体循环血压、改善心肌冠脉供血的有益作用；而避免引起动脉血压下降、肺内分流增加、心肌供血不足的弊端。在这一时期麻醉的目标包括限制液体（以防止肺水肿）、维持适宜的组织氧合（包括吸入 100% 氧气、输注红细胞维持适宜的血细胞压积）、用正性肌力药如多巴胺、多巴酚丁胺或米力农维持右心室功能。第三种情况是肺动脉阻断后肺动脉压力过度增高、右心室扩张且运动功能减退，或在第二种情况下治疗效果不佳，呈现动脉血压下降、肺动脉压严重升高（接近甚至超过动脉压）、CO 下降、S$\overline{v}$O$_2$ 下降、rSrO$_2$ 下降则应在 CPB 支持下完成手术。应用肝素涂层管道与膜肺的 ECOM 可明显减少肝素的用量，减轻对机体凝血功能的干扰，应用 ACT 及凝血与血小板功能监测，有针对性补充血小板和凝血因子，可达到有效保障。

6. 新肺再灌注、通气后缺血再灌注损伤的防治　当供体肺被植入后，在开放肺动脉前静脉注射甲泼尼龙 500mg，然后移去阻断钳，逐渐轻轻地扩张肺。如果患者未在 CPB 下手术，由于供体肺内缺血再灌注损伤物质及 PGE$_1$ 进入体循环可引起血压一过性、明显的下降。这种低血压可用补充容量和升压药（苯肾上腺素及去甲肾上腺素等）来处理。受体肺通气模式从低浓度氧开始，用正常的呼吸频率和低潮气量，并增加 5~10cmH$_2$O 的 PEEP 降低肺内分流，开始移植肺工作。在移植肺刚开始工作的短时间内一般血气分析中 PaO$_2$ 和 PaCO$_2$ 均可明显改善，但在开放后 1~1.5 小时后可出现 PaO$_2$ 下降、PaCO$_2$ 升高。这主要与缺血再灌注损伤有关，单肺移植时与剩余肺的肺功能有一定的关系。因此，此时主要处理好缺氧与高氧损伤的问题，在避免缺氧的前提下尽可能降低吸入氧浓度，警惕移植肺失功能（多种因素所致）和超排异反应。但是如果遇到移植肺失功能（表现为移植肺顺应性明显降低，肉眼观察肺僵硬、肺组织吸呼起伏小，氧分压显著下降，伴有或不伴有高碳酸血症），如为双肺移植后应立刻 ECMO 辅助循环支持，使肺处于休息状态（低浓度氧气吸入、小潮气量、低频率、5cmH$_2$O 的 PEEP），并加强循环功能的调控，等待移植肺功能的恢复。如为肺气肿患者施行了单肺移植，因为术后双肺的顺应性不同，可能需要双肺分肺通气：对移植的肺需要正常的通气频率和潮气量，而对自身的肺则需要低潮气量以防止自身 PEEP 的产生。此时需要两个能作同步的呼吸机，分肺通气，以防病肺过度膨胀后压迫新移植的肺。

（李校宁）

临床麻醉与复苏

（下）

张惠艳等◎主编

吉林科学技术出版社

第十二章　心脏手术的麻醉

第一节　麻醉对循环系统的影响

对循环系统的了解是麻醉学的重要基础，麻醉和手术可以通过多种途径影响循环系统的功能。循环系统的变化直接影响到患者的生命安全和术后的恢复，近年来，随着人口老龄化和外科技术的发展，围术期麻醉医师经常面临患者的心血管功能变化更加复杂化、多样化。在了解麻醉对心血管功能的影响时，有必要对下述概念予以阐明。①循环功能：指循环系统的功能，包括心脏、血管功能、血容量和微循环等方面的影响。其中任何一项功能衰竭均可导致显著的循环障碍。如低血容量可导致循环衰竭或休克，而心脏功能却可能是正常的；②心脏功能：包括心肌、心脏瓣膜、传导组织和支架结构的功能。其中任何一项功能障碍即可导致心脏和循环衰竭。如瓣膜失去完整性，即使心肌功能正常也可造成心脏衰竭；③心肌功能：心肌功能取决于心肌本身和心肌血液供应，其功能障碍包括心肌病变、损伤、心肌缺血和心肌功能不良，但均可造成心肌功能衰竭，其结局必然导致心脏功能障碍和循环异常。

一、吸入麻醉药对循环的作用

吸入麻醉药是常用的全身麻醉药（简称全麻药），主要依靠肺泡摄取和排除。吸入麻醉药经肺泡进入血流到达脑组织，当脑组织内吸入麻醉药的分压达到一定水平时，即产生临床上的全身麻醉状态。吸入麻醉药有挥发性液体和气体两类。常用的挥发性液体有氟烷、恩氟烷、异氟烷、七氟烷和地氟烷；气体有氧化亚氮。

在一定的浓度范围，所有吸入麻醉药均可降低动脉压和抑制心肌收缩力，都与麻醉药浓度相关。其中异氟烷、七氟烷和地氟烷通过增加交感活性对血压维持有一定帮助。氟烷和恩氟烷使心排血量减少，与其降低平均动脉压平行。异氟烷对心排血量的影响很小，而地氟烷则具有稳定的心血管作用。恩氟烷、异氟烷和地氟烷使外周血管阻力（SVR）减低，其中，异氟烷使 SVR 减低最显著。

吸入麻醉药也可引起心率的变化，改变心率的机制包括：改变窦房结去极化速率；改变心肌传导时间或改变自主神经系统的活动，如吸入氟烷后可见心率减慢。吸入麻醉药对心率的影响应在麻醉前评估中予以考虑。麻醉可消除因术前兴奋和激动而导致的心动过速、血压升高及心排血量增加。如果麻醉前副交感神经活动增强，麻醉又可能使心率和血压升高。氟烷和恩氟烷麻醉有助于减少全身动脉血压和心率的增加，使之转变为临床上可以接受的低血压和心率减慢。吸入麻醉药还通过减少心肌氧耗而降低心肌需氧量。

有人提出，异氟烷的冠状动脉（简称冠脉）扩张作用可引起冠脉窃血，而导致心肌局部缺血，所以曾有一段时间，冠状动脉粥样硬化性心脏病（简称冠心病）患者的麻醉中很少应用异氟烷。然而近来有研究发现，如果冠脉灌注压能充分维持，异氟烷麻醉与其他吸入麻醉一样，并没有窃血现象发生。

研究证实异氟烷对人体心肌有保护作用同动物实验一样，异氟烷的保护作用在它撤离后持续至少 15min。异氟烷是通过什么途径来保护心肌的？是否与缺血预处理的心肌保护作用相似呢？为了测定异氟烷是否对钾通道产生直接作用，将异氟烷用于人体心房细胞，在 3% 的浓度时，对格列本脲敏感的钾通道电流没有受到正或负的影响。这些发现提示异氟烷并不直接影响钾通道活性，而是降低钾通道对 ATP 的敏感性。另一个可能性是异氟烷的保护作用发生在其他部位，如腺苷受体。腺苷 A_1 受体阻断剂 8 - 环戊基 - 1，3 - 二丙基黄嘌呤（8 - cyclopentyl - 1，3 - dipropylxathine，DPCPX）能抑制异氟烷的心肌保护作用支持后一理论。Kerstan 等的研究发现在动物实验中，DPCPX 部分地抑制异氟烷的心脏保护活性。

二、静脉麻醉药对心血管的影响

静脉麻醉药本身能产生心血管效应，且在麻醉诱导时通过影响自主神经系统、血管运动中枢、外周血管张力和心肌的机械性能引起血流动力学改变。

1. 硫喷妥钠 对心肌的影响主要是通过减少肌原纤维的钙内流而降低心肌收缩力，同时加快心率，心排血指数没有变化或稍有下降，平均动脉压不变或稍下降。早期血流动力学研究证实硫喷妥钠（100~400mg）明显降低心排血量（24%）和收缩压（10%），因为增加了静脉容量而减少静脉回流。给硫喷妥钠后气管插管有明显的高血压和心率增快，同时应用芬太尼可减少心率的增快。硫喷妥钠减低心排血量的机制有：①直接的负性肌力作用；②因增加静脉容量而减少心室充盈；③暂时降低中枢神经系统输出的交感活性。应用硫喷妥钠引起的心率增快可能是由于刺激心脏的交感神经引起。硫喷妥钠引起的负性肌力作用是由于钙内流减少而致。

2. 咪达唑仑 对循环系统干扰较轻，如对外周阻力及心室收缩功能影响较少，使心肌氧耗减少等，比较适用于心功能较差患者或心脏手术的麻醉。随着苯二氮䓬类的拮抗剂氟吗泽尼的应用，临床使用中也比较安全。

3. 氯胺酮 通过中枢介导的交感反应兴奋心血管系统。单独给药时，使心率、血压、全身血管阻力、全身和肺动脉压及心肌耗氧量均增加，因而导致心肌氧供需不平衡。心脏做功增加，尤其是右室，因为肺血管阻力比全身血管阻力升高明显，因此禁用于右室储备差的成年患者。氯胺酮产生心血管效应的程度在治疗剂量范围内与剂量无关，无交感性刺激作用，但有负性肌力效应；氯胺酮可维持血压，通常用于急性休克患者，也可供狭窄性心包炎或心脏压塞患者用作麻醉诱导。

4. 依托咪酯 对心肌收缩力影响较小，仅外周血管稍有扩张；不引起组胺释放；在目前常用的静脉麻醉药中依托咪酯对心血管系统影响最小。与其他麻醉药相比，其产生的心肌氧供需平衡最佳。事实上，依托咪酯对冠状循环可能有弱的硝酸甘油样效应。用依托咪酯诱导后，血流动力学不变或变化小，诱导后前负荷和后负荷均未改变，dp/dt_{max} 不变提示心功能未受损害。二尖瓣或主动脉瓣病变患者用依托咪酯诱导麻醉后，全身和肺动脉血压显著降低。血容量过低和心脏压塞或低心排血量患者用依托咪酯比用其他静脉麻醉药对心血管的影响轻。

5. 丙泊酚 有许多研究比较了丙泊酚与常用的诱导药物如硫喷妥钠和依托咪酯的血流动力学作用，然而因为麻醉技术的不同、麻醉药物剂量的不同和监测技术不同，而结果的相互比较较为困难。用丙泊酚静脉诱导（2mg/kg）和静脉维持 [100μg/（kg·min）]，动脉收缩压下降15%～40%，动脉舒张压和平均压也有相同的改变。丙泊酚对心率的影响是可变的。如联合氧化亚氮麻醉使交感神经系统活性增加，心率可能增快。丙泊酚并不破坏控制心率的靶受体反射，而是重新调整反射的平衡导致在低水平的血压时心率没有改变，可解释尽管平均压下降而心率仍下降的现象。有证据表明应用丙泊酚出现剂量依赖性的心肌收缩性下降。Coetzee等测量动物的局部心肌收缩性，证实丙泊酚血浆浓度和心肌收缩性下降有明显的相关性。许多研究发现，应用丙泊酚后SVR、心排血指数、每搏量和左室收缩做功有明显下降。与硝普钠相比，丙泊酚输注入清醒患者的肱动脉，尽管前臂血管的丙泊酚浓度达到了治疗浓度，但并没有引起明显血管舒张反应。丙泊酚麻醉对前臂血管阻力和前臂静脉顺应性的作用同阻滞颈胸神经节引起的去交感神经效果一样，所以丙泊酚对外周血管的作用表现为抑制以交感神经兴奋为主的血管收缩。有学者研究丙泊酚对兔肠系膜动脉的平滑肌的影响，发现丙泊酚主要是通过抑制钙离子释放和钙离子通过钙通道的流入，从而抑制去甲肾上腺素引起的动脉平滑肌收缩，这些结果也可解释丙泊酚对其他血管平滑肌的作用。

三、阿片类麻醉药对心血管的影响

阿片类的许多血流动力学作用可能与它们对中枢神经系统发出的自主神经的影响有关，特别是迷走神经的作用。吗啡和哌替啶有组胺释放作用，芬太尼类药物不引起组胺释放。阿片类对靶受体反射的抑制引起全身血流动力学反应。芬太尼破坏颈动脉化学感受器反射，这一反射不但能控制呼吸，还是一有力的心血管功能调节反射。

所有阿片类，除了哌替啶外，都引起心动过缓。哌替啶常使心率增快，可能与它和阿托品在结构上相似有关。阿片类诱发心动过缓的机制是刺激迷走神经的作用，用阿托品预处理会减弱这一作用，但不可能全部消除阿片类诱发的心动过缓，特别是用β受体阻断药的患者。缓慢应用阿片类可减少心动过缓的发生率。

1. 吗啡　由于抑制交感神经活性，增强迷走神经张力，常引起低血压。即使小剂量静脉使用也可发生低血压。静脉用麻醉剂量（1～4mg/kg）可发生深度的低血压。吗啡的许多血流动力学效应是由于吗啡对血管平滑肌的直接作用和释放组胺的间接作用引起的，用吗啡后发生的低血压并不引起显著的心肌抑制。在心血管手术时，用吗啡麻醉的患者中可能发生高血压。麻醉期间的高血压可因轻度或不充分的麻醉、反射机制、兴奋肾素-血管紧张素机制和交感肾上腺的激活等所致。

2. 哌替啶　应用哌替啶后可发生低血压。哌替啶引起血浆组胺显著升高。大多数研究表明哌替啶降低心肌收缩力，甚至在低剂量也可引起动脉血压、外周阻力和心排血量的显著下降。哌替啶常有心动过速，很少造成心动过缓，这可能和其结构与阿托品相似有关。由于其显著的心血管作用，哌替啶不是理想的麻醉用药。

3. 芬太尼类　很少引起血压降低，即使左室功能较差者也很少出现低血压，与此种阿片类药物不引起血浆组胺变化有关。芬太尼也不引起或很少引起心肌收缩力的变化。在芬太尼家族中，芬太尼对循环功能的影响最小，使用芬太尼后的低血压多与心动过缓有关。芬太尼麻醉时也有突然血压升高的情况，尤其在气管插管或强的手术刺激时发生较多，常与浅麻醉或剂量低出现觉醒有关。芬太尼类药物用于心脏手术的最大的优点是对心血管的抑制小。这在麻醉诱导中特别重要，在劈开胸骨和游离主动脉根部时，可有明显的高血压和心率增快，这时就需要应用辅助药物以保持心血管的稳定性。在劈胸骨时，动脉血压升高，外周阻力升高，心排血量反而下降。有关芬太尼麻醉时血流动力学对手术刺激的反应强度报道差异较大，即使相同剂量的芬太尼，不同的作者有不同的结论。有一个重要的影响因素是 β 受体阻断药，在行冠状动脉旁路移植术（CABG）的患者，用芬太尼 122μg/kg，未用 β 受体阻断药的患者有 86% 发生高血压，而在用 β 受体阻断药的患者只有 33% 发生高血压。芬太尼和苏芬太尼在诱导期间提供相同的心血管稳定性，而阿芬太尼会引起血流动力学欠稳定和心肌局部缺血。阿芬太尼对刺激引起的交感反射和血流动力学反应的抑制效果比芬太尼和苏芬太尼弱。对于心脏瓣膜置换患者，3 种芬太尼类药物均能提供满意的麻醉。但争论仍存在，尤其是用哪一药物麻醉为 CABG 最好选择，但一般认为麻醉技术的选择对 CABG 术后结果并无明显影响。

有学者考虑到静脉应用芬太尼对心血管影响较大，比较了在大手术中硬膜外和静脉应用芬太尼的效果，结果除了硬膜外应用芬太尼的患者心率减慢的发生率较低外，两者血流动力学差异不明显，同样，血糖、皮质醇、尿肾上腺素和去甲肾上腺素也没有差异。

四、肌肉松弛药对心血管的影响

肌肉松弛药可能干扰自主神经功能而产生多种心血管效应。实验证明各种肌肉松弛药如果给予足够大的剂量均可与胆碱能受体相互作用。然而在临床实践中，副作用一般并不严重，因为肌肉松弛药的 N_1 和 M 性质的剂量–反应曲线与其神经肌肉阻断效应的曲线相隔很远。真正的自主神经反应不因注射速度较慢而减弱，如果分剂量给予，反应则叠加。肌肉松弛药的后续剂量如果与原剂量相同，将产生相似的反应。

许多肌肉松弛药产生心血管效应的另一种机制可能是组胺释放。经静脉途径快速注射大剂量肌肉松弛药时，头颈和上部躯干可出现一定程度的红斑，并有动脉压短暂下降和心率轻、中度升高。支气管痉挛极为少见。这些副作用一般是短时间的，可因注射速度较慢而显著减弱。也可采取将 H_1 和 H_2 受体阻断药联合应用的预防疗法。

1. 琥珀胆碱　由于其在神经肌肉接头处的去极化作用，可导致一系列不良反应，如胃内压、眼压和颅内压增高、高钾血症、麻醉后肌痛和恶性高热等。琥珀胆碱可能是唯一直接参与导致心律失常的肌肉松弛药。由于其结构与乙酰胆碱相似，可刺激全部胆碱能受体包括交感或副交感神经节的 M_1 受体和心脏窦房结 M_2 受体，引起窦性心动过缓、交界性心律和从室性期前收缩到心室颤动（简称室颤）的各种室性心律失常。

2. 潘库溴铵　一般无神经节阻滞和组胺释放作用，但有阻滞心脏 M_2 受体作用，可使心率增快和血压升高。在心血管麻醉中，与大剂量芬太尼合用，可拮抗芬太尼引起的心率减慢，对那些依赖心率维持心排血量的患者是一种较为理想的药物。潘库溴铵和丙米嗪合用时引起心动过速。0.08mg/kg 的潘库溴铵会产生室性期前收缩和心动过速，如给丙米嗪则有可能发展为室颤。有研究发现接受长期丙米嗪治疗的患者应用潘库溴铵和氟烷麻醉可发生严重的室性心律失常。

3. 哌库溴铵　为一长效肌肉松弛药，临床使用剂量能保持心血管功能的稳定。可偶发心率减慢，是由麻醉和手术刺激引起迷走反射间接导致的作用。

4. 阿曲库铵　因其特殊的灭活方式——霍夫曼降解，已成为肝肾疾病和老年患者的首选肌肉松弛药。临床上给阿曲库铵 0.2～0.4mg/kg 时一般心率、血压、心排血量和中心静脉压无明显变化，而给 0.6mg/kg 时可出现剂量相关的组胺释放引起的低血压和心率增快，一般能自行恢复。用组胺 H_1 和 H_2 受体阻断药可预防这一反应。

5. 维库溴铵 是潘库溴铵的衍生物，心血管安全系数高，即使剂量高达 0.4mg/kg，也无心血管不良反应，不产生神经节和迷走神经阻滞，不引起组胺释放，适合心脏病患者的手术。但与大剂量芬太尼合用时可发生心动过缓，可用阿托品预防。维库溴铵可抑制缺氧时颈动脉化学感受器的调节功能，因而抑制自发呼吸的恢复。

6. 罗库溴铵 是维库溴铵的衍生物。肌肉松弛作用约为维库溴铵的 1/8 ~ 1/5，但其起效较快。用罗库溴铵 1.2mg/kg 和琥珀胆碱 2mg/kg 可在 45s 内使 95% 患者达到 90% 的神经肌肉阻滞，这一资料表明用罗库溴铵 1.2mg/kg，可用于快速起效诱导插管。同维库溴铵一样，罗库溴铵不产生心血管副作用，大剂量时可引起心率增快，可能是迷走神经被阻滞的原因。

7. 顺阿曲库胺 是阿曲库铵的 10 种异构体混合物中的一种，灭活方式也为霍夫曼降解。其神经肌肉阻滞作用与阿曲库铵相同，不产生心血管效果或增加血浆组胺浓度，适合用于危重患者的肌肉松弛。顺阿曲库胺在老年人起效较慢，比年轻人长约 1min。延迟的原因可能是老年人达到生物相平衡较缓慢，但这一不同并不影响恢复时间。

8. 米库氯胺 是短效肌肉松弛药。应用米库氯胺后不拮抗，在成年人残余肌肉松弛作用有发生，而在小儿较少发生，一般 10min 就可恢复。大剂量或快速注射可引起组胺的释放，导致血压下降、心率增快，多发生在给药后 1 ~ 3min，可自行消退。临床上为了达到肌肉松弛药的快速恢复，在长效肌肉松弛药后应用短效肌肉松弛药。可是有学者发现在使用潘库溴铵后，再使用米库氯胺，并不表现为短效肌肉松弛作用。

五、肌肉松弛药拮抗药的心血管作用

有报道在使用新斯的明和阿托品后可发生心律失常和心搏骤停，所以常使用各种技术来改善安全性，包括过度通气产生轻微的呼吸性碱血症，同时缓慢应用新斯的明和阿托品，维持充足的氧供应等。

应用新斯的明时，同时使用不充分的阿托品和格隆溴铵，可刺激心脏的胆碱能受体（M_2 受体）产生心搏骤停。阿托品、新斯的明或两者联合使用与心律失常的关系较为复杂，如倒转的 P 波、文氏现象、房性期前收缩、室性期前收缩和二联律。这些情况也常在改变麻醉浓度、手术刺激、从麻醉中恢复时发生。

接受格隆溴铵和新斯的明的患者比接受阿托品和新斯的明的患者心率改变较小。格隆溴铵和新斯的明、吡斯的明或依酚氯铵合用时可降低心律失常的发生率。用阿托品可能有较高的心律失常发生率，而格隆溴铵阻滞抗胆碱酯酶药的心律失常作用比阿托品有效。

依酚氯铵有两个优点：①起效时间比新斯的明或溴吡斯的明短；②仅需要和新斯的明合用时阿托品的一半剂量来防止依酚氯铵不利的心脏 M_2 受体作用。为了减少心率的改变，起效快的依酚氯铵和阿托品应一起使用，慢起效的新斯的明和格隆溴铵应一起使用。依酚氯铵与新斯的明相比有较少的 M_2 受体作用，它主要的作用机制是突触前。

长期三环类抗抑郁药治疗后使用肌肉松弛药拮抗药可导致心电图异常。长期应用阿米替林的猫，用新斯的明或新斯的明和阿托品联合用于拮抗筒箭毒碱时，可观察到 ST - T 改变和心肌传导改变明显增强，这可能归因于新斯的明对心脏的作用结合三环类抗抑郁药的奎尼

丁样作用和对心肌的直接作用。

六、局部麻醉药对心血管的影响

局部麻醉药（简称局麻药）对心血管的效应，系局部麻醉期间对自主神经通路阻滞的间接作用（例如高位脊髓或硬膜外阻滞），或对心脏或血管平滑肌或心肌传导系的直接抑制作用。

在心肌细胞4相舒张期自动去极化期间，正常时存在着钾渗透力的逐渐下降。这种效应，尤其在心室肌缺血时，可被抗心律失常剂量的利多卡因所减弱或阻断而造成4相延长或去极化消失。更高剂量的利多卡因使0相去极化减慢，这种效应是由于钠传导的抑制。

正常心电图很少受一般抗心律失常剂量利多卡因的影响，中毒剂量的利多卡因可减慢心内传导，心电图表现为 P - R 间期和 QRS 持续时间延长和窦性心动过缓，所有这些均反映出心肌自律性降低。其他局麻药也已证实具有抗心律失常的效应。

相对的心血管毒性与各种药物固有的麻醉效能一般成比例。此外，心血管系统对局麻药可能的毒性效应抗拒力更强。普鲁卡因比效力较弱、脂溶性较低而且与蛋白结合具有相对更强的心脏毒性。普鲁卡因引起心血管虚脱的剂量比中枢神经系统毒性剂量仅大 3.7 ~ 4.4 倍。已有若干普鲁卡因引起快速而深度心血管虚脱病例报道。

1. 利多卡因　临床应用证明它对各种室性心律失常均有迅速而显著的疗效，能改善梗死区心肌的局部供血，故用于心肌梗死急性期防止发生室颤的疗效更好，是室性心律失常的首选药物。

利多卡因直接抑制希 - 浦氏系统的钠离子内流和促进钾离子外流，对其他心肌组织及自主神经无影响。利多卡因能降低浦肯野纤维的自律性和提高心室肌的致颤阈。在治疗浓度，它对希 - 浦氏系统的传导速度无影响，但在心肌缺血部位，因细胞外钾离子浓度升高而血液偏酸性，使利多卡因减慢传导作用明显增强。在高浓度时，可抑制钠离子内流，降低动作电位0相上升速率而减慢传导。

2. 布比卡因　一般局麻药中枢神经系统毒性表现多先于心脏毒性，而布比卡因则与此相反。①产生不可逆性心血管虚脱与中枢神经系统毒性（惊厥）间局麻药剂量之比（CC/CNS），布比卡因要比利多卡因低。动物实验表明利多卡因 CC/CNS 为 7.1 ± 1.1，亦即相当于 7 倍的惊厥剂量才引起不可逆的心血管虚脱，布比卡因则为 3.7 ± 0.55；②血管内误入过量的布比卡因能引起室性心律失常与致死性室颤，利多卡因则否；③怀孕患者对布比卡因的心脏毒性更为敏感；④布比卡因引起的心血管意外，复苏困难；⑤酸中毒和缺氧可显著强化布比卡因的心脏毒性。

3. 罗哌卡因　其化学结构与布比卡因相似，但脂溶性小于布比卡因，神经阻滞效能小于布比卡因；对心脏兴奋和传导抑制均弱于布比卡因。

此外，麻醉药物、麻醉深度、通气方式、手术刺激、PCO_2 的变化、麻醉药物对神经调节功能的干扰和麻醉状态下血管张力的改变都直接或间接影响心血管系统功能，所以应对麻醉期间循环功能变化有足够的认识，注意病情的转化，以保证治疗措施具有针对性。

七、心肌缺血预适应的研究

心肌缺血预适应（ischemic preconditioning, IPC）是指心肌在受到短暂缺血缺氧、热休克或给予特定的药物因子后产生的对随后的致死性的缺血缺氧损害的抵抗力。IPC 的效应主要表现为：减少持续的缺血再灌注时的心肌梗死面积，显著改善再灌注后心室尤其是左室功能的恢复，并减少缺血急性期的心律失常；降低心肌能量代谢率，或者在再灌注期增加已耗竭的 Krebs 循环的糖的供应，以使心肌获得能量维持收缩功能。

1. IPC 的触发物质　从 IPC 的触发到产生效应的整个信号传导过程大致分以下 3 个环节。受刺激后机体产生内源性的触发物质；触发物质通过膜受体将信号转导到蛋白激酶；蛋白激酶作用于效应器，产生对抗缺血缺氧的保护作用。IPC 内源性触发物质主要有：

（1）腺苷：是心肌代谢产物，内源性扩血管剂，作用机制是与膜腺苷受体（主要是 A_1 受体）结合，通过 G 蛋白偶联激活磷脂酶 C，后者经过一系列顺序激活蛋白激酶 C（PKC）和胞膜钙通道，信号最终传递至效应器——线粒体的 $K^+ - ATP$ 通道。腺苷受体拮抗剂可阻断 IPC 的形成。

（2）类阿片肽：近年来阿片肽在介导 IPC 中的作用逐渐得到重视。主要激活 G 蛋白，后者激活 PKC，PKC 又可激活线粒体的 ATP 敏感的钾通道。IPC 的保护作用如缓解心绞痛、减小梗死面积等在给予阿片类药物后即刻出现，并且在 24h 后再现。其缓解心绞痛作用不依赖于其镇痛效应。非特异性拮抗剂纳洛酮以及 δ 受体拮抗剂 7 - benzylidenaltrexone 可抑制 IPC。

（3）一氧化氮（NO）：IPC 的延迟效应与 NO 水平中度升高有关。NO 激活鸟苷酸环化酶使 cGMP 增多，后者激活磷酸二酯酶（PDE）使 cAMP 水平下降而产生一系列效应。单磷脂 A（MLA）诱发的心肌延迟性保护作用依赖于诱生型一氧化氮合成酶（iNOS），给予拮抗剂 S - methylisothiourea（3mg/kg）可消除 MLA 的作用，在 iNOS 基因敲除的动物，MLA 根本不能发挥心肌保护作用，因此 NO 被认为在 MLA 药物预适应中起到了枢纽作用。如果 NO 产生过多，导致氧自由基大量产生则可能介导细胞损伤作用。

（4）肾上腺素：一般认为在 IPC 的细胞外信号转导中肾上腺素的 A_1 和 A_3 受体与抑制性的 G 蛋白偶联，通过作用于腺苷酸环化酶（AC）产生心肌保护作用（A_1 和 A_3 受体在心室肌和血管平滑肌呈优势分布）。A_2 受体则与 G 蛋白偶联而产生扩血管作用（A_2 受体在血管平滑肌呈优势分布）。肾上腺素受体激动药诱导 IPC 的研究已经兴起，目前还处于初期阶段。

（5）血管紧张素转化酶（ACE）：ACE 抑制药通过减少缓激肽的降解可以增加其在局部的水平，从而增强缓激肽诱导的 IPC，这种作用出现在缺血 24h 后，表现为心肌梗死面积显著减少。

（6）降钙素基因相关肽（CGRP）：长时间的缺血再灌注后心肌可产生大量的肌酸激酶和肿瘤坏死因子 α（TNF - α），预给 CGRP 诱导 IPC 后心肌组织中的肌酸激酶和 TNF - α 的含量显著减少，心功能显著改善。另有报道 CGRP 在 IPC 时的升高与年龄相关，老龄患者相应的保护作用减弱。

（7）激肽：心脏有独立的激肽系统，在缺血期间释放激肽，具有保护心肌的作用。外源性激肽可模拟 IPC。其具体的信号转导途径可能通过 NO 通路介导心肌保护，其最重要的通路可能是通过 PKC 途径：激肽受体偶联 G 蛋白，后者激活磷脂酶 C（PLC）分解 PIP_2 为 IP_3 和 DG，前者使胞内钙离子增加，后者则激活了 PKC，产生生物学效应。

（8）热休克蛋白（HSPs）：在心肌缺血/再灌注和缺血预适应的延迟相 HSP72 都是心肌

自我保护系统中的重要一员。HSPs 的过度表达激活了 5′-外核苷酸酶，后者是合成腺苷的关键酶。因此 HSPs 的延迟性保护作用可能有赖于 5′-外核苷酸酶的作用，给予酶抑制剂 α，β-亚甲基腺苷二磷酸可明显降低 IPC 的保护作用。

2. IPC 的效应器　触发物质通过胞内信号传导激活蛋白激酶系统，后者使得磷酸化过程激活。早年的研究以为 IPC 的最终效应器在胞膜的 ATP 敏感的 K^+ 通道（K^+-ATP），通过胞外钾离子的内流使动作电位时程（APT）缩短，引起 Ca^{2+} 内流而产生作用。但最近几乎所有的目光都集中在线粒体的 K^+-ATP 通道上。其结构上是属于内向整流 K^+ 通道家族和磺脲类药物受体。受体蛋白上有 2 个 ATP 结合位点，当组织缺氧，ATP 浓度降低至某一临界值时线粒体上的 K^+-ATP 通道开放，钾离子内流，有助于重建线粒体内的电化学梯度，增强电子传递链和氧化磷酸化作用。二氮嗪是一类选择性的 K^+-ATP 通道开放剂，对线粒体上的 K^+-ATP 通道作用强大而对胞膜的 K^+-ATP 通道作用微弱，可模拟 IPC，它的作用可被线粒体的 K^+-ATP 通道阻断药格列本脲或 5-OH-癸酸盐（5-HD）取消，而不能被胞膜的 K^+-ATP 通道阻断药 HMR1883 阻断。

3. 药物性诱发 IPC　已见报道的诱发策略大致可分为 2 类，即药物性 IPC 和非药物性 IPC。药物性诱发主要有：

（1）作用于信号通路的药物：基于上述的机制，分别有作者提出了使用腺苷、阿片受体激动药、单磷脂 A、肾上腺素、血管紧张素转化酶抑制药（ACEI）、PKC 激动药等作为药物性 IPC 的诱导剂。还有人提出短暂的无钙灌流也可诱发出 IPC。实际上都是作用于不同的信号传导环节而发挥心肌保护作用。

（2）作用于效应器的药物：线粒体的 K^+-ATP 通道开放剂目前备受关注。尼可地尔（nicorandil）作用于 ATP 敏感的 K^+ 通道，属于硝酸盐类药物，可提高缺血心肌心室壁的运动，具有明显的心肌保护效应。其主要的不良反应是头痛，以小剂量开始则可避免之。临床上在行经皮腔内冠脉成形术（PTCA）时静脉内给予尼可地尔可产生药物性 IPC 的作用，可以明显限制心肌梗死的面积。

（3）其他可模拟 IPC 的药物：硝酸甘油被报道预先应用于冠状血管成形术可以模拟 IPC，在硝酸甘油应用 24h 后可发挥类似多次短暂缺血所致的 IPC 作用，即延迟性保护效应。因此预防性使用硝酸盐是保护缺血性心肌的一条新途径。

（4）吸入麻醉药：体外循环冠状血管手术中，在心脏停搏前吸入 0.5% ~ 2.0% 的恩氟烷，然后在体外循环前、后分别评估心脏压力-面积曲线，协方差分析结果显示其心肌保护作用非常显著（P = 0.002）。有关异氟烷、七氟烷、地氟烷的类似报道也分别提示能够使心肌产生预适应效应。

4. 非药物性诱发 IPC

（1）多次反复的缺血再灌注：早在 1986 年就有人发现 4 次 5min 的左旋支缺血可提高对后续 40min 的心肌缺血的耐受。此法已经成为研究缺血预适应常用的经典实验诱导方法。

（2）短期重复运动：心绞痛患者在行走中出现心绞痛，但继续行走疼痛反而减轻，此现象被称为"预热"。临床上采用重复运动试验发现首次运动 10min 后第二次重复运动时心绞痛发生率明显降低，潜伏期延长，ST 段压低程度减小且持续时间缩短。短期锻炼可诱发心肌对抗缺血再灌注损伤的保护作用，这种作用不依赖于 HSP 的升高，但可见到相应的 MnSOD（含 Mn^{2+} 的超氧化物歧化酶）活性升高，提示脂质过氧化水平较低，因此锻炼相关性心肌保护可能部分依赖于内源性抗氧化的防御机制。

（3）远隔器官心肌预适应（Remote organ preconditioning of the myocardiom）：一过性的肾脏或肠缺血也可诱发心肌的IPC，这种远隔器官诱发的心肌缺血预适应又称为器官间缺血预适应。实际上由于心脏的缺血再灌注后导致远隔器官如大脑的损伤的发生频率也是很高的。有作者做了这样的研究：先阻断肠系膜上动脉30min，24h后持续阻断冠脉30min，再灌注180min，发现心肌梗死面积比假手术组（未行肠缺血术）显著减少（P＜0.01）。此过程可能由诱生型NOS（iNOS）介导。这种预适应的重要临床意义在于：对于那些不同病因（严重创伤、血流动力异常、阻塞性疾患等）引起的肠缺血再灌注的患者，在随后可能发生的心肌缺血治疗中有一个更长的治疗时机，以挽救缺血的心肌。

通过对上述的有关IPC机制和诱发策略的分析，可以看出实际上有多种策略可供选择，有些方法在临床上已初见效果。尽管如此，对外源性诱发IPC的临床应用仍应持谨慎的欢迎态度。前期的机制研究是令人鼓舞的，展示的前景也是诱人的，但使用直接的外推法将实验室的结果应用于临床应予避免。对当前的研究成果进行实事求是的评价是很重要的，应避免对其寄予不切实际的期望，另外还应该通过改良的试验设计来开发这种功能强大的预适应现象的巨大潜力。

（路　敏）

第二节　缺血性心脏病麻醉

缺血性心脏病指心肌相对或绝对缺血而引起的心脏病，其中约90%因冠状动脉粥样硬化引起；约10%为其他原因如冠状动脉痉挛、冠状动静脉瘘、冠状动脉瘤、冠状动脉炎等引起。因冠状动脉粥样硬化及冠状动脉痉挛引起的缺血性心脏病，简称"冠心病"。我国40岁以上人群中的患病率为5%～10%。缺血性心脏病的临床表现类型包括心绞痛、心肌梗死、心源性猝死及充血性心力衰竭。

一、心脏代谢的特点

1. 心脏耗氧量　居全身各脏器之首，静息时可达7～9ml/（100g·min），因此在正常情况下，心肌从冠状动脉血流中的氧摄取量高达65%～75%，心肌氧储备量很低。当心肌氧耗量增加时，必须通过扩大冠状动脉管腔，增加冠状动脉血流量才能满足耗氧量增加的需求。

2. 冠状动脉的血流量　主要依赖于3个因素：冠状动脉管腔的大小、冠状动脉灌注压（体循环舒张压）的高低以及舒张期的时限。正常的冠状动脉具有一定的自主调节功能，当冠状动脉灌注压在60～180mmHg之间时，冠状动脉能够通过自主调节管腔的大小来维持正常的冠状动脉血流量。然而当冠状动脉灌注压低于60mmHg时，冠状动脉的管腔达到最大的舒张状态依然无法满足心肌的氧耗量，患者会出现心肌缺血的表现。但对于冠心病的患者，由于冠状动脉动脉粥样硬化斑块形成、管腔狭窄，冠状动脉失去了自主代偿的功能，冠状动脉狭窄50%～70%为中度狭窄，患者在运动状态下可能出现心肌供血不足的表现，而冠状动脉狭窄70%以上为重度狭窄，患者在静息状态下即可能出现心肌供血不足的表现。冠状动脉循环的另一特点是心脏收缩期由于心肌毛细血管受挤压，冠状动脉循环血流量反而减少，因此冠状动脉的灌注主要发生在心脏舒张期。当心率增快，心脏舒张期缩短时可能发生冠状动脉灌注不足和心肌缺血。

3. 冠状动脉氧供的因素　冠状动脉狭窄的程度，冠状动脉痉挛，斑块破裂血栓形成，心动过速导致心脏舒张期缩短，低氧血症导致冠状动脉含氧量下降，体循环舒张压降低导致冠状动脉灌注压不足，心肌肥厚导致心肌内毛细血管和心肌细胞的比例降低等。增加心肌耗氧的因素有：①心率加快；②心肌收缩力增强；③心室壁收缩期或舒张期张力增加。

二、术前评估

对于拟行冠状动脉搭桥手术的患者，除了术前常规脏器功能评估外，还需要通过详细的询问病史、细致的体格检查及实验室检查对患者的心脏情况进行充分的评估。

1. 评估冠状动脉粥样硬化的严重程度　特别要注意患者是否存在严重的左冠状动脉动脉主干病变或等位病变，是否存在左冠状动脉前降支近端或三支病变等高危因素。

2. 临床心功能评估　血管造影术或超声心动图等检查来评估左心室的收缩功能。临床心功能评估可按照纽约心脏病协会的心功能分级：Ⅰ级（体力活动不受限，一般活动无症状）；Ⅱ级（一般活动引起疲劳、心悸、呼吸困难或心绞痛；休息时感觉舒适）；Ⅲ级（轻活动即感心悸、呼吸困难、心绞痛，休息后缓解）；Ⅳ级（休息时也有症状或心绞痛）。成人正常左心室射血分数（left ventricular ejection fracture，LVEF）为 60% ± 7%。一般认为 LVEF < 50% 即为心功能下降。心肌梗死患者若无心力衰竭，LVEF 多在 40% ~ 50%；如果出现症状，LVEF 多在 25% ~ 40%；如果在休息时也有症状，LVEF 可能 < 25%。LVEF 可通过左心室导管心室造影获得，也可通过超声心动图、核素心脏显像获得。LVEF 正常或大于50% 时，患者术后发生低心排综合征的危险度低，而 LVEF 在 25% ~ 50% 之间的患者具有中等危险度，LVEF 低于 25% 的患者具有高危险度。

3. 评估患者是否存在急性冠状动脉综合征　明显的充血性心力衰竭、严重心律失常以及瓣膜疾病等严重影响围术期生存率的因素。存在上述并发症的患者，围术期发生心梗、恶性心律失常、心源性休克等风险很高。

影响手术效果的危险因素如下：①年龄大于 75 岁；②女性，冠状动脉细小，吻合困难，影响通畅率；③肥胖；④LVEF < 40%；⑤左冠状动脉主干狭窄 > 90%；⑥术前为不稳定性心绞痛，心力衰竭；⑦合并瓣膜病、颈动脉病、高血压、糖尿病、肾及肺疾病；⑧心肌梗死后 7d 内手术；⑨PTCA 后急症手术；⑩再次搭桥手术，或同期施行其他手术。

三、术前准备

1. 冠心病二级预防用药　包括降压药、降脂药、控制心率的 β 受体阻滞剂均口服至手术当日晨，小口水送服；抗血小板药物是否停药及是否使用抗凝治疗需根据患者冠状动脉病变的严重情况和外科医生的要求进行个体化决策；对于病情不稳定继续服用阿司匹林、氯吡格雷等抗血小板药物的患者，术前需备血小板以防因血小板功能不全导致术中止血困难。

2. 对于冠心病患者　特别是存在急性冠状动脉综合征的患者，术前应采取各种措施来缓解患者紧张焦虑的情绪，包括精神安慰和镇静镇痛药物的使用；但对于合并心力衰竭或肺部疾病的患者，术前使用镇痛镇静药物时需注意药物的用量，并加强监测。

3. 对于存在心力衰竭的患者　术前应采取强心利尿等治疗纠正心力衰竭症状。

4. 术前准备过程　需监测并纠正电解质紊乱等情况，尤其需避免低钾血症和低镁血症。

5. 营养状况较差的患者　需加强营养支持治疗，纠正低蛋白血症和贫血。

6. 对于高血压和糖尿病患者　需调整降压药和降糖药的用量，使术前血压血糖控制平稳。

同时麻醉医生应特别关注心电图上的或病史中的异常心律，例如房心颤动或其他室上性心动过速（可能导致血流动力学不稳定或增加栓塞性神经并发症的发生）、左束支传导阻滞、PR 间期延长（可能发展为更进一步的心脏传导阻滞）及完全性心脏阻滞（可能已经安置了起搏器）。应充分了解目前的抗心律失常治疗方法，麻醉前准备好相应的抗心律失常药物。

四、麻醉要点

1. 麻醉监测　标准的常规监测包括：有创动脉血压监测（通常采用桡动脉）、中心静脉压监测、五导联心电图监测、脉搏血氧饱和度监测、鼻温和肛温监测、术中动脉血气分析、ACT 监测等。麻醉深度监测包括 BIS 和 Narcotrend。对于存在肺动脉高压或右心室功能不全的患者可采用肺动脉导管监测，有条件的机构还可采用 TEE 和 PiCCO 等检查来监测术中的血流动力学指标，指导术中补液及血管活性药物的使用。同时 TEE 还能够早期发现心肌缺血的部位和范围，指导外科手术方案，评估心脏瓣膜功能。复杂的神经系统功能监测包括术中脑电图监测、多普勒脑血流图及脑氧监测等，但这些监测手段的使用与神经系统的改善并无直接相关性。

2. 麻醉方法及药物的选择　患者进入手术间后先建立心电图、脉搏氧饱和度、无创袖带血压监测，镇静吸氧，开放 1~2 条 14G 的外周静脉通道，并在局麻下建立桡动脉有创监测。对于存在左冠状动脉主干严重病变或心功能不全的患者，需在麻醉诱导前放置主动脉球囊反搏装置。

目前仍没有确切证据证实某一种麻醉药物明显优于其他药物。所以无论采用七氟醚、异氟醚还是以丙泊酚为基础的静脉麻醉，只要血流动力学控制平稳都能够取得满意的麻醉效果。传统的心血管手术主要依赖于大剂量阿片类药物的使用，但大剂量长效阿片类药物的使用使患者术后麻醉苏醒缓慢，拔管延迟，术后并发症和医疗费用明显增加。目前的临床实践已经证实，使用中小剂量阿片类药物能够达到和大剂量阿片类药物相同的血流动力学效果。

3. 术中注意事项　手术开始后外科医生先取大隐静脉，此过程手术疼痛刺激较小，因此麻醉深度不宜过深，否则容易导致严重的心动过缓和低血压。如果同时取乳内动脉，劈胸骨的疼痛刺激较强烈，需达到足够的镇痛和麻醉深度，以避免心动过速和高血压导致心肌缺血。外科医生取乳内动脉时应将手术床升高并稍向左侧倾斜以便于外科医生操作；同时采用小潮气量、高通气频率的方式以减少胸膜膨胀对术野的干扰。

4. 体外循环　体外循环前需要对患者进行肝素化，肝素的剂量通常为 3mg/kg，ACT 需大于 480s。同时要追加镇痛和肌松药，以弥补体外循环后药物分布容积增大及体外循环机器黏附造成的药物浓度降低。在主动脉插管前，采用 TEE 评估升主动脉或主动脉弓部有无钙化或游离粥样斑块，并确定它们的具体位置以指导插管的位置。主动脉插管时需适当降低血压，收缩压小于 110mmHg，对于动脉粥样硬化严重的患者收缩压甚至要降得更低。在动静脉插管期间，由于容量丢失、心脏受压等因素，患者极易发生严重低血压、恶性心律失常等并发症，麻醉医生应密切关注患者的血流动力学情况，随时提醒外科医生。体外循环开始后停止机械通气，采用静态膨肺的方法减少术后肺不张的发生率；定期检查颈静脉的压力，查看患者的颜面部有无水肿，及时发现由于颈静脉梗阻导致的颜面静脉回流障碍；体外循环期间可以采用单次推注苯二氮䓬类药物或持续泵注丙泊酚，定期追加阿片类药物和肌松药物来维持麻醉深度。体外循环期间由于药物分布容积扩大、体外循环机器管壁对药物的黏附作用、机体温度降低导致药物代谢减慢等各种因素的影响，麻醉药物的药代动力学无法按照常规方法进行计算，因此术中加强麻醉深度监测对于避免麻醉过浅和术中知晓极为重要。

5. 心脏复跳前的准备　复查动脉血气分析，确保酸碱平衡及电解质在正常范围内，血细胞比容大于 20%；肛温恢复至 35℃ 以上；压力换能器重新调零；各种监护仪工作正常；准备好可能用到的各种血管活性药物，比如硝酸甘油、肾上腺素、去甲肾上腺素、胺碘酮等。

6. 体外循环停机前注意事项　复温完全，肛温大于 36℃；电解质在正常范围内，血红蛋白在 9g/dl 以上；TEE 检查示心腔内没有大量的气泡；容量基本正常，在使用或者未使用血管活性药物的情况下，心肌收缩力基本良好；无论是起搏心律还是自主心律，要求没有恶性心律失常；血流动力学基本平稳的情况下可以考虑脱离体外循环。体外循环停机后，给予鱼精蛋白拮抗体内的残余肝素。鱼精蛋白和肝素之比为 0.8 : 1～1.0 : 1，之后根据 ACT 的情况决定是否追加鱼精蛋白。

7. 体外循环后麻醉管理　需要避免容量过负荷，避免左心室室壁张力过高导致心肌氧耗量增加；维持冠状动脉灌注压，对于术前存在心功能不全的患者，可能需使用正性肌力药物及缩血管药物来维持血压，部分患者甚至需要主动脉内球囊反搏来维持冠状动脉灌注压；避免过度通气、麻醉过浅等因素导致的冠状动脉痉挛，尤其是对于搭动脉桥的患者需泵注硝酸甘油或钙通道拮抗剂类药物以防冠状动脉痉挛；输注机血时需适当补充鱼精蛋白，但要避免鱼精蛋白过量导致桥血管血栓形成。

8. 冠状动脉搭桥手术中外科和技术性缺血并发症

（1）移植物近端或远端吻合不佳。

（2）失误导致冠状动脉后壁切口而形成冠状动脉夹层。

（3）冠状动脉缝闭。

（4）静脉移植物长度不够使血管在心脏充盈时受到牵拉。

（5）静脉移植物过长导致静脉扭结。

（6）静脉移植物血栓形成。

缺血的其他原因包括：①冠状动脉气体栓塞或粥样斑块碎片栓塞；②冠状动脉痉挛；③肺过度充气导致的静脉移植物牵拉或乳内动脉血流阻塞。心脏停搏液的残留、室壁瘤或心包炎可能导致在没有真正缺血的情况下出现 ST 段抬高。

9. 心肌缺血监测　心电图仍然是监测心肌缺血的标准方法。心脏手术患者使用的监护仪应能够同时查看两个导联的心电图，通常是 II 导联和 V₅ 导联，能同时自动分析 ST 段者更优。但对于心肌缺血的监测，心电图改变的敏感性低于 TEE 监测到的局部室壁运动异常。因此，在血管重建手术中可以采用 TEE 来动态观察心腔半径的缩短和心室壁厚度的增加，用以评价局部心肌是否存在缺血的情况。与其他方法相比，TEE 通常可以提供更好的信息，这对脱离体外循环后患者的评估具有十分重要的价值。

五、术后注意事项

1. 保证氧供

（1）维持血压和心脏收缩功能，必要时辅用小剂量血管活性药物。同时保证足够的血容量，使 CVP 维持在满意的水平。应用小剂量硝酸甘油，防止冠状动脉痉挛，扩张外周血管。

（2）维持血红蛋白浓度，桥血管通畅的患者维持 8g/dl 即可满足心肌氧摄取率、混合静脉血氧张力及冠状窦氧张力。但对于心功能不全、年龄 >65 岁或术后出现并发症导致机体氧耗量增加时，血红蛋白浓度应维持 10g/dl 或更高。

（3）维持血气及酸碱度正常，充分给氧。积极治疗酸中毒、糖尿病及呼吸功能不全。

2. 减少氧耗

（1）保持麻醉苏醒期平稳，避免术后过早减浅麻醉，应用镇静镇痛药以平稳过渡到苏醒期。

（2）预防高血压和心动过速，必要时使用 α 受体阻滞剂（压宁定）、β 受体阻滞剂（美托洛尔）、钙通道拮抗剂等药物。如果仍出现血压升高，试用小剂量硝普钠，但应注意术后患者对硝普钠较敏感，需慎重掌握剂量。控制心率，避免心动过速导致心肌缺血。

3. 早期发现心肌梗死　冠状动脉搭桥患者围术期心肌缺血的发生率为 36.9%～55%，其中 6.3%～6.9% 发生心肌梗死。临床上小范围的心肌梗死往往不易被发现；大范围心肌梗死则可引起低心排综合征或恶性心律失常，其中并发心源性休克者为 15%～20%，病死率高达 80%～90%；并发心力衰竭者为 20%～40%。早期发现心肌梗死具有重要性，其诊断依据有：①主诉心绞痛；不明原因的心率增快和血压下降；②心电图出现 ST 段及 T 波改变，或心肌梗死表现；③心肌肌钙蛋白（cTnI）、CK－MB、肌红蛋白（Myo）有重要的诊断价值。

4. 心律失常的防治　心律失常可加重血流动力学紊乱，使心肌氧耗量增加，氧供减少，易导致心肌及体循环灌注不足。因此术后及时纠正心律失常对于维持患者血流动力学平稳，减少术后并发症极为重要。当患者发生心律失常时，首先要去除心律失常的诱发因素，比如电解质紊乱、酸碱失衡、缺氧、二氧化碳蓄积、疼痛刺激、情绪紧张等。去除诱因后若心律失常仍持续存在，则根据患者心律失常的类型选用合适的抗心律失常药物。搭桥手术后器质性的心律失常通常为室性心律失常，可以选用胺碘酮治疗，先给予负荷剂量 150mg 在 10min 内缓慢注射，然后以 1mg/min 速度持续输注 6h，再以 0.5mg/min 的速度输注 18h 进行维持。

5. 术后镇痛　心脏手术后伤口疼痛不仅会增加患者的痛苦，更有可能引起机体一系列的病理生理改变。例如：①患者取强迫体位，不敢呼吸，肺通气量下降，导致低氧血症和 CO_2 蓄积；②患者不能有效咳嗽排痰，易诱发肺不张和肺炎；③患者焦虑、烦躁、睡眠不佳，可使体内儿茶酚胺、醛固酮、皮质醇、肾素－血管紧张素系统分泌增多，从而导致高血压、心动过速、心肌耗氧量增加，引起心肌缺血；④引起交感神经兴奋，使胃肠功能受到抑制，引发腹胀、恶心、尿潴留等。综上所述，对于冠状动脉搭桥手术后的患者施行有效的镇痛具有极重要意义。

（付　贵）

第三节　瓣膜病麻醉

心脏瓣膜病是指由于炎症性、先天性、老年退行性、缺血性坏死或创伤等原因引起瓣膜的结构（如瓣叶、瓣环、腱索或乳头肌）或功能异常，从而导致瓣口狭窄和（或）关闭不全。心室或动脉根部严重扩张也可引起相应瓣膜的相对性关闭不全。

目前我国的心脏瓣膜疾病中以风湿性瓣膜病最为常见。在 20～40 岁的心脏瓣膜病患者中，约 70% 的患者为风湿性心脏病。成人风湿性心脏病中，1/3～1/2 病例可无明显风湿病史。风湿性瓣膜病以累及左心瓣膜为多见，其中单独二尖瓣病变约占 70%，二尖瓣合并主动脉瓣病变约占 25%，单独主动脉瓣病变占 2%～3%。

风湿性心脏病的发病率在逐年下降，而随着诊疗技术及外科技术的提高，感染性心内膜炎、白塞氏病、梅毒以及马方综合征等原因导致的瓣膜病变比例逐年增加。因此心脏瓣膜置换术仍然是心脏手术十分重要的一个部分。熟练掌握心脏瓣膜疾病的特点及其麻醉处理原则是心血管麻醉医生的基本技能之一。

一、瓣膜病分类

1. 二尖瓣狭窄　正常二尖瓣瓣口面积为 4～6cm^2，瓣口长径为 3～3.5cm。二尖瓣狭窄几乎都是继发于风湿性心脏病。风湿性瓣膜病的病变进展过程较长，患者通常在风湿热后 10～20 年甚至更长时间后才出现症状。自然病程是一个缓慢的进行性衰退的过程，首先是劳力性呼吸困难，然后发展为静息性呼吸困难，夜间阵发性呼吸困难，同时可伴有疲劳、心悸、咯血，以及扩大的心房和增粗的肺动脉压迫喉返神经引起声嘶等。随着二尖瓣狭窄病程的延长，左心房逐渐淤血扩大，左心房壁纤维化及心房肌束排列紊乱，导致传导异常，可并发心房纤颤。心房颤动使左心室充盈进一步受限，患者的症状进一步加重；同时增大的心房内形成湍流，易导致血栓形成。血栓脱落可导致体循环栓塞的症状。

随着风湿性瓣膜病病程的进展，二尖瓣狭窄的严重程度可根据瓣口面积的大小分为轻度、中度和重度。①轻度二尖瓣狭窄：瓣口面积达到 1.5～2.5cm^2，此时中度运动可引起呼吸困难，患者处于无症状的生理代偿期；②中度二尖瓣狭窄：瓣口面积达到 1.0～1.5cm^2，轻中度的活动即可引起呼吸困难等症状。此时，由左心房收缩引起的心室充盈量占左心室总充盈量的 30%，因此房心颤动或其他原因（如甲亢、妊娠、贫血或发热等）引起的高心排血量状态均可引起严重的充血性心力衰竭。同时左心房压力逐渐升高，肺循环淤血，肺动脉收缩、肺动脉内膜增生、肺动脉中层肥厚，最终造成慢性肺动脉高压，右心功能不全；③重度二尖瓣狭窄：瓣口面积 < 1.0cm^2，患者在静息状态下即可出现呼吸困难等症状。此时患者左心房压明显升高，休息状态下出现充血性心力衰竭的表现，同时心排量明显降低，可出现心源性休克。慢性肺动脉高压使右心室扩大，室间隔受压左移使左心室容积进一步减小；右心扩大可致三尖瓣相对关闭不全，出现三尖瓣反流，右心负荷进一步加重，进而出现右心功能不全，引起体循环淤血症状。

2. 二尖瓣关闭不全　二尖瓣关闭不全根据病程的长短可分为急性二尖瓣关闭不全和慢性二尖瓣关闭不全：①急性二尖瓣关闭不全的常见病因包括心肌缺血导致的乳头肌功能不全或腱索断裂，感染性心内膜炎导致的瓣膜损伤等。急性二尖瓣关闭不全患者由于病程进展较快，短时间内左心房压力明显升高可致肺淤血水肿；左心室容量超负荷使左心室舒张末压增高，代偿性交感兴奋使心率增快，外周阻力增加，这两者可增加心肌的氧耗量，加重心肌缺血；②慢性二尖瓣关闭不全的常见病因是风湿性心脏病，但风湿性二尖瓣关闭不全很少单独发生，通常合并有二尖瓣狭窄。风湿性二尖瓣关闭不全的发病也是一个缓慢而无症状的过程。患者在患病后的 20～40 年内可以很好的耐受该疾病，而没有临床不适主诉。但患者一旦出现明显的疲劳、呼吸困难或端坐呼吸等症状，则预示着疾病已进入晚期，未经诊治的患者可在 5 年内死亡。慢性二尖瓣关闭不全根据反流的程度和患者的症状又可分为轻度、中度和重度：①轻度二尖瓣关闭不全为无症状的生理性代偿状态。在这个阶段，随着病程的进展，左心室发生偏心性肥厚，左心室腔逐渐扩大。尽管左心室舒张末容积显著增加，但由于左心室扩大，左心室舒张末压基本维持在正常水平。左心室总每搏量的增加补偿了反流每搏量，因此前向每搏量也基本保持在正常水平。另外左心房体积增大，左心房内压接近正常水平，肺动脉压力也基本在正常范围内。但多数患者最终会出现心房颤动；②中度二尖瓣关闭不全为有症状的损害。持续增大的左心系统使二尖瓣瓣环进一步扩张而致反流量继续增大。此时左心室扩大和肥厚已无法代偿反流量导致的前向心排血量减少，患者可出现疲劳、全身虚弱等心力衰竭症状。一旦反流分数超过 60%，患者将发生充血性心力衰竭。二尖瓣关闭不全患者 LVEF 通常较高，如果此类患者的 LVEF 值小于等于 50%，则提示患者存在明显的左心室收缩功能不全；③重度二尖瓣关闭不全为终末衰竭期。重度的二尖瓣反流可使左心房压明显升高，引起肺动脉高压，最终导致右心衰竭；持续而严重的前向心排血量损害可致心源性休克；左心室长期扩大、劳损致收缩功能不全，心肌纤维化，可引发心律失常，加重心源性休克。左心室功能持续恶化的患者，即使瓣膜手术后左心室功能也很难恢复。

3. 主动脉瓣狭窄　　正常主动脉瓣口面积 3～4cm^2。主动脉瓣狭窄的常见原因包括风湿性心脏病、先天二瓣畸形或老年退行性变等。风湿性主动脉狭窄患者通常伴有关闭不全，患者可出现心绞痛、晕厥、充血性心力衰竭、猝死等临床表现。主动脉瓣狭窄根据瓣口面积和患者的症状也可分为轻度、中度和重度：①轻度为无症状的生理代偿期。患者的左心室收缩压增加，可高达 300mmHg，从而使主动脉收缩压和每搏量保持相对正常。但由于左心室射血阻力增加，左心室后负荷加大，舒张期充盈量增加，心肌纤维伸展、肥大、增粗呈向心性肥厚。此期，左心室舒张末压增高提示左心室舒张功能下降，顺应性降低；②中度为有症状的损害。当瓣口面积达到 0.7～0.9cm^2 时，可出现心脏扩大和心室肥厚，左心室舒张末容积和压力升高。但心室肥厚的同时，心肌毛细血管数量并不相应增加。左心室壁内小血管受到高室压及肥厚心肌纤维的挤压，血流量减少；左心室收缩压增高而舒张压降低，可影响冠状动脉供血，因此主动脉狭窄患者心肌氧耗量增加的同时，心肌的氧供却明显降低，严重患者可出现缺血性心肌损伤，进而导致左心室收缩功能受损，LVEF 下降。主动脉瓣狭窄患者左心室舒张末压明显升高，因此左心房收缩可提供高达 40% 的心室充盈量，患者出现房心颤动时可致左心室充盈不足，导致病情急剧恶化；③重度主动脉瓣狭窄为终末衰竭期。此时主动脉瓣指数降至 0.5cm^2/m^2，LVEF 进一步降低，左心室舒张末压进一步升高。当患者的左心房压超过 25～30mmHg 时，患者可出现肺水肿，充血性心力衰竭等症状。且患者通常会出现猝死。

4. 主动脉瓣关闭不全　　主动脉瓣或主动脉根部病变均可引起主动脉瓣关闭不全。①急性主动脉瓣关闭不全可因感染性心内膜炎、主动脉根部夹层动脉瘤或外伤引起。突发的主动脉瓣关闭不全使左心室容量负荷急剧增大，左心室舒张末压升高；同时心室前向心排量减少，交感张力代偿性升高，产生心动过速和心肌收缩力增强，心肌氧耗量增加；患者舒张压降低，室壁张力增加，心肌氧供减少。因此，重症患者或合并基础冠状动脉病变的患者可能出现心肌缺血性损伤。前向心排量减少致心功能不全，液体潴留导致前负荷进一步增加，这种恶性循环可致左心室功能急剧恶化，需紧急手术治疗；②慢性主动脉瓣关闭不全60% ~ 80%由风湿病引起，风湿病可使瓣叶因炎症和肉芽形成而增厚、硬化、挛缩、变形；主动脉瓣叶关闭线上有细小疣状赘生物，瓣膜基底部粘连，因此此类主动脉瓣关闭不全患者通常合并主动脉瓣狭窄。其他病因有先天性主动脉瓣脱垂、主动脉根部病变扩张、梅毒、马方综合征、非特异性主动脉炎以及升主动脉粥样硬化等。慢性主动脉瓣关闭不全根据病情严重程度可分为轻度、中度和重度：①轻度为无症状的生理性代偿期。主动脉瓣反流可致左心室舒张和收缩容量负荷增加，容量负荷的增加伴随着左心室壁增厚和室腔扩大，但左心室舒张末压维持相对正常。反流分数小于每搏量40%的患者基本没有临床症状；②中度为有症状的损害。当主动脉瓣反流量超过每搏量的60%时，可出现持续的左心室扩大和肥厚，最终导致不可逆的左心室心肌组织损害。当患者出现左心室心肌组织不可逆损伤时可表现为左心室舒张末压升高。左心室舒张末压超过20mmHg时表明左心室功能不全。随后出现肺动脉压增高并伴有呼吸困难和充血性心力衰竭；③重度为终末衰竭期。随着病情的加重，左心室功能不全持续发展，最终变为不可逆。此期患者症状发展迅速，外科治疗效果差。由于严重的主动脉瓣反流，舒张压明显减低，引起舒张期冠状动脉灌注不足，患者可发生心绞痛。

5. 三尖瓣狭窄　三尖瓣狭窄多因风湿热所致，且多数与二尖瓣或主动脉瓣病变并存。表现为瓣叶边沿融合、腱索融合或缩短。其他还有先天性三尖瓣闭锁或下移 Ebstein 畸形。三尖瓣狭窄的病理生理特点为：①瓣口狭窄致右心房淤血、右心房扩大和房压增高。病变早期由于静脉系统容量大、阻力低，缓冲量大，右心房压在一段时间内无明显上升；但随着病情的加重，静脉压明显上升，可出现颈静脉怒张，肝大，甚至出现肝硬化、腹水和水肿等体循环淤血的症状；②由于右心室舒张期充盈量减少，肺循环血量及左心充盈量下降，可致心排出量下降而使体循环供血不足；③由于右心室搏出量减少，即使并存严重二尖瓣狭窄，也不致发生肺水肿。

6. 三尖瓣关闭不全　三尖瓣关闭不全多数属于功能性改变，常继发于左心病变和肺动脉高压引起的右心室肥大和三尖瓣环扩大，由于乳头肌、腱索与瓣叶之间的距离拉大而造成关闭不全；因风湿热引起者较少见。

7. 联合瓣膜病　侵犯两个或更多瓣膜的疾病，称为联合瓣膜病。常见的原因有风湿热或感染性心内膜炎，病变往往先从一个瓣膜开始，随后影响到其他瓣膜。例如风湿性二尖瓣狭窄时，因肺动脉高压而致肺动脉明显扩张时，可出现相对性肺动脉瓣关闭不全；也可因右心室扩张肥大而出现相对性三尖瓣关闭不全。此时肺动脉瓣或三尖瓣瓣膜本身并无器质病变，只是功能及血流动力学发生变化。又如主动脉瓣关闭不全时，由于射血增多可出现主动脉瓣相对性狭窄；由于大量血液反流可影响二尖瓣的自由开放而出现相对性二尖瓣狭窄；也可因大量血液反流导致左心室舒张期容量负荷增加，左心室扩张，二尖瓣环扩大，而出现二尖瓣相对性关闭不全。联合瓣膜病发生心功能不全的症状多属综合性，且往往有前一个瓣膜病的症状部分掩盖或减轻后一个瓣膜病临床症状的特点。

二、术前准备

1. 心理准备　无论瓣膜成形术或瓣膜置换术都是创伤较大的大手术；机械瓣置换术的患者还需要终身抗凝，影响患者的生活质量。因此，术前要对患者详细地讲述病情、风险以及麻醉相关的有创操作，使之了解麻醉当天可能发生的事情，有充分的心理准备；同时鼓励患者，使之建立信心，减少术前焦虑和紧张。

2. 术前治疗

（1）术前尽量加强营养支持治疗，改善患者的全身情况。心力衰竭或肺水肿患者应用强心利尿药，使循环维持在满意状态后再接受手术。

（2）术前重视呼吸道感染或局灶感染的积极防治，若存在活动性感染灶，手术应延期进行。

（3）长期使用利尿药者可能发生电解质紊乱，特别是低血钾，术前应予调整至接近正常水平。

（4）术前治疗药物可根据病情酌情使用，如洋地黄或正性肌力药及利尿药可用到手术前日，以控制心率、血压和改善心功能；降压药和β受体阻滞剂使用至手术日晨，小口水送服。但应注意，不同类型的瓣膜病有其各自的禁用药，如β受体阻滞剂能减慢心率，用于主动脉瓣或二尖瓣关闭不全患者，可能会增加反流量而加重左心负荷；主动脉瓣严重狭窄的患者使用β受体阻滞剂可能会出现心搏骤停。二尖瓣狭窄合并心房纤颤，要防止心率加快，不宜使用阿托品；主动脉瓣狭窄患者不宜使用降低前负荷（如硝酸甘油）及降低后负荷（钙通道阻滞剂）的药物以防心搏骤停；术前合并严重病窦综合征、窦性心动过缓或严重传导阻滞的患者，为预防麻醉期骤发心脏停搏，麻醉前应先经静脉安置临时心室起搏器；对重症心力衰竭或严重冠状动脉病变的患者，在施行抢救手术前应先安置主动脉内球囊反搏，并联合应用正性肌力药和血管扩张药，以改善心功能和维持血压。

三、麻醉要点

1. 麻醉诱导　瓣膜病患者通常都有明显的血流动力学改变和心功能受损，麻醉诱导必须缓慢而谨慎。麻醉诱导前连接心电图、脉搏血氧饱和度，并在局麻下建立桡动脉有创监测。诱导药的选择以不过度抑制循环、不加重血流动力学紊乱为前提：①对于病情轻到中度的患者可采用咪达唑仑、依托咪酯、芬太尼诱导；肌松剂可根据患者心率进行选择，心率不快者可用泮库溴铵，心率偏快者用阿曲库铵、哌库溴铵等；②对病情重、心功能Ⅲ~Ⅳ级患者，可采用依托咪酯、芬太尼进行诱导，给药时根据血流动力学情况缓慢加量。

2. 麻醉维持　可采用吸入麻醉，也可采用以静脉药物为主的静吸复合麻醉。对于心功能较差的患者，以芬太尼或舒芬太尼等阿片类药物为主，复合丙泊酚、异氟醚或七氟醚等麻醉药物。但麻醉过程中需加强麻醉深度监测，预防术中知晓。对于心功能较好的患者，可以吸入麻醉药为主，如合并窦房结功能低下者可加用氯胺酮。在体外循环前、中、后应及时追加静脉麻醉药以防麻醉过浅致术中知晓。静脉麻醉药可直接注入体外循环机或经中心静脉测压管注入。

（1）二尖瓣狭窄手术：体外循环前麻醉管理要点：①容量管理：一方面要保持足够的血容量，保证足够的左心前负荷，另一方面又要严控输入量及速度，以免左心房压继续升高导致急性肺水肿；此类患者体位改变对回心血量的影响十分明显，应缓慢改变体位；②心率管理：防止心动过速，否则舒张期缩短，左心室充盈进一步减少，可导致心排量明显下降；同时也要防止心动过缓，因为重度二尖瓣狭窄患者主要依靠心率适当加快来代偿每搏量的减少，若心动过缓，血压将严重下降；房心颤动伴心室率过快时，应选用洋地黄控制心率；③避免肺循环压力进一步升高；二尖瓣狭窄患者通常存在肺动脉高压，而低氧血症、酸中毒、高碳酸血症或使用氧化亚氮等因素可引起严重的肺血管收缩，进一步加重肺动脉高压，从而导致右心功能不全。右心心排量降低使左心房压降低，而室间隔左移左心室内压升高，因此左心室前负荷明显降低，从而引起体循环血压明显下降；④除非血压显著下降，一般不用正性肌力药，否则反而有害；有时为保证主动脉舒张压以维持冠状动脉血流，可适量应用血管加压药。

体外循环后麻醉管理要点：①人工瓣膜置换后，二尖瓣跨瓣压差降低，左心室充盈改善，但由于左心室长期处于容量减少状态，重症患者甚至存在失用性心肌萎缩，容量过负荷或心动过缓可致心室过度扩张，从而引起左心心力衰竭，甚至房室破裂；②在维持足够心排量的前提下尽量降低左心室舒张末压，适当使用强心药物增强心肌收缩力，维持适当的心率，减小左心室大小和室壁张力；③部分慢性房颤患者在体外循环后转复为窦性心律，应给予胺碘酮等抗心律失常药物或给予心房起搏以维持窦性心率。

（2）二尖瓣关闭不全手术：①适当的左心室前负荷对于保证足够的前向心排量非常重要，但容量超负荷可使左心房压升高，导致心力衰竭和肺水肿；②心率应维持在正常甚至较快的水平，否则容易引起左心室容量负荷增加，反流分数增加，前向心排量减少；③降低左心室后负荷有助于减少反流分数，因此术中要防止高血压，必要时可用扩血管药降低外周阻力；④可能需要用正性肌力药支持左心室功能。

（3）主动脉瓣狭窄手术：体外循环前的麻醉管理要点：①容量管理：左心室的心排量对于左心室前负荷十分依赖，适当的左心室前负荷对于维持正常每搏量而言十分重要，不恰当的使用硝酸甘油等扩血管药物可致回心血量骤降，从而引起心排量骤降，患者会出现严重的心肌缺血或脑缺血；但容量超负荷可使左心室舒张末容量和压力进一步升高，导致心力衰竭，也应该避免；②心率管理：最好维持在 70～80 次/分，心率过快或过慢患者都不能很好地耐受。但相对而言，稍慢的心率（50～60 次/分）较偏快的心率（＞90 次/分）为好。因为主动脉瓣狭窄时，左心室射血分数对收缩期的长短十分依赖，心率过快时，左心室射血时间不足导致 CO 明显下降；室上性心动过速可使有效心房收缩丧失，左心室充盈受限，也可导致病情的急剧恶化；对心房退化或丧失窦性心律者应安置心房心室顺序起搏器；③体循环阻力：左心室射血的后负荷大部分来自于狭窄的瓣膜，因而基本是固定的，体循环压力下降对于减小左心室后负荷作用甚微。而冠状动脉灌注对体循环舒张压却十分依赖，加上主动脉瓣狭窄患者左心室肥厚，舒张末压升高，极易发生心内膜下缺血，因此术中应避免体循环压力下降。麻醉诱导时，要准备好去氧肾上腺素等 α 受体激动剂，积极纠正低血压以维持心肌灌注。

体外循环心肌保护及心脏复跳时的管理要点：①存在心肌肥厚的患者，体外循环期间心肌保护十分重要，要保证升主动脉阻断期间停搏液有效的灌注，必要时可采取顺灌＋逆灌相结合；②心脏复跳时容易出现顽固性室颤，因此复跳前要求复温完全，充分排气，维持电解质、酸碱平衡和冠状动脉灌注压，必要时使用利多卡因、胺碘酮等抗心律失常药物。如果经过上述处理仍无法恢复正常节律，可采用温血半钾停跳液进行温灌注一次后再行复跳。

（4）主动脉瓣关闭不全手术：①保证足够的左心室前负荷。主动脉瓣大量反流患者左心室心排量依赖于左心室前负荷，因此瓣膜置换前要避免使用静脉扩张药物；②对于主动脉瓣关闭不全的患者，保持较快的心率有助于增加前向心排量。心率增开时，由于反流分数降低，左心室舒张末容积和舒张末压降低，因此心内膜下血流反而能够得到改善。90次/分的心率对于患者而言最为合适；③降低体循环阻力有助于降低反流量，改善心内膜下血供；④对于左心室明显扩张，甚至存在收缩功能不全的患者需给予 β 受体激动剂增强心肌收缩力。主动脉内球囊反搏在瓣膜置换前属于禁忌证。

四、术后注意事项

1. 二尖瓣狭窄　二尖瓣狭窄患者的左心室由于失用性萎缩，体外循环手术打击，术后早期收缩功能往往明显受损。因此，术后早期的管理依然是控制容量，避免左心室超负荷，同时维持适当的心率，避免心动过缓。如果患者存在明显的收缩功能不全，则加用正性肌力药物辅助度过恢复期。

2. 二尖瓣关闭不全　二尖瓣关闭不全的患者左心室容积扩大，因此术后需要有足够的血容量以保证心排量。但瓣膜置换后，左心室必须把每搏量全部泵入主动脉，失去了心房的缓冲作用，因此左心室的负荷增大。所以，体外循环后通常需要正性肌力药的支持，以增加左心室做功。房心颤动患者如果在体外循环后恢复窦性心率，则需要加用抗心律失常药物，快速房室顺序起搏，维持水电解质平衡，以维持窦性心律。

3. 主动脉瓣狭窄　术后早期，主动脉瓣梗阻消除，每搏量增加，肺毛细血管楔压和左心室舒张末压随即降低，但肥厚的心肌仍需要较高的前负荷来维持其正常的功能。若瓣膜置换成功，术后心肌功能一般能够迅速得到改善。

4. 主动脉瓣关闭不全　瓣膜反流得到纠正后，左心室舒张末容积和压力随即下降，但左心室肥厚和扩大依然存在，因此需要维持较高的前负荷以维持左心室的充盈。同时，术后早期左心室功能低下，可能需要正性肌力药的支持。

（刘铁军）

第四节　成人先天性心脏病麻醉

随着医学及外科手术技术的发展，越来越多先天性心脏病（以下简称先心病）患者可以存活至成年期。先天性心脏病的进展缓慢且隐匿，所以在成年之前常被忽视，而成年后病情已经进展到很严重的阶段，产生不可逆的心脏瓣膜及心功能障碍，因此选择这类患者进行手术时应持谨慎态度。

一、成人先心病的分类

1. 无分流的先心病　常见的有肺动脉狭窄、主动脉瓣缩窄等。

2. 左向右分流的先心病　常见的有房间隔缺损、室间隔缺损、动脉导管未闭等，少见的有主动脉窦瘤破入右心、冠状动静脉瘘、左心室 – 右心房相通等。

3. 右向左分流的先心病　法洛四联症及三联症、三尖瓣下移畸形伴异常房室交通、完全型肺静脉畸形引流、Eisenmenger 综合征等。

二、麻醉前评估

（1）是否存在发绀。

（2）是否有心内或心外分流、分流的方向及心内缺损的大小。

（3）是否合并肺动脉高压。

肺动脉高压定义为平均肺动脉压力大于 25mmHg，或者运动时大于 30mmHg。成年先心病患者中有 5% ~ 10% 发展为一定程度的肺动脉高压，肺动脉高压的出现以及相关的运动耐量下降和功能容量的下降对于患者预后有重要的预示作用。

（4）是否有心功能不全。

三、不同类型先心病的麻醉要点

1. **房间隔缺损** 占成人先天性心脏病的 30%，继发孔缺损常见。

（1）病理生理：①分流量取决于缺损的大小和右心室与左心室的相对顺应性；②右心室容量超负荷，导致右心室肥厚，顺应性逐渐下降；③肺血增多，随年龄增长，肺血管发生病变；④分流量大的发生房性心律失常的比例增加；⑤肺动脉高压发生较晚。

（2）外科处理：①常规外科治疗：体外循环下房间隔直视修补；②杂交手术：右侧胸部切口显露右心房，在 TEE 的引导下，经右心房直接将封堵器置于缺损处；③部分房间隔缺损可以在放射科介入封堵。

（3）麻醉管理：①尽管房间隔缺损为左向右分流，仍应避免静脉气栓；②体外循环后输血输液不要过快，避免左心室容量负荷过重；③术后的房性心律失常可考虑给予地高辛或维拉帕米；④杂交手术是常温全麻下进行，注意保温，准备自体血回输装置；⑤放置封堵器过程中，位置不当时可引起二尖瓣位置异常，血压会发生明显变化；⑥无特殊情况，一般不需使用正性肌力药和血管活性药。可以在手术室内拔除气管插管。

2. **室间隔缺损** 占成人先天性心脏病的 10%。

（1）病理生理：①缺损大小与临床症状相关，肺血多，常表现左心室肥厚；②心脏杂音由大变弱甚至消失，是肺动脉压进行性增高的发展过程；③室间隔缺损分流量取决于缺损的大小和左右心室间压力差。

（2）外科处理：①正中或右侧胸部切口，体外循环直视下室间隔修补；②杂交手术：正中切口开胸，在 TEE 引导下，直接经右心室放入封堵器。

（3）麻醉管理：①体外循环前要适当限制肺血流，避免肺损伤和体循环灌注不足；②严重肺动脉高压患儿要防止 $PaCO_2$ 增高，以避免肺动脉压进一步升高，肺血流减少。体外循环脱机困难时，首先排除外科因素（残留室间隔缺损和存在动脉导管未闭），联合使用正性肌力药和血管活性药。留置左心房导管为体外循环脱机时泵入药物使用。术后早期加强镇静镇痛，降低肺血管反应性；③房室传导阻滞时有发生，常用山莨菪碱和异丙肾上腺素治疗，必要时使用临时起搏器；④有明显心室肥厚和扩大者，常需使用多巴胺、多巴酚丁胺、米力农和硝酸甘油等药物。

3. **动脉导管未闭** 是由于胎儿期连接肺动脉主干与降主动脉的动脉导管出生后未闭塞所致。

（1）病理生理：①分流量的大小取决于导管的直径以及体血管阻力与肺血管阻力之比

值；②动脉导管分流，使主动脉舒张压降低，心肌灌注减少；③主动脉分流使肺血增多，左心室舒张末期容量增大，导致左心室扩张、肥厚和舒张末期压力升高；④左心房压增高时导致肺水肿，肺血管阻力增高，从而右心负荷增加。

（2）外科处理：①小婴儿常温全身麻醉下导管结扎或切断缝合术，左后外侧切口；②年龄大的合并严重肺动脉高压的患者，一般在体外循环下正中切口行导管闭合术；③大部分单纯动脉导管未闭可以在放射科介入封堵。

（3）麻醉管理：①同时监测右上肢和股动脉血压，辅助判断主动脉缩窄和避免外科失误操作；②常温全麻结扎动脉导管时，可用硝普钠控制性降压，平均动脉血压可暂时维持在40~50mmHg；③深低温低流量体外循环经肺动脉缝闭时，采取头低位，避免主动脉进气并利于脑部灌注。

4. 主动脉缩窄 较为少见的先天畸形。根据缩窄发生的部位分为导管前和导管后型。

（1）病理生理：①主动脉缩窄造成血流阻力增大，缩窄近端血压升高，缩窄远端血供减少，血压降低；②动脉导管前的主动脉缩窄，缩窄程度通常较重，常合并动脉导管开放畸形，肺动脉内一部分静脉血液可经过开放的动脉导管进入降主动脉，因此下肢动脉血氧含量低，但上肢动脉血氧含量正常，若动脉导管发生闭锁，则不能存活；③动脉导管后的主动脉缩窄，缩窄程度通常较轻，主动脉弓部的动脉分支（乳内动脉、肋间动脉等）均扩张与降主动脉的分支形成侧支循环以保证下肢的血供。

（2）外科处理：①一旦确诊，应立即手术；②左侧开胸主动脉修补；左锁骨下动脉片翻转成形术；缩窄切除端端吻合术；人工补片主动脉成形术等；③并发症：术后高血压；残余狭窄或再复发；截瘫；动脉瘤形成。

（3）麻醉要点：①减少肺血的呼吸管理（高二氧化碳通气、限制吸入氧浓度）；②纠正酸中毒和使用正性肌力药来维持心脏功能；③常温全身麻醉，术中监测右上肢动脉压和下肢股动脉压；④术中中心温度不宜超过37.5℃，且可以适度降温至35℃；⑤动脉阻断或钳夹动脉前，静脉注射肝素200U/kg（ACT > 200s），并使用自体血回收装置；⑥动脉阻断或钳夹后，注意控制血压和维护心脏功能；⑦术后早期可出现高血压，持续2周左右，可使用血管扩张药和β受体阻滞剂。

5. 主动脉瓣狭窄

（1）病理生理：①包括瓣膜型、瓣下型和瓣上型，成人以瓣膜型常见；②瓣膜型半数以上为二叶式主动脉瓣畸形，成人患病率为1%；③随着年龄的增加逐渐出现纤维化和钙化，半数患者可发生不同程度的狭窄，狭窄程度随年龄增长进行性增加，临床表现为心绞痛、心功能不全、晕厥和猝死。

（2）外科处理：有症状（心绞痛、晕厥、呼吸困难）者或跨瓣压差 > 50~70mmHg 者应考虑手术治疗。

（3）麻醉要点：①加前负荷，维持正常的每搏量；②HR 控制于 50~60 次/分，患者不能很好地耐受心率过快或过慢；③引起心肌抑制、血压降低、心动过速或其他心律失常的麻醉药应小心使用；④准备 α 受体激动剂，以便处理低血压；⑤心肌肥厚的患者应进行充分的心肌保护，以防止心肌缺血。

（路　敏）

第五节　主动脉手术麻醉

主动脉手术对麻醉医生是最具挑战的手术。主动脉阻断以及大量失血使手术复杂化。非体外循环下，主动脉阻断使左心室后负荷急剧增加，并严重损害远端组织器官灌注，可引起严重高血压、心肌缺血、左心衰竭或主动脉瓣反流。脊髓和肾脏供血受到影响，可发生截瘫和肾衰竭。

主动脉疾病包括动脉粥样硬化、结缔组织退行性变（马方综合征）、感染（梅毒）、先天性疾病（先天性主动脉窦瘤）、外伤和炎性疾病（Takayasu 主动脉炎）等。而最常见的累及主动脉的疾病是降主动脉粥样硬化性动脉瘤。

夹层动脉瘤的自然病程十分凶险，如未能及时诊断和治疗，病死率极高。死亡原因通常是致命性的大出血、进行性心力衰竭、心肌梗死、脑卒中及肠坏死等。手术治疗是挽救生命、降低死亡率的主要方法。

一、术前准备和评估

开放性夹层动脉瘤修复术必须进行详尽的术前评估并制定周密的麻醉方案。患者通常合并多系统疾病，术前应对全身脏器进行评估，并与外科医生讨论手术范围和方式、血流动力学监测、脏器保护和通气策略等。

1. 循环系统　主动脉根部瘤和升主动脉瘤常导致主动脉瓣关闭不全，出现左心室肥厚、扩张，心肌缺血和心功能不全，应注意术中心肌保护和术后心功能维护。动脉粥样硬化引起的主动脉瘤，患者通常伴有冠心病。严重的冠状动脉病变应考虑首先解决心肌缺血的问题。病变累及无名动脉、左锁骨下或股动脉时，可出现左右或上下肢压力差增加，甚至无脉。

2. 呼吸系统　瘤体压迫左主支气管，导致气管移位变形，挤压肺组织，引起肺不张、肺部感染。急性或慢性夹层动脉瘤患者，可出现大量胸腔积液。术中操作也可导致不同程度的肺损伤。

3. 神经系统　任何神经系统功能恶化的征象都是外科立即干预的指征。头臂血管受累可导致脑供血不足，有些患者可能由于瘤壁血栓脱落而出现卒中的表现，术中脑保护极为重要。

4. 肾脏　患者一旦出现少尿，必须立即手术。病变累及双侧肾动脉时，可能导致肾功能不全或肾衰，术前肾功能不全是导致术后肾衰的危险因素。

5. 胃肠道　明确有无胃肠道缺血的表现。

6. 凝血功能　夹层范围较大时，夹层内血栓形成，消耗大量的血小板、凝血因子，可导致出血倾向、贫血。

7. 术前处理

（1）控制性降压：血压控制的理想范围是收缩压在 $100\sim115$mmHg，硝普钠、尼卡地平等均可用于控制性降压。

（2）控制心率。

（3）加强监护，建立快速输液的静脉通路，常规心电图、有创动脉血压监测、氧饱和度监测等。

（4）充分配血备血。

（5）镇静和镇痛，减轻患者痛苦，有助于降压，但应避免镇静过度，掩盖病情的变化。

二、麻醉要点

1. 麻醉监测

（1）循环监测：常规监测中心静脉压和有创动脉压，必要时需同时监测上下肢血压。左心功能不全（LVEF < 30%）、充血性心力衰竭或严重肾功能不全的患者可考虑使用肺动脉漂浮导管。TEE 有助于实时监测左心功能和心肌缺血，指导扩容，评估瓣膜功能、瘤体大小和范围。

（2）脊髓监测：应用体感诱发电位和运动诱发电位监测脊髓缺血，有利于术中确定对脊髓供血有重要作用的肋间动脉。同时还应通过脑脊液引流、局部低温或鞘内注射罂粟碱等保护脊髓。

（3）脑监测：监测大脑功能及脑氧代谢。如脑电图监测、经皮脑氧饱和度监测、体感诱发电位监测和经颅超声多普勒。

（4）温度监测：同时测量外周和中心温度，指导降温和复温。

（5）肾功能监测。

（6）常规监测尿量。

2. 麻醉处理基本原则　胸腹主动脉瘤手术的麻醉充满挑战，术中应与外科医生、体外循环师及 ICU 医生充分沟通、密切配合。不同主动脉部位的手术对麻醉的要求不同。

（1）升主动脉手术的麻醉处理

1）监测：由于病变和手术操作可能累及右锁骨下动脉，需行左桡动脉或股动脉插管监测血压。

2）降温与复温：升主动脉瘤手术多采用低温体外循环，如果累及主动脉弓则需深低温体循环。

3）升主动脉手术的常见并发症：气栓、粥样斑块栓塞及其他各种原因造成的脑功能损伤；心肌缺血或心梗；左心室功能不全或心力衰竭，呼吸功能衰竭；出血及凝血功能障碍。

（2）主动脉弓手术的麻醉处理

1）监测：如果无名动脉和左锁骨下动脉均被累及，则行股动脉插管监测血压，必要时检查主动脉根部压力做对照。

2）多数患者需要深低温停循环，应采用脑保护措施（如冰帽、脑电监测、脑保护药物等）。

3）主动脉弓手术最常见的并发症是中枢神经系统损伤。

（3）胸、降主动脉瘤的麻醉处理

1）监测：阻断近端主动脉时可能累及左锁骨下动脉，应监测右侧桡动脉血压，必要时同时监测阻断部位以下的血压。心功能欠佳者，可放置肺动脉漂浮导管。注意监测尿量。

2）单肺通气：为了便于外科手术术野的暴露，通常采用双腔气管插管单肺通气。由于瘤体通常压迫左主支气管，建议应用右侧双腔管。术后将双腔管换成单腔气管插管，以利于术后呼吸管理，减少气管及支气管损伤。

3）主动脉阻断：主动脉阻断和开放引起的病理生理变化极为复杂，与主动脉阻断的水平、左心室状态、主动脉周围侧支循环状况、血容量及其分布、交感神经系统的激活以及麻醉药物及技术等多种因素有关。主动脉阻断时，阻断上方血压升高，阻断下方血压下降。心脏后负荷升高，可能会导致急性左心衰和脑血管意外。高水平的主动脉阻断对心血管系统带来严重影响，并且造成其他组织器官的缺血及低灌注，并可导致肾衰竭、肝脏缺血及凝血异常、肠坏死以及截瘫等严重并发症。主要的处理措施包括减轻后负荷、维持正常的前负荷。主动脉阻断前准备硝普钠或硝酸甘油泵，并备好单次静脉注射的血管扩张药。阻断时维持阻断近端平均动脉压 90～100mmHg 左右。阻断后应常规监测血气和酸碱平衡。阻断时间尽可能短于 30min，以降低截瘫的发生率。采用部分体外循环的患者，可以通过调节泵流量控制近端高血压，同时保证远端足够的血流。

A. 主动脉开放：主动脉开放引起的血流动力学改变主要取决于阻断水平、阻断时间、血容量等。低血压是开放后最主要的循环改变，主要的代谢改变包括全身氧耗量、乳酸、前列腺素因子等增加，表现为代谢性酸中毒。因此在开放主动脉前应补足血容量、纠正酸中毒，暂时停用各种麻醉和血管扩张药，必要时给予血管收缩药。

B. 主动脉开放后：开放后明显的低血压时间较短，一般可以耐受。必要时应用升压药，但应避免瞬间高血压。如果出现严重的低血压，最简单的处理是手指夹闭主动脉、重新阻断，补充更多的血容量。但由于肝脏没有灌注，快速输入大量库血可导致枸橼酸毒性，抑制心肌。如果采用部分体外循环技术，可以通过体外循环快速输血调节容量。

C. 脊髓保护：动脉瘤特别是夹层动脉瘤患者病变可能累及供应脊髓的重要肋间动脉，导致脊髓血供的部分或完全丧失。低温、远端灌注、脑脊液引流及药物（如糖皮质激素、钙通道阻滞剂等）是预防缺血性损伤的保护方法。

D. 肾脏保护：肾衰竭的原因是阻断期间血流中断，引起肾脏缺血或栓塞，应用体外循环或分流或许有肾脏保护作用。保证足够灌注压力和血容量对肾脏保护至关重要；同时建议使用甘露醇、小剂量多巴胺等加强肾脏保护。

E. 凝血异常的处理：定期检测凝血酶原时间、促凝血酶原时间、纤维蛋白原和血小板计数，给予抗纤溶药物，按需输注红细胞悬液、新鲜冰冻血浆、血小板、纤维蛋白原或凝血因子。此外低温也是凝血功能异常的重要原因，应充分保温，促进凝血功能的恢复。

F. 降主动脉瘤常见并发症：心功能紊乱、肾衰竭、截瘫、呼吸衰竭、脑血管意外及多脏器衰竭等。其中心功能紊乱（心肌梗死、心律失常或低心排综合征）是降主动脉瘤手术后患者死亡的主要原因。

三、术后注意事项

术后密切监测尿量、心排量、末梢灌注情况、呼吸和凝血功能，术后最常见的并发症有心肌梗死、肾衰竭、肠道缺血或梗死、胰腺炎、DIC、呼吸功能不全和截瘫等。

（马婕妤）

第六节　缩窄性心包炎手术麻醉

正常心包由脏层和壁层纤维浆膜构成，两层浆膜之间的潜在腔隙称心包腔，内含 15～25ml 浆液。心包慢性炎性病变可致心包增厚、粘连、钙化，从而使心脏的舒张活动受限，回心血量减少，继而引起心输出量降低，全身循环功能障碍。

一、缩窄性心包炎特点

1. 病因 缩窄性心包炎通常是由于细菌感染、毒性代谢产物、心肌梗死等炎症性因素波及心包所致，也有个别患者是由外伤炎症所引发。其中细菌感染，尤其是结核菌感染是目前我国缩窄性心包炎的最主要病因。而随着结核病发病率的逐渐下降，其他非特异性病因如病毒感染、肿瘤、自身免疫性疾病、放射性心脏损伤、肾衰以及心脏手术术后并发症等导致的慢性缩窄性心包炎的比例则逐渐增多。

2. 病理改变 缩窄性心包炎的特点是慢性炎性渗出物机化、纤维组织形成；钙盐沉积形成斑块或条索状钙化；严重者甚至形成完整的骨性外壳，压迫心脏。缩窄的心包厚度一般为 0.5cm，重者可达 1.0 ~ 2.0cm。缩窄性心包炎病变较重或病程较长的患者心脏长期受压，可逐渐出现心外膜下萎缩，晚期可出现广泛性萎缩，心室壁明显变薄。慢性炎症还可直接侵犯心肌，导致局灶性心肌炎、心肌纤维化。

3. 病理生理特点

（1）缩窄的心包限制双侧心室的正常活动，右心室的舒张充盈受限，腔静脉回血受阻，静脉压升高。上下腔静脉入口处狭窄及房室环瘢痕狭窄者，静脉回流受限尤为明显。上腔静脉压力增高时，头、面、上肢等上半身血液淤滞、水肿，颈静脉和上臂静脉怒张；下腔静脉回流受阻时，下肢肿胀，腹腔脏器淤血肿大，并可出现大量的胸腹水。左心室舒张充盈受限时，引起肺循环淤血，肺循环压力升高，患者可出现呼吸困难等表现。

（2）缩窄性心包炎患者由于心脏舒张充盈功能受限，导致心脏每搏输出量下降，心输出量下降，血压下降。体力活动或严重缩窄时，主要靠交感神经反射性兴奋，心率增快进行代偿。当心率增快不足以代偿心输出量，或外源性因素抑制心率时，则可出现心源性休克。

（3）右心系统压力明显增高，平均右心房压 ≥10mmHg，严重患者甚至达到 30mmHg 以上。

4. 临床表现 因病因不同、发病急缓、心脏受压部位及程度等不同而不同。如结核性缩窄性心包炎往往起病缓慢，自觉症状包括劳力性呼吸困难、全身无力、腹胀、腹水、下肢水肿等呈进行性加重，同时伴低热、食欲缺乏、消瘦、贫血等结核病症状。体征呈慢性病容或恶病质；吸气时颈静脉怒张；腹部膨隆，肝脏肿大压痛，大量腹水者可出现移动性浊音；面部、下肢凹陷性水肿，皮肤粗糙；心音遥远但无杂音，心前区无搏动，脉搏细速，出现奇脉（即脉搏在吸气时明显减弱或消失，是心脏舒张受限的特征），血压偏低，脉压缩小，吸气期血压下降，静脉压升高。

5. 实验室检查 X线心脏大小多无异常，心影外形边缘平直，各弓不显，心包钙化（占 15% ~ 59%），上腔静脉扩张，肺淤血，可能存在胸腔积液。CT 检查可了解心包增厚的程度。超声心动图为非特异性改变，可见心包增厚、心室壁活动受限、下腔静脉及肝静脉增宽等征象。心电图往往示 T 波平坦、电压低或倒置，QRS 波低电压，可在多导联中出现；T 波倒置提示心肌受累，倒置越深者心包剥脱手术越困难；常见窦性心动过速，也可见心房纤颤。

二、术前准备与评估

缩窄性心包炎患者通常全身情况较差，术前应加强全身支持治疗。

（1）营养支持治疗：如低盐高蛋白饮食，必要时输注白蛋白。

（2）利尿、补钾，纠正水电解质平衡失调：胸腹水经药物治疗效果不佳时，可在术前 1～2d 适量放胸水、腹水。

（3）对于心率过快的患者可使用小剂量洋地黄，使心率不超过 120 次/分。

（4）对于存在活动性结核感染的患者，首先需行抗结核治疗，最好经 3～6 个月治疗待体温及血沉恢复正常后再手术。若为化脓性心包炎，术前应抗感染治疗，以增强术后抗感染能力。

（5）准备呼吸循环辅助治疗设施，特别对病程长、心肌萎缩、估计术后容易发生心脏急性扩大、心力衰竭者，应备妥呼吸机及主动脉球囊反搏等设施。术中可能发生严重出血或心室纤颤，需准备抢救性体外循环设备。

（6）准备术中监测设备：包括无创动脉血压、心电图、脉搏血氧饱和度、呼气末 CO_2 等；必要时准备有创动脉血压、中心静脉压等监测。实验室检查包括血气分析、血常规、血浆蛋白、电解质等，对围术期应用利尿剂者尤其重要，有利于维持血钾水平、预防心律失常和恢复自主呼吸。记录尿量、检验尿液，了解血容量和肾功能。

三、麻醉要点

心包剥脱术宜选用气管内插管全身麻醉。缩窄性心包炎患者的循环代偿功能十分有限，因此麻醉诱导过程需选用对循环功能抑制较小的药物，且在有创血压和心电图监测下进行缓慢诱导，同时准备好去氧肾上腺素、肾上腺素、多巴胺等抢救药物。诱导药物可选用依托咪酯 0.2～0.4mg/kg 或咪达唑仑 0.05～0.1mg/kg，加芬太尼 10～20μg/kg 或舒芬太尼 1～2μg/kg，肌松药物可根据患者的心率情况进行选择。诱导过程中需避免心动过速或心动过缓，维持适当的心率对于维持心排血量具有十分重要的意义。

麻醉维持可以采用吸入麻醉，也可以采用静脉麻醉，但需避免麻醉深度过深，注意麻醉药物对循环的影响。麻醉过程中要严密监测有创动脉压、心率及中心静脉压的变化。有条件的情况下建议采用 PiCCO 或 TEE 监测，指导术中血管活性药物的使用及容量治疗。

容量管理方面需严格限制液体的入量。心包剥脱前补液原则是量出而入，维持血压；心包剥脱后则需进一步限制入量，以避免心包剥脱后腔静脉回心血量骤增而引起心脏扩大，甚至诱发急性心脏扩大、肺水肿、心力衰竭。对于术前准备不够充分，手术时仍存在明显水肿和呼吸困难的患者，或术中少尿无尿的患者，手术开始时可以给予大剂量利尿药。但在利尿过程中需监测血电解质水平，避免低钾血症。

外科操作对于缩窄性心包炎患者的血流动力学影响十分显著，且可能导致威胁患者生命的并发症。开胸后，胸骨牵开器应逐渐撑开，否则突然过度牵开可使心包受牵拉更加绷紧，心室充盈骤减，血压明显下降。心包剥脱过程中手术牵拉或电刀刺激可诱发心律失常，应立即暂停手术，给予利多卡因或胺碘酮治疗。游离下腔静脉入口处及心尖部时患者容易出现低血压，麻醉医生应密切观察低血压水平及持续时间，及时提醒外科医生，避免低血压诱发恶性心律失常。心包完全剥脱后，宜采取头高脚低位以减少回心血量。若右心表面心包剥除后，心室快速充盈、膨胀，伴心肌收缩力不足，出现急性低心排综合征时，应限制液体入量，给予利尿剂及小剂量正性肌力药增强心肌收缩力。同时密切注意可能出现的膈神经损伤、冠状动脉损伤和心肌破裂等手术并发症。

四、术后注意事项

缩窄性心包炎患者心脏长期受压，活动受限，心肌萎缩；而另一方面外周循环淤血水肿，全身总液体量增加；心包剥脱手术操作使室壁水肿，心功能不全进一步加重；故术后充血性心力衰竭是导致患者死亡的主要原因。因此，术后管理的要点是继续强心利尿，严格控制液体入量。严密监测中心静脉压以及体循环血管阻力、心排量、全心射血分数、全心舒张末容积等 PiCCO 参数，来指导血管活性药的使用及液体治疗，改善患者的预后。

（马婕妤）

第十三章 腹部手术麻醉

第一节 麻醉前准备

麻醉前病情评估对于腹部手术麻醉十分重要，包括患者的意识、血容量、是否存在贫血、水和电解质及酸碱平衡紊乱、低蛋白血症、严重黄疸等。腹部手术患者病情相差很大，急诊患者有时生命垂危，麻醉处理不亚于心脏手术，所以，麻醉前必须正确估计病情，尽量纠正电解质紊乱和低血容量。

梗阻性黄疸患者的黄疸指数如果超过 80 单位，手术极为危险。择期手术前应争取先经皮经肝胆管穿刺引流术（PTCD）或胆囊造瘘引流，使黄疸指数控制在 80 单位以下，再行彻底手术较为安全。

门静脉高压患者术前必须进行系统的治疗，包括休息，高糖、高蛋白及高维生素饮食，输少量新鲜血或人体白蛋白，以改善贫血和低蛋白血症，使血红蛋白达到 80g/L 以上，血浆总蛋白和白蛋白分别达到 60g/L 和 30g/L 以上。门静脉高压症患者必须进行肝功能和出、凝血时间及凝血酶原时间等与凝血功能有关的检查。肝功能严重障碍、重度低蛋白血症者，手术死亡率极高。术前应先改善全身状况，控制腹水，使血浆白蛋白提高至 25～39g/L、血清胆红素降低在 10～15mg/L 以下、凝血酶原活动度高于 40%～50% 再行手术为宜。

急腹症手术麻醉的危险性、意外以及并发症的发生率均比择期手术高。饱胃、肠梗阻、消化道穿孔、出血或弥漫性腹膜炎患者，麻醉前必须进行有效的胃肠减压。治疗休克应重点针对脱水、血液浓缩或血容量不足进行纠正，以改善微循环和维持血压。术前要备足全血，以便于麻醉中进一步补足血容量。纠正电解质和酸碱失衡，血压维持在 80mmHg 以上，血细胞比容在 0.30 以上。大量出血患者应尽快手术，以免延误手术时机。

胆道疾病，尤其合并黄疸者，迷走神经极度兴奋，麻醉前必须给予足量阿托品以抑制其兴奋性，防止麻醉中迷走神经反射的发生。有胆绞痛者避免应用吗啡，以免使 Oddi 括约肌痉挛。精神紧张者可给咪达唑仑等镇静药物。

饱胃、上消化道出血及肠梗阻患者或未禁食患者，应先下胃管排出胃内液体及气体，可降低胃内压力，但不能排空固体食物。脱水、低血容量休克的患者应先开放静脉，输入平衡盐溶液、胶体或血液。对择期手术患者，经一夜禁食及不感蒸泄，至少需水 500～1 200ml，如术前洗肠，更可丧失液体达数升，在麻醉前即应开始补充容量。低钾血症还可在 1 000ml 晶体液中加 1～3g 氯化钾滴入。

（付珍红）

第二节　麻醉方法及麻醉处理

腹部手术具有病种多样化、病情轻重不一及并存疾病特点不同，对麻醉方法与麻醉药物的选择，需根据患者全身状况、重要脏器损害程度、手术部位和时间长短、麻醉设备条件以及麻醉医师技术的熟练程度做出综合考虑。

局部浸润麻醉适用于腹壁、疝、阑尾炎及输卵管结扎术等简单手术。

连续硬膜外阻滞麻醉、蛛网膜下隙阻滞麻醉和脊硬联合阻滞麻醉：适用于中下腹、盆腔手术的麻醉，但对上腹部手术，难以完全阻断自主神经的脊髓上行通路，可能产生牵拉反射，而且对患者的循环、呼吸等方面也会产生一定的影响。因此，必须备好急救设备，预防和及时发现循环、呼吸紊乱和药物毒性反应的发生。尤其是应用哌替啶或咪达唑仑等辅助药后嗜睡的患者，更应密切观察呼吸、循环等生命体征。蛛网膜下隙阻滞麻醉适用于2~3h以内的下腹部、盆腔等手术。高平面阻滞对患者生理扰乱较大，且持续时间有限，所以，上腹部手术麻醉多被连续硬膜外阻滞麻醉所替代。脊硬联合阻滞麻醉：适用于下腹部、盆腔等手术。此种麻醉方法综合了蛛网膜下隙阻滞和连续硬膜外阻滞的优点，起效快，麻醉效果确实、肌肉松弛良好，而且不受手术时间的限制，目前已广泛应用。新型蛛网膜下隙阻滞麻醉穿刺针如 Sprotte 和 Whitacre 针的针尖呈铅笔尖形，且带侧孔。此类穿刺针与传统的锐头穿刺针相比，穿刺时是钝性分开而不像后者是切断硬膜纤维，因此，蛛网膜下隙阻滞麻醉后头痛发生率减少（<1%）。

全身麻醉：全身麻醉在技术和设备条件充分满足的情况下，麻醉效果的满意率和可控性都优于硬膜外麻醉。全麻有利于术中呼吸、循环管理，满足比较复杂、侵袭范围大或长时间的手术，并能通过控制麻醉深度，维持患者循环和呼吸功能稳定，是目前普外科手术，尤其是中上腹部手术最常采用的麻醉方式。腹部手术患者并存冠心病、呼吸功能不全曾认为是全麻的禁忌证，适合连续硬膜外阻滞麻醉。事实上，高位硬膜外阻滞麻醉常限制呼吸肌运动，不利于通气，而且内脏牵拉反射不能完全受到抑制，尤其一旦出现低血压，使冠状动脉灌注不足，可诱发心绞痛。相比之下，全身麻醉可充分供氧，保证通气，改善冠脉血氧状况及维持呼吸功能。麻醉诱导及维持可选择对循环功能影响很小的药物，如依托咪酯、咪达唑仑、芬太尼、肌肉松弛药及较低浓度的吸入麻醉药，既保证患者安全，又使手术操作顺利。

全身麻醉联合连续硬膜外阻滞应激反应轻，血流动力学平稳，减少全麻用药，术后清醒快，而且苏醒期间有良好镇痛。术后还可实施患者硬膜外自控镇痛（PCEA）。胸段高位硬膜外阻滞还能改善冠脉血供，可使冠状动脉阻力下降20%~25%，血流量增加18%。一项Meta分析表明，胸段硬膜外阻滞能降低30%的病死率和33%的心肌梗死。因此，全身麻醉联合胸段高位硬膜外阻滞对于冠心病患者实施腹部手术也许是最佳选择。但是要注意掌握硬膜外用药浓度和用量，避免低血压。

（付珍红）

第三节　胃肠道手术的麻醉

胃肠道手术为常见的手术类型，用于处理消化道病变。其特点为术前往往需要长时间的肠道准备，有些特殊患者（如炎性肠病、肠梗阻）禁食禁水的时间更长。因此在麻醉处理上需要充分考虑该特点。对于胃肠道急诊患者，由于往往存在肠梗阻，因此在插管时应该按照饱胃患者处理。

一、术前访视

胃肠道患者的术前访视除了需要了解一般情况外，还需要重点评估患者的循环状态以及代谢紊乱。

1. 循环状态　注意患者禁食禁水时间以及肠外营养时间，检查近期的血常规、肝肾功能检查结果，根据情况决定是否需要术前输血、输注白蛋白。对于并发肝脏疾病患者，还应该注意患者的凝血情况，必要时进行纠正治疗。对于存在脾抗状态的患者，还应该注意血小板计数，必要时输注血小板，同时术前准备足够的血小板。

2. 代谢紊乱　由于胃肠道引流，往往导致患者代谢紊乱，术前应该进行积极的纠正和优化。

3. 急诊手术患者　目前胃肠道急诊病人数量有增多的趋势，而且往往已经出现感染性休克症状。除一律按照饱胃患者处理外，还应该按照感染性休克的患者对待。

二、术中管理

对于胃肠道患者，采用全身麻醉和气管插管技术。对于某些短小手术（例如疝修补术），可以使用硬膜外技术。

对于择期手术患者，通常采用经口快诱技术。在插管之前，需要评估患者的饱胃状态，必要时放置胃管，在插管前进行吸引，减轻胃潴留程度。对于急诊胃肠道疾病患者，一律按照饱胃患者进行麻醉诱导。放置胃管、使用去极化肌松剂、避免加压通气，环状软骨压迫等。如果此时仍然发生误吸，可在插管后进行气管内吸引，用少量生理盐水进行气管内冲洗，术后返 ICU 加强治疗，以便减少误吸相关的并发症。但是总体来说，如果一旦发生误吸，患者的预后往往不良，因此对急诊胃肠道患者必须提高警惕。

麻醉的维持可以采用吸入和静脉麻醉，但是如果患者循环不稳定，首选吸入药。对于存在胃肠道梗阻的患者，不得使用 N_2O。

由于胃肠道手术的术野往往较大，因此造成的液体丢失也多于其他手术。在书中进行液体管理时，除了一般补液量，还应该计算患者胃肠道术野的丢失量，但是一切液体复苏都应该以循环状态进行指导，例如中心静脉压、尿量以及乳酸水平，不应该生搬计算公式。除了液体管理外，还应该定期进行血气检测，以评估电解质水平以及循环灌注状态，指导下一步治疗。

三、术后管理

危重患者、发生误吸的患者往往需要在 ICU 进行加强治疗，以便改善预后。

胃肠道患者的切口往往比较大，术后疼痛发生率高，因此建议对此类患者使用 PCA 镇痛。我科常用配方为吗啡，还可以选择舒芬太尼，具体剂量需要根据患者的一般情况来决定。不建议对这些患者使用 NSAIDs 药物，避免胃肠道溃疡、出血等副作用的发生。此类患者术后发生恶心、呕吐的概率较高，可嘱外科医师常规使用止吐药物。

四、常见胃肠道手术

1. 疝修补术　疝常见于老年患者以及既往腹部手术患者。常用麻醉方法为硬膜外麻醉，对于存在硬膜外操作禁忌的患者，可以使用全麻，此时首选喉罩通气。如果手术时间过长（病变复杂、外科医师技术不熟练等），气管内插管为安全的气道管理方式。如果选择全麻，在患者苏醒期应该避免呛咳的发生，以防止补片的膨出。

2. 阑尾切除术　阑尾切除术一般采用硬膜外技术，穿刺间隙选择 $T_{11\sim12}$，或者 $T_{12}\sim L_1$，阻滞平面应该达到 T_6 水平，以减轻探查过程中对内脏的牵拉所造成的疼痛。

3. 胆囊切除术　胆囊周围迷走神经分布密集，因此在胆囊周围操作时往往出现胆—心反射，引起心动过缓，严重者会引起血压下降，此时可以使用阿托品进行对抗。

4. 胃切除术　胃切除术包括胃的良、恶性病变。根治性胃癌切除术时间往往较长，因此液体的管理至关重要。除了一般的麻醉监测外，必要时需要建立有创监测（动脉监测、中心静脉监测）指导治疗，而且中心静脉还可以用于术后肠外营养以及化疗。

5. 炎性肠病　炎性肠病多见于年轻患者，这类患者往往长期使用激素或者免疫抑制剂，因此在术前访视时应该重点了解这些药物的副作用的程度。炎性肠病患者体重往往低于标准体重，如果使用丙泊酚维持麻醉时，TCI 技术可能无法达到预期的麻醉深度，此时建议使用吸入药物维持麻醉。同时由于此类患者白蛋白水平往往偏低，因此会对相关药物（肌松、镇痛药物）的代谢产生影响，在麻醉过程中应该引起重视。

6. 肠道肿瘤切除术　肠道肿瘤切除术多采用开腹方式，但是也有一部分外科医师采用腹腔镜下肿瘤切除术（如 Dixon 或者 Miles 术式）。如果采用腹腔镜，需要注意气腹对患者呼吸、循环功能的影响，警惕皮下气肿等并发症的发生。

（付珍红）

第四节　肝胆胰手术麻醉

一、肝胆胰手术的麻醉特点

（1）肝胆胰具有重要的生理功能，参与人体营养物质的消化、吸收、代谢；合成血浆蛋白和凝血因子；清除有毒物质和致病微生物；参与机体免疫功能；分泌多种激素，调节消化系统和全身生理机能。肝胆胰疾病必然导致相应的生理功能紊乱及全身营养状态恶化。为保证手术麻醉的安全性，减少术后并发症，麻醉前应根据患者病理生理改变以及伴随疾病的不同，积极调整治疗，以改善全身状况，提高对手术和麻醉的耐受性。

（2）肝硬化食管胃底静脉曲张，可继发大出血。除表现呕血、便血外，胃肠道可潴留大量血液，失血量难以估计。麻醉前应根据血红蛋白浓度、血细胞比容、尿量、尿比重、血压、脉率、脉压、中心静脉压等指标评估体液状态，补充血容量和细胞外液量，并做好大量输血的准备。注意维持有效循环血量、保持血浆蛋白量、维护血液氧输送能力、补充凝血因子。此外，呕血还有被误吸的可能，一旦发生，可导致急性呼吸道梗阻、吸入性肺炎或肺不张等严重后果，麻醉时应采取有效的预防措施。

（3）严重腹胀、大量腹水、肝脏巨大肿瘤患者，当术中排出大量腹水，搬动和摘除巨大肿瘤时，腹内压骤然下降易发生血流动力学及呼吸的明显变化。麻醉医师应依据病情做好防治，并避免缺氧、二氧化碳蓄积和休克。

胆道疾病多伴有感染、梗阻性黄疸和肝损害。麻醉时应注意肝肾功能的维护、出凝血异常及自主神经功能紊乱的防治。

（4）腹腔内脏器官受交感神经和副交感神经双重支配，内脏牵拉反应与此类神经有密切关系。肝胆胰手术的椎管内麻醉要阻滞内脏神经交感神经支时，阻滞平面应达 $T_4 \sim L_1$，但迷走神经支不能被阻滞，牵拉内脏容易发生腹肌紧张、鼓肠、恶心、呕吐和膈肌抽动，不仅影响手术操作，且易导致血流动力学剧变。为消除内脏牵拉反应，可辅用内脏神经局麻药封闭或应用镇痛镇静药。良好的肌肉松弛也是腹部手术麻醉不可忽视的问题。

（5）肝胆胰的急诊手术，如急性胆囊炎、化脓性胆管炎、胆汁性腹膜炎及肝破裂等，病情危重，麻醉前往往无充裕时间进行综合性治疗。麻醉医师应尽可能在术前短时间内对病情做出全面估计和准备，选择适合于患者的麻醉方法和麻醉前用药，以保证患者生命安全和手术顺利进行。

二、麻醉药对肝功能的影响

（一）吸入麻醉药

吸入麻醉药可影响肝脏血流（包括肝动脉和门静脉血流），而静脉麻醉药和阿片类药对其影响较小。许多测量技术被用来评估肝脏和门静脉血流，最常使用的方法是血浆吲哚菁绿的清除率。大多数麻醉药可通过降低心排量而减少门静脉血流（portal blood flow，PBF），但是可增加肝动脉血流（hepatic arterial bloodflow，HABF），虽然这不足以使肝总血流量（total hepatic blood flow，THBF）恢复正常。大多数研究的一致性结论是所有吸入麻醉药均可降低平均动脉压（meanarterial pressure，MAP）和心输出量，其中氟烷和恩氟烷与异氟烷和七氟烷相比作用更明显，氟烷也降低肝脏氧输送和肝静脉血氧饱和度。吸入麻醉药还可通过降低心输出量、MAP和肠系膜交感活性影响肝血管供给而不同程度地改变门静脉和肝动脉血管阻力。除了对血管的影响之外，在肝功能方面（如血清转氨酶水平），氟烷比异氟醚的影响大。

吸入麻醉药所致肝脏血流的改变部分是由自主调节机制介导以维持稳定的THBF。这种生理适应过程称之为肝动脉缓冲反应（hepatic arterial bufferresponse，HABR），在严重低血容量、大型腹部手术或是重度失血时机体通过增加HABF代偿PBF的降低，从而维持肝总血流量的稳定。氟烷可干扰这一反应，而七氟烷及异氟烷则维持HABR。七氟烷还可进一步抑制肝动脉收缩从而能更加有效地维持HABR。七氟烷在维持HABF、肝氧输送和氧输送/消耗比方面与异氟烷相当甚至优于异氟烷。此外，研究证实暴露于异氟烷或地氟烷后常规肝功能检查结果无明显变化。

与健康志愿者和手术患者的研究不同的是，有关麻醉药对严重肝脏疾病患者肝功能影响的研究很少。少数研究表明地氟烷和异氟烷不会改变成年慢性肝病手术患者的围术期肝功能检查结果，与氯胺酮和氟烷相比，异氟烷可更有效地维持肝硬化大鼠的肝脏血流。鉴于氟烷对肝脏血流和肝功能的不利影响，严重肝脏疾病患者应避免使用氟烷。由于目前可替代的吸入麻醉药种类繁多以及氟烷使用的整体减少，上述问题已经成为历史。鉴于氟烷潜在的肝毒性，许多专家认为无论是在健康人还是严重肝功能不全患者中使用氟烷都是不合理的。

惰性气体氙气于 1951 年首次被提出具有麻醉特性。氙气具有非易燃易爆、低毒性、无致畸性，且血气分配系数低于所有吸入麻醉药（仅为 0.115），诱导起效快，恢复迅速，被认为是一种理想的吸入麻醉药。氙气对左心室功能、全身血管阻力及全身血压均无明显影响。其人体血流动力学特征类似于丙泊酚。人体研究发现与异氟烷比较，氙气可较少引起低血压且对左心室功能无影响。同时动物研究表明与静脉麻醉药相比，氙气可增加脑灌注，且对其他局部器官灌注如肝脏灌注无影响，不改变 HABF、不影响心输出量，因此理论上对 THBF 无影响（不同于其他吸入麻醉药），且不影响肝功能检查结果。但是至今仍需更大规模的基于肝功能正常及异常患者的临床实验研究来证实氙气在急慢性肝疾病患者中的使用安全性，而此种研究目前还难以实现。

总之，吸入麻醉药对肝脏血流和肝功能的影响较为复杂，不仅与麻醉药自身特性有关，同时也受患者其他相关因素的影响，如肝功能不全的严重程度、高龄、手术应激和腹部手术操作。但是七氟烷、地氟烷和异氟烷稳定肝脏血流的作用始终强于氟烷和恩氟烷。有关新型吸入麻醉药对严重肝脏疾病患者肝脏血流的影响有待于大规模的前瞻性研究。

（二）静脉麻醉药

与吸入麻醉药相比，有关静脉麻醉药对肝功能影响的资料较少。早期研究表明依托咪酯和硫喷妥钠可通过增加肝动脉血管阻力、降低心输出量和血压来减少肝脏血流，氯胺酮即使在大剂量使用的情况下对肝脏血流的影响也很小。利用敏感放射标记微球技术检测动物器官血流，发现丙泊酚可增加肝动脉和门静脉循环而增加 THBF，表明丙泊酚具有显著的内脏血管舒张作用。在某些动物模型中，即使 MAP 降低 THBF 仍保持稳定，而另一些研究则发现 MAP 升高而平均肝脏血流反而降低，这提示了丙泊酚的种属特异性。与氟烷相比，丙泊酚更有利于保持内脏和肝脏的氧输送平衡。有限的临床和实验资料显示，当动脉血压稳定时，静脉麻醉药对肝脏血流仅存在轻微影响并且对术后肝功能无明显损害。

（三）中枢神经阻滞剂

脊髓麻醉或硬膜外麻醉对肝脏血流和肝功能的影响并非一定由麻醉药物引起。早期人体研究显示，高位脊髓或硬膜外麻醉时肝脏血流降低，全身动脉血压也降低。其他动物研究发现高位硬膜外阻滞时 PBF 降低而 HABF 稳定，由此导致 THBF 降低。通过使用血管升压药物（如多巴胺或麻黄碱）来恢复 PBF 或是输液来维持正常动脉血压可逆转上述不利变化，并可维持肝脏血流的稳定。由此推断，低血压所致肝脏血流的降低继发于内脏血流的减少，因此导致 PBF 降低。

三、肝功能不全和肝胆管疾病对麻醉药药代动力学的影响

肝脏疾病时由于蛋白结合力的改变、人血白蛋白及其他药物结合蛋白水平的降低、腹水及全身水含量增加所致分布容积的改变，以及肝细胞功能异常所致代谢减弱，均可显著影响

药物代谢及药代动力学。此外，镇静药和阿片类药物可增加严重肝病患者的此种影响，甚至诱发或加重肝性脑病。长期饮酒所致肝酶诱导作用的降低也可影响肝硬化患者使用药物的最终效果。

肝疾病对药物分布的影响不仅取决于药物的清除途径，同样也取决于肝功能不全的严重程度。肝脏药物清除率由诸多因素决定，包括：肝脏血流、肝酶活性及效力、血浆蛋白结合率、胆汁淤积所致肝肠循环和肠内药物代谢的改变，以及门体分流对部分药物的清除等。此外，肝脏疾病对药物清除的影响随肠内、肠外药物的不同而异。通常严重肝病会影响高摄取药物的代谢（如利多卡因和哌替啶），因为此时药物的清除主要依赖于肝脏血流或是门体分流。相反，低摄取药物如地西泮的代谢主要受蛋白结合力的影响，未结合药物得到清除；或是受肝脏内部清除力及代谢的影响，随肝细胞功能障碍的严重程度增加而降低。但是血浆蛋白降低导致游离药物比率的增加可减轻肝脏代谢水平的下降所致的影响，从而最终仅轻微改变药物的作用。另外游离药物比率的增加可使更多药物分布于组织间（并可潜在增加药物的分布容积），加上肝代谢水平的降低，可延长药物的半衰期。因此严重肝病患者的药代动力学十分复杂。

（一）阿片类药物

严重肝硬化患者吗啡代谢明显降低，导致其消除半衰期延长，口服吗啡的生物利用度增加，血浆蛋白结合率下降，镇静及呼吸抑制作用增强。虽然肝外代谢途径可能有助于肝硬化患者吗啡的清除，但给药时间间隔仍需延长 1.5～2 倍，口服给药剂量需减少。同样哌替啶的清除率也降低 50%，半衰期延长一倍。此外，由于对去甲哌替啶清除率的下降，其蓄积作用可使严重肝脏疾病患者出现神经毒性反应。

芬太尼是一种高脂溶性的合成阿片类药物，因其快速再分布特性，单次静脉给药作用时间短暂。反复或持续给药可出现蓄积导致作用时间延长。由于芬太尼主要通过肝脏代谢，严重肝病患者的清除时间将延长。

舒芬太尼是一种作用更强的合成阿片类药物，同样主要在肝脏代谢且可与蛋白高度结合。虽然持续给药和蛋白结合率的降低对舒芬太尼的影响与芬太尼类似，肝硬化患者单次给药的药代动力学却无明显变化。

阿芬太尼是一种短效阿片类药物，其作用较芬太尼弱，同样主要经由肝脏代谢且蛋白结合率高。但是与芬太尼和舒芬太尼不同的是，阿芬太尼在肝硬化患者体内的半衰期几乎延长一倍，且体内游离比率更高，由此可延长作用时间、增强药物效果。

瑞芬太尼是一种具有酯链结构的合成阿片类药物，可被血液及组织中的酯酶快速水解，具有高清除率、快速清除的特点，其恢复时间几乎与使用剂量和给药持续时间无关，清除不受肝功能不全的影响。研究表明，严重肝病患者或是肝移植患者的瑞芬太尼清除亦不受影响。

（二）镇静催眠药

硫喷妥钠的肝脏摄取率低，因此在肝脏疾病患者体内的代谢和清除将受到显著影响。但是肝硬化患者硫喷妥钠的清除半衰期无明显改变，可能与其体内分布容积广泛有关，因此这些患者使用标准剂量硫喷妥钠的作用时间不会延长。相反，其他高脂溶性静脉麻醉药（包括美索比妥、氯胺酮、依托咪酯和丙泊酚等）经肝脏代谢，肝脏摄取率高，因此在严重肝病患者体内清除率将会降低。尽管具有上述药代动力学特性，但因分布容积的增加可延长半衰期并影响恢复时间，依托咪酯在肝硬化患者体内的清除率无改变。美索比妥和丙泊酚无论是单次给药或持续输注，在肝硬化人群的清除动力学特征类似于普通人群。但是肝硬化患者丙泊酚的间断性给药可使其平均临床恢复时间延长。终末期肝病患者对咪达唑仑的清除率下降导致其半衰期延长。鉴于蛋白结合率的降低以及游离比率的增加，可以预测严重肝病患者使用咪达唑仑可延长其作用持续时间并增强其镇静效果，尤其在大剂量使用或长期输注的情况下。类似的变化同样见于地西泮。

右旋美托咪定是一种具有镇静和镇痛作用的 α_2 肾上腺素能受体激动剂，主要经肝脏代谢，肾脏清除率低。通常与肝功能正常的患者相比，不同程度肝衰竭患者对右旋美托咪定的清除率降低、半衰期延长且脑电双频谱指数降低。因此严重肝功能不全患者使用右旋美托咪定应调整剂量。肾功能障碍患者使用右旋美托咪定后，虽然药代动力学无改变，但由于蛋白结合率的改变而导致镇静作用时间延长。肝功能不全患者同样会因蛋白结合率的改变而延长镇静作用时间。

总之，尽管肝硬化患者绝大多数静脉麻醉药的代谢均受到影响，其对镇静镇痛药物药代动力学的影响却很小。鉴于严重肝脏疾病患者使用地西泮后临床作用增强和持续时间延长，无论在手术室还是加强监护病房，出现药物蓄积、作用时间延长及肝性脑病发生的风险增加，故反复或长期使用时需十分谨慎。

（三）神经肌肉阻滞剂

有关肝硬化对肌松药药代动力学和药效动力学的研究较为广泛。甾类肌松剂维库溴铵主要经肝脏清除，肝硬化患者对其清除率降低，消除半衰期延长，肌松作用延长。酒精性肝病对维库溴铵的影响不明确，其清除率和消除半衰期无明显改变。罗库溴铵起效较维库溴铵快，经肝脏代谢和清除，肝功能不全可使其分布容积增加，消除半衰期和肌颤搐恢复时间延长，虽然首次给药后神经肌肉功能恢复不受肝脏疾病影响，但严重肝功能不全时首次大剂量或反复多次给药可显著延长罗库溴铵作用时间。

肝硬化患者药物分布容积增加，也同样使泮库溴铵消除半衰期延长。非器官依赖性代谢肌松剂如阿曲库铵（非特异性酯酶水解）和顺式阿曲库铵（Hofmann 清除）在终末期肝病患者的消除半衰期和临床作用时间与正常患者类似。阿曲库铵与顺式阿曲库铵的共同代谢产物 N-甲基罂粟碱主要经肝脏清除。尽管其在肝移植患者体内的浓度增加，临床相关的神经毒性反应并未见报道。唯一通过血浆胆碱酯酶清除的米库氯铵在肝硬化患者体内的代谢亦有改变。与肝功能正常患者相比，肝衰竭患者使用米库氯铵可致肌颤搐恢复时间显著延长，清除半衰期延长以及体内残留时间延长。上述变化与肝硬化患者体内血浆胆碱酯酶活性降低相关。胆碱酯酶活性的降低导致米库氯铵清除减少。严重肝病患者使用米库氯铵时需调整输注速度。与米库氯铵类似，严重肝病患者由于血浆胆碱酯酶水平下降，琥珀酰胆碱的作用时间也延长。

总之，肝硬化及其他严重肝病显著降低维库溴铵、罗库溴铵和米库氯铵的清除率，延长神经肌肉阻滞剂的作用时间，尤其是在反复使用或长期输注的情况下。阿曲库铵和顺式阿曲库铵的清除不依赖肝脏，因此在终末期肝脏疾病患者使用时无需调整剂量。

四、肝胆管术后并发症的危险因素

接受肝脏和非肝脏手术患者术后肝功能不全或肝衰竭的术前危险因素仍不明确，目前仍缺乏前瞻性研究，此类患者术后肝功能不全相关危险因素的评估主要考虑：①无症状的术前肝酶检查结果升高：此时应详细询问病史，仔细行体格检查，并进行重复和深入的实验室检查以进一步明确诊断；②急性肝炎、肝脂肪变性、慢性肝炎和肝硬化：目前公认急性肝炎（无论是病毒性、酒精性还是药物性）是择期手术后患者肝功能衰竭和死亡的危险因素，择期手术均应推迟至肝细胞功能不全缓解；慢性肝炎对麻醉和手术造成的风险程度主要取决于肝脏合成功能障碍的严重程度，若手术不可避免，围术期应谨慎处理，维持肝脏灌注，避免诱发肝衰竭和肝性脑病的危险因素。目前肝硬化仍被认为是接受非肝脏手术患者的主要危险因素，Child – Turcotte – Pugh（CTP）分级（见表 13 – 1）C 级是择期手术的禁忌证；③潜在诱发术后肝功能不全的手术类型：肝叶切除术是导致术前肝功能不全患者肝衰竭的公认的危险因素之一。大多数肝癌患者存在慢性肝炎或肝硬化引起的肝功能不全，由于这些患者肝脏储备能力的降低而不得不减少切除的肝组织，从而避免损伤活性肝组织及导致肝衰竭，后者是术后死亡的最常见原因。由于门静脉高压、凝血功能异常以及既往腹部手术造成的血管高度粘连等因素，接受肝癌肝叶切除术的肝硬化患者围术期出血较常见。此类患者术前行吲哚菁绿 15min 滞留实验或直接肝静脉压力梯度测定有助于判断预后。

表 13 – 1　改良的 Child – Pugh 评分

参数	改良的 Child – Pugh 评分*		
	1	2	3
白蛋白（g/dl）	>3.5	1.8 ~ 3.5	<2.8
凝血酶原时间			
延长时间（s）	<4	4 ~ 6	>6
INR	<1.7	1.7 ~ 2.3	>2.3
胆红素（mg/dl）**	<2	2 ~ 3	>3
腹水	无	轻 ~ 中度	重度
脑病	无	Ⅰ ~ Ⅱ级	Ⅲ ~ Ⅳ级

注：*：A 级 =5、6 分；B 级 =7 ~ 9 分；C 级 =10 ~ 15 分。

＊＊：对于胆汁淤积疾病（如原发性胆汁性肝硬化），胆红素水平与肝功能受损程度不相称，需予以修正，修正值为：1 分 = 胆红素 <4mg/dl，2 分 = 胆红素 4 ~ 10mg/dl，3 分 = 胆红素 >10mg/dl。

五、肝胆胰手术的麻醉方法

1. 全身麻醉　是最常用的方法。优点：良好的气道保护，可维持充分通气，麻醉诱导迅速，麻醉深度和持续时间可控。缺点：气道反射消失，诱导及苏醒期反流误吸的风险增加，血流动力学干扰大。

2. 区域麻醉技术　包括硬膜外麻醉、神经阻滞。优点：患者保持清醒可交流，保留气道反射，交感神经阻滞使肠道供血增加，肌松良好，减少全麻药物对肝脏的影响，在无低血压情况下对肝脏无明显影响，可通过保留硬膜外导管提供良好的术后镇痛。缺点：局麻药中毒的风险，需要患者的合作，阻滞失败可能需要改行全麻，出凝血异常或穿刺部位有感染者禁用，高平面胸段硬膜外阻滞可能影响肺功能。单纯腹腔神经丛阻滞不完全阻断上腹部感觉，患者常不能忍受牵拉内脏。

3. 全身麻醉复合硬膜外麻醉　全身麻醉复合硬膜外阻滞取其两者优点，优点：硬膜外的使用可以产生良好的镇痛肌松作用，减少全麻药用量，从而减轻了全麻药对肝脏的影响和心肌抑制作用，缩短苏醒时间，降低术后恶心发生率，减少术后呼吸系统并发症，改善术后早期肺功能，且便于术后镇痛，有利患者恢复。缺点：术中低血压时需与其他原因鉴别诊断，硬膜外穿刺给予试验量等延长了手术等待时间。

六、常见肝胆胰手术的麻醉

（一）肝硬化门脉高压症手术的麻醉

肝硬化后期有 5%～10% 的患者要经历手术治疗。主要目的是预防和控制食管胃底曲张静脉破裂出血和肝移植。肝脏是体内最大的器官，有着极其复杂的生理生化功能，肝硬化患者肝功能障碍的病理生理变化是全身性和多方面的。因此麻醉前除需了解肝功能的损害程度并对肝储备功能充分评估和有针对性的术前准备外，还要了解肝功能障碍时麻醉药物体内过程的改变，以及麻醉药物和操作对肝功能的影响。

1. 门脉高压症主要病理生理特点　门静脉系统是腹腔脏器与肝脏毛细血管网之间的静脉系统。当门静脉的压力因各种病因而高于 18mmHg（$25cmH_2O$）时，可表现一系列临床症状，统称门脉高压症。其主要病理生理改变为：①肝硬化及肝损害；②高动力型血流动力学改变：容量负荷及心脏负荷增加，动静脉血氧分压差降低，肺内动静脉短路和门－肺静脉分流；③出凝血机能改变：有出血倾向和凝血障碍。原因为纤维蛋白原缺乏、血小板减少、凝血酶原时间延长、第Ⅴ因子缺乏、血浆纤溶蛋白活性增强；④低蛋白血症：腹水、电解质紊乱、钠水潴留、低钾血症；⑤脾功能亢进；⑥氮质血症、少尿、稀释性低钠、代谢性酸中毒和肝肾综合征。

2. 术前肝功能评估　肝功能十分复杂，肝功能实验检查也比较多，但仍不能反映全部肝功能。目前认为血浆蛋白特别是白蛋白含量以及胆红素是比较敏感的指标，一般采取这两种实验，并结合临床表现，作为术前评估肝损害的程度指标。

3. 麻醉前准备　门脉高压症多有程度不同的肝损害。肝脏为三大代谢和多种药物代谢、解毒的器官，麻醉前应重点针对其主要病理生理改变，做好改善肝功能、出血倾向及全身状态的准备。

（1）增加肝糖原，修复肝功能，减少蛋白分解代谢：给予高糖、高热量、适量蛋白质及低脂肪饮食，必要时可静脉滴注葡萄糖胰岛素溶液。对无肝性脑病者可静脉滴注相当于 0.18g 蛋白/（kg·d）的合成氨基酸。脂肪应限制在 50g/d 以内。为改善肝细胞功能，还需用多种维生素，如每日复合维生素 B，6～12 片口服或 4mg 肌内注射；维生素 B_6 50～100mg；维生素 B_{12} 50～100μg；维生素 C 3g 静脉滴入。

（2）纠正凝血功能异常：有出血倾向者可给予维生素 K 等止血药，以纠正出凝血时间和凝血酶原时间。如系肝细胞合成第Ⅴ因子功能低下所致，麻醉前应输新鲜血或血浆。

（3）腹水直接反映肝损害的严重程度，大量腹水还直接影响呼吸、循环和肾功能，应在纠正低蛋白血症的基础上，采用利尿、补钾措施，并限制入水量。有大量腹水的患者，麻醉前应少量多次放出腹水，并输注新鲜血或血浆，但禁忌一次大量放腹水（一般不超过3 000ml/次），以防发生休克或肝性脑病。

（4）纠正低蛋白血症：如总蛋白 <45g/L，白蛋白 <25g/L 或白/球蛋白比例倒置，术前给予适量血浆或白蛋白。

（5）纠正水、电解质、酸碱平衡紊乱。

（6）抗生素治疗：术前 1～2d 应用，抑制肠道细菌，减少术后感染。

4. 麻醉选择与处理　主要原则是应用最小有效剂量，维持 MAP，保护肝脏的自动调节能力，避免加重肝细胞损害。

（1）麻醉前用药：镇静镇痛药均在肝内代谢，门脉高压症时分解代谢延迟，可导致药效增强、作用时间延长，故应减量或避用。对个别情况差或肝性脑病前期的患者，可无需麻醉前用药或者仅给予阿托品或东莨菪碱即可。大量应用阿托品或东莨菪碱可使肝血流量减少，一般剂量时则无影响。

（2）术中管理：重点在于维持血流动力学稳定，维持良好的肝血流灌注以保持肝氧供/耗比正常，保护支持肝脏的代谢，避免低血压、低氧、低碳酸血症对肝脏的缺血性损害。对于肝胆系统疾病的患者，全麻行序贯快速诱导十分必要。因为肝硬化进展期患者腹水存在和腹内压增加以及胃肠运动减弱均使误吸危险增加。

经鼻或经口置入胃管对于食管静脉曲张患者必须小心地操作，以免引起曲张血管出血。有的临床研究认为食管静脉曲张麻醉的患者下胃管后并未增加出血并发症，如果胃管对于胃内减压或经胃管给药确实必要，则应该是可行的。

（3）术中监测：包括动脉压、中心静脉压、肺动脉压、$SaPO_2$、尿量、血气分析等。维持良好通气，防止低氧血症，肝硬化患者存在不同程度动脉氧饱和度下降，主要由于肺内分流，腹水引起低位肺区通气血流比例失调。

动脉直接测压有利于肝功能不良患者血压监测和抽取血标本。建立中心静脉通路既可测定中心静脉压，又可用于给药。而肺动脉置入漂浮导管可考虑针对肝功能严重受损的患者，因其病理生理学类似脓毒血症状态，血管张力低下致体循环压力降低和高动力性循环。肺动脉置管有利于确定低血压原因，指导容量替代治疗和血管活性药物支持治疗。此外，肺动脉置管对于合并急性胆囊炎和急性胰腺炎的危重患者对呼衰和肾衰的处理也是有用的。而进行经食管超声心动图监测对于凝血功能异常和食管静脉曲张患者应列为禁忌。有创监测也有利于术后 ICU 监测和治疗（如治疗低血容量、脓毒症导致的呼衰、肾衰或肝肾综合征以及凝血病等）。

术中还应进行生化检查（包括血糖、血钙、血细胞比容、PT、PTT、血小板计数、纤维蛋白原、D-二聚体等），当长时间手术、大量失血或怀疑 DIC 时更为必要。体温监测和保温对于肝病患者也很重要，因为低温可损害凝血功能。

（4）术中输液及输血的管理：术中可输注晶体液、胶体液和血液制品。输注速度要根据尿量、中心静脉压及肺动脉楔压监测来调节。肝硬化患者可并发低血糖症，特别是酒精中毒性肝硬化者术中根据血糖变化输注葡萄糖液。此外肝功能不全患者对枸橼酸代谢能力下降，大量快速输血时易发生枸橼酸中毒，术中应监测钙离子浓度，适当补充氯化钙或葡萄糖酸钙。大量输血还会加重凝血功能的改变，需要加以监测。

5. 术后管理　加强生理功能监测，维持重要器官功能正常；预防感染；静脉营养；保肝治疗，防止术后肝功能衰竭。

（二）经颈静脉肝内门体分流术（TIPS）的麻醉

TIPS 是一种经皮建立肝内门脉循环和体循环连接的手术，常用于治疗终末期肝病。TIPS 可降低门静脉压，减少门脉高压引起的并发症，如静脉曲张破裂出血和顽固性腹水。通过肝内放置可扩张血管支架来实现 PBF 向肝静脉的分流。

虽然大多数患者仅需镇静就可完成 TIPS，但是由于手术时间延长，肝硬化患者腹水所致肺功能障碍和肝肺综合征引发低氧血症在镇静后潜在的呼吸抑制作用，以及误吸的可能，一些医生在择期手术患者倾向于选择全身麻醉。除了麻醉方式的选择外，术前补充足够的血容量也是必需的，特别是在伴有静脉曲张破裂出血的患者。此外接受 TIPS 手术的肝硬化患者常伴有严重凝血功能紊乱而需术前治疗。

TIPS 手术过程中可出现一些并发症，需要麻醉医师干预治疗。在血管穿刺过程中可出现气胸和颈静脉损伤。超声引导下的颈静脉穿刺可降低上述并发症的出现。此外心导管插入过程中可因机械性刺激诱发心律失常。在肝动脉穿刺时由于肝包膜的撕裂或肝外门静脉穿刺可引起大出血，麻醉医师要做好急性、危及生命大出血的急救准备。

（三）肝叶切除术的麻醉

肝叶切除患者的术前准备涉及手术风险评估，主要通过 CTP 分级或终末期肝病模型（MELD）评分来进行。上消化道内镜检查、CT 扫描和（或）MRI 常用于发现食管静脉曲张。严重血小板减少或严重静脉曲张是围术期主要风险因素，因此只有在上述情况处理后方可行手术治疗。若患者存在明显贫血和凝血功能紊乱，术前也应纠正。有关麻醉药物和剂量的选择应当结合患者基础肝功能不全的程度以及肝叶切除所致术后可能存在的肝功能不全的程度来决定。

尽管目前公认术中存在大出血风险，且术中应当严密监测以及建立快速输血通道，但是在肝叶切除术中的整体液体管理仍存在争议。一些医疗中心认为在手术早期应当充分予以液体和血液制品，以增加血管容量，从而对突发性失血起缓冲作用，而其他医疗中心则支持在手术过程中维持较低中心静脉压以最大限度地减少肝固有静脉、肝总静脉以及其他腔静脉的血液丢失，上述血管常常是术中最易出血的部位。此外适度的头低脚高位可降低肝内静脉压，该体位可维持抑或增加心脏前负荷和心输出量，并可降低断裂肝静脉出现空气栓塞的风险。对于术前无肾功能障碍的患者，术中采用后种补液方法对术后肾功能并无明显影响。

尽管肝叶切除患者的术后管理与其他腹部手术患者的术后管理类似，但是仍需注意几个方面的问题。静脉液体中应当补充钠、钾磷酸盐，以避免严重的低磷酸血症并有助于肝脏再生。由于经肝脏代谢药物清除率的降低，术后镇痛药物和剂量的选择非常重要。

（四）胆囊、胆道疾病手术的麻醉

1. 麻醉前准备

（1）术前评估心、肺、肝、肾功能。对并存疾病特别是高血压、冠心病、肺部感染、肝功能损害、糖尿病等应给予全面的内科治疗。

（2）胆囊、胆道疾病多伴有感染，胆道梗阻多有阻塞性黄疸及肝功能损害，麻醉前都要给予消炎、利胆和保肝治疗，术中术后应加强肝肾功能维护，预防肝肾综合征的发生。阻塞性黄疸可导致胆盐、胆固醇代谢异常，维生素 K 吸收障碍，致使维生素 K 参与合成的凝血因子减少，发生出凝血异常，凝血酶原时间延长。麻醉前应给维生素 K 治疗，使凝血酶原时间恢复正常。

（3）阻塞性黄疸的患者，自主神经功能失调，表现为迷走神经张力增高，心动过缓，麻醉手术时更易发生心律失常和低血压，麻醉前应常规给予阿托品。

（4）胆囊、胆道疾病患者常有水、电解质、酸碱平衡紊乱、营养不良、贫血、低蛋白血症等继发性病理生理改变，麻醉前均应作全面纠正。

2. 开腹胆囊、胆道手术的麻醉选择及处理　可选择全身麻醉、硬膜外阻滞或全麻加硬膜外阻滞下进行。硬膜外阻滞可经胸$_{8～9}$或胸$_{9～10}$间隙穿刺，向头侧置管，阻滞平面控制在胸$_{4～12}$。胆囊、胆道部位迷走神经分布密集，且有膈神经分支参与，在游离胆囊床、胆囊颈和探查胆总管时，可发生胆-心反射和迷走-迷走反射。患者不仅出现牵拉痛，而且可引起心率下降、反射性冠状动脉痉挛、心肌缺血导致心律失常、血压下降。应采取预防措施，如局部内脏神经阻滞，静脉应用哌替啶及阿托品或氟芬合剂等。吗啡、芬太尼可引起胆总管括约肌和十二指肠乳头部痉挛，而促使胆道内压升高，持续 15～30min，且不能被阿托品解除，故麻醉前应禁用。阿托品可使胆囊、胆总管括约肌松弛，麻醉前可使用。胆道手术可促使纤维蛋白溶酶活性增强，纤维蛋白溶解而发生异常出血。术中应观察出凝血变化，遇有异常渗血，应及时检查纤维蛋白原、血小板，并给予抗纤溶药物或［凝血］因子Ⅰ处理。

胆管结石分为原发性胆管结石和继发性胆管结石。原发性系指在胆管内形成的结石，主要为胆色素结石或混合性结石。继发性是指结石为胆囊结石排至胆总管者。主要为胆固醇结石。根据结石所在部位分为肝外胆管结石和肝内胆管结石。肝外胆管结石多位于胆总管下端，肝内可广泛分布于两叶肝内胆管。肝外胆管结石以手术为主。围术期抗生素治疗，纠正水、电解质及酸碱平衡紊乱，对黄疸和凝血机制障碍者加用维生素 K。

阻塞性黄疸常伴肝损害，全身麻醉应禁用对肝肾有损害的药物，如氟烷、甲氧氟烷、大剂量吗啡等。恩氟烷、异氟烷、七氟烷或地氟烷亦有一过性肝损害的报道。麻醉手术中因凝血因子合成障碍，毛细血管脆性增加，也促使术中渗血增多。但研究表明，不同麻醉方法对肝功能正常与异常患者凝血因子的影响，未见异常变化。

3. 腹腔镜手术的麻醉处理　随着腹腔镜技术的提高，腹腔镜下肝胆胰手术逐渐增多。特别是腹腔镜下胆囊切除术，由于术后疼痛轻、损伤小、恢复快，几乎可取代开腹胆囊切除术，但有 5% 患者因为炎症粘连解剖结构不清需改为开腹手术。

腹腔镜手术麻醉所遇到的主要问题是人工气腹和特殊体位对患者的生理功能的影响。二氧化碳气腹是目前腹腔镜手术人工气腹的常规方法。

（1）二氧化碳气腹对呼吸循环的影响

1）对呼吸的影响：主要包括呼吸动力学改变、肺循环功能影响以及二氧化碳吸收导致的呼吸性酸中毒等。

通气功能改变：人工气腹造成腹内压升高，引起膈肌上移，可减小胸肺顺应性和功能残气量，同时由于气道压力升高引起通气，血流分布异常。

$PaCO_2$ 上升：二氧化碳气腹使二氧化碳经过腹膜吸收及胸肺顺应性下降导致肺泡通气量下降均可引起 $PaCO_2$ 升高。$PaCO_2$ 升高引起酸中毒，对组织器官功能有一定影响，但人工气腹所致 $PaCO_2$ 升高一般可通过增加肺泡通气量消除。

2）对循环功能的影响：主要表现为心排血量下降、高血压、体循环和肺循环血管张力升高，其影响程度与气腹压力高低有关。

（2）术前评估：腹腔镜手术患者的术前评估主要是判断患者对人工气腹的耐受性。一般情况好的患者能够较好地耐受人工气腹和特殊体位变化，而危重患者对于由此而引起的呼吸和循环干扰的耐受能力则比较差。心脏病患者应考虑腹内压增高和体位要求对于血流动力学的影响，一般对缺血性心脏病的影响程度比对充血性或瓣膜性心脏病轻。相对禁忌证包括颅内高压、低血容量、脑室腹腔分流术后等。

（3）麻醉选择：腹腔镜胆囊手术选用气管内插管控制呼吸的全身麻醉最为安全。近年来，谨慎选用喉罩通气，特别是双管喉罩代替气管插管进行气道管理，使全麻苏醒期质量得到提高。麻醉诱导和维持原则与一般全身麻醉相同，可选用静脉、吸入或静吸复合麻醉药物维持麻醉。异丙酚因其快速苏醒，术后副作用较少，是静脉麻醉药的首选。异氟烷具有扩血管作用，可拮抗气腹引起的外周阻力升高，对腹腔镜胆囊切除术更为有利。应用肌松药控制通气，可改善二氧化碳气腹对呼吸功能的影响，降低 $PaCO_2$ 使其维持在正常范围。麻醉中应用阿片类镇痛药目前仍有争议。原因是阿片类药物可引起 Oddi 括约肌痉挛，继发胆总管内压升高。但是阿片类药物引起的 Oddi 括约肌痉挛发生率很低（<3%），而且这种作用可被纳洛酮拮抗，因此目前并没影响阿片类镇痛药物的应用。

（4）术中监测：术中监测主要包括动脉压、心率、心电图、SpO_2、呼气末 CO_2，对心血管功能不稳定者，术中可监测中心静脉压和肺动脉压。必要时行血气分析，及时发现生理功能紊乱，及时纠正。

（5）术后处理：腹腔镜手术对循环的干扰可持续至术后，因此术后应常规吸氧，加强循环功能监测。此类手术，术后恶心呕吐发生率较高，应积极预防和治疗。

4. 麻醉后注意事项

（1）术后应密切监测，持续鼻管吸氧，直至病情稳定。按时检查血红蛋白、血细胞比容及电解质、动脉血气分析，根据检查结果给予调整治疗。

（2）术后继续保肝、保肾治疗，预防肝肾综合征。

（3）对老年人、肥胖患者及并存气管、肺部疾病者，应防治肺部并发症。

（4）胆总管引流的患者，应计算每日胆汁引流量，注意水、电解质补充及酸碱平衡。

（5）危重患者和感染中毒性休克未脱离危险期者，麻醉后应送术后恢复室或 ICU 进行严密监护治疗，直至脱离危险期。

（五）胰岛素瘤手术的麻醉

胰岛素瘤是因胰腺 B 细胞瘤或增生造成的胰岛素分泌过多，引起以低血糖症为主的一系列临床症状，一般胰岛素瘤体积较小，多为单发无功能性，胰岛素瘤也可能是多发性内分泌腺瘤病（MEN）的一部分。

1. 病理生理　胰岛素瘤以良性腺瘤最为常见，其次为增生，癌和胰岛母细胞瘤少见，位于胰腺外的异位胰岛素瘤发生率不到胰岛素瘤的 1%，多见于胃、肝门、十二指肠、胆总管、肠系膜和大网膜等部位。胰岛素瘤也可能是 MEN-1 型的一部分，后者除胰岛素瘤外，尚可伴有垂体肿瘤、甲状旁腺肿瘤或增生。胰岛素瘤的胰岛素分泌不受低血糖抑制。

2. 临床特点　中年男性多见，可有家族史，病情呈进行性加重。其临床表现为低血糖症状（如头晕、眼花、心悸、出汗），此类患者神经精神异常极为常见，甚至出现麻痹性痴呆、中风、昏迷。禁食、运动、劳累、精神刺激等可促进其发作。临床上多有 Whipple 三联征：即空腹发病，发病时血糖低于 2.2mmol/L，静脉注射葡萄糖立即见效。空腹血糖常常低于 2.8mmol/L。

3. 麻醉前准备　对于术前明确诊断的患者，术前准备主要目的是预防低血糖的发生，可采取下列措施：

（1）内科治疗包括少量多餐和夜间加餐，以减少低血糖症的发生。也可选择二氮嗪、苯妥英钠、生长抑素、糖皮质激素治疗。

（2）术前可用二氮嗪准备，剂量为每日 200~600mg，术中可继续使用二氮嗪以减少低血糖发生的可能性。

（3）术前禁食期间，根据患者平时低血糖发作情况，必要时补充葡萄糖，以免发生严重低血糖。但应在手术 2~3h 前补充葡萄糖，用量不宜过大，以免影响术中血糖检测结果。

（4）急性低血糖的处理同前，快速补充葡萄糖以控制或缓解低血糖症状。低血糖发作时，轻者可口服适量的葡萄糖水，重者需静脉输注 50% 葡萄糖液 40~100ml，必要时可重复，直至症状得到缓解。

4. 手术麻醉特点　手术切除是胰岛素瘤的根治方法。胰腺位于上腹深部，加之胰岛素瘤较小不易寻找，麻醉方式应能满足手术切除及探查等操作的需要，维持适当的麻醉深度和良好肌松程度。全麻及硬膜外阻滞麻醉均可用于此类患者。肿瘤定位困难或异位肿瘤需行开腹探查者以选择全麻为宜。应选择对血糖影响小的药物，并且在全麻期间注意鉴别低血糖昏迷。对于精神紧张、肥胖、肿瘤多发或定位不明确的患者全麻更为合适。硬膜外阻滞麻醉可满足手术要求，对血糖影响小，保持患者清醒可评价其神志改变，但硬膜外阻滞必须充分，否则可因手术刺激引起反射性血压下降、恶心呕吐，同时应控制麻醉平面，以免造成呼吸抑制、血压下降。

5. 术中血糖监测和管理　胰岛素瘤切除术中应监测血糖变化，其目的是及时发现处理肿瘤时的低血糖和肿瘤切除后的高血糖，以及判断肿瘤是否完全切除。

（1）一般认为肿瘤切除后血糖升高至术前 2 倍或切除后 1h 内上升至 5.6mmol/L，即可认为完全切除。

（2）肿瘤切除后 1h 内血糖无明显升高者，应怀疑有残留肿瘤组织存在，应进一步探查切除残留的肿瘤组织。

（3）术中应避免外源性葡萄糖引起的血糖波动，以免不能准确反映肿瘤切除与否。

（4）为防止低血糖的发生，术中应间断测定血糖水平，根据测定结果输注少量葡萄糖，应维持血糖在 3.3mmol/L 以上，肿瘤切除后如出现高血糖，可使用小量胰岛素控制。

（5）保持足够的通气量，维持正常的 PaO_2 和 $PaCO_2$，避免过度通气出现继发性脑血流减少，减轻因低血糖造成的脑组织缺氧性损害。

（六）急性坏死性胰腺炎手术的麻醉

循环呼吸功能稳定者，可选用连续硬膜外阻滞。已发生休克经综合治疗无效者，应选择全身麻醉。麻醉中应针对病理生理特点进行处理：①因呕吐、肠麻痹、出血、体液外渗往往并存严重血容量不足，水、电解质紊乱，应加以纠正；②胰腺酶可将脂肪分解成脂肪酸，与血中钙离子起皂化作用，因此患者可发生低钙血症，需加以治疗；③胰腺在缺血、缺氧情况下可分泌心肌抑制因子（如低分子肽类物质），抑制心肌收缩力，甚至发生循环衰竭，应注意防治；④胰腺炎继发腹膜炎，致使大量蛋白液渗入腹腔，不仅影响膈肌活动，且使血浆渗透压降低、容易诱发肺间质水肿，呼吸功能减退，甚至发生急性呼吸窘迫综合征（ARDS）。麻醉中应在血流动力学指标监测下，输入血浆代用品、血浆和全血以恢复有效循环血量，纠正电解质紊乱及低钙血症，同时给予激素和抗生素治疗。此外，应注意呼吸管理，维护肝功能，防治 ARDS 和肾功能不全。

（付珍红）

第五节 嗜铬细胞瘤手术的麻醉

一、概述

嗜铬细胞瘤（pheochromocytoma）起源于嗜铬细胞（chromaffin cell）。胚胎早期交感神经元细胞起源于神经嵴和神经管，是交感神经母细胞和嗜铬母细胞的共同前体，多数嗜铬母细胞移行至胚胎肾上腺皮质内，形成胚胎肾上腺髓质。另一部分嗜铬母细胞随交感神经母细胞移行至椎旁或主动脉前交感神经节，形成肾上腺外嗜铬细胞。出生后肾上腺髓质嗜铬细胞发育成熟的同时，肾上腺外的嗜铬细胞退化并逐渐消失。所以在胚胎时期分布多处的嗜铬细胞，到成熟期只有肾上腺髓质细胞还能保留下来。在某种特殊情况下，这些同源的神经外胚层细胞可以发生相应的肿瘤。因此绝大部分嗜铬细胞瘤发生于肾上腺髓质。肾上腺外的嗜铬细胞瘤可发生于自颈动脉体至盆腔的任何部位，但主要见于脊柱旁交感神经节（以纵隔后为主）和腹主动脉干分叉处的主动脉旁器（Zuckerkandl organ），如颈动脉体、腹主动脉旁的交感神经节，以及胸腔、膀胱旁等部位。这些肾上腺外的嗜铬细胞瘤称为"嗜铬的副神经节瘤"或异位的嗜铬细胞瘤。

嗜铬细胞瘤90%以上为良性肿瘤，肿瘤切面呈棕黄色，血管丰富，肿瘤细胞可被铬盐染色，因此称为嗜铬细胞瘤。据统计，80% ~90%嗜铬细胞瘤发生于肾上腺髓质嗜铬质细胞，其中90%左右为单侧单个病变。多发肿瘤，包括发生于双侧肾上腺者，约占10%。起源肾上腺以外的嗜铬细胞瘤约占10%；国内此项统计结果稍高一些。恶性嗜铬细胞瘤约占5% ~10%，可造成淋巴结、肝、骨、肺等转移。

嗜铬细胞瘤发病率的调查资料较少，据国外统计资料，嗜铬细胞瘤在高血压患者中的发病率最低为0.4%，最高为2%。尸检发现率为0.094% ~0.25%。国内资料近年报道的发病例数也在急剧增加，但尚缺乏大组病例的流行病学调查统计，估计我国的发病率不会低于国外。随着高血压患者接受嗜铬细胞瘤特殊检测人数的增加，发病率将会较以往有所增加。

嗜铬细胞瘤能自主分泌儿茶酚胺，患者的所有病理生理基础，均与肿瘤的这一分泌功能有直接的关系。高血压为其突出的重要表现，由于过高的儿茶酚胺的分泌，使血管长期处于收缩状态，血压虽高，但血容量常严重不足。近年来，由于术前准备的不断改进，术中监测日益完备，及有效的控制血压药物和高效的麻醉方法，该手术和麻醉的死亡率已大大降低，约1% ~5%，甚至有多个零死亡报道。

二、临床表现

嗜铬细胞瘤可见于任何年龄，但多见于青壮年．高发年龄为20 ~50 岁，患者性别间无明显差别。临床症状多变，可产生各种不同的症状，最常见的是高血压、头痛、心悸、出汗，但同时具备上述全部症状者并不多见。

（一）心血管系统表现

1. 高血压　为本病最主要的症状，有阵发性和持续性二型，持续型亦可有阵发性加剧。

（1）阵发性高血压型：为本病所具有的特征性表现。由于大量的儿茶酚胺间歇地进入血液循环，使血管收缩，末梢阻力增加，心率加快，心排出量增加，导致血压阵发性急骤升高，收缩压可达 26.6kPa（200mmHg）以上，舒张压也明显升高，可达 17～24kPa（130～180mmHg）（以释放去甲肾上腺素为主者更高一些）。发作时可伴有心悸、气短、胸部压抑、剧烈头痛、面色苍白、大量出汗、恶心、呕吐、视力模糊、焦虑、恐惧感等，严重者可并发急性左心衰竭或脑血管意外。发作缓解后患者极度疲劳、衰弱，可出现面部等皮肤潮红、全身发热、流涎、瞳孔缩小等迷走神经兴奋症状，并可有尿量增多。发作可由体位突然改变，情绪激动、剧烈运动、咳嗽及大小便等活动引发。发作频率及持续时间个体差异较大，并不与肿瘤的大小呈正相关。

（2）持续性高血压型：有的患者可表现为持续性高血压。据报道，约90%的儿童患者表现为持续性高血压，成人也有50%左右表现为持续性高血压。如果持续性高血压伴有阵发性加剧或由阵发性演变而来，则易于想到肾上腺髓质腺瘤的可能性，否则不易诊断，可多年被误诊为原发性高血压。对持续性高血压患者有以下表现者，要考虑肾上腺髓质腺瘤的可能性：畏热、多汗、低热、心悸、心动过速、心律失常、头痛、烦躁、焦虑、逐渐消瘦、站立时发生低血压，或血压波动大，可骤然降低。如上述情况见于儿童和青年人，则更要想到本病的可能性。

2. 低血压、休克　少数患者可出现发作性低血压、休克等发现，这可能与肿瘤坏死，瘤内出血，使儿茶酚胺释放骤停，或发生严重心脏意外等有关。出现这种情况预后常较恶劣。

3. 心脏表现　由于儿茶酚胺对心肌的直接毒性作用，出现局灶性心肌坏死，病理特点为心肌收缩带坏死，临床特点类似心肌梗死，这种改变与交感神经过度兴奋及再灌注所引起的损害相类似，病变与过多的 Ca^{2+} 进入细胞内有关，故不宜使用洋地黄治疗，过多的 Ca^{2+} 进人心肌可诱发心室纤颤，导致突然死亡。1958年 Szakas 将嗜铬细胞瘤引起的心肌病变称为儿茶酚胺心肌病，部分患者也可以表现为扩张性充血性心肌病。心肌本身也可发生嗜铬细胞瘤。

（二）代谢紊乱

1. 基础代谢增高　儿茶酚胺促进垂体 TSH 及 ACTH 的分泌增加，使甲状腺素及肾上腺皮质激素的分泌增加，导致基础代谢增高，但血清甲状腺激素及甲状腺摄碘率皆为正常。代谢亢进可引起发热。

2. 糖代谢紊乱　儿茶酚胺刺激胰岛 α - 受体，使胰岛素分泌下降，作用于肝脏 α、β 受体及肌肉的 β 受体，使糖异生及糖原分解增加，周围组织利用糖减少，因而血糖升高或糖耐量下降及糖尿。

3. 脂代谢紊乱　脂肪分解加速、血游离脂肪酸增高，加之基础代谢率增高、血糖升高，可引起消瘦。

4. 电解质代谢紊乱　少数患者可出现低钾血症，可能与儿茶酚胺促使 K^+ 进入细胞内及促进肾素、醛固酮分泌有关。

（三）其他表现

1. 消化系统　儿茶酚胺可松弛胃肠平滑肌，使胃肠蠕动减弱，故可引起便秘，有时甚为顽固。胃肠小动脉的严重收缩痉挛，可使胃肠黏膜缺血，长期作用可使胃肠壁内血管发生增殖性及闭塞性动脉内膜炎，可造成肠坏死、出血、穿孔等症状。本病患者胆石症发生率较高，与儿茶酚胺使胆囊收缩减弱，Oddi 括约肌张力增强，引起胆汁潴留有关。少数患者（约 5%）在左或右侧中上腹部可触及肿块，个别肿块可很大，扪及时应注意有可能诱发高血压症群。嗜铬细胞癌亦可转移到肝，引起肝肿大。

2. 泌尿系统　病程久，病情重者可发生肾功能减退。膀胱内肾上腺髓质腺瘤患者排尿时常引起高血压发作。

3. 其他　儿童常因胫骨远端循环障碍感到踝关节痛，下肢动脉强烈收缩则可引起间歇性跛行。有些患者性交时突然高血压发作。神经系统常表现为脑出血、脑栓塞的症状，也可出现精神症状，如恐惧、极度焦虑等，高血压发作时，患者有濒死的恐惧感。

三、麻醉前准备与评估

大多数嗜铬细胞瘤围术期的危险来源于肿瘤切除中产生的高血压危象和肿瘤切除后的低血压、休克。嗜铬细胞瘤可分泌大量的儿茶酚胺类物质，如肾上腺素、去甲肾上腺素和多巴胺等，致使患者外周微循环血管床长期处于收缩状态，血容量减少，引起高血压。患者精神受刺激、剧烈运动或肿瘤被挤压，血儿茶酚胺类物质剧增，可产生严重的高血压危象，并发心衰、肺水肿、脑出血等。手术切除肿瘤后，血中儿茶酚胺物质骤减，微循环血管床突然扩张，有效循环容量严重不足，而发生难治性低血压。

（一）麻醉前准备

α‑肾上腺素受体阻滞剂的应用是麻醉前准备最重要和基本的内容。

1. 控制血压　最常用药物为酚苄明（phenoxybenzamine），是长效的 α_1 受体阻滞剂，对 α_1 受体的作用比对 α_2 受体的作用强 100 倍，控制血压效果好，口服用药十分方便，从 10mg/8h 开始，根据血压情况逐渐加量，一般要用到 20~40mg/8h 方能奏效，少数患者需用到 80mg/8h。酚苄明的非选择性 α 受体抑制作用可使 β 受体失去拮抗，诱发心律失常，或在肿瘤切除术后使血管床扩张，引起长时间低血压，所以酚苄明用量不宜过大，用药时间也不宜过长，一般用药 2 周左右即可考虑手术。哌唑嗪能选择性抑制 α_1 受体，作用缓和，对心律影响小，但该药属突触后抑制，对肿瘤探查术中引起的血压骤升控制不满意，首次 1mg/d，常用 2~3mg/d，最多可用至 6~8mg/d。酚妥拉明为短效 α_1 受体阻滞剂并直接扩张血管，是突发高血压危象的最有效拮抗药，单次静脉注射 1~5mg 即可见效。

对于单用 α 受体阻滞剂效果不理想的患者，可加用钙通道阻滞剂，如硝苯地平（心痛定）、维拉帕米（异博定）、硝苯苄胺啶等。有些嗜铬细胞瘤患者在高儿茶酚胺和低血容量的刺激下可发生高肾素血症，嗜铬细胞瘤亦可异常分泌肾素，这将使血管紧张素 II 的生成增加。有些嗜铬细胞瘤患者由于受体下降调节，其高血压不是儿茶酚胺引起，而是血管紧张素 II 所致，此时用 α 受体阻滞剂可能不发生作用，应用甲巯丙脯酸或苯丁醋脯酸方可使血压下降并避免阵发性发作。

2. 纠正心律失常　有心动过速或心律失常的嗜铬细胞瘤患者，在使用 α 受体阻滞剂后仍然存在上述情况时，宜加用 β 受体阻滞剂，如阿替洛尔（氨酰心安）、美托洛尔（美多心安）和艾司洛尔，它们抗心律失常的作用强，不引起心衰和哮喘，故明显优于以往常用的普萘洛尔（心得安），近年已逐渐取代了其地位。艾司洛尔由于其超短效的特点成为术前、术中高血压危象时心动过速或心律失常的首选。美托洛尔和阿替洛尔常用于术前准备。

3. 补充容量　扩容是一项十分重要的措施。嗜铬细胞瘤的患者外周血管强烈收缩，血容量绝对不足。一旦切除肿瘤，儿茶酚胺急剧减少，血管床开放，可造成严重循环容量不足。术前在控制血压的情况下，预充一定的血容量，再辅以术中扩容，这不但可使术中血压平稳，而且可防止术中因血容量不足而大量快速扩容可能发生的心衰、肺水肿等并发症。

4. 改善一般情况　如纠正电解质紊乱、调整血糖及术前心理准备工作。

5. 儿茶酚胺心肌病的治疗　高浓度儿茶酚胺对心肌损害所造成的儿茶酚胺心肌病应引起高度重视，临床可表现为严重的心律失常、心力衰竭、心肌梗死，死亡率极高，但这种心肌病在使用 α 受体阻滞剂及护心治疗后通常可以逆转。此类患者术前至少应准备半年以上，等心肌损害恢复至较好状态后，再接受手术治疗。充分有效的术前 α - 肾上腺素受体阻滞剂应用，可阻断儿茶酚胺的外周血管收缩效应，降低血压，使微循环血管床扩张，提前补充血容量，是提高嗜铬细胞瘤手术安全性，降低死亡率最为关键的因素之一。

（二）麻醉前评估

对嗜铬细胞瘤手术的麻醉前评估，最重要的就是评估术前扩血管、扩容治疗是否有效和充分。常用的临床判断标准包括：血压下降并稳定于正常水平，无阵发性血压升高、心悸、多汗等现象，体重增加，轻度鼻塞，四肢末梢发凉感消失或感温暖，甲床由苍白转为红润，红细胞压积下降 <45%，近年有文献报道采用指端微循环图像分析技术，显微镜下观察微动脉形态，计算机测算微动脉管襻数、管径值和管襻长度，提高了对微循环状态的客观判断能力，认为指端微循环图像分析可作为判断术前扩容程度的客观量化参考标准。

四、麻醉管理

嗜铬细胞瘤手术的麻醉方法选择和处理，对于手术顺利进行有较大的影响，处理不当常可影响手术的施行和患者的安全。

（一）麻醉前用药

术前为了保持患者精神情绪稳定，可给予戊巴比妥钠或安定类药物，术前晚口服或手术日晨肌肉注射，麻醉前可给予吗啡、哌替啶、氟哌啶或异丙嗪，阿托品可引起心率·增快，以选用东莨菪碱为宜。

（二）麻醉方法

自 1926 年 Mayo 首先在乙醚麻醉下完成了嗜铬细胞瘤切除以来，各种麻醉方法均有满意报道。麻醉选择以不刺激交感神经系统，不增加心肌对儿茶酚胺敏感性为基本原则。气管插管全身麻醉为最常选用的麻醉方法。

1. 全身麻醉　适用于各种年龄特别是小儿、精神紧张容易引起发作的患者，可以避免或减轻手术探查或切除肿瘤前后由于血压剧烈波动，对患者引起强烈的不良反应。如发生呼吸、循环功能障碍，也便于处理。诱导插管需力求平稳，保证足够的麻醉深度，配合咽喉部和气管局麻，必要时插管前使用小剂量艾司洛尔，以充分抑制插管反应。

甲氧氟烷、安氟烷、异氟烷、七氟烷不诱发儿茶酚胺增加，心律失常的发生率甚低。对于肾功能不好的患者不宜用甲氧氟烷。氧化亚氮对交感神经－肾上腺系统无兴奋作用，但麻醉作用较弱，一般应与其他吸入或静脉全麻药配合应用。氟烷增加心肌对儿茶酚胺的敏感性，容易发生心律失常。地氟烷当浓度达 $1.0 \sim 1.5MAC$ 时可显著兴奋交感神经导致高血压和心动过速，但也有文献报道，对术前经过充分准备，且地氟烷浓度不超过 $1MAC$ 时仍可安全使用。故对未进行充分术前准备患者不宜使用地氟烷，对有良好准备者控制浓度不超过 $1MAC$ 仍可慎用。

肌松药常用维库溴铵、阿曲库铵、罗库溴铵等，加拉碘铵酚能增快心率，筒箭毒碱有释放组胺作用，潘库溴铵有轻度儿茶酚胺释放作用宜慎用。琥珀胆碱本身能增加儿茶酚胺释放，肌颤时腹压增加可能挤压体积较大肿瘤，刺激瘤体导致儿茶酚胺释放，故应慎用，或提前使用小量非去极化肌松药。

其他常用药物如异丙酚、安定、咪达唑仑、芬太尼、瑞芬太尼、舒芬太尼等均可常规使用。

2. 椎管内麻醉　单纯使用椎管内麻醉完成嗜铬细胞瘤手术近年已不被推荐，但有文献报道使用椎管内麻醉复合气管插管全麻，也取得了较好的效果，但需注意穿刺时体位变动可能对体积较大肿瘤的挤压和患者精神紧张可能导致的不良后果。

（三）术中管理

嗜铬细胞瘤患者在手术麻醉期间的主要变化或危险是急剧的血流动力学改变，血压急升骤降和心律失常，这些血流动力学变化无论术前如何进行充分的治疗在多数患者都很难避免发生，其中大约有 1/4 到 1/3 的患者出现严重的术中事件如持续高血压、心律失常等。对合并症较多、老年患者应引起高度重视，及时处理术中各种病情变化，防止发生严重意外。

1. 手术室内麻醉前准备　开放两条快速静脉通道（含中心静脉），除常规监测心电图、脉搏氧饱和度、呼末 CO_2 分压、体温外，需要进行有创动脉压、中心静脉压，必要时放置肺动脉漂浮导管，全面有效监测血流动力学变化。准备床旁血气分析、血糖检测。常规准备血管活性药物，包括酚妥拉明（推荐使用方法：浓度 1mg/ml，单次 $1 \sim 5mg$。下同）、艾司洛尔（浓度 5mg/ml，单次 $0.5 \sim 1mg/kg$，持续输注 $50 \sim 200\mu g/$（kg·min））、硝普钠（持续输注 $0.5 \sim 1.5\mu g/$（kg·min））、去甲肾上腺素（单次 $0.1 \sim 0.2\mu g/kg$，持续输注 $0.05 \sim 1\mu g/$（kg·min））、肾上腺素（单次 $0.1 \sim 0.2\mu g/kg$，持续输注 $0.05 \sim 1\mu g/$（kg·min）），必要时准备利多卡因、胺碘酮等抗心律失常药物，手术室内应备有可正常使用的除颤器。

2. 容量治疗　术前有效的扩容治疗并不能完全满足术中需求，在肿瘤全部静脉被切断前恰当的预扩容可使手术后半程循环保持稳定，或仅需小剂量、短时间血管活性药物支持。可选择平衡液、胶体溶液，由于扩容和手术失血可导致血色素下降，必要时需及时输血。动态观察 CVP、尿量和手术情况可有效指导容量治疗。一般情况下除补充禁食、禁水、肠道准备的丢失、生理需要量、第三间隙转移、出血量等以外，用于扩容的量大约要达到患者血容量的 20% ~ 30%（500 ~ 1 500ml 左右，根据患者具体情况需要灵活调整，有些患者需要量可能更大），在肿瘤静脉全部切断前均匀输入。必须注意，术中肿瘤切除前常出现高血压发作或高血压危象，绝不能因为血压高而施行欠缺补充方案，在调控血压的同时必须补足血容量。

3. 循环状况调控 尽可能好的循环调控绝不仅仅是药物的正确使用，麻醉与外科医生的密切协作起着非常重要的作用。外科医生在重要的手术操作前提前、及时提醒麻醉医生，如挤压瘤体、夹闭全部静脉、或出血量大等，麻醉医生术前充分了解病情，密切观察手术进程，随时与外科医生保持沟通，结合患者监护情况变化，及时使用血管活性药物，尽量避免循环剧烈波动，保证手术安全。

（1）高血压危象：高血压危象是在高血压的基础上，周围小动脉发生暂时性强烈收缩，导致血压急剧升高的结果。收缩压升高可达 200mmHg 以上，严重时舒张压也显著增高，可达 140mmHg 以上。高血压危象的处理原则是既能使血压迅速下降到安全水平，以预防进行性或不可逆性靶器官损害，又不能使血压下降过快或过度，否则会引起局部或全身灌注不足。

可见于以下情况：①麻醉诱导期：术前用药不适当，导致诱导前精神紧张恐惧，麻醉实施过程中的不良刺激：如静脉穿刺、硬膜外穿刺、气管内插管、体位变动等；②手术期：多与术者操作有关。如分离、牵拉、挤压肿瘤及与肿瘤相关组织时；③当患者合并有严重缺氧或二氧化碳蓄积。围术期发生高血压发作或危象最常见的原因是外科医生探查、分离肿瘤时对瘤体的挤压，当出现与之同步的血压迅速上升，不能长时间等待观察，当超过原血压水平的 20% 时，即应立即开始降压。根据情况采用酚妥拉明 1～5mg 静脉注射，硝普钠微量泵输入，先从 0.5～1.5μg/（kg·min）的剂量开始，根据血压高低再随时调整，获得满意效果为止。其他药物如硝酸甘油、乌拉地尔、拉贝洛尔、前列腺素 E 等也可应用。

在肿瘤切除后有可能持续高血压，可能由于：①体内多发性肿瘤未切除干净；②肿瘤恶性变有转移灶；③长期高血压造成肾血管病变产生肾性高血压；④肾上腺髓质增生。需要根据病情继续治疗。

（2）心律失常：通常在发生高血压时合并有心率增快，首先要排除儿茶酚胺的作用及其他各种增加心肌应激性的不利因素，同时应除外麻醉过浅、缺氧及二氧化碳蓄积等带来的影响，应先使用降压药降低血压，然后再根据情况考虑使用 β 受体阻滞药降低心率，短效的 β 受体阻滞药艾司洛尔因其起效快、作用时间短、相对安全性高而常用。血压剧烈波动可能引发严重心律失常，如室性心动过速或频繁室性早搏，应马上对症采取有效措施控制，否则后果严重，常成为死亡原因之一。可静脉慢注利多卡因，胺碘酮，并立即准备好除颤器。

（3）低血压：当肿瘤与周围组织和血管全部离断后，血中儿茶酚胺的浓度随肿瘤切除迅速降低，常出现低血压甚至休克，是肿瘤切除后严重并发症，可致死。随着对嗜铬细胞瘤病理生理的深入认识，人们非常重视对这类患者的术前准备，如使用 α、β 受体阻滞药可改善患者血管床的条件，增加儿茶酚胺分泌降低后的耐受性。术中有意识地预防性扩容同样可以降低血管扩张后的低血压发生率与程度。大多数患者经过这种处理，发生严重低血压的几率明显减少。

手术中外科医生应当提醒麻醉医生，可稍提前 30 秒钟左右停止一切降压措施，并密切观察血压、心率、CVP 变化，给以充分补充液体，必要时立即静脉注入去甲肾上腺素 0.1～0.2μg/kg，继以微量泵持续输注 0.05～1μg/（kg·min），肾上腺素亦可选择使用。根据血压水平调整速度，可延续到术后的一段时期。

五、术后处理

嗜铬细胞瘤患者在术后仍可能发生复杂的病情变化，出现各种严重症状，如高血压、心律失常、心功能不全、代谢异常等。因此，在术后仍应密切观察血流动力学的变化，如血压、心律、心率、中心静脉压等，有创监测均应保留到 ICU 或病房监护室。

1. **肾上腺危象**　对双侧肾上腺嗜铬细胞瘤摘除术后，肾上腺皮质可能有不同程度的缺血，损伤导致肾上腺功能不足而发生肾上腺皮质危象。可给予氢化可的松 100～200mg 静滴，术后改用强的松，持续一周左右。

2. **低血糖**　嗜铬细胞瘤由于分泌大量儿茶酚胺可引起糖原分解，并抑制胰岛 β 细胞分泌胰岛素导致血糖升高。肿瘤切除后，原来受抑制的胰岛素大量释放，可引起低血糖。严重者可发生低血糖性休克，多发生在术后数小时内。如患者清醒，临床上可见到患者大汗、心慌、低血压等，如患者仍处于全麻恢复期，则主观症状较少，多表现为循环抑制，且对一般处理反应迟钝，一经输入含糖溶液，症状立即改善。对这类患者围术期管理中，凡疑有低血糖发生时应立即行快速血糖测定。对已确定合并有糖尿病的嗜铬细胞瘤患者，必须使用胰岛素时，在围术期的用量应减半，并同时加强血糖监测。

六、特殊嗜铬细胞瘤

目前典型的嗜铬细胞瘤诊断和处理上基本没有困难。但是一些特殊类型嗜铬细胞瘤症状不典型，表现复杂，常常多器官发病，涉及普外、儿科、妇科、皮肤科等相关科室，容易延误诊治，致残率和致死率较高。国外报道嗜铬细胞瘤是一种"10%"肿瘤，认为约 10% 的嗜铬细胞瘤是恶性的，约 10% 是双侧性的，约 10% 是肾上腺外的，约 10% 发病于儿童，约 10% 是家族性的，约 10% 为复发性的，约 10% 和多发内分泌肿瘤有关，约 10% 于卒中后发现，还有约 10% 的嗜铬细胞瘤和其他疾病伴发，这些疾病包括 Von Hippel - Lindan 病、神经纤维瘤病等。对这些特殊嗜铬细胞瘤认识不足，处理失当可造成严重后果。

（一）静止型嗜铬细胞瘤

静止型嗜铬细胞瘤分为两种表现形式：①隐匿功能性嗜铬细胞瘤；②无功能性嗜铬细胞瘤。隐匿功能性嗜铬细胞瘤是指平时未表现出高血压等征象，但在严重外伤、感染、手术等应激条件下血压可急骤上升的嗜铬细胞瘤。无功能性嗜铬细胞瘤则是指围术期均无血压波动的类型。由于在术前很难预测无高血压史的嗜铬细胞瘤者在手术等应激状态下是否会出现急骤血压升高，所以将其总称为"静止型嗜铬细胞瘤"。

现代影像技术的广泛应用，对无典型高血压表现，儿茶酚胺及尿香草扁桃酸（VMA）均正常的无症状嗜铬细胞瘤，其发生率在迅速增加。无症状不等于无功能。近年来肾上腺偶发瘤的发现率逐年提高，其中静止型嗜铬细胞瘤的发生率约为 1.5%～23%。近年来对性质不明确的肾上腺肿瘤、怀疑嗜铬细胞瘤的患者，无论有无高血压表现，均主张术前、术中按嗜铬细胞瘤常规准备，以减少手术危险性。

（二）肾上腺外嗜铬细胞瘤

对于有儿茶酚胺症的表现的患者，如果肾上腺区域没有发现占位病变，应该考虑到肾上腺外嗜铬细胞瘤的可能。发病率以往报道为 10%，近几年有上升的趋势，目前认为肾上腺外嗜铬细胞瘤占全部嗜铬细胞瘤发病的 18%～24%。肾上腺外嗜铬细胞瘤约占成人的 15%，占儿童嗜铬细胞瘤的 30%。肾上腺外嗜铬细胞瘤常常是多发性的，发病率为 15%～24%。肾上腺外嗜铬细胞瘤的复发和转移率相对较高。

85% 的肾上腺外嗜铬细胞瘤发生在膈肌以下部位：上段腹主动脉旁约占 46%，下段腹主动脉旁 29%，膀胱 10%，胸腔 10%，头颈部 3%，盆腔 2%。一些不常见的部位有嗜铬细胞瘤的报道，如远端输尿管、前列腺、输精管、骶尾部、肛门、肾包囊、子宫阔韧带、卵巢、阴道壁，外耳道等。

肾上腺外嗜铬细胞瘤的临床表现复杂，常见有：①阵发性症状发作（血压突然升高、心悸、头痛、出汗和面色苍白）；②高血压（不稳定性、进行性加重）；③肾上腺或腹中部实质性肿块。

位于肠系膜下动脉和主动脉分叉处之间的主动脉旁嗜铬体又称为 Zuckerkandl 器。Zuckerkandl 体内的嗜铬细胞瘤常表现为低血压、低血容量、心悸和心动过速。Zuckerkandl 体内的嗜铬细胞瘤还有一个特点，即大量摄入饮食，用力排便或触诊腹部时可使上述临床表现更为明显。有的还可以引起胃肠道出血。

腹膜后嗜铬细胞瘤临床表现通常为腹部或背部疼痛，且常可在腹部触及实质性肿块。

膀胱嗜铬细胞瘤，大约占整个膀胱肿瘤的 0.31%，占嗜铬细胞瘤的 1.56%。大多数膀胱肿瘤为单发性的，主要发生在膀胱穹隆、膀胱三角区及膀胱右侧壁。无痛性肉眼血尿及排尿时头痛、头晕、血压升高等"肿瘤激惹征"是本病的常见症状。其症状可由膀胱充盈、按压腹部、排便或性交而诱发。当嗜铬细胞瘤位于膀胱三角及颈部时，可出现尿频、尿急及排尿困难诸症状。在直肠指检时有时还可触及肿块。

发生在肾门区域内的肾上腺外嗜铬细胞瘤还可引起肾动脉狭窄，大多数患者在切除嗜铬细胞瘤后肾动脉狭窄的症状即可解除。输尿管走行区域的嗜铬细胞瘤可以引起上尿路梗阻，引起肾功能不良。

支气管嗜铬细胞瘤可表现为哮喘和干咳，纤维支气管镜检查可以确诊。

有时嗜铬细胞瘤自发破裂出血，容易和急腹症混淆。肝区嗜铬细胞瘤也有被误诊为肝癌的报道。肠系膜嗜铬细胞瘤可以有肠梗阻的表现。

这类患者术前容易误诊、漏诊，在进行其他手术时出现难以解释的急剧血压升高或剧烈波动，应想到是否有嗜铬细胞瘤的存在。如果可能应停止手术，待诊断、术前准备充分后再进行，如不行，应立即进行按嗜铬细胞瘤麻醉方案进行循环调控、容量治疗，严密监测患者病情，防止发生严重意外。

（三）多发性内分泌肿瘤

多发性内分泌肿瘤（multiple endocrine neoplasia，MEN）也称为多发性内分泌腺瘤病，是指在两个以上内分泌腺发生肿瘤或增生，出现多种内分泌功能障碍，有明显的家族遗传性。一般分为 3 型，MEN-Ⅰ型（wermer 综合征）包括甲状旁腺、胰岛、垂体、肾上腺皮质和甲状腺功能亢进。MEN-Ⅱa 或 MEN-Ⅱ（sipple 综合征）包括嗜铬细胞瘤（可能为双侧和肾上腺外分布）、甲状腺髓样癌和甲状旁腺增生。MEN-Ⅱb 或 MEN-Ⅲ型，包括甲状腺髓样癌、嗜铬细胞瘤和神经瘤等。

含嗜铬细胞瘤的后两种亚型可家族性发病，也可散在性发病；所累及的内分泌腺体可先后发病，亦可同时发病，临床表现复杂。但有以下特点：①临床表现虽因组合的肿瘤不同而异，但常以某一突出症状就诊，其中以甲状腺肿块居多；②甲状腺髓样癌的发生率约80%以上，发病年龄早，多为双侧多病灶发病，恶性程度高、转移早，常伴有异位 ACTH 综合征等症状；③肾上腺嗜铬细胞瘤的发生率为 50% ~80%，其发病年龄相对较晚，发病前常有肾上腺髓质增生开始，双侧多病灶发病约占患者的 50%。肾上腺外嗜铬细胞瘤较少见。恶性嗜铬细胞瘤也少见，但是局部复发的倾向较高；④甲状旁腺增生常为双侧多病灶发病，有泌尿系统结石、骨质疏松等临床表现；⑤MEN - Ⅱb 除 MEN - Ⅱa 上述特点外，尚具有特有的类马方征面容和体型，舌黏膜下或睑结膜多发性神经瘤。上述特点，可与单纯甲状腺髓样癌，嗜铬细胞瘤及黏膜下神经瘤相鉴别。

MEN - Ⅱ的治疗主要是切除甲状腺髓样癌和嗜铬细胞瘤。在切除甲状腺髓样癌前，应查明有无嗜铬细胞瘤。若两者同时存在，先行嗜铬细胞瘤切除，2 周后再行甲状腺切除。即使嗜铬细胞瘤无症状，也应该先处理嗜铬细胞瘤。嗜铬细胞瘤多为双侧发病，对切除双侧肾上腺者应充分作好预防发生肾上腺危象的准备，必要时可留少量正常肾上腺组织。

（四）妊娠期嗜铬细胞瘤

妊娠期嗜铬细胞瘤是嗜铬细胞瘤中较严重的一种状况，可严重危及母婴的生命安全。据统计患该病时母亲确诊前死亡率可达48%，胎儿可达54%，而即使确诊后，并采取一定措施母亲死亡率仍为17%，胎儿死亡率仍可高达50%。临床症状主要是由于嗜铬细胞瘤存在或子宫随妊娠逐渐增大压迫邻近部位肿瘤所致，表现为儿茶酚胺增多症候群。但有些患者预先无明显症状，而在分娩或产后突然出现血压增高或休克。如果患者有不稳定的高血压或体位性高血压，充血性心力衰竭，心律失常，应该考虑嗜铬细胞瘤的诊断。

对该病的处理，原则上妊娠 3 个月以内，最好先采取人工流产，再处理原发病灶。妊娠前半期争取手术切除，后半期用药物控制病情，等待足月分娩，一般不提倡阴道分娩，因其可诱发致命的高血压发作，以剖宫产为最佳。条件许可时还可一并手术摘除肿瘤。有腹腔镜手术成功摘除嗜铬细胞瘤的报道。术前、术中及术后必须严密监护，合理用 α 及 β 阻滞剂，用量不宜过大，血压过低，对胎儿有害。对足月分娩患者，症状缓解，应跟踪追查，以防再次妊娠，再次发作。

（五）其他

1. 儿童嗜铬细胞瘤 嗜铬细胞瘤在小儿比较少见，临床症状与成人有不同，头痛，恶心，呕吐，体重减轻，视觉困难较成人常见。多尿，惊厥等在成人少见，而在儿童的发生率可达25%。90%的患者高血压呈持续性，常伴心脏损害。和成人相比，儿童家族性嗜铬细胞瘤和双侧嗜铬细胞瘤的发病率较高，分别为28%和20%，恶性嗜铬细胞瘤的发生率为8.3% ~13.1%。手术切除是主要的治疗手段。术前治疗可采用 α 及 β 受体阻滞剂，必要时可采用 α - 甲基酪氨酸。

2. 恶性嗜铬细胞瘤 大约占嗜铬细胞瘤的10%，一般文献报道为13% ~26%。肾上腺外的嗜铬细胞瘤中，恶性发生率明显高于肾上腺内者。恶性嗜铬细胞瘤无论从组织学上还是临床表现上均难与良性嗜铬细胞瘤区分，其主要特点是易向周围侵犯，易复发和转移。临床诊断的可靠标准是复发和转移病灶的出现。围术期处理没有特殊性。

（蒋伟奇）

第六节　皮质醇增多症手术的麻醉

一、概述

皮质醇增多症是肾上腺皮质分泌过量的糖皮质激素所致的疾病症候群。1932 年库欣（Cushing）收集文献中的 10 例病例，结合自己观察的 2 例，对其临床特点作了系统描述，故又称库欣综合征（Cushing syndrome）。根据病因不同，分为库欣病（垂体分泌 ACTH 过多），库欣综合征（肾上腺分泌糖皮质激素过多）和异位 ACTH 综合征（垂体以外癌瘤产生 ACTH）。在分泌过多的皮质激素中，主要是皮质醇，故称为皮质醇增多症。垂体肿瘤及垂体以外癌瘤手术的麻醉不在本节讨论中。

来源于肾上腺病变的患者手术治疗效果好。肾上腺皮质增生主要为垂体性双侧肾上腺皮质增生，约占皮质醇增多症的 2/3，可伴有或不伴有垂体肿瘤。肾上腺皮质肿瘤约占 1/4，多为良性，属腺瘤性质，一般为单侧单发的。癌肿较少见。肿瘤的生长和分泌肾上腺皮质激素是自主性的，不受 ACTH 的控制。由于肿瘤分泌了大量的皮质激素，反馈抑制了垂体的分泌功能，使血浆 ACTH 浓度降低，从而使非肿瘤部分的正常肾上腺皮质明显萎缩。

二、临床表现

本病的临床表现是由于皮质醇过多而引起糖、蛋白质、脂肪、电解质代谢紊乱和多种脏器功能障碍所致。以女性为多见，部分病例在妊娠后发病。男女发病率比约 1 ：2 左右。发病年龄多在 15～40 岁，但最小者可仅 7 岁，最大者 62 岁。成人比儿童多见，儿童患者多为癌肿。如有女性男性化或男性女性化则常提示有癌肿可能。肾上腺皮质增生和腺瘤病例的进展较慢，往往在症状出现后 2～3 年才就诊，而癌肿的发展则快而严重。

1. 肥胖　呈向心性。主要集中在头颈和躯干部。呈满月脸，红润多脂，水牛背，颈部粗短，腹部隆起如妊娠。四肢因肌萎缩反显得细嫩。患者因肌肉萎缩而感易疲乏，是与正常肥胖的不同点。

2. 多血质和紫纹　皮肤萎缩菲薄，皮下毛细血管壁变薄而颜面发红，呈多血质。毛细血管脆性增加，轻微损伤易生瘀斑，尤其易发生于上臂、手背和大腿内侧等处。在腹部、腰、腋窝、股、腘窝等处可出现紫纹，其发生率达 3/4。紫纹一般较宽，颜色长期不变。不仅在脂肪多的部位出现，也可发生在股内侧、腘部。

3. 疲倦、衰弱、腰背痛　这往往是肌萎缩、骨质疏松的结果，以脊柱、盆骨、肋骨处尤为明显。严重者可发生病理骨折。骨质疏松引起尿钙排出增加，有时可并发肾结石。

4. 高血压　较常见。是与皮质醇促进血管紧张素原的形成和盐皮质激素引起水、钠潴留有关。

5. 毛发增多，脱发和痤疮　无论男女均常有多毛现象，在女性尤为引人注目，甚至出现胡须。但常伴脱发，这可能与皮肤萎缩有关。痤疮可发生在面部、胸部、臀部和背部。

6. 性功能障碍　患者常有性欲减退。男性出现阳痿，女性则有闭经、月经紊乱或减少。

7. 糖尿病　多数为隐性糖尿病，表现为空腹血糖升高和糖耐量试验呈糖尿病曲线，占本病的 60%～90%。少数病例出现临床糖尿病症状和糖尿，称类固醇性糖尿病。患者对胰岛素治疗往往有拮抗作用。

8. 电解质代谢和酸碱平衡紊乱　表现为血钠增高，血钾降低。严重者发生低钾、低氯性碱中毒。患者可因钠潴留而有水肿。

9. 对感染抵抗力减弱　患者易患化脓性细菌、真菌和某些病毒感染。且一旦发生，往往不易局限而易于扩散至全身，常形成严重的败血症和毒血症。伤口感染不易愈合。发热等机体防御反应被抑制，往往造成漏诊误诊，后果严重。躯干部的痤疮和体癣如在所选切口部位，则影响手术进行。

10. 其他症状　如水肿，肝功能损害，消化道溃疡加重或出血，精神失常等表现。

三、麻醉前准备

皮质醇增多症的患者由于代谢和电解质紊乱，对于手术耐受性差，而肾上腺的切除又可使功能亢进突然转为功能不足，机体很难适应这种变化，给麻醉管理带来困难。因此需在术前作一些准备。

1. 纠正代谢紊乱，治疗并发症　最常见的是低血钾，除加重患者的肌软瘫外，还可引起心律失常。应适当补充钾，必要时可用安体舒通。血糖增高或已有糖尿病者应作相应的处理，如饮食控制或口服药物等，必要时可用胰岛素来治疗。但应注意肾上腺切除后的低血糖，需严密监测血糖的浓度。一些病情严重者，呈现体内负氮平衡，常表现有严重的肌无力、骨质疏松，可考虑给予丙酸睾酮或苯丙酸诺龙以促进体内蛋白质的合成。合并有高血压者应给予降压药，控制血压在相对正常、稳定的水平。有感染者应积极治疗。

2. 皮质激素的补充　此类患者原来体内有高浓度的皮质醇，一旦切除肿瘤或增生的腺体全切或大部全切除后，体内糖皮质激素水平骤降，如不及时补充，则可以发生肾上腺皮质功能低下或危象。因此，术前、术中、术后应补充肾上腺皮质激素。可于手术前一日给醋酸可的松 100mg 肌肉注射，术中常给予氢化可的松 100mg 静脉滴注。

四、麻醉管理

由于皮质醇增多症患者对手术麻醉的应激能力低，耐受性差，因此对麻醉药物（包括肌松药等）用量较正常患者相对要小。虽有肥胖，但不能按每公斤体重常规剂量用药。麻醉前用药一般仅及正常人的 1/2～1/3 即可，病情非常严重者可以不用术前药。

1. 麻醉方法　麻醉方法的选择没有特殊要求，不论采用全身麻醉或硬膜外麻醉均可完成肾上腺皮质醇增多症患者的手术。目前常用于全身麻醉中的静脉麻醉药、吸入麻醉药、肌松弛药均无绝对禁忌，但有些药物会对肾上腺皮质功能有一定影响。氟烷与甲氧氟烷对肾上腺皮质功能有抑制作用，以氟烷最强，甲氧氟烷次之，安氟烷、异氟烷、七氟烷对其基本没有影响。静脉麻醉药中除依托咪酯在长期使用时对肾上腺皮质功能产生抑制作用外，其他如硫喷妥钠、咪达唑仑、地西泮、丙泊酚等影响均较小。总之，麻醉期短时间地使用这些药物不会引起肾上腺皮质功能的明显变化。

全麻时需注意皮质醇增多症患者面颊肥胖、颈部短粗，可能发生插管困难，导致局部损伤，如牙齿脱落、口咽部软组织挫伤血肿等；并因氧储备能力低，容易发生缺氧；诱导期易发生呕吐、误吸等严重呼吸系统并发症；麻醉恢复期拔管时因肥胖和肌力减弱，易出现呼吸道梗阻、缺氧，即使按正常手法托起下颌，也很难维持呼吸道通畅，需准备并及时置入口咽导管或鼻咽导管来维持正常通气；在有条件的医院，全麻后的皮质醇增多症患者应转运至恢复室，待其完全恢复才可返回病房。

根据临床经验硬膜外麻醉也可以满足手术要求。优点是方法较全身麻醉简单，减少不良反应，麻醉并发症少，对肾上腺皮质功能影响也较全身麻醉要小，患者恢复较快。但需要注意的是，要充分考虑到因患者肥胖造成的穿刺困难，尽量避免穿刺过程中对组织、尤其是对神经组织的损伤；麻醉过程中应调整适当的麻醉平面，过低不能满足手术需要，过高则影响呼吸功能，尤其在特殊的侧卧腰切口位，会加重对呼吸的抑制，同时这类患者因肥胖本身造成的氧储备降低，往往会因此引发严重不良后果，手术中应常规经面罩给氧；术中为减轻患者的不适感而给予镇静药物时，切忌过量，以免导致严重呼吸抑制；对于肾上腺位置较高的患者，在分离腺体过程中有可能损伤胸膜发生气胸，这将给麻醉管理带来很大困难，在胸膜修补前，需用面罩加压给氧或采取其他辅助呼吸方式，以确保解除呼吸困难。另外，对合并有精神症状的患者、硬膜外穿刺部位有感染的患者、合并有明显心血管疾患及呼吸功能明显低下的患者均不宜采用硬膜外麻醉。采用硬膜外麻醉复合浅全麻是一种较好的方式。

2. 围术期管理　此类患者呼吸储备功能及代偿功能差，对缺氧耐受性差，再加体位的影响（侧卧头低足低位），手术时胸膜破裂发生气胸，全麻过深或硬膜外阻滞平面过高等，均可进一步影响患者的呼吸功能，麻醉中应严密观察患者通气状态，维持呼吸道通畅，确保呼吸功能处于正常状态。

无论使用何种麻醉方法，此类患者对失血的耐受性差，即使出血量不多，也常见血压下降，甚至休克。对此，除正确判断并及时补充血容量外，还应考虑肾上腺皮质功能不全的可能性，如有原因不明的低血压、休克、心动过缓、紫绀、高热等，对一般的抗休克治疗如输液、使用升压药等效果不佳时，应考虑经静脉给予氢化可的松 $100 \sim 300mg$，术后每 8h 经肌肉注射醋酸可的松 $50 \sim 100mg$，逐日减少，根据病情可持续 $1 \sim 2$ 周或更长时间。

皮质醇增多症患者皮肤菲薄，皮下毛细血管壁变薄，呈多血质，有出血倾向；晚期有骨质疏松，可发生病理性骨折，麻醉手术过程中应保护好皮肤和固定好肢体。此类患者抗感染能力差，应用肾上腺皮质激素后，炎症反应可被抑制，应加抗感染处理。

（蒋伟奇）

第七节　腹部创伤手术的麻醉

腹部创伤不管在和平年代还是战争年代都常见，发病率为 $0.4\% \sim 2.0\%$，居创伤外科的第三位。死亡率 $6.5\% \sim 8.8\%$，死亡率与受伤至早期救治的时间、致伤原因、有无内脏损伤、内脏和血管损伤的部位、全身多发伤以及急救和治疗技术等因素有关。可分为闭合性和开放性两大类。腹部实质性脏器损伤以肝、脾破裂居多。

一、肝破裂的诊断和治疗

肝的解剖部位较隐藏，受到胸廓的保护，可是在腹内脏器损伤中，肝损伤的发生率最高。致伤原因包括：①开放性或穿透性损伤，常见为刀刺伤或枪伤等。②闭合性钝性损伤，常见为车祸、摔伤和直接打击伤等。肝损伤的并发症和死亡率与肝损伤的严重程度密切相关。目前国际上采用的肝损伤分级是美国创伤外科协会肝外伤分级法：Ⅰ级：血肿位于包膜下，不继续扩大，＜10%的肝表面积；裂伤：包膜撕裂不出血，肝实质破裂，深度浅于1cm。Ⅱ级：血肿位于包膜下，不继续扩大，血肿占表面积的10%～15%，肝实质内血肿不继续扩大，直径＜2cm；裂伤：肝实质裂伤深度浅于1～3cm。长度＜10cm。Ⅲ级：血肿位于包膜下，＞50%的肝表面积或继续扩大，包膜下血肿破裂并有活动性出血，肝实质内血肿直径＞2cm；裂伤：肝实质裂伤深度大于3cm。Ⅳ级：中心血肿破裂；肝实质破坏不超过肝叶的25%～75%。Ⅴ级：肝实质破坏不超过肝叶的75%；血管损伤：肝静脉附近损伤（肝后下腔静脉，大的肝静脉）。Ⅵ级：血管—肝撕脱。以上分级如为多发性肝损伤，其损伤程度则增加一级。

　　肝破裂的诊断依据：①临床表现：常见的症状为下胸或上腹部疼痛、恶心、呕吐等；体征有不同程度的出血性休克表现，如精神紧张、倦怠、烦躁不安、面色苍白、脉率加快、血压下降等；右下胸和上腹部压痛、腹膜刺激症状及肠鸣音减弱或消失；大量血腹时可查出腹部移动性浊音；闭合性损伤者可有右下胸或上腹部软组织挫伤或肋骨骨折体征；开放性损伤者可在上述部位发现刀口或子弹入口或出口；②实验室检查：肝损伤数小时后才出现红细胞计数下降和反应性白细胞计数增高；更有意义的是血红蛋白值和红细胞计数的动态变化，可提示有活动性出血；③诊断性腹腔穿刺是目前最常用的诊断方法，准确率达70%～90%；④超声检查：近年来，一般认为腹部超声检查是诊断肝损伤的首选方法，不仅能发现肝包膜的连续性消失，而且可以了解腹腔内积血量，有报道超声检查发现肝损伤的敏感度为80%，特异性为98%，正确性为97%，因此认为可以代替CT和诊断性腹腔灌洗而成为首选诊断方法；⑤对病情稳定而诊断困难者可做CT检查。

　　肝损伤的治疗：对于血流动力学稳定的肝损伤患者多采用非手术治疗。入院时有低血压的肝损伤患者应立即行手术治疗，手术指征为：①经晶体液复苏和与肝损伤有关的输血量达2个单元以后，血流动力学仍不能保持稳定者；②在72小时内，因肝活动性出血需要输血超过4个单元才能维持血流动力学稳定者；③合并其他腹内脏器损伤者。

二、脾破裂的诊断和治疗

　　脾脏是腹腔内的一个实质性脏器，其位置深，受下胸壁、肋骨、腹壁和膈肌的保护。由于脾脏质地脆弱，受外力作用后很容易破裂，在闭合性腹部外伤中，脾脏居腹内脏损伤之首位。按脾脏损伤的原因可分为：①外伤性（闭合性或开放性）脾破裂，包括立即脾破裂、延迟性脾破裂和隐匿性脾破裂；②自发性脾破裂；③医源性脾破裂；④新生儿脾破裂。目前国际上采用的脾损伤分级是1994年美国创伤外科协会（AAST）制定的脾损伤分级标准：Ⅰ级：血肿位于包膜下，非扩展性，＜10%的脾表面积；裂伤：包膜撕裂不出血，脾实质破裂深度浅于2cm。Ⅱ级：血肿位于包膜下，非扩展性，血肿占表面积的10%～50%，脾实质内血肿不继续扩大，直径＜5cm；裂伤：包膜撕裂、活动出血；脾实质裂伤深度1～3cm但未累及主要血管。Ⅲ级：血肿位于包膜下，＞50%的脾表面积或继续扩大，包膜下血肿破裂并有活动性出血，脾实质内血肿直径＞5cm或扩展性；裂伤：脾实质裂伤深度大于3cm或脾小梁血管损伤，但未伤及脾门血管；Ⅳ级：脾实质内血肿破裂伴活动性出血；伤及脾段或脾门血管，脾脏无血供区＞25%；Ⅴ级：完全脾破碎，脾门血管损伤，脾脏失去血供。

　　脾破裂的诊断依据：①临床表现：有邻近脾脏的腹部外伤史，腹痛，以左上腹痛为主且70%～80%的患者有左肩部牵涉性疼痛（Kebr征）和（或）失血性休克。血腹较多时可有移动性浊音，但因脾周有血凝块的存在，左侧卧位时，右侧腰区呈鼓音，右侧卧位时除右侧腰区呈浊音外，左腰区的浊音较固定即所谓的 Balance 征。②实验室检查：血红蛋白值和红细胞计数的进行性下降可提示有活动性出血。③超声检查：B 超具有分辨率高，简便迅速，易于动态观察的特点，可作为外伤性脾破裂诊断和观察的首选方法。④CT 检查：CT 对急性脾损伤诊断的敏感性和特异性均较高，准确率可达 95% 以上。

脾损伤的治疗原则：近年来非手术治疗脾损伤的报道越来越多，尤其是儿童非手术治愈的比例高达 70%。但必须严把其适应证：①入院时血流动力学稳定，或仅伴有轻度的失血性休克，经补液或少量输血（400~800ml）可使血压迅速得以改善且维持稳定；②不合并腹内其他脏器损伤；③脾损伤程度 AAST 分级 Ⅰ~Ⅲ 级；④具备中转手术和重症监护的条件；⑤不伴有影响腹部损伤严重程度评估的腹外伤。

三、腹部创伤患者的麻醉特点

腹部创伤以腹内实质性脏器肝、脾破裂多见。需要手术治疗的出血量多在 2 000ml 以上，均有不同程度的出血性休克。所以此类患者的麻醉特点可概括为以下几个方面：

1. 对麻醉的耐受性差　椎管内麻醉可引起明显的血流动力学的改变，安全性明显低于全身麻醉。全身麻醉的药物对机体各系统，尤其是心血管和呼吸系统具有一定的抑制作用，因此对伴有失血性休克的肝脾损伤的患者来说，合理选用全身麻醉药及掌握麻醉药用量非常重要。

2. 难以配合麻醉　局部麻醉、神经阻滞麻醉和椎管内麻醉的实施都需要患者的配合。腹部创伤的患者往往疼痛难忍，如合并有循环障碍，多有烦躁不安甚至意识障碍，难以配合麻醉。

3. 难以避免呕吐误吸　疼痛、恐惧、休克和药物等多种因素都可使胃的排空延迟，进食与受伤间隔的时间短者，胃内容物存留更明显。麻醉前须明确伤者最后进食与受伤的间隔时间，因为伤后 24 小时内都存在呕吐误吸的危险。因此，对于这类患者都应该按饱胃处理。

4. 常伴有不同程度的脱水、酸中毒　失血量多的患者均伴有等渗性脱水，长时间的低血压严重影响机体通过有氧代谢获得能量，使无氧代谢途径加强，酸性代谢产物增多，同时肾脏对代谢废物的排泄和再生 HCO_3^- 的功能受损，必然会出现代谢性酸中毒。

5. 低体温　术中输入大量的库存血和液体，大面积的手术野长时间暴露于外增加体热的蒸发，腹腔冲洗等多种因素使得低体温的发生率增加。一旦低体温没有及时的纠正，就会出现凝血功能障碍、酸中毒加重、麻醉药物代谢障碍、苏醒延迟、影响心血管药物的效果、严重的心律失常等不良后果。

四、麻醉处理原则

（1）术前应给予适当的镇痛、镇静药，但须注意所用药以不使血压下降、不抑制呼吸为前提。对于休克状态的患者可待诱导前经静脉小剂量用药。

（2）采取尽可能的措施避免胃内容物反流和误吸：①术前可靠有效的胃肠减压；②H_2-受体拮抗剂如西咪替丁的应用，有减少胃液分泌、降低胃液酸度、减轻吸入性肺炎严重程度的功效；③采用快诱导气管插管技术，以保证在尽可能短的时间内控制气道：在保证呼吸道通畅的前提下，选用起效快、不增加胃内压的药物以尽量缩短诱导时间，同时助手指压环状软骨（Selliek 手法）的方法有减少胃内容物反流和误吸的作用；④术前疑为困难气道的，采用表面麻醉下清醒气管插管是避免误吸最安全的方法；⑤苏醒期须待患者保护性反射恢复，完全清醒后拔管。

（3）休克的患者对疼痛反应以较迟钝，只需维持浅麻醉结合肌松药就可完成手术。腹腔探查是应激最强的阶段，可用起效快、作用时间短的丙泊酚加深麻醉。

（4）循环管理是肝脾破裂失血性休克患者术中处理的重中之重。对于低血容量休克来说，补充血容量是抗休克的根本措施。补液的原则是"需多少，补多少"和"缺什么，补什么"。补液量往往要多于估计的失液量，因为休克患者除向体外丢失液体外，还有血管容量的扩大，微循环中血液淤积以及失液于"第三间隙"等等。具体措施有：①液体复苏：理想的复苏液体应能够提供快速的容量扩张，以供给组织灌注，预防或延迟低血容量休克的发生，能维持缺氧细胞的代谢需要同时不诱发剧烈的免疫反应。近年来有人主张在急救时，可以先输入 7.5% 的高渗氯化钠溶液（2～4ml/kg，不超过 6ml/kg）。输入高渗氯化钠溶液可以早期提高血液渗透压，减轻细胞水肿、组织水肿和脑水肿，高渗利尿，使失于第三间隙的液体返回血液中恢复血容量，升高血压；改善微循环，高渗状态可使肿胀的血管内皮细胞收缩，毛细血管内径恢复正常，舒通微循环，逆转失血性休克的关键环节，减轻心脏的前后负荷，改善组织灌流；有改善心功能，增加心肌正性收缩力，增快心率，大幅度提高动脉压的作用；还有调节免疫功能而减少由于免疫活性物质释放对组织器官的损伤而改善预后。其他常用的液体有林格氏液、平衡盐液、右旋糖酐、血浆、全血、白蛋白、以及血浆代用品等。在输液的时机上也要注意：活动性出血止住前以输平衡液为主，出血止住后再输全血以节省血源。腹压很高的患者在切开腹膜时可出现血压骤降的意外，应缓慢减压并做好快速输血的准备。②慎用血管活性药和正变力性药物：创伤性失血性休克时体内有大量的儿茶酚胺释放，如再用血管收缩药必然会增加心脏后负荷，减少脏器血流灌注。但如果血压已低到危险水平，且难以一时用输液纠正，则应及时给予血管活性药。对于严重休克晚期伴有原发性或继发性心功能不全或低心排者可选用多巴胺或多巴酚丁胺，但慎用洋地黄制剂；降低外周阻力和改善微循环可选用低分子右旋糖酐、苄胺唑啉或苯苄胺。如果出现有高排低阻型的感染性休克可考虑应用血管收缩药，但应严密监测循环功能的情况下进行。③皮质激素的应用：在创伤应激时肾上腺皮质系统活动增强，肾上腺皮质激素分泌增加。但是由于血浆中结合型皮质醇增加，而起作用的游离的皮质醇相对不足，同时创伤应激状态下细胞膜皮质激素受体受损，使其功效减弱。因而使用大剂量外源性皮质激素能起补偿作用。一般主张早期、大剂量、短程应用。④抗生素的应用：创伤应激状态下全身免疫功能下降、缺血缺氧性肠黏膜屏障作用破坏所致肠源性感染或微生物移位可能是导致难逆性休克或 MODS 重要机制之一。因而主张对严重创伤性失血性休克患者需要应用广谱抗生素，尤其对肠道细菌感染的还要联合应用抗厌氧菌感染的抗生素。

（蒋伟奇）

第十四章　泌尿外科手术的麻醉

第一节　泌尿外科手术麻醉生理与特点

特殊年龄段患者需要接受肾脏和泌尿生殖系统手术的机会多一些。老年人除了生理性的老龄化改变以外，常伴发心血管和呼吸系统疾病。询问病史、体格检查和适当的实验室检查对于评估伴发疾病是很必要的。对于小儿泌尿疾病患者，应该仔细询问病史来排除其他的非泌尿系统先天性损害。

一、泌尿生殖系统的疼痛传导途径和脊髓投射节段

泌尿系统手术主要涉及肾脏、肾上腺、输尿管、膀胱、前列腺、尿道、阴茎、阴囊、睾丸和精索。由于它们的感觉神经支配主要是胸腰段和骶部脊髓（见表14－1），这样的结构非常适合实施区域麻醉。

表14－1　泌尿生殖系统的疼痛传导途径和脊髓投射节段

器官	交感神经脊髓节段	副交感神经	疼痛传导脊髓水平
肾	$T_8 \sim L_1$	CNX（迷走神经）	$T_{10} \sim L_1$
输尿管	$T_{10} \sim L_2$	$S_{2 \sim 4}$	$T_{10} \sim L_2$
膀胱	$T_{11} \sim L_2$	$S_{2 \sim 4}$	$T_{11} \sim L_2$（顶部），$S_{2 \sim 4}$（颈部）
前列腺	$T_{11} \sim L_2$	$S_{2 \sim 4}$	$T_{11} \sim L_2$，$S_{2 \sim 4}$
阴茎	L_1 和 L_2	$S_{2 \sim 4}$	$S_{2 \sim 4}$
阴囊	NS	NS	$S_{2 \sim 4}$
睾丸	$T_{10} \sim L_2$	NS	$T_{10} \sim L_1$

注：NS 表示无明显的伤害感受器功能。

二、肾脏血流和肾功能评估

肾脏接受15%～25%的心输出量，或者说每分钟1～1.25L的血液通过肾动脉，这取决于机体的状况。大部分血液由肾皮质接受，仅5%心输出量流经肾髓质，这导致肾乳头对于缺血非常敏感。肾脏血流通过各种能够控制血管平滑肌活动和改变血管阻力的机制来调节。运动时肾血管交感神经张力增加使肾血流分流给运动中的骨骼肌，同样的，在机体休息状态下肾血管松弛。手术引起的交感刺激会增加血管阻力，减少肾血流，而麻醉药可能会通过减少心输出量来减少肾血流。

引起肾入球小动脉血管舒张和收缩的内在机制自动调节肾脏血流。当平均动脉压降至60mmHg 以下时，平均动脉压的下降将减少肾的血流并最终影响肾小球滤过率（glomerular filtration rate，GFR）。因为有内在机制的自主调节，持续的 60mmHg 以上的低平均动脉压虽影响肾血流，但不影响 GFR。在正常或去神经支配肾脏，当平均动脉压维持在 60 ~ 160mmHg 时，都能维持肾的自主调节。

泌尿外科患者常合并肾功能不全，术前进行充分的肾功能评估对围术期肾脏保护意义重大。常用的实验室检查包括：①肾功能及电解质：尿素氮、肌酐、钠、钾、氯、二氧化碳、尿酸钙磷；②尿常规；③肾小球滤过率、肌酐清除率、核素肾血流图；④影像学检查：肾脏CT、肾脏、输尿管和膀胱的 CT 扫描、肾血管造影等。

三、药物对肾功能不全患者的影响

肾衰竭会严重影响吗啡和哌替啶的临床作用。但是对于芬太尼类药物则影响不大。

所有吸入麻醉药部分被生物转化，代谢的非挥发性产物几乎完全通过肾脏消除。但是，吸入麻醉药对中枢神经系统作用的消退依赖肺排泄，所以肾功能受损并不会改变对这些麻醉药的反应。轻度或中度肾功能不全患者应选择对其无害的麻醉药，依据这样的观点，所有现代强效吸入麻醉药都是合适的。七氟烷稳定性差，钠石灰可以导致其分解，并在肝脏进行生物转化。已有报道，血浆无机氟化物浓度在长时间吸入七氟烷后接近肾脏毒性水平（50μmol/L）。但是，在人类还没有发现七氟烷损害肾脏功能的证据。

尿毒症患者使用大剂量麻醉剂和镇静剂麻醉时，有关这些药物的分布没有报道。这些药物在排泄以前被大量代谢，所以，当复合 30% ~ 50% 氧化亚氮时，他们的作用没有明显延长。苯二氮䓬类药物，尤其是地西泮，其半衰期长，所以在有些病例会产生蓄积。在尿毒症患者，由于有效的吸入麻醉药相对于静脉药物来说更容易逆转，因此全麻诱导时吸入麻醉药更具有优势。

琥珀酰胆碱可能引起血清钾离子水平快速而短暂地升高。创伤、烧伤或神经功能损伤患者，最高可达 5 ~ 7mmol/L，这可能是由于肌膜去神经性化后对于琥珀酰胆碱和乙酰胆碱的超敏感的结果，这可能会引起心血管系统崩溃。在尿毒症高钾血症患者，血清钾的进一步升高是非常危险的，因此，除非患者在术前 24h 已经接受透析治疗，否则不推荐使用琥珀酰胆碱。如果患者最近进行了透析或者血清钾正常，使用琥珀酰胆碱据报道是安全的。非去极化肌松药的药物分布已经得到深入研究。肾衰竭通过降低药物的消除或者肾脏对其代谢或降低其代谢酶活性来影响非去极化肌松药的药理学作用，例如美维库铵。因此，肾衰竭患者的肌松药作用时间可能延长。然而，顺式阿曲库铵是阿曲库铵的单顺式异构体，器官非依赖性机制（霍夫曼消除）占整个顺式阿曲库铵消除的 77%。因为肾脏排泄只占顺式阿曲库铵消除的 16%，所以肾衰竭对其作用时间的影响很小。

四、泌尿外科手术的麻醉特点

多数泌尿外科手术的患者为老年患者，因此在进行泌尿外科手术麻醉时应考虑到老年人的生理特点。

1. 心血管系统
（1）动脉粥样硬化导致收缩期高血压，脉压增大。
（2）心室肥厚伴有心室顺应性降低，导致每搏量下降。
（3）最快心率的降低导致心排血量减少。

（4）瓣膜的纤维钙化。

（5）自主神经系统功能减低导致对容量、体位、麻醉深度的变化难以调节，对椎管内阻滞时血流动力学改变的敏感性增加，对肾上腺素能激动药和拮抗药的反应降低。

2. 呼吸系统　肺弹性减低，导致肺不张和通气，血流比失调；残气量增加，肺活量和用力呼气 – 秒率下降；肺泡无效腔量和解剖无效腔量增加。

3. 中枢神经系统　进行性神经元缺失和神经递质活性的减低导致对麻醉药需要量减少。

4. 泌尿系统　肾血流量和肾小球滤过率下降；保钠和浓缩尿液的能力下降。

5. 肝脏系统　肝血流量减少，经肝药物消除能力降低。

6. 老年患者的麻醉特点

（1）硬脊膜外麻醉可导致药液向头侧的过度扩散。

（2）睾丸相关手术要求感觉阻滞平面到 T_9，上尿路手术需到 T_6 平面，下尿路手术需到 T_{10} 平面。

（3）肝、肾功能的减退、蛋白结合力的改变和分布容积的改变，导致所有静脉麻醉药需要量减少。神经肌肉阻滞药的剂量，在整个成人期相似。

（4）吸入麻醉药的 MAC 和年龄成反比。

（李保华）

第二节　肾脏手术麻醉及并发症

一、肾创伤手术麻醉

（一）肾创伤的分类

肾创伤（Renal trauma）目前多以 Sargent 分类与美国创伤外科协会分级为诊断标准。Sargent 将肾创伤分为四类：Ⅰ类伤，肾挫伤；Ⅱ类伤，不涉及集合系统的轻微裂伤；Ⅲ类伤，伴有或不伴有尿外渗的深度裂伤及碎裂伤；Ⅳ类伤，涉及肾蒂的损伤。美国创伤外科协会将肾创伤分为五度：Ⅰ度，肾挫伤；Ⅱ度，肾小裂伤；Ⅲ度，肾大裂伤，累及肾髓质，但并未入集合系统；Ⅳ度，肾全层裂伤伴肾盂、肾盏撕裂，肾碎裂、横断及贯通伤；Ⅴ度，肾动脉和静脉主干破裂或肾碎裂及横断同时伴有肾门区肾段动静脉断裂、肾盂撕裂；另外还可以按受伤机制分为以下三种类型：①开放性创伤：多见于刀刺伤，子弹穿透伤，多合并有胸、腹及其他器官创伤；②闭合性创伤，包括直接暴力，上腹部或肾区受到外力的撞击或挤压，如交通事故，打击伤，高空坠落后双足或臀部着地，爆炸冲击波。会伤及肾实质、肾盂以及肾血管破裂，出现肾包膜下、肾周围及肾旁出血；③医源性肾创伤，手术时意外撕裂或经皮肾镜术，体外冲击波碎石术有引起肾创伤的可能。

（二）肾创伤的诊断及检查

1. 外伤史　详尽的外伤史对肾创伤的诊断很有价值，如受伤原因，事故性质，受伤着力部位，伤后排尿情况，有无血尿，昏迷，恶心及呕吐，呼吸困难，休克等。

2. 临床表现

（1）血尿：血尿为肾创伤最常见的症状，约 94.3% ~98% 的肾创伤患者有肉眼血尿或镜下血尿。

（2）疼痛及肿块：多数患者就诊时有肾区或上腹部疼痛，可放射到同侧背部或下腹部。肾区可触及肿块。

（3）休克：休克是肾严重创伤及合并有多脏器创伤并危及生命的临床表现。表现为低血容量休克。开放性肾创伤休克发生率高达85%。

（4）合并伤：无论是开放性还是闭合性肾创伤，还可能同时有肝、结肠、肺、胸膜、胃、小肠、脾及大血管损伤。临床表现更严重，病情危重，须及时手术、麻醉进行抢救。

3. 实验室检查及影像学检查

（1）尿常规检查：可能表现镜下血尿、肉眼血尿。

（2）血常规检查：动态观察血红蛋白，如果血红蛋白及红细胞压积持续下降说明存在活动性出血，白细胞计数增高，提示合并感染或其他部位有感染灶存在。

（3）血清碱性磷酸酶：在肾创伤后8小时升高有助于诊断。

（4）超声作为闭合性肾创伤的检查方法有助于诊断。CT及MRI诊断肾创伤的敏感度高，可确定肾创伤的程度、范围及肾实质裂伤、肾周血肿的诊断。X线片可见肾轮廓增大或局部肿大，伤侧膈肌升高。

（三）肾创伤的治疗

（1）非手术治疗：排除了肾蒂伤，肾粉碎伤需紧急手术处理外，轻度的肾挫伤，裂伤的患者，无其他脏器合并伤的可入院观察行保守治疗，卧床休息，观察血压、脉搏、呼吸、体温，动态观察血、尿常规。补充容量、保持足够尿量，应用抗生素预防感染等治疗。

（2）手术治疗：对于开放性肾创伤，合并有其他脏器创伤，伴有休克的患者应急症手术进行抢救。闭合性肾创伤一旦确定较严重肾挫伤也须尽早手术探查。手术包括肾修补、肾动脉栓塞、肾部分切除或肾全切除，手术切口可以经腰切口或经腹切口。

二、肾创伤手术的麻醉处理

（一）术前评估及准备

手术前熟悉病史，对创伤患者行头部、胸部、腹部、脊柱及四肢检查。并对呼吸功能、循环功能、肝肾功能、神经系统功能等做相应评估。根据ASA评估分级及创伤严重程度分级评估对麻醉的耐受性。麻醉前观察患者的神智、精神状态、血压、心率、呼吸状态注意患者有无烦躁不安、疼痛、出汗、血尿、恶心呕吐等症状。常规行心电图、血常规、尿常规、凝血功能等检查，按急诊手术患者处理。肾创伤后腹膜后肾周血肿会突发破裂危及生命，如救治不当，死亡率很高，术前做好创伤急救准备工作。

（二）麻醉前用药

严重肾创伤患者，病情变化快，常伴有失血性休克，或合并有其他脏器创伤。因此，术前慎用或禁用镇静，镇痛药物，以免造成呼吸抑制。

（三）麻醉中监测

包括心电图、心率、无创血压、脉搏血氧饱和度、呼气末二氧化碳分压、尿量及体温。危重患者行中心静脉导管置入监测中心静脉压，有创动脉压监测。必要时置入肺动脉漂浮导管，监测心排血量（CO），每搏量（SV），心脏指数（CI），肺毛细血管楔压（CWCP），混合静脉血氧饱和度（S_vO_2）指导目标治疗达到较好氧供（DO_2）。

（四）麻醉方法选择

对于病情较轻的行肾创伤探查术的患者可选择硬膜外麻醉。对于严重肾创伤，合并有其他脏器创伤，伴有失血性休克的患者或急诊探查性质手术患者应选择气管插管全身麻醉。硬膜外麻醉在创伤手术患者实施容易引起明显血流动力学改变，安全性明显低于全身麻醉。肾创伤伴有休克的患者对全身麻醉药耐药性差，因此合理的选择全身麻醉药及剂量非常重要。

（五）麻醉中药物选择

1. 麻醉中常用的依赖肾脏清除的药物（表 14 - 2）

表 14 - 2　麻醉中常用依赖肾脏清除的药物

依赖	部分依赖
地高辛，正性肌力药	静脉麻醉药——巴比妥类
氨基糖苷类，万古霉素，	肌松药——泮库溴铵
头孢菌素，青霉素	抗胆碱药——阿托品，胃长宁
	胆碱酯酶抑制剂——新斯的明，依酚氯胺
	其他——米力农，胼苯达嗪

2. **静脉全麻药**　依托咪酯对循环影响轻可作为循环不稳定时麻醉诱导及维持，但休克及低血压患者慎用。丙泊酚有较强的循环功能抑制作用，它通过直接抑制心肌收缩力和扩张外周血管双重作用引起血压下降，因此对有效循环血量不足的患者及老年人用量要减少。丙泊酚用于肾衰竭患者与正常人的总清除率相似，在肾切除的患者中，其清除率也不受明显影响，因此丙泊酚对肾功能影响不大。硫喷妥钠对循环影响较大，不主张用于休克患者，肾功能不全时应慎用。

3. **麻醉性镇痛药**　吗啡主要在肝脏代谢为无活性的葡萄糖苷酸经肾排泄，肾功能不全患者应用镇痛剂量吗啡时，时效不会延长。瑞芬太尼、舒芬太尼、阿芬太尼及芬太尼镇痛作用强，对血流动力学影响轻，是创伤休克患者首选的麻醉药，芬太尼也在肝脏代谢，仅仅7%以原形排泄。瑞芬太尼和舒芬太尼的药代动力学和药效动力学在肾功能不全患者与正常人之间无显著差异，瑞芬太尼长时间用于严重肾功能不全的患者也是安全的。

4. **吸入麻醉**　氧化亚氮、异氟烷、七氟烷和地氟烷无肝肾毒性可安全用于肾脏手术麻醉。Higuchi 报道七氟烷在 >5MAC 的浓度下维持1h 也不增加血浆肌酐的含量。Morio 等研究低剂量七氟烷（0.4% ~ 3.0%）和异氟烷（0.2% ~ 1.5%）麻醉后测出的复合物 A（compound A）平均值11.2ppm ± 7.2ppm，含量极微，即使用于术前有肾功能不全的患者也影响不大，尿素氮和肌酐值术前和术后无差异。地氟烷稳定性强，用于肾衰竭患者是安全的。

5. **肌肉松弛药**　箭毒类药物基本上从肾脏排泄，因此肾脏手术麻醉不宜选用。琥珀胆碱及阿曲库铵在体内削除不依赖肝脏和肾脏，可以安全用于肝、肾手术的患者，但在创伤患者使用琥珀胆碱可致一过性的血钾升高，诱发心律失常应慎用。大约30%的维库溴铵由肾排泄，研究发现肾功能不全患者使用该药后神经肌肉阻滞作用时间长于肾功能正常者。泮库溴铵和哌库溴铵也主要由肾脏排泄，因此用于肾功能不良患者时效会延长。胆碱酯酶拮抗剂新斯的明约 50%，溴吡斯的明和依酚氯胺约 70% 在肾脏排泄，致使肾功能不全患者用此药后排泄会延长。

（六）肾创伤手术的麻醉处理

创伤患者多为饱胃，如何防止呕吐误吸是麻醉诱导中必须重视的问题。疼痛、恐惧、休克均可使胃排空时间延长，麻醉前应行胃肠减压，准备吸引装置。全麻气管插管最好采用清醒状态下气管内表面麻醉下插管，如果做快速诱导插管，应采取措施预防反流误吸，如压迫环状软骨。

麻醉应维持在合适水平，以减轻应激反应，降低肾素–血管紧张素–醛固酮系统的反应，增加肾脏灌注，保护肾功能。注意术中电解质，酸碱平衡的调节，补充血容量，用血管活性药物稳定血流动力学，提高组织氧供，降低氧耗，长时间低血压和手术时间过长都可导致肾血流量减少而影响肾脏灌注，保持良好的循环功能是保护肾功能的先决条件。肾功能不仅受麻醉药物、手术创伤、低血压、低血容量等因素的影响，还受到合并症如高血压、糖尿病等影响，麻醉中应综合考虑给以相应治疗。

肾创伤伴有低容量性休克患者，应在有创血流动力学监测下指导治疗，如 CVP，有创动脉压，利用 Swan – Gan 导管监测肺毛细血管楔压、心排血量等，及时补充血容量，包括血液、胶体液、乳酸林格液体。琥珀明胶、羟乙基淀粉（6% 130/0.4 或 200/0.5），都可安全用于扩容，而不影响肾脏功能。在扩容同时可使用血管活性药物，如多巴胺、多巴酚丁胺、肾上腺素、去甲肾上腺素、苯肾上腺素等维持较好灌注压。维持 CVP 在 8 ~12cmH$_2$O，平均动脉压在 60mmHg 以上，混合静脉血氧饱和度大于 70%，心脏指数大于 4.5L/（min·m^2），组织氧供指数大于 600ml（min·m^2）小剂量多巴胺 1.0 ~10μg/（kg·min）可激动多巴胺受体产生作用、扩张肾血管、肠系膜血管、冠状动脉血管及脑血管，增加心肌收缩力，提高心排血量和肾脏血流，如果多巴胺对提高血压效果不佳时可用肾上腺素或去甲肾上腺素，呋塞米可增加肾血流量，增加肾脏氧供有利于保护缺血后肾功能损害。

肾创伤手术麻醉中应保持呼吸道畅通，保证足够的通气量，避免缺氧和二氧化碳蓄积，重视动脉血气监测。创伤休克患者术中防止体温过低，注意术中保温。严重创伤患者的呼吸循环功能障碍，肝肾功能继发受损，即使使用较少的麻醉药物，也会使术后苏醒明显延迟，因此应加强术后患者的监护治疗。

三、肾脏肿瘤手术的麻醉

肾肿瘤（tumor of kidney）是泌尿系统常见的肿瘤之一，肾肿瘤的发病率与死亡率在全身肿瘤中占 2% 左右，在我国泌尿外科恶性肿瘤中膀胱肿瘤最常见，肾癌占第二位，肾脏肿瘤多采取手术治疗。肾脏肿瘤可能会并有其他一些合并症，麻醉实施及管理上更有一些特点。

（一）肾肿瘤的发病原因

肾肿瘤发病的原因与吸烟，肥胖，职业，高血压，输血史，糖尿病，放射，药物，饮酒，饮食，家族史等可能有关。吸烟使肾癌的危险增加 3% ~2 倍，肥胖与肾癌发病也有相关性。焦炭工人，石油工人及印刷工人因接触有害化学物质有增加肾癌发病的危险性。

（二）肾肿瘤的分类及治疗

1. 肾恶性肿瘤

（1）肾癌

1）肾癌的临床表现及诊断：肾癌又称肾细胞癌，肾癌经血液和淋巴转移至肺，脑，骨，肝脏等，也可直接扩散到肾静脉，下腔静脉形成癌栓。临床表现有：血尿、疼痛、肿块、以及发热，夜间盗汗，消瘦，红细胞沉降率增快，肾功能异常。肾肿瘤压迫肾血管，肾素分泌过多会引起高血压，肺转移引起咯血，骨转移可继发引起病理性骨折，脊椎转移引起神经病变等。诊断依靠上述临床表现，以及超声，泌尿系 X 线平片，CT 及 MRI，选择性肾动脉数字减影进行诊断。

2）肾癌治疗：根治性肾切除是肾癌的基本治疗方法。肾动脉造影常用于手术困难或较大的肾癌，在术前造影和进行肾动脉栓塞可以减少术中出血。肾癌有肾静脉或/和下腔静脉癌栓的，术前必须了解静脉内癌栓情况决定手术方式。手术切口采用经腰切口，或经腹腔手术，胸腹联合切口。近年来开展了经后腹膜腹腔镜下行肾癌根治的新方法，对患者创伤小，恢复快。

（2）肾母细胞瘤：它是小儿泌尿系统中最常见的恶性肿瘤，临床症状有腹部肿块，腹痛，发热，高血压及红细胞增多症，晚期出现消瘦，恶心呕吐，贫血症状。早期可经腹行肾切除术。

2. 肾良性肿瘤

（1）肾囊肿：肾囊肿内容物为清亮浆液性液体而不是尿液，肾囊肿一般肾功能正常。如果肾囊肿对肾组织压迫并破坏严重时可出现肾功能改变。肾囊肿压迫肾盏，肾盂，输尿管可引起尿路梗阻，如果肾囊肿增大对肾脏功能有影响可采用手术或经皮腔镜微创手术治疗。

（2）肾血管平滑肌脂肪瘤：又称错构瘤，可通过超声，CT 鉴别诊断，较大的肾血管平滑肌脂肪瘤可突然破裂，出现急腹痛，腹腔内大出血，伴有休克症状，须急诊手术切除或介入性肾动脉栓塞。

（3）其他：肾良性肿瘤有肾皮质腺瘤，肾嗜酸细胞瘤，肾血管瘤等，应考虑保留肾组织手术，或部分肾切除等。

（三）肾肿瘤手术的麻醉处理

1. 术前评估　术前常规对肾肿瘤患者进行评估，对患者呼吸功能，循环功能，肝功能，肾功能进行相应检查。注意肾肿瘤患者术前有无合并冠心病，高血压，糖尿病，贫血，低蛋白血症，有无咯血，血尿，呼吸系统疾患等情况。常规检查心电图，胸部 X 线片，尿常规，血常规，肝、肾功能，凝血功能等。

2. 麻醉前准备及用药　肾肿瘤手术多为择期手术或限期手术，术前有合并症的应做相应内科治疗，如纠正贫血，控制高血压，纠正低蛋白血症，控制血糖等，术前应用利尿剂，钾制剂的患者应注意纠正电解质紊乱，酸碱失衡。术前适当应用镇静，安定类药物，或麻醉性镇痛药可减轻患者的焦虑及紧张情绪。麻醉前酌情给予抗胆碱药以减少麻醉中腺体分泌。肾脏手术前应用抗胆碱药最好选用东莨菪碱，因为东莨菪碱在肾排泄之前几乎完全被代谢，而静脉注射阿托品大致 50% 是以原形从肾排泄。长期服用血管紧张素转换酶抑制剂（ACEI）的患者会增加术后肾功能不全的危险性。

3. 麻醉方法选择 肾脏肿瘤手术的麻醉根据手术切口可选用硬膜外麻醉，气管内插管全身麻醉或全麻联合硬膜外麻醉。硬膜外麻醉宜选择胸$_{10\sim11}$椎间隙穿刺，向头端置管注药，局部麻醉选择 1.5% ~2% 利多卡因或 0.75% ~1% 罗哌卡因，或以上两种药联合应用。使神经阻滞范围达到胸$_5$~腰$_2$，会产生良好的麻醉效果。利多卡因与罗哌卡因都是酰胺类药物，主要在肝脏代谢，仅有少量以原形经肾排泄，有研究证实注射利多卡因或丁哌卡因后，经肾脏以原形排泄的比例分别是 10% 和 16%，因此可安全用于肾功能不全患者的麻醉；为提高椎管内麻醉的满意和减轻术中牵拉反应，术中辅助镇静，镇痛药物，如咪达唑仑 2mg 静注，咪达唑仑 5mg 肌注；芬太尼 0.05 ~0.01mg 静注，或辅助丙泊酚泵注。硬膜外麻醉不仅满足手术要求，而且交感神经阻滞后，肾血管扩张，肾血流增加，在维持较好的血压下有利于肾功能保护。术后还可采用留置硬膜外导管进行患者自控镇痛（PCEA）。非甾体抗炎镇痛药（NSAIDS）如双氯芬酸钠不减少肾血流量，不降低肾小球滤过率，可用于肾脏手术后疼痛治疗，但也有学者执不同观点。

肾癌合并有肾静脉癌栓或上腔静脉癌栓患者，肾上腺手术，老年患者，并存严重心肺疾患，糖尿病患者，凝血功能不良患者宜选择气管插管全身麻醉，或联合硬膜外麻醉。Brodner 推荐在大的泌尿外科手术中全麻并用硬膜外麻醉可降低应激反应，减少儿茶酚胺分泌，改善胃肠功能，促进患者恢复。全身麻醉药物选择可参考肾创伤手术患者麻醉用药。近年来腹腔镜肾上腺和肾肿瘤微创手术的开展，在腹腔镜下阻断肾蒂出血减少，效果好，但这种手术也须在全麻下完成。

4. 麻醉中监测 麻醉中常规监测心电图，心率，无创血压，脉搏血氧饱和度，呼气末二氧化碳分压，尿量。实施麻醉时应建立通畅的静脉通路，置入中心静脉导管，监测中心静脉压指导输液量和速度很有必要，有创动脉血压在肾肿瘤手术中应当建立，可及时观察术中血压的瞬时变化，有条件的可做动脉血气监测。

肾癌手术时可能会发生癌栓脱落造成肺动脉栓塞导致严重并发症，因此注意心电监测和呼吸功能监测，维持血流动力学稳定。

5. 麻醉中处理 肾肿瘤手术多采用特殊体位，如侧卧位，侧卧肾垫起位，患者在硬膜外麻醉下采取这种体位多感不舒适，且这种体位对呼吸，循环也有一定影响。因此，硬膜外麻醉时应用辅助药更要注意患者呼吸幅度，频率，血氧饱和度及血压变化。

全身麻醉选用对肾功能，循环功能影响较小的全麻药，术中避免低血压，低血容量。通过已建立的中心静脉导管监测中心静脉压来调整输液量和输液速度，调整好麻醉机呼吸参数维持较好的血氧饱和度和适宜的呼气末二氧化碳分压。

慢性肾功能不全的患者术后肾衰竭发生率高达 10% ~15%，因此术中避免低血压和低血容量、保证肾脏血液灌注，术前尿素氮、血肌酐升高预示术后发生肾功能不全可能。肾肿瘤患者，在术中易发生大出血危险，因此，术前应准备好库血，当术中失血量大时注意补充容量和血压维持。

6. 肾癌并发静脉癌栓手术的麻醉 对于肾癌发生肾静脉和下腔静脉癌栓甚至累及右心房者，手术范围大，术中出血较多，手术和麻醉有较大难度和危险性。Novick 等提出在全身麻醉，体外循环转流下采用深低温停循环取出腔静脉和右心房癌栓。这种手术采取胸正中和腹部正中切口，全身麻醉后肝素化，当 ACT >450 秒，行主动脉插管，右房插管，采用膜式氧合器，用平衡液或胶体预充，建立体外循环，动脉流量维持 50 ~80ml/（kg·min），血液降温，阻断升主动脉后灌注冷停跳液使心脏停搏保护心肌。转流中行血液稀释，HCT 维持在 20%～25%，当肛温降到 18～20℃ 时，降低动脉灌注流量到 10～20ml/（kg·min），直到停止转流。深低温下停循环时间可维持在 45～60min，在此期间行肾及癌栓切除手术，肿瘤及癌栓切除后恢复体外循环转流并复温，心脏复跳后维持较好的动脉血压，血气，电解质及酸碱平衡的基础上停止体外循环转流，用鱼精蛋白中和肝素。这种方法对肾癌合并有腔静脉或右房癌栓的患者会取得良好的手术效果。但由于手术时间长，肝素化后术野渗血多，术中输血较多，体外循环转流对机体的影响，以及深低温停循环对中枢神经系统的影响，仍存在不利因素。

7. **肾肿瘤手术麻醉中输血问题** 肿瘤患者往往由于慢性消耗，失血性贫血，低蛋白血症，以及肾癌根治术术中失血较多，需要在手术中输入大量异体血，因此肿瘤手术患者术前备血很重要。但前瞻性研究表明输入同种异体血会抑制机体免疫功能，使肿瘤患者术后肿瘤复发率高，生存期缩短。因此，对肿瘤手术患者应提倡自身输血，自身输血就是将手术患者的自身血液预先采集，或术中失血回收后再回输，而减少异体血的输入，减少输血反应，病毒和感染性疾病的传播，减轻免疫功能抑制。常用的自身输血有：①术前三天或术日采集自身血液，在术中需要时再输入；②术前稀释性自身输血法，麻醉后采集患者自身血，同时补充晶体或胶体维持较好循环容量，术中或术后回输自身血；③术中用血液回收机回收术野自身血，这种回收系统可将血液中 55%～76% 的肿瘤细胞滤除，再回输患者，这种自身输血方法对良性肿瘤患者无疑是有利的。目前对于恶性肿瘤手术不主张术中自体血回输。

四、常见并发症的防治

1. **气胸** 肾脏手术在解剖过程中可发生胸膜损伤而导致气胸，应密切观察患者呼吸状况，如患者有呼吸困难，气道压增加，肺顺应性降低，血氧饱和度下降及血流动力学改变，考虑有气胸发生可能，应尽早做胸膜修补或闭式胸腔引流。

2. **低血容量休克** 严重肾创伤，发生低血容量休克时对肾功能会造成一定的损害，但当补充血容量，循环功能稳定后，肾血流也会得到一定改善。因此在发生低血容量休克时，应及时积极进行容量复苏，合理应用正性肌力药物，维持有效循环血量，增加氧供和组织灌注。在失血性休克复苏治疗中目前认为在出血未被有效控制情况下，大容量液体复苏和提升血压可以导致继续出血，血液稀释和体温下降，进而造成微循环障碍，氧输送不足，凝血功能障碍，会增加死亡的风险。因而提出低度干预的复苏策略模式，即在出血未被有效控制的情况下，用尽可能少的液体输注将血压维持在能够勉强保持组织灌注的较低水平，来避免因快速和大量液体复苏引发的问题。但血压仍具有休克复苏效果的可信性，在复苏过程中出现少尿或无尿，则提示补液不足，血压过低，肾灌注不良，需要在治疗中注意。

3. **肾功能不全及肾衰竭** 术中或术后肾衰竭是麻醉和手术的严重并发症，高危因素为严重多器官创伤，包括肾严重创伤，大手术，持续低血压，输血错误引起溶血反应等。创伤性休克可造成肾缺血，缺氧影响肾功能，严重肾缺血将使近端和远端肾小球上皮细胞变性坏死，肾小球缺血，滤过率下降，严重创伤后肾小管可能被血红蛋白和肌红蛋白阻塞，肾小管上皮坏死，导致急性肾衰竭。急性肾衰竭的病理过程中，氧供/需平衡很重要，保持稳定血流动力学，可保证肾脏的灌注和氧供，扩血管药及利尿药呋塞米也会增加肾血流，增加氧供，减少肾脏氧耗，对保护肾功能有益。

维拉帕米可调节肾脏微循环，抑制肾脏入球小动脉的收缩，使肾脏小动脉，静脉扩张，预防血栓形成，能防止肾脏缺血再损伤。

乌司他丁能明显减轻肾小管上皮细胞的变性和死亡，能保护低灌注压引起的肾脏缺血性损害，防止术后发生肾衰竭。并能促进全身血液循环，改善血液黏滞度，清除自由基及内毒素作用，有利于创伤及术后机体器官功能的恢复。

4. 多器官功能障碍综合征　肾创伤如果合并多脏器的创伤，由于伤情复杂，内环境紊乱严重及免疫功能明显抑制，容易发生多器官功能障碍综合征（MODS）甚至多器官功能衰竭（MOF），死亡率高。因此近20年来，损伤控制外科（damage control surgery，DCS）作为严重创伤和多发伤治疗的新策略，即初期简化手术，重症监护室复苏治疗和再手术实施。这种治疗打破了对严重创伤患者在危重时实施过大打击的复杂手术所造成的恶性循环，可避免在严重创伤治疗中致死的三联症体温不升，凝血障碍和酸中毒，它们互为因果，恶性循环。因为在患者危重时长时间经历复杂的外科手术及麻醉会进一步引起失血，体内热量丢失，中心体温降低，血红蛋白氧解离曲线左移，氧释放减少，氧供减少，导致体内乳酸堆积加重酸中毒，发生全身炎症反应综合征和免疫系统受损。DCS理念更符合多发性创伤患者的病理生理变化，把创伤对患者的损害降到最低程度，在实施创伤控制外科策略时腹膜间隙综合征是一严重的致死性并发症，发生原因与腹膜内继续出血，腹膜后血肿扩大，腹膜和腹膜间隙水肿及腹腔填塞物有关，麻醉医生在实施创伤危重患者麻醉中应有这一理念，提高抢救成功率。

（李保华）

第三节　尿石症手术麻醉及并发症

尿石症又称为尿路结石（urolithiasis），包括肾结石、输尿管结石、膀胱结石和尿道结石，是泌尿外科常见疾病之一。近20年来，尿路结石的治疗发生了很大变化，除了开放手术治疗外，90%左右的尿路结石应用微创手术碎石取石或无创的碎石技术，使麻醉的实施及管理上有许多特点，熟悉尿路结石的病理生理以及微创取石及碎石的方法，选择适宜的麻醉方法，保证患者在治疗中舒适、无痛、安全。

一、尿石症的病理生理

尿石症可分为肾脏和输尿管的上尿路结石，及膀胱和尿道的下尿路结石。尿石症不应仅仅看成是尿盐在尿路沉淀形成结石，而应当作全身疾病的一种局部表现。尿石症在其形成的病因、发生的部位、年龄及性别，结石的成分，对泌尿系统及机体的影响，手术方法，治疗及预后都有差别。

随着生物化学的发展，细胞生物学和分子生物学的进展，对尿石症的病因、发病机制有了深入的认识，如遗传因素的影响，机体以及细胞对结石成分生成、代谢、吸收和转输等机制的研究，预防措施正在加强。对尿石症的治疗，除了传统的手术治疗，目前多采用体外冲击波碎石，经皮肾镜及各种内镜取石或碎石的微创手术，都已积累了丰富的经验。这些新的治疗手段促进了麻醉学的发展，使尿石症患者在麻醉下的手术更安全、舒适。

（一）尿路结石的病因

目前认为尿石症生成与人类种族遗传、自然环境、气候、饮食习惯、营养、代谢异常等因素有关，以上因素导致尿液成分的变化，而形成尿路结石。

1. 遗传因素　Goodman 等认为草酸钙结石是一种多基因的遗传性疾病，许多统计表明尿石症患者中 13% ~46% 有家族史，近亲结婚者发生率更高。形成尿酸结石的痛风症和黄嘌呤尿结石也属于遗传疾病。

2. 自然环境的影响　流行病学调查在热带和亚热带、气候湿热和干燥的地方结石发病率较高。中国南部的省份结石病发病率高于中部和北部。高温气候使人体水分过多蒸发，尿液浓缩，促进结石盐沉淀，使尿内结石盐析出而形成结石。大量饮水使尿液稀释，尿量增加可防止结石形成。

3. 营养与尿石症的关系　尿石症与食物组成及营养状况有密切关系，在贫困地区膀胱结石多见，在营养水准高的人群上尿路结石发病较高，高动物蛋白的摄取可导致尿液中钙尿酸含量增加，高动物蛋白摄入增加了机体的酸负荷，使尿液 pH 下降，有利于尿酸沉淀，也使钙排泄增加，导致草酸钙的形成。而枸橼酸盐减少是促进尿石形成的重要原因。尿钙和尿酸是尿结石形成的物质基础。蔗糖食入过多，导致尿钙排泄增加可使尿结石高发。谷类、蔬菜、纤维食物摄入可降低肾结石的发病率。

4. 代谢和转输异常　结石与新陈代谢有关，如胱氨酸结石，含钙结石，尿酸结石和黄嘌呤结石等是由机体代谢产物形成。维生素 B_6 和维生素 B_1 在生成草酸上有重要作用，当有足够的维生素 B_6 和维生素 B_1 时大部分乙醛酸可转化为甘氨酸而大大减少草酸的生成，从而降低草酸钙的生成。机体内钙和磷的代谢，尿酸的代谢，枸橼酸的代谢和转输等都与尿石症形成有关。甲状旁腺代谢紊乱也与结石形成有关。

5. 泌尿系统自身原因

（1）泌尿系统梗阻：如肾盂积水、肾盂输尿管积水、输尿管畸形、前列腺增生、尿道狭窄梗阻使尿液潴留诱发结石形成。

（2）感染：泌尿系统感染后细菌及坏死组织可诱发结石形成。

（3）其他原因：如长期卧床患者，甲状旁腺功能亢进患者，痛风患者等易发生结石。

（二）尿路结石的病理生理

尿路结石位于肾盂颈部梗阻，引起肾积水，并发感染影响肾功能，并使肾实质萎缩功能受损。梗阻严重可导致肾衰竭、尿毒症。多数输尿管结石是肾结石排出过程中停留在输尿管，输尿管在肾盂输尿管连接处、输尿管跨过髂血管处及输尿管膀胱壁处有三个狭窄处，结石沿输尿管下移时，常停留或嵌顿于这三个生理狭窄处，但以输尿管下 1/3 处最常见。尿路结石可引起泌尿系统损伤、梗阻、感染等。尿路梗阻及肾小管阻塞使肾小球囊内压升高，导致肾小球有效滤过压降低，炎症以及损伤都可破坏肾小球滤过膜的完整性而导致通透性增加，引起血尿和蛋白尿。肾小管梗阻后缺血，并发感染引起肾小管上皮细胞变性坏死使肾小管重吸收、分泌和排泄功能障碍、肾浓缩功能降低而多尿，尿中出现蛋白质、红细胞、白细胞、管型等，血浆肌酐与血浆尿素氮也有所改变，使钠、钾、镁、钙、磷排泄异常，临床上有些患者表现为低钠血症、低钾血症、高钾血症、低蛋白血症、肾性贫血、下肢浮肿、代谢性酸中毒。肾实质病变也可引起肾性高血压，肾功能不全，凝血机制障碍导致出血。

二、肾结石手术的麻醉

（一）肾结石的临床表现、诊断及治疗

1. 临床表现　肾结石（renal calculi）和输尿管结石（ureteral caculi）又称上尿路结石，主要的临床表现为血尿和疼痛，其程度与结石部位，结石大小，有无感染，尿路梗阻有关。肾结石可引起肾区疼痛和肾区叩击痛，活动后出现上腹部或腰部钝痛。输尿管结石可引起肾绞痛，发作时表现为剧烈疼痛，疼痛可在腹部、上腹部或中下腹部，也可以放射至同侧腹股沟，同时伴有恶心、呕吐。肾结石患者大多数有肉眼血尿。如果结石并发肾盂肾炎、肾积脓或肾周脓肿时，患者可有发热，寒战等症状。

2. 肾结石的诊断　结合病史、疼痛部位、疼痛性质、有无血尿进行诊断，实验室检查血尿阳性。B超、泌尿系X线、CT、放射性核素肾显像以及内镜检查有助明确诊断。发生肾绞痛时须与外科急腹症如异位妊娠、卵巢囊肿蒂扭转、急性胆囊炎鉴别诊断。

3. 治疗

（1）药物治疗：包括碱化尿液，口服别嘌呤醇、枸橼酸钾、碳酸氢钠以及改变饮食结构有治疗作用。在药物治疗中须大量饮水利尿并控制感染。中草药金钱草、车前子有助于排石。

（2）微创手术：经皮肾镜取石或碎石术，经输尿管镜取石或碎石术，体外冲击波碎石术。

（3）手术治疗：传统的开放性尿路结石手术包括：肾实质切开取石，肾盂切开取石，肾部分切除，肾切除，输尿管切开取石。本节主要介绍肾结石手术的麻醉。

（二）术前准备和术前用药

1. 术前准备　术前常规检查心电图，血常规，尿常规，肝、肾功能，胸部X线，凝血功能，电解质及酸碱平衡变化，尿素氮及血肌酐等。全面了解病史，根据全身各器官功能状态评定ASA分级，重点了解肾功能及肾结石对泌尿系统及全身影响。对于合并有心脏病、高血压、糖尿病、甲状旁腺机能亢进、肾性贫血、低蛋白血症患者，应给以相关积极治疗以提高麻醉安全性。泌尿系感染患者术前应用抗生素控制感染。由于肾结石手术多在硬膜外麻醉下完成，采用侧卧位手术，术前应注意患者有无呼吸道感染、肺部疾病，保持良好的呼吸功能。

2. 术前用药　术前酌情应用镇静，安定类药物使患者安静，消除对手术、麻醉的恐惧、焦虑和紧张心理，取得很好配合。麻醉性镇痛药可用于手术前有明显疼痛症状的患者，抗胆碱药以选择东莨菪碱为宜。

（三）肾结石手术的麻醉与管理

1. 麻醉方法选择　传统的肾结石手术体位一般采用侧卧位，患侧在上，选择经腰切口。麻醉方法根据手术部位及方法，患者的全身状况，麻醉医师的经验或习惯及麻醉设备条件来选择。多数肾结石手术可在硬膜外麻醉下完成，且术后尚可进行患者自控硬膜外镇痛。硬膜外麻醉的效果确切不仅能满足手术的要求，而且交感神经阻滞后，肾血管扩张，血流增加，氧供增加，有利于保护肾功能。硬膜外麻醉可选择胸$_{10\sim11}$椎间隙穿刺，向头端置管注药。局

麻药可选择1.5%~2%利多卡因或0.75%~1%罗哌卡因，使阻滞平面达胸$_6$~腰$_2$，有较满意的麻醉效果。对于老年人、小儿，合并有严重心肺疾病的患者，手术难度较大的患者宜选择气管内插管全身麻醉，或全身麻醉联合硬膜外麻醉，全身麻醉用药参照肾肿瘤手术麻醉。

2. 麻醉中监测　麻醉中应常规监测心电图、无创血压、心率、脉搏血氧饱和度、呼气末二氧化碳分压、中心静脉压和尿量。

3. 麻醉管理及注意事项　肾结石手术多采用侧卧位，侧卧位时腰部垫高，对呼吸有一定的影响，使下侧肺的肺功能残气量减少，由于重力的影响肺血流也较多的分布于下侧肺，可造成肺通气/血流比值失调。故硬膜外麻醉中必须仔细观察患者呼吸变化，并做好对呼吸急救准备，保证侧卧位时呼吸道通畅。为使椎管内麻醉满意，并减轻手术牵拉反应可使用镇痛、镇静药物，如芬太尼、丙泊酚、咪达唑仑等。实施全身麻醉时选用对肾功能、循环功能影响较小的药物。在麻醉前应建立通畅的静脉通路包括中心静脉导管置入，以保证术中输液和在术中发生大出血时快速补充血容量。围术期肾功能的保护，关键在于维持较好的肾灌注，避免发生低血压，在低血压时及时补充血容量，同时可用麻黄素、多巴胺等提升血压，保证肾脏的灌注。

（四）并发症防治

（1）术中寒战，椎管内麻醉影响中心体温调控而降低寒战的阈值，故椎管内麻醉应注意防治寒战，减少机体氧耗，α-肾上腺能受体激动剂可乐定可明显降低硬膜外麻醉下的寒战，曲马多能有效抑制术中寒战。另外，对输入液体加热和保温也是有效预防寒战的方法。

（2）侧卧位下进行肾脏手术会损伤胸膜，造成气胸，麻醉中应观察患者呼吸状况，发生气胸时应早做胸膜修补或闭式胸腔引流。

三、经皮肾镜取石或碎石的麻醉

（一）经皮肾镜取石及碎石术

经皮肾镜取石术（percutaneous nephrolithotripsy，PCNL）采用微创肾镜或输尿管镜先建立皮肤到肾集合管系统的手术通道，俯卧位下选择在第12肋上缘或下缘腋后线区域在B超引导下进行经皮肾穿刺，见尿液后置入导丝，用经皮肾扩张管通过导引钢丝，逐级扩张至F16留置扩张鞘，经鞘置入肾镜或输尿管镜来观察肾盂、肾盏、输尿管上段的结石。常规在经皮肾穿刺前应在膀胱镜下经输尿管内置入输尿管导管。在B超监视下采用超声碎石、弹道碎石或激光碎石设备进行碎石。

1. 超声碎石（ultrasound litholapaxy）　是指频率在10~20kHz间的机械振动波，每次碎石间隔0~15s。原理为以电压效应制成换能器，将电能转换成机械能，通过一个金属管即超声电极传递至电极远端的振动探头上，振动探头使结石发生高频共振而碎石。超声碎石由超声发生器、换能装置、碎石探头和负压吸引泵组成，超声碎石效能较低。

2. 弹道碎石（the swiss lithoclast）　是将压缩空气产生的能量驱动碎石机手柄内的弹丸，以12kHz频率击打和手柄相连的金属杆的底部，通过金属杆的机械运动冲击结石，是较理想的腔内碎石方法。探头直径0.8~2.0mm，输出能量80~100mJ，是超声碎石能量的50倍。

3. 激光碎石（laser litholapaxy） 是利用结石表面和激光头之间形成的气态等离子区膨胀产生的声学冲击波而碎石。目前用的钬（Ho：YAG）激光是利用氪闪烁光源激活嵌在钇–铝–石榴石晶体上的稀有元素钬而产生的脉冲式激光，激光 2 140nm，组织穿透度 < 0.5mm，脉冲发射时间 0.25ms，钬激光功率为 20 ~ 100W，能粉碎各种结石。由于钬激光可能会造成眼睛损伤，因此操作医生需戴防护眼罩。

（二）经皮肾镜取石的体位

经皮肾镜取石术多采用俯卧位，这种体位可使术者有一个好的操作空间，易选择合适的穿刺部位，但俯卧位时由于身体重力压迫胸腔导致肺功能残气量及肺活量下降，同时因腹垫的影响，使下腔静脉及髂静脉受压，回心血量减少，前负荷降低，可引起循环功能的紊乱，尤其是对肥胖患者及肺功能障碍患者影响更大。

对于肥胖、心肺功能障碍，脊柱后凸患者可选择侧卧位，由于腰桥升起后使患者头侧和臀部向下降，腰部向上凸，导致肋骨和髂嵴间距改变，有利于手术操作，出现并发症时能及时行开放手术。

采取平卧位，体位舒适，对患者血流动力学及呼吸功能影响小，有利于高危手术患者在麻醉中观察和处理。但此体位在经皮肾穿刺时结肠损伤的概率增大。

（三）经皮肾镜取石麻醉

1. 麻醉前准备 麻醉前做好患者心理及体位指导工作，并了解患者心肺功能、凝血功能、肝肾功能，电解质平衡状况。对合并有糖尿病、高血压、心律失常、贫血者术前给予相应治疗。常规心电图、血常规、尿常规、凝血功能检查。

2. 麻醉方法选择 经皮肾镜的取石术多采用二期手术。第一期的经皮肾造瘘术可在放射科或手术室进行，采用局部浸润麻醉或硬膜外麻醉；第二期的取石、碎石术在造瘘后几天进行，可采用硬膜外麻醉或气管插管全身麻醉。

（1）硬膜外麻醉：选择胸$_{10 ~ 11}$椎间隙穿刺，向头置管注药，应用 1.5% ~ 2% 的利多卡因或 0.5% ~ 0.75% 的罗哌卡因，使脊神经阻滞范围在胸$_5$ ~ 腰$_2$，术中常规吸氧，为使麻醉满意可辅助咪达唑仑或芬太尼等镇静、镇痛类药物。也可选择腰$_{2 ~ 3}$及胸$_{10 ~ 11}$椎间隙两点穿刺置管双管给药，先给 2% 的利多卡因 3 ~ 5ml 试验量，出现阻滞平面后再给 0.5% ~ 0.75% 的罗哌卡因，但要掌握局麻药剂量，防止麻醉平面过宽。也可选择胸$_{10 ~ 11}$硬膜外穿刺置管，然后选用针内针法行 $L_{3 ~ 4}$ 蛛网膜下腔阻滞，使麻醉平面上界达胸$_{7 ~ 8}$，下界达骶$_5$，如果手术时间长可从硬膜外导管给药，这种方法镇痛、肌松好。

（2）气管内插管全身麻醉：适宜于老年人、小孩、合并心肺疾病、凝血功能异常的患者以及双侧行经皮肾镜取石或碎石的患者。全身麻醉用药参照肾肿瘤手术麻醉。

（3）经尿道黏膜浸润麻醉：目前常用 1% ~ 2% 丁卡因或 2% ~ 40% 利多卡因。这种麻醉方法可以完成输尿管下段结石气压弹道碎石术。采用尿道黏膜浸润麻醉结合经皮肾穿刺点的局部麻醉也可以完成 B 超引导的微创经皮肾镜取石术。在行局麻时穿刺点的局部浸润麻醉要充分并达到肾包膜，但须掌握局麻药的浓度及剂量。在局部麻醉下患者会有不同程度的疼痛，感到不舒适，术中需用镇痛药。

3. 麻醉中管理 麻醉中监测包括：心电图、无创血压、SpO_2、$P_{ET}CO_2$、心率等，并准备好麻醉机，气管插管用具，急救药品。

经皮肾镜取石或碎石术实施过程中患者应先于截石位经尿道行输尿管镜下置入输尿管导管，然后改为俯卧位或侧卧位进行手术。术中体位变化、俯卧位或侧卧位时垫物放置不合适，除了患者感到不舒适外，也会引起呼吸循环功能的变化。因此要仔细观察患者呼吸及血压变化，注意治疗中灌注液的用量，如果灌注液吸收过多，应给以速尿 5～20mg。术中使用的灌注液应加温至 37℃，因为麻醉及低体温可能引起寒战导致氧耗增加，诱发心、肺并发症。寒战时可用地塞米松、曲马多等药物治疗。在行蛛网膜下腔阻滞麻醉时控制麻醉平面不要过宽。

4. 并发症及防治

（1）肾损伤、肋间血管损伤、肾门处血管损伤可引起术中出血，应严密观察，及时补充容量。

（2）胸膜腔损伤，胸膜腔损伤与经皮肾穿刺有关，可造成气胸、血胸，表现为呼吸困难，可放置胸腔闭式引流。

（3）稀释性低血钠血症，由于治疗中灌注液大量吸收，可造成稀释性低钠血症（血钠＜120mmol/L），引起中枢神经系统症状，表现为头痛、头晕、意识障碍、恶心等，进一步发展为昏睡、昏迷。因此术中注意灌注液的入量和出量，限制液体入量，监测血电解质变化，并给以利尿剂等治疗。

（4）渡边道哉报道行肾镜取石的合并症除出血、气胸外还会出现发热、感染、败血症和心跳骤停，建议在俯卧位手术最好选择气管插管全身麻醉，有利于出现意外时能及时复苏治疗。

（5）结肠损伤，经皮肾镜通道建立过程中会损伤结肠，出现腹胀、腹膜感染等征象，需手术探查治疗。

四、体外冲击波碎石的麻醉

（一）体外冲击波碎石的原理

体外冲击波碎石（extrocorporpeal shock wave lithotripsy ESWL）是通过 X 线或 B 超对结石进行定位，利用高能冲击波聚焦后作用于结石，使结石裂解，是目前泌尿结石首选的治疗方法。1980 年由法国 Munich 开始用于临床。目前第一代碎石机还在很多研究所使用，由于在治疗中患者身体需要部分浸没于水中，在碎石中多采用全麻或硬膜外麻醉，又因水浴及水浴温度影响而产生明显的心血管和呼吸系统的改变。因此，第二、三代碎石机通过改进问世，有许多优点，首先是没有水槽，避免了患者侵入水中引起的问题，另外冲击波聚焦后，引起的疼痛较轻，更安全，患者在治疗中更舒适。

（二）体外冲击波碎石的适应证及禁忌证

1. 适应证　适用于肾、输尿管上段结石。输尿管下段结石的治疗仍选用输尿管镜。

2. 禁忌证　禁忌证包括：①全身性出血性疾病、心力衰竭、严重心律失常、妊娠、腹部安置心脏起搏器患者；②极度肥胖患者结石定位困难，并且这些患者还常伴有高血压，缺血性心脏病，糖尿病。ESWL 治疗产生的不良反应的风险大；③急性尿路感染不宜碎石，否则易发生炎症扩散甚至导致败血症；④结石远端尿路梗阻；⑤合并有腹主动脉瘤或肾动脉瘤患者不宜行 ESWL，在碎石时可能导致瘤体破裂。

（三）体外冲击波碎石的麻醉

1. 术前准备　术前一天服缓泻剂，清洁肠道以减少肠内积气及粪便。治疗当日禁食，治疗前让患者了解碎石的方法，麻醉方法及体位的摆放。解除恐惧心理，争取主动配合。ESWL 前掌握泌尿系统的病情，通过腹部平片、B 超、尿路造影全面了解结石部位、大小、数量等，做好相关检查，如心电图，肾功能，凝血功能，血常规，尿常规，血小板计数，以及全身情况。

2. 体外冲击波碎石的体位　碎石治疗时的体位有仰卧位和俯卧位两种。仰卧位时背部靠板可略竖起，下肢稍屈曲，并略向左或右倾斜，这种体位姿势使输尿管中、下段结石特别是位于骶髂骨前方的结石碎石难度增加。因此目前对输尿管中、下段的结石碎石采用俯卧位。由于碎石机改进、治疗床代替了体位架，水囊代替了水槽使患者侵入水中的部位减少，并发症也随之减少，患者在碎石中更舒适。

3. 碎石术中监测　在碎石术中应监测心电图、心率、血压、脉搏血氧饱和度。观察患者在治疗中循环、呼吸功能变化。

4. 麻醉方法　在第一代水浴型的碎石机下碎石的患者常采用气管插管全身麻醉或硬膜外麻醉，患者浸入水中有较明显的心血管和呼吸系统功能改变，引起中心静脉压升高和肺动脉压升高，当患者在水浴中浸没到锁骨位置时引起呼吸功能改变，功能残气量和肺活量下降，肺血流量增加，发生通气/血液比例失调和缺氧。水浴的温度也明显影响患者的体温。有统计表明在碎石术中全麻、硬膜外麻醉、蛛网膜下腔麻醉中低血压的发生率分别为 13%、18% 和 27%。

在新一代碎石机用于临床治疗后，因为能量低、聚焦、引起疼痛较轻，更加安全有效。因此丙泊酚、芬太尼、瑞芬太尼及咪达唑仑，清醒镇静麻醉及肋间神经阻滞联合局麻药乳膏表面麻醉为优先选择的麻醉方法。小孩的碎石术麻醉以选择气管插管麻醉或喉罩下全身麻醉，便于呼吸管理。Joo 在 ESWL 术中应用瑞芬太尼 $10\mu g/ml$ 及瑞芬太尼 $10\mu g/ml$ 并用丙？白酚 $5mg/ml$ 分二组实施患者自控镇静（patient - controlled sedation，PCS）都能达到满意效果，术后 70min 患者就可回家。Coloma 在 ESWL 术中做了全麻与监测下麻醉管理（monitored anesthesia care，MAC）二组比较，MAC 组用丙泊酚 $50 \sim 100\mu g/$（kg·min），瑞芬太尼 $0.05\mu g/$（kg·min）；而全麻组用丙泊酚、瑞芬太尼诱导后放置喉罩控制呼吸，麻醉维持用七氟醚（2% ~4%）和氧化亚氮，二组均使镇静评分（observer's assessment of alertness/sedation，OAA/S）维持在 2 ~3 分钟。结果两组患者术后恢复快，但认为七氟醚组清醒程度优于 MAC 组。阿芬太尼静脉靶控输注在 ESWL 的应用也达到了很好镇痛效果。丙泊酚和短效的阿片类药物应用使 MAC 及靶控技术在体外冲击波碎石术的麻醉更加优越。

针刺麻醉在 ESWL 的镇痛作用是有效的，可选用合谷、足三里、足临泣等穴位，用针麻仪刺激，调节频率及强度。也可以在穴位注射 1% 利多卡因 2 ~4ml，针刺麻醉安全，简便，镇痛效果好，术中循环、呼吸功能稳定。针刺镇痛机理为，刺激中枢神经系统产生类内啡肽物质，使感觉中枢对疼痛刺激性降低，提高周围神经末梢对疼痛刺激的痛阈。

5. 并发症的防治

（1）血尿：体外冲击波碎石治疗后患者会出现血尿。一般卧床休息，给予止血治疗。

（2）肾血肿是 ESWL 后较严重的并发症，出血性疾病患者行 ESWL 治疗后肾血肿发生率较无出血性疾病高出 20% ~40%，因此应掌握治疗适应证。

（3）碎石过程中碎石波可诱发心律失常，Simon 报道发生率为10%～14%。早期碎石机使人体侵入水中过多易引起血流动力学及呼吸改变，使血压下降，现改为水囊或小水盆，对循环呼吸影响较小，心律失常已少见。

（李保华）

第四节　泌尿外科腹腔镜手术的麻醉

腹腔镜泌尿外科手术是一项新的微创外科技术。随着手术方式的不断改进及腔镜技术的日益完善，腹腔镜手术在泌尿外科的应用发展十分迅速。目前，泌尿外科大部分手术均可应用腹腔镜来完成。主要有两大类，一是毁损性手术，二是脏器功能重建手术。毁损性手术包括肾上腺肿瘤切除、无广泛粘连的无功能肾切除、乳糜尿肾蒂淋巴管结扎以及肾癌根治术等。脏器功能重建手术主要指肾盂成形术、根治性前列腺切除术及尿道重建术和根治性膀胱切除术及肠道新膀胱术等。

一、手术适应证

泌尿外科腹腔镜手术适应证的选择有两个层面的含义。首先，应严格遵循外科手术治疗的原则。腹腔镜手术是为了使患者在得到有效治疗的同时减少创伤，对于有明确手术禁忌或不适合腹腔镜手术的患者，不能为了手术或开展新技术而忽视手术适应证的选择。腹腔镜手术有其优势，但也有其局限性，目前尚不能完全替代开放手术。其次，随着科学和手术技术的发展，腹腔镜手术适应证在逐步拓展，而禁忌证在逐渐缩小。对于不同医生来说适应证也是相对的。一直以来，过度肥胖、腹部手术史、感染性疾病伴广泛而严重的器官和组织粘连，以及解剖层次紊乱等复杂情况是腹腔镜手术的禁忌或相对禁忌。近年来，国内外诸多学者相继报道成功挑战这些禁区，如肾上腺手术后腹腔镜二次手术切除肾上腺；肾盂成形术失败而行腹腔镜二次成形，均达到理想效果。

目前临床上该技术被用于隐睾的诊断及功能评价、睾丸固定术、精索静脉曲张切除术、膀胱悬吊术、盆腔淋巴结清扫术、肾切除术、肾输尿管切除术、肾上腺切除术、经皮肾盂或输尿管结石取出术、根治性前列腺切除术和膀胱切除术等。

二、泌尿外科腹腔镜手术麻醉的特点

泌尿系统的腹腔镜手术与其他系统的腹腔镜手术有一些区别。因为泌尿生殖系统的许多器官位于腹膜后（如盆腔淋巴结、膀胱、输尿管、肾上腺和肾脏等），在这些器官的腹腔镜手术中常常需要采取腹膜后间隙充气。充入的 CO_2 面临的是巨大的腹膜后间隙和腹膜后间隙与胸腔及皮下组织的交通结构。这些患者经常发生皮下气肿，并可能一直扩散到头和颈部。大多数严重病例，黏膜下 CO_2 导致的纵隔气肿可压迫上呼吸道，危及生命。已有研究表明，CO_2 在腹膜外间隙的吸收率要高于其在腹膜腔内的吸收率。Mulet 等人发现，在经腹膜外间隙的腹腔镜盆腔淋巴结清扫术中，CO_2 清除率增加76%，而在腹膜内的腹腔镜盆腔检查和胆囊切除术中，CO_2 清除率则分别增加15%和25%。有回顾性研究显示，在肾脏和盆腔器官的腹腔镜手术中，采取经腹膜外间隙入路时，CO_2 的清除率增加高达135%，而采取腹膜内入路时，CO_2 清除率仅增加61%。因此，在经腹膜外间隙的腹腔镜手术中，麻醉医师应密切监测和调整患者的通气，以维持正常的血 CO_2 浓度。

　　麻醉处理原则应是确保患者术中的安全与舒适。硬膜外阻滞麻醉，虽简便、经济，但腹腔镜下行泌尿外科手术（如肾和肾上腺切除），需要较广的麻醉阻滞平面（$T_5 \sim L_2$），对呼吸和循环的影响较明显，并增加心律失常的发生率。人工气腹后，膈肌运动受限，存在通气换气不足。同时膈神经受牵张，肩部可出现胀痛感，而影响患者情绪，严重者影响手术操作。某些泌尿外科的腹腔镜手术，如腹腔镜下的膀胱切除术和肾切除术等，耗时较长，CO_2 吸收量增加，可影响机体的生理机能。而采用气管内插管全身麻醉可以完全克服硬膜外阻滞麻醉带来的不适和不安全因素。

　　对于泌尿外科的另外一些腔镜下手术的麻醉，如经皮肾取石、膀胱输尿管取石及激光前列腺切除术等，可采用低浓度罗哌卡因持续硬膜外麻醉。

三、泌尿外科腹腔镜手术麻醉并发症

　　McDougall 等人报道，在猪的模型，即使循环血量和心输出量正常，长时间增加腹腔内压（$\geq 15mmHg$）也可导致尿量显著减少。其机制可能与气腹过程中肾皮质血流减少和肾静脉回流受阻有关。这种少尿是一过性的，并不会导致术后持续性肾功能异常。有回顾性研究发现，在最初接受腹腔镜肾切除术的 10 例患者中，术后有 2 例患者发生了一过性充血性心力衰竭。研究者认为，这种心衰是术中出现少尿后人为过度扩容所导致的。腹腔镜术中出现的少尿还可能与应激状态下某些激素（如 ADH）的分泌变化有关。因为术中一旦出现少尿往往会采取扩容治疗，因此对麻醉医师来说必须清楚在腹腔镜手术中出现的一过性少尿并不一定意味着血管内血容量的丢失。

　　另外，水中毒、气栓及低温所致严重心律失常等罕见并发症应引起高度重视。

（李保华）

第十五章　妇产科麻醉

第一节　妇科常见手术的麻醉

一、经腹手术的麻醉

（一）子宫及附件切除术

该类手术患者多为中、老年人，可能伴有循环或呼吸系统疾病，且因长期失血而常有贫血，各器官因慢性贫血可能有不同程度损害，应重视麻醉前纠正。如血红蛋白低于 70g/L，应做认真处理，待 80g/L 以上方可麻醉。一般可选择椎管内麻醉，如预计手术困难或需做淋巴结清扫时，为提高患者舒适度宜选择全身麻醉。老年患者合并心、肺疾病者应常规进行心电图及呼吸功能监测，维持血压、心率稳定，注意血容量动态平衡，防止心脏负荷增加，维持正常通气量，注意保护肾功能。该类手术除术前贫血或术中渗血较多者外，多数不需输血。

（二）巨大卵巢肿瘤切除术

麻醉的难易程度与肿瘤大小有直接关系。巨大肿瘤可引起：①膈肌上抬，活动受限，胸廓内容积明显缩小，通气受限，患者可能长期处于低氧和二氧化碳蓄积状态，又因肺舒缩受限，易并发呼吸道感染和慢性支气管炎，因此麻醉前应常规检查肺功能及动脉血气分析，必要时行抗炎治疗；②巨大肿瘤可能压迫腔静脉、腹主动脉，使回心血量减少，下肢淤血浮肿，心脏后负荷增加；又因腔静脉长期受压，逐步形成侧支循环，可使硬膜外间隙血管丛扩张淤血，麻醉前应常规检查心电图、超声心动图，了解心功能代偿程度，硬膜外穿刺、置管应谨防血管损伤，用药量应减少 1/3～1/2；③巨大肿瘤压迫胃肠道，可致患者营养不良，消瘦虚弱，继发贫血、低蛋白血症和水、电解质代谢紊乱，麻醉前应尽可能予以纠正。

麻醉方法和药物的选择应根据心肺功能代偿能力全面权衡。凡有呼吸、循环代偿不全而手术切口在脐以下的中等大小肿瘤，可选用连续椎管内麻醉或全身麻醉。巨大肿瘤促使患者难以平卧者，如属良性囊肿，麻醉前可试行囊肿穿刺缓慢放液，同时经静脉补血浆或代血浆，然后选用全身麻醉。

术中探查、放囊内液及搬动肿瘤等操作过程中，要严密监测生命体征，尤其是血压，放液速度宜慢，搬出肿瘤后应立即作腹部加压。以防止因腹内压骤然消失，右心回血量突然增加，导致前负荷增高而诱发急性肺水肿，另一方面又可能因为腹主动脉的压迫突然解除，后负荷突然降低而导致血压骤降、心率增快。因此，手术中要准确判断心脏前后负荷的增减，及时调节血容量平衡。麻醉后需待呼吸循环稳定、意识清醒后，再送回术后恢复室。

（三）子宫肌瘤剔除术及异位妊娠切除术

此类手术患者年龄较轻，合并症较少，椎管内麻醉基本能完成开腹手术。随着腹腔镜手术的飞速发展，当前该类手术多经腹腔镜完成，因此应用喉罩全麻更为常用。

二、经阴道手术的麻醉

(一) 阴式子宫切除术、肌瘤剔除术及阴道壁修补术

此类手术需用截石位，椎管内麻醉操作后要重视体位摆放及其对呼吸、循环的影响。另外，此类手术常需局部注射肾上腺素等收缩血管并反复多次牵拉宫颈，应注意处理药物引起的血压高、心率快和迷走神经反射引起的心率减慢。阴式子宫肌瘤剔除手术时间较长，渗血、出血较多，术前应认真改善全身情况，术中根据失血量及时输血补液。手术可以选用较为简便的椎管内麻醉，也可采用全麻，应用刺激较小的喉罩通气道。

(二) 宫腔镜检查与手术

宫腔镜能直接检查宫腔形态及宫内病变，优点为直视、准确、减少漏诊，并可取材活检，提高诊断准确性。许多妇科疾病可进行宫腔镜手术治疗。

1. 宫腔镜检查特点　膨宫介质基本要求为膨胀宫腔，减少子宫出血和便于直接操作。常用的有：①二氧化碳：其折光系数为 1.00，显示图像最佳，气和出血可影响观察效果。有气栓的危险，已很少使用；②低黏度液体：有生理盐水，乳酸林格氏液和 5% 葡萄糖等。因其黏度低，易于通过输卵管，检查操作时间过长，可致体液超负荷，故用连续灌流更安全；③高黏度液体：有 32% 右旋糖酐 -70 和羟甲基纤维素钠液等。因粘度高，与血不融视野清晰。罕见情况有过敏，用量过大会导致肺水肿和出血性子癜，甚至引起肺栓塞。

2. 麻醉选择　宫腔镜下手术，根据不同情况可选用全身麻醉或椎管内麻醉，由于大多数宫腔镜手术时间较短且术后疼痛少见，多采用喉罩通气道实行全麻，无需肌松药，患者舒适度高、减少了迷走神经紧张综合征的发生率且恢复较快。

迷走神经紧张综合征源于敏感的宫颈管，受到扩宫刺激传导至 Frankenshauser 神经节、腹下神经丛、腹腔神经丛和右侧迷走神经，而出现恶心、出汗、低血压、心动过缓，严重者可致心跳骤停。宫颈明显狭窄和心动过缓者尤应注意预防。阿托品有一定预防和治疗作用。

3. 麻醉管理　除常规监测与输液外，主要应注意膨宫介质的不良反应与可能发生的并发症。麻醉手术后，应送到麻醉恢复室，常规监测心电图、血压、脉搏血氧饱和度。以 CO_2 为膨宫介质者，术后可取头低臀高位 10~15 分钟可预防术后肩痛。以晶体液为介质者应注意有无体液超负荷或水中毒问题。待一切生命体征平稳后，方可离开麻醉恢复室。

(三) 宫颈椎切、无痛人流及取环术

此类短小手术可于静脉麻醉下进行，给予适量镇静镇痛药，呼吸管理很重要，根据时间长短可保留自主呼吸，也可轻巧置入喉罩进行机械通气。

三、妇科急症手术的麻醉

妇科急症手术包括宫外孕破裂、卵巢囊肿蒂扭转、阴道宫颈撕裂伤等，最常见的为宫外孕破裂，常需急症手术。麻醉处理主要取决于失血程度，麻醉前要对患者的失血量和全身状态做出迅速判断，并做好大量输血准备，应对失血性休克。休克前期时，估计失血量约为 400~600ml；如已达轻度休克，失血量约为 800~1 200ml；中度休克时失血量约为 1 200~1 600ml；重度休克时失血量约为 2 000ml 左右。休克前期或轻度休克时可在输血输液基础

上，谨慎选用小剂量椎管内麻醉；中度或重度休克，经综合治疗无好转者，应酌情选用对心血管抑制较轻的依托咪酯、γ-羟丁酸钠、氯胺酮、琥珀酰胆碱等药物实施插管全麻。诱导时要严防呕吐误吸，麻醉中要根据失血量及时进行自体血回输，补充浓缩红细胞和新鲜冰冻血浆、代血浆和平衡液，并纠正代谢性酸中毒，维护肾功能。麻醉后应继续严密观察，预防感染及心、肺、肾的继发性损害。

（牛世坤）

第二节　孕妇妊娠期生理改变

妊娠期孕妇的生理发生了显著改变，随着妊娠时间的推移，这些改变更加显著，特别是高危产妇，这些生理改变会对麻醉产生影响。作为麻醉医师，除了要掌握麻醉方面的专业知识和技能外，还应该掌握孕妇妊娠期的生理改变、病理产科以及麻醉方法和药物对母体、胎儿的影响等方面的知识，尽最大所能保障母婴的安全。

妊娠期全过程从未次月经第一日开始计算，平均 280 天，即 40 周。临床上分为三个时期：13 周末之前称为早期妊娠，第 14～27 周末称为中期妊娠，第 28～40 周末称为晚期妊娠。

分娩全过程是从开始出现规律宫缩至胎儿胎盘娩出为止，简称总产程。第一产程又称宫颈扩张期，是指从开始出现间歇性 5～6 分钟的规律宫缩，到宫口开全的一段时间。初产妇需 11～12 小时；经产妇需 6～8 小时。第二产程又称胎儿娩出期，是指从宫口开全到胎儿娩出的这段时间。初产妇需 1～2 小时；经产妇通常数分钟即可完成，但也有长达 1 小时者。第三产程又称胎盘娩出期，是指从胎儿娩出到胎盘娩出的时间，通常需 5～15 分钟，不超过 30 分钟。

一、循环系统

妊娠期间，由于新陈代谢负担增加、循环血量增加及内分泌的改变，使得母体在血容量、血流动力学及心脏方面都发生较大变化，以适应胎儿生长发育及分娩的需要。

（一）心脏改变

妊娠期间心电图发生典型改变。从妊娠第 8～10 周开始，心率逐渐加快，34～36 周时达高峰，以后逐渐下降。单胎妊娠心率一般可增加 10～15 次/min，心脏容量可增加 10% 左右。妊娠后期心电图检查有电轴左偏，这与心脏沿长轴旋转有关。有些孕妇在Ⅲ导联出现 Q 波和 T 波倒置，Q 波在深吸气后可减小，T 波在深吸气后倒置减轻或转为直立。AVF 导联一般无 Q 波。上述心电图改变均可于产后消失。另外，妊娠期还可能出现房性或室性期前收缩等心律失常表现。

妊娠期高动力性循环使心音加强，肺动脉瓣区和心尖区出现 2～3 级收缩期吹风样杂音。有时因肺动脉生理性扩张，在肺动脉瓣区可出现吹风样舒张期杂音，酷似肺动脉瓣关闭不全的杂音，但产后即消失。妊娠后期，因子宫增大，横膈上升，可使心脏向左前方移位，大血管轻度扭曲，心尖部可产生收缩期杂音及肺动脉瓣第二心音亢进，但心电图正常。

（二）妊娠期血流动力学改变

妊娠期间心排血量有所增加，开始于妊娠第 5 周，并于妊娠早期末增加 35%～40%。

在妊娠中期，心排血量继续增加直至接近比非妊娠妇女心排血量大50%的水平。妊娠晚期，心排血量维持此水平不变。

心排血量取决于心率和每搏量。心排血量最初的变化可归因于妊娠第4~5周心率的加快。至妊娠早期末心率加快可高于基线15%~25%，并且在妊娠后期基本维持此水平。每搏量于妊娠的第5~8周可增加约20%，而到了妊娠中期末可增加25%~30%，并且保持此水平直至分娩。每搏量的增加与雌激素升高有关。因为妊娠期间孕酮和雌二醇可引起血管平滑肌松弛以致血管扩张，外周血管阻力下降约20%。外周血管阻力的下降可使收缩压和舒张压下降，心率和心脏每搏量反射性地升高，从而导致心排血量的增加。

妊娠期间，左室舒张末容量增加，而收缩末容量保持不变，从而导致射血分数增大。妊娠期间的中心静脉压、肺动脉舒张压和肺毛细血管楔压都在非孕时的正常值范围内。

怀孕期间心排血量的增加可导致子宫、肾脏以及四肢的灌注增加。流向脑部和肝脏的血流无变化。足月妊娠时孕妇皮肤血流量接近非妊娠水平的3~4倍，导致皮肤温度升高。肾脏血浆流量于妊娠16~26周增加80%，但在足月妊娠时降至高于非妊娠水平的50%。

（三）分娩期和产褥期血流动力学改变

与分娩前的心排血量相比，第一产程初期的心排血量增加约10%，第一产程末约增加25%，第二产程增加约40%。子宫收缩期间，约300~500ml血液可从绒毛间隙流入中心循环（相当于自体输血）；子宫内压力增加迫使血液从绒毛间隙流向相对畅通的卵巢静脉流出系统。产后由于腔静脉受压解除、下肢静脉压减小和孕妇血管容量下降的共同作用使心排血量增加。心排血量在产后24小时下降至分娩前水平，在产后12~24周恢复到孕前水平。分娩结束后心率迅速下降，并在产后两周时恢复到孕前心率水平，而在之后的几个月内心率较孕前水平稍低。

（四）血压改变

体位、孕龄以及产次均可影响孕妇的血压测量值。坐位时血压高于卧位。侧卧位时，70%的孕妇血压测量值可下降10%，8%的孕妇血压可下降30%~50%。仰卧位时可出现仰卧位低血压综合征，但改变体位后好转。舒张压比收缩压下降程度更大，舒张压早在妊娠中期时即可下降近20%。

血压的改变与全身血管阻力的改变是一致的。全身血管阻力在妊娠早期时下降，于妊娠20周时降至最低点（下降35%），而在妊娠后期升高。全身血管阻力的下降，是由低阻力血管床（绒毛间隙）的发育以及前列腺素、雌二醇和孕酮作用所致的血管扩张引起的。

妊娠期间上肢静脉压无改变，下肢静脉压于妊娠后期升高，在卧位和坐位时更加明显，可由0.98kPa（10cmH$_2$O）增加到2~3kPa（20~30cmH$_2$O）。下肢静脉压升高的主要原因是由于机械性压迫所致，这里包括增大的子宫在骨盆入口上方压迫下腔静脉，以及胎头在骨盆侧壁处压迫髂静脉。故在进行中心静脉压测量时应从上腔静脉测量，以避免因增大的子宫压迫而导致下腔静脉测量值偏高。

二、血液系统

（一）血容量变化

自妊娠第6周起，母体血容量开始增多，孕32~34周时达高峰，约增加40%~45%，妊娠 34 周后，血浆容量基本稳定或稍有减少。妊娠末期，孕妇循环血容量大部分用于妊娠子宫的血液灌注。胎儿和母体产生的激素可使孕期血浆容量升高。另外，在血管紧张度下降情况下，血浆容量的增加是维持适当血压的一种生理反应。雌激素可升高肾素活性，从而通过肾素 - 血管紧张素 - 醛固酮系统增加钠的吸收和水的潴留。其机制可能是由于胎儿肾上腺产生了雌激素的前体脱氢表雄酮。孕酮也能增加醛固酮的分泌。这些改变导致血浆中肾素活性和醛固酮水平生明显升高，同时也使钠潴留和身体水分总量显著升高。分娩前应适当控制液体的输入量，否则可能会增加水、钠潴留，增加心脏负担，不利于产后恢复。

自孕 6~8 周母体血容量开始增加，孕 32~34 周时达高峰，约增加 40%~45%，平均增加 1 450ml。其中血浆增加约 1 000ml，因血浆增加多于红细胞增加，血液相对稀释。

（二）红细胞

血细胞比容降至 31%~34%，血小板减少 10%~20%，这是因为血浆的增长速度要明显高于红细胞及血小板，导致相对性的贫血。孕妇储备铁约 500mg，为适应红细胞增生及胎儿成长和孕妇各器官生理变化的需要，容易缺铁。

（三）白细胞

从妊娠 7 周起开始增加，至妊娠 30w 时达高峰，主要为中性粒细胞增多，淋巴细胞增多不明显，而单核细胞和嗜酸性细胞几乎无改变。

（四）血浆蛋白

妊娠初期血浆白蛋白浓度从 4.5g/dl 下降至 3.9g/dl，而到足月时下降为 3.3g/dl。妊娠初期球蛋白下降 10%，之后的整个妊娠期均呈上升趋势，直至足月时，球蛋白较孕前水平升高 10%。妊娠期间白蛋白/球蛋白比值（白/球比）从 1.4 下降至 0.9，血浆总蛋白浓度约从 7.8g/dl 下降至 7.0g/dl。妊娠期间母体胶体渗透压减小近 5mmHg。妊娠初期血浆胆碱酯酶浓度下降约 25% 并保持此水平直至妊娠末期。

（五）凝血功能

妊娠期血小板的更新、聚集以及纤维蛋白溶解增强。因此，妊娠时血管内凝血加快，但属于代偿状态。

妊娠期间凝血因子亦发生改变（表 15 - 1）。大多数凝血因子浓度的升高、凝血酶原时间和部分凝血活酶时间的缩短、纤维蛋白肽 A 浓度的增加以及抗凝血酶Ⅲ浓度的降低，均提示凝血系统的激活。血栓弹力图的改变也提示妊娠处于高凝状态。

表 15 - 1　足月妊娠时凝血和纤溶参数

浓度升高的因子：
Ⅰ因子（纤维蛋白原）、Ⅶ因子（转变加速因子）、Ⅷ因子（抗血友病因子）、Ⅸ因子（抗血友病因子 B）、Ⅹ因子（Stuart - Prower 因子）、Ⅻ因子（Hageman 因子）
浓度不变的因子：
Ⅱ因子（凝血酶原因子）、Ⅴ因子（促凝血球蛋白原）
浓度下降的因子：
Ⅺ因子（凝血酶原激酶前身物）、Ⅷ因子（纤维蛋白稳定因子）

其他参数：
凝血酶原时间：缩短 20%
部分凝血活酶时间：缩短 20%
血栓弹力图：高凝状态
纤维蛋白肽 A 浓度：升高
抗凝血酶Ⅲ浓度：降低
血小板计数：不变或减少
出血时间：不变
纤维蛋白降解物浓度：升高
纤溶酶原浓度：升高

妊娠期血浆纤维蛋白原比非孕期增加约 50%～75%，孕末期可达 400～500mg/dl。红细胞表面负电荷改变，红细胞沉降率加快。妊娠期纤维蛋白溶酶增加，优球蛋白溶解时间延长，表明纤溶活性降低，分娩后纤溶活性迅速增高。

从分娩开始的产后第一天内，血小板计数、纤维蛋白原、Ⅷ因子和纤溶酶原迅速下降，同时抗纤维蛋白溶解活性增加。产后第一天凝血时间仍然缩短，血栓弹力图仍然为高凝状态。产后 3～5 天，纤维蛋白原浓度和血小板计数升高，这些改变可以解释为何产褥期血栓并发症高发。产后两周后，凝血功能恢复到怀孕前状态。

三、呼吸系统

妊娠早期已出现肋膈角增宽，肋骨向外扩展，使胸腔前后径及横径各增加 2cm，胸周径增加 5～7cm。妊娠后期子宫增大，腹压增高，使横膈抬高约 4cm，但胸腔总体积无缩小。

从妊娠早期开始，喉黏膜、鼻黏膜和口咽黏膜毛细血管就开始充血，并且在整个妊娠期间充血加剧。孕妇出现呼吸浅快可能是因为鼻充血。

妊娠 12～38 周的孕妇 Mallampati 分级为Ⅳ级的比例升高 34%。呼吸道的血管充血可导致口腔、鼻咽、喉部及气管黏膜的水肿。呼吸道水肿可致困难插管，且黏膜较易破损。有上呼吸道感染、先兆子痫、输液过多、妊高征以及在第二产程时用力分娩的孕妇，其呼吸道水肿更为明显。

怀孕期间，孕妇肺功能最明显的变化是功能残气量（functional residual capacity，FRC）的变化。在妊娠期间，FRC 减少了 20% 左右。这主要是由于子宫增大导致膈肌上抬所致。FRC 的减少使孕妇氧的储存能力明显减少。潮气量（V_T）增加 40%，分钟通气量增加 50%。通气量增多使孕妇动脉 $PaCO_2$ 减低 15% 左右，HCO_3^- 减少 15% 左右，动脉血氧分压（PaO_2）轻度增高，氧合血红蛋白离解曲线右移，这有利于氧在组织中的释放。

孕妇氧耗增加约 20%～50%。储氧能力的减少和氧耗的增加使孕妇更容易发生缺氧。在分娩期间，特别是第一和第二产程，由于疼痛难忍，孕妇的分钟通气量和氧耗量骤增，比非妊娠妇女增高约 300%，导致孕妇出现低二氧化碳血症（$PaCO_2$ 降至 20mmHg 或更低），pH 值升高（pH 7.55）。呼吸性碱中毒可使血管收缩，影响胎儿血供。另外，在宫缩的间歇期，由于疼痛缓解，血中低 $PaCO_2$ 可使孕妇呼吸减弱，可导致低氧，对孕妇和胎儿不利。

四、消化系统

（一）解剖学改变

随着妊娠进展，胃肠道受增大子宫的推挤，使盲肠、阑尾移向腹腔的外上方；妊娠后期子宫压迫直肠，可加重便秘，并可因静脉血流淤滞而出现痔疮；至妊娠晚期，胃向左上方膈肌顶部推移，并且胃的轴线较其正常的水平位向右旋转近 45 度，形成程度不等的水平位。由于胃肠道解剖位置的改变，使急腹症的体征发生变异，易导致临床诊断上的困惑。胃的位置改变使得大多数孕妇的腹段食管移位至胸腔。这就导致可防止胃内容物反流的食管下段高压区（LEHPZ）压力降低，同时孕酮也可使 LEHPZ 松弛。约 30%～50% 的女性在妊娠期间出现胃食管反流症状。

（二）胃肠动力改变

整个妊娠期间液体和固体的胃排空并无改变。妊娠期间食管蠕动和小肠运输减慢。这些胃肠动力的改变与胎盘分泌大量孕酮引起全身平滑肌普遍松弛有关。这种抑制效应也可能是妊娠期间孕酮使血浆胃动素浓度下降而产生的间接作用。此外，分娩时的疼痛、焦虑也会明显影响胃的排空能力。分娩孕妇进食后 8～24 小时行超声检查，发现 41% 的孕妇胃内还存留固体食物，而非妊娠妇女进食后 4h 胃内就找不到固体食物。另外，妊娠妇女的胃内压增加，而食管下段高压区压力降低。所有这些都增加了发生反流、误吸的危险性。

（三）胃酸分泌

在怀孕期间，由于胎盘分泌的促胃酸激素的水平升高，孕妇胃酸的分泌增加。

五、内分泌和代谢

（一）垂体

妊娠期垂体的体积和重量均增加，体积约比妊娠前增加 20%～40%，重量几乎增一倍。垂体前叶增大 1～2 倍，分泌垂体泌乳素的嗜酸细胞增多、增大，形成所谓的"妊娠细胞"。这种生理性增大可能导致头痛，也可压迫视神经交叉而致双颞侧偏盲，产后 10 天左右随着垂体的缩小而恢复。

垂体的这种改变增加了垂体前叶对出血的敏感性。因此，产后出血性休克常使垂体前叶供血不足或形成血栓，造成增生、肥大的垂体前叶发生坏死，而出现席汉综合征（Sheehan's syndrome）。垂体后叶的血液供应直接来自动脉，它不受低血压的影响。临床麻醉时应避免较长时间的低血压，必要时应及时使用升压药，以避免给产妇带来不可逆转的后遗症。

（二）甲状腺

妊娠期间由于甲状腺滤泡和血管增生使得甲状腺增大 50%～70%，造成甲状腺 1、2 度肿大者占 30%～40%。受大量雌激素影响，肝脏产生的甲状腺素结合球蛋白增加，可导致妊娠初期三碘甲状腺原氨酸（T_3）和甲状腺素（T_4）浓度升高 50%，并且持续整个妊娠期。妊娠期血浆总 T_3 和 T_4 的浓度虽然升高，但游离 T_3（FT_3）和游离 T_4（FT_4）的血浆浓度却基本保持在正常范围之内，甚至有轻度下降。故孕妇通常无甲状腺功能亢进表现。

妊娠初期促甲状腺激素浓度下降但此后立即恢复到非妊娠水平，并在此后的妊娠期内不发生进一步改变。妊娠期甲状腺对血浆中碘的摄取量增加。因此,妊娠期应增加饮食中碘含量。

(三) 甲状旁腺

呈生理性增生,激素分泌增加,钙离子浓度下降,临床上多见低钙血症。

(四) 胰腺

妊娠期间胰岛增大,β 细胞数目增多。妊娠中期血浆胰岛素水平开始增高,妊娠末期达高峰,葡萄糖耐量试验显示,胰岛素水平较非孕期明显增高。但由于妊娠期产生的胎盘生乳素、雌激素和孕激素等有拮抗胰岛素的功能,因此血糖水平下降缓慢,恢复延迟。因胰腺对葡萄糖的清除能力降低,故孕妇靠增加胰岛素的分泌来维持体内糖代谢。孕妇的空腹血糖与非孕妇相似或稍低,如果胰岛的代偿功能不足,不能适应这些改变,则将于妊娠期首次出现糖尿病,称为妊娠期糖尿病。

(五) 肾上腺

孕期肾上腺皮质的形态无明显改变,但由于妊娠期雌激素增加,血清皮质醇浓度亦增加,说明孕期肾上腺皮质激素处于功能亢进状态。

肾上腺分泌的皮质醇及醛固酮等激素从孕 12 周开始增加,到妊娠末期达非孕期的 3~5 倍,半衰期延长,清除率降低。妊娠期间由于雌激素水平升高,引起肝合成皮质类固醇结合球蛋白 (CBG) 浓度增加一倍。升高的 CBG 可使血浆皮质醇浓度在妊娠初期末升高 1 倍,而到足月时可升高 2 倍,在妊娠末期的最后几天,未结合的、具有代谢活性的皮质醇浓度为非妊娠水平的 2.5 倍。游离皮质醇增加是由其产生增加和清除率下降所致。与蛋白结合的皮质类固醇受 CBG 增加和血清白蛋白下降的影响。通常在糖皮质激素浓度较低时就可使 CBG 结合能力饱和。妊娠期间倍他米松清除率升高,这很可能是由于它可通过胎盘酶代谢。

肾上腺髓质所产生的肾上腺素和去甲肾上腺素都无改变,但到临产后这两种激素可因对子宫收缩的应激反应而增多。

(六) 代谢

妊娠初期基础代谢率稍下降,妊娠中期逐渐增高,妊娠晚期可增高 15%~25%。氧耗量增加 20%~30%,主要供子宫血管营养区域所用。

妊娠期糖代谢变化显著,在皮质激素及胎盘生乳素抑制胰岛功能的影响下,外周葡萄糖利用率降低,肌肉糖原储备量减少,血糖升高,餐后高血糖持续时间长。由于肾小球滤出的糖量超过肾小管回吸收量,约 20%~30% 的孕产妇可有间断性尿糖现象。近年,对孕期饥饿低血糖的发生有了进一步的认识。非孕妇饥饿后血糖浓度平均为 3.6mmoL/L (66mg/dl),而孕妇为 3.3mmol/L (60mg/dl)。禁食 48 小时后,孕妇的血糖浓度下降更剧,可低于 2.2mmol/L (40mg/dl),最后可出现酮尿,麻醉管理上应予以重视。高位椎管内麻醉和全麻可能掩盖低血糖症状,应特别引起注意。

妊娠期蛋白质代谢增强,但仍保持正氮平衡。由于生理性血液稀释,血浆总蛋白可降低 13%,平均为 62.5g/L,导致胶体渗透压下降,易发生水肿。

妊娠期分泌的大量甾体类激素对水和电解质的潴留起重要作用。妊娠期水的交换面积扩大,在母体与胎儿之间发生大量水及电解质代谢,其特点是总体液量增加伴随等渗的盐潴留。妊娠期水潴留主要发生在组织间隙。

六、中枢神经系统

孕妇对局麻药物和全麻药物的敏感性都增高，因此对麻醉药的用量需求比非妊娠妇女要低，但其机制尚未完全清楚。妊娠期氟烷和异氟烷的最小肺泡有效浓度分别降低 25% 和 40%。有人认为这是妊娠时孕妇体内各种激素水平发生了改变所致。还有人认为，孕妇吸入麻醉药的 MAC 值的降低是由于孕妇内啡肽系统发生了改变，导致孕妇对疼痛的耐受力升高。

对于蛛网膜下腔麻醉或硬膜外麻醉，局麻药减少 30% ~50% 的用量，就可达到理想的平面。一般认为，由于妊娠妇女腹腔压力增大，硬膜外静脉怒张，从而使硬膜外和蛛网膜下腔的间隙减小，导致局麻药的用量减少。虽然脊柱发生的解剖学和力学方面的改变可能是导致此现象发生的原因之一，但是在妊娠初期还未发生明显的力学改变时就发现孕妇对于局麻药的需求量减少。

（牛世坤）

第三节　产科麻醉药理学

围产期药理学涉及三个最重要部分：母亲、胎盘、胎儿。三者相互作用，影响妊娠期间的药物应用。

一、母体因素

药物到达胎盘交换部位依赖于渗入到绒毛间隙的子宫血流率。到达绒毛间隙药物的子宫动脉内浓度依赖以下因素：总剂量、给药途径、麻醉药物中存在肾上腺素、母体代谢与排泄、母体蛋白结合、母体的 pH 与药物的 pKa。

（一）剂量

无论何种给药途径，增加用药剂量会增加母体动脉血药浓度，结果也会增加胎儿的血药浓度。

（二）注射部位

静脉给药时血药浓度峰值最高。骶椎硬膜外注射局麻药比腰椎硬膜外注射在母体内的血药浓度峰值高，而腰椎硬膜外、外阴、颈部侧面注射局麻药后母体的血药浓度相似。

（三）佐剂

肾上腺素能降低母体利多卡因、甲哌卡因血药浓度峰值的 30% ~50%，而对布比卡因、依替卡因的影响很小。

（四）个体药动学

妊娠相关疾病，如先兆子痫，可能会因肝脏代谢障碍和肝血流的减少而导致母体麻醉药的血药浓度较高，对于一些肝清除率较高的药物，如利多卡因，尤其如此，因其代谢对肝血流因素更敏感。

蛋白结合对胎盘转运麻醉药物的潜在影响目前知之甚少。严重先兆子痫引起的母体血浆蛋白水平的降低，可能会使进入胎儿体内的麻醉药增多。但胎盘对具有不同蛋白结合力的药物的转运能力尚不确定。局麻药的血浆蛋白结合力因不同药物及其浓度不同而不同，利多卡因和甲哌卡因的结合率分别为 50% 和 70% ，布比卡因和依替卡因的结合率为 95% 。妊娠可能降低某些药物的蛋白结合。例如，妊娠期间，布比卡因血浆蛋白结合力下降。在评价局麻药蛋白结合意义时，药物 - 蛋白解离率也很重要。

药物的 pKa 是其处于 50% 离子化时的 pH 值。由于大多数局麻药的 pKa 在 7.6～8.9 之间，这与机体生理状态下的 pH 值很接近。母体和胎儿血液 pH 值改变可使药物离子化程度及其胎盘转运发生变化。胎儿酸中毒时可发生一种称为"离子障"的现象，因为胎儿血 pH 值降低使碱性局麻药（如利多卡因）离子化程度高，这种现象可能是病态胎儿药物蓄积的原因。

二、胎盘因素

对孕妇进行的药物治疗中，许多药物都可以通过胎盘，从而对胎儿产生远期效应。在对孕妇用药后，一定量的药物将通过胎盘进入胎儿血液循环。药物通过以下三条途径透过胎盘屏障：简单扩散、主动转运和胞饮作用。药物通透性取决于多种因素，包括分子量大小、蛋白结合率、脂溶性、母体血药浓度和母体及胎儿血 pH 值。药物到达绒毛间隙后，单位时间内转运量可用散公式来表示，其表达式为：

$$Q/t = K \times A \times (C_m \sim C_f) /D$$

Q/t 为跨膜通透率，K 为扩散系数，A 为可进行物质交换的半透膜表面面积，$C_m \sim C_f$ 为母体和胎儿血液循环中药物浓度梯度，D 为膜的厚度。

大分子物质较难通过胎盘屏障，小于 500D 的分子易通过。大多数用于孕妇的药物都是小分子量物质，因此很容易通过胎盘到达胎儿血液循环。脂溶性高的药物也同样易于穿过胎盘屏障。离子化程度高、脂溶性低的药物（如非去极化肌松药）很难透过胎盘屏障。

三、胎儿因素

一旦药物透过胎盘，胎儿对药物的摄取、分布、代谢、排泄决定药物的清除和生理作用。

（一）摄取

胎儿对药物的摄取取决于胎儿血液中药物（包括溶解于血浆中的药物和与红细胞及血浆蛋白结合的药物）的可溶性、胎儿向绒毛间隙的血流量及分布以及流回胎儿血液中的药物浓度。另外，母体和胎儿的血液间的 pH 梯度也影响药物的平衡浓度。

1. 药物的蛋白结合　胎儿的总蛋白量较少，对多种药物（例如某些局麻药、苯巴比妥、哌替啶等）的蛋白结合力均低于母亲，因此血浆中的游离药物相对更多。当游离药物血浆水平一样时（达到平衡），胎儿的总血药浓度低于母亲。

2. 药物的脂溶性和解离度　高度脂溶性药物（例如布比卡因和依替卡因）被胎儿组织大量吸收，降低了胎儿血浆药物浓度。胎儿的 pH 对决定药物的离子化程度很重要。当胎儿发生酸中毒时，弱碱类药物（例如局麻药、阿片类药物）的离子化程度升高，不易通过胎盘返回母体，结果造成胎儿血浆中药物蓄积。这种现象称为"离子障"（ion trapping）。

3. 脐血流量　足月时的脐血流量约为 600ml/min，占胎儿心排血量的 50%。脐血流量减少时，胎儿 - 母亲血药浓度的比值增加，但药物经胎盘转运的速度减慢。

（二）分布

胎儿循环独特（图15-1），能够极大地改变药物的分布，药物在脐静脉和脐动脉中的浓度有显著差异。脐动脉血药浓度是胎儿脑内浓度的真实反映。胎儿组织对药物的摄取受血液循环分布的影响，灌注丰富的器官组织（例如脑、心脏和肝脏）中药物浓度较高。窒息和酸中毒可使胎儿的循环分布发生变化，更多的心排血量灌注脑、心脏和胎盘会进一步增加脑、心脏和肝脏对药物的摄取。

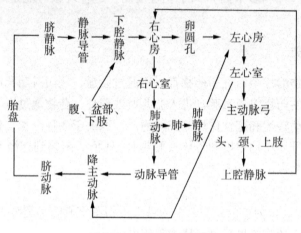

图15-1　胎儿血液循环

（三）代谢和清除

从胎盘经脐静脉进入胎体的药物，约有50%进入肝脏被逐渐代谢，其余部分则从静脉导管经下腔静脉进入体循环，待到达脑循环时药物已经稀释，因此，脑组织中麻醉药浓度已相当低。但胎儿与新生儿血脑屏障的通透性高，药物较易通过，尤其在呼吸抑制出现 CO_2 蓄积和低氧血症时，膜通透性更增大。

胎儿肝的重量为体重的4%（成人为2%）。近年来发现胎儿肝内的细胞色素 P450，与 NADPH - 细胞色素 C 还原酶、葡萄糖醛酸转移酶的活性等与成人无显著差异，因此肝脏对药物的解毒功能无明显差别。

胎儿与新生儿的肾小球滤过率差，对药物排泄能力比成人低，并相对缓慢。肾小球滤过率为成人的30%～40%，肾小管排泄量比成人低20%～30%，尤其对巴比妥类药排泄缓慢。

四、母体用药对胎儿和新生儿的影响

母亲用药对胎儿和新生儿的作用包括：药物的直接影响，因子宫胎盘血流量、子宫张力和收缩力以及产程和分娩方式的变化而造成的间接影响。麻醉药和麻醉性镇痛药都有不同程度的中枢抑制作用，且均有一定数量通过胎盘进入胎儿血液循环。因此，在用药时必须慎重考虑用药方式、剂量、用药时间以及胎儿和母体的全身情况。如果胎儿在药物抑制高峰时刻娩出，则有可能发生新生儿窒息，对早产儿更应慎重。

（一）局麻药

局麻药注入硬膜外间隙，母体静脉血局麻药浓度可在20～30分钟时达最高值，脐静脉血中浓度在 30 分钟时达最高值。不同的局麻药进入胎盘的速度也不同，影响因素有：

1. 局麻药与母体血浆蛋白的结合度　局麻药与母体血浆蛋白结合度高者，通过胎盘量少，进入胎儿血的量也小。

2. 局麻药的分子量　在 350 ~ 450 以下的物质容易通过胎盘，常用的局麻药的分子量都在 400 以下，故均较易通过胎盘。

3. 局麻药的脂质溶解度　局麻药中，脂质溶解度较高者，均较易于进入胎盘。如利多卡因溶解度为 30.2，较易通过胎盘。

4. 局麻药在胎盘中的分解代谢　酰胺类局麻药如利多卡因、布比卡因，大部分在肝脏经酶的作用而失活，不被胎盘分解；其代谢过程也远较酯类局麻药缓慢。因此大量用酰胺类局麻药的不良反应较酯类者多，但由于前者作用可靠，渗透性强，作用时间较长，不良反应尚不多，故仍被普遍用于产科。

酯类局麻药如普鲁卡因、氯普鲁卡因、丁卡因等，大多经血浆或肝内假性胆碱酯酶水解，也在胎盘内水解，因此移行至胎体的量少，故较安全。

局部浸润普鲁卡因时，3 ~ 5 分钟即可通过胎盘，但对胎儿呼吸及子宫收缩均无影响。利多卡因注入硬膜外间隙 3 分钟后，胎儿血内的浓度约为母血浓度的 1/2，加用肾上腺素可降低母胎血内浓度，但不能延缓透过胎盘的速率。

布比卡因：化学结构和药理作用与丙胺卡因类似，作用维持时间长，胎儿娩出时脐血内浓度约相当于母血的 30% ~ 40%。

罗哌卡因：该药作用强度大于布比卡因，对运动神经阻滞弱于布比卡因，蛋白结合率95%，毒性作用特别是心脏毒性作用小，0.125% 以下的浓度可产生感觉阻滞而不产生运动神经阻滞，是产科镇痛较理想的局部麻醉药。

（二）麻醉性镇痛药

麻醉性镇痛药如吗啡、哌替啶、芬太尼等，都极易透过胎盘，且对胎儿产生一定的抑制。

1. 哌替啶　全身用药仍然是分娩镇痛的常用药物。常用剂量为 25 ~ 50mg 静脉注射或50 ~ 100mg 肌内注射，作用维持 3 ~ 4 小时。

哌替啶易于通过胎盘，静脉注射后 1 分钟即出现在胎儿血液中、6 分钟即在母亲和胎儿间达到平衡；改用肌内注射，脐静脉的哌替啶出现较延迟，浓度也较低。哌替啶的活性代谢物去甲哌替啶可在胎儿体内发生蓄积。哌替啶和去甲哌替啶在新生儿体内的半衰期明显延长（分别为 20 小时和 60 小时）。

哌替啶有促进宫缩作用，但子宫肌张力不降，宫缩频率及强度增加，故可使第一产程缩短。可能与其镇痛以及加强皮质对植物神经调整功能等作用有关。新生儿一旦出现呼吸抑制，可用丙烯吗啡 0.1 ~ 0.25mg 经脐静脉注入以对抗。

哌替啶及其代谢物作用于胎儿可导致心率变异性降低和呼吸运动减弱；作用于新生儿可导致新生儿抑制，表现为 Apgar 评分降低、出现持续呼吸的时间延迟和神经行为功能异常等。作用有明显的剂量依赖性，并与注药 - 分娩时间间隔有关。产妇肌内注射 50 ~ 100mg哌替啶 1 小时之内或 4 小时之后分娩的新生儿较少受到抑制，而在给药后 2 ~ 3 小时期间分娩的新生儿易发生抑制。

2. 吗啡　新生儿的呼吸中枢对吗啡的敏感性很高，等效剂量的吗啡引起的新生儿呼吸抑制多于哌替啶。由于吗啡用于分娩镇痛时起效慢、作用时间长而新生儿抑制的发生率高，已被哌替啶或芬太尼替代。

3. 芬太尼　用于分娩镇痛的常用剂量为 $25 \sim 50 \mu g$ 静脉注射，峰效应在 $3 \sim 5$ 分钟内出现，作用时间约 $30 \sim 60$ 分钟。

芬太尼经胎盘转运的速度很快。达到平衡后母亲血药浓度是胎儿的 2.5 倍。

芬太尼静脉镇痛可导致胎儿抑制，表现为短暂的胎动减少、呼吸动作消失和胎儿心率变异性降低。分娩早期单次静脉注射常规剂量芬太尼一般不会对新生儿造成不良影响，但反复静脉用药可能导致新生儿抑制。

芬太尼静脉镇痛还可能导致母亲镇静和呼吸抑制，从而间接影响胎儿和新生儿。

4. 瑞芬太尼　强效的超短效的 μ 阿片受体激动剂，其血浆清除和作用消退迅速，半衰期仅有 1.3 分钟，所以持续应用不产生蓄积。在提供良好分娩镇痛的同时对胎儿和新生儿无明显副作用。瑞芬太尼在产科中的应用还需进一步研究。

5. 阿片拮抗剂　纳洛酮可通过胎盘到达新生儿，改善新生儿对二氧化碳的通气反应，但对新生儿的神经行为评分没有改善。纳洛酮能改变新生儿循环中的脑啡肽和内啡肽的含量，后两者在新生儿对感觉刺激和应激的适应以及循环稳定的维持方面都有重要作用。因此，除非有与母亲应用麻醉性镇痛药有关的呼吸抑制，一般不推荐新生儿用纳洛酮治疗。

（三）全身麻醉药

1. 氯胺酮　一种 NMDA 受体拮抗剂，可引起分离麻醉，常用于伴有血容量降低、哮喘的孕妇，有轻微的呼吸抑制作用，并能使动脉血压升高 $10\% \sim 25\%$，禁用于高血压患者。除了在分娩时应用外，$25 \sim 50 \mu g$ 的氯胺酮可用于椎管内麻醉阻滞不全时辅助剖宫产。1968 年用于产科，具有催产、消除阵痛增强子宫肌张力和收缩力的作用。对新生儿无抑制，偶可引起新生儿肌张力增强和激动不安（有的报道占 2%）。氯胺酮静脉注射 1.5mg/kg 可作为全麻诱导，或在胎头娩出时静脉注射 0.25mg/kg，或在会阴侧切时静脉注射 $0.6 \sim 0.7mg/kg$。氯胺酮禁用于有精神病史、妊娠中毒症或先兆子宫破裂的孕妇。

2. 丙泊酚　具有诱导迅速、维持时间短、苏醒迅速的优点。和哌替啶联合使用，给予 $25 \sim 50mg$ 可防止呕吐。该药可透过胎盘，大剂量使用（用量超过 2.5mg/kg）可抑制新生儿呼吸。丙泊酚在母体静脉使用后 $1 \sim 2$ 分钟出现在胎儿血中，15 分钟之内达到平衡。该药说明书强调：妊娠期丙泊酚除用作终止妊娠外，不宜用于产科麻醉。也有人报道：丙泊酚用于剖腹产有许多优点，患者迅速苏醒，未引起新生儿长时间抑制。但丙泊酚无论用于全麻诱导或维持，很多产妇发生低血压，故应慎重。哺乳期母亲用后对新生儿安全尚有顾虑。

3. 依托咪酯　依托咪酯是咪唑羧化物，常用的麻醉诱导剂量（0.3mg/kg）对心肺功能影响小。依托咪酯水解迅速、所用时间短，注射时疼痛发生率高，易发生不自主肌肉收缩，还可以抑制新生儿皮质醇的合成，因此较少用于剖宫产。

4. 硫喷妥钠　1936 年始用于产科，迄今仍用于分娩第二期，不影响子宫收缩，可迅速通过胎盘，但胎儿的摄取量与母体所用剂量不呈正比关系。本药用于妊娠期的半衰期比非妊娠期者长 $2 \sim 3$ 倍。健康新生儿的 Apgar 评分与所用剂量及脐静脉血中的药物浓度无直接相关。大剂量硫喷妥钠可能抑制新生儿呼吸，故应限制剂量不超过 7mg/kg。因胎儿窒息而需作急症剖腹产时由于巴比妥类药对脑似有保护作用，故仍可考虑用本药作麻醉诱导。

（四）吸入麻醉药

1. 氧化亚氮　氧化亚氮是产科麻醉最常用的吸入性麻醉药。可迅速透过胎盘，母胎间的血浓度差约为 55%～91%，且随吸入时间延长而成比例增加。氧化亚氮对母体的呼吸、循环、子宫收缩力有增强作用，使宫缩力与频率增加。用于产科多取半紧闭法作间歇吸入，可在分娩第一期末宫缩前 20s～30s 吸入。使用高浓度氧化亚氮时，应警惕缺氧的发生。氧化亚氮用 3L/min，O_2 用 3L/min，氧化亚氮浓度最高不超过 70%。

2. 卤化剂　小剂量卤化剂如：异氟烷（0.75%）、氟烷（0.5%）、地氟烷（2%～4%）及恩氟烷（1.0%）与氧化亚氮联合吸入可使氧化亚氮浓度由 70% 降至 50%。卤化剂有以下优点：减少产妇术后不良记忆；允许高浓度氧气吸入；增加子宫血流量；不增加子宫出血；对新生儿抑制作用不明显。孕 8～12 周孕妇与非孕妇相比异氟烷 MAC 下降 28%。氟烷对宫缩抑制较强，恩氟烷和异氟烷次之。剖宫产麻醉的维持采用高浓度上述吸入麻醉药，会明显抑制宫缩，导致胎儿取出后宫缩不良，增加手术出血量。因此，最好使用较高浓度的氧化亚氮复合较低浓度的恩氟烷和异氟烷。临床研究表明，50% 氧化亚氮复合小于 1% 恩氟烷和异氟烷，麻醉效果较好，对宫缩影响轻，对新生儿无明显影响。

（五）肌肉松弛药

1. 琥珀酰胆碱　其脂溶性低，且可被胆碱酯酶迅速分解，故在常用剂量时，极少向胎儿转运，新生儿体内亦无此药。但用量在 300mg 以上或一次大量使用，仍会转运至胎儿，3.5min 后即可与母血浓度相平衡。动物实验已证明琥珀酰胆碱可向胎儿转运。如果孕妇胆碱酯酶活性异常，使用琥珀酰胆碱后，偶可引起母子呼吸抑制。

2. 筒箭毒碱　过去认为其胎盘通透率很小。近年在剖腹产麻醉中的研究表明，静脉注入后 2 分钟脐血中即可出现，6～10 分钟后，脐血浓度为母血浓度的 10%。临床反复大量使用筒箭毒碱可引起母子均无呼吸，但可用抗胆碱酯酶药拮抗。

3. 泮库溴铵　分子量较大，临床研究表明也可透过胎盘，但临床上未见有异常情况。

4. 新型非去极化肌松药　近年来新的非去极化肌松药逐年增加，其中以阿曲库铵和维库溴铵或可做为"标准"药。哌库溴铵和杜什氯铵为较新的肌松药。此后开发的以短效见长的美维松和中效的罗库溴铵，使临床用药有更多的选择。上述药物都是高度水溶性药，故不易（并非完全不能）通过脂质膜屏障，如胎盘屏障。产科使用的理想肌肉松弛药应具有：起效快，持续时间短，很少通过胎盘屏障，新生儿排除该药迅速等。阿曲库铵的理化特点接近上述条件，它是大分子量的季铵离子，脂溶性低，50% 与蛋白结合，所以通透胎盘屏障受限。有的作者观察，给剖宫产的产妇使用阿曲库铵 0.3mg/kg，肌松满意，作用持续时间短，仅微量通过胎盘，胎－母间比值为 12%，娩出新生儿 Apgar 评分正常，只有出生后 15 分 NAcs 评分（神经学和适应能力计分）55% 正常。45% 较差，说明使用阿曲库铵后的新生儿自主肌肉张力较差，表现为颈部屈肌和伸肌主动收缩力较差。生后 15 分钟时仍有残存肌松现象，这对不足月的早产儿应以注意。

（牛世坤）

第四节　自然阴道分娩麻醉

有许多因素影响妇女在分娩过程中所体验的疼痛程度，包括心理准备、分娩过程中的情感支持、过去的经验、患者对生产过程的期望，以及缩宫素的作用。胎位异常（例如枕后位）可能也会促使早期的分娩痛更剧烈。然而，毫无疑问的是，对于大多数妇女来说，分娩和剧烈疼痛是相伴的，并且往往超出预料。

在第一产程中，疼痛刺激主要由子宫产生。宫缩可能导致子宫平滑肌缺血，最终导致缓激肽、组胺和 5 - 羟色胺释放。此外，子宫下段和子宫颈的伸展延长可以刺激机械性刺激感受器。这些有害刺激由伴随交感神经的感觉神经纤维传入。它们经由子宫颈部及下腹部的神经丛进入腰部交感丛。这些刺激进入 T_{10}，T_{11}，T_{12} 和 L_1 节段。随着第二产程的到来和会阴部的牵拉，躯干传入神经纤维通过会阴神经将冲动传导到 S_2，S_3，S_4 水平。

有多种分娩镇痛方式可供选择，包括心理助产法、经皮电神经刺激（TENS）、吸入性镇痛药、全身使用阿片类药物、神经干阻滞。其他区域麻醉技术例如，骶部或子宫颈周围阻滞应用不广泛。

一、经皮电神经刺激

1977 年，瑞典的医师将经皮电神经刺激应用于分娩镇痛。方法是将两个电极板放置产妇的背部 $T_{10} \sim L_1$ 的位置，以 $40 \sim 80Hz$ 的频率，$5 \sim 40mA$ 强度的电刺激进行镇痛，它还可通过提高痛阈、暗示及分散疼痛注意力的作用原理缓解产痛，除了对胎心监护有干扰的缺点外无任何副作用，但其镇痛有效率仅为 25%。一般认为经皮电神经刺激（TENS）通过限制种属传递在脊髓背角突触前水平抑制疼痛从而减轻疼痛。电刺激优先激活低阈值的有髓神经。传入抑制效应通过阻断脊髓背角胶状质中靶细胞的冲动来抑制疼痛在无髓鞘小 C 型纤维中的传播。TENS 还能增强内啡肽和强啡肽的中枢释放。

二、吸入性镇痛法

1. 氧化亚氮　氧化亚氮（N_2O）具有溶解度低（1.4）和气/血分配系数低（0.47）的特性，因此吸入后可迅速达到肺与脑中浓度的平衡，可作为吸入性分娩镇痛的首选吸入气体。在临床实践中，吸入 10 次或吸入 45 秒一定浓度的氧化亚氮，即可达到最大镇痛的效果，而且排除快，在体内无蓄积。应用方法为麻醉机以 N_2O : $O_2 = 50\% : 50\%$ 混合后，在第一产程和第二产程产妇自持麻醉面罩放置于口鼻部，在宫缩前 $20 \sim 30$ 秒经面罩作深呼吸数次，待产痛明显减轻消失时，面罩即可移去。于第一产程和第二产程间歇吸入。

2. 恩氟烷和异氟烷　恩氟烷（enflurane）和异氟烷（isoflurane）与 N_2O 相比具有更强的分娩镇痛效果，但即使吸入较低的浓度，也可使产妇产生镇静作用并减弱子宫收缩强度。

三、全身使用阿片类药物

全身使用镇痛剂是吸入性麻醉方法用于分娩镇痛的替代方法。使用最多的药物是阿片类药物，可用于产程早期或椎管内阻滞禁忌的产妇，全身阿片类药物使用越来越少，是由于若干药物选择或剂量使用不当会造成产程镇痛效果不完善或对母婴产生不良反应。

最常用的分娩镇痛的阿片类药物包括哌替啶（pethidine）、芬太尼（fentanyl）、阿芬太尼（alfentanil）、苏芬太尼（sufentanil）、瑞芬太尼（remifentanil）。

四、椎管内神经阻滞法

椎管内阻滞包括硬膜外阻滞和蛛网膜下腔阻滞两种方法，前者还包括骶管阻滞。

1. 骶管阻滞　主要用于第二产程以消除会阴痛。用药容积如超过 15ml，约有 81% 产妇的阻滞平面可达 T_{11} 水平，由此可达到无痛宫缩的效果。据 Hingson 等人对 1 万例病例的总结，疼痛完全消失者占 81%，部分消失者占 12%，失败者占 7%。骶管阻滞的缺点为用药量大；穿刺置管易损伤血管或误入蛛网膜下腔，发生局麻药中毒者较多，可能影响宫缩频率和强度，阻滞平面达 $T_{7~8}$ 水平时，尤易使宫缩变弱。此外，因盆底肌肉麻痹而无排便感，不能及时使用腹压，延长第二产程。

2. 连续硬膜外阻滞　较常用于分娩止痛，有一点穿刺和两点穿刺置管两种。一点穿刺置管法：穿刺腰$_{3~4}$或腰$_{4~5}$间隙，向头置管 3cm。两点穿刺法一般选用腰$_{1~2}$穿刺，向头置管 3cm，和腰$_{4~5}$穿刺，向尾置管 3cm，上管阻滞 T_{10} ~ L_2 脊神经，下管阻滞 $S_{2~4}$，脊神经，常用 1% 利多卡因或 0.25% 布比卡因，在胎儿监测仪和宫内压测定仪的监护下，产妇进入第一产程先经上管注药，一次 4ml，以解除宫缩痛。于第一产程后半期置管注药，一次 3 ~ 4ml（含 1 : 20 万肾上腺素），根据产痛情况与阻滞平面可重复用药。只要用药得当，麻醉平面不超过胸$_{10}$，对宫缩可无影响。本法经母儿血气分析，Apgar 评分与神经行为检查研究，证实与自然分娩相比较无统计学差异。本法对初产妇和子宫强直收缩、疼痛剧烈的产妇尤为适用。用于先兆子痫产妇还兼有降血压和防抽搐功效，但局麻药中禁加肾上腺素。本法禁用于原发和继发宫缩无力，产程进展缓慢，以及存在仰卧位低血压综合征的产妇。本法用于第二产程时，因腹直肌和提肛肌松弛，产妇往往屏气无力，由此可引起第二产程延长，或需产钳助产。因此，在镇痛过程中应严格控制麻醉平面不超过 T_{10}，密切观察产程进展、宫缩强度、产妇血压和胎心等，以便掌握给药时间、用药剂量和必要的相应处理。具体施行中还应注意以下要点：①注药时间应在宫缩间隙期和产妇屏气停歇期。②用药剂量应比其他患者减少 1/2 ~ 2/3。③置入硬膜外导管易损伤血管，由此可加快局麻药吸收而发生中毒反应或影响麻醉效果，故操作应轻巧。④应严格无菌操作，防止污染。⑤禁用于合并颅内占位病变或颅内压增高等产妇。穿刺部位感染，宫缩异常，头盆不称及骨盆异常，前置胎盘或有分娩大出血可能者也应禁用。

3. 脊麻　由于腰穿后头痛和阻滞平面不如硬膜外阻滞易控，除极少数医院外，甚少在产科镇痛中施用脊麻。近年来有人提倡用细导管行连续脊麻，认为可克服上述缺点；但细管连续脊麻失败率较高，有个别报道存在永久性神经损害的危险。

4. 可行走的分娩镇痛　随着分娩镇痛研究的进展，目前倡导的分娩镇痛为在镇痛的同时在第一产程鼓励产妇下床活动，可以缩短第一产程并降低剖宫产率。

具体方法为：①单纯硬膜外阻滞：使用 0.1% ~ 0.062 5% 的布比卡因或罗哌卡因，局麻药中加入芬太尼 $2\mu g/ml$，持续硬膜外泵入，8 ~ 12ml/h。②脊麻硬膜外联合阻滞法：当宫口开至 2cm 时采用脊麻连硬外配套装置，于 $L_{2~3}$ 脊间隙行硬膜外穿刺，用 26G 腰穿针经硬膜外针内置入穿破硬脊膜，见脑脊液后注入 2.5mg 罗哌卡因，$25\mu g$ 芬太尼或苏芬太尼 $10\mu g$，撤腰穿针置入连硬外导管，约 1 小时左右，经硬膜外导管持续泵入 0.062 5% 的布比卡因或罗哌卡因加 $2\mu g/ml$ 芬太尼液，每小时 8 ~ 12ml，直至第二产程结束。产程中可加入 PCA 装置以克服镇痛中的个体差异。该法对产妇运动神经无阻滞，在第一产程可下床活动。

五、局部神经阻滞法

此种镇痛方法由产科医师实施，主要包括宫颈旁阻滞（paracervical block）和会阴神经阻滞（pudendal nerve block）或会阴浸润阻滞（perineal infiltration）。

1. 宫颈旁阻滞　胎儿心动过缓是宫颈旁阻滞最常见的并发症。其主要原因为反射性胎心过缓、胎儿中枢神经系统或心肌抑制、子宫收缩性加强和子宫或脐动脉血管收缩。

2. 会阴神经阻滞和会阴浸润阻滞　在第二产程，产痛主要来自于阴道下段及会阴体的扩张。因此，会阴神经阻滞对第二产程镇痛效果显著。只适用于出口产钳的助产操作，但对中位产钳操作、产后宫颈修补术及宫腔探查术的局部麻醉效果较差。

会阴浸润阻滞麻醉只适用于会阴侧切及阴道修补术。

（牛世坤）

第五节　剖宫产麻醉

最开始，剖腹产是作为一种抢救孕妇和胎儿的紧急分娩方式，只有在非正常情况下才使用。但是随着医疗技术水平的提高，世界各地的剖腹产率都有升高的趋势。目前国内剖宫产率越来越高，其原因可包括胎儿原因、产妇原因、头盆原因及社会原因，其中以胎儿原因最为多见。常见的剖宫产指征为滞产、头盆不称、多胎妊娠、臀位、先露异常、胎儿窘迫以及剖宫产史等。

一、术前评估

大多数产科手术属急症性质，麻醉医师首先应详细了解产程经过，对母胎情况做出全面估计；了解既往病史，药物过敏史及术前进食、进饮情况。除了一般的病史采集外，还应关注孕妇保健以及相关的产科病史、麻醉史、气道情况、妊娠后心、肺功能、基础血压等，椎管内麻醉前还应检查背部穿刺部位的情况。在解释操作步骤和可能发生的并发症后，获得患者的知情同意。

化验检查血、尿常规，肝、肾功能，出凝血时间。对患有妊娠相关高血压、HELLP综合征和其他凝血障碍相关疾病拟行椎管内麻醉的患者，尤其要关注血小板计数和凝血功能检查。

麻醉医师应与产科医师就胎儿的宫内状况，术前要进行相互沟通。

胃动力和胃食管括约肌功能的减退以及胃酸分泌过多使产妇具有较高的反流误吸的风险，所以无论是否禁食，所有产妇均应视为饱胃患者。

二、术前准备

（1）要充分认识产科麻醉具有相对较高的风险，妊娠期间呼吸、循环都发生了一系列的改变，特别是心血管系统改变最大。产妇入院后，对估价有手术可能者尽早开始禁食禁饮，并以葡萄糖液静脉滴注维持能量。临产前给予胃酸中和药。对饱胃者，应设法排空胃内容物。如有困难，应避免采用全麻；必须施行者，应首先施行清醒气管内插管，充气导管套囊以防止呕吐误吸。对先兆子痫、子痫及引产期产妇或有大出血可能的产妇，麻醉前应总结术前用药情况，包括药物种类、剂量和给药时间，以避免重复用药的错误。并做好新生儿急救及异常出血处理的准备。

（2）麻醉前应准备好麻醉机、吸氧装置和相应的麻醉器械和药品，以应对潜在的并发症，如插管失败、呼吸抑制、低血压、镇痛效果不佳及呕吐等。

（3）不论选择哪种麻醉方法，麻醉后都应尽量保持子宫左侧移位。

三、麻醉选择

剖宫产麻醉方式没有一成不变的模式，麻醉方式的选择取决于手术指征、手术的紧急程度、孕妇的要求及麻醉医师的判断，包括全麻和区域麻醉，即蛛网膜下腔阻滞、硬膜外腔阻滞、蛛网膜下腔与硬膜外腔联合阻滞。

（一）硬膜外阻滞

为近年来国内外施行剖腹产术的首选麻醉方法。止痛效果可靠，麻醉平面和血压的控制较容易，控制麻醉平面不超过胸$_8$，宫缩痛可获解除，宫缩无明显抑制，腹壁肌肉松弛，对胎儿呼吸循环无抑制。

硬膜外阻滞用于剖腹产术，穿刺点多选用腰$_{2\sim3}$或腰$_{1\sim2}$间隙，向头或向尾侧置管3cm。局麻药常选用1.5%～2%利多卡因或0.5%布比卡因。用药剂量可比非孕妇减少1/3。

和脊麻相比，硬膜外阻滞需要使用大剂量局麻药才能达到剖宫产手术所需阻滞的平面。在剖宫产术中，经由硬膜外途径给予大量局麻药具有潜在的毒性，且孕妇硬膜外血管常处于充盈状态，穿刺置管应小心，以免误入血管。硬膜外导管有移动的可能，因此即使采用负压回抽试验也不能完全排除导管进入蛛网膜下腔或血管的可能。有多种措施可以减少局麻药中毒的危险。首先在注药前应回吸，然后给予试验剂量（如2%利多卡因3～5ml）并观察产妇的反应；其次应分次给药；最后应选择更安全的药物（如氯普鲁卡因和利多卡因）或较新的酰胺类局麻药（如罗哌卡因和左旋布比卡因）。

局麻药中添加少量芬太尼（2μg/ml）或苏芬太尼（0.5μg/ml）有助于改善麻醉效果。可乐定也用来添加至硬膜外局麻药中，但常产生镇静、心动过缓以及低血压。硬膜外已经置管行分娩镇痛的患者，拟行急诊剖宫产时，可直接利用原导管有效地实施硬膜外麻醉。

为预防仰卧位低血压综合征，产妇最好采用左侧倾斜30°体位，或垫高产妇右髋部，使之左侧倾斜20°～30°，这样可减轻巨大子宫对腹后壁大血管的压迫，并常规开放上肢静脉，给予预防性输液。在平卧位时约有90%临产妇的下腔静脉被子宫所压，甚至完全阻塞，下肢静脉血将通过椎管内和椎旁静脉丛及奇静脉等回流至上腔静脉。因此，可引起椎管内静脉丛怒张，硬膜外间隙变窄和蛛网膜下腔压力增加。平卧位时腹主动脉也可受压，从而影响肾和子宫胎盘血流灌注，妨碍胎盘的气体交换，甚至减损胎盘功能。有报道约50%产妇于临产期取平卧位时出现"仰卧位低血压综合征"，表现为低血压、心动过速、虚脱和晕厥。

（二）蛛网膜下腔阻滞（脊麻）

在剖宫产手术中实施蛛网膜下腔阻滞有许多优点：起效快，阻滞效果良好，并且由于局麻药使用剂量小，发生局麻药中毒的几率小，通过胎盘进入胎儿的剂量也相应减少。另外，蛛网膜下腔阻滞失败率较低，不会造成局麻药意外血管内注射，或大量注入蛛网膜下腔造成全脊麻。脊麻的缺点包括麻醉时间有限和容易出现低血压。

脊麻最常使用的药物是重比重布比卡因（布比卡因用10%葡萄糖溶液稀释），常用剂量为6～10mg，起效时间为1.5～2小时，和大多数剖宫产所需时间相当。尽管增加脊麻用药量可以升高阻滞平面，但超过15mg，低血压的发生率明显升高及麻醉平面过于广泛。低血压可通过预先给予一定量的液体（500ml 林格液）、子宫移位（通常是左移）以及准备好麻黄碱等升压药来预防。阻滞平面的高低与产妇身高、体重等因素有一定关系，尤其是与局麻药剂量呈明显的正相关。患者体位可采用侧卧位或坐位，对于肥胖产妇，坐位是蛛网膜下腔穿刺的最佳体位。而重比重药物比等比重药物更容易预测阻滞平面的高度，而且麻醉医生也可以通过改变手术床位置来调整平面高度。

在剖宫产中，有时尽管阻滞平面已经很高（T_4），但仍有部分产妇会产生不同程度的内脏不适，尤其是当产科医生牵拉子宫时。局麻药中加入少量麻醉性镇痛药如芬太尼（15 ~ 25μg）、苏芬太尼、吗啡（0.1 ~ 0.25mg）等能减少术中牵拉不适的发生。用药后要加强监护以防止迟发性呼吸抑制的发生。

（三）联合蛛网膜下腔和硬膜外麻醉

蛛网膜下腔与硬膜外腔联合麻醉（combined spinal - epidural anesthesia，CSEA）综合了蛛网膜下腔阻滞和硬膜外阻滞各自的优点。该法发挥了脊麻用药量小、潜伏期短、效果确切的优点，又可发挥连续硬膜外阻滞的灵活性，具可用于术后镇痛的优点。由于腰麻穿刺针细（26G），前端为笔尖式，对硬脊膜损伤少，故脊麻后头痛的发生率大大减少。产妇脊麻用药量为非孕妇的 1/2 ~ 2/3 即可达到满意的神经阻滞平面（T_8 ~ S）。近年来，CSEA 已广泛用于剖宫产手术的麻醉中。

穿刺点常选择 L_2 ~ L_3，使用"针过针"技术，由硬膜外穿刺针进入硬膜外腔后，经该穿刺针置入长带侧孔的微创性腰穿针直至刺破蛛网膜，见脑脊液自动流出，证明穿刺成功。注入局麻药后，退出穿刺针，头侧方向置入硬膜外导管 3 ~ 5cm，必要时可从硬膜外腔给药，以实施连续硬膜外麻醉或 PCEA 术后镇痛。

（四）全麻

尽管近几十年来在剖宫产中使用全麻已经明显减少，但少数情况下仍需施行全麻，包括产妇大出血、凝血功能障碍、威胁胎儿生存，或是产妇拒绝区域麻醉。全麻的优点包括可消除产妇紧张恐惧心理、诱导迅速，较少发生血压下降和心血管系统不稳定，能够保证呼吸道通畅并控制通气。适用于精神高度紧张的产妇或合并精神病、腰椎疾病或感染的产妇。其最大缺点为容易呕吐或反流而致误吸，甚至死亡。此外，全麻的操作管理较为复杂，要求麻醉者有较全面的技术水平和设备条件，麻醉用药不当或维持过深有造成新生儿呼吸循环抑制的危险，难以保证母儿安全，苏醒则更须有专人护理，麻醉后并发症也较硬膜外阻滞多；因此，全麻一般只在硬膜外阻滞或局部浸润麻醉有禁忌时方采用。

目前较通用的全麻方法为：硫喷妥钠（4 ~ 5mg/kg）、琥珀酰胆碱（1 ~ 1.5mg/kg）静脉注射，施行快速诱导插管，继以 50% ~ 70% 氧化亚氮加 0.5% 异氟烷维持浅麻醉，必要时应用肌松药。手术结束前 5 ~ 10 分钟停用麻药，用高流量氧"冲洗"肺泡以加速苏醒。产妇完全清醒后，拔出气管插管。

防止胃液反流及误吸的措施有：①气管插管迅速有效；②插管前避免正压通气；③气管插管时压迫环状软骨（sellick 手法）；④待患者完全清醒、喉反射恢复后拔管。

现不提倡常规应用非去极化肌松药原因如下：①非去极化肌松药可影响琥珀酰胆碱作用，使其起效时间延迟、作用时间缩短、作用强度减弱，增加气管插管的难度；②研究表明非孕妇女由于肌束收缩食管下段压升高大于胃内压，防止反流的食管下段压力因肌束收缩而升高；③孕妇腹肌张力下降，胃内压力不会因肌束收缩而升高；④孕妇由于孕激素水平高、肌纤维成束收缩较少，琥珀酰胆碱所致的肌痛也较少发生。

插管失败或插管困难是麻醉相关性孕妇死亡的首要原因。假声带黏膜毛细血管充血，要求在孕妇中需要选用较小号的气管插管。对于大多数孕妇来说，最好选用 6.5 或 7.0 号带套囊的气管插管。经鼻插管或插入鼻胃管，均可能导致出血。

（牛世坤）

第六节　高危妊娠产科的麻醉

妊娠期有某些病理因素，可能危害孕产妇、胎儿、新生儿或导致难产者，称为高危妊娠。高危妊娠几乎包括了所有的病理产科。而与麻醉关系密切的高危妊娠，主要为各种妊娠并发症和并存症。

一、产前出血的麻醉

产前出血是指怀孕 28 周后，产前发生阴道出血。最常见的原因是前置胎盘、胎盘早剥等。产妇失血过多可致胎儿宫内缺氧，甚至死亡。若大量出血或保守疗法效果不佳，必须紧急终止妊娠。

（一）胎盘早剥

胎盘早剥是在胎儿娩出前正常位置的胎盘，部分或全部从子宫壁剥离，其发生率为 1.3% ~ 1.6%。临床表现可能为阴道流血和子宫紧张，由于血液积聚在胎盘之后往往低估了出血的程度。根据剥离的程度分为轻、中、重三级。胎盘剥离时可能发生 DIC，而且剥离程度较大时，其发生率可增加到 30%，可致胎儿死亡。

（二）前置胎盘

孕 28 周后，胎盘附着于子宫下段，其下缘甚至达到或覆盖宫颈内口，低于胎先露部，称为前置胎盘。前置胎盘可致妊娠晚期大量出血而危及母儿生命，是妊娠期的严重并发症。可分为完全性前置胎盘，胎盘组织完全覆盖宫颈内口；部分性前置胎盘，胎盘组织部分覆盖宫颈内口；边缘性前置胎盘，胎盘边缘到达宫颈内口，未覆盖宫颈内口。前置胎盘多见于多产妇，尤其是有剖宫产术史者。

典型症状是妊娠期间无痛性阴道出血。出血能自行停止者，可以保守治疗；对于持续流血者，为了母体安全应终止妊娠。出血量不多或非活动性出血的产妇，可选择腰麻或硬膜外麻醉。

（三）产前出血的麻醉处理

1. 麻醉前准备　由于前置胎盘和胎盘早剥的孕产妇易发生失血性休克、DIC 等并发症，因此此类患者麻醉前应注意评估循环功能状态和贫血程度。除检查血常规、尿常规、生物化学检查外，应重视血小板计数、纤维蛋白原定量、凝血酶原时间和凝血酶原激活时间检查，并做 DIC 过筛试验。警惕 DIC 和急性肾功能衰竭的发生，并予以防治。

2. 麻醉选择和管理　前置胎盘和胎盘早剥多需急诊手术和麻醉，准备时间有限，病情轻重不一，禁食禁饮时间不定。因此应该在较短的时间内作好充分准备，迅速做出选择。麻醉选择应依病情轻重，胎心情况等综合考虑。凡母体有活动性出血，低血容量休克，有明确的凝血功能异常或 DIC，全身麻醉是较安全的选择。如果胎儿情况较差要求尽快手术，也可选择全身麻醉。如果母体、胎儿情况尚好，则可选用椎管内阻滞。

麻醉管理的注意事项包括：①全麻诱导注意事项同上。②大出血产妇应开放两条以上静脉或行深静脉穿刺置入单腔或双腔导管，监测中心静脉压。记录尿量，预防急性肾功能衰竭，并做出对应处理。③防治 DIC 胎盘早剥易诱发 DIC。围麻醉期应严密监测，积极预防处理。对怀疑有 DIC 倾向的产妇，在完善相关检查的同时，可预防性地给予小剂量肝素，并输入红细胞、血小板、新鲜冰冻血浆以及冷沉淀物等。④产妇和胎儿情况正常时可选择椎管内麻醉。

二、产后出血

产后出血量超过 500ml 称为产后出血。产后出血的原因包括子宫弛缓无力、胎盘滞留、妊娠产物滞留、产道损伤和子宫内翻等。通常情况下，经阴道分娩的失血量约为 250 ~ 400ml，剖宫产手术的失血量为 500 ~ 1 000ml，实际失血量通常会被低估。因此对可能出现产后出血的孕妇需做好如下准备：

1. 做好凝血异常和大出血的准备　应开放两条静脉或行深静脉穿刺置入单腔或双腔导管，监测中心静脉压（CVP）。

2. 预防急性肾功能衰竭　记录尿量，如少于 30ml/h，应补充血容量，如少于 17ml/h 应考虑有肾衰的可能。除给予呋塞米外，应检查尿素氮和肌酐，以便于相应处理。

3. 防治 DIC　胎盘滞留时胎盘绒毛和蜕膜组织可大量释放组织凝血活酶进入母体循环，激活凝血系统导致 DIC。麻醉前、中、后应严密监测，积极预防处理。

三、妊娠合并心血管疾病的麻醉

（一）先天性心脏病

妊娠合并心脏病是对麻醉医生技能的一种挑战。妊娠及分娩加重了心血管系统的负担，为避免心血管系统遭致损害，麻醉医生必须清楚妊娠过程中心脏病的本质及其发展过程、产时及产褥期的正常生理变化、各种麻醉药对心血管系统的影响以及处理急症并发症的常用方法。

患有心血管疾病产妇的预后一般都与其心功能状态有关（如表 15 - 2）。在重症肺动脉高压和明显左心室功能不全的病例，妊娠具有非常高的风险。心功能 1 或 2 级产妇的分娩死亡率低于 1%，而心功能 3 或 4 级产妇可高达 5% ~ 15%。围生期胎儿死亡率也与产妇心功能有关，心功能 3 或 4 级产妇围生期胎儿死亡率高达 20% ~ 30%。

表 15 - 2　纽约心脏病学会的心功能分级

分级	活动能力	症状和体征
1 级	可从事一般体力活动	无症状（症状指：疲劳、心悸、呼吸困难和心绞痛）
2 级	体力活动轻度受限	静息时无症状，一般体力活动可诱发症状
3 级	体力活动明显受限	静息时无症状，轻度体力活动即可诱发症状
4 级	不能从事任何体力活动	静息时即出现症状，并且任何活动可能导致不适或症状加重

先天性心血管病（congenital cardiovascular diseases，简称"先心病"）是孕龄妇女合并的主要心血管疾病，约占60%～80%。随着近年复杂先心病早期诊断和治疗的进步，重症先心病患者存活到孕龄的人数成倍增加。儿童时期成功的手术，可使先心病患者的心血管功能恢复正常。能被手术修复的心脏畸形有：房间隔缺损（atrial septal defect，ASD）、室间隔缺损（ventricular septal defect，VSD）、动脉导管未闭（patent ductus arteriosus，PDA）、法洛四联症、大血管转位和三尖瓣闭锁。

但是，经常有些孕妇就诊或临产时，其先心病畸形并未纠正或仅部分纠正，甚至在妊娠前从未发现有先心病，妊娠后才出现先心病的症状和体征，这些患者的产科和麻醉处理可能更具挑战性和复杂性。

1. 左向右分流（非发绀）型先心病　对于左向右分流（非发绀）型先心病包括ASD、VSD或PDA等心血管畸形。

产妇的处理原则如下：①应尽早由内科医师提供心血管系统诊断和治疗建议；②应于临产前收住院，密切监护，以免自然临产的应激导致心血管功能恶化；③自然分娩时，应尽早进行硬膜外或其他镇痛方法，以免疼痛应激引起儿茶酚胺水平升高和外周血管阻力增加，左向右分流加重，导致肺动脉高压和右心室衰竭；④在无痛分娩或剖宫产时，硬膜外麻醉优于腰麻，应逐渐追加用药，以延缓硬膜外麻醉的起效过程，因为交感神经阻滞，外周血管阻力骤然降低的体循环低血压，可能使无症状的左向右分流逆转为低氧血症的右向左分流，从而危及母胎安全；⑤围产期密切监测产妇心血管功能，必要时采取有创动脉压和中心静脉压监测；胎儿娩出即刻是对产妇心血管功能的最大考验，之前慎用胶体扩容，有心功能不全迹象时可采取限液、强心和利尿处理；⑥产妇应接受持续吸氧治疗，密切监测血氧饱和度，因为轻度低氧血症即可使肺血管阻力增加，导致分流方向逆转的可能；同时，也要避免高碳酸血症和酸中毒等导致肺血管阻力增加的因素；⑦静脉输液或用药时，应避免将空气注入静脉，因为，即使少量空气经畸形缺损进入体循环，也可能导致栓塞发生；⑧亦应重视胎儿的监测。

2. 右向左分流（发绀）型先心病　右向左分流（发绀）型先心病包括艾森曼格综合征、法洛四联症等。

艾森曼格综合征（Eisenmenger's syndrome）是一组先天性心脏病发展的后果。ASD、VSD、PDA等先天性心脏病，可由原来的左向右分流，由于进行性肺动脉高压发展至器质性肺动脉阻塞性病变，出现右向左分流，皮肤黏膜从无青紫发展至有青紫时，即称为艾森曼格综合征。

艾森曼格综合征的麻醉处理原则包括：①维持足够的外周血管阻力，慎用椎管内麻醉，尤其腰麻；②维持相对稳定的血容量和回心血量，避免主动脉－腔静脉受压（仰卧综合征）；③预防疼痛、低氧血症、高碳酸血症和酸中毒，以免引发肺血管阻力的进一步增加；④避免全麻期间心肌的抑制。

法洛四联症（tetralogy of Fallot）是联合的先天性心脏血管畸形，本病包括室间隔缺损，肺动脉口狭窄，主动脉右位（骑跨于缺损的心室间隔上）和右心室肥厚，其中前两种畸形为基本病变，本病是最常见的紫绀型先天性心脏病。

法洛四联症的麻醉原则包括：①避免任何可能导致外周血管阻力降低的因素，否则将加重右向左分流；②维持足够的血容量和静脉回流，在右心功能欠佳的情况下，需要高充盈压增强右心室射血，以确保充足的肺动脉血流；③自然分娩早期应用硬膜外镇痛，有助于预防肺血管阻力增加，避免右向左分流的不良后果；④需剖宫产时，硬膜外麻醉应逐渐起效，预防"仰卧综合征"，避免血流动力学的剧烈波动；⑤慎用单次腰麻，因其外周血管阻力的骤然降低可导致分流逆转和低氧血症；⑥全麻原则基本同艾森曼格综合征。

（二）心脏瓣膜病

心脏瓣膜病（valvular heart disease）是以瓣膜增厚、粘连、纤维化、缩短为主要病理改变，以单一或多个瓣膜狭窄和（或）关闭不全为主要临床表现的一组心脏病。最常累及二尖瓣，约占心脏瓣膜病的70%，二尖瓣合并主动脉瓣病变占20%～30%，单纯主动脉瓣病变为2%～5%，而三尖瓣和肺动脉瓣病变极为少见。

1. 二尖瓣狭窄（mitral stenosis）　主要由风湿热引起，多见于青壮年，男女之比为1：1.5～1：2；风心病二尖瓣狭窄约占25%，二尖瓣狭窄并关闭不全约40%。二尖瓣狭窄的血流动力学异常是由于舒张期左心房流入左心室的血流受阻。其临床症状表现为呼吸困难、咯血、咳嗽。孕前无症状的二尖瓣狭窄患者可耐受妊娠；孕前有症状并存在肺淤血的产妇，胎儿娩出即刻心脏前负荷骤然增加，极易导致急性左房衰竭以及严重肺水肿发生，使围生期死亡的风险明显增加。

麻醉处理原则：①维持较慢心率；②维持窦性节律，有效地治疗急性心房纤维性颤动；③避免主动脉，腔静脉受压，维持静脉回流和肺动脉楔压（PCWP），在预防肺水肿的基础上最大限度提高左室舒张末容积（LVEDV）；④维持一定的外周血管阻力；⑤避免肺血管阻力增加的诱因，如：疼痛、低氧血症、高碳酸血症和酸中毒。

2. 二尖瓣关闭不全（Mitral regurgitation）　二尖瓣关闭不全的常见原因是风湿热，导致左室收缩时血液返回左房。

二尖瓣关闭不全的主要病理生理变化是收缩期左室血液反流至左房，造成收缩期左房压升高和心排血量降低。以左房和左室扩大为特征，急性二尖瓣关闭不全时，导致左房容量过负荷，即左室收缩时将血液泵回顺应性不佳的左房，前向心排血量降低，代偿性外周血管收缩；随后肺淤血、肺水肿，肺动脉压持续升高，进一步发生右心衰竭。慢性二尖瓣关闭不全导致左房逐渐扩大和顺应性增加，以"缓解"反流的血液；左房扩大后，导致心房纤维性颤动机会增加，心房纤维性颤动的发作可引起心悸症状；长期、严重的二尖瓣关闭不全可导致左房压升高和肺淤血。

麻醉处理原则：①避免外周血管阻力增加；②维持心率正常或稍微增加；③尽量维持窦性节律，有效治疗急性心房纤维性颤动；④避免主动脉－腔静脉受压，维持回心血量，预防中心血容量增加；⑤避免全麻期间的心肌抑制；⑥避免疼痛、低氧血症、高碳酸血症和酸中毒等增加肺血管阻力的因素。

3. 主动脉狭窄（aortic stenosis，AS）　主动脉瓣狭窄可多年无症状，直到瓣口直径缩小到正常的1/3时（正常主动脉瓣口面积是2.6～3.5cm²），才出现明显的血流动力学变化。轻度AS患者能较好地耐受妊娠期心血管系统变化和血容量的增加。在严重病例，对妊娠期间心血管系统需求增加的补偿能力有限，可能发展为呼吸困难、心绞痛甚至晕厥。重症AS产妇的产后死亡率高达17%，而围生期胎儿死亡率接近20%。

麻醉处理原则是：①维持正常心率和窦性节律；②维持足够的外周血管阻力；③维持血管内容量和静脉回流量；④避免主动脉－腔静脉受压；⑤避免全麻期间心肌抑制。

麻醉方法：①中到重度 AS 是单次腰麻的相对禁忌；②连续硬膜外麻醉可采用缓慢诱导的方式，适当晶体液扩容；使患者有充足的代偿或适应时间；③腰麻联合硬膜外麻醉（CSE）可采用小剂量腰麻，硬膜外补充的方法，使麻醉效果更完善，也保证了血流动力学的稳定；④全麻时，可选用依托咪酯和阿片类药物进行诱导；而硫喷妥钠可抑制心肌，氯胺酮可致心动过速，不宜作为诱导用药。全麻维持用药应避免心肌抑制和降低外周血管阻力。

4. 主动脉关闭不全（aortic insufficiency，AI）　在孕龄妇女比主动脉瓣狭窄更常见，75% 患者由风湿热引起，风湿性 AI 常伴有二尖瓣病变。左室舒张期主动脉瓣不能关闭，将导致主动脉血向左室反流，左室容量过负荷，久之，导致左室扩张和肥厚。AI 产妇通常完全能耐受妊娠，因为：①妊娠会适当增加孕妇心率，可缩短舒张期血液反流的时间；②妊娠的外周血管阻力降低，有利于前向血流，由此减少血液反流量；③妊娠的血容量增加有助于维持足够的心脏充盈压。

麻醉处理原则是：①维持心率正常或稍微增加；②避免外周血管阻力增加；③避免主动脉 - 腔静脉受压；④避免全麻期间的心肌抑制。

麻醉方法：①硬膜外麻醉可用于阴道或剖宫产分娩。临产早期采用硬膜外麻醉，可避免疼痛应激导致的外周血管阻力增加，从而避免出现急性左室容量超负荷；AI 产妇不能耐受心动过缓，应注意预防并及时治疗。②在上述原则基础上进行全麻，可选用短效瑞芬太尼用于剖宫产的全麻维持。

四、糖尿病

妊娠前已有糖尿病的患者被称为糖尿病合并妊娠；妊娠前糖代谢正常或有潜在糖耐量降低，妊娠期才出现或发现糖尿病的称为妊娠期糖尿病。妊娠糖尿病的相关因素有：高龄孕妇、肥胖、家族糖尿病史以及孕妇有死胎、新生儿死亡、胎儿畸形或巨大胎儿病史。

（一）妊娠对糖尿病的影响

妊娠后参与胰岛素反馈调节的激素（胎盘促黄体激素、胎盘生长激素、皮质醇、黄体酮）水平增加，外周靶组织对胰岛素逐渐产生耐受，以利于孕妇向胎儿提供葡萄糖、氨基酸等营养物质。如果孕妇不能自身代偿胰岛素的缺失量，就可能导致妊娠糖尿病，分娩后多数产妇葡萄糖耐量可恢复正常，但是，由此可能成为 2 型糖尿病的高发人群。自然或剖宫产分娩后，胎盘的反馈调节性激素作用消失，胰岛素需求会逐渐恢复到孕前水平。

（二）糖尿病对孕妇和胎儿的影响

糖尿病合并妊娠或妊娠糖尿病都易发生妊娠高血压和羊水过多，并增加剖宫产率。糖尿病合并妊娠患者的剖宫产率可增加 3 ~ 10 倍，而妊娠糖尿病产妇的剖宫产率增加 1.5 倍。糖尿病合并妊娠孕妇的早产发生率增加 2 ~ 3 倍。

（三）麻醉处理

妊娠糖尿病的特殊病理生理及所伴的并发症对麻醉医师确保分娩、剖宫产过程中顺利平稳、母婴安全提出挑战。

1. 术前评估　首先，术前评估要充分：确定糖尿病的类型、围产期药物治疗情况，有无伴发先兆子痫、肾功能不全及病态肥胖、心功能是否受损等。严格的体格检查还包括气道评估及神经系统检查以排除自主神经及外周神经病变。

（1）气道评估：不论孕妇是否伴糖尿病，其困难插管的发生率较一般人群高。但糖尿病患者还伴有一些其他的气道问题，如青少年型糖尿病孕妇，28%出现小关节、颈椎及寰椎齿样关节活动受限，且还伴其他表现如微血管并发症、身材矮小、发育延迟等。

（2）自主神经及周围神经病变：伴自主神经功能不全的患者表现为血压容易波动、区域麻醉后严重的低血压或循环不稳定，全麻诱导时亦可出现类似情况。因此需预防性补液、应用血管活性药物及放置合适的体位以防止动脉-下腔静脉受压，减少低血压的发生或持续时间。

周围神经病可表现为远端肢体感觉或运动缺失，而区域麻醉亦可出现这些症状，因此对于此类患者应于手术前详细记录感觉或运动缺失的程度及范围。另外，阴道分娩及剖宫产时均应防止不良体位所致的神经损伤。

2. 麻醉期间的管理　糖尿病产妇剖宫产腰麻或硬膜外麻醉期间，在确保母体血糖控制满意，应用乳酸林格液预扩容和及时纠正低血压的前提下，一般不会导致新生儿酸中毒。由于部分糖尿病产妇妊娠期子宫胎盘功能欠佳，无论采用硬膜外麻醉或腰麻，首先应注意维持血流动力学稳定，以确保胎儿安全。

在产程早期，可应用小量阿片类药以缓解疼痛，但必须注意阿片类药易透过胎盘引起新生儿呼吸抑制，尤其多发于应用麻醉药后即刻即娩出的胎儿，硬膜外麻醉和硬膜外复合腰麻可较好的缓解疼痛，对胎儿影响小，可安全有效的用于产科麻醉。近期有报道，硬膜外和硬腰联合可使孕妇血糖降至危险低限，因此分娩过程中要监测血糖。

糖尿病合并妊娠的患者通常易发感染。由于糖尿病是非妊娠患者发生硬膜外脓肿的高危因素，因此在所有产妇（特别是糖尿病患者）的椎管内麻醉期间都应严格采用无菌操作技术。

总之，对糖尿病孕妇剖宫产实施麻醉时要考虑以下几点：

（1）诱导好的脊麻或硬膜外麻醉是很安全的，但要注意避免低血压和葡萄糖液体快速输注。

（2）诱导前用不含葡萄糖液体进行快速补液。

（3）适当静脉注射麻黄碱治疗低血压。对糖尿病产妇，轻微的低血压也不能很好地耐受。

（4）从麻醉诱导起始时，就常规将子宫左侧移位。潜在的糖尿病可使子宫和胎盘血流减少。

（5）若行全麻，资料显示新生儿结局较好。

（6）全麻时，需维持葡萄糖液体的输注及监测葡萄糖浓度，特别是持续注射胰岛素或外科手术时间延长时。

（7）手术后，必要时可给予小剂量胰岛素。胰岛素需求暂时性减少之后可出现血糖的快速升高。因此，在此阶段应合理地应用胰岛素和仔细监测血糖水平。

3. 麻醉监测

（1）除血压、心电图、脉搏氧饱和度外，危重产妇应行有创监测以了解中心静脉压等循环变化。

（2）加强呼吸管理，避免缺氧和 CO_2 蓄积。

（3）监测尿量以了解肾功能状态。

（4）及时测定血糖，随时调整静脉胰岛素用量。

五、甲状腺功能亢进（甲亢）

甲状腺功能亢进是由多种原因引起的甲状腺激素分泌过多所致的一组常见内分泌疾病。主要临床表现为多食、消瘦、畏热、多汗、心悸、激动等高代谢症候群，以及不同程度的甲状腺肿大和眼突、手颤、颈部血管杂音等为特征，严重的可出现甲亢危象、昏迷甚至危及生命。

（一）妊娠对甲亢的影响

受胎盘激素的影响，妊娠期甲状腺处于相对活跃状态，甲状腺体积增大，给甲亢的诊断带来一定困难。妊娠期免疫抑制加强，病情可能有所缓解，但产后免疫抑制解除，甲亢可能会加重。甲亢控制不当的孕妇，分娩或手术时的应激、疼痛刺激、精神心理压力、劳累、饥饿、感染以及不适当的停药，均可能诱发甲状腺危象的发生。

（二）甲亢对妊娠的影响

重症或经治疗不能控制的甲亢，由于甲状腺素分泌过多，抑制腺垂体分泌促性腺激素的作用，容易引起流产、早产，甲亢患者代谢亢进，不能为胎儿提供足够的营养，胎儿生长受限，低体重儿出生率高。妊娠期停药或服药不足，甲亢症状会加重。甲亢治疗药物可通过胎盘进入胎儿，可能导致胎儿甲低，新生儿甲状腺功能异常。另外，有些药物对胎儿可能有致畸作用。

（三）甲亢产妇影响麻醉处理

要点：①高动力性心血管活动和心肌病的可能，②甲状腺增大使气道受阻，③呼吸肌无力，④电解质异常。

1. 分娩镇痛　甲亢产妇临产时，精神通常处于紧张状态，对产痛可能更敏感，因此分娩镇痛十分重要。硬膜外麻醉应是首选镇痛方法，在镇痛同时对交感神经系统和甲状腺功能亦能起到控制作用。

2. 剖宫产的麻醉　在控制欠佳的甲亢产妇行剖宫产时，椎管内麻醉应作为首选，如有禁忌时可采用全身麻醉。理论上，甲亢患者术前用药慎用阿托品。硬膜外麻醉时，局麻药液中不要加用肾上腺素，低血压时避免应用 α 肾上腺受体激动剂（去氧肾上腺素）纠正。甲亢患者糖皮质激素储备相对不足，应采取补充治疗。应避免应用导致心动过速的药物，如：氯胺酮、阿托品、泮库溴铵。硫喷妥钠可能有抗甲状腺作用，可用于全麻诱导药的首选。Graves 患者多患有突眼征，全麻时应对角膜重点保护。在甲亢产妇可采用术前深度镇静的方法，但是，此方法有母体过度镇静、误吸和新生儿抑制的风险。

3. 甲状腺危象的预防和治疗　术前充分准备可最大限度降低围手术期甲状腺危象的风险。术前准备的目的是使患者甲状腺功能维持正常。紧急手术时，在控制甲状腺功能的基础上，应该做好处理围手术期甲状腺危象的准备。

六、病态肥胖

由于社会中肥胖的盛行，肥胖孕产妇可能是产科麻醉医生遇到的最常见的高危患者。肥胖可增加妊娠期死亡的风险。高龄和高血压、糖尿病、血栓性疾病以及感染发生率的增加均构成肥胖产妇围生期死亡的高危因素。妊娠期肥胖的定义有多种：①孕前 BMI 大于 $29kg/m^2$，②妊娠期体重≥200 磅（91kg），③妊娠后体重增加 >20%。

1. 对肺功能的影响　体重超标时能量消耗、氧耗、二氧化碳产生均增加。①肺动力学：胸壁增厚使通气时需要消耗更大的能量来产生吸气动作，氧耗成本随体重而增加。常见以浅快呼吸通过降低潮气量尽可能减少能量消耗。多数病态肥胖孕妇妊娠期 $PaCO_2$ 可正常，但肺功能储备降低。②肺容量：潮气量、功能残气量、呼气储备量、肺活量、吸气储备量、肺总量和最大分钟通气量在病态肥胖患者都减少。③氧合作用：极度肥胖患者肺弥散能力降低，胸壁顺应性降低和腹部肥胖促使肺下部的气道闭合，通气主要在顺应性好的肺上部进行，肺血流状况正好相反，从而导致通气血流比率失调和低氧血症。

2. 对心血管的影响　肥胖患者的血容量和心排血量增加，心脏指数可正常，心排血量增加主要是每搏量的增加。肥胖患者多伴有高血压，$BMI > 30kg/m^2$ 时高血压发生率增加 3 倍。肥胖、左室肥厚的高血压产妇，其左室收缩功能虽正常，但舒张功能多异常，说明存在左室舒张功能不全的容量过负荷，并需要通过有效的利尿治疗，以减少过多的血容量。

3. 对胃肠道的影响　病态肥胖患者加上妊娠因素，发生胃内容物反流和肺误吸的风险进一步增加。

4. 对内分泌的影响　肥胖是糖尿病的易发人群，肥胖病患者妊娠期间通常存在胰岛素相对不足。

肥胖产妇多伴有内科疾病，需要尽早进行麻醉前评估。①脉搏氧饱和度可用来评估产妇氧合状态；②血气分析对肥胖产妇通气状态的评估很重要；③先兆子痫患者须检查血小板计数；④除非血压袖带的长度 >上臂周长的 20%，否则产妇血压的测量会高于其实际血压。在慢性高血压或先兆子痫以及围生期需监测动脉血气的患者，可放置动脉导管直接测压并方便监测动脉血气。

对于自然分娩的产妇，硬膜外镇痛是肥胖产妇分娩镇痛的优先选择；腰麻联合硬膜外镇痛也可用于病态肥胖产妇的分娩镇痛，但需注意蛛网膜下腔注入阿片类药物有导致产妇呼吸抑制的风险，单纯应用低浓度局麻药即可达到满意的分娩镇痛。

在病态肥胖产妇，剖宫产有增加产妇和胎儿致病和致命的风险，对麻醉的挑战在于椎管内麻醉穿刺的困难和气道控制的难度，以及胃内容物反流和肺误吸的风险。肥胖可能导致脊麻后难以预测的广泛局麻药扩散，故肥胖产妇对局麻药的需求量降低。与脊麻相比，硬膜外麻醉的优点包括：①能适时调节局麻药的剂量，②降低低血压的发生率，③减轻运动神经阻滞的呼吸影响，④麻醉时间不受限制。肥胖可影响硬膜外局麻药的扩散，阻滞平面与 BMI 和体重呈正比，而与身高无关。病态肥胖产妇完全能耐受高平面感觉神经阻滞，在感觉阻滞平面过高产妇，并不一定出现明显的呼吸窘迫感，但应予以关注。病态肥胖产妇进行剖宫产全麻时，困难插管的发生率高达33%。而且，曾经成功气管插管的患者，并不能保证此次插管就顺利。麻醉医师应事先准备好喉镜、不同型号喉镜片和气管导管、经环甲膜穿刺和切开器械以及经气管通气的器械。另外，也可利用可视或纤维喉镜在产妇清醒下进行气管插管。清醒下置喉镜和插管刺激时，儿茶酚胺释放和血压升高，可导致原有高血压恶化，并对子宫血流产生不利影响，因此，插管前有效的表面麻醉极其重要。麻醉前气道评估基本正常的产妇，如果无禁忌证可行全麻快速诱导，方法是：全麻前有效的预吸氧去氮，因为，肥胖患者在诱导的呼吸暂停期更易出现低氧血症，可在诱导前深呼吸 100% 氧 3 分钟或 30 秒内最大吸气 100% 氧 4~5 次，即可预防插管期间呼吸暂停的低氧血症。

（牛世坤）

第七节　麻醉并发症

一、血压

足月产妇处于仰卧位时会出现血压下降、心动过速及股静脉压升高，这是由于妊娠子宫压迫下腔静脉导致静脉回流降低及心排血量降低所致，也被称作"仰卧位低血压综合征"。许多麻醉药及椎管内麻醉产生的交感神经抑制作用可导致血管扩张，进一步降低静脉回流，加重低血压。低血压的发生率和严重程度取决于阻滞平面的高低、产妇的体位以及是否采取了预防性措施。如果发现和处理及时，产妇的一过性低血压与产妇和胎儿的死亡无关。

孕妇出现低血压后，麻醉医生应及时扩容、改变体位，必要时给予血管加压药。

1. 扩容　对剖宫产产妇在区域麻醉前可输入达 10ml/kg 的晶体液，以增加血管内容量。含糖液不应用于扩容，可能导致产妇和胎儿高血糖症，随之产后发生新生儿低血糖。在新生儿酸碱状态方面使用乳酸林格液和 0.9% 的氯化钠似乎并无差别。然而一些人更喜欢用胶体液预扩容，因为其血管内半衰期更长。使用胶体也存在风险，少数患者可能出现过敏反应，瘙痒发生率升高。

2. 变化体位　腰麻下行剖宫产的产妇可能由于交感神经阻断和静脉回流下降而经历低血压，尤其同时存在下腔静脉压迫时。预防主动脉腔静脉压迫很重要，向左侧倾斜手术台 15°~30°，或者右臀下放置楔形物会缓解大多数孕妇的主动脉腔静脉压迫。但是这些做法不一定绝对有效，麻醉医生必须高度关注孕妇及胎儿的体征。

3. 使用血管加压药　仅凭静脉输液不足以预防腰麻后低血压，子宫左倾进一步降低了腰麻后低血压的发生率，在此基础上辅用预防性血管加压药取得了最好的效果。同时具有 α 和 β 作用的激动剂（如麻黄碱）使子宫胎盘血流得以更好地恢复。

二、困难插管

产科麻醉中呼吸道管理是一个非常重要的问题。大多数麻醉相关性死亡是由于困难气道导致的低氧血症。最常见的呼吸不良事件是插管失败。妊娠导致的体重增加、胸廓增大以及咽喉水肿等体格因素会增加气管内插管的难度。妊娠产妇插管失败的处理措施如图 15-2。

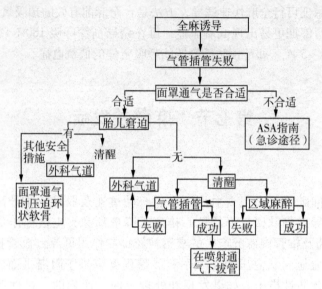

图 15 - 2　孕妇插管失败的处理措施

三、胃内容物反流与误吸

妊娠期间胃功能受到机械性刺激与激素的双重影响，导致胃排空延长、酸性产物增加、胃 - 食管反流发生率高，胃内容物反流进入咽喉部而可能发生误吸。肺误吸是一种复杂的疾病，可导致化学性肺炎、细菌性肺炎或气道阻塞性肺不张。胃内容物中的盐酸成分可对支气管组织造成最严重的损伤。

（一）禁食要求

美国麻醉医生学会产科麻醉分会指南推荐产妇可在分娩期间直至麻醉诱导前 2 小时内饮用适量的清亮液体。择期剖宫产的妇女进行麻醉或镇痛操作之前 6~8 小时不应摄入固体。

（二）预防用药

没有一种药物或食物被认为在预防误吸时更有效。预防误吸的理想药物应当是快速起效、增加胃排空速度、增加胃 pH 值，而同时减少胃容量。推荐应用非特异性抗酸剂、H_2 受体拮抗剂或多巴胺受体拮抗剂。静脉内给予甲氧氯普安可明显加快行择期剖宫产孕妇的胃排空。昂丹司琼是另一种常用于辅助预防误吸的止吐药。与甲氧氯普胺相比，给予 4mg 昂丹司琼的孕妇发生恶心呕吐更少且满意度更高。

（三）诊断

诊断肺误吸时常比较困难。对于那些有风险的患者应当保持高度警惕。最明显的体征应当是口咽部存在胃内容物，尤其在应用喉镜检查时可见。患者可能发生心动过速、青紫、哮鸣、呼吸急促、低血压及呼吸困难。胸部 X 线检查的典型表现为弥漫性片状浸润，患者表现出肺泡，动脉氧张力梯度增加及吸氧后亦无改善的低 PaO_2。

（四）处置方法

如果采用全麻，应当进行环状软骨压迫下快速顺序诱导直至确认插管。预吸氧的理想方法是使患者呼吸100%氧气或者按潮气量通气 3 分钟或者让易合作的患者在新鲜气体流量为

5L/min 时进行 8 次深呼吸，最好让肥胖患者处于头高位。诱导时使用丙泊酚是最佳选择。除非存在禁忌，琥珀酰胆碱因其快速起效及可创造良好的插管条件成为首选的肌松剂，至少需要 0.6mg/kg 的剂量才可进行插管。如果禁忌使用琥珀酰胆碱时，应用罗库溴铵 >0.6mg/kg 作为替代。

（五）治疗

尽管采取了以上预防措施，误吸仍然会发生。如果患者发生中度至重度的误吸，或误吸了固体，应当立即应用带套囊的气管内导管进行插管。插管后，建议重复进行吸引以移除颗粒性物质。不再推荐进行支气管肺泡灌洗，因其可加压使颗粒物质深入肺内部且可进一步损伤肺组织。患者应当在足够的吸入氧浓度下进行至少 8h 的机械通气。如果病情需要可采用持续气道正压通气。不再推荐常规给予抗生素及类固醇进行治疗。持续监护患者的动脉血气、胸部 X 线及临床状态。

四、椎管内麻醉剖宫产的神经并发症

区域麻醉导致神经损伤的危险因素包括神经缺血（推测与应用血管收缩药或患者长时间低血压有关），放置穿刺针或导管时损伤神经，感染，局麻药的选择。另外，患者术中体位摆放不当、手术敷料包扎过紧及手术创伤造成的神经损伤也常常被归咎于区域麻醉。

（一）引起神经并发症的影响因素

1. 局麻药 虽然大多数临床浓度与剂量的局麻药不损伤神经，但是长期接触、大剂量及/或高浓度的局麻药可造成永久性神经损伤。局麻药神经毒性的差异取决于 pKa、脂溶性、蛋白结合率。局麻药浓度越高、脊神经接触药物时间越长则局麻药的毒性反应越强。注射速度对于局麻药浓度也有很大影响，推注速度越快则药物在脑脊液中形成涡流而易于被更快地稀释。先前已存在的神经状况可使患者更易受到局麻药的毒性作用影响。

2. 神经缺血 如果合并血管解剖变异、硬膜外血管破裂出血、注药压力增高，可能造成麻醉后下胸段和腰段脊髓缺血坏死。硬膜外血流可受肾上腺素的影响，应用含有肾上腺素的局麻药理论上可导致外周血管缺血，因其造成脊髓前动脉及节段性动脉持续收缩，而出现相应节段的脊髓血流中断或血栓形成，脊髓缺血缺氧，尤其可见于患有微血管疾病的患者。另外，神经元长时间接触高浓度的局麻药可以引起神经元血流减少，如果加入肾上腺素可进一步延长脊神经与局麻药的接触时间而加剧血流障碍。扩大的血肿也可造成神经缺血，神经受压的严重性取决于血肿的体积。

3. 麻醉操作 麻醉操作可导致对脊髓或脊神经的机械性损伤。硬膜外穿刺操作不当时，穿刺针可损伤脊髓或脊神经，并可形成脊髓内或椎管内血肿。穿刺针如刺穿硬膜外血管则可导致硬膜外腔血肿，注射气体过多则导致气肿，均可压迫神经。腰穿针可能触及马尾神经，出现一过性麻木或放电样感觉，对神经的损伤较轻微，临床较多见而极少出现后遗症。

4. 既往病史 妊娠前已患有糖尿病的孕妇可能已合并有外周神经损害，进行区域麻醉可能加剧已有的神经损害。患有腰椎椎管狭窄、腰椎椎间盘突出和黄韧带肥厚的孕妇，如长时间处于截石位可造成对脊神经的压迫或牵拉，使神经外膜及其营养血管血流中断造成神经营养性退变，重者可导致神经纤维肿胀。此类孕妇对局麻药的毒性作用及血管收缩药导致的神经缺血更加敏感。应用更低浓度或更少量的局麻药可减小局麻药毒性反应的风险。在妊娠

晚期巨大而坚硬的胎头持续压迫腰骶神经干，脊柱的过度前屈可导致过度牵拉或压迫脊神经根，耻骨联合分离，坐骨神经受压等。在产前产妇可能仅表现为下肢轻微麻木或无症状，但是此时已经存在神经损伤的潜在基础，进行区域麻醉可能加剧神经损伤，表现为闭孔神经综合征、股神经痛、阴部神经和生殖股神经剧痛。

（二）椎管内麻醉剖宫产的神经并发症临床表现

1. 神经根或神经干损伤　神经受到局麻药直接毒性、穿刺针损伤、压迫、牵拉、缺血及完全横断的伤害。穿刺针的直接创伤可导致严重的神经损伤，尤其是当穿刺针刺穿神经束膜进入神经束。穿刺针针尖或硬膜外导管刺激神经时患者多描述为一过性麻木感，而如果刺入脊髓、神经根或神经干内则患者表现为剧烈的神经疼痛。麻醉后患者可出现脊神经功能异常，严重者可出现脊髓横断性损害。腰椎管狭窄或胎头压迫所导致的神经根或神经干损伤，多表现为一支或多支脊神经或某神经干的功能障碍，表现为一侧下肢麻木、感觉迟钝或无力、股神经痛、耻骨联合痛、会阴部痛等。机械性损伤可表现为一支或数支脊神经支配区域感觉缺失，单侧或双侧下肢肌肉运动异常，严重时可表现为双侧横断性截瘫等。

2. 短暂神经综合征　局麻药及其他化学性毒性损害的表现主要有短暂神经综合征（transient neurological symptoms，TNS），应用各种局麻药时均可见，骶尾部可能是对局麻药比较敏感的部位，脊髓背根神经元兴奋引起肌肉痉挛，在接受腰麻后 4~5 小时腰背部可出现中度或剧烈的疼痛，放射向臀部和小腿，也可伴随有感觉异常，但无明显运动和反射异常，一般 7 天内均可恢复，不遗留感觉运动障碍。

3. 马尾综合征　马尾综合征（cauda equina syndrome，CES）表现为低位脊神经根损伤的症状，可出现直肠、膀胱功能障碍，会阴部感觉异常及下肢运动麻痹等。

五、椎管内麻醉的其他并发症

（一）硬脊膜穿刺后头痛（postdural puncture headache，PDPH）

PDPH 病因是复杂的，最常见的原因是脑脊液从刺破的硬脊膜不断流出造成脑脊液的压力降低所致；另一个原因可能为颅内血管扩张。其典型症状为由平卧位转为坐位或直立位时出现剧烈头疼，尤其在咳嗽或突然活动时疼痛加剧，在平卧位时疼痛缓解。PDPH 可在穿刺后立即发生，也可发生在数日后，据统计，最常见是在穿刺 48h 内发生，大多数头疼在 7d 内即可自行缓解。

（二）全脊麻

全脊麻是罕见但非常严重的并发症，多由硬膜外麻醉的大剂量局麻药误入蛛网膜下腔所致，或由于硬膜外导管移位误入蛛网膜下腔所致。临床表现为注药后迅速出现广泛的感觉和运动神经阻滞、意识不清、双侧瞳孔扩大、呼吸停止、肌无力、低血压、心动过缓甚至室性心律失常或心搏骤停等。

（牛世坤）

第十六章 儿科麻醉

第一节 与麻醉有关的小儿生理解剖特点

小儿处于一个不断发育成长的移行过程，其解剖生理在不断地向成人方向发展、转变，新生儿、婴幼儿解剖生理特点最为突出，其他年龄段则介于新生儿与成人之间，年龄越大越接近成人。

一、呼吸系统

胎儿一旦娩出，其呼吸器官必须在 1~2 分钟内接替胎盘功能，以保证组织的正常氧供，为此需排出肺内液体。经阴道分娩时产道压力达到 $70cmH_2O$，胎儿肺内液体 2/3 已被挤出，其余液体将在 24 小时之内经肺内淋巴系统吸收。剖宫产时缺少这一挤压过程，肺内液体吸收时间延长，因而常有短时间的呼吸功能不足。出生时由于缺氧、CO_2 蓄积以及寒冷、钳夹脐带等刺激，第一次吸气肺泡张开，需要较大的压力（$40~80cmH_2O$）。呼吸数次后产生的功能残气量（FRC，正常 35~60ml）可以减少随后呼吸道开放所需压力。肺表面活性物质在维持功能残气量方面有重要作用，肺表面活性物质不足，如早产儿，则容易发生急性呼吸窘迫综合征（ARDS）。虽然在妊娠 16 周，终末支气管已发育完成，但大部分肺泡是生后形成的，最初几年肺泡数迅速增加，约在 4~6 岁达到成人水平，而肺功能的发育完成则需 15~18 岁。婴儿肺弹性回缩压低，由于胸壁骨架部分未发育成熟，顺应性高，随年龄增长可逐步下降，15~18 岁肺功能完全成熟时降至最低，弹性回缩力增加，使二者达到最佳平衡。由于小呼吸道通畅的维持部分地取决于肺的弹性回缩，故婴幼儿小气道疾患较多。

小儿肺泡通气量与 FRC 之比为 5：1，而成人为 3：2，亦即肺内氧储备少，但耗氧量高，新生儿耗氧量 [6~8ml/（kg·min）] 较成人 [3ml/（kg·min）] 高 2~3 倍，特别在 1~2 岁时最高，故对缺氧的耐受能力远不如成人，一旦供氧减少，将迅速出现低氧血症。由于 FRC 少，吸入麻醉诱导及苏醒均较快。婴幼儿呼吸调节功能与成人相似，对 CO_2 反应正常，但新生儿 $PaCO_2$ 常保持在较低水平（35mmHg），此点可能与对代谢性酸血症的代偿有关。新生儿生后 1~2 周，对缺氧的反应是双相的，继短暂的呼吸增强之后，迅速转为抑制，且抑制 CO_2 使呼吸增强的反应，常出现呼吸节律紊乱，进而呼吸停止（respiratory arrest）。新生儿血红蛋白（Hb）约 180~200g/L，出生时胎儿 Hb（fetal hemoglobin，HbF）占 75%~84%，3~6 个月逐步减少至正常水平，因 HbF 与 O_2 亲和力强，2，3 - DPG 含量少，故氧离解曲线左移，半饱和氧分压（P_{50}）约 19mmHg，向组织释 O_2 量较少。

P_{50} 于出生后迅速增加，4~6 个月时达成人水平（27.0mmHg），6~8 个月 2，3 - DPG 则保持在较高水平，以代偿因红细胞生成素少所致的 Hb 偏低（小儿生理性贫血），保证 8 个月~18 岁期间血液向组织的释氧量不变。P_{50} 为 27mmHg 的成人 Hb100g/L 相当于 P_{50} 为

30mmHg 的婴儿 Hb82g/L 和 P_{50} 为 24.4mmHg 新生儿 Hb136g/L 的释氧量，而拟手术的新生儿为满足氧运输需要，Hb 最少需 100 ~ 120g/L。

术中动脉血氧分压（PaO_2）必须维持在正常范围。应用脉搏血氧计监测 SpO_2，可以随时发现动脉血氧的变化。但由于 Hb 的氧亲和力、P_{50} 随年龄而变化，如新生儿亲和力高，生后 3 ~ 6 个月迅速下降，所以，SpO_2 与 PO_2 关系也因年龄而异。小儿麻醉中保证不发生低氧血症和组织缺氧是完全必要的，但据最近报道，新生儿尤其是早产儿一般不宜吸入高浓度氧，氧供可以满足代谢需要即可，超需吸入即使是低浓度的氧，在新生儿期也会引起氧中毒。过量的氧通过氧化应激（oxydantstress）可以破坏膜、蛋白、DNA，对一些发育中的器官造成严重的病理改变，如早产儿视网膜病（premature newborn retinopathy）、支气管肺发育不良、儿童癌症等。因此，术中、术后以及新生儿复苏时首先是改善通气，使肺泡得到充分扩张，如 SpO_2 仍达不到需要水平，可在吸入空气中添加适当比例的氧，维持 SpO_2 在85% ~ 88%到94% ~ 95%之间即可。只有严重缺氧、发绀不能改善时才吸入纯氧。

二、心血管系统

新生儿出生后由于卵圆孔和动脉导管闭合，循环走行由平行转为序列，心室做功明显增加，尤以左室最为明显，约增加到 2.5 倍，6 周后开始逐渐达到正常水平。所以，生后短时间内左心处于超负荷状态，即使正常新生儿也面临着心衰的威胁，先天性心脏病患儿在此期间麻醉手术死亡率高。新生儿和早产儿心肌收缩力均较成人低，主要由于心肌肌原纤维排列顺序杂乱，数目少 50%，可收缩体积明显小，导致心室顺应性低下，使心脏舒张期容积和心每搏量均少，心排血量（CO）的增加主要靠心跳次数的增加。小儿麻醉中心率波动范围大，虽然对心率增快耐受较好，但仍有一定限度，过快将使心肌氧耗增加，甚而导致心衰。反之，心动过缓将会直接导致 CO 降低，在婴幼儿，心率 <100 ~ 120 次/分即属心动过缓，表明心肌受抑制。小儿心脏每搏量少，动脉口径相对较大，管壁柔软，故年龄越小，动脉压越低。按年龄计算血压公式：年龄 ×2 + 80 = 收缩压．此值的1/3 ~ 2/3 为舒张压。

由延髓血管运动中枢和心脏抑制兴奋神经单位形成的调节血压和心率的反射弧，虽在新生儿出生后已初具功能，但其代偿常不充分，如咽喉反射引起的呼吸停止、心率减慢，持续时间稍久，即可因中枢缺氧而不能启动呼吸，甚而导致心跳停止（cardiac arrest），突然死亡。所有各种吸入麻醉药及静脉麻醉药对心血管均有抑制作用，且所需浓度较中枢抑制浓度为小，容易出现血压下降。出生时的血容量个体差异较大，例如，延迟夹脐带可使之增加25%，与此相反，在宫内，胎儿缺氧，常导致血管收缩，故窒息的新生儿多有血容量不足。由于出生时交感神经尚未发育成熟，使其血容量对动脉压的影响非常突出，故在临床上新生儿血压是反映其血容量的良好指标。出生后的低氧血症可使肺动脉阻力增加，有使动脉导管和卵圆孔重新开放，恢复胎儿型循环的危险。

三、肾脏发育及功能

足月儿出生后肾小球滤过率（GFR）迅速增加，而早产儿 GFR 低且增速缓慢，可能与血管阻力高，滤过面积小和超滤压低等有关。由于 GFR、肾血流（RBF）低，对水的排除能力受限，出生时由于肾小管发育不成熟而皮质肾单位袢长，排钠较多，而肾小管钠再吸收能力差，尿钠排泄率高，胎龄越小越明显。出生后钠排泄率迅速下降，成熟儿生后约 3 天降至1%以下，如胎龄不足37周的早产儿，同期继续维持在3%～9%高值。远位肾小管再吸收率低，可能与对醛固酮反应差以及心钠素（ANP）高等有关。为此，应适量补钠，但若输钠过多，又可招致高钠血症和浮肿。新生儿尿排钾少，此点与近位小管 $Na^+ - K^+ - ATP$ 酶活性低，远位肾小管对醛固酮反应差有关。因此，患病新生儿与未成熟儿出生后，由于酸中毒、低血压、肾灌注少等原因，易致钾潴留。新生儿尿浓缩功能差，尿渗透浓度最高仅700mOsm/（kg·H_2O），未成熟儿更低，而成人可高达 1 200mOsm/（kg·H_2O）。其机制与肾髓质解剖学上发育不成熟，渗透压差小，集合管对醛固酮（ADH）反应差，前列腺素对尿浓缩的抑制有关。新生儿肾调节酸碱平衡能力较差，由于近位小管对 HCO_3^- 再吸收差，细胞外液多，导致 HCO_3^- 浓度相对较低，有机酸排泄少，而伴随发育及蛋白异化所产生的有机酸较多，以及骨代谢产生 H^+ 等原因，容易发生酸中毒。

四、神经系统

出生时脑被数片颅骨包围，前囟通常在出生后20个月闭合，闭合前阶段前囟张力对判断脱水及颅内压有重要参考价值。新生儿脑与成人比较相对较大，新生儿脑重约占体重的1/10，而成人占1/50。生后增长迅速，6个月时脑重量增长1倍，1岁时增长2倍。小儿脑氧代谢率（$CMRO_2$）高，儿童平均需氧 5.2ml/（min·100g），明显高于成人［3.5ml/（min·100g）］，任何原因所致的氧供不足，均易造成脑缺氧。成人脑血流量为 50～60ml/（min·100g），早产儿及新生儿约为 40ml/（min·100g），而年长儿可达 100ml（min·100g）。小儿脑血流的自动调节范围也低于成人，麻醉中脑血流量易受血压剧烈波动的影响，早产儿和足月新生儿在急性窘迫时，其脑部自动调节机制会进一步受到损害，脑血流量可随动脉压变化而变化，导致脑室内或周围出血。小儿出生时神经细胞只有正常的1/4，1岁时皮质及脑干接近发育完全。而髓鞘的形成及树突的完善过程要持续到3岁，所以，婴儿常具有各种原始反射。与中枢神经不同，自主神经发育相对较好，出生时支配心血管的副交感神经功能发育已经完成，而交感神经则需到生后4～6个月。维持血压和心率的压力反射及延髓血管运动中枢（加压和减压）在出生时已具有功能，但未成熟，麻醉状态下易受抑制。由于传导通路的发育尚未完善及缺乏神经肌肉协调动作的训练，神经系统功能不够稳定，调节功能也较差，如呼吸、肌肉运动及体温调节等。新生儿出生时，血-脑屏障未发育成熟，再加上脑血流量丰富，许多药物在婴儿脑内浓度较成人高，如硫喷妥钠即容易通过血-脑屏障产生中枢抑制。脊髓末端出生时相当于椎管内第3腰椎水平，1岁以后才位于第1腰椎水平。

五、体温调节（thermoregulation）

体温的产生是机体产生热和向环境散热之间平衡的结果，在低于体温的环境中，机体通过消耗氧和能量来保持正常体温。新生儿容易受周围环境影响，成人调节下限为环境温度0℃，而新生儿为22℃。其原因是体格小，产热不足，体表面积相对大，体表面积与体重之比是成人的3～5倍，单位体积的散热量约为成人的4倍，再加上传导快，散热容易，早产儿更明显。较大儿童能借寒战反应产生热量，而新生儿的产热全靠褐色脂肪（brown fat）的氧化，足月新生儿褐色脂肪占体重的5%，而早产儿只占1%，所以，正常新生儿应置于与皮肤温差2～4℃的环境，在该温度下，代谢速度最慢，温度调节仅靠蒸发即中性环境温度

（neutral thermal environment）。安静状态下腹部皮肤温度36℃，环境温度32～34℃，婴儿氧耗最少。体温越低，所需环境温度越高。通常在寒冷环境下，由于环境和皮肤温度差大，必然导致氧耗增加，若环境温度持续过低，极易造成低体温（hypothermia）。体温下降到35℃以下时，除对中枢及心血管的直接抑制外，还可因外周血管收缩，影响组织氧供，导致细胞缺氧，发生代谢性酸中毒、硬肿症、呼吸抑制，甚而由于增加肺动脉阻力导致恢复胎儿循环，加重低氧血症的危害。全身麻醉可使体温中枢调节阈值增加，尤其是低温阈值下降及末梢血管扩张，散热增加，体温下降。低体温对静脉及吸入麻醉药的药动学及药效学均有影响，可使吸入麻醉药MAC降低，组织可溶性增加，非去极化肌松药用量减少，作用时间延长，所以，小婴儿手术中保温极为重要。6个月以上小儿代谢旺盛，若手术室环境温度偏高，再加上覆盖敷料，体温容易升高而引发高热。

六、药理学的影响

小儿出生后早期因身体组成、蛋白结合、体温、心排血量的分配、心脏功能的发育程度、血-脑屏障的成熟情况、肝和肾的大小与功能，以及有无先天畸形等诸多因素，均影响其药代学和药动学。新生儿总含水量高，且随年龄增加而减少，而肌肉、脂肪则随年龄增加而增加，因而新生儿水溶性药物分布容积大，通常需要给予更大的首剂方能达到预期的血药浓度（如琥珀胆碱），而需要依赖脂肪再分布消除的药物药效将延长（如硫喷妥钠），在肌肉中再分布的药物药效也将延长（如芬太尼）。由于肝脏功能未发育完善，一些通过肝脏代谢为无活性产物的麻醉用药代谢较慢，作用时间较长。药物代谢大部分经两个途径：第Ⅰ相或降解反应（氧化、还原及水解），第Ⅱ相或合成反应（结合）。Ⅰ相反应大部分在肝微粒体酶进行，新生儿体内与药物代谢有关的酶系统发育不全，氧化药物的能力最差，而水解药物的能力与成人相仿。新生儿药物蛋白结合率低（白蛋白较少，α_1酸性糖蛋白生成不足）而影响药物的血药浓度，以及由于血气分配系数、肺泡通气以及心脏排血分布的差异，影响吸入麻醉药的摄取和分布。由于各脏器系统的迅速发育，使麻醉及有关药物的摄取、分布、蛋白结合、代谢、排出在不断变化，从而导致小儿不同年龄段对麻醉药物等效剂量、起效时间、吸收、排出时间均有所不同，婴幼儿阶段以前最为明显。总体而言，早产儿（prenatal）、新生儿大多数药物清除半衰期延长，2～10岁儿童缩短，进入成年再度延长。此外，婴儿如患有脓毒症、充血性心衰、腹内压增加、营养不良和机械通气，均会影响其药代学及药效学，使个体差异更为明显。

（马婕妤）

第二节　麻醉前检查、评估及准备

一、麻醉前检查评估（preanesthetic assesment）

1. 术前访视　麻醉前详细了解病情，对麻醉手术中可能出现的风险进行评估预测，并做好防治准备，是保护患儿平顺渡过围手术期的重要保证。小儿麻醉中所谓"意外"的多发，常常与术前评估的疏漏有关。

（1）病史：除了了解手术、疾病等有关病史外，还应从家长或患儿处询问并存病史、过敏史及住院后治疗经过，曾否用过与麻醉有关的药物。对曾经施行过麻醉手术者，应了解当时麻醉情况及手术中、后有无异常经过及曾经采取的治疗措施。

（2）体格检查："小儿"不能抽象理解，应有"定量"概念。入院后体重、身高测定应列为常规。应注意年龄与发育状况及是否与正常值相符。肥胖儿童应计算其体重指数（BMI），目前超重儿较多，注意判断其程度是否已达病理性肥胖（BMI > 30 ~ 35）。检查手术病变以外，重点放在呼吸、心血管状况及合作程度上，包括上呼吸道有无畸形、病变，听诊心、肺，测量血压、脉搏有无异常及代偿情况。较复杂的并存疾病应请相关科会诊共同评估。

（3）实验室影像及其他辅助检查结果：应熟悉小儿不同年龄各种实验室检查的正常值和影像学检查结果的意义，以判断有无异常。手术前应常规检查 Hb 及 HCT，小儿各年龄组间 Hb、HCT 正常值差异较大，必须参照正常值，确定患儿术中 Hb、HCT 的目标值，作为输血的依据。

（4）手术：应了解手术部位、体位、手术方式、主要操作步骤及其对麻醉管理的要求。

2. 并存病（preanestheticco morbites） 一般较成人为少，以下几种并存病较为常见。

（1）上呼吸道感染（infection of upper respiratory tract）：上呼吸道感染使小儿呼吸道敏感，麻醉时容易发生喉痉挛、支气管痉挛及低氧血症，术后有可能病情加重，尤其在长时间大手术和气管内麻醉之后。手术时机尚无统一的标准，通常对急性上呼吸道感染，有发热、咳嗽、脓性鼻涕的患儿，应考虑推迟手术。体温不超过 38℃ 的微热，无其他症状且手术较小者可以进行麻醉。术后呼吸系统并发症发生或加重的可能性增加，应得到家属的理解。尽可能选择用静脉麻醉或呼吸道刺激性小的吸入麻醉药，并准备好应对并发症的防治措施，如肌松药、气管插管、吸氧等。

（2）哮喘：有哮喘并应用支气管扩张药治疗病史者，术前应用支气管扩张药给予充分控制，插管前充分表面麻醉，术中选用有支气管扩张作用的麻醉剂如氯胺酮或（和）七氟烷吸入辅以机械通气，多数可以平稳渡过手术期。术后必须加强监测，发作时给予支气管扩张药雾化吸入，必要时给予呼吸支持。

（3）先天性心脏病：对并存先天性心脏病的患儿，首先要确定手术疾病与先天性心脏病哪一个是威胁生命或影响生活质量的主要问题。原则上对主要问题要优先解决。确定现手术疾病需要先进行治疗之后，要明确先天性心脏病的诊断，评估心脏功能及代偿情况。术前准备及术中管理原则同先天性心脏病手术，注意保护心功能，并做好应对心脏突发事件的准备，术后应加强监测及治疗。

（4）贫血：贫血的诊断必须对应各年龄的正常值。出生后 3 ~ 6 个月 Hb 可降至 90 ~ 100g/L，此为生理性贫血。SvO_2 也是贫血的敏感指标，<30mmHg 表明红细胞生成素增高，红细胞生成不足。诊断为贫血的患儿，择期手术，术前应尽量予以纠正，以增加对术中出血的耐力。对肾衰所致慢性贫血的年长患儿，由于 2，3 - DPG 的增加，释氧增加，对贫血耐受较好，但术中 Hb 也不宜低于 60g/L。切记在 Hb 低于 50g/L 时，即使缺氧也不会出现发绀。

（5）胃饱满：小儿食管短，括约肌发育不成熟，屏障作用差，咽喉反射不健全，在麻醉状态下容易发生反流和误吸（regurgitation and aspiration）。择期手术饱食者，应在进食6 小时后手术。急诊手术由于各种原因胃饱满者，首先考虑在非全身麻醉下手术，必须立即在全麻下手术者，处理的基本原则是尽量排空消化道内容和保护好呼吸道。急腹症胃内容潴留，饱食或少量进食（奶）后，应下粗胃管，尽可能吸净胃内容后再进行麻醉。对胃内容潴留量大，腹内压高，用胃管难以吸除者，可用粗胃管或气管插管经鼻插入食管，抽吸后保留导管，以随时引流或（和）吸引胃内容，再进行麻醉。诱导行快速插管时，取头高位，面罩通气压力适当减小，并由助手压迫环状软骨，避免过多气体进入胃内使胃内压增加和防止胃内容反流。依一些医生的经验，在充分表面麻醉下行清醒气管内插管后进行麻醉，较为稳妥，尤其在重症婴幼儿。应用脊椎及硬膜外麻醉或区域阻滞麻醉时，如辅用较大剂量的镇静药，仍有发生反流误吸的可能，不可放松观察和管理。

3. 麻醉及手术风险（anethsetic risk&operative risk）　小儿年龄越小，发育成熟度越低，小儿特点越突出，风险也越大。麻醉是双刃剑，但以正面保护作用为主，体现在解除恐惧不安、疼痛，抑制创伤应激反应，抑制伤害性感受（noceptation）和麻醉药本身的保护作用等方面。负面作用与成人相比，则相对较大，安全界窄，与发育未成熟有关。呼吸系统问题最为多发，麻醉深浅把握困难，代偿机制不健全，病情变化快，突发不良事件多，麻醉管理是否到位与术中经过及预后有重要关系，"有小手术无小麻醉"这一论点，在小儿麻醉体现得最为突出。手术创伤是围手术期不能回避的风险源头，小儿各种应激反应均已存在，只是代偿能力和自身修复能力远不如成人。长时间大手术围手术期风险明显增加，如失血、失液相对较多，而代偿能力却绝对较小，监测比较困难，容量补充在量、速度、成分方面难以准确掌握。手术造成的器官功能紊乱，如开腹手术时间长、创伤大会导致体液丢失量大，间质水肿，低体温及其一系列后果等，均增加围手术期风险。至于继发于创伤、缺血、感染等的全身炎症反应综合征（SIRS）及器官功能损害，在小儿围手术期同样发生，对患儿不利影响的严重程度可能超过成人。

二、麻醉前准备

1. 麻醉前禁食（preoperative fasting）　小儿麻醉前既要保持胃排空，又要尽可能缩短禁食、禁水时间，所以，必须取得患儿双亲的理解与合作，在规定时限内按时禁食与禁水。因小儿代谢旺盛，体液丧失较快，禁食、禁水时间稍长，容易造成脱水和代谢性酸中毒，如新生儿禁食 12 小时就相当于成人禁食 24 小时。婴幼儿禁水时间允许缩短到 2～3 小时。禁食、禁水前尽量按时喂牛奶或糖水，以免脱水。万一手术延迟，应补充饮水或静脉输液。事实上，由于麻醉开始时间，尤其是第二台手术，常难以准确预定，在实际执行方面常遇到困难，有待与手术科室共同商讨改进。

2. 麻醉前用药（premedication）　基本目的与成人类似。由于小儿心理发育不成熟，0～6 个月尚不知恐惧，麻醉前不需镇静。6 个月～6 岁因怕与父母分开，以及对手术室环境的生疏、恐惧，而导致哭闹挣扎，麻醉前必须给予镇静或催眠。学龄以后虽能理解和沟通，但大部仍心存恐惧和不安，应耐心解释麻醉过程、手术室环境和可能存在的不适或疼痛（如注射），亲切交流，以获得患儿的信任，必要时仍需给予镇静、催眠。使家长安心常是消除儿童恐惧和焦虑的另一重要途径，应予重视。家长陪伴进行麻醉诱导，可减少患儿的焦虑和不安，有利于小儿的心理保护，但也给麻醉工作带来不便，国内尚未见推广应用的经验报道。对术前剧痛的小儿，应给予适当剂量的镇痛药，包括吗啡类药物如哌替啶肌内注射。关于镇静药物的选择，苯二氮䓬类药物非常适合于麻醉前给药。地西泮毒性小、口服吸收完全而迅速，至今广为应用。但由于起效较慢及肌内注射给药的吸收不稳定，正在逐渐被咪达唑仑（DMC）所替代。DMC可经口服、肌内注射或静脉注射用于诱导，是比较理想的手术前用药，但不能用于新生儿。巴比妥类药除经直肠给药（硫喷妥钠、戊巴比妥、美索比妥）外已很少使用。吩噻嗪类药物如氯丙嗪＋异丙嗪肌内注射具有镇静、强化麻醉、减轻气道不良反射的作用，并能对抗氯胺酮及羟丁酸钠等药物的不良反应。但作用时间偏长，往往苏醒延迟，且咽喉反射的恢复较意识恢复为晚，术后容易发生反流、误吸。用神经安定药氟哌利多代替氯丙嗪，其镇静作用、抗呕吐作用作为麻醉前给药非常有利，且只需很小剂量，这一性能在眼科手术尤其需要。可乐定也可用于小儿术前给药。

抗胆碱能药物中以阿托品最为常用。其目的主要是为了减轻迷走神经反射及保持呼吸道干燥。需避免术中心跳增快的患儿，可用东莨菪碱或长托宁。关于给药途径，习惯上多采取肌内注射的方法，其优点是剂量准确，效果稳定（地西泮除外），但患儿常因扎针而引起恐惧、哭闹。现在提倡采用口服、直肠灌注、鼻腔点滴等非注射途径，而肌内注射是最后的选择。如氯胺酮口服，美索比妥 20～25mg/kg 或硫喷妥钠 20～25mg/kg 直肠灌注，咪达唑仑 0.5～1.0mg/kg 口服，多数患儿可进入睡眠状态而直接开始诱导。非注射给药的缺点是无标准配方，药液需自行配制，给药还需小儿配合，给药过程中还会有药物的损失，导致很难确定准确的剂量和起效时间。最近有学者研制三种药物混合液配方，每毫升含氯胺酮 25mg、咪达唑仑 2.5mg、阿托品 0.15mg，再加调味剂制成口服混合液，小儿比较容易接受，用量 0.2ml/kg，临床试用效果比较满意，可供进一步研制参考。

3. 麻醉选择　由于小儿不能合作，以全麻应用最为普遍，骶管阻滞、神经干阻滞的应用也日趋增加，但多辅以全身或镇静麻醉。由于麻醉药种类众多，即使同一方法，也有多种作用相近又有不同特点的药物可供选择。尤其是复合麻醉的推广应用，麻醉药物的选择空间更大，目前尚无统一的最佳配伍模式，通常根据病情、个人经验和其他条件决定。

（马婕妤）

第三节　小儿的呼吸道管理

一、上呼吸道有关解剖的特点

婴儿头大、颈短、舌体肥大、咽腔狭窄、声门裂高，会厌短呈"V"形，位于声门中间，气管插管暴露声门比较困难。新生儿气管软骨非常柔软，早产儿尤其突出，头过度前屈即可导致软骨塌陷窒息。颈部肌肉较软弱，不能支持头部重量，婴儿仰卧位时，下颌明显内收，正常呼吸时舌肌及其他上呼吸道肌肉与膈肌同步收缩，上呼吸道内径扩大，麻醉状态下颏舌肌受抑制，易引起舌后坠，肩下垫以薄枕使肩部抬高，多可改善。提下颌时，婴儿无牙齿支持，舌体又大，咽部易为舌所阻，遇此情况，将下颌放松，略张开嘴或放牙垫或插入通气道，可使气道通畅。婴幼儿主要靠鼻呼吸，麻醉时不应压迫鼻部，麻醉前如有鼻塞现象，应清理鼻腔，或用3%麻黄碱溶液滴鼻。婴幼儿喉头组织脆弱、疏松，血管及淋巴管较丰富，喉头呈漏斗状，最狭部位在声门裂下方，环状软骨水平，由于内径较小，如水肿1mm，在婴幼儿就可造成较严重的呼吸道梗阻。所以，插管时必须注意导管内、外径的选择。婴幼儿肩窄、胸小、腹部膨隆致使膈肌上升，肋骨排列几近水平，且未与胸骨固定，所以，呼吸时胸廓运动幅度很小，主要靠腹式呼吸，致肺活量较小，当需要增加通气时，只能靠增加呼吸频率来代偿。因此，呼吸做功增加，而膈肌和肋间肌的 I 型肌纤维比例小，在 2 岁以后才达成人水平，容易引起呼吸肌疲劳（fatigue of respiratory muscle），甚者可导致呼吸衰竭。长时间麻醉时均应给予扶助或控制呼吸，以减少呼吸肌做功和克服因麻醉装置增加的负担。术者术中操作尽量不压胸、腹部，以减少呼吸肌负担。

二、小儿气管插管术的特点

小儿咽腔及总气管内径狭窄，容易发生梗阻，且因全身麻醉的广泛应用，适用气管内插管的病例较多。年龄越小，病情越重，加强呼吸管理的必要性越大，插管的适应证也就越多。

1. 器材准备　小儿因年龄、体格大小不同，所用器材的规格与类型也较成人繁杂，必须选择适当，包括面罩、呼吸囊、口咽导气管、喉镜片、气管内导管、接头以及吸痰管等，均应准备与患儿身高、年龄相适应的规格、型号。因小儿发育及个体差异较大，至少应准备相邻号导管 3 支供选用。新生儿、小婴儿还应准备同号导管 2 支，以备发生管腔堵塞时更换用。

2. 插管方法　途径与成人相同，但视野小且舌根容易向两侧滑动。经口明视插管时选用规格合适的喉镜片，右手稍推患儿前额，头稍后仰（此点与成人不同），使口张开，推开下唇，左手持喉镜沿右口角垂直方向置入镜片，轻柔地将舌体推向左侧，使喉镜片移至正中，2 岁以下小儿用直镜片比较容易压住舌根，将会厌挑起，看清声门，轻轻插入。新生儿、早产儿或危重婴儿也可在充分表面麻醉下清醒插管，由助手双手固定头部在合适位置，用直镜片，窥喉时操作者以小指下按并固定喉节。如遇有先天性气管狭窄，表现为导管通过声门后不能前进，此时切不可贸然用暴力前插，可改用喉罩（laryngeal mask）或推迟手术。通过影像学或气管镜检查确定狭窄部位及性质，再根据手术需要决定呼吸道管理策略。如狭窄部位靠近总气管远端，可将导管插到管口紧对狭窄部上端进行麻醉。术前已诊断有气管狭窄者，处理原则相同。对于小儿困难呼吸道的处理，由于小儿不耐受缺氧，必须在具备保证插管过程中不发生严重缺氧条件下进行。插管困难主要见于颌面部先天畸形、小颌症（Pierre - Robin 综合征和 Treacher - Collins 综合征），缺少适用的设备是难点之一。对术前已诊断者，应准备好导管插不进时的第二和第三套备用方案，底线是遇有导管插不进而又出现明显缺氧的危急场面，保证随时能恢复自主呼吸和纠正缺氧。无插管成功的把握和保证条件下不得用肌松药。如适用喉罩，可能比较容易。若必须气管插管，可根据个人经验试插，用喉罩引导，逆行插管等方法解决。目前已有可用于内径 2.5～3.0mm 的气管导管的细光棒或纤维支气管镜做引导，可惜尚未能普遍应用。对诱导中临时发现插管困难，应立即停止操作，面罩供氧，请示上级医师，共谋对策。可视喉镜的问世，使大儿童的插管成功率获得改善，希望不久会研制出适用于婴幼儿的镜片。对于因急性会厌炎（Acute epiglottitis）、咽后壁脓肿等引起呼吸困难的患儿，则应尽量保持患儿安静，吸入无刺激性的麻醉气体，在患儿呼吸道梗阻不加重的条件下加深麻醉后行气管内插管。危急情况下导管不能插入，喉罩、通气道均未能使呼吸改善，且患儿缺氧进行性加重时，为挽救生命，可直接用环甲膜穿刺造口器置管或用气管造口器行气管造口置管。用粗穿刺针经环甲膜穿刺，吹入氧气，虽不能完全解决问题，但操作容易，可缓解缺氧，争取寻求救助的时间。气管切开应慎用，因小儿拔管后容易发生气管狭窄。

3. 导管选择及定位 关键问题有深、浅、粗、细四个方面。插入深度：小儿主气管短，新生儿声门至隆突的距离仅4cm，通常以导管前端超过胸骨上缘（主气管中段）为宜。导管前端粗黑色标记线平声门为最适插管深度，插管后再常规听诊对比两侧呼吸音，确认与插管前相同即可，导管所标距尖端距离的刻度，是重要参照依据。①插入过深：导管前端如触及隆突，有类似喘鸣样杂音，呼气道不畅；或进入一侧支气管，与成人同样易入右支气管，造成严重通气不足，均应立即缓缓退出至听到清晰呼吸音处再稍退（不超2cm）即可；②插入过浅：易致导管脱出和由于导管在口外部分的移动，使管口斜面与气管壁紧密接触，出现呼吸道梗阻，有怀疑时，观察管壁的刻度可立即判明。参考公式：插管深度（cm）= 12 + 年龄/2。管径：导管内、外径在管壁均有标明。①内径偏细：增加呼吸阻力和呼吸肌做功，根据伯肃叶定律，半径减至原有的1/2，阻力增加16倍，自主呼吸时用指腹堵管口、控制呼吸时加压（<30cmH₂O）呼吸囊，导管周围即出现明显的漏气，导管内径选择的参考公式：导管内径（mm）=（16 + 年龄）/4，应用带套囊的小儿气管导管时，切不可因无须担心漏气而忽视导管内径；②导管过粗：是术后并发喉水肿的主要原因，插管时可感到通过声门裂较紧，试提插导管有紧涩感，试堵管口或呼吸囊加压30~40cmH₂O，导管周围无漏气，即属过粗。不论偏细、偏粗，一旦判明，必须立即更换合适的导管。小儿导管内径细，所以，吸痰管应稍细于导管半径，如偏粗，吸引时间稍长，容易造成缺氧，吸力过强，还可能造成肺萎陷。导管的插入深、浅，管径粗、细确认合适后，用两条胶布交叉牢固固定，以避免滑脱。

三、小儿喉罩的应用

喉罩是小儿麻醉中新开发的一种保持呼吸道通畅的工具，小儿上呼吸道狭窄似乎更适合应用喉罩以保持其通畅，临床应用日益增加。

1. 适应证 ①替代口咽通气道；②替代气管导管，如日间手术、镇静及其他短小手术麻醉时；③困难气道的维持或引导气管插管；④主气管狭窄，正常气管导管不能通过。

2. 禁忌证 ①胃饱满，反流、误吸危险大；②咽喉部存在感染或其他病变，如肿瘤、脓肿、血肿等；③必须持续正压通气的手术，胸－肺顺应性小，通气压力需大于25cmH₂O和开胸手术；④呼吸道出血；⑤扁桃体异常肥大；⑥有潜在的呼吸道梗阻，如气管受压、气管软化；⑦术中需频繁变换头部位置。

3. 喉罩置入法 小儿基本上都在全身麻醉下实施。插入方法很多。①标准（正中）置入法：全麻至眼睑反射消失，嚼肌松弛，咽反射抑制（也可辅用表面麻醉），头轻度后仰，插前完全抽瘪气囊，罩口朝向下颌，沿口腔中线向下插入，贴咽后壁下插直至不能推进，气囊注气；②逆转法：先将喉罩口朝向硬腭置入至咽喉部后，旋转180°（喉罩口对向喉头），再继续往下插直至不能推进；③部分充气侧入法：插前气囊按半量充气，按正中法插入至气囊全部进入口内，向外旋转45°，罩口向舌，将舌推向一侧，用拇、示指持喉罩管深插至受阻，然后向回旋转45°转回到中线，套囊充气，固定在右口角。接麻醉机验证喉罩位置，通气顺畅，无漏气，置入成功。据Kundra报道，此法用于4个月~6岁小儿，从位置正确、咽部损伤率和耗用时间三方面比较均优于正中法；④喉镜直视下（用或不用探条引导；充气或不充气）置入法：如非困难呼吸道，均易顺利成功。喉罩置入最佳位置是喉罩进入咽腔，罩的下端进入食管上口，罩的上端紧贴会厌腹面的底部，罩内的通气口正对声门。罩套囊充气后，即在喉头部形成封闭圈，保证通气效果，<10 岁的患儿置入喉罩的平均深度 = 10cm + 0.3 × 年龄（岁）。置入喉罩后正压通气，观察胸廓起伏，听诊两侧呼吸音，听诊颈前区是否有漏气音，纤维光导喉镜检查可看到会厌和声门。关于气囊充气量，根据最近一份对不同厂家小儿喉罩气囊充气量的研究指出，不同品牌、型号喉罩标明的最大气囊容量，按全量充气时囊内压均过高，达 120cmH_2O 以上。过高的气囊内压可造成咽喉部疼痛、吞咽困难等并发症。因此，临床应试注用最小充气量达到密封呼吸道和消化道即可，实际只需最大量的 1/3 ~ 2/3 已完全可以达到要求，以减少并发症的发生。若能监测气囊内压（< 40cmH_2O）最为合适。

4. 小儿口咽通气道　其应用概率远较成人为多，小儿咽腔狭窄，侧壁无骨性支撑，麻醉后咽肌松弛，容易塌陷造成梗阻，常需通气道维持。最近又在喉罩基础上研制出新型的喉围通气道（perilaryngeal airway）和咽导管（pharyngeal tube），用以维持呼吸道通畅。前者由远端带多个裂隙样开口的柔软尖端通气，近侧靠套囊固定导管位置，置入方法与喉罩类似。后者是会厌上通气装置，带两个气囊，前端为卵圆形开口，远侧气囊封闭气道远端，以防误吸，近侧气囊封闭通气部上方口咽部，插入方法与喉罩相同。

（马婕妤）

第四节　全身麻醉及并发症

一、吸入麻醉（inhalation anesthesia）

1. 小儿与成人吸入麻醉药药理的不同点

（1）血气分配系数：新生儿血气分配系数低于成人，因而诱导及苏醒皆快。常用吸入麻醉药新生儿的分配系数见表 16 - 1。

表 16 - 1　新生儿吸入麻醉药分配系数与成人比较

	氟烷	恩氟烷	异氟烷	七氟烷	地氟烷
新生儿	2.14	1.79	1.19	0.59	0.51
成人	2.3	1.9	1.4	0.72	0.62

（2）肺泡最低有效浓度（minimum alveolar concentration，MAC）：MAC 因年龄而改变，不同年龄小儿 MAC 见表 16 - 2。

表 16 - 2　不同年龄小儿吸入麻醉药的 MAC

	氟烷	恩氟烷	异氟烷	七氟烷	地氟烷
新生儿	0.87	–	1.6	3.3	9.16
1 ~ 6 个月	1.2	2.4	1.87	3.2	9.42
6 ~ 12 个月	0.97	–	1.8	2.5	9.92
3 ~ 5 岁	0.91	2.0	1.6	2.5	8.62
成人	0.75	1.68	1.15	2.05	6.0

一般新生儿、早产儿的 MAC 随月龄增加而增大，1~6 个月最高，新生儿恩氟烷 MAC 较 1~6 个月婴儿小 25%，异氟烷、氟烷小 15%。此后，随年龄增长 MAC 逐渐下降，每 10 岁约下降 6%。

小儿心血管容易受麻醉药抑制，应用等量麻醉药浓度，新生儿低血压发生率为 1~6 个月婴儿的 2 倍多，而应用等效浓度氟烷（1MAC）其心率减慢及血压下降程度相同，地氟烷情况相似。各类麻醉药随吸入浓度（麻醉深度）之增加，均对小儿心血管及呼吸有相应程度的抑制作用，但大于成人，对新生儿、早产儿的影响可能更为严重。小儿吸入全麻诱导及苏醒的快，其原因与下列因素有关：①肺泡通气量与功能残气量的比值较大；②小儿心排血量大部分分布到血管丰富的组织，包括脑、肾、内脏及内分泌腺等；③小儿血/气分配系数较成人低。基于上述原因，新生儿达到与成人相等的脑内麻醉药水平所需时间仅为成人的 1/4。

2. 吸入全身麻醉的方法

（1）诱导

1）面罩吸入诱导：由于七氟烷的无刺激性香味，明显增加了其在吸入诱导中的应用。吸入 8% 七氟烷的患儿可在 1 分钟左右迅速入睡，小于 6 个月的婴儿 MAC 小，且循环容易遭受抑制，没特殊需要不必追求此高速度，加入 50%~70% N_2O 适当减低七氟烷浓度，至嚼肌松弛窥喉表麻后插管，肌松药的应用可根据需要。对已进入基础麻醉状态的小儿，亦可直接吸入刺激性较小的麻醉剂诱导。婴幼儿诱导后应妥善固定和保护四肢。

2）静脉诱导：等效剂量的各种短效静脉麻醉药和肌松药皆可用于诱导，加用芬太尼类（如芬太尼 2μg/kg）可减轻插管应激反应。此类药物种类繁多，尚无固定的最佳组合方案，应根据具体情况酌定。一般入室后先开放静脉，缓慢静脉注射诱导药（如丙泊酚、硫喷妥钠或氯胺酮等），入睡后注入琥珀胆碱，或其他插管剂量的非去极化肌松药，选择合适的面罩给氧去氮后插管。如无合适的麻醉机，婴儿可用供氧管直接连接婴儿面罩，将氧流量调到 4L/min 左右，间断紧扣在小儿口鼻上以进行通气、供氧和去氮。面罩正压吸氧时要注意保持呼吸道通畅，尤其是无牙小儿。婴幼儿也可用羟丁酸钠稀释至 12.5% 浓度后缓慢静脉注射，全量（100~125mg/kg）5 分钟左右注完，过 3~5 分钟进入深睡后，咽喉反射抑制，再以 2% 利多卡因溶液表面麻醉后，不用肌松药直接插管。

3）肌内注射诱导：对不能合作的患儿，难以用通常方法诱导时，可在臀肌注射氯胺酮 5~8mg/kg，入睡后接用其他麻醉药诱导插管及维持。

（2）维持：小儿常用的麻醉装置有"T"形管法和紧闭法。Mapleson 环路系统及其改良型均属半开放法，麻醉气体浪费较大，环境污染较严重，操作管理也无特殊优点，国内少有应用。Bain 环路虽曾一度试用，并未得到推广，各种环路系统产品市场也少有供应。近来新型小儿与成人通用的麻醉机，潮气量最小可调至 20~30ml。配有多种呼吸参数及呼吸功能监测装置，可自动补偿通气系统因各种因素造成的死腔，使实际通气量与设置潮气量基本一致，适用于成人及各年龄小儿的紧闭法麻醉（closed circuit anesthesia），正在推广。随科技的进步，新机型会不断出现，但一切改进都是根据临床的需要。设计更加精确，使设定值与实际值更加接近，功能更全面，不仅附有监测部分，且监测指标可以随意扩展，使用更安全、方便，但不能代替管理者的决策。

1）"T"形管法：构造简单，在气源输出导管远端接一内径合适的"T"形管，纵臂一端接气管导管，一端开放，横臂接气源，需扶助或控制呼吸时，横臂与气源间加一小气囊（通常用乳胶手套可代替），属开放法，适用于婴幼儿手术。新生儿及小婴儿不必加气囊，自主呼吸时，吸入空气和氧的混合气体，做扶助或控制呼吸时，可以用拇指腹轻按呼出端口，根据听诊呼吸音（略强于正常呼吸音）及目测胸廓运动幅度，决定按管口时间及氧流量（通常 3~4L/min），控制呼吸时呼吸次数 20~30 次/分。2~3 岁以上需扶助或控制呼吸时，可在横臂加呼吸囊，但需双手同步操作，吸气时左拇指按呼出端口，右手握挤气囊，呼气时双手同时松开，供氧流量以加压时能维持气囊充盈为度，婴幼儿约需 3~5L/min。控制呼吸次数稍少于正常呼吸次数，可参照不同年龄正常呼吸次数（表 16-3）。

表 16-3　不同年龄小儿呼吸次数

年龄	0~24 小时	1~7 天	8~30 天	3~12 个月	1~3 岁	3~5 岁	8~12 岁	12~16 岁
呼吸（次/分）	40~50	30~50	30~50	25~35	25~35	25~30	20~25	16~25

缺点是需两手同时操作（加囊"T"形管），且麻醉药浪费较多，空气污染较重，操作不当易致通气不足或过度和肺损伤。在暂无新型麻醉机的基层医院，对 6 岁以内小儿，尤其婴幼儿，即使较大手术，因可做扶助及控制呼吸，在 SpO_2 监测下麻醉，仍不失为一种可供选择的方法。

2）循环紧闭法：新型小儿和成人通用的紧闭法麻醉机，控制呼吸操作方便，有空-氧混合器，F_iO_2 可随意调控，性能稳定，节省麻醉气体，减少环境污染，调控性好，备有定容、定压两种通气模式，可以根据需要选择和随时转换应用。配有多种呼吸参数及气体监测系统，可以实时监测呼吸情况。①定容法：设置潮气量 7~10ml/kg，呼吸次数可略少于正常，婴儿、新生儿在 20~30 次/分之间。开机后在保持气道压≤20cmH$_2$O 的前提下，通过调整使 $P_{ET}CO_2$ 保持在 35~40mmHg，$P_{ET}CO_2$ <35mmHg 表明通气过度，应减少呼吸次数；$P_{ET}CO_2$ >45mmHg，表明通气不足，应增加呼吸次数。如气道压明显低于 20cmH$_2$O，且呼吸次数已在正常范围，则应增加潮气量；②定压法：设置气道压≤20cmH$_2$O，呼吸次数参照正常值，开机后根据 $P_{ET}CO_2$ 判断，通气过度，减少呼吸次数，通气不足，增加呼吸次数，直至 $P_{ET}CO_2$ 稳定在 40mmHg 左右。由于小儿氧耗大，分钟通气量远大于成人，据一些医生观察，成人约 100ml/kg，而婴幼儿可达到 150~200ml/kg。有单位对体重 3.0kg 的新生儿，应用这两种方式均顺利完成麻醉，初步体会定压法似比较容易调控。尽管国外在阻力、死腔等问题上还存在异议，但国内某家医院已应用 10 余年，均顺利完成麻醉，现已常规使用。但毕竟价格昂贵，暂未购置时，在能监测 $P_{ET}CO_2$ 和气道压的条件下，将成人麻醉机更换成小儿风箱和细螺纹管，以减少膨胀死腔影响，细心管理仍可替代使用。根据以往的经验，在 10kg 以上小儿，均曾安全使用。吸气阻力靠机械或手法控制或扶助呼吸克服，呼出阻力（PEEP）在 3.0cmH$_2$O 以下，对小儿无明显不利影响。一般只能用定容法，呼吸参数设定、调整的原则及方法同上，只是机器显示各值不够精确，误差较大，$P_{ET}CO_2$ 与气道峰压的监测与调整是最关键的环节。尤其是手法操作更需要细心和经验，努力保持压力均衡和节律规整。由于患儿个体间差异，术中必须根据 $P_{ET}CO_2$ 值调整呼吸参数。Gadgwell 报告的死腔补偿公式，如不是固定使用一台麻醉机，因各台机间死腔差异明显，实际应用困难。

（3）麻醉用药：可用一种或数种吸入药复合吸入或吸入与静脉麻醉药复合。

二、静脉麻醉（intravenous anesthesia）及静脉复合麻醉

由于小儿药代动力学的进展和新短效药物如丙泊酚和瑞芬太尼进入临床，使小儿全麻包括婴儿和儿童静脉麻醉已跨入一个全新阶段。新生儿和婴儿的分布容积大，清除率低，在生后早期各种药物受体的密度、血-脑屏障的通透性都未发育成熟，不同年龄间药效学有很大的差异，但都可以安全、有效地应用于婴儿和儿童。由于这些新药的开发，可以根据患儿需要在大范围内进行药物的选择和复合应用，明显地提高了麻醉效果和安全水平。

1. 硫喷妥钠麻醉 新生儿脑组织血流供应相对较高，脑摄取量远超过成人。一项研究报告，新生儿诱导 ED_{50} 为（3.4 ±0.2）mg/kg，<6 个月为（6.3 ±0.7）mg/kg，新生儿诱导量少的另一原因是因为血浆中与蛋白结合率低，游离部分较多，为成人的 1.5 ~2.0 倍，故对硫喷妥钠特别敏感。1 个月后逐渐增加，但小儿清除较慢，不宜持续静脉滴入。其主要用于全麻诱导、基础麻醉（肌内注射或直肠灌注）、局麻药中毒（local anesthetic intoxication）和破伤风患儿的抗痉挛治疗以及单次剂量作用时间内能完成的小手术和处置。新生儿和婴幼儿用 1% ~1.25%，较大儿童用 2% ~2.5% 溶液静脉缓慢注射 4 ~6mg/kg（新生儿 3 ~5mg/kg），可使患儿在短时间内意识消失，进行预定的操作。注射过快可引起明显的呼吸抑制和血压下降。

2. 氯胺酮麻醉（ketamine anesthesia） 由于其强效的镇痛和麻醉作用，成为小儿最常用的静脉麻醉药之一，也常用于手术室外的麻醉。可静脉注射、肌内注射和口服，后两种方法多用于手术前给药，术后幻觉、噩梦等副作用较少见。由于药代学的差别，等效剂量因年龄而异，按 mg/kg 计算，控制体动剂量不同，小于 6 个月婴儿为 6 岁儿童的 4 倍。适用于小儿诱导、各种短小的体表手术及诊断性检查，可与其他麻醉药复合应用于创伤刺激较强手术的麻醉维持，麻醉前需用抗胆碱能药物抑制呼吸道分泌。年长儿伍用苯二氮䓬类药物，以减少麻醉后的噩梦、幻觉等精神症状。精神分裂症、血压高、颅内高压的患儿禁用。静脉注射首次量 1 ~2mg/kg，30 ~90 秒显效，维持 5 ~10 分钟后可追加 1 ~1.5mg/kg。哭闹的患儿可肌内注射 5 ~8mg/kg，3 ~5 分钟入睡，维持 10 ~20 分钟，镇痛效果可维持 20 ~40 分钟。追加时经静脉通路，剂量为 1 ~1.5mg/kg。用药后血压上升，心率增快。有时出现与手术刺激无关的无意识的体动，肌张力增强。剂量偏大或注药速度快时可出现呼吸抑制，要做好吸氧和辅助通气的准备。单独应用氯胺酮，苏醒时常有精神异常兴奋现象，如哭闹、躁动、呕吐等，可给予适量镇静剂。随着对氯胺酮药理学研究的深入，最近发现其对成人有抗痛觉敏化和抗前炎性因子作用，在小儿是否存在还有待证实，其对人脑组织发育的促凋亡性质也尚需确定，大剂量应用于小儿的安全性有待进一步研究，所以不建议长时间持续滴注使用。

3. 羟丁酸钠（γ-OH）麻醉 [sodiumhydroxybutyrate（γ-OH）anesthesia] γ-OH 是 GABA 的中间代谢物，主要作用于大脑皮质的灰质、海马回和边缘系统。抑制经中枢和末梢突触的冲动传导，而无镇痛作用，是一种催眠性全麻药。通过血-脑屏障较慢，起效较慢，静脉注射 20 ~30 分钟后达作用高峰，作用持续 60 ~90 分钟。对脑血流量无影响，不增加颅内压。静脉注射后常出现心率减慢，收缩压轻度升高，脉压变大，心排血量无变化或略有增加。呼吸频率略减慢，潮气量增大，每分钟通气量略有增加。对肝、肾功能无影响。适用于婴幼儿和稍大儿童全麻的诱导和维持，尤其在危重患儿以及心脏手术患儿，优点比较突出。癫痫、惊厥患儿禁忌；心动过缓、低血钾症、房室传导阻滞者应慎用。诱导剂量 100 ~

125mg/kg，缓慢静脉注射后 5 ～ 10 分钟左右意识消失，下颌松弛，咽喉反射抑制，咽喉、气管黏膜表面麻醉后，进行气管内插管，年长儿常需复合其他麻醉药和（或）肌松药。麻醉后血压稍增高，心率减慢。首次用药后 1 小时左右，根据需要可补充首次剂量的 1/2 维持麻醉。本药无镇痛作用，常与氯胺酮复合应用。由于能抑制呼吸道反射，且维持时间较长，又常用于气管异物的取出。副作用是诱导和苏醒期可出现锥体外系症状，表现为四肢肌肉不自主的颤动，随麻醉加深或其他复合药的作用可自行消退；还可促使钾离子进入细胞内，血钾稍有降低，但在正常范围，一般不需处理。

4. 依托咪酯（乙咪酯）麻醉　依托咪酯主要加强 GABA 对中枢神经的抑制作用。作用方式与对呼吸的影响与巴比妥类相似，能降低呼吸频率和潮气量。依托咪酯主要被肝脏和血浆中的酯酶水解，分布半衰期（2.6±1.3）分钟，消除半衰期略小于成人。静脉注射后约 30 秒，患者即可意识消失，一分钟时脑内浓度最高。在临床剂量范围内（0.1 ～ 0.4mg/kg）7 ～ 14 分钟自然苏醒。依托咪酯无镇痛作用，可降低脑血流及代谢率，并与剂量相关。该药对心血管系统的影响很小，适合于心脏病及危重患儿的全麻诱导。其副作用为抑制肾上腺皮质醇的合成，不论是长时间持续滴注或单次注射，均可产生。小儿诱导剂量（0.3mg/kg）即可明显抑制手术应激引起的皮质醇增加。单次给药抑制作用短暂，但在儿童静脉滴注输入后，可持续数小时之久，故不建议持续滴注。

5. 丙泊酚麻醉（propofol anesthesia）　根据国内、外药代动力学和药效学方面的研究，尽管结果并不完全一致，但与成人比较，小儿丙泊酚的分布容积较大（小儿 0.52L/kg，成人 0.27L/kg）、中央室较大和清除率较高，这一认识结论是一致的，没有理论依据提示应该限制丙泊酚用于 3 岁以下小儿。由于丙泊酚诱导起效快，苏醒迅速，且功能恢复完善，术后恶心、呕吐发生率低等特点和越来越受瞩目的对机体的保护作用，包括抗氧化作用，保护脑血流自身调节功能，麻醉中婴儿体温随环境温度下降时氧耗并不增加以及能降低颅内压、眼内压和 $CMRO_2$，对脑可能产生的保护效应，胸壁顺应性增加等，使其在小儿全麻诱导、镇静麻醉、手术室外麻醉、复合麻醉和 PICU 镇静中的应用日益增加。按体重计算小儿丙泊酚的诱导剂量较大，但存在个体差异，一般 10 ～ 15 岁的儿童 1.5 ～ 2.0mg/kg，3 ～ 9 岁的儿童 2.5mg/kg，而 3 岁以下者则需 3 ～ 3.5mg/kg。由于小儿静脉注射后蓄积现象不明显，可反复静脉注射或静脉持续滴注用药，维持期的输注速率也较成人高，小儿年龄越小，按体重计算所需丙泊酚的剂量越大。适用于小儿麻醉诱导、镇静麻醉及复合麻醉中的辅助用药。诱导剂量 2 ～ 3mg/kg（＜2 岁小儿诱导用量可超过 3mg），缓慢静脉注射（＞30 ～ 60 秒）2 ～ 3 分钟左右加用肌松药，可顺利进行气管插管。注药快时血压下降，心率减慢，停药后多能自行恢复，必要时静脉注射麻黄碱。持续静脉滴注用于镇静麻醉、手术室外麻醉和复合麻醉，有两种给药方式：①静脉滴注或用输液泵持续静脉注射，大儿童诱导后，先以 10mg/（kg·h）的速度输入，10 分钟后减为 8mg/（kg·h），然后根据各项临床指标调整输注速度，逐步减至 6mg/（kg·h）左右。婴儿剂量可适当增加，参照 15 ～ 13 ～ 11 ～ 10 ～ 9mg/（kg·h）原则递减至预期浓度。一般认为，用丙泊酚后意识恢复时的血药浓度为 1μg/ml，术中应维持大于该浓度，调整输注速度时应以血药浓度 2.5 ～ 3μg/ml 为目标。如果与其他麻醉药合用或出现循环抑制时，应减少丙泊酚剂量，手术后 ICU 镇静用量应 ≤3mg/（kg·h）；②靶控输注时，输入患儿的年龄、性别和体重，即可输入相应靶浓度的丙泊酚。丙泊酚的副作用除与注射速度有关的呼吸，循环抑制外，与小儿关系密切的是注射痛，静脉越细越明显，可以用利多卡因 0.1mg/kg 给药前静脉注射，或与丙泊酚混合后静脉注射，都可以缓解注射痛。还应引起注意的是，静脉滴注速度 >4 ~ 5mg/（kg·h）持续 48 小时以上，有可能发生罕见的致死性丙泊酚输注综合征。据现有报道，此征小儿多于成人，高脂血症是主要病理生理改变，心力衰竭是最终死因，乳酸酸中毒是早期临床征象。急性感染和呼吸道感染者禁用。

6. 咪达唑仑麻醉　在小儿，除静脉注射外，肌内注射、口服及直肠给药都有研究报道。后三种途径给药后，血浆浓度达峰值时间分别为 15、30 和 53 分钟，其清除和生物利用率分别为 10.4、50.8 和 33.4ml/（kg·min）及 87%、18% 和 27%。用于儿童静脉诱导剂量高达 0.6mg/kg。其作用尚不及硫喷妥钠，故常复合其他麻醉药进行诱导。多用于辅助麻醉和手术前用药及手术后镇静。

7. 芬太尼类麻醉　主要作为镇痛和抗应激药用于复合麻醉，除作用时间与强度有所不同外，其药理作用类似。①芬太尼作为全麻药或辅助药可安全用于婴儿和儿童。复合其他麻醉药用于小儿诱导插管，由于不明显抑制循环而用于小儿心脏直视手术，20 ~ 50μg/kg（最大 100μg/kg）即可为新生儿和婴儿心脏手术提供全身麻醉。但容易发生心动过缓（对成人有利），使婴儿心搏量减少，可应用使心跳增快的迷走神经解药（vagolytic）如阿托品进行拮抗。呼吸抑制作用较强；②瑞芬太尼为超短效阿片类药，消除半衰期仅为芬太尼的 1/6，在婴儿有最大的分布容积和最快的清除率，但消除半衰期各年龄组相同（3.4 ~ 5.7 分钟），研究提示，新生儿和小儿瑞芬太尼的药代动力学特征与成人相仿，对早产儿、足月儿都是一种良好的复合麻醉成分，手术后恶心、呕吐少见。经静脉途径给药，负荷量 1μg/kg，继以 0.25 ~ 1μg/（kg·min）的速率输注，在静脉注射或输注的速度大于 0.5μg/（kg·min）时，可能发生低血压和心动过缓，当同时应用吸入麻醉药时，推荐输注瑞芬太尼的开始速度为 0.25μg/（kg·min），停药后痛觉迅速恢复，应在停药前开始术后镇痛。

8. 全身静脉复合麻醉　即针对催眠、镇痛、肌肉松弛及减轻应激反应等四方面的基本要求，根据各麻醉药的主要药理作用选用几种静脉麻醉药和辅助药复合应用，进行全身麻醉。基本上是催眠与镇痛药的伍用，根据需要加用肌松药，充分发挥各药的优势作用，用最小有效剂量，合理利用药物相互之间的正面作用，剔除配伍禁忌，以达到能充分满足临床需要的全身麻醉。用肌松药者，呼吸管理同吸入麻醉。根据近年对应激反应的研究发现，芬太尼类除强效镇痛外还兼有较强的抗应激作用，尤其是短效的瑞芬太尼和短效且对机体有保护作用的丙泊酚在复合麻醉中的应用，备受青睐。药物的具体组合配伍多种多样，应根据病情需要、个人经验和条件选定。列举几种常用复合方式。

（1）氯胺酮与羟丁酸钠复合麻醉：是一种传统的常用复合方式。广泛用于小儿较小手术。麻醉前应给抗胆碱药和苯二氮䓬类药。麻醉诱导一般采用单次静脉注射氯胺酮 2mg/kg，可根据患儿情况酌情增减，缓慢推注 1 ~ 2 分钟后患儿入睡。应密切观察呼吸，注意保持呼吸道通畅，然后静脉注射羟丁酸钠 50 ~ 100mg/kg 作为背景催眠，还能加强并延长氯胺酮的作用。手术切皮时再追加氯胺酮 1mg/kg。以后每隔 30 ~ 60 分钟或麻醉转浅时再静脉注射 1mg/kg，直至术毕。氯胺酮容易蓄积，不适于长时间手术。

（2）神经安定镇痛麻醉：主要用于小儿局麻、神经阻滞和椎管内阻滞时的催眠镇静。氟哌利多与芬太尼按 50 ：1 混合，称为氟芬合剂，一单元内含氟哌利多 5mg 和芬太尼 0.1mg。用量一般按 0.05 单元/kg 分 2 ~ 3 次静脉注射。氟芬合剂催眠作用较弱，要达到全身麻醉，常需加用其他麻醉药。

（3）丙泊酚与多种镇痛性药物伍用，进行全凭静脉麻醉（total intravenous anesthesia）。此时，丙泊酚的主要作用为催眠和增强镇痛。例如，①与芬太尼类复合：先给芬太尼 2μg/kg，再静脉注射诱导量的丙泊酚。意识消失后可配合肌松药行气管内插管。维持时每30分钟追加芬太尼 0.5μg/kg 一次。丙泊酚的最适剂量因年龄而有所不同，大儿童为 6~10mg/（kg·h），婴幼儿、新生儿 9~15mg/（kg·h），伍用芬太尼加氧化亚氮时，丙泊酚可分别降至 4~6mg/（kg·h）和 9mg/（kg·h）以下，与更短效的阿芬太尼、瑞芬太尼等伍用行复合麻醉时，可控性更好；②丙泊酚和氯胺酮静脉麻醉。氯胺酮的诱导量 1~2mg/kg，维持 0.5~1mg/（kg·h），根据麻醉时的体征调整各自的输注速度，如血压下降时宜减慢丙泊酚，增加氯胺酮的输注剂量等。虽然由于靶控等先进技术进入临床，使全凭静脉麻醉跨上一个新的台阶，但由于小儿个体间差异，群体间差异包括健康儿和患儿间，不同疾病患儿间，同病种病情轻重患儿间的差异以及手术刺激强度的变化等，使麻醉深度仍需随时进行调整，静脉麻醉药的速度调整则远不及吸入药。所以，静吸复合成为现代最普遍应用的全身麻醉方法，也是小儿常用的麻醉方法。切记任何麻醉方法都不能以肌松药代替麻醉药来加深麻醉。

三、肌肉松弛药在小儿的应用

在婴幼儿时期，神经肌肉接头发育未成熟，物理的、生化的变化都在发生，肌肉收缩性在变化，肌肉量在身体中的比例也在增加，因而，神经肌肉接头对肌松药的敏感性也随之在不断变化。此外，由于小儿体液分布特点中细胞外液比例较大，且随年龄增长变化，而肌松药是水溶性的，致使其表观分布容积、再分布、清除和代谢速度都在变化，影响作用部位的药物浓度，从而影响肌松药的药效（ED_{50}、ED_{95}）和阻滞时间。在生后早期，由于体内分布容积较大，临床上需要更大的负荷量才能达到预期的血药浓度。但由于神经系统的发育，肌松药受体和乙酰胆碱的释放逐渐增加，对肌松药的敏感性也在逐渐增加。反映在 ED_{95} 的变化上，应用于成人的肌松药基本都可用于小儿，基于上述特点，不同年龄，剂量有所不同。

琥珀胆碱是目前临床唯一应用的去极化肌松药。由于潜在的肌病，FDA曾经提出警告，"小儿应用琥珀胆碱限于紧急插管或立即维持下呼吸道安全所必需"及其存在恶性高热的潜在危险，人们不能不有所顾忌，再加上短效非去极化新肌松药的不断出现，使其临床应用有所减少，但由于其速效、短效的优点，至今仍在应用。琥珀胆碱为水溶性，婴儿和儿童所需剂量较成人为大，通常 2mg/kg 静脉注射。在建立静脉通路前，紧急需要插管时，亦可肌内注射，起效时间需 3~4 分钟，剂量需增至 3~4mg/kg。最常见的副作用是房室结性或窦性心动过缓，也有心跳骤停的报道，为此，术前药中须给阿托品。

四、全身麻醉深度的判断

近年来，对麻醉深度监测方法的研究取得了很多进展。如利用食管下段收缩性、额肌肌电图、心率变异性、诱发电位、脑电图能量谱分析、双频谱分析等，基本都是反映大脑皮质和脑干受抑制程度，难以于手术中在各种伤害性刺激存在的条件下可靠地反映临床麻醉深度。且目前多用于研究，尚不能适应小儿临床麻醉的要求。小儿麻醉的深浅变化快，反映麻醉深浅的临床征象较难把握。传统的乙醚分期征象，原本对小儿就不典型，对于新的吸入麻醉药及静脉麻醉更不适用，再加上不同年龄小儿其表现还有差异，特别是多种静脉和吸入麻醉药的复合应用，更增加了判断的难度。临床麻醉需要的是能达到催眠、镇痛、顺行遗忘、抑制应激反应和发挥麻醉药的保护作用而又使血流动力学稳定，不发生知晓的麻醉深度的客观指标。迄今尚没有一种仪器能满足上述要求。主要还是靠临床征象（包括意识、呼吸、循环、眼征、吞咽、肌肉张力、对刺激的反应等）及药物浓度或（和）给药速度、剂量 $[mg/(kg \cdot min)]$ 进行综合判断。即使评价较高的双频谱仪，因小儿脑发育成熟度与年龄相关，且在不断发育，用于术中监测的意义远不如成人。从临床实际需要看，判断麻醉绝对深度的意义不太重要，深度对刺激强度而言是相对的，需要根据刺激强弱来随时调整，目标是在意识消失和充分镇痛的基础上减轻或抑制创伤或其他损伤刺激的感受和反应，且对正常生理活动的抑制最小，深度的下限是生理功能指标绝不能低于允许的生理范围。

1. 自主呼吸不插管麻醉　多为短小手术或镇静麻醉。主要根据给药速度、剂量，若眼睑反射消失，手指肌松弛（随意被动伸开），表明已达相当深度。呼吸抑制（频率减慢、幅度减小）、SpO_2 下降，表明麻醉偏深或给药偏快，手术刺激时体动，表明麻醉过浅。

2. 自主呼吸插管麻醉　多为中、小手术或需控制保护呼吸道的手术，如五官科手术。适宜深度的基本指标为能耐受气管导管。同时参照给药速度、剂量，呼吸抑制，手术刺激体动，除反射性（如眼心反射）原因外，一般血压、心率变化在生理范围内且波动较小。

3. 插管麻醉扶助呼吸　用于各部位长时间大或较大手术。因有自主呼吸存在，耐受导管仍属重要指标之一，除给药速度、剂量，手术刺激体动之外，泪腺分泌增加，血压、心率变化也有重要参考价值。非心脏原因的心率过快，往往是应激反应过强，麻醉偏浅。

4. 机械通气控制呼吸　用于各部位长时间大或较大手术。由于肌松剂的应用，耐受导管已无指标意义，给药速度、剂量，特别是复合应用数种药物的综合效应和血压、心率已成为最主要的指标。泪腺分泌增加仍有意义。所以，对吸入药的 MAC 值，静脉麻醉药的作用强度、等效剂量、单次量、输注速度、每小时剂量等，均应熟记。小儿心血管容易受抑制，且发生在脑中枢抑制之前，所以，血压已成为判断麻醉深浅的重要指标，这也是强调测量血压的理由之一。麻醉诱导和维持当中出现心跳过缓和血压下降，首先应想到麻醉"过"深，不论是否还有其他原因，一旦发现，均应立即停止或减浅麻醉。若属其他原因所致，在判明原因并得到解决或明显改善后，再重新加深麻醉。但更不能使之过浅，尤其在应用肌松药后呛咳、体动等反应都不能出现，为追求术后苏醒快，以肌松药解决麻醉偏浅，使伤害性感受得不到抑制，应激反应增强，甚而患儿知晓，不仅影响术中经过，增加患儿痛苦，还可影响术后恢复。总之，对小儿麻醉深度的判断主要有赖于施麻醉者的全面细心观察和经验积累，客观的监测手段有待进一步研究和探索。

五、全麻苏醒期处理

苏醒期是小儿术后高危期，小儿全麻尽管苏醒较快，但在苏醒过程中呼吸道问题远较成人多发，发生率达 4%～5%。小儿围手术期心跳骤停近 50% 是由于苏醒期的呼吸问题。

1. 停止给麻醉药和肌松药的时间　应根据预计手术时间选择作用时间相适应的药物，术中注意观察手术的进度，决定停药时间。目前临床常用麻醉药多为短效，苏醒延迟已明显减少，如停药过早，麻醉太浅，小儿吞咽频繁，容易发生拔管前呕吐及拔管后喉痉挛，且影响手术后期处理，如敷料包扎，石膏固定等。苏醒不充分者，需在手术室或苏醒室观察，观察的时间还有赖于施行麻醉者判断。对小儿苏醒的评估，即使有些征象表明小儿已"清醒"，但并不说明小儿已恢复到正常生理状态。许多生理反射并未恢复正常，何况这些功能本来就未发育成熟，呼吸道梗阻随时都可能发生。

2. 拔管时机 拔管的必需条件是自主呼吸平稳时，呼吸空气 ≥5 分钟，SpO_2 稳定在 95% 以上。拔管后能在自己维持呼吸道通畅的条件下呼吸空气，观察 5 分钟左右 SpO_2 无下降，表明呼吸功能已恢复到可维持正常生理需要的通气和换气，方可送回。已留置胃管和疑有胃内容或大量气体潴留者，拔管前应用胃管吸净胃内容，以避免发生反流误吸和腹胀。拔管时机可有两种选择：①清醒拔管，即患儿已清醒或基本清醒，上呼吸道反射恢复的条件下拔管，临床多用。优点是拔管后可立即送回病房，节省在手术室停留时间。拔管前 2～3 分钟静脉注射利多卡因 1.0～1.5mg/kg，可以减轻呼吸道反应；②"深"麻拔管，是指自主呼吸恢复，已达拔管条件，但在意识未恢复状态下拔管。在有些手术需保证拔管前、后呼吸平稳及无躁动不安时采用，继续吸入麻醉药至拔管前，在患儿安稳状态下拔管，但拔管后必须观察到清醒，由于七氟烷或地氟烷等苏醒快，停药后清醒也很迅速。最好避免在"深"麻向清醒过渡期间拔管，此时呼吸道反应活跃，容易发生喉痉挛、呛咳、屏气、缺氧、呕吐、误吸，尤其在敏感呼吸道患儿。困难呼吸道和口腔颌面部手术，拔管后难以保持呼吸道通畅的患儿，应待完全清醒后拔管，必要时带导管送回 PICU 病房或特护病房。羟丁酸钠静脉麻醉时，作用时间长，容易发生苏醒延迟，应予注意。危重症手术，心脏手术或手术后病情危重不能脱离呼吸机者，应在机械通气下送回 PICU 病房。

3. 全身状态综合评估 手术结束后小儿循环功能一般变化较小。但小儿全血量少对术中出血量的影响仍必须审慎估计，"小"量出血也可造成休克。对有心血管或（和）其他重要并存病的长时间、大手术、危重病、急诊手术等，应注意全面评估，对有器官功能受累、血压不稳定或需血管收缩药维持者，应送 PICU 病房进行呼吸、循环监测及治疗，无 PICU 病房则应给予特护。术后仍需继续输液及输入药物的患儿，手术结束后及运送途中既要保持输液通路通畅，更要避免速度过快和过量，以免发生超负荷肺水肿和药物过量。

4. 苏醒期谵妄、躁动 原因比较复杂，诸如麻醉前焦虑、恐惧，诱导不平稳，维持麻醉应用七氟烷、地氟烷或氯胺酮，低氧血症，瑞芬太尼停药后痛觉的迅速恢复和导尿管的刺激等均可引发，对小儿内环境稳定和术后恢复有诸多不利影响，应给予适量的镇痛、镇静药如芬太尼 1μg/kg，曲马多 1～2mg/kg，或在有效镇痛的基础上给予丙泊酚 0.5mg/kg 或咪达唑仑 0.2mg/kg 等，尽快使之安静。同时认真查明有无低氧血症、低血容量、低血糖等情况，并根据指征给予相应处理。术前给可乐定、芬太尼有一定预防作用。

5. 恶心、呕吐 可给予氟哌利多 20～75μg/kg，或恩丹西酮 0.05～0.1mg/kg 等防治。

六、并发症

1. 呼吸系统并发症 呼吸系统并发症是小儿麻醉最常见的并发症，主要由于呼吸抑制、呼吸道梗阻及氧供应不足所致，可发生于术中及术后，处理原则包括清除呼吸道分泌物，进行辅助呼吸以及增加氧供。

小儿呼吸易受药物抑制，术前用药过量或对术前药有高敏反应即可引起呼吸抑制。应用肌松药后必须加强呼吸管理及监测，术后呼吸抑制可因全麻过深或（和）肌松药残余作用引起，应针对原因进行积极处理。

呼吸道梗阻在小儿麻醉很常见，舌后坠及分泌物过多是上呼吸道阻塞的常见病因。小儿即使施行气管内麻醉，仍有呼吸道梗阻的潜在危险，因气管导管可能被扭曲或导管管腔被稠厚分泌物阻塞。小儿气管插管后喉梗阻发生时间多在气管拔管后 2 小时以内，也可在拔管后即刻出现吸气性凹陷，严重的有典型的三凹征和氧饱和度下降。喉镜检查可见喉部充血，黏膜水肿，以杓状软骨部位最明显，处理包括①镇静、吸氧；②静脉注射地塞米松 2 ~ 5mg；③局部喷雾麻黄碱及地塞米松（喷雾液配方麻黄碱 30mg、地塞米松 5mg 加 0.9% 氯化钠液至 20ml），病情常可好转并逐渐消退。喉痉挛是小儿麻醉期间常见并发症，多因浅麻醉下局部刺激所致，经吸氧或加深麻醉而缓解，严重喉痉挛需行面罩加压氧辅助呼吸，如无效，应及时用肌松药静脉注射后进行气管插管。胃内容物误吸、支气管痉挛是下呼吸道阻塞的常见原因。支气管痉挛时有哮鸣音，气管导管常很通畅，但吹张肺脏时阻力很大，此时可试用阿托品、氨茶碱或地塞米松静脉注射，支气管痉挛可望获得改善，如仍未改善，可应用琥珀胆碱静脉注射。

拔除气管导管有时可产生拔管性喉痉挛，故拔管前应清除咽喉部分泌物，以减少刺激。拔管后可让病儿自主呼吸，不宜用强烈的加压呼吸，否则反而引起喉痉挛。严重喉痉挛可引起缺氧，如加压给氧无效，需用琥珀胆碱静脉注射后再作气管插管给氧，故小儿拔管时应准备好再行气管插管的准备。

2. 循环系统并发症　小儿麻醉期间，心率、心律及血流动力学改变较呼吸系统少见。正常婴儿应用阿托品后心率可增快至 180 次每分，一般情况下并无不良后果。麻醉期间心率减慢可因低氧血症、迷走神经刺激或心肌抑制所致。心动过缓在小儿麻醉期间往往提示有危险性因素存在。婴幼儿主要依靠心率维持心排血量，当心率减慢时，心排血量亦随之下降。术前阿托品剂量不足，氟烷麻醉时可引起明显心动过缓，静注琥珀胆碱也可引起心动过缓。心脏手术中心率减慢也可能因房室传导阻滞引起，可用异丙肾上腺素静脉持续输注或安装心脏起搏器治疗。小儿对缺氧、失血等代偿能力差，若未及时治疗，可导致心搏骤停。心搏骤停是麻醉期间最严重的并发症，麻醉期间心电图监测可早期发现各种心律失常，并及时诊断心搏骤停。发现心搏骤停时应立即停止麻醉，进行胸外按压，静脉注射肾上腺素，非气管插管全身内麻醉者应立即行气管插管，并用纯氧作过度通气。小儿胸壁弹性较好，胸外按压效果较好，这与成人有所不同。

3. 神经系统并发症　虽然，近年来麻醉监测技术和麻醉医师素质都有了长足的发展和提高，但是，与麻醉相关的损伤，小儿术后神经功能障碍亦时有报道。小儿术后中枢神经系统的并发症主要是由于围术期缺氧所致的。患儿一旦发生脑缺氧、昏迷或抽搐，必须及时用低温、脱水的方法治疗，并充分供氧，有抽搐时可应用地西泮或硫喷妥钠治疗，如治疗不及时，即使患儿清醒，也可造成智能低下、痴呆等后遗症。麻醉期间发生惊厥常因局麻药中毒或高热所致。恩氟烷与氯胺酮麻醉时可发生肌震颤，减浅麻醉后很快消失，通常无后遗症。小儿术后发现的周围神经损伤常因术中体位不当所致，如上肢过度外展可造成臂丛神经损伤，腓总神经也可因体位压迫而损伤，围术期应注意加强对患儿的保护。

（马婕妤）

第五节　区域麻醉

局麻、区域阻滞、硬膜外及蛛网膜下隙阻滞等区域麻醉在小儿的应用与成人不同，一般是在全身麻醉下施行的。以往认为小儿不能合作，不是应用的对象。最近认识到，其不仅仅是解除疼痛，改善麻醉效果，更重要的是减少全身麻醉的负面作用，减轻创伤刺激的上传，从而减轻神经内分泌反应，既可使手术经过更平顺，还可用于术后镇痛，缩短住院时间，所以，其在小儿的应用已逐步得到认可。

一、小儿局麻药药理特点

局麻药的选择不仅考虑起效时间和作用持续时间，更要考虑其安全性。小儿特别是新生儿在神经发育过程中面临直接神经毒性作用的最大危险，因此，要尽量避免高浓度局麻药的使用。酯类局麻药如丁卡因，由血浆中胆碱酯酶代谢，与年龄关系很小，故仍应用于新生儿、婴儿脊麻。酰胺类在肝脏代谢，在血液中首先与蛋白结合，其中左旋布比卡因和罗哌卡因90%以上与α_1-酸性糖蛋白（高亲和力）和蛋白（高容量相对低亲和力）结合，故血药浓度较低。酰胺类的利多卡因与蛋白结合少，代谢产物抑制与其降解有关的内生酶，消除半衰期长，分布容积大，给药后血浆中游离部分占30%~40%，（而左旋布比卡因和罗哌卡因只有4%~7%），血浆浓度高。当血浆浓度在2~4μg/ml时有抗惊厥作用，10μg/ml时则可致惊厥，脐带血浓度2.5μg/ml即可抑制Apgar评分，说明利多卡因对小儿毒性较大，现已基本不用于婴幼儿的硬膜外及蛛网膜下隙阻滞。

二、麻醉方法

1. 硬膜外阻滞（epidural block） 小儿硬膜外阻滞对心血管的影响与成人不同，麻醉后交感神经阻滞所引起的低血压仅见于10岁以上较大儿童，可能与小儿血液主要集中于中心循环，下肢血容量较成人相对少，对血容量不足主要靠心脏代偿，以及小儿外周血管阻力低而稳定，血管扩张对血流动力学影响较小，交感神经发育未成熟等有关。如麻醉前已有低血容量，阻滞后仍可发生低血压。随骶管阻滞的推广，硬膜外阻滞在婴幼儿的应用已明显减少，多用于较大儿童。小儿皮肤至硬膜外隙的距离较短，黄韧带较薄，负压又不明显，判断进入硬膜外隙的突破感和气泡压缩试验均不如成人明显，所以需由有经验的医师穿刺。硬膜外隙注空气试验有引起空气栓塞的可能，故判断注射阻力以注射生理盐水为好。小儿硬脊膜外隙神经干细，鞘膜薄，麻醉作用较成人出现快。常用药物0.25%布比卡因或0.2%罗哌卡因溶液胸段0.3ml/kg（最大12ml），腰段0.5ml/kg（最大15ml）。利多卡因在婴幼儿允许剂量范围内有时难以达到满意的麻醉效果，已少使用，在大儿童的应用可参照成人。

2. 骶管阻滞（caudal block） 小儿硬脊膜末端距骶尾韧带2~3cm，相当于第2骶椎水平，骶管穿刺比较安全易行。小儿骶管腔容积小，从骶管穿刺给药，麻醉药可向腰胸部硬脊膜外隙扩散。婴幼儿按1ml/kg经骶管给药，麻醉平面可达$T_{4~6}$，所以，新生儿及婴幼儿经骶管阻滞完全可以满足腹部及下肢手术要求，术后还可用于镇痛，因此，骶管阻滞与浅全身麻醉的复合应用日益增加。小儿骶管穿刺时，骶尾韧带感觉比较明显，自尾骨尖向上摸到骶裂孔后用普通针头或套管针（便于留置术后镇痛用）在骶裂孔的正中央凹陷处与额状面呈45°角进针，通过骶尾韧带有"突破"感后，气泡压缩试验阻力消失，反复抽吸无血液及脊脑液回流，即可连接装有相应剂量局麻药的注射器注药，先给试验剂量，以防误入血管或平面异常。常用药液为布比卡因0.25%、左旋布比卡因0.25%、罗哌卡因0.2%，利多卡因1%与布比卡因或罗哌卡因的等量混合液，剂量0.5~1.0ml/kg，根据手术需要达到的麻醉平面决定，为延长作用时间，可添加阿片类药。术后镇痛可减低浓度并添加阿片类或其他镇痛药。麻醉失败的主要原因是骶裂孔定位有误或局麻药容量不足。如果意外误入血管未被察觉，常用量的麻醉药注入也可引起局麻药的中毒。复合全麻时，中毒的神经症状常被掩盖，因此，心脏改变成为首先被发现的征象（QT 延长、心律不齐、心跳停止）。

3. 蛛网膜下隙阻滞（脊麻）［subarachnoid（spinal）block］　适用于腹部以下部位手术。早产儿、有支气管炎病史、呼吸暂停史或需要呼吸支持的婴儿，全麻后容易发生呼吸暂停和心血管功能不稳定，本法可减少这些并发症。穿刺点选择以 $L_{3\sim4}$ 或 $L_{4\sim5}$ 间隙最为安全。在基础麻醉下或小婴儿侧卧位穿刺时，头勿过度前屈，以免影响呼吸道通畅。麻醉药、浓度和容积，各家报告不完全一致，下述剂量可供参考。如 1% 丁卡因，0.5mg/kg 加等量 10% 葡萄糖溶液作用时间至少维持 90 分钟；或按体重给等比重或高比重布卡因 0.5～0.6mg/kg；体重大于 5kg 者，因 CSF 减少，药量应减少，5～15kg 者，高比重布比卡因 0.4mg/kg，15kg 以上者，0.3mg/kg。左旋布比卡因毒性小，剂量与布比卡因相同。8 岁以下小儿头痛少见。

4. 神经干阻滞（nerve trunk block）　小儿 2 岁以前神经髓鞘尚未发育完成，髓鞘是酯类特性而局麻药是脂溶性的，所以，髓鞘的发育程度对局麻药的药效学有明显影响。解剖学上髓鞘疏松包绕神经，小儿年龄越小，注入的药液越容易沿神经走行弥散。由于在全身麻醉下穿刺，最好在神经刺激器或超声引导下操作。既能提高成功率，还可避免神经损伤。局麻药可用布比卡因、左旋布比卡因、罗哌卡因，单次注射 0.2%～0.25% 低浓度用于婴幼儿及 <5 岁儿童，0.375%～0.5% 浓度可用于 >5～8 岁以上儿童，药液应加 1：200 000 肾上腺素，以降低药物血浆浓度。1%～2% 利多卡因溶液在总剂量不超 5～7mg/kg 的条件下也可应用。臂丛阻滞应用最多，常用穿刺径路有腋路法和肌间沟法。坐骨神经、股神经、椎旁阻滞等，均值得推广应用。

5. 恩纳软膏（eutectic mixture of local arresthetic，EMLA）　唯一的皮肤表面麻醉剂，含 2.5% 剩多卡因和 2.5% 丙胺卡因，可透皮吸收。软膏涂在皮肤表面，60 分钟左右起效，只用于小儿，可使经皮穿刺无痛。皮肤外伤和炎症部位禁用。

三、局麻药的毒性反应

基于小儿血浆蛋白低，局麻药代谢慢，剂量相对较大，血药达峰浓度较快，脑、心分配量较多，容易发生中毒，症状也较严重。直接原因有两个。①局麻药误注入血管内：给药前应反复回抽和硬膜外阻滞试验剂量是必需的；②局麻药过量或浓度过高：神经干阻滞时容易发生，麻醉前应计算准确浓度和剂量，全量注完如效果不满意，应改换麻醉方法，不可增加用量。处理：包括维持通气，充分供氧，无呼吸者面罩加压吸氧；惊厥、抽搐时给咪达唑仑或硫喷妥钠控制；心跳过缓给阿托品，血压低应用血管活性药；心跳停止者，立即应用肾上腺素及规范的复苏措施。其他并发症少见。

（马婕妤）

第六节　麻醉中常见的并发症和突发不良事件及处理

一、呼吸系统

围手术期并发症和突发不良事件发生最多。

1. 插管副损伤　①损伤出血：小儿咽喉腔狭窄，黏膜脆弱，窥喉时容易造成损伤甚而形成血肿，尤其在插管困难的患儿，术后表现为咽喉痛，一般数日后可自然恢复；②环杓关节半脱位：表现为声音嘶哑，通常需数周或更长时间恢复；③声门下或声带水肿：主要与气管导管过粗有关，表现为拔管后有喉鸣音或呼吸困难。喉水肿重在预防，近年来有学者注意导管外径的选择，小儿插管数千例，无一例喉水肿发生。拔管后发现喉鸣音或呼吸不畅，必须在吸氧的同时进行严密观察，如属轻度喉痉挛，可迅速缓解，当喉痉挛和（或）通气不足进行性加重，高度怀疑喉水肿时，应立即重新插入较细导管，需要时静脉注射琥珀胆碱，以确保插管顺利和观察喉部情况，留置数日待水肿消退后拔管。

2. 呼吸道梗阻及拔管后缺氧 小儿容易因呼吸道梗阻而导致缺氧和 CO_2 蓄积（carbondioxide retention）。

由于上呼吸道狭窄，咽腔四壁均为软组织，缺少骨性支撑，麻醉或被动镇静后，支撑肌肉主要是颏舌肌松弛，压迫会厌，覆盖声门上口是造成呼吸道梗阻的主要原因；黏膜下垂，使咽腔进一步变窄，也是一个不容忽视的因素。因梗阻程度及原因不同，临床表现不同，口咽部不完全梗阻，通常表现为鼾声、痰鸣音；喉痉挛为喉鸣音；完全梗阻即窒息，表现为有呼吸动作而无通气气流；主气管分泌物为痰鸣音，尤以呼气后段明显；支气管痉挛为哮鸣音。达通气不足程度者除杂音外，有呼吸困难、三凹现象和缺氧、发绀等表现。在围手术期随时都可发生，但以拔管后在脱离麻醉医师监管的情况下风险最大，在麻醉残余作用尚存条件下，即使平卧，小儿头部已有前屈（平抱时更明显），在咽腔原已狭窄的基础上，肥厚的舌根后坠即可造成或加重呼吸道梗阻，甚而堵塞喉上口或诱发重度喉痉挛而导致窒息，梗阻的突然解除还可引发负压性肺水肿 [negative pressurelung edema（reexpantion）]。小婴儿、新生儿不耐受缺氧，可迅速由呼吸道机械性梗阻转为中枢性抑制，无呼吸，心跳停止。近来，通过脉搏血氧的监测发现吸痰拔管前后及送回病房途中，常出现不同程度的缺氧，年龄越小，发生概率越大，程度越重，甚者可造成呼吸、循环停止。严重缺氧的发生还与下列小儿特点有关：①在全身麻醉作用下，呼气尚未结束即有小气道闭合，原已较少的功能残气量（FRC）在麻醉中进一步减少，闭合容积 > FRC，肺内分流增加，严重削弱了对缺氧的代偿能力；②麻醉药、肌松药的残留所致中枢或（和）末梢性呼吸抑制，通气量减少，氧供不足，应用术后镇痛的小儿更应注意；③氧耗大、氧储少，不耐受缺氧，年龄越小越突出；④环境温度低，低体温或寒战时氧耗大量增加，氧供稍有不足可迅速导致缺氧；⑤呼吸肌容易疲劳。在此基础上，任何原因造成的呼吸道不畅，任何程度的通气和氧供减少，累积起来均可造成严重的缺氧，当然，更容易由严重梗阻或窒息的突然发生而导致，从而造成呼吸、心跳突然停止。预防：①严格掌握拔管时机和离开手术室的标准；②确保拔管后呼吸道通畅，运送途中应用听诊器连续监听呼吸，到病床后卧于呼吸道通畅的体位，并向家属讲解清楚完全清醒前保持正确体位的重要性和缺氧的监测指标，然后离开。处理：①有自主呼吸者，平卧仰头提起下颌，面罩（加压）吸氧，一般皆可缓解，舌后坠舌根刺激引起的喉痉挛，提下颌后，痉挛自行解除；②分泌物过多所致者，及时吸除，重点是气管内部分。上述处理无效，应静脉注射琥珀胆碱，立即气管内插管；③无自主呼吸者行人工呼吸，心跳停止者按心肺复苏规范进行复苏。

有呼吸道感染或敏感呼吸道患儿，麻醉中容易发生支气管痉挛，在气管内插管条件下，适当加深吸入麻醉，辅以静脉注射氨茶碱、激素等，一般都不至发展到严重缺氧。肿物对气管的压迫，麻醉前靠患儿自身调节还可勉强维持通气，麻醉后由于肌肉松弛失去支撑，可突然加重压迫,直至窒息。为预防此种情况的发生,凡麻醉前有呼吸道压迫症状者,原则上采用清醒插管,在麻醉过程中发生,应立即深插气管内导管超过狭窄部位。还有如导管扭折,由于导管质量的改进已不多见,在特殊体位需颈部大幅度前屈者,可选用金属螺旋丝乳胶导管。此外,插管麻醉中导管进入一侧支气管,呼吸面积减少,肺不张,分流增加,机械通气时通气参数调节不合适等,均可造成缺氧与 CO_2 蓄积。机械通气高浓度氧吸入时,可无缺氧而只有 CO_2 蓄积,特别是在腔镜手术,由于 CO_2 大量吸收,均应针对原因予以纠正。其常发生在较小手术而易被忽视,甚而造成严重后果。

3. 低 CO_2 血症 麻醉中低 CO_2 血症主要因机械通气时通气过度引起。除脑部手术降颅压的特殊需要外,应维持 $P_{ET}CO_2$ 在 40mmHg 左右。$PaCO_2$ 过低,可致氧离曲线左移,低血钾及脑供血减少,增加右心负荷和对肺的损伤等,引起内环境紊乱。发现后应及时在 $P_{ET}CO_2$ 监测下或根据 $PaCO_2$ 调节通气参数,使之恢复到正常范围。

4. 气胸及纵隔气肿 由于胸部、颈部、上腹及肾脏手术,中心静脉穿刺或臂丛阻滞时刺伤胸膜,气管插管损伤等均可造成。小量气胸或气肿,在机械通气条件下可能无明显临床表现,大量气胸则可导致大片的肺萎陷、低氧血症(hypoxemia)等险情。因此,对胸膜、肺、气管损伤可疑的病例,术中应随时观察呼吸情况,术终还需检查双肺呼吸音,如有一侧呼吸音明显减弱或消失,证明有气胸存在,则应经第 2 肋间抽出气体,同时吹张肺。如麻醉手术中任何原因伤及肺或气管,在应用正压通气时,则可能发生张力性气胸,表现为吸气阻力突然增加,一侧胸壁隆起,由于胸腔内压过高,心脏大血管及纵隔移位,心排血量减少,而出现严重低血压、缺氧、发绀等。处理:立即经患侧第 2 肋间抽出气体,如破损处不能自行闭合,置胸腔引流管。

5. 负压性肺水肿 在短期呼吸道严重或完全梗阻解除之后立即发生的肺水肿,称为负压性或阻塞后肺水肿。各年龄段小儿均可能发生,其确切机制尚不完全清楚,可能与下列因素有关。①缺氧,肺泡膜通透性增加;②用力吸气时胸腔和肺泡内负压增加,肺毛细血管内外静水压差增加,致血管向肺泡内液体转移增加;③缺氧引起的交感神经兴奋;④再灌注损伤等。及时采取吸氧、正压通气、适当利尿,如非心脏原因,可在较短时间内恢复。

二、循环系统

1. 出血性休克 预计术中可能有大出血和创伤大、时间长的手术,术前必须开放通畅的输液通路,以确保及时输液、输血,经颈内或锁骨下静脉插管,既能确保输液、输血通路通畅,还可监测 CVP。对失血性休克,应用代血浆、等渗电解质液或(和)库血补充血容量,恢复血流动力学指标。依据 Hb、HCT 决定输血量,直至休克恢复。外伤或大出血的急诊患儿,应立即开放静脉通路按上述原则补充血容量。

2. 心脏与大血管受压 多见于纵隔巨大肿瘤患儿,其主要表现为血压突然下降,心律失常。发生于麻醉后变换体位时,应立即恢复原体位,发生于术中,应请术者提起肿物解除压迫,血压恢复平稳保持不再压迫后再行手术。若压迫上腔静脉,可出现颈静脉怒张、颜面发绀、眼球突出等现象,即上腔静脉压迫综合征,处理同上。

3. 心跳过缓 出血、休克、缺氧、低体温、麻醉过深、内脏牵拉反射、药物作用等,均可造成心跳过缓,甚者心跳骤停。发现后除停止麻醉、吸氧外,应针对原因予以处理。与迷走神经反射有关者，可静脉注射阿托品 0.01～0.02mg/kg。

4. 血压剧降　除上述 1～3 各项原因外，还有麻醉过深、内脏牵拉反应、腹腔压力骤减使血管扩张造成的血容量相对不足和过敏或类过敏休克等。发现后，应立即停止麻醉，查明原因，对症处理。血容量不足者快速补充容量，因血管扩张相对不足者在补充容量的同时可静脉注射麻黄碱 0.5mg/kg；过敏或类过敏休克者，静脉注射肾上腺素 0.01mg/kg；椎管内阻滞引起的血压剧降较少见，处理同成人。

三、体温异常

6 个月以下婴儿，尤其是早产儿、新生儿，术中容易发生低体温，直接关系到患儿预后。运送途中必须用保温箱，手术室温度最好提高到 27℃ 以上，同时还应采取有效的保温措施如棉垫包裹四肢、热水袋等和提高手术台上小环境的温度。6 个月以上小儿术中体温容易升高，可能与环境温度高、小儿产热多以及无菌巾覆盖影响散热等有关。对术前高热或术中体温超过 38℃ 者，应及时采取物理降温或输入冷却的液体等降温措施，以防发生高热惊厥。

对恶性高热，国内报道很少。紧急处理包括停止现行麻醉，纯氧通气，静脉注射丹曲林（dantroline）3mg/kg。注射后数分钟内如无好转，继续注射 1mg/kg，总量以 10mg/kg 为限，予以降温，纠正高血钾和酸中毒，维持尿量 2ml/（kg·min）等。

四、呕吐、反流和误吸

小儿食管短，括约肌薄弱，屏障作用较差，麻醉后屏障压进一步下降，偶有个别家长的不理解，术前禁食空胃有时得不到保证，故而容易发生呕吐、胃内容反流，导致误吸。通常在全身麻醉诱导期或苏醒期全麻转浅时继频繁吞咽之后发生呕吐，或在麻醉手术后运送途中变换体位时也可能发生。为此，拔管前应下胃管吸净胃内容，然后拔管。误吸处理：一旦发现口腔、咽部有呕吐或反流物，立即清除干净，疑有误吸，立即气管插管吸除误吸物，关键是吸净，如胃内仍有残留物，一并吸净。误吸物为块状固体或脱落的乳齿等，应通过气管镜取出，如为半流体物进入小支气管难以吸净时，大儿童可考虑用生理盐水冲洗支气管，术后应用抗生素预防肺内感染。

（马婕妤）

第十七章 骨科手术麻醉

第一节 术前评估与准备

越来越多的老年人患有"老年性"骨关节炎，这意味着伴随多种并发症的老年患者将越来越多地接受更多的骨科手术，骨质疏松患者松质（结构）骨不成比例地减少，因而存在发生应力性骨折的风险。尽管理论上所有的骨骼都存在这种风险，但是胸段与腰段脊椎、股骨近端、肱骨近端和腕部发生骨折的风险最大，也常见胸段与腰段脊柱压缩性骨折，需要手术治疗。但围术期死亡的主要危险因素是高龄，最常见的并发症为心脏并发症。

一、心血管系统评估

美国心脏学院/美国心脏协会（ACC/AHA）指南中推荐指出应根据临床风险预测、心功能储备能力和手术类型对心脏风险增高的患者进行术前心脏检查。ACC/AHA 将骨科手术列到中危手术类别内，因为大多数情况下这类手术为心脏中危患者。老年患者骨科手术后围术期心脏并发症的发生率和死亡率增加。风险增加的可能原因包括：①许多老年患者伴有多种内科并发症；②老年患者器官功能储备有限；③一些骨科手术可能引发全身炎症反应综合征；④一些骨科手术可能引起显著的失血和体液转移；⑤骨科手术后疼痛是一个主要的问题。上述所有因素均能触发应激反应，导致心动过速、高血压、需氧量增加和心肌缺血。

由于骨科手术后患者心脏并发症的发病率显著增高，并且骨科疾病的限制使这些患者功能状态难以得到评估，因此这些患者需要做术前心脏检查。

二、呼吸系统与气道评估

年龄增长引起的呼吸系统改变可能使老年患者更易发生术后肺部并发症。这些改变包括进行性动脉血氧分压下降、闭合容量增加，以及年龄每增加 10 岁第 1 秒用力呼气量下降约 10%，这在老年关节炎患者更为严重。长时间髋关节骨折的老年患者肺泡氧分压（PaO_2）明显低于同龄的其他手术患者。这些患者的低氧可能反映年龄所引起的上述呼吸系统变化，可能来源于卧床引起的肺不张、积坠性肺炎，充血性心力衰竭导致的肺淤血、肺实变。

脊柱手术中，胸椎侧凸可引起胸腔狭小，从而引起胸壁顺应性下降和限制性肺疾病。Cobb 角大于 65°通常可引起肺容量显著下降。尽管运动耐量是反映脊柱弯曲程度对呼吸功能影响的一项重要指标，但是术前还应进行正规的肺功能检测。肺活量低于正常值的 40%，预计术后需要通气支持。动脉血气分析的主要异常为低氧血症，它是由于肺泡过度通气造成通气/血流比失调所致。慢性低氧血症可引起肺血管阻力升高，严重可导致肺源性心脏病。需行超声心动图检查以排除肺动脉高压和右心室肥大。肺动脉高压患者的心电图可出现右室肥大和右房增大的表现。

类风湿关节炎和强直性脊柱炎患者还经常存在困难气道的风险。在手术前应注意是否存在颈椎稳定性异常或颈椎活动受限等问题。成年类风湿性关节炎易造成寰枢关节不稳定，当类风湿病侵及 C_2 齿突外的滑膜囊时可累及韧带，导致寰枢关节半脱位。麻醉过程中需防止颈椎屈曲并保持颈椎的稳定性。强直性脊柱炎好发于男性，主要为骨连接处韧带骨化，进行性骨化常累及中轴骨的关节软骨和椎间隙，后期发展至强直。由于此类患者常存在脊柱骨折和颈椎不稳定的风险，术中合理摆放手术和插管时的体位保护尤为重要。采用表面麻醉下纤支镜气管插管，并在清醒状态下安放患者体位可有效防止并发症。预计气管插管困难的骨科患者类型（见表 17 -1）。

表 17 -1　预计气管插管困难的骨科患者类型

诊断	困难原因
强直性脊柱炎	颈椎融合
青少年类风湿性关节炎	项椎强直
	下颌发育不全
成人类风湿性关节炎	多发畸形
	颈椎强直和不稳定
脊柱融合术后	颈椎强直和伸展受限
先天性颈椎畸形	
骨骺发育不全	
侏儒症（软骨发育不全）	活动受限
颈椎骨折	有四肢瘫痪的风险

三、神经系统评估

除了心肺并发症以外，意识模糊或谵妄是老年患者骨科手术后第三大最常见的并发症，因此术前应注重神经系统检查与评估，包括患者是否存在脑梗史、颈动脉粥样硬化斑块、椎动脉狭窄程度的判断。谵妄可导致住院时间延长、功能恢复不良，可发展成痴呆并导致死亡率升高。术后谵妄的主要危险因素包括高龄、酗酒、术前痴呆或认知功能损害、精神药物治疗以及伴有多种内科并发症。围术期可能诱发谵妄的因素包括低氧血症、低血压、高血容量、电解质紊乱、感染、睡眠剥夺、疼痛以及使用苯二氮䓬类药物和抗胆碱能药物。降低术后谵妄发生率的策略包括：早期判别危险因素以及易感人群和患病患者、保护定向功能、早期活动、充分镇痛、保持正常睡眠周期，以及避免使用精神治疗性药物。

四、骨科手术患者血栓栓塞风险评估

血栓栓塞性并发症仍是决定骨科手术后患者并发症发生率与死亡率的主要因素之一。全髋关节置换术（THA）、全膝关节置换术（TKA）以及髋部与骨盆骨折手术患者静脉血栓性栓塞的发生率最高，包括深静脉血栓（DVT）和肺栓塞（PE）。有症状的 PE 患者的死亡风险比单纯 DVT 患者高 18 倍。急性 DVT 和 PE 存活者的短期并发症包括住院时间延长、与 DVT 和 PE 治疗有关的出血性并发症、DVT 局部扩大及发生新的栓塞。远期并发症包括血栓后综合征、肺动脉高压和复发性 DVT。手术后发生 PE 的危险因素包括高龄、肥胖、既往有

PE 和 DVT 病史、癌症及长期卧床患者。

由于静脉血栓由纤维蛋白多聚体组成，因此 DVT 的预防和治疗应使用抗凝药物。DVT 和 PE 初始治疗推荐使用低分子量肝素（LMWH），其作用优于普通肝素（静脉或皮下给药）。应用 LMWHs 不需要监测凝血功能。虽然术前开始 DVT 预防性治疗可能更有效，但是手术出血的风险也增加。术后 6h 开始使用 LMWH 对预防 DVT 有效，也不增加出血；术后 24h 再延迟性使用 LMWH 则效果下降。尽管抗凝的理想疗程尚不明确，但是对于常规骨科手术患者和非高危患者，LMWH 的疗程应持续至少 10h。对于有 DVT 证据或较高危的患者，则应将预防性疗程延长至 28 ~ 35d。华法林通常用于 DVT 的长期治疗，治疗期间应将国际标准化比率（INR）维持在 2.5。在美国，LMWH（依诺肝素）用法为每 12h 给予 30mg；而在欧洲为每日给予 40mg。美国胸科医师学会指南不推荐单独使用阿司匹林来预防 THA、TKA 和髋骨骨折手术后的 DVT。但是新近研究认为，使用阿司匹林、充气加压和早期活动是 THA 和 TKA 术后预防 DVT 发生的有效措施。

围术期抗凝剂的使用对区域麻醉的应用有重要的影响，特别是椎管内麻醉时有导致硬膜外血肿的风险。美国区域麻醉学会已发表和更新了关于使用抗凝剂与区域麻醉的会议共识性推荐意见。全量抗凝剂的使用是区域麻醉的禁忌证。使用 LMWH 的情况下硬膜外血肿的风险显著增加，因此制订了以下推荐建议：①使用常规剂量 LMWH 后与施行椎管内阻滞的间隔时间之间应为 12h；②使用较大剂量 LMWH（依诺肝素 1mg/kg，每 12h 一次）的患者，应将区域麻醉阻滞时间推迟至 24h 后；③拔除硬膜外导管应在最后一次使用 LMWH 后至少 8 ~ 12h 或在下次使用 LMWH 前 1 ~ 2h 进行。阿司匹林和 NSAIDs 似乎并不会增加椎管内麻醉后硬膜外血肿的风险。美国区域麻醉学会还推荐对于使用华法林的患者，在实施椎管内麻醉前应检测凝血酶原时间和 INR；如果 INR 大于 1.5，则不应拔除硬膜外导管。

（叶　繁）

第二节　骨科手术面临的特殊问题

一、脂肪栓塞综合征

脂肪栓塞是骨骼创伤和股骨骨髓腔内器械操作后出现的并发症。脂肪栓塞综合征（fat embolism syndrome，FES）是机体对体循环中脂肪的生理性反应。脂肪栓塞和 FES 并非同义词。在几乎所有骨盆或股骨骨折的患者中都能检测出脂肪栓塞，但是 FES 的发病率低于 1%，一旦发生则死亡率很高，高达 10% ~ 20%。FES 的临床表现包括呼吸系统、神经系统、血液系统和皮肤方面的症状与体征，表现为呼吸困难、烦躁、淤斑三联征。其发病可呈渐发型，在 12 ~ 72h 内逐渐出现；也可呈暴发型，导致急性呼吸窘迫和心搏骤停。Gurd 和 Wilson 在 1974 年提出了用于诊断 FES 的主要和次要标准，诊断 FES 至少需要符合任何一条主要标准和四条次要标准，同时有脂肪巨球蛋白血症的证据。淤点性皮疹是 FES 的特征性体征，皮疹通常出现在结膜、口腔黏膜以及颈部与腋窝的皮肤褶皱处。全麻时 FES 的临床征象包括呼气末二氧化碳（$ETCO_2$）降低、动脉血氧饱和度下降、肺动脉压增高等，心电图可能出现缺血性 ST 段改变及右心负荷过重。

FES 的病理生理机制尚不明了，但是可能与下述两个过程有关：脂肪与"骨髓残片"

的栓塞，两者能机械性堵塞远端器官的毛细血管；诱发全身性炎症反应。大多数情况下，THA 期间的栓塞性事件在临床上并无危险，但是一些患者仍可进展到 FES。这种炎症反应包括炎症细胞的浸润、细胞因子的释放，在肺部造成肺内皮细胞损害并诱发急性呼吸窘迫综合征。

FES 的治疗以支持治疗为主，包括早期复苏并使病情稳定，以最大程度地降低低氧血症（提高吸氧浓度和持续正压通气等）、治疗低血压和降低远端器官灌注，减少所带来的应激反应。濒临发展为 FES 的危险患者应监测脉搏氧饱和度，在患者发展为呼吸衰竭前应进行气管插管和机械通气。尽管 10% 的 FES 患者可能需要机械通气，但是其中大多数患者的症状在 3～7d 内逐渐缓解。人们对皮质类固醇激素用于治疗 FES 进行了广泛的研究，许多研究认为有益，但是也有一些相悖的结果。

二、骨水泥反应

置入水泥型股骨假体时，骨水泥填充所引发的血压急剧下降可直接导致心搏骤停甚至猝死，而该并发症不发生于无需骨水泥填充的假体植入，因此该血压波动与骨水泥有直接相关性。骨水泥固定股骨假体可并发"骨水泥植入综合征"，表现为术中出现低血压、低氧血症、心搏骤停以及术后 FES。其机制可能是：①股骨髓腔内加压时骨髓碎片进入循环造成栓塞；②循环中甲基丙烯酸甲酯单体的毒性作用；③股骨髓腔钻孔扩大时细胞因子释放促使微栓子形成及肺血管收缩。犬静脉注射骨水泥单体可引起体循环低血压，但是无心肌抑制作用。最可能的解释是骨髓内碎片栓塞作用，因为应用经食管超声在右心能发现这种碎片，且有报道在置入股骨假体后心脏超声发现巨大栓子，因此认为血压骤降是由栓塞而非甲基丙烯酸甲酯单体的毒性作用所致。股骨扩髓腔、置入含骨水泥的材料以及髋关节复位时超声下均可见栓子，大栓子在右室流出道处形成阻塞，可引起右心衰竭和低血压心搏骤停，小栓子通过右心到达肺静脉，形成肺栓塞，造成肺动脉压增高。

这种并发症的危险因素包括施行翻修手术、植入长干股骨假体、病理性骨折后行 THA、原有肺动脉高压以及骨水泥用量大。这些患者应行动脉和中心静脉置管监测。低血压事件应该使用肾上腺素（4～50μg）来治疗。低氧血症可自股骨水泥假体置入即刻一直持续至术后第 5 天，主要的处理为吸氧、脉搏氧饱和度监测、适当镇痛、维持适量的液体负荷及利尿。通过高压脉搏动性冲洗股骨髓腔、假体植入前股骨钻侧孔减压能减轻一些血流动力学影响。

三、手术体位

骨科手术中患者的体位复杂多样，术中体位摆放不当会造成术中或术后出现各种问题。当手术部位高于心脏位置时可能发生空气栓塞，如坐位行颈椎或肩部手术、侧卧位行全髋关节置换术或俯卧位行腰椎手术等。虽然空气栓塞并不多见，但上述手术过程中如果出现顽固性循环障碍则应警惕空气栓塞的风险。

麻醉过程中可能发生关节牵拉和体位摆放不当，以致术后肩背部和四肢出现一系列非特异性的不适。对于患有风湿性关节炎、骨质疏松、成骨不全或肌挛缩症的患者，在摆放体位时尤其应谨慎，以防骨和韧带受损。类风湿患者术中体位十分重要，要竭力防止颈部过度屈曲，骨突出部位易于受压，可造成组织缺血甚至坏死，但也与手术时间较长或术中采用控制性降压相关。全麻状态下安置患者体位尤其应该小心，可因过度活动引起术后神经麻痹性角膜炎、关节脱位或过度牵拉肌肉损伤等并发症。而俯卧位极易造成各种损失，还可通过各种机制导致失明。肢体摆放不当可引起不同程度的肢体牵拉损伤或压迫性神经麻痹。

四、止血带的问题

四肢手术使用止血带能使术野保持清晰，极大地方便手术操作。但止血带本身存在一些潜在问题，包括血流动力学改变、止血带疼痛、代谢改变、动脉血栓栓塞，甚至肺栓塞。

止血带充气8min内线粒体氧分压降至0，继而出现无氧代谢。半小时到一小时后，细胞内迅速出现酸中毒，低氧和酸中毒导致肌红蛋白、细胞内酶和钾离子释放，组织细胞水肿。长时间充气（超过2h）将会导致一过性肌肉功能障碍，并可引起永久性周围神经损伤甚至横纹肌溶解。随着时间的延长，肢体热量逐渐丧失并接近室温。止血带松开后出现肢体再灌注，大量代谢产物被冲洗出来，下肢止血带放气后90s内，机体的核心温度降低0.7℃，30~60s内静脉血氧饱和度下降20%，ETCO$_2$、血清乳酸和钾离子水平通常会增加。

止血带充气时间过长（超过2h）或充气压力过大，可损伤外周神经。止血带充气30min，神经传导停止，临床上需要每90~120min放松一次止血带，以防止术后出现神经功能障碍，或可使止血带压力低于250mmHg，同时体循环收缩压维持于90~100mmHg，以保持止血带压力与收缩压之间150mmHg左右的压差，足以维持驱血后肢体所需。

止血带充气后血流动力学表现出中心静脉压和动脉压轻度增高，放气后则出现中心静脉压和动脉压降低。但止血带充气后45~60min，全麻患者还会产生全身性的高血压，但该现象的机制尚不清楚，可能肌肉或神经内细胞缺血达到一定临界值，通过加深麻醉降压通常不能奏效，需要血管活性药降压。但止血带松解10~15min后再充气可纠正这种高血压。

在椎管内麻醉下，下肢止血带充气1h后远端肢体可出现边界模糊的疼痛或烧灼感，并且止血带疼痛会随着使用时间的延长而逐渐加重，静脉给予麻醉性镇痛药通常效果也不佳，但止血带松解10~15min后再充气可使疼痛缓解，并可纠正疼痛伴随的高血压，估计与细胞内酸中毒的纠正有关。

五、术中失血与血液保护

骨科手术常常伴随大量失血，手术中综合运用几种血液保护措施可减少异体血输注，包括术前采集自体血、控制性降压、术前使用红细胞生成素或血液稀释等技术。当出血量预计超过1L时，可在手术中使用血液回收技术。

有关全髋关节置换术中和术后的大量研究表明，控制性降压和区域麻醉能减少失血30%~50%，平均动脉压降至50mmHg与降至60mmHg相比，虽总失血量并无显著差异，但能更有效减少术中血液丢失。老年患者（平均72岁）能耐受这种程度的低血压，而不出现认知功能、心脏和肾脏并发症。除了减少术中出血，控制性低血压麻醉通过减少股骨髓腔出血，可能促进水泥假体与骨的固定。控制性低血压麻醉已常用于青少年特发性脊柱侧凸矫正术中，以减少术中失血，但是在老年患者必须慎用。年轻健康患者可很好地耐受50~60mmHg的平均动脉压，而成年心血管疾病患者则需要较高的平均动脉压。此外，脊柱畸形矫正术中脊髓血流量可能对低灌注压非常敏感。通过有创监测、尿量0.5~1ml/（kg·h）、定期血气分析寻找代谢性酸中毒的证据等方法能评估末梢器官灌注是否足够。另外，中心静脉血氧饱和度分析可作为评价患者氧利用的一项指标。

六、区域麻醉与全身麻醉的选择

区域麻醉技术很适用于许多骨科手术。区域麻醉是否优于全身麻醉的争论已持续几十年而仍无定论。但是，区域麻醉可以减少某些手术患者围术期重要并发症，如深静脉血栓形成（DVT）、肺栓塞、失血、呼吸系统并发症和死亡。另外，骨科手术后疼痛处理是一个重要问题，而采用区域麻醉镇痛技术进行术后疼痛处理的镇痛效果更佳。使用长效局麻药或留置导管行外周神经阻滞可达到完善的麻醉和术后镇痛效果。区域麻醉可提供超前镇痛。另外，骨科手术后的严重急性疼痛能发展成为慢性疼痛综合征，而积极的围术期镇痛可减少其发生。

如前所述，骨科手术患者常存在困难气道问题。骨科手术患者采用区域麻醉技术的另一优点是可能会减少术中失血量。1966 年以来，17 项有关 THA 手术患者的随机试验结果显示，与进行同样手术的全身麻醉相比，区域麻醉可减少出血量。硬膜外麻醉可降低静脉压（手术切口部位测得），这是决定手术出血量的重要因素。

（叶　繁）

第三节　骨科手术患者的围术期管理

一、下肢手术

1. 髋关节骨折　多数行髋关节手术的患者都年老体衰，除外个别股骨和骨盆骨折的患者是年轻患者，高龄患者尤其常见于髋关节骨折者，大于 60 岁的老人发生率为 1：50。这种骨折后并发症发生率和病死率显著增高。初次住院死亡率为 10%，1 年病死率为 25% ~ 30%。该类患者围术期并发症发生率高与许多因素有关，包括心脏情况、肺部情况、DVT 和谵妄。术后常见意识模糊和谵妄，据报道老年患者髋部骨折修复术后的发生率为 50%，其与病死率增加有关。在许多患者中，脱水和电解质紊乱可诱发这种谵妄。一项研究显示，低钠血症的发生率为 4%，其与院内病死率增加 7 倍有关。

这些患者入院时常存在疼痛，处于严重应激状态，并可能表现出心肌缺血的症状和体征。尽管必须进行术前准备，但是延迟手术可能加重上述问题，并增加并发症的发生率。早期手术（12h 内）可降低疼痛评分、缩短住院时间并减少围术期并发症。然而，与延迟手术相比，早期手术并不能提高患者的总体生存率。但是对病情稳定的髋部骨折患者而言，治疗目标仍应是早期手术，结合早期恢复活动、康复锻炼以及积极的医护处理。

髋部骨折的患者常存在脱水和贫血，因为骨折部位能积存大量渗出的血液。由于脱水患者血容量减少，其血细胞比容数值往往正常。麻醉和手术前应将血管内血容量恢复至正常。髋关节骨折的失血量与骨折部位有关，转子下、转子间骨折 > 股骨颈基底骨折 > 经股骨颈骨折、头下骨折，因为关节囊发挥了类似止血带的作用，限制了出血。

THA 可以采用前路或侧路两种入路。麻醉医师必须注意这种体位下由于通气/血流失调可能影响氧合作用，尤其是肥胖和严重关节炎患者。另外，为防止下侧腋动脉和臂丛神经的过度压迫，必须在上胸部的下方放置保护垫或卷。

支配髋关节的神经有闭孔神经、臀上神经和臀下神经。THA 的区域麻醉最好方法是腰麻或硬膜外麻醉。尽管大多数研究提示，与全身麻醉相比，区域麻醉可降低术后并发症，尤其是 DVT、PE 以及肺部并发症，但是仍存在一些争议。当术后抗凝需要拔除硬膜外导管时，可采用腰椎旁神经阻滞进行术后镇痛。有关全髋关节置换术中和术后的大量研究表明，控制性降压和区域麻醉能减少失血 30% ~ 50%，除了减少术中出血，控制性低血压麻醉通过减少股骨髓腔出血，可能促进水泥假体与骨的固定。

数项研究报道，与全身麻醉相比，髋部骨折患者采用区域麻醉可改善预后。髋部骨折手术患者因 PE 而死亡的风险最高。一项股骨颈骨折修复手术患者的荟萃分析结果表明，全身麻醉患者 DVT 的发病率较区域麻醉患者几乎高 4 倍。采用 0.5% 等比重布比卡因的腰麻可为完成手术提供稳定的麻醉效果和足够的阻滞时间。由于大部分患者术后需要积极的抗凝治疗，因此通常不采用硬膜外麻醉和术后镇痛。术中使用静脉镇静时必须保证患者能维持足够的氧合。

2. 骨盆骨折　骨盆骨折通常是由躯干下部经受的严重创伤所引起，常伴有胸部（21%）、头部（16%）及肝脏与脾脏（8%）的损伤。骨盆骨折患者受伤 3 个月内的病死率接近 14%。骨盆骨折还能导致致命性腹膜后出血。低血压和腹围增加是实施急诊探查手术的指针。膀胱和尿道损伤也常与骨盆骨折有关；放置 Foley 尿管前通常应明确泌尿系统情况。由于患者发生 DVT 和 PE 的风险高，因此术前许多患者需要放置临时性下腔静脉滤网。

多数报道提示，骨盆骨折固定手术最好在受伤的第一个星期内进行，但是相关性损伤常常推迟该手术。医源性坐骨神经损伤是最常见的手术并发症（约 18%），因此许多创伤外科医师提倡在术中进行神经肌肉监测。大多数情况下，这些患者需要行动脉和中心静脉导管监测，并留置大口径静脉导管以便处理突发性术中出血。

3. 膝关节手术　随着人口的老龄化，膝关节置换术变得越来越常见。髋关节和膝关节成形术后主要不良事件的发生率为 6.4%；如前所述，最重要的危险因素是高龄。TKA 术后最常见并发症为心脏事件、肺栓塞、肺炎和呼吸衰竭以及感染。

支配膝关节的神经包括胫神经、腓总神经、闭孔神经后支和股神经。尽管在 TKA 患者能安全地实施全身麻醉，但是一项前瞻性病例对照研究发现全身麻醉和气管内插管是 TKA 术后非手术相关并发症的一项主要危险因素。区域麻醉中的椎管内麻醉（腰麻或硬膜外麻醉）或联合股神经与坐骨神经阻滞也适用于该手术。但是膝关节外翻畸形患者采用坐骨神经阻滞可能有特殊的问题，因为手术医师希望能尽早发现坐骨神经和腓神经麻痹。

TKA 术后疼痛严重，而数项研究显示采用区域镇痛处理这种疼痛可减少并发症，并改善预后。人们已应用单次注射法行股神经阻滞联合静脉和硬膜外患者自控镇痛来处理手术后疼痛，并能促进患者功能性恢复。当使用 LMWH 预防 DVT 时，则术后不能继续使用患者自控硬膜外镇痛，可用股神经置管持续阻滞的方法来代替。

TKA 术中在大腿部常规使用充气止血带，充气时间过长（大于 120min），缺血和机械损伤的共同作用可造成神经损伤。腓神经麻痹作为一种 TKA 公认的并发症（发生率在 0.3% ~ 10%），可能是由加压性缺血和手术牵拉联合作用所致，当需要长时间充气加压时，止血带放气 30min 可能减轻神经缺血。

4. 足部与踝部手术　坐骨神经和股神经联合阻滞的区域麻醉能满足膝关节以下不需要使用大腿止血带的所有手术的需要。股神经支配小腿内侧至内踝的区域；而膝关节以下的其他区域，包括足部，则由腓总神经和胫神经支配，后两者都是坐骨神经的分支。通常在腘窝水平进行坐骨神经阻滞，以确保阻滞胫神经与腓总神经。坐骨神经可借助神经刺激针引起足内翻作为运动反应或者通过超声定位来确定。当手术操作还涉及小腿内侧区域时，在紧贴膝下方小腿内侧能阻滞股神经（隐神经）。研究表明，通过单次术前注射或连续导管输注行腘窝坐骨神经阻滞也可减轻足部与踝部手术后的疼痛，并可减少麻醉性镇痛药的需求量。

足部完全麻醉通常需要阻滞 5 支终末神经：①支配足底感觉功能的胫后神经；②支配内踝的隐神经；③支配第 1、2 趾之间区域的腓深神经；④支配足背及第 2~5 趾的隐浅神经；⑤支配足外侧面和第 5 趾外侧的腓肠神经。在跗骨水平以 0.75% 的布比卡因行踝部阻滞，镇痛时间较长且效果较好。

二、上肢手术

通过在不同位点阻滞臂丛神经，直到阻滞臂丛神经束支分支的外周神经，能成功地实施从肩部到手的上肢手术。

目前有多种方法用于确定臂丛阻滞的最佳位置，包括寻找异感、运动神经刺激、超声引导定位以及血管周围浸润。采用长效局部麻醉药或连续导管输注技术实施上肢区域麻醉也能提供术后镇痛。

肌间沟阻滞相关的主要急性并发症和副作用有呼吸抑制、血管内注射所致的惊厥和心搏骤停、气胸、硬膜外麻醉和蛛网膜下腔麻醉、霍纳综合征、声音嘶哑以及吞咽困难。所有行肌间沟阻滞的患者都伴有同侧膈神经阻滞，可导致半侧膈肌的轻度麻痹。由于单侧膈肌轻度麻痹可使肺功能下降 25%，因此严重呼吸系统疾病患者在无机械通气的情况下可能不能耐受肌间沟阻滞。有过对侧肺切除术病史或需行双侧手术的患者都是肌间沟阻滞的禁忌证。超声引导下锁骨上臂丛神经阻滞能提供有效的肩部麻醉，而无同侧膈神经轻度麻痹。

对于肘部至手部的手术，常采用经锁骨下入路或腋路阻滞臂丛。锁骨下臂丛神经阻滞可能是肘部手术的最佳方法。

三、脊柱手术

脊柱手术较为复杂，麻醉处理包含多个要点，如患者术前存在限制性通气功能障碍、颈部活动受限或不稳定、术中涉及体位摆放问题、术中出入量大、术中神经功能监测及术后镇痛等问题。

伴有气道异常的患者应注意气管插管时颈部的保护，并根据气道评估结果选用适合的插管工具。谨慎放置患者的体位是脊柱手术中麻醉医师和外科医师共同的重要职责。在麻醉诱导和气管插管后，患者转为侧卧位，应注意保持颈部的中立位。俯卧位时将患者头部转向一侧，但不应超出正常头部的活动范围，或将面部垫在软垫上，面部朝下。应注意避免角膜擦伤或压迫球状体引起视网膜缺血，鼻、耳、前额、颏部、女性胸部或男性生殖器等部位的压迫性坏死。

脊柱畸形矫正术通常伴随着大量失血。研究提示多种因素可影响失血量，包括手术技术、手术时间、融合椎体数量、麻醉药物、平均动脉压、血小板异常、稀释性凝血功能障碍和原发性纤维蛋白溶解。已应用数项技术来减少失血和控制异体输血，包括通过适当体位来降低腹内压、外科止血、控制性低血压麻醉、自体血回输、术中等容血液稀释、应用促进止血的药物、术前自体血液预存。

术后神经功能缺损是复杂性脊柱重建术最令人担心的并发症之一。术中唤醒的方法可用于确定脊髓功能的完整性。术中唤醒仅限于测试下肢大致的运动功能，且受麻醉药和患者认知功能完整性的影响，但应预防俯卧位患者活动时气管导管的意外脱出、深吸气时出现空气栓塞以及剧烈动作导致手术器械移位等并发症。多模式术中监测已经成为复杂性脊柱重建术的标准监测。这些监测包括体感诱发电位（somatosensory evoked potential，SSEP）、运动诱发电位（motor evoked potential，MEP）和肌电图监测。肌电图用于监测椎弓根螺钉安置和神经减压时可能出现神经根损伤。SSEP 用于评估脊髓后部—感觉部分。MEP 用于评估脊髓前部—运动部分的完整性。建议在 MEP 监测期间使用一个软牙垫以防止舌咬伤和牙齿损伤。

许多生理因素可削弱 SSEP 和 MEP 检测信号，包括低血压、低体温、低碳酸血症、低氧血症、贫血和麻醉药物。强效吸入麻醉剂呈剂量依赖性地降低信号振幅，并延长潜伏期。如果应用挥发性麻醉剂作为麻醉药，其浓度应保持在最低肺泡有效浓度的一半左右并在整个手术过程中保持不变，氧化亚氮可引起信号振幅降低，因此吸入麻醉对术中监测有一些影响。全凭静脉麻醉可成功用于 SSEP 和 MEP 监测，阿片类麻醉药物、咪达唑仑和氯胺酮对 MEPs影响最小，丙泊酚可抑制 MEPs，然而氯胺酮可减轻丙泊酚的这种抑制作用，MEP 监测期间不能使用肌松剂。

多节段脊柱应用器械融合术后的患者会感到十分疼痛。早期对此类患者多采用阿片类药物进行镇痛，但是由于阿片类药物的副作用较多，现已推荐与其他药物联合使用的多模式镇痛。对于腰椎融合术患者，可在切口以上平面置入硬膜外导管，用于输注局麻药与阿片类药物的患者自控硬膜外镇痛。对于涉及更多脊柱平面的手术，已经证实术中鞘内注射吗啡能够提供可靠的术后镇痛效果。然而，NSAIDs 对脊柱融合可能有不良的影响。对阿片类药物耐受的患者，亚麻醉剂量的氯胺酮可减轻后路脊柱融合术后患者的疼痛。

（叶　繁）

第四节　四肢骨折和关节脱臼复位与麻醉

一、四肢创伤特点

四肢创伤包括开放性损伤和闭合性损伤。累及组织结构包括骨、关节、神经、血管、肌肉、肌腱及其他软组织。骨折和关节脱位是常见的创伤，关节脱位和开放性损伤均需紧急复位、手术处理。闭合性损伤除非合并重要血管神经损伤，一般可视患者全身情况决定处理时机。但近年来人们认为四肢长骨骨折主张尽早手术内固定，可避免患者长期卧床牵引，减轻伤后疼痛，为后期功能康复创造条件，也有利于减少严重并发症，降低病死率，但早期急症手术无疑增加了麻醉医生对患者的处理难度。

单纯四肢创伤手术范围多较局限，但若伤及血管、神经，修复手术要求精细，尤其是断肢再植手术需时较长，对麻醉也有特殊要求。四肢创伤常合并有胸腹内脏及颅脑等多器官损伤，手术处理宜分轻重缓急，先处理致命伤，待患者生命体征相对稳定以后，再择机处理四肢损伤，若病情允许，也可同期处理四肢损伤。

如前所述，低血容量、饱胃也是四肢创伤患者常见的问题，应该根据具体情况采取相应措施处理。

患者受伤前可能患有各种影响手术麻醉的内科疾病，伤情紧急常使麻醉医生没有足够时间充分了解患者情况，也没有充分时间来调整患者全身情况。有资料表明，急性创伤患者36%未能及时补充血容量，20%患者诊断有疏漏，13%对伤情处理不及时，10%气道处理不当。提高对急性创伤患者的处理水平，需要有效的急症组织，正确及时的急诊处理（包括合理的院前处置），麻醉医师也应学会快速评价处理创伤患者的特殊问题。

二、麻醉前准备与麻醉选择

（一）麻醉前评估和麻醉前准备

麻醉前应对患者一般情况行简要评估，包括：

（1）既往病史：详细了解患者病史，尤其应了解既往有无明显心血管、呼吸系统及与麻醉相关的其他疾病，如有合并症应问清治疗情况，如糖尿病患者胰岛素使用情况，冠心患者发作时对药物治疗的反应情况，高血压患者抗高血压药物使用情况，近期有无呼吸道感染等。问清曾否接受过麻醉及麻醉中有无异常情况等。

（2）进食情况：急症手术应了解末次进食时间、进食内容、伤后有否呕吐。对饱胃患者尽量选择神经阻滞或椎管内麻醉，术中慎用镇静药。手术必须在全麻下进行时，应选择气管内麻醉，可在充分表面麻醉下清醒插管，也可在压迫环状软骨同时快速诱导气管插管，避免胃内容物反流误吸。术后应清醒后再拔除气管导管。

（3）合并损伤：检查是否合并有其他部位损伤，尤其注意有无气道梗阻，有无气胸、血胸和腹腔脏器损伤。如需同时手术应综合考虑手术需要决定适宜麻醉方法。

（4）失血量：尽可能准确评估失血量。对开放伤口或骨折周围血肿大量失血，机体处于低血容量状态者应在麻醉前初步纠正。红细胞压积和血红蛋白含量可大致提示失血纠正情况，血压改善、心率减慢、皮肤颜色和毛细血管充盈时间是失血纠正满意的可靠临床指标。大量失血需快速输血补液患者应留置中心静脉导管监测中心静脉压，用以指导输血输液治疗。

（5）实验室检查：必要的实验室检查和心电图、X线检查有助于综合了解患者全身情况，对决定麻醉方法和麻醉中处理也有一定参考和指导作用。

（6）术前准备：向患者适当解释手术麻醉过程，提醒患者手术前后注意事项，如臂丛神经阻滞后患者可有短时肢体无力等。解除紧张患者的精神焦虑，必要时给予适量苯巴比妥、安定等镇静药物。

（7）监测：术中常规监测心电图、脉搏氧饱和度、无创动脉血压，全麻患者监测呼末二氧化碳浓度。危重患者最好动脉穿刺置管连续监测动脉血压变化以便及时发现血压变化并可间断采集血样进行血气分析。麻醉开始前建立可靠的静脉通路，用以输血补液并为药物治疗提供给药途径，必要时应该建立两条以上静脉通路。

（二）麻醉选择

1. 上肢手术　多数能在臂丛神经阻滞下完成。肘部以下手术选用腋入法，上臂或肩部手术选用锁骨上法或肌间沟法。臂丛神经阻滞是上肢手术最常用的麻醉方法。

神经阻滞麻醉可提供满意的镇痛、肌松和制动作用，同时对呼吸循环影响很少，术后可保持一定时间镇痛作用，伴发的缩血管神经麻痹还可增进肢体血液循环，尤其适用于断肢再植和血管修复手术，缺点是局麻药用量较大，药物误入血管内时可产生严重局麻药中毒反应。阻滞成功率受术者操作熟练程度影响较大，要求术者熟练掌握相关神经解剖和支配区域及阻滞方法，穿刺操作有出现气胸和血管神经损伤的可能。单次注射时麻醉作用时间受药物性能的限制。

2. 下肢及腰椎手术

（1）腰麻：腰麻后头痛可通过应用细针穿刺或使用改良的笔尖式测孔穿刺针，由于减轻或避免了硬膜被针尖切割损伤，腰麻术后头痛发生率明显减少。

（2）连续硬膜外阻滞：虽然起效时间慢，但是时间可控性强，是长时间手术的合适麻醉方式。

（3）腰硬联合麻醉（combined spinal – epidural anesthesia，CSEA）：CSEA 综合了腰麻起效快、用药量小、药物不良反应少和硬膜外麻醉时间可控性强的优点，是长时间手术麻醉方式的理想选择。

3. 全身麻醉　对于手术时间长，手术复杂及创伤大，或破坏性手术，宜在全麻下实施。一般情况下，以下情况选择全身麻醉：①儿童或不合作患者。②术前存在严重低血容量状态，或有败血症及凝血功能障碍患者。③不适宜局麻或严重创伤强迫体位难以完成椎管内麻醉或神经阻滞操作患者。④合并其他部位损伤需同时手术或估计术中难以保持气通通畅患者。⑤长时间、操作复杂手术。

全身麻醉中是否需要气管插管决定于手术时患者的体位、术中能否维持满意的气道控制、是否需要应用肌松剂及手术时间。一般小儿短小手术不需肌松者，可不实施气管插管在静脉或吸入麻醉下完成手术。也有些短时间操作如闭合性骨折复位可在吸入麻醉下完成，优点是苏醒迅速，可提供一定程度肌松，但不宜常规应用，且应由有经验的麻醉医生实施。对于手术体位为仰卧，术中不变动体位的手术，也可以置入喉罩通气道实施全身麻醉，也是比较理想的选择。对重度软组织挤压伤患者行快诱导气管插管时，由于可能存在高血钾状态，应用琥珀胆碱有诱发心跳骤停的危险。

4. 静脉内局部麻醉　静脉内局部麻醉适用于肘部以下短小手术，可提供满意的手和前臂无痛、肌松。优点是操作简单，麻醉作用消失快适用于门诊手术，在肌腱缝合或松解术中，手术医生还可随时观察肌腱活动和手指动作情况，保证手术效果。缺点是止血带加压时间过长后患者有不适感觉，局部感染患者有使感染扩散危险，较大组织裂伤患者注药后由于部分药物可经伤口流失影响麻醉效果。

主要并发症是全身局麻药毒性反应，常因方法不当或袖带漏气导致。正确操作时也可有少量患者出现轻度中毒症状，可能由于快速注药产生较高的静脉压力和阻断前驱血不充分导致局麻药通过止血带渗漏至体循环内，肘前静脉注药时较易发生。手术结束放松加压袖带后部分患者可出现耳鸣、口唇麻木等轻微局麻药全身反应，无需特殊处理，术前应用安定有一定预防作用。局麻药中不可加用肾上腺素，避免出现缺血副作用。

本法应用中阻断时间过长患者多有不适感觉，推荐用于 1h 内短小手术。下肢简单手术偶尔也可应用。

三、四肢骨折和关节复位术的麻醉管理

（一）神经阻滞的注意事项

1. 局麻药　局麻药毒性反应肌痉挛的发生率在臂丛神经阻滞腋路 1‰～2.8‰，肌间沟

和锁骨上入路7‰~8‰，因而使用局麻药后应注意监测，一旦发现毒性反应征象出现，即刻对症处理。使用高浓度局麻药容易发生毒性反应，所以神经阻滞时尽量避免使用高浓度局麻药。

某些局麻药可通过改变药液浓度而产生感觉和运动神经分离阻滞，如布比卡因在硬膜外阻滞时应用0.125%~0.25%浓度阻滞交感神经而较少阻滞感觉神经，0.25%~0.5%浓度产生最大感觉阻滞而运动神经阻滞欠佳，0.75%浓度则产生完善的运动阻滞。麻醉作用恢复时同样先运动后感觉。运动和感觉恢复的时间差利多卡因约需5min，布比卡因约20min，临床可根据需要选用适宜的局麻药浓度。应注意，阻滞部位不同局麻药作用时效也不同，如布比卡因周围神经阻滞时效可达10h以上，但用于腰部硬膜外阻滞时效仅约2h。

2. 缩血管药　肾上腺素与局麻药混合应用可延长后者作用时间，同时因减慢药物吸收速度，降低注药后血药峰值浓度，还可减轻药物的全身反应。加入1∶20万肾上腺素可使利多卡因臂从神经阻滞时的峰值血药浓度下降30%，但对布比卡因效果甚微，因此布比卡因麻醉可不加肾上腺素。加入肾上腺素还有助于早期发现局麻药误入血管内。1∶20万肾上腺素注入静脉后1min内可使心率加快30%以上，神经阻滞注药期间如发现患者突然心率加快，应高度警惕血管内注射。指（趾）根阻滞时不能用血管收缩药。

3. 异感　所有神经阻滞均会遇有异感，但对异感的体验描述各不相同，有刺痛感觉，有放射性过电感，少数可能以痒为主要表现。发生异感提示麻醉医生注射针已接近、接触或刺入神经，后者临床常有温热感觉。有人认为出现异感即提示神经损伤已经发生，但异感可为麻醉医生提供神经阻滞的可信性定位指标，临床实践中一般掌握异感可以寻找，但反复刺激或加重异感不可取。注射前应向患者讲清楚异感表现，嘱其感知后立即告知医生，以便将针保持在引出异感部位，回吸试验无气、无血即可缓慢注入局麻药，注药期间严重疼痛提示神经内注药，应退针少许避免神经损伤。

（二）手术过程中注意事项

（1）镇静药：总的应用原则是适量。作为术前药或麻醉前静注适量镇静药有助于缓解患者紧张情绪，减轻局麻药中毒反应，但应以使患者不丧失合作能力为度。目前尚没有任何药物可以完全预防局麻药的全身毒性反应。镇静药使用过量使患者在意识消失状态下进行神经阻滞操作增加神经损伤的危险，麻醉医生也因不能及时得知患者有否异感而造成判断困难。待确认麻醉效果完善，手术开始后可适量应用镇静镇痛药物令紧张患者进入浅睡状态，有助于术中血流动力学稳定。但应面罩吸氧，保持患者气道通畅和有效通气量，术中应监测脉搏血氧饱和度。

（2）补充血容量：对于开放性损伤的患者，术前的失血量难以估计，对其他闭合性损伤术前的体液不足及术中失血量应该准确判断，及时补充容量，纠正麻醉期间易发生的低血压。

（3）在预计松开止血带之前，应该提前适当加快补液速度，以适应止血带突然松开引起的暂时性血容量不足。

（4）紧密关注手术进程，在涉及长骨骨髓操作、使用骨水泥等过程中要严密监测患者生命体征，警惕、预防、及时发现并处理患者所发生的改变，尤其要注意肺栓塞、脂肪栓塞等严重并发症。

（三）股骨颈骨折内固定术的麻醉

1. 特点

（1）多发生于老年人，60岁以上者约占80%。

（2）因创伤引起的血肿、局部水肿及入量不足，是导致术前低血容量的主要原因。

（3）对创伤的应激反应可引起血液流变学的改变，血液多呈高凝状态。

2. 注意事项

（1）多主张在连续硬膜外阻滞或腰硬联合麻醉下手术，镇痛好，失血量少，并减少术后深静脉血栓的发生率。全麻术后发生低氧血症及肺部并发症者较多。

（2）对术前的体液不足及术中失血量的估计较困难，麻醉期间易发生低血压，应及时补充容量。必要时监测CVP、HCT及尿量，指导术中液体治疗措施。

（3）术前血液高凝状态是引起血栓形成和肺栓塞的重要原因，术中应行适当血液稀释，避免过多输入全血。

（张　振）

第五节　脊柱创伤患者的麻醉

一、脊柱创伤及其继发疾病

脊柱创伤大多由于运动、交通、工伤事故引起，可以分为单纯椎骨骨折、关节脱位以及骨折、关节脱位合并脊髓损伤两大类，脊髓损伤是由脊柱骨折、关节脱位、血肿等导致的，一旦脊柱创伤合并脊髓损伤，后果极其危险，可能导致截瘫甚至死亡，因而及时救治脊髓损伤患者对改善患者预后相当关键。

（一）脊髓损伤的临床表现

各种原因造成脊髓直接或间接性损伤，产生一系列的症状，但其临床表现早期与晚期有所不同。脊髓横贯损伤后，在损伤平面以下的运动、感觉、反射及括约肌和自主神经功能受到损害。脊髓完全性损伤或表现为脊髓休克，或表现为完全性痉挛性四肢瘫或截瘫，前者为急性发生，后者为逐渐发展起来形成的。也可表现为脊髓的不完全性横贯性损伤。

1. 感觉障碍　损伤平面以下的痛觉、温度觉、触觉及本体觉消失。

2. 运动障碍　脊髓休克期，脊髓损伤节段以下表现为软瘫，反射消失。休克期过后若是脊髓横断伤则出现上运动神经元性瘫痪，肌张力增高，腱反射亢进，出现髌阵挛、踝阵挛及病理反射。

3. 括约肌功能障碍　脊髓休克期表现为尿潴留，系膀胱逼尿肌麻痹形成无张力性膀胱所致。休克期过后，若脊髓损伤在骶髓平面以上，可形成自主反射膀胱，残余尿少于100毫升，但不能随意排尿。若脊髓损伤平面在脊髓圆锥部骶髓或骶神经根损伤，则出现尿失禁，膀胱的排空需通过增加腹压（腹部用手挤压）或留置导尿管来排空尿液，大便也同样可出现便秘和失禁。

4. 不完全性脊髓损伤　损伤平面远侧脊髓运动或感觉仍有部分保存时称之为不完全性

脊髓损伤。临床上有以下几型：

（1）脊髓前部损伤：表现为损伤平面以下的自主运动和痛温觉消失。由于脊髓后柱无损伤，患者的触觉、位置觉、振动觉、运动觉和深压觉完好。

（2）脊髓中央性损伤：在颈髓损伤时多见。表现上肢运动丧失，但下肢运动功能存在或上肢运动功能丧失明显比下肢严重。损伤平面的腱反射消失而损伤平面以下的腱反射亢进。

（3）脊髓半侧损伤综合征（Brown – Sequard Syndrome）：表现损伤平面以下的对侧痛温觉消失，同侧的运动功能、位置觉、运动觉和两点辨觉丧失。

（4）脊髓后部损伤：表现损伤平面以下的深感觉、位置觉丧失，而痛温觉和运动功能完全正常。多见于椎板骨折患者。

5. 脊髓不同节段损伤的特点

（1）上颈段脊髓损伤（$C_{1\sim4}$）：此段脊髓上端与延髓相连，故损伤后部分患者可合并有延髓甚至脑干损伤的临床表现。上颈段脊髓损伤时，常有颈枕部疼痛，颈部运动受限。$C_{1\sim2}$损伤时患者大多立即死亡，$C_{2\sim4}$节段内有膈神经中枢，伤后多出现膈肌和其他呼吸肌麻痹，患者表现为进行性呼吸困难，损伤平面以下四肢上运动神经元性不完全瘫痪。

（2）下颈段脊髓损伤（$C_{5\sim8}$）：此段损伤多引起肋间神经麻痹，膈肌麻痹，四肢瘫痪，双上肢为弛缓性瘫痪，双下肢为痉挛性瘫痪，损伤平面以下感觉丧失，$C_8\sim T_1$损伤可出现尺神经麻痹的爪形手和交感神经节受损的 Horner 征。

（3）胸段脊髓损伤：常有根性疼痛，病变水平以下各种感觉减退或丧失，大小便出现障碍，运动障碍表现为双下肢上运动神经元性瘫痪，T_6以上损伤可出现呼吸困难。脊髓休克期中可出现交感神经阻滞综合征，即血管张力丧失，脉搏徐缓下降，体温随外界的温度而变化，脊髓休克期过后可出现总体反射。

（4）腰骶段脊髓损伤（$L_1\sim S_2$）：按其临床表现分为腰髓、圆锥和马尾损伤三部分。T_{10}以下椎体损伤致脊髓损伤时，表现为双下肢弛缓性瘫痪，提睾反射、膝腱反射消失，腹壁反射存在，Babinski 征阳性；圆锥损伤不引起下肢运动麻痹，下肢无肌萎缩，肌张力及腱反射无改变，肛门反射减低或丧失，肛周包括外阴部呈马鞍型感觉障碍，出现无张力性神经元性膀胱，常伴有性功能障碍如阳痿，直肠括约肌松弛及臀肌萎缩；L_2以下椎体骨折或脱位，损及马尾神经，多为不完全性，表现为下腰部、大腿、小腿及会阴部的自发性疼痛，两侧常不对称，双下肢肌力弱，常伴有肌萎缩，跟腱反射消失，膝腱反射减弱，括约肌和性功能障碍及营养障碍常不明显。

（二）脊髓损伤后常见伴发疾病

1. 通气功能障碍　颈胸段脊髓损伤后，会导致肺功能不同程度受累，患者表现为呼吸困难，肺泡通气功能障碍。$C_{2\sim4}$节段内有膈神经中枢，伤后多出现膈肌和其他呼吸肌麻痹，膈肌几乎完全丧失功能，吸气时仅靠胸锁乳突肌、斜角肌和斜方肌等辅助吸气肌作功，患者表现为进行性呼吸困难，可出现反常呼吸，通气量严重不足，必须机械通气方能维持生命。$C_{5\sim6}$以下颈胸段脊髓损伤后，膈神经虽然未受累或者部分受损，但支配肋间肌的神经可能受损，影响通气功能，通气量有所降低，患者可能没有二氧化碳蓄积，但是大多数已经存在低氧血症，应严密监测呼吸功能，予以吸氧，必要时机械通气。

2. 肺水肿　肺水肿多发于脊髓损伤的急性期，由于肺毛细血管渗透性改变引起，是脊髓损伤后主要死亡原因之一。高位脊髓损伤患者颈胸段交感神经麻痹，副交感神经相对兴奋，即所谓的脊休克。在救治过程中的对策是适当的补充血容量并且使用 α-受体激动剂，以使患者的血压维持在可以维持重要脏器灌注需要的水平。而脊髓损伤后尤其是全横断损伤后心脏功能受损，肺毛细血管楔压增高，救治过程中外周血管收缩，液体转入中央循环，进一步增加了肺动脉压，使肺毛细血管渗透性增加，引起肺水肿。

3. 肺栓塞 深静脉血栓形成在急性脊髓损伤患者中发生率很高，据报道其发生率为3%，弛缓性瘫痪、颈髓损伤以及肥胖者发生深静脉血栓形成以及肺栓塞的危险性相对更大。急性脊髓损伤后下肢肌肉的瘫痪及外周静脉的扩张使下肢静脉回流量明显减少，再加上凝血因子的异常改变和血管内膜的损伤等因素，均可导致深静脉血栓形成。实际上脊髓损伤后深静脉血栓形成患者仅有少数表现出相应的临床症状与体征，但却有可能由此所引起的肺栓塞常可导致猝死。

4. 泌尿系统感染、肾衰竭 脊髓损伤后，膀胱尿道功能障碍伴同发生并随之而产生一系列泌尿系统并发症，脊髓损伤患者中85%伤后出现高张力、高反射的痉挛性膀胱。患者膀胱容量减少，残余尿量增加，出现膀胱贮尿及排尿双重功能障碍，最终可因泌尿系统感染、梗阻、肾积水、尿毒症和慢性肾衰竭，导致死亡。因此急诊麻醉前应当了解患者肾功能情况，避免使用损伤肾功能药物。

二、脊柱创伤手术麻醉管理

（一）术前评估和麻醉前准备

脊柱创伤患者病情复杂多变，麻醉科医师应该对患者伤情迅速做出判断，及时采取正确的急救措施和麻醉方案。

1. 一般情况 通过检查患者神志、面色、呼吸、血压、脉搏、体位、姿势、排便情况、血迹和呕吐物等情况，初步了解患者全身状况和损伤部位。

2. 快速评估患者呼吸循环状态 检查呼吸道是否通畅，如果存在问题，应该立即设法处理，在最短时间内令患者的呼吸道畅通，必要时紧急气管插管，机械通气。快速了解患者循环状态，判断是否存在代偿期休克或者休克失代偿，如果存在这类状态，立即实施液体复苏，及时输血。

3. 麻醉前用药慎用镇静镇痛剂 由于脊柱损伤患者如果存在脊髓损伤病情，呼吸功能可能已经受到影响，术前镇静镇痛后风险性增加，尽量避免。

（二）麻醉选择

脊柱损伤骨折复位减压手术一般在俯卧位下实施，同时由于可能存在呼吸功能受累，所以手术时极易影响患者呼吸功能，手术适宜在全身麻醉下实施。

（三）麻醉处理

1. 麻醉诱导 非颈部损伤患者，可采用快速诱导气管插管，颈部损伤患者应该根据患者颈椎稳定情况决定采取何种气管插管方法，如果损伤轻微颈部活动不会损伤颈髓，估计患者插管条件良好，非可疑困难气道，可以采用快速诱导插管；否则应当实施清醒气管插管，或者纤维支气管镜引导气管插管，必要时气管切开插管。由于采用俯卧位手术，最好选用钢丝螺纹气管导管，并且必须将气管导管固定确实，术中管理好气道，防治因体位改变使气管导管脱出。如果患者处于休克代偿期或者失代偿期，使用麻醉药物剂量应当相应减小，对于截瘫患者应尽量避免使用琥珀酰胆碱，以防使患者血钾急剧升高出现意外。

2. 呼吸功能支持　术中控制呼吸参数设置合理，$ETCO_2$ 维持在 $30 \sim 40mmHg$ 范围，可以适当降低颅内、椎管内压，同时使患者处于微酸状态，有利于组织氧供。

3. 循环支持　脊柱创伤后休克代偿期或者失代偿期患者的处理是抢救脊柱创伤患者的基础，只有维持患者循环稳定，进一步抢救措施才能得以继续开展。对于脊休克患者，在适当补液的基础上应用适量 α - 受体激动剂，对于失血性休克，应当补充血容量，输血补液尽快纠正血容量不足。输血补液过程中应该监测心脏功能（CVP、PCWP 等），预防循环容量负荷迅速增加导致心衰或者肺水肿。

4. 体位　脊柱手术有时会采用俯卧位，这时就要注意选用钢丝螺纹气管导管，并且要固定确实，预防导管脱出、打折等不良事件。胸腹垫的位置应当放置合理，当心体位原因影响呼吸循环和静脉回流，使静脉压增加，甚至增加出血量。此外，要注意预防眼、耳等部位压迫损伤及其他部位挤压伤。

5. 再次评价　手术结束以后再次评价呼吸循环功能，通气功能恢复不良的患者应当继续接受机械通气治疗。

（张　振）

第六节　挤压综合征和筋膜间区综合征与麻醉

挤压综合征是指肢体、臀部等肌肉丰富部位受到压砸或长时间重力压迫后，受压肌肉组织大量变性、坏死，出现以肌红蛋白尿、高钾血症和急性肾衰竭为特征的一种病理过程。其病势凶险，死亡率较高，占发病总数的 $50\% \sim 60\%$。由于挤压综合征多在筋膜间区综合征的基础上发病，故 Mubarek 等（1976）提出二者属于同一疾病范畴的新概念。骨筋膜室综合征，又称急性筋膜间室综合征、骨筋膜间隔区综合征。骨筋膜室由骨、骨间膜、肌间隔和深筋膜所构成，骨筋膜室内的肌肉、神经因急性缺血、缺氧而产生的一系列症状和体征。多见于前臂掌侧和小腿。

1. 麻醉选择

（1）如果手术范围局限于下肢，可以根据具体情况选择腰麻、硬膜外麻醉或者 CSEA。

（2）如果手术范围局限于单侧上肢，可以选择臂丛神经阻滞。

（3）手术范围广，或者患者一般状态差的情况选择全身麻醉是比较理想的麻醉方式。

2. 麻醉管理

（1）麻醉过程中应该严密监测各项指标，包括血压、心电图、体温、脉搏氧饱和度、呼吸频率和幅度，以及留置导尿管监测尿量等，必要时监测 CVP、PCWP。此外，针对挤压综合征患者组织损伤大量细胞内钾入血，应该密切监测血钾浓度，早期发现高钾血症，早期治疗。

（2）维持血容量：对这类患者应给予充分的液体复苏，维持血容量充足，从而保障肾脏血流量充分，进一步保护肾功能。

（3）碱化尿液：在维持充分的血容量前提下，给予一定量的碳酸氢钠以碱化尿液，减少肌红蛋白的沉淀，保护肾脏。

（4）利尿：在扩容的基础上使用利尿剂，保护肾功能。

（5）高钾：挤压综合征后横纹肌溶解，导致高钾血症，需及时控制 K^+ 浓度，必要时实施血液透析疗法，预防急性肾衰。

（6）呼吸支持。

（叶　繁）

第七节　显微骨外科手术的麻醉

1. 特点

（1）手术时间长，操作精细，要求麻醉平稳、镇痛完善。

（2）断肢再植者多为创伤患者，有的合并多处创伤，因而应注意对全身的检查和处理。

（3）术中常用抗凝药。

2. 注意事项

（1）大多数可在神经阻滞麻醉下手术，尤其是连续硬膜外阻滞，还可用于术后镇痛和防止吻合血管痉挛。对于手术范围广泛、复合伤及不能合作者，宜选用全麻。

（2）避免发生低血压，可行适当血液稀释以降低血液黏稠度，有利于修复组织的血运。

（3）为防止移植血管痉挛，尽量避免使用血管收缩药和防止发生低温。

（4）注意创伤患者的监测和处理。

（叶　繁）

第十八章　整形外科手术麻醉

整形美容外科是现代医学的重要组成部分，也是世界发展之潮流。做整形外科手术的麻醉需要了解受术者的心理特点：他们对外形的心理期望值较高，因为他们中大部分人接受的是锦上添花的手术，要求只许成功不能失败，所以对麻醉质量也有更高要求。术前访视患者时要注意他们的心情多具有易变性，对手术方案设计犹豫不定。要求过高或要求一次解决多种问题等。

整形外科患者以身体健康的中青年居多，小儿甚至新生儿及老年人也有。小儿的特点先天性畸形多，多种畸形并存，分多期手术。以唇腭裂为例，先心病的发生率高达3%～7%。老年人以恶性肿瘤为主，合并多器官退化，对他们要特别关注。整形外科患者性别上以女性为主，她们是乳房美容手术的主体。

整形美容手术多以表皮和骨骼组织的中小手术为主，深部位手术较少。麻醉的宗旨是为手术创造良好的条件，让患者在手术时痛觉消失。理想的麻醉应该是适当的肌肉松弛和安全、无痛。在临床中，根据麻醉的方法、药物等，将麻醉分为全麻、局部麻醉和椎管内麻醉。麻醉选择的原则：①必须满足手术的需要；②必须手术安全；③必须考虑患者的意愿。

局部麻醉是指应用药物作用于周围神经而使身体局部区域无痛，包括局部浸润麻醉、表面麻醉、区域阻滞麻醉等。局部麻醉是整形外科应用最广泛的麻醉方法，它具有简单易行、安全性高、并发症少、对受术者生理机能影响小等特点。局部麻醉时，受术者始终保持清醒状态，并能及时将自身感受反馈术者。整形外科全麻时，术者也常辅用局部麻醉，可减少全麻药用量，并有助于术后止痛（麻药浓度原则：切口：0.25%利多卡因；创面：0.5%利多卡因；阻滞：1%利多卡因；局麻手术加5%碳酸氢钠；全麻手术，不加5%碳酸氢钠。局麻手术利多卡因总量第1小时不超过400mg；第2小时追加利多卡因200mg；第3小时追加利多卡因100mg。整台手术不能超过700mg利多卡因，如果是全麻手术利多卡因量可稍加大）。

另外还有局麻+强化麻醉、椎管内麻醉、全身麻醉（气管插管、喉罩）。协和医院整形手术以全麻和局麻为主。总的来说对麻醉的要求是需要维持长时间的浅而平稳的麻醉，确保术中肢体制动，术后保证包扎固定过程患者无躁动、无呛咳。要保证患者绝对安全。警惕超女王贝整容死亡的类似事件发生。

第一节　烧伤手术的麻醉

一、病种简介

烧伤在日常生活和工作中是很常见的损伤，可由热水、火焰、电流、化学物品等引起。小面积烧伤，麻醉处理无特殊性，大面积烧伤是一种严重的外伤，除局部组织遭受严重的破坏以外，身体可能受到强烈的刺激，内脏功能发生显著的改变。严重烧伤患者在整个治疗过程中病情变化复杂，而且往往需行多次手术，如早期反复切痂植皮，后期需要整形，给麻醉带来一定困难。因此麻醉医生必须全面熟悉病情变化发展，熟悉手术特点，才能较正确地进行麻醉前准备、麻醉选择和麻醉处理，提高麻醉安全，减少麻醉意外的发生。

烧伤分期：

（1）体液渗出期：此期主要是血容量不足导致的组织灌注不良、缺氧、心肌功能降低和（或）急性肾衰竭。如有吸入性损伤，缺氧更为严重，甚至发生肺水肿。这一时期的治疗措施着重在补充血容量、纠正水和电解质紊乱、防治肾功不全、镇痛和保暖等。局部处理主要是伤面清创，必要时气管切开、焦痂切开减压或筋膜切开减压或早期坏死组织切除。此期最长持续到烧伤后72小时。

（2）感染期：体液回收创面细菌可随之进入体内。患者在身体抵抗力低的情况下可以发生败血症。此期不仅要控制感染，还要保护患者的体力和抗病能力，消灭创面。手术包括焦痂切除、自体或异体取皮移植及其他坏死组织切除。手术虽不复杂但需多次进行，有时仅隔1～2天。

（3）创面修复期：主要是残余创面和肉芽创面植皮手术。创面感染越轻者修复越快。由于机体抵抗力低下，败血症仍将发生，因此消灭创面是减少感染的重要措施。

（4）康复期：手术目的是整形，恢复肢体功能及容貌。

二、术前准备

正确的麻醉前准备是减少麻醉并发症、防止麻醉意外的重要环节。麻醉的危险性和患者的生理体质状态的基本关系不变，因此应积极进行术前准备。

1. 循环系统

（1）既往病史：有无心脏病、高血压、贫血及低蛋白血症。

（2）生命体征：这是对循环代偿功能最简便的观察。但大面积烧伤的患者因肢体肿胀不宜观察，只要肾功能正常可以将尿量作为观察指标。

（3）心电监测。

（4）血容量监测：血容量是保持内环境稳定的最基本、最重要的条件，临床经验证明严重烧伤麻醉中所出现的并发症绝大多数与血容量不足有关。血容量不足是引起低血压的主要原因，麻醉前应详细了解补液情况。

2. 呼吸功能　严重烧伤患者的呼吸功能都有不同程度的减退，从而导致各个阶段皆可出现缺氧。因此术前要对呼吸功能的状态有所了解，有助于麻醉的选择和处理。

（1）伤前有无肺部疾患，对伤后呼吸代偿功能影响极大。烧伤有无合并吸入性肺损伤亦有影响。

（2）观察呼吸运动、呼吸频率及节律，肺部听诊，了解呼吸道的通畅程度。

（3）了解呼吸机应用的情况及呼吸参数，阅读胸片及血气报告。

术中针对导致缺氧的原因加以分析和处理。例如术前有低血容量、贫血者，术中应尽可能多输血和血浆；颈部或口咽部肿胀时往往影响通气，应根据患者情况给予吸氧、置入口、鼻咽通气道，或行气管插管、气管切开，进行辅助或控制呼吸。合并呼吸道烧伤者，气管内分泌物增多，声带水肿、支气管痉挛、气管黏膜坏死脱落等可造成呼吸道梗阻，应加强吸引，保证呼吸道通畅，给氧充分。对于非吸入性损伤，头面部显著水肿，估计气管插管有一定困难的患者，应行气管切开。患者的鼻黏膜水肿，失去了过滤、湿化等保护功能。所以，实际上正确的手术操作和护理，可以减少或避免气管切开的并发症，相反，由于气管切开后减少了解剖无效腔、降低气道阻力、利于分泌物吸引，使患者的通气功能改善，保证了气道通畅，能量消耗降低，麻醉安全性大大提高。

3. 其他脏器功能 肾功能不全或肾衰竭者，应注意有无高血钾、肺水肿；肝功能不全对麻醉用药选择和用量关系密切。

三、麻醉要点

1. 静脉通道的建立 广泛性烧伤由于浅表静脉损伤，常无法进行静脉穿刺。然而烧伤患者切痂手术失血量较大，要求在短时间内大量补充血容量，因此术前常需行静脉切开，为保持通道畅通应妥善固定穿刺针。大面积切痂手术创面暴露大，渗血多，止血困难，尚需加压输液，才能及时补充血容量。

2. 监测困难 烧伤面积越大，病情越重，麻醉中应该有很多监测指标，但在大面积烧伤患者却不能得到。甚至于血压、脉搏测量都无法进行。由于抗生素的应用进展及监测条件与技术的改进，有条件应积极进行有创动脉血压监测。麻醉中常以尿量、心率改变作为判断循环状况的参考，一般情况下，每小时尿量 >0.5ml/kg 则表示组织的血流灌注满意。但是在麻醉中常应用影响周围血管阻力的药物，应用该类药物时，尿量每小时应保持在 1ml/kg以上。可利用 Doppler 超声血流图寻找动脉静脉进行穿刺，对穿刺困难者有一定价值。一般在麻醉后，患者的心率大多数增快，而在麻醉前心率已经较快的患者，有时反见下降。麻醉中心率加快主要原因为麻醉较浅或血容量不足。因此凡在麻醉中心率增快而又能排除浅麻醉的因素者，必须仔细估计出血量和纠正低血容量。

3. 手术麻醉次数多、时间长 严重烧伤患者的病程长，在整个治疗过程中需经受多次手术和麻醉，烧伤面积越大所需手术次数越多，多次麻醉则需考虑患者的耐受性、耐药性、变态反应性和患者是否愿意接受多次麻醉等问题。除烧伤引起的直接损伤外，各种并发症使患者体质衰弱，代偿能力下降，极易出现麻醉意外。一般来说，麻醉危险性和麻醉中或麻醉后并发症的发生率与麻醉时间成正比。麻醉时间越长，麻醉剂的代谢和分布的改变越大。脂溶性的麻醉剂在反复静滴后容易造成蓄积、过量，长时间麻醉使体液酸化，也明显影响药物的代谢。所以，危重患者在麻醉前必需对手术范围和手术时间有所估计，并充分注意麻醉选择和麻醉药的应用方法，力求缩短手术和麻醉时间。术中还需加强麻醉观察，及时判断患者对麻醉手术的耐受能力，尽早发现病情的变化趋向，以便及时采取预防和治疗措施。此外，给药时需酌情减少剂量，降低药物浓度，特别是静脉内输注药物时必须缓慢递增。

4. 术中体位改变 大面积烧伤患者的植皮手术，多需在不同部位进行，因此手术过程往往要改变体位。麻醉中体位的突然改变常常是导致麻醉并发症的重要原因之一。虽然烧伤患者在麻醉中都以轴向 180°转身（仰卧位－俯卧位），对循环动力的影响比较小，不过仍是一个不容忽视的问题，特别是对体质极为衰弱的病例更需提高警惕，为防止体位改变造成的并发症，尤其是循环系统并发症，应注意以下几点：

（1）避免深麻醉以防抑制心脏和削弱其保护性反射，使血容量尽可能接近正常。

（2）变换体位前注意把静脉通路、监护仪导线理顺，防止脱落。变换体位的动作应力求迅速又轻柔。

（3）密切观察患者的生命体征，翻身之前尽可能将血压和心率维持在比较稳定的状态。俯卧位时支撑物不能压迫腹部以防影响呼吸，俯卧位更换为仰卧位时，应观察有无喉头水肿及舌后坠，如果估计手术时间很长者，尤其是通气功能较差者应选用气管内麻醉，便于术中呼吸管理，以改善通气功能和减少术后肺部并发症。

5. 避免深麻醉 烧伤患者的切痂、取皮等手术，麻醉一般不需太深，也无需肌肉松弛，尽量做到清醒迅速。但这些手术的浅表刺激却很大，镇痛要求较高，绝大部分可采用自主呼吸下的静脉全身麻醉。目的之一就是为了避免气管内插管的诱导和麻醉维持中的深麻醉。

6. 应用抗生素的影响 每个烧伤患者的治疗过程中都需应用许多抗生素，大部分在手术中仍需按时静滴抗生素，麻醉医生需警惕某些抗生素对神经肌肉接头的阻滞作用。凡属氨基苷类抗生素都可抑制乙酰胆碱酯酶释放和稳定终板电位，从而影响神经肌肉接头的正常功能。如同时应用肌肉松弛剂，则这种抑制作用更为明显。一旦出现呼吸抑制，除给予辅助呼吸或控制呼吸外，尚可用钙剂拮抗。可选用氯化钙 0.25g 静注，可获得一定的效果。

7. 体温的变化 大面积烧伤患者由于皮肤功能的丧失，体温受环境温度的影响较明显。加之麻醉后血管扩张，体温大量散发以及术中术后输入大量库存血均可使体温下降，小儿患者更加明显。体温过低导致心律失常，所以，术中一定要注意保温，尤其当大量输血时需把血液温热不致太冷。

8. 常用麻醉方法

（1）部位麻醉

1）局部浸润：多用于小面积取皮和植皮，病情危重者也可用作为全麻的辅助。通常加肾上腺素以减少出血，但对高血压者应注意血压的变化。

2）神经阻滞和椎管内麻醉：上肢手术除非存在禁忌，原则上都可采用臂丛神经阻滞麻醉。中小面积和单纯肢体烧伤的切痂植皮以及晚期整形手术，选用各种神经阻滞和椎管内麻醉，效果最确切。不过，椎管内麻醉常因背部穿刺点或其附近的皮肤已经烧伤或感染而不适用。

（2）静脉全麻：对烧伤手术有一定优点，如诱导平稳、对呼吸道无刺激，方法简单，药物选择有较大余地。但也有缺点，静脉麻醉药物个体差异大，有不同程度的呼吸抑制，特别是剂量较大、注药过快或浓度过高时尤为明显。

1）靶控输注异丙酚复合芬太尼全麻：异丙酚镇静及催眠作用迅速、平稳且恢复快，体内无蓄积，毒性小，但几乎无镇痛作用。剂量偏大或注射过快易抑制呼吸和循环系统。异丙酚使心肌收缩力、前负荷及外周阻力都有不同程度下降，引起血压下降、脉率减缓。缺点：两者对呼吸均有抑制作用，与注药速度、剂量呈正相关，采用靶控输注给药，能保持稳定的血药浓度，对呼吸影响小，易于调节麻醉深度，麻醉过程平稳。鉴于烧伤的特点，大多数患者有吸入性损伤，而且常常需要气管切开，全凭静脉麻醉是首选，注意吸痰。

2）氯胺酮麻醉：氯胺酮是一种非巴比妥类速效静脉麻醉药，具有明显的镇痛作用，可使动脉压升高，心率加快，心输出量增加，对循环功能不全的患者很适用。但对有高血压、冠状动脉供血不足者应用要谨慎。氯胺酮不使咽喉部保护性反射消失，因此易于保持呼吸道通畅，对呼吸抑制轻微，不增加气道阻力，潮气量和呼吸频率均无明显改变，适用于头面部和呼吸道烧伤患者，但如剂量增加或速度过快，则有不同程度的呼吸抑制，可致呼吸停止。

应给氧或用面罩辅助呼吸，另外，氯胺酮增加呼吸道分泌物，术前应用阿托品，手术后患者多有幻觉、谵妄，癫痫病史者可诱发癫痫发作。时间短者，2mg/kg 静推，维持时间 20～30分钟。肌注，4～8mg/kg，镇痛 20～40 分钟。手术时间长，可重复给药，反复多次给药延长苏醒时间。为克服单独应用的不良反应，可复合应用咪达唑仑、异丙酚或依托咪酯，可使氯胺酮作用时间延长，副作用减轻，但应注意呼吸抑制。通常使用氯胺酮静脉推注维持麻醉，而且多次手术后患者对氯胺酮产生明显的耐药性。另外术中出血可引起循环中药物丢失，氯胺酮用量常常很大。

（3）吸入麻醉：由于异氟醚、七氟醚等广泛应用于临床，使吸入麻醉在烧伤尤其是晚期整形麻醉中应用越来越多。

（4）静吸复合全麻：采用静脉麻醉药诱导插管，然后吸入七氟醚等维持麻醉，此法是目前国内普遍采用的麻醉方法。

9. 常见烧伤手术的麻醉

（1）早期清创：大面积烧伤后应在休克控制后进行早期清创，麻醉要求是镇痛不加重休克。一般简单清创多不需麻醉，对不合作者可用全麻。小儿可用氯胺酮肌注基础麻醉。

（2）早期切痂：切痂的手术时机依烧伤程度而定。轻度或中度可在伤后立即进行；重度需在48小时休克控制以后，不过因休克导致的生理功能紊乱并未完全恢复，尤其是一次切痂面积过大，超过20%以上面积时，较易发生意外，麻醉处理应谨慎。多以静脉全麻或静吸复合全麻为主。

（3）肉芽创面游离植皮术：多在烧伤后期，主要为取皮、刮除肉芽组织和游离植皮。麻醉可用氯胺酮麻醉或静吸复合全麻。

（4）烧伤后期整形患者的麻醉：患者对疼痛较敏感，所以镇痛要完善。麻醉的重点是颜面和颈部手术过程中一定要保持呼吸道通畅。

（罗　炜）

第二节　颌面部巨大神经纤维瘤手术的麻醉

一、病种简介

神经纤维瘤病是一种源于神经鞘细胞分化异常而导致的多系统损害的常染色体显性遗传病。主要临床症状有皮肤和皮下神经纤维瘤、牛奶咖啡斑和雀斑、虹膜错构瘤以及视神经胶质瘤、骨发育异常和智力障碍，还有部分合并中枢神经系统肿瘤以及其他恶性肿瘤。

二、术前准备

颌面部巨大神经纤维瘤手术时间长，出血量大，可达数千毫升。术前需充分备血。外周留置粗套管针，以备补液输血。需监测有创动脉压力、中心静脉压力，观察尿量。

三、麻醉特点

全麻注意保护好气管导管。拴好牙线，并贴布胶布，贴小透明塑料膜。眼睛不涂眼膏，贴小透明塑料膜。气管导管套囊用胶布固定在气管导管上并用碘酒棉棒消毒，螺纹管套无菌保护套。在消毒时麻醉医生一直手提螺纹管至无菌保护套套好。术中注意保温，体位保护。麻醉中可采用控制性降压。应用自体血回收 cell – saver 可减少异体血输入。降温可增加患者对出血的耐受性。术毕严格掌握拔管指征，只有在患者意识清醒、保护性气道反射完善后方可拔管，并准备好吸引器，随时吸出口腔内分泌物，防止误吸和窒息，防止上呼吸道梗阻。

四、术后注意事项

如果患者生命体征不平稳，建议回 ICU。出血量大注意凝血功能异常和肾功能异常的发生。

（罗　炜）

第三节　唇腭裂修复术的麻醉

一、病种简介

唇腭裂是口腔颌面部最常见的先天性畸形。唇腭裂患儿常合并颅颌面畸形或先天性心脏病。患儿的生理特点有慢性鼻溢液，这是由于喂食后反流入鼻咽的缘故，有时很难将其与呼吸道感染的症状区分开。唇腭裂患儿早产发生率较高。早产儿全麻后出现呼吸暂停和心动过缓等并发症的发生率明显高于足月儿，多发生在术中或术后 12 小时之内。唇腭裂患儿常有喂食困难，致营养不良。婴儿 2～3 个月时会出现生理性贫血，所以唇裂手术时机在出生后3～6 个月为宜，体重达 5kg 以上，血红蛋白达 100g/L 以上。腭裂及隐性腭裂宜于 1 岁左右施行，营养状况良好者，有条件时可尽早手术。

二、术前准备

术前访视了解患儿是否合并其他畸形，评估有无困难气道。困难气道的最常见原因是下颌发育不良。评估患儿的营养状况和血红蛋白水平。询问患儿术前有无上呼吸道感染。一般认为小儿上呼吸道感染 2～4 周内呼吸道的应激性均高，至少应在感染症状消失 1 个月后再安排手术。小儿术前禁食禁饮时间不宜过长。我们认为儿童清淡固体食物禁食时间为 6 小时，脂肪类固体食物应为 8 小时，术前禁食母乳时间为 3 小时，术前禁食牛奶与配方奶时间为 4 小时，术前禁饮时间为 2 小时。

三、麻醉要点

小儿如不能领入手术室的，需要肌注氯胺酮 5mg/kg + 阿托品 0.01mg/kg（不稀释，混合抽入一支注射器内，为求药量最少注射痛苦小）。小儿如能领入手术室的，可行静脉诱导或七氟醚吸入诱导。术中以异丙酚静脉泵入或七氟醚吸入维持麻醉。小儿气管插管诱导前经静脉注射 0.01mg/kg 阿托品能有效预防心动过缓。气管导管可选带套囊的导管固定于中线位置并用胶布固定于两颊旁。经鼻插管或经口插管的选择，以腭畸形修复为主的，经鼻插管方便术者操作；以鼻唇畸形修复为主的，要经口插管导管需带套囊，有效密封口腔和气道。最好以纱条填塞口咽腔，防止口内分泌物及血液流入气道。术中注意失血量，及时补充血容量。手术体位：双肩下垫软枕，头颈略后仰，以保持气道通畅。可以以定压模式施行机械通气，严密监测潮气量、呼气末二氧化碳和血氧饱和度。手术时患儿头部被手术医生占据，头的位置因手术操作而变动。麻醉医生应严密观察，及时发现导管的扭曲、打折、滑脱及接口脱开等异常情况。术毕待患儿清醒出现规律呼吸，保护性气道反射恢复，及有目的性体动，吸净口腔分泌物再拔管。拔管时做好再插管的准备。

四、术后注意事项

腭裂手术后尽可能减少口咽部吸痰，也尽量不放口咽通气道，以免损伤手术修复部位。术后镇痛只在患儿清醒拔管后，气道保护性反射和通气功能恢复良好后才给予。

（罗　炜）

第四节　头颈颌面部显微外科手术麻醉

一、病种简介

显微外科手术是在手术显微镜和手术放大镜下完成普通肉眼无法实施的手术和操作，其中以小血管吻合技术为基础的局部皮瓣游离移植，在头颈颌面部的手术中应用最为广泛。如面瘫畸形矫正术，带蒂筋膜瓣切取移植术。通常在全麻下完成。手术时间可长达8小时。

二、术前准备

术前访视评估患者的全身情况，谈话签字，询问是否使用镇痛泵。

三、麻醉要点

可以采用静脉或吸入维持麻醉，静脉分次追加芬太尼或舒芬太尼。术中使用节约用血技术，等容性血液稀释，控制性降压。控制性降压应在切除病灶时施行，而在主要手术步骤完成后应迅速恢复血压到正常水平。因为微血管吻合完成后，应适当升高血压以保持游离皮瓣有足够的灌注压。注意观察气管导管的位置和深度、有无打褶。保护好眼睛。注意患者保温。麻醉恢复要求迅速平稳，无呛咳。在患者完全清醒，呼吸道通畅后拔管。拔管过程中注意保护新移植的皮瓣。

四、术后注意事项

术后回恢复室观察。如出现低体温，可用暖风机恢复体温。术后可以使用镇痛泵。

（罗　炜）

第五节　乳房整形手术的麻醉

一、病种简介

随着生活水平的改善和审美观念的提高，越来越多的女性开始关注乳房的形态。目前乳房整形手术的主要适应证为乳房肥大异常、小乳症异常、乳房萎缩或下垂及乳头和乳晕异常。

乳房重量 > 250g 或体积 > 250ml 者为乳房过大异常。乳房肥大异常的整形美容手术有两种，即巨乳缩小术（旨在矫正增生过多的乳腺组织和脂肪组织）和乳房肥大缩小成形术（旨在矫正下垂和发生移位的乳头、乳晕和皮肤组织等）。

乳房先天发育不良者可行隆乳术。自身脂肪组织填充隆乳是抽取患者自身腹部或大腿皮下组织游离移植，但手术复杂，需显微外科技术和设备，推广和应用受到了限制。目前常见的术式为硅胶假体隆乳，具有组织相容性好，排异反应小，手感好，切口隐蔽，组织损伤小等优点。

二、术前准备

接受乳房整形美容手术的患者多为中青年女性，应注意过敏史、月经情况和有无并存疾病，如甲亢、心脏病等。女性月经期、哺乳期、妊娠期和上呼吸道急性感染期应视为手术禁忌。术前常需对患者立位时双侧乳房的位置形态及预期手术效果进行精确定位。行双侧巨乳缩小术时，若预期切除的乳房组织过多，术前需备血。

术前谈话时，应注意该类患者对手术预期效果的强烈期望，对麻醉及手术的要求常较高，难以接受手术及麻醉意外的后果。应了解患者的具体要求，并详细交待围术期可能出现的各种意外及并发症，取得一致意见后应在麻醉术前协议书中有所体现，签字确认。

三、麻醉要点

理论上局部浸润麻醉、胸部硬膜外麻醉和全身麻醉均可用于乳房整形美容手术的麻醉。但多数接受该类手术的患者对麻醉和手术存在恐惧心理，并预期接受更舒适的医疗服务，常常要求全身麻醉。全麻静脉诱导，气管内插管，全凭静脉麻醉维持或静吸复合麻醉维持。术中常采取仰卧位，双上肢外展，上半身略抬高以观察乳房自然下垂形态。

由于乳房整形美容手术为体表手术，且外科医师在术中可能复合局部麻醉，因此在维持全身循环状态稳定时，全身麻醉常处于较浅水平，应警惕患者发生术中知晓。除常规麻醉监测项目外，可考虑术中进行麻醉深度监测。

四、术后注意事项

该类手术的患者多为年轻女性，是术后恶心呕吐的高危人群。术中及术后应警惕恶心呕吐，甚至误吸的发生。术后患者常需胸部加压包扎，可能增加术后低氧血症发生的几率。注意监测。另外应鼓励患者术后早期下床活动。

（罗　炜）

第三篇

危重症医学

第十九章　麻醉期间危重症患者的监测

第一节　心电图监测

一、适应证

麻醉及 ICU 中所有患者均应有心电图监测。特别是以下患者。

（1）心脏病患者施行心脏或非心脏手术。

（2）老年和重危患者。

（3）各类综合征如病窦综合征、QT 间期延长综合征等患者。

（4）心律失常和传导阻滞患者。

（5）严重电解质紊乱和 COPD 及呼吸衰竭患者等。

二、方法

（一）心电图监测仪

麻醉期间使用的心电图监测常与血压、SpO_2 等其他生命体征监测组合在一起的多功能监测仪。ICU 中常使用心电监护系统，通常由一台中心监测仪和 4～6 台床边监测仪组成，床边监测仪的 ECG 信号通过导线、电话线或遥控输入中心监测仪。ECG 监测仪具有以下功能：①显示、打印和记录 ECG 波形和 HR 数字；②一般都有 HR 上下限声光报警，报警时同时记录和打印，有心律失常 ECG 分析的监测仪，室性早搏每分钟 >5 次即发生警报；③图象冻结，可使 ECG 波形显示停下来，以供仔细观察和分析。双线 ECG 显示，接连下来的第二行 ECG 波形，可以冻结，并能及时记录；④数小时到 24h 的趋向显示和记录；⑤高级的 ECG 监测仪配有电子计算机，可对多种心律失常做出分析，同时可识别 T 波，测量 ST 段，诊断心肌缺血；⑥ECG 监测仪也常与除颤器组合在一起，以便同步复律和迅速除颤，从而更好地发挥 ECG 监测的作用。

（二）动态心电图监测仪（Holter 心电图监测仪）

动态心电图监测仪分记录及分析两部分。其一为随身携带的小型 ECG 磁带记录仪，通过胸部皮肤电板慢速并长时间（一般24h）记录ECG波形，可收录不同心脏负荷状态下的ECG，如在术前、术后及重症监测治疗病房内的患者，汇集包括白天或夜间、休息或劳动时的ECG变化，便于动态观察，并能发现某些一般ECG监测中不易察觉的改变。其二为分析仪，可用微处理机进行识别，节约人力和时间，也可人工观察。由于Holter记录仪在记录或放像时也可能产生伪差，所以最好能两者结合。Holter监测仪主要用于冠心病和心律失常诊断，也用于监测起搏器的功能，寻找晕厥原因及观察抗心律失常药的疗效。

（三）心电图导联及其选择

手术室及重症监测治疗病房内使用的ECG导联有3只电极、4只电极、5只电极三种。3只电极分别放在左、右臂和左腿，第4只电极放在右腿，作为接地用，第5只电极放在胸前用于诊断心肌缺血。此外，还有特殊的食管和心内ECG探头等，ECG监测的导联有以下几种。

1. 标准肢体导联 Ⅰ导联：左上肢（＋）－右上肢（－）；Ⅱ导联：左下肢（＋）－右上肢（－）；Ⅲ导联：左下肢（＋）－左上肢（－）。Ⅱ导联的轴线与P波向量平行，极易辨认P波，虽然QRS综合波不一定显示很好，但仍然是ECG监测常用的导联之一，不仅可以监测心律失常而且能发现左心室下壁的心肌缺血。

2. 加压单极肢体导联 aVL、aVR、aVF分别代表左上肢、右上肢和左下肢的加压单极肢体导联。aVF最易检测左心室下壁的心肌缺血。

3. 胸前导联（图19－1） 有V_1、V_2、V_3、V_4、V_5、V_6等6个胸前导联，V_1、V_2、V_3代表右心室壁的电压，V_4、V_5、V_6代表左心室壁的电压。V_1能较好显示P波和QRS综合波，是监测和诊断心律失常的导联。V_4、V_5、V_6能监测左前降支及回旋支冠状动脉的血流，提示心肌有否缺血。

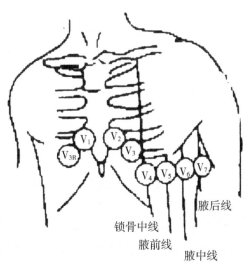

图19－1 胸前导联位置

4. 改良胸前导联（CM导联） CM导联为双极导联，如用3只电极的标准肢体导联线，可将正极分别移至V导联，负极放在胸骨上缘或锁骨附近（图19－2），第三只电极为无关电极，置于正极对侧躯干或臀部的侧面。Ⅰ、Ⅱ、Ⅲ导联的正负极和无关电极（表19－1）。

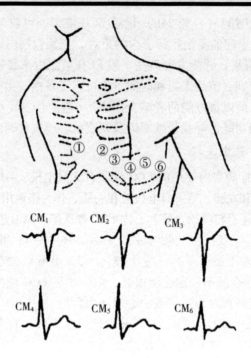

图 19－2　CM₁₋₆导联及其心电图波形

表 19－1　电极肢体导联和改良胸前导联的安置方法及监测范围

改良导联	右臂电极	左臂电极	左腿电极	选择导联	监测范围
I	右臂（负极）	左臂（正极）	接地（无关电极）	I	左心室侧壁缺血
II	右臂（负极）	接地（无关电极）	左臂（正极）	II	心律失常 左心室下壁缺血
III	接地（无关电极）	左臂（负极）	左腿（正极）	III	左心室下臂缺血
CM₅	胸骨柄	V₅ 位置	接地	I	左心室前壁缺血
CS₅	右锁骨下	V₅ 位置	接地	I	左心室前壁缺血
CB₅	右肩胛	V₅ 位置	接地	I	左心室前壁和侧壁缺血 心律失常
CC₅	右腋前线	V₅ 位置	接地	I	心肌缺血

实际应用时，如按下 I 导联键钮，可把左上肢电极（LF）放在 V₅ 处，右上肢电极（RA）移至胸骨上缘或右锁骨附近，即为 CM 导联。其他 CM 导联可根据同样方法，变动电极位置。CM 导联在手术中应用不影响胸腹手术切口消毒，具有许多优点。CM 常用于识别心律失常，如 CM₅、CM₆ 是监测左心室壁心肌缺血的最好导联。

三、正常心电图

心电图由一系列相同的波群构成，一个典型的心电图包括以下成分（图 19－3）。

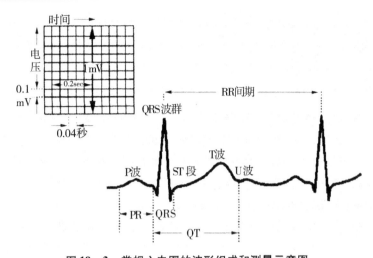

图 19 - 3　常规心电图的波形组成和测量示意图

QRS 起始部位为 QRS 波群、J 点、ST 段和 T 波振幅测量的参考水平

1. P 波　代表左右心房除极的电位变化。心脏激动的起源为窦房结，最先传导至心房，所以在心电图的中首先出现的是 P 波。形态可以为单向（正向和负向）、双向。双向 P 波是指波的描迹线在参考水平线两侧各有一个转折点，起始转折在水平线以上称为正负（＋－）双向，起始转折在参考水平线以下称为负正（－＋）双向。如果正向 P 波终末部在参考水平线以下，但无转折，仍应称为正向 P 波；同样，如果负向 P 波终末部在参考水平线以上，但无转折，仍应称为负向波。

2. PR 段　是继 P 波之后，心脏沿心房肌（结间束）、经房室交界区下传至心室，产生 PR 段。由于激动经过这段传导组织时所产生的电位影响极为微弱，在体表心电图上表现为一段平直的线。

3. TP（或 Ta）波　代表心房复极。位于 PR 段（P 波结束至 QRS 波开始），并延伸至 QRS 波中。通常 TP（Ta）波不易观察到。房室阻滞或心房梗死时，TP（Ta）波可变得明显。

4. QRS 波　代表左右心室除极电位变化。QRS 波群可由一个或多个成分组成。确定 QRS 波成分时，应以 QRS 波起始部作为参考水平线。第一个在参考水平线以上的 QRS 成分称为 R 波；R 波之前向下的波称为 Q 波；S 波是继 R 波之后第一个向下的波；R′波是继 S 波之后向上的波；如 R′波后有发生一个向下的波称为 S′波；依次类推 R″、S″波等。如 QRS 波只有向下的波，则称为 QS 波。QRS 波结束点称为 J 点或"ST 连接点"。特指某导联 QRS 波各成分时，可在波名后加上导联下标如 RV_5、SV_1 等。可用小写的 q、r 和 s 符号表示振幅相对较小的 QRS 波各成分。使用 12 导联同步心电图仪记录时，各导联 QRS 波并非同时出现和同时终止。进行同步测量时，某些特定导联 QRS 波前或后可见等电位段，分别用字符 I 和 K 表示。

5. ST 段和 T 波　ST 段是指 J 点与 T 波起点之间的一段。ST 段和 T 波代表左右心室复极过程。ST 段常呈水平或平缓倾斜，并逐渐过渡为 T 波，因此在大多数情况下，不可能将 ST 段与 T 波截然分开。T 波形态可以为单向（正向或负向）、双向（正负双向或负正双向），其定义同 P 波。

6. QT 间期　从 QRS 波群开始至 T 波结束的时间，反映心室肌从开始除极至复极完毕的时间。

7. U波　位于T波之后的小波，其产生机制尚不清楚。正常U波极性常与T波相同，以 V_2、V_3、V_4 导联U波较显著。

四、注意事项

（1）使用ECG监测仪前应详细阅读说明书，熟悉操作方法，一般应先插上电源，开机预热，贴好电极，接上电源导线，调整图像对比及明暗，使显示和记录清晰，每次心跳有声音发出，音响可适当调节，然后安置HR报警上下限，患者在治疗前或进入重症监测治疗病房时，作一次ECG记录，供对照和保存。

（2）造成ECG伪差的原因

1）各种肌肉震颤可引起细小而不规则的波动，掺杂在ECG波形内，可被误认为心房颤动。细小微密的波纹往往是清醒患者精神紧张所致。此外，麻醉和手术期间，患者发生局麻药毒性或输液反应时，也可发生肌肉震颤，致使观察和记录困难。但较好的ECG监测仪均有防止肌肉震颤产生杂波的功能，而能获得清晰的图像。

2）呃逆或呼吸使横膈运动增加，可造成基线不稳，同时影响QRS综合波的高度，尤其是Ⅲ和aVF导联较明显。呼吸还可使纵隔移位、静脉回流减少、心室末容量增多、QRS综合波振幅高。失血可导致QRS综合波振幅减低。

3）电极与皮肤接触不好及导线连接松动或断裂，可使基线不稳，大幅度漂移或产生杂波。因此，为了避免产生伪差，电极应涂上电极膏，与皮肤必须紧密接触，接牢导线的接头，尽可能避免大幅度呼吸运动。

4）交流电电灼器干扰是手术室中ECG监测中最麻烦的问题，此种干扰是射频800～2 000Hz、交流电频率60Hz及低频电流0.1～10Hz的综合影响，使ECG波形紊乱，无法辨认，心率也不能计数。其他电器设备，如电风扇、照明灯、X摄线机及电动手术床等，也可能干扰ECG监测。

（3）消除伪差和防止干扰，应采取以下各项措施：

1）国产一次性使用电极，加用电极膏，皮肤用乙醇擦干净，减少皮肤电阻，干后电极紧贴皮肤，使用质量较好的氯化银电极。

2）接紧各种接头，使电流传导良好。

3）暂拔除各种电器插头。

4）接好ECG监测仪的地线。

五、临床意义

1. 术前ECG检查意义　①可诊断心律失常：如心动过速或心动过缓，室性和室上性心律等；②对缺血性心脏病如心肌缺血或心肌梗死有重要价值；③可判断心脏扩大：如与高血压有关左心室肥大，左心室扩大提示二尖瓣狭窄；④诊断心脏传导阻滞：窦房或房室传导阻滞，决定是否要安置起搏器；⑤对电解质紊乱和某些药物影响有一定意义：如低血钾和洋地黄影响；⑥有助于心包疾病的诊断：如心包炎和心包积液等。

2. 围术期及ICU心电图监测意义　①持续显示心电活动，及时发现心率变化；②持续追踪心律，及时诊断心律失常；③持续观察ST段、u波等变化，及时发现心肌损害与缺血以及电解质紊乱等变化；④监测药物对心脏的影响，作为决定用药剂量的参考和依据；⑤判断心脏起搏器的功能，评估心脏起搏器的功能和药物治疗的效果等。

（路　敏）

第二节　心血管功能监测

心血管功能监测是可分为无创伤和创伤性两种方法。

一、动脉压监测

动脉压（BP）是反映后负荷、心肌氧耗、心脏做功以及周围循环的指标之一。

（一）适应证

1. 无创血压监测　是麻醉手术围术期的常规监测项目。

2. 有创血压监测　①各类重症休克；②严重心肌梗死和心力衰竭；③体外循环心内直视手术；④低温麻醉和控制性降血压；⑤呼吸衰竭；⑥重危患者接受复杂大手术：如严重高血压及心脏病患者施行大手术、脑膜瘤和嗜铬细胞瘤摘除术等。

（二）监测方法

1. 无创血压测量法

（1）方法：电子血压计最常用的方法。由微型电动机自动充气至袖套内压高于SBP后自动放气。当动脉搏动震荡袖套，产生的第一个最明确的信号反映出SBP。振荡幅度达到峰值时为平均动脉压（MAP），当袖套内压突然降低时为DBP并可测知脉率。本法可按需自动定时或手动测压。

（2）注意事项：①袖套宽度要恰当，袖套过大，血压偏低，袖套偏小，血压偏高。袖套松脱时血压偏高，振动时血压偏低或不准确。一般应为上臂周径的1/2，小儿需覆盖上臂长度的2/3。放气速度以每秒2~3mmHg为准。快速放气时收缩压偏低；放气太慢，柯氏音出现中断。高血压、动脉硬化性心脏病、主动脉狭窄、静脉充血、周围血管收缩、收缩压＞220mmHg以及袖套放气过慢，易出现听诊间歇。肥胖患者即使用标准宽度的袖套，血压读数仍偏高，与部分压力作用于脂肪组织有关。血压计的零点须对准腋中线水平，应定期用汞柱血压计作校正，误差不可＞±3mmHg；②收缩压＜60mmHg时，振荡测压仪将失灵，即不适用于严重低血压患者。自动测压需时2min。无法连续显示瞬间的血压变化。因此，用于血压不稳定的重危患者，显然不够理想，特别是不能及时发生血压骤降的病情突变。

2. 有创血压测量法

（1）测压途径：①桡动脉：为首选途径；②股动脉：桡动脉穿刺困难时可选用，因穿刺部位接近会阴区，应注意预防污染；③足背动脉：是下肢胫前动脉的延伸，并发症较少，但该动脉较细，有时不能摸及，给穿刺带来困难。

（2）器材和仪器：选择动脉测压的专用优质套管针，成人穿刺时用20G，小儿用22G。测压仪器主要有：①配套的测压管道系统、肝素稀释液防凝血冲洗装置；②压力监测仪包括压力数字和波形显示和（或）记录仪，以及压力换能器。

（3）动脉穿刺插管术：常用左腕部桡动脉，挠动脉位于桡骨下端（茎突）和桡侧屈腕肌腱之间的纵沟内。桡动脉形成掌深弓，并与尺动脉汇成掌浅弓，掌浅弓血流88%来自尺动脉，故作桡动脉穿刺插管前，用Allen's试验估计来自尺动脉的掌浅弓血流。正常<5～7s，平均3s，8～5s属可疑，<15s系血供不足，但>7s为Allen's试验阳性，不宜选用桡动脉作穿刺插管。

动脉穿刺前宜固定肢体，摸清动脉搏动，局麻下进行穿刺。套管针与皮肤呈30°角，对准手指摸到的动脉向心方向刺入，拔出针芯，若套管已进入动脉，则有血向外喷出，即将套管向前推进。血流通畅后可接上测压导管系统，用肝素稀释液冲洗动脉套管以防止凝血，用一次性导管换能器装置连接，即可显示动脉压波形和各项数值。

（4）注意事项：①有创直接血压测压较无创测压高5～20mmHg，股动脉压较桡动脉压高10～20mmHg，而舒张压低15～20mmHg；②必须预先定标零点。自动定标的监测仪，将换能器接通大气，使压力基线定位于零点即可；③压力换能器应平齐于第4肋间腋中线水平，即相当心脏水平，低或高均可造成压力误差；④压力换能器和放大器的频率应为0～100Hz，测压系统的谐频率和阻尼系数为0.5～0.7。阻尼过高增加收缩压读数，同时使舒张压读数降低，而平均动脉压变化较小。仪器需定时检修和校对，确保测压准确性和可靠性；⑤测压径路需保持通畅，不能有任何气泡或凝血块。经常用肝素盐水冲洗，冲洗时压力曲线应为垂直上下，提示径路畅通无阻；⑥测压装置的延长管不宜长于100cm，直径应>0.3cm，质地需较硬，以防压力衰减，同时应固定好换能器和管道。

（三）临床意义

动脉血压反映后负荷、心肌氧耗、做功及周围组织血流灌注，是判断循环功能的重要指标。组织灌注取决于血压外，还与周围血管阻力有关。若周围血管收缩，阻力增高，虽血压不低，但组织血流灌注仍然不足。不宜单纯追求较高血压。

1. 正常值　随年龄、性别、精神状态、活动情况和体位姿势而变化。各年龄组的血压正常值（表19-2）。

表19-2　各年龄组的血压正常值

年龄（岁）	血压 mmHg	
	SBP	DBP
新生儿	70～80	40～50
<10	110	60～80
<40	140	70～80
<50	150	70～80
<60	160	80～90
<70	170	100

注：小儿SBP = 80 + （年龄×2），DBP为SBP的1/3～1/2；<1岁SBP = 68 + （月龄×2）（公式按mmHg计）。

2. 动脉血压组成成分

（1）收缩压（SBP）：主要代表心肌收缩力和心排血量，主要特性是克服脏器临界关闭血压，以维持脏器血流供应。SBP<90mmHg为低血压；<70mmHg脏器血流减少；<50mmHg心肌缺血后易发生心跳骤停。

（2）舒张压（DBP）：与冠状动脉血流有关，因冠状动脉灌注压（CPP）＝ DBP － PCWP。①脉压：脉压 ＝ SBP － DBP，正常值 30 ~ 40mmHg，代表每搏量和血容量；②平均动脉压（MAP）：是心动周期的平均血压，MAP ＝ DBP + 1/3（SBP － DBP）。

3. 有创血压监测的价值　①提供正确、可靠和连续的动脉血压数据；②可进行动脉压波形分析；③便于抽取动脉血进行血气分。

（四）创伤性测压的并发症

（1）血栓形成与动脉栓塞：血栓形成率为 20% ~ 50%，手部缺血坏死率 ＜ 1%，分析其原因有：①置管时间过长；②导管过粗或质量差；③穿刺技术不熟练或血肿形成；④重症休克和低心排血量综合征；⑤动脉栓塞发生率桡动脉为 17%，颞动脉和足背动脉发生率较低。防治方法：①常规做 Allen's 试验；②注意无菌操作；③减少动脉损伤；④经常用肝素稀释液冲洗；⑤发现末梢循环欠佳时，应停止测压，并拔除动脉导管，必要时可急诊手术取出血块等。

（2）动脉空气栓塞：严防动脉空气栓塞，换能器和管道必须充满肝素盐水，排尽空气，应选用袋装盐水，外围用气袋加压冲洗装置。

（3）渗血、出血和血肿。

（4）局部或全身感染：严格无菌技术，置管时间最长 1 周，如需继续应更换测压部位。

二、中心静脉穿刺插管和测压

经颈内静脉或锁骨下静脉，将导管插至上腔静脉，也可经股静脉用较长导管插至下腔静脉，测量中心静脉压（CVP），进行肺动脉插管，抽取静脉血，并可输液或输注高渗性溶液，经静脉用药。

（一）适应证和禁忌证

1. 适应证　①大中手术，尤其是心血管、颅脑和腹部大而复杂的手术；②大量输血；③脱水、失血和血容量不足；④各类休克；⑤心力衰竭；⑥老年危重患者等。

2. 禁忌证　①血小板减少或其他凝血机制障碍者；②局部皮肤感染者；③血气胸患者。

（二）监测方法

导管插入到上、下腔静脉与右房交界处，常用的方法是采用经皮穿刺技术，将特制的塑料导管通过右颈内（图 19 - 4）、右锁骨下（图 19 - 5）以及左、右股静脉插入上述部位。

1. 器材和装置　①质量较好的配套的器材（穿刺针、钢丝、中心静脉导管、注射器、消毒巾等）；②测压装置可采用压力监测仪，也可用简易的 CVP 测量装置。

2. 中心静脉穿刺插管术　应熟悉静脉穿刺部位的解剖。以常用的右颈内静脉途径为例，颈内静脉从颅底颈静脉孔内穿出，颈内静脉、颈动脉与迷走神经包裹在颈动脉鞘内，静脉位于颈内动脉后侧，然后在颈内与颈总动脉的后外侧下行。当进入颈动脉三角时，颈内静脉位于颈总动脉的外侧稍偏前方，胸锁乳头肌锁骨头下方稍内侧。右颈内静脉穿刺径路分前侧、中间和后侧，而以中间径路为首选。即在颈动脉三角顶点穿刺进针，必要时让患者抬头，使三角显露清楚，于胸锁乳突肌锁骨头内侧缘，对向同侧乳头方向穿刺（图 19 - 4）。通常先用细针试探颈内静脉，待定位无误，可改用 14 ~ 18G 针，当回抽血确诊后，置入导引钢丝，再将专用静脉导管沿钢丝插入颈内静脉，并将静脉内导管与测压装置连接进行 CVP 监测。

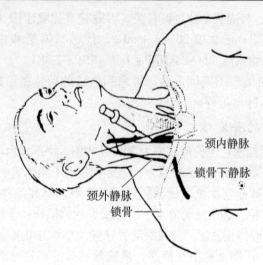

图 19 - 4 颈内静脉中间径路穿刺

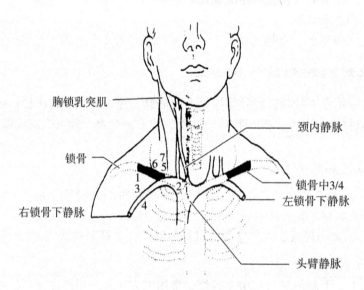

图 19 - 5 锁骨下径路穿刺

3. 注意事项　①判断导管插入上、下腔静脉或右房，决非误入动脉或软组织内；②将换能器或玻璃管零点置于第4肋间右房水平；③确保静脉内导管和测压管道系统内畅通，无凝血、空气，管道无扭曲等；④严格遵守无菌操作；⑤操作完成后常规听两侧肺呼吸音，怀疑气胸者风 ICU 患者摄胸片；⑥穿刺困难时，应用起声引导，提高成功率和减少并发症。

（三）临床意义

1. 正常值　CVP 的正常值为 $5 \sim 12 cmH_2O$，$< 2.5 cmH_2O$ 表示心腔充盈欠佳或血容量不足，$> 15 \sim 20 cmH_2O$ 提示右心功能不全，但 CVP 不能反映左心功能，LAP 和 CVP 的相关性较差。

2. 影响 CVP 的因素　①病理因素：CVP 升高见于右心衰竭、心房颤动、肺梗死、支气管痉挛、输血补液过量、纵隔压迫、张力性气胸及血胸、慢性肺部疾患、心包压塞、缩窄性心包炎、腹内压增高等。CVP降低的原因有低血容量及周围血管扩张，如神经性和过敏性休克等；②神经体液因素：交感神经兴奋，儿茶酚胺、抗利尿激素、肾素和醛固酮等分泌增加，血管张力增加，使CVP升高。相反，扩血管活性物质，使血管张力减小，血容量相对不足，CVP降低；③药物因素：快速输液，应用去甲肾上腺素等血管收缩药，CVP明显升高；用扩血管药或心功能不全患者用强心药后，CVP下降；④其他因素：缺氧和肺血管收缩，患者挣扎和骚动，气管插管和切开，正压通气时胸内压增加，腹腔手术和压迫等均使CVP升高，麻醉过深或椎管内麻醉时血管扩张，CVP降低。

3. CVP波形分析 ①正常波形：有3个正向波a、v、c和两个负向波x、y。a波由心房收缩产生；x波反映右心房舒张时容量减少；c波是三尖瓣关闭产生的轻度压力升高；v波是右心充盈同时伴随右心室收缩，三尖瓣关闭时心房膨胀的回力引起；y波表示三尖瓣开放，右心房排空。右心房收缩压（a波）与舒张压（v波）几乎相同（图19-6），常在3~4mmHg以内，正常右心房平均压为2~6mmHg；②异常波形：压力升高和a波抬高和扩大：见于右心室衰竭、三尖瓣狭窄和反流，心包压塞、缩窄性心包炎、肺动脉高压及慢性左心衰竭，容量负荷过多。v波抬高和扩大：见于三尖瓣反流，心包压塞时舒张期充盈压升高，a波与v波均抬高，右房压力波形明显，x波突出，而y波缩短或消失。但缩窄性心包炎的x波均明显。呼吸时CVP波形：自发呼吸在吸气时，压力波幅降低，呼气时增高，机械通气时随呼吸变化更显著。

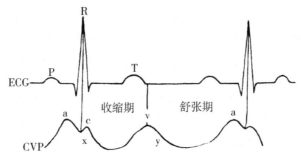

图19-6 CVP波形分析

4. CVP与动脉血压相关变化的意义 表19-3示动脉血压与CVP相关变化的意义。通过其相关变化能反映循环改变，有助于指导临床治疗。

表19-3 中心静脉压与动脉血压相关变化的意义

中心静脉压	动脉压	原因	处理
低	低	血容量不足	补充血容量
低	正常	心功能良好，血容量轻度不足	适当补充血容量
高	低	心功能差，心排血量减少	强心，供氧，利尿，纠正酸中毒，适当控制补液或谨慎选用血管扩张药
高	正常	容量血管过度收缩，肺循环阻力增高	控制补液，用血管扩张药扩张容量血管及肺血管
正常	低	心脏排血功能减低，容量血管过度收缩，血容量不足或已足	强心，补液试验，血容量不足时适当补液

（四）并发症防治

根据近年文献报道，中心静脉置管的并发症率为2%，多数是由于操作失误引起，其中半数是可以预防的。正规训练和正确定位以及对穿刺困难的患者常规使闽超声引导是预防并发症的有效措施。

1. 感染　发生率为2%～10%。革兰阴性杆菌占75%，阳性球菌占25%。在操作过程中应严格遵守无菌操作，加强护理，每天要换敷料和输液器料，并用肝素冲洗导管一次。应尽可能缩短置管时间。

2. 出血和血肿　颈内静脉穿刺时，穿刺点或进针方向偏内侧时易穿破颈动脉，进针太深可能穿破颈横动脉、椎动脉和锁骨下动脉，在颈部可形成血肿，或凝血功能不好的患者更易发生。因此，穿刺前应熟悉局部解剖学，掌握穿刺针要领，一旦误入动脉，应作局部压迫，对肝素化患者，更应延长局部压迫时间。

3. 其他　包括气胸和血胸、气栓、血栓形成、栓塞、神经和淋巴管损伤等。发病率并不高，但后果严重，因此，必须加强预防措施，初学者应在指导下认真操作，上级医生需加强指导，一旦出现并发症，应即采取积极治疗措施。

三、肺小动脉插管和测压

Swan - Ganz漂浮导管临床应用已有40年，近20年来对该项监测技术能否降低危重患者的死亡率存在争议，因此临床应用逐年减少。近来文献报道，5 051例应用PAC的危重患者，其中1/2是外科患者，认为对死亡率和住院时间没有影响。

漂浮导管（Swan - Ganz导管）经静脉（如右颈内静脉、股静脉）插入上腔或下腔静脉，又通过右房、右室、肺动脉主干和左或右肺动脉分支，直至肺小动脉，称为肺小动脉插管（pulmonary arterial catheter，PAC）。而通过该导管可测得CVP、右房压（RAP）、右室压（RVP）、肺动脉收缩压（PASP）、肺动脉舒张压（PADP）、肺动脉平均压（PAP）及肺小动脉压（pulmonary arterial wedge pressure，PAWP，又名肺毛细血管楔压，PCWP），可反映左心室前负荷和右心室后负荷，以估价左、右心室功能。通过PAC注射0～4℃生理盐水，可测定心排血量。PAC导管中加入光纤导管，制成光纤肺动脉导管，能持续监测混合静脉血氧饱和度（$S\bar{v}O_2$）。故通过PAC，不仅可监测循环变化，同时能反映呼吸功能。

（一）适应证

1. 重危患者　ARDS发生左心衰竭，低血容量休克，施行重大手术和高危患者。

2. 循环不稳定患者　应用增强心肌收缩性药和扩血管药等危重患者。

3. 急性心肌梗死　PAWP与左心衰竭的X线变化有良好的相关性，根据CI、PAWP，可对急性心肌梗死患者进行分级，可估价近期和远期预后。

4. 区别心源性和非心源性肺水肿　PAWP和肺毛细血管静水压基本一致，其升高的常见原因为左心衰竭或输液过量。正常时血浆胶体渗透压（COP）与PAWP之差为10～18mmHg。当减至4～8mmHg则发生心源性水肿的可能性明显增加，<8mmHg不可避免发生心源性肺水肿，左心衰竭的COP与PAWP的阶差可呈负值。

（二）绝对禁忌证

1. 三尖瓣或肺动脉狭窄　PAC不能通过狭窄的瓣膜，即使偶尔通过狭窄部位，也可加重阻碍血流通过。

2. 右心房或右心室内肿块（肿瘤或血栓形成） 插管时不慎，可致肿块脱落而引起肺栓塞或阵发性栓塞。

3. 法洛四联症 右心室流出道十分敏感，PAC 通过肺动脉时，常可诱发右心室漏斗部痉挛而使发绀加重。

（三）相对禁忌证

1. 严重心律失常 手术患者伴有心律失常时，插管过程中可引起严重心律失常。是否选用 PAC，需权衡其利弊。

2. 凝血障碍 经大静脉穿刺插管时，可能会发生出血、血肿。伴凝血异常者应慎用。

3. 近期置起搏导管者 施行 PAC 插管或拔管时不慎，可能使起搏导线脱落。

（四）监测方法

1. 器材和监测仪 ①Swan - Ganz 漂浮导管，成人用 F7。导管顶端开口供测量 RAP、RVP 及 PAWP 等，并抽取血标本测 $S\overline{v}O_2$。导管近端开口（距顶端 30cm）能测 CVP，并可注入冷盐水测量 CO（即温度稀释法）。第 3 个腔开口于靠近导管顶端的气囊内。于导管顶端近侧 3.5 ~ 4.0cm 处安置热敏电阻，通过金属导线，与生理监测仪连接测 CO；②配套的器材包括导管鞘、静脉扩张器和旁路输液管等；③监测仪包括：ECG、IBP、CO 或 CCO、混合静脉血氧饱和度（$S\overline{v}O_2$）、氧供（DO_2）和氧耗（VO_2）等。

2. PAC 插管方法 通常选择右颈内静脉，导管可直达右房。当颈内静脉穿刺成功后，将特制的导引钢丝插入，沿钢丝将导管鞘和静脉扩张器插入静脉，然后拔除钢丝和静脉扩张器，经导管鞘将 PAC 插入 RA，按波形特征和压力大小，经 RV、PA 进入肺小动脉（图 19 - 7），相当于左心房水平，PAC 即停留于肺小动脉内，可测得 PAWP、$S\overline{v}O_2$ 和 CO。

3. 注意事项 ①PAC 顶端应位于左心房同一水平，PAWP 才能准确反映 LAP；②PAC 最佳嵌入部位应在肺动脉较大分支，当气囊充气后生理盐水监测仪上即显示 PAWP 的波形和压力值，而放气后屏幕上又显示 PA 波形和 PASP、PADP、PAP 值；③呼吸对 PAWP 有影响，用机械通气或自主呼吸时，均应在呼气终末测 PAWP；④温度稀释法测 CO 时，注射液（又名指示剂）的温度与受试者体温的差别应 >10℃。通常采用 0 ~ 4℃生理盐水，注射速度不可太慢，一般每秒 2ml，连续测 3 次，取平均值。所选 PAC 规格应与注射容量相匹配；⑤进行 $S\overline{v}O_2$ 监测时，应先抽取肺动脉血做血气，按血气 $S\overline{v}O_2$ 为标准，对 $S\overline{v}O_2$ 监测进行校正。

（五）临床意义

（1）估计左、右心室功能：PAWP 较 LAP 高 1 ~ 2mmHg，而 LAP 较 LVEDP 高 2 ~ 6mmHg，即 PAWP 约等于 LAP、LVEDP，由此可反映左心室前负荷和右心室后负荷，在肺与二尖瓣无病变时更正确，RAP、RVP、PAP 等的正常值（表 19 - 4）。但压力 - 容量关系受到以下因素的影响：①肺高压；②气道压力；③二尖瓣狭窄；④左心室顺应性。

（2）区别心源性和非心源性肺水肿。

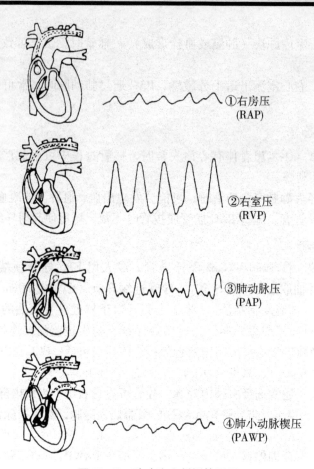

①右房压
(RAP)

②右室压
(RVP)

③肺动脉压
(PAP)

④肺小动脉楔压
(PAWP)

图 19 - 7　肺动脉穿刺插管测压

表 19 - 4　右心腔和肺动脉正常值

	正常值 mmHg	
	平均	范围
RAP	4	-1 ~ +8
RVP	24/4	15 ~ 18/0 ~ 8
PASP	24	15 ~ 28
PADP	10	5 ~ 16
PAP	16	10 ~ 22
PAWP	9	5 ~ 16

（3）诊断心脏病：①右心室血氧饱和度高于右心房时，可诊断为 VSD；②压力波形出现"V"波为二尖瓣关闭不全；③计算心内分流 $= \dfrac{SaO_2 - SrO_2}{SaO_2 - S\bar{v}O_2}$

（4）指导液体治疗：根据 PAWP 对容量的反应，运用 7 - 3 法测可指导输液（表 19 - 5）。

表 19 – 5　7 – 3 法则指导液体治疗

开始时的 PAWP（mmHg）	输液量 ml/min
10	200/10
10 ~ 15	100/10
15	50/10
对输液反应 PAWP（mmHg）	处理
↑ > 7	停止输液
↑ 3 ~ 7	等待 10min
仍 > 3	停止输液
↑ < 3	继续输液

（5）估计心肌缺血：心肌缺血时，PAWP 波形中出现较高的 A + V 波，可在 ECG 缺血改变之前出现，与心肌顺应性较差和乳头肌功能异常有关，但不及食管超声心动图敏感。

（6）指导药物治疗：了解药物效果，包括调整心脏前后负荷，增强心肌收缩性，增加心排血量，改善组织灌注和氧合。

（7）计算氧供和氧耗：①SvO_2 与 CO 的变化密切相关，吸空气时 SvO_2 正常值为 75%；②氧供（DO_2）= $CO \times Hb \times 1.38 \times SaO_2$，正常值为 1 000ml/min。

（8）确定最佳 PEEP。

（9）波形分析：PAWP 升高见于左心衰竭、二尖瓣狭窄和关闭不全、心包填塞、缩窄性心包炎和容量负荷过多等。①二尖瓣狭窄：单纯狭窄，左房扩大，a 波明显升高，Y 波延迟；②二尖瓣关闭不全：轻度关闭不全，左心室收缩时出现反流，V 波明显升高（图 19 – 8A）；③急性心肌梗死伴乳头肌断裂或左心衰竭产生巨大 V 波（图 19 – 8B）；④心包压塞、缩窄性心包炎和容量负荷过多，PAWP 的 a 波和 V 波均升高，心包压塞的 Y 波显著突出，而且两个下降支相等，呈 M 型。

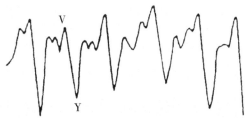

图 19 – 8A　二尖瓣关闭不全的 PAWP 波形图

（V 波抬高，同时快速降为 P 波）

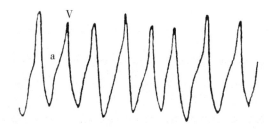

图 19 – 8B　心肌梗死后左心衰竭和乳头肌断裂的 PAWP 波形（V 波明显变尖）

（六）并发症防治

PAC 是一项创伤性监测技术，插导管以及留置导管中，可以并发心律失常（5% ~ 70%），而肺动脉破裂等的发生率虽低，但死亡率高达 53%。

1. 心律失常　当导管顶端通过右心时，易发生房性或室性心律失常。尤其常见于导管裸露的顶端触及心内膜时，故导管插入心房后，宜将气囊充气覆盖导管顶端。同时，插管中碰到阻力时不可用力。在 ECG 监测下，以室性早搏为最常见，可吸氧和静注利多卡因进行防治。

2. 气囊破裂　多见于肺动脉高压和重复使用气囊的患者，应注意检查和保护气囊：①导管储藏的环境不宜 >25℃，因在高温中乳胶气囊易破裂；②从盒内取出及剥开塑料外套时需轻柔；③充气容量不要 >1.5ml，应间断和缓慢充气。有分流的患者可用二氧化碳充气。

3. 血栓形成和栓塞　导管周围的血栓形成可阻塞插入导管的静脉，出现上肢水肿、颈部疼痛和静脉扩张的患者，提示有深部静脉血栓形成和栓塞，低血压和高凝状态及抽取血标本后没有冲洗则易发生。栓子进入肺循环可引起肺栓塞。应注意经常用肝素生理盐水冲洗，保持导管通畅。

4. 肺栓塞　多见于导管插入较深，位于肺小动脉分支内，气囊过度膨胀或长期嵌入，血管收缩时气囊受压及导管周围血栓形成。所以应持续监测肺动脉压力和波形；充气不可 >1.5ml，必要时摄胸片，以检查导管顶端的位置及气囊充气情况。

5. 导管扭曲、打结、折断　出现导管扭曲时，应退出和调换。退管困难时，可注入冷盐水 10ml；打结的处理更困难，可在 X 线透视下，放松气囊后退出。若不能解除，由于导管的韧性较好，能将打结拉紧，然后轻轻退出。退管时气囊必须排空，否则易损伤心内结构。导管折断较罕见，主要是导管放置太久，塑料老化，多次使用，可能折断，插管前需仔细检查导管质量。

6. 肺出血和肺动脉破裂　由于位于肺动脉内导管的气囊过度充气，肺高压患者的肺动脉壁脆而薄，则可致出血或破裂。因此不能过度充气，测量 PAWP 的时间应尽量缩短。

7. 感染　可发生在局部穿刺点和切口处，也能引起细菌性心内膜炎。所以操作过程必须严寒无菌原则，防止接触污染，加强护理和应用抗生素。

四、心排血量测定

心排血量（cardiac output, CO）是反映心泵功能的重要指标。可判断心脏功能，诊断心力衰竭和低排综合征，同时估计患者预后。根据 Startling 曲线，临床上能指导输血、补液和心血管药物治疗。

（一）监测方法

1. 无创伤监测法

（1）心阻抗血流图：Sramek 改良了 Kubicek 公式，应用 8 只电极分别安置在颈根部和剑突水平，根据生物电阻抗原理，测量胸部电阻抗变化，通过微处理机，自动计算 CO。

（2）呼气末 CO_2 重复吸入法（RBCO）：通过对呼出、部分重吸入气体中 CO_2 的监测来间接推算 CO 的方法。在气管导管及呼吸机 Y 型环路之间加上一个 CO_2 分析仪、三向活瓣及死腔环路。一个测量周期为 3mm，其中 60s 分析基础值，然后三向活瓣开放，死腔环路内流入上次呼出的部分气体（150～200ml）再重新吸入，持续时间为 50s，所测的数值为重吸入期的数值，接着三向活瓣关闭，经过 70s 恢复到基础状态。基础值与重吸入值的差用于计算 CO。与温度稀释法比：相关系数为 0.7～0.94，但影响混合静脉血 CO_2、解剖死腔/潮气量（VD/VT）及肺内分流的情况均有可能影响 RBCO 结果的准确性。

（3）FloTrac/Vigileo 系统监测心排血量：根据动脉脉搏波形法连续心排血量测定（APCO）。应用 FloTrac 公式 APCO = PR × SV。通过外周动脉置管与 FloTrac 传感器连接至 Vigileo 监护仪获取参数，SV 的测定以手动输入患者的信息包括年龄、性别、身高、体重为基础，通过两组数值获得。SV 与动脉压的标准差成正比，血管顺应性和血管阻力对 SV 的影响合成一个变量 χ 搏动性（pulsatility），即 SV = SDAP × 搏动性。动脉压以 100Hz 的频率来取样，其标准差每 20s 更新一次。X 通过主动脉顺应性、平均动脉压、压力波形的偏度和峰度及体表面积各参数的多元回归方程推算，不需要定标。

血管张力是决定每搏输出量与动脉压力之间关系的主要决定因素。FloTrac 对动脉脉搏波形分析法测定心排血量（SV × HR）中，还可以显示每搏量变异性（SVV），而 SVV 则是通过（SVmax – SVmin）/SVmean 计算；每搏量变异性（SW）的分析，对患者血流动力学的监测与调控更具临床意义，如机械通气时有助于患者的目标指导化液体治疗。主动脉阻抗的个体差异可能导致心输出量计算的不准确性。动脉压力波形的假象或变更，如动脉瓣膜疾病、运用主动脉球囊反搏装置或体循环血管阻力大量减少，都可能影响测定心排血量的准确性。

（4）食管超声心动图（TEE）：TEE 监测有：①每搏量（SV）＝舒张末期容量（EDV）－收缩末期容量（ESV）；②左室周径向心缩短速率（VCF），正常值为每秒 0.92 ± 0.15 周径；③左室射血分数（EF）；④舒张末期面积（EDA），估计心脏前负荷；⑤根据局部心室壁运动异常，包括不协调运动、收缩无力、无收缩、收缩异常及室壁瘤，监测心肌缺血。TEE 监测心肌缺血较 ECG 和肺动脉压敏感，变化出现较早。

2. 有创监测法

（1）温度稀释法：利用 Swan-Ganz 导管施行温度稀释法测量心排血量（CO），是创伤性心血管功能监测方法，结果准确可靠，操作简便，并发症少。适用于心血管和急诊危重的患者。测量时，将 2～10℃冷生理盐水作为指示剂，经 Swan-Ganz 导管注入右心房，随血流进入肺动脉，由温度探头和导管前端热敏电阻分别测出指示剂在右心房和肺动脉的温差及传导时间，经心排血量计算机描记时间温度曲线的面积，自动计算心排血量，并显示和记录其数字及波形。注射应尽可能快速和均匀，理想速度为 10ml/4～5s（2ml/s）。连续注射和测量 3 次，取平均值。

（2）连续温度稀释法：采用物理加温作为指示剂来测定心排血量，可以连续监测 CO。连续温度稀释法采用与 Swan-Ganz 导管相似的导管（CCO mbo）置于肺动脉内，在心房及心室这一段（10cm）有一加温系统，可使周围血液温度升高，然后由热敏电阻测定血液温度变化，加热是间断进行的，每 30s 1 次，故可获得温度－时间曲线来测定心排血量。开机后 3～5mm 即可报出心排血量，以后每 30s 报出以前所采集的 3～6min 的平均数据，连续性监测。该仪器不需定标，加温系统是反馈自控的，温度恒定，导管加温部位表面温度为 44℃，功率为 7.5W，仅有一薄层血液与之接触，至热敏电阻处血液温度仅高于体温 0.05℃（这微小温差在常规热敏电阻是无法测出）。血液和心内膜长时间暴露在 44℃未发现有任何问题。目前导管增加了混合静脉血氧饱和度（$S\bar{v}O_2$）测定。

（3）脉搏轮廓分析连续心排血量测定（PiCCO）：采用成熟的温度稀释法测量单次心排血量（CO），并通过分析动脉压力波型曲线下面积与 CO 存在的相关关系，获取连续 CO。PiCCO 技术从中心静脉导管注射室温水或冰水，在大动脉（通常是主动脉）内测量温度 – 时间变化曲线，因而可测量全心的相关参数，更为重要的是其所测量的全心舒张末期容积（GEDV）、胸腔内血容积（ITBV）能更充分反映心脏前负荷的变化，避免了以往以中心静脉压（CVP）、肺动脉阻塞压（PAOP）等压力代容积的缺陷。根据温度稀释法可受肺间质液体量（即血管外肺水，EVLW）影响的特点（染料稀释法则无此特点），目前应用单指示剂法还可测量 EVLW。

PiCCO 技术测量参数较多，可相对全面地反映血流动力学参数与心脏舒缩功能的变化。包括：AP、SVR、GEDV、ITBV、不间断容量反应（SVV，PPV）、全心射血分数（GEF）、心功能指数（CFI）、EVLW、肺血管通透性指数（PVPI）。PiCCO 技术还有以下优点：①损伤小，只需建立一中心静脉导管和动脉通路，无需使用右心导管，更适合儿科患者；②各类参数更直观，无需加以推测解释（如右心导管测量的 PCWP 等）；③可实时测量 CO，使治疗更及时；④导管放置过程简便，无需行胸部 X 线定位，容易确定血管容积基线，避免了仅凭 X 线胸片判断是否存在肺水肿引起的争论；⑤使用简便，结果受人为干扰因素少；导管留置可达 10 日，有备用电池便于患者转运。但有是导管价格昂贵。PiCCO 技术禁用于股动脉移植和穿刺部位严重烧伤的患者。对存在心内分流、主动脉瘤、主动脉狭窄者及肺叶切除和体外循环等手术易出现测量偏差。当中心静脉导管置入股静脉时，测量 CO 过高偏差 75ml/min，应该注意。

（二）临床意义

1. 无创伤方法正常值（表 19–6）

表 19–6　心血管系功能参数正常值

指标 \ 作者	Sramek	孙大金等
TFI（Ω）	男 24～33 女 27～48	26.9±0.9
LVET（s）	0.35±0.04	0.34±0.02
HR（bpm）	60～80	73.6±9.6
SV（ml）		104.9±29
SI（ml/m²）	30～65（47）	65±10
CO（L/min）		7.3±2.0
CI（L/m²）	2.8±4.2（3.4）	4.41±0.7
SVR（kPa·s/L）		102.37±24.95
EVI（Ω/s）　女　>60 岁	1.0～2.0	1.79±0.5
<35 岁	1.2～2.5	2.33±0.6
男　>60 岁	0.8～1.5	1.43±0.8
<35 岁	1.1～2.2	1.9±0.5

2. 血流动力学指标计算法（表 19 – 7）

表 19 – 7 血流动力学指标正常值

血流动力学指标	公式	正常值
心排血量（CO）	$CO = SV \times HR$	$4 \sim 8L/min$
心指数（CI）	$CI = \dfrac{CO}{BSA}$	$2.5 \sim 4L/(min \cdot m^2)$
每搏量（SV）	$SV = \dfrac{CO}{HR \times 1\,000}$	$60 \sim 90m$
每搏指数（SVI）	$SVI = \dfrac{SV}{BSA}$	$40 \sim 60ml/m^2$
每搏功（SW）	$SW = (MAP - PAWP) \times SV \times 0.136$	$85 \sim 119g$
右室每搏功指数（RVSWI）	$RVSWI = \dfrac{1.36\,\overline{PAP} - CVP}{100} \times SVI$	$5 \sim 10g/m^2$
体循环血管阻力（SVR）	$SVR\,(TPR) = \dfrac{MAP - CVP}{CO}$	$90.0 \sim 150.0kPa \cdot s/L$
肺循环血管阻力（PVR）	$PVR = \dfrac{\overline{PAP} - PAWP}{CO}$	$15.0 \sim 25.0kPa \cdot s/L$

3. 判断心脏功能　①诊断心力衰竭和低心排血量综合征，估计病情预后；②绘制心功能曲线，分析 CI 和 PAWP 的关系，指导输血、补液和心血管治疗。

（三）注意事项

1. 心阻抗血流图法

（1）选择导电性能良好，一次性使用的氯化银盘状电极，涂导电膏以增强与皮肤接触，皮肤先用 75% 乙醇（酒精）清洁，然后贴紧电极。

（2）将一对白色电极置于两侧颈部根部，距 5cm 处按放黑色电极，一对红色电极按放在两侧腋中线相当于剑突水平，下方距 5cm 处按放绿色电极（以电极中心为准）。

（3）准确测量 "L" 的距离，成人一般相当于身高的 17%，2 岁以下小儿应查表。

（4）小儿电极为 6 只，黑色电极置于额部，绿色电极放在大腿一侧，白色电极置于两侧颈部，红色电极在腋中线剑突水平。

2. 温度稀释法

（1）生理盐水的温度：用 $0 \sim 30℃$ 生理盐水均可测得出 CO。生理盐水与肺动脉血的最佳温差为 10℃。室温和操作者的手温可影响温度稀释法的准确性，在正常操作的条件下，17.3% 的温度稀释作用将消失。

（2）导管和容量的组合：最大注射容量 F7 导管为 10ml，F5 导管为 5ml，容量太大和注射液温度过低，测到 CO 偏高；容量太小和注射液温度较高，温度变化就少，测到的 CO 偏低或测不到 CO。

（3）注射速度：不可太慢，一般 $4 \sim 13s$，否则测不到 CO 或读数偏低。此外，2 次测量的间隔不可太近，否则会出现基线不稳或呈负向基线，延长间隔时间，以使肺动脉血温回升，室温注射液需间隔 35s，冰生理盐水间隔 70s。

（4）呼吸、心率、体外循环和肢体活动的影响：均使 CO 基线波动。呼吸使肺动脉血温变化 $0.01 \sim 0.02℃$，呼吸困难时则变化更大，应用 PEEP 等均可影响测量结果。如不能停用呼吸机，应在 2 次呼吸之间，即呼吸末注射生理盐水测量 CO，取 3 次平均值。

（5）测不到 CO 的原因：温度稀释法测量 CO 的范围是每分钟 0.5～20L。如果测不到 CO 应分析原因，可能系患者本身的 CO 较低，也可能测量技术有问题，如心脏扩大的患者，漂浮导管在较大的右心室内打圈，注入盐水随血流到肺动脉的时间延长，温差减小，会测不到 CO，此时，应调整导管位置，并加大注射盐水的容量及降低盐水温度，可获得成功。

（6）本法所测的是右心室 CO：正常情况下，左、右心室 CO 应相等，肺内分流（Qs/Qt）增多时，左、右心室的 CO 并不相等，可能发生误差，需要用 Qs/Qt 校正。

五、射血分数（ejection fraction，EF）

EF 为心室舒张末期容量（EDV）和收缩末期容量（ESV）之差与 EDV 的比值。正常值 >0.55，<0.50 表示心功能减退。

（一）监测方法

1. 无创性方法　可用同位素超声（如核听诊器）测量和计算 EF。超声心动图（VCG）测量左室舒张末期前后径（EDD）和收缩末期前后径（ESD），$EF = \dfrac{(EDD)^3 - (ESD)^3}{(EDD)^3}$。二维超声心动图能显示心室壁运动图象。此外，EF 也可用 STI 推算，即 $EF = 1.25 - 1.125 PEP/LVET$。

2. 温度稀释法　经技术改进的 Swan - Ganz 导管采用反应时间比普通 Swan - Ganz 导管快的热敏电阻，即可测定传统参数（如 RAP、PAP、PAWP 和 CO），又可测得右心室容量和右心室射血分数（RVEF），还可计算右心室容量的变化，能用于连续监测右心功能。

（二）临床意义

可结合其他心功能指标，精确地进行心功能分级（表 19-8）。LVEDP 可用 PAWP 代替，经肺动脉导管测得。

表 19-8　用射血分数进行心功能分级

分级	1	2	3	4	5
心功能分级	正常功能	用力时 轻度减退	出现症状 中度减退	休息时 出现症状	濒死
射血分数	正常 >0.55	0.5～0.4	0.30	0.20	0.10
休息时	正常	异常			
舒张期末压	≤2.7kPa（20mmHg）	>2.7kPa（20mmHg）			
运动时	正常	异常			
舒张期末压	≤2.7kPa（20mmHg）	>2.7kPa（20mmHg）			
休息时	正常 >2.5	2.5	2.0	1.5	1.0
心脏指数					

六、心肌氧供需平衡

（一）监测方法

1. 心率 - 收缩压乘积（rate - prssure product，RPP）　$RPP = SBP \cdot HR$，正常值 <12 000，

血压升高和心率加快，心肌耗氧量（MVO_2）增加，RPP 与心电图 II 导联缺血性改变有一定关系，RPP > 12 000 提示心肌缺血，> 15 000 可能出现心绞痛。

2. 三联指导数（triple index，TI）　　TI = RPP · PAWP，正常值 150 000。

3. 张力时间指数（tension time index，TTI）　　为心率和主动脉收缩压曲线以下部分面积和乘积，与 MVO_2 有密切关系。

4. 心内膜活力比值（endocardial viability rate，EVR）　　$EVR = \dfrac{DDTI}{TTI} - \dfrac{(DBP - PAWP)\ Td}{SBP \times TS}$，或中 Td 为舒张时间，TS 为收缩时间。EVR 正常值 > 1.0，若 EVR < 0.1，提示心内膜下心肌缺血。

5. 冠状动脉灌流压（CPP）　　CPP = DBP - LVEDP。

（二）临床意义

（1）心肌氧平衡的维持：维持心肌供氧和氧需平衡，才能有真正的心肌收缩功能。供氧取决于冠状动脉血流、氧输送、血氧饱和度和血细胞比容；氧需与心率、动脉压（后负荷）、心室容量（前负荷）和心肌收缩性有关。

（2）影响心肌氧需和供氧的因素（表 19 - 9）。

表 19 - 9　影响心肌氧需和供氧的因素

耗氧增加	供氧减少
心率增快	冠状动脉血流不足
前后负荷心室壁张力增加	心动过速；舒张压过低；
心肌收缩性增加	前负荷过低；低碳酸血症；
	冠状动脉痉挛
	氧供应减少
	贫血；缺氧；2, 3 - DPG 减少

（3）临床监测中，若发现 RPP 升高、MVO_2 增加等征象时，可及时采用药物治疗，如用硝酸甘油扩张冠状血管和普萘洛尔减慢心率等，维持心肌氧平衡，减少心肌缺血的发生率。

七、全身氧供需平衡

机体细胞活动有赖于持续不断的氧输送，氧耗量反映组织代谢的需求，要达到合适的氧供需取决于心、肺、血液系统功能的相互配合，良好的组织氧合依靠氧供和氧利用之间的动态平衡。机体的氧供需平衡状况可通过监测混合静脉血氧饱和度（SvO_2）、氧供（DO_2）、氧耗（VO_2）和血乳酸浓度测定来获得。

（一）混合静脉血氧饱和度（SvO_2）监测

SvO_2 是反映组织氧供给和摄取关系的有用指标，即通过肺动脉漂浮导管测定肺动脉血中的血氧饱和度（SvO_2），可判断是否有假性呼吸性碱中毒，并分析与心脏指数（CI）之间的关系，可更好地反映患者的氧供与氧耗。但它不能直接测定组织的氧合情况。在脓毒血症、创伤和长时间手术等情况下，组织摄氧的能力下降，仅根据 SvO_2 很难对病情作出正确判断。SvO_2 测定需通过肺动脉导管，既可通过从肺动脉取混合静脉血样作血气分析，也可通过光纤肺动脉导管直接测定,重危患者 SvO_2 正常值为70%,SvO_2 变化原因(表19 – 10)。

表19 – 10 SvO_2 变化原因

临床 SvO_2 范围	产生机制	原因
增高80%～90%	氧供增加	心排血量增加、吸入氧浓度提高
	氧耗减少	低温、脓毒血症、麻醉、肌松药
减少<60%	氧供减少	贫血、心排血量降低、低氧血症
	氧耗增加	发热、寒颤、抽搐、疼痛、活动增多

(二)血乳酸浓度

1. 增加血乳酸的原因 引起血乳酸浓度增高的原因有两类:一类是氧的供/需失衡,包括:①休克;②心跳骤停;③严重贫血;④严重低氧血症;⑤癫痫发作,强烈寒颤。另一类是细胞代谢障碍,包括:①苯乙双胍中毒;②酒精中毒;③维生素 B_1 生物素缺乏;④肿瘤性疾病;⑤输注果糖或山梨醇;⑥先天性代谢性疾病;⑦失代偿性糖尿病。

2. 血乳酸检测方法的评价

(1)血乳酸自动分析仪可在床边进行血乳酸酸中毒测定,方法简便。正常浓度是 $1mmol/L$。组织氧供减少到临界值以下,病理性氧供/需失衡会导致血乳酸浓度增加,当血乳酸浓度超过 $1.5～2mmol/L$ 时,应当考虑组织氧合不足。血乳酸浓度与循环衰竭具有相关性。通过自动分析仪连续测量血乳酸浓度判断组织氧合情况效果优于单次测量。

(2)血乳酸水平有助于判断 VO_2 是否能满足有氧代谢的需求。因此,氧运输监测中加入乳酸指标时组织氧平衡的评估更趋完善。

(3)乳酸是唯一的对组织氧不足极为敏感的生化指标,也是灌注不足的早期指标。

(4)缺点:①肝功能衰竭能导致血乳酸浓度异常增高;②血乳酸浓度的增高不仅见于循环衰竭引起的组织缺氧,也见于某些细胞代谢障碍、癫痫发作等情;③在内毒素中毒时,即使没有组织缺氧,乳酸产生亦增加。

(三)胃黏膜pH(pHi)

1. 测定方法

(1)方法:将尖端带有可透过二氧化碳的球囊的胃管送到胃内,球囊的胃管送到胃内,球囊内充满生理盐水约 $2.5ml$,与胃黏膜的二氧化碳取得平衡后(约$90min$),取盐水用血气分析仪测定 PCO,同时抽取动脉血气测定碳酸氢根离子浓度,以 Henderson – Hasselbatch 公式计算 pHi:

$pHi = C (HCO_3^- /PCO_2)$

$pHi = 6.1 + log (HCO_3^- /PCO_2 × 0.003)$ C 是一个常数,HCO_3^- 是动脉血碳酸氢离子浓度,PO_2 是球囊内二氧化碳分压。pHi 正常表明内脏器官循环氧合良好。而 pHi 下降表明内脏器官氧合不足。

(2)影响因素:①向球囊内注入生理盐水后,需要等到 $30～90min$ 才能测定,以使二氧化碳球囊与胃黏膜之间取得平衡,所以监测只能间断进行;②一些因素对 pHi 有影响,包括可产生二氧化碳的抗酸药,经肠道营养和胃酸分泌的变化等。当胃黏膜 pH 用作组织氧合的标记时这种变化必须消除。常规剂量的组胺 H_2 受体阻滞剂不足以抑制胃酸。在测定前 1h 静脉注射雷尼替丁 100mg 能有效阻断胃酸分泌 $2 \sim 4h$；③系统酸 - 碱平衡紊乱也能影响胃黏膜 pH；④改用纤维光导敏感探头，能直接测出胃肠黏膜的 PO_2 和 PCO_2，以反映黏膜的供血情况。

2. 临床意义

（1）在严重感染、创伤、休克等病理条件下，机体血流动力学的一个重要改变是血液的重新分布，使多个组织灌注显著减少，胃肠道是这种变化发生最早、最明显的器官。pHi 还可以指导复苏的治疗，并能预测休克患者的预后。

（2）pHi 是较敏感的指标，适用于重症患者监测，在其他全身血流动力学指标表明氧合良好的患者中，pHi 仍可检测出组织缺血。

（四）氧耗监测方法

VO_2 测定的方法主要有两种：反向 Fick 法和直接测定法，基本原理都是根据质量守恒定律。

1. 反向 Fick 法　根据 Fick 原理，$VO_2 = (CaO_2 - CvO_2) = [(PaO_2 \times 0.003\ 1 + 1.34 \times SaO_2 \times Hb) - (PvO_2 \times 0.003\ 1 + 1.34 \times SvO_2 \times Hb)] \times CO \times 10$。$PaO_2$，$PvO_2$ 分别为动脉和混合静脉血氧分压（mmHg），SaO_2 和 SvO_2 分别为动脉和混合静脉血氧饱和度（%），Hb 为血红蛋白（g/L），CO 为心排血量（L/min），VO_2 单位为 ml/min。VO_2 精确度和误差取决于式中各参数测定的准确性。误差主要来源是 CO 的测定。

2. 直接法　通过分析机体单位时间内吸入气和呼出气中氧含量，并计算其差值，该差值是机体所消耗的氧量。用该法测定 VO_2 费时又不精确，且只能用于自发呼吸状态，应用受到很大限制。目前，由于气体分析技术的进步，已有持续测定 VO_2 的装置问世，包括 Deltatrac 代谢监测仪等，用这种方法测定的 VO_2 精确，变异系数小，测定误差 <5%，但应注意当 $FiO_2 > 60\%$ 时，测定精确度下降。

3. 两种方法的相关性及差异　严重慢性衰竭的患者处于休息、活动或药物治疗过程中，两种方法所测值均呈良好的相关性。重危患者反向 Fick 法所测值中不包括肺的耗氧量，直接法所测值高于反向 Fick 法，差值为肺的耗氧量。

（张惠艳）

第三节　麻醉深度监测

全身麻醉包括镇静催眠和记忆缺失、镇痛、抑制应激和肌肉松弛等四大要素。广义的麻醉深度应该具备上述条件，但目前临床上实用的只有镇静深度和肌松药作用监测。通过镇静深度监测，指导全麻诱导和维持时调节麻醉深度和预防麻醉过深和术中知晓，从而达到理想的麻醉状态。镇静深度监测也可用于 ICU 镇静。

一、判断麻醉深度的临床体征

在全身麻醉的过程中，观察患者的呼吸、循环、眼、皮肤、消化道、骨骼肌张力变化等，是监测麻醉深度的基本方法。判断麻醉深度的临床体征（表 19 - 11）。

表 19 – 11　判断麻醉深度的临床体征

		浅麻醉	深麻醉
呼吸系统	分钟通气量	增加	减少
	呼吸频率和节律	快而不规则	慢而规则→抑制
心血管系统	血压	升高	下降
	心率	增快	减慢
眼征	瞳孔	扩大	复合麻醉时变化不明显
	眼球运动	运动增多	运动减少直至固定
	流泪	泪珠增多，溢出眼眶	减少
皮肤体征		出汗，以颜面和手掌多见	
消化道体征	吞咽和呕吐	常发生	受抑制
	肠鸣音	减弱	进行性抑制
	唾液及其他分泌物	减少	进行性抑制
骨骼肌反应		体动	无体动

以上所列各种变化并非绝对，亦受肌松药、系统疾病、失血量、升压药和抗胆碱能药等影响，麻醉中应综合分析各种因素，才能正确判断麻醉深浅。

二、麻醉深度监测的方法

1. 脑电双频指数（BIS）　是通过定量分析脑电图各成分之间相位偶联关系而确定信号的二次非线性特性和偏离正态分布的程度，主要反映大脑皮质的兴奋或抑制状态，并衍化出多个数量化参数，如双频指数、边缘频率（SEF）、中间频率（MF）等。用 0～100 分度表示，85～100 代表正常状态，67～85 代表镇静状态，40～67 代表麻醉状态，低于 40 可能出现爆发性抑制。BIS 与麻醉剂和镇静剂产生的催眠和麻醉程度的变化密切相关。

2. 听觉诱发电位（AEP）　是指听觉系统在接受声音刺激后，从耳蜗至各级听觉中枢，产生的相应电活动。包括三个部分：脑干听觉诱发电位（BAEP），中潜伏期听觉诱发电位（MLAEP），长潜伏期听觉诱发电位（LLAEP）。MLAEP 与大多数麻醉药成剂量依赖性变化，监测麻醉镇静深度更为敏感。临床上根据 MLAEPs 得出的 ARXindex 称为 AAI，AAI 值 60～100 代表清醒状态，40～60 代表嗜睡状态，30～40 代表浅麻醉状态，＜30 代表临床麻醉状态，＜10 是深麻醉状态。

3. 熵指数监测（Entropy）　是采集原始脑电图和肌电图的信号，通过熵运算公式和频谱熵运算程序计算得出。临床采用的 S/5TMM – Entropy 模块，分为反应熵和状态熵。RE，SE 值 85～100 代表正常清醒状态，40～60 代表麻醉状态。在全麻期间，如果麻醉深度适当，RE 与 SE 相等；如果疼痛刺激使面部肌肉出现高频活动，反映熵则迅速发生变化。

4. Nacrotrend 指数　欧洲已用于临床，并已通过美国的 FDA。是一个基于定量脑电图模式识别的新指数，将原始的脑电图分为从 A 到 F 六个阶段，重新形成从 0（清醒）到 100（等电位）的指数。（A 为清醒，B0 – B2 为镇静，C0 – C2 为浅麻醉，D0 – D2 为合适的麻醉深度，E0 – E1 为深麻醉状态，F0 – F1 为麻醉状态伴爆发性抑制）。Narcotrend 指数和预测的丙泊酚效应室浓度之间密切相关。Narcotrend 分级和指数能更好的反映药物浓度变化。采用预测概率（PK 值）衡量，Narcotrend 和 BIS 在预测麻醉诱导时从有意识到无意识或者麻醉恢复时从无意识到有意识的效能是相似的。Narcotrend 和熵指数呈直线相关。

三、麻醉深度监测的临床意义

（一）脑电双频指数

1. 对镇静程度的评估　可用来测定药物的镇静和催眠作用，BIS 值越小，镇静程度越大，两者的相关性良好。①局麻患者用咪达唑仑镇静，根据清醒/镇静（OAA/S）评分标准定时对患者镇静水平进行评定，随镇静程度的加深，BIS 呈进行性下降，两者相关性良好；②丙泊酚麻醉时 BIS 值较血浆丙泊酚浓度能更准确地预测患者对切皮刺激的体动反应。BIS 与 OAA/S 镇静水平相关程度较丙泊酚血药浓度好；③BIS 不能反映氯胺酮的麻醉深度。上海交通大学医学院附属仁济医院麻醉科在用咪达唑仑或丙泊酚复合氯胺酮麻醉时也出现类似现象。当用咪达唑仑或丙泊酚麻醉，患者 BIS 值下降到 70 以下时，再用氯胺酮麻醉，患者 BIS 值会上升到 80 甚至 90 以上，但患者仍呈睡眠状态；④BIS 与吸入麻醉药之间存在线性相关，BIS 对吸入麻醉深度的判断及避免麻醉过浅产生术中知晓较 MAP 和 HR 更有意义、更科学。异氟醚镇静的患者，应用 BIS 判断镇静深度同样有效。地氟醚和七氟醚在镇静剂量下随着浓度增加，BIS 明显下降，几乎呈线性相关。但 BIS 不能用于评价 N_2O 的镇静效果，有报道丙泊酚麻醉加用 N_2O 后，BIS 值上升而患者镇静仍良好；⑤BIS 与芬太尼、阿芬太尼等麻醉性镇痛药的相关性较差。BIS 不能预测芬太尼的镇静和麻醉深度，但在丙泊酚麻醉后用芬太尼或瑞芬太尼可使 BIS 下降。

2. 估计麻醉药量　BIS 能很好地预计患者对切皮的体动反应。异氟醚麻醉患者对切皮刺激无体动反应时的 BIS 值为 55.3 ± 6.3，产生体动反应的 BIS 值为 77.4 ± 3.2。丙泊酚和阿芬太尼或异氟醚和阿芬太尼麻醉时切皮无体动反应的 BIS 值为 55.0 ± 8 和 63 ± 10，有体动反应的 BIS 值分别为 69 ± 9 和 78 ± 8。这说明用肌松药后应用 BIS 来预计麻醉深度仍有一定意义。300 例因不同种类手术而接受全身麻醉的大型随机研究结果显示：BIS 监测组，术中滴注丙泊酚使 BIS 值介于 $45 \sim 60$，手术结束前 15min 使 BIS 回升至 $60 \sim 70$。对照组，通过观察临床体征控制滴注丙泊酚，不监测 BIS。结果使用 BIS 监测的丙泊酚用量明显较少，清醒和撤离 PACU 较早，总体恢复评分也较好，术中没有低血压、高血压或体动反应等发生。BIS 监测提高了麻醉的质量。

3. 判断意识恢复　BIS 用于全麻意识恢复的判断，具有一定的实用意义。BIS 值 <67 时在 50s 内意识恢复的可能性不到 5%，没有一个对指令有反应的患者能回忆起这段情节。当 BIS 上升 >60 时，意识恢复是同步的，BIS 在 70 左右拔除气管导管，血流动力学变化较小。BIS >80 时，50% 以上的患者能唤醒。BIS >90 时，几乎所有患者都可唤醒。但有学者发现应用丙泊酚后恢复期的 BIS 值会突然恢复至基础水平，预计性较差。这可能与丙泊酚的药理作用有关。

4. 预防术中知晓　术中知晓的发生率为 0.1% ~0.2%，心脏手术患者术中知晓的发生率为 0.4% ~1%，儿童术中知晓的研究显示其发生率为 0.8% ~1.1%。创伤休克患者手术、全麻剖宫产、支气管镜手术患者及心脏手术患者易发生术中知晓，气管插管及肌松药过量时术中知晓比较常见。世界性多中心研究，2 503 名术中清醒高危人群患者随机进行普通麻醉或 BIS 指导下的麻醉，研究显示 BIS 减少术中知晓发生率 82%。上述情况推荐使用 BIS 监测。但必须注意监测仪总是滞后于麻醉实时状态15～30s。因此在诱导前开始使用，一般BIS维持在60以下。

5. ICU镇静　有报道在ICU中，BIS监护不能很好反映有脑病或神经系统损伤患者真实的神志清醒程度。由于自主神经运动对EEG的干扰，许多患者测得的BIS值高于经临床评估所预测的程度。BIS在ICU患者镇静中应用有待进一步研究。

(二) 诱发电位监测

脑的电活动有自发脑电活动和诱发脑电活动。外周神经或颅神经受到外界刺激后，在神经传导通路上任何一点所记录到的电位变化，即称为诱发电位。诱发电位可分为躯体感觉诱发电位、听觉诱发电位和视觉诱发电位。多种吸入和静脉麻醉药对上述三种诱发电位都有剂量相关的影响，即随麻醉药剂量或浓度的增加诱发电位的潜伏期延长和波幅下降。只有少数静脉麻醉药如丙泊酚、依托咪酯、咪达唑仑等可使诱发电位第一个正波幅增加，其余的波同样表现为潜伏期延长和幅度减小。中潜伏期听觉诱发电位（MLAEP）较AEP中的其他成分更适合于麻醉深度的判断。MLAEP在声音刺激后10～100ms内出现，由Na、Pa、Nb和P1等一系列组成，反映原始听皮质的电活动。氟烷、安氟醚呼气末浓度与Pa、Nb潜伏期、波幅的变化呈线性关系。异氟醚的研究结果也与此相同。呼气末异氟醚浓度为2.72%，Pa、Nb波几乎变平。对静脉麻醉药的研究也表明Pa、Nb的变化与血药浓度呈线性相关，但氯胺酮除外。

听觉诱发电位指数（AEPindex）可反映AEP波形形态，其计算方法为波形上相隔0.56ms的数个点，每相邻两点振幅绝对差的平方根之和。

1. AEPindex与意识的关系　在整个麻醉诱导和维持过程中，有意识和无意识状态下，AEPindex平均值分别为74.5和36.7，BIS分别为89.5和48.8。麻醉恢复期BIS逐渐升高，而AEPindex从无意识向有意识转变的瞬间突然升高。当有意识时唤醒中枢处于"开启"状态，无意识时处于"关闭"状态。BIS反映皮质EEG，与稳态下在脑内代谢的麻醉药量相关，麻醉结束后，随着脑内麻醉药的代谢清除，BIS逐渐升高，此时虽然EEG活动逐渐增多，但直到意识恢复前唤醒中枢仍处于"关闭"状态，因此一个监测皮质EEG活动的指标（如BIS）只能显示恢复期麻醉深度的渐进变化，恢复期AEPindex的突然升高表明其能监测唤醒中枢活动，即预测意识的恢复。

2. AEPindex对体动的预测　AEPindex是预测体动的可靠指标，50%患者发生体动时的AEPindex值为45.5，其<33发生体动的可能性不到5%。BIS是一个准确的镇静深度监测指标，它不能预测七氟醚麻醉切皮时的体动反应，BIS与麻醉中的镇静催眠程度相关，而在镇静催眠程度相同的情况下，BIS不能预测对伤害刺激的体动反应。因此，AEPindex在预测体动方面较自发EEG信号（BIS、SEF和MF等）更好。

3. AEPindex、BIS与血药浓度的关系　丙泊酚麻醉恢复期，以呼之睁眼作为判断意识恢复的标准，记录睁眼前后BIS、SEF、MF及AEPindex值，与丙泊酚血药浓度进行比较，其中BIS的相关性最好，而AEPindex与丙泊酚血药浓度不相关。比较睁眼前后这四个指标，发现BIS、SEF和MF无显著性变化，而AEPindex变化明显。睁眼后AEPindex迅速增高与临床上意识出现相一致，这提示AEPindex比血药浓度能更好的反映意识水平。BIS、SEF和MF主要反映皮质脑电活动，停药后血药浓度与脑内药物浓度同步下降，因此，它们与血药浓度相关性良好。而AEPindex反映皮层和皮层下电活动，较好地预测到意识的恢复，与临床情况一致。

4. AEPindex 与 BIS 用于监测麻醉深度的区别　麻醉由镇静、镇痛、肌松和对伤害反应的抑制四部分构成（图 19-9）。BIS 只监测镇静催眠药的作用（A 点），即只监测镇静深度；而 AEPindex 能提供手术刺激、镇痛、镇静催眠等多方面的信息（B 点）。当伤害性刺激得到完全阻滞时，只用少量的镇静药就可以获得稳定的麻醉深度，同时麻醉深度的监测只监测镇静深度，用 BIS 即可做到；如伤害性刺激未得到充分阻滞时，其刺激可激动交感神经系统和提高患者的清醒水平，发生术中知晓及体动。使用大量镇痛药后，BIS 又难于预测体动，在这种情况下，只有 AEPindex 才能全面反映麻醉深度，预测体动和术中知晓。

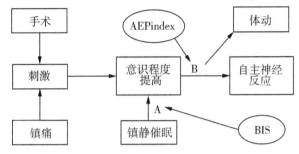

图 19-9　手术刺激、镇痛、镇静催眠之间的关系及 AEPindex、BIS 作用的部位

（李校宁）

第四节　凝血功能监测

临床上合并出、凝血机制紊乱的病情较多，如血液病患者，危重、休克、产科、肝病等患者，以及低温、体外循环心内直视手术、大量输血及大手术后等患者，需随时监测出、凝血功能指标，以便及时诊断及治疗。

一、出、凝血功能监测指标

（一）出血时间（BT）

出血时间指皮肤破口出血到出血自然停止所需要的时间，用以测定皮肤毛细血管的止血功能。正常值 Duke 法为 1~3min。BT 缩短，提示血液呈高凝状态，BT 延长，提示血液呈低凝状态，可见于遗传性出血性毛细血管扩张症、血小板减少症、血小板无力症和血管性假血友病等。

（二）凝血时间（CT）

凝血时间指血液离体后至完全凝固所需要的时间，用以测定血液的凝固能力。正常值：毛细管法 3~7mm，试管法 5~12min，玻片法 1min30s~6min30s。CT 延长，表示凝血功能障碍，或血中含抗凝物质（如肝素等）。CT 缩短，见于血液高凝状态。因采血不顺利而致血样中混入组织液时，CT 也缩短。

（三）毛细血管脆性试验（CFT）

毛细血管脆性试验用暂时阻断肢体血运的方法使静脉充血和毛细血管内压增高，观察皮肤上新出现的出血点的数量及其大小，估计毛细血管的脆性。正常值：男性 0 ~ 5 个，女性 0 ~ 10 个。毛细血管脆性异常时，CFT 超过正常值，见于坏血病、血小板减少性紫癜、血小板无力等症。根据 CFT 不能鉴别毛细血管或血小板功能缺陷。

（四）血小板计数（BPC）

血小板计数正常值：（100 ~ 300）× 10^9/L。BPC 减少见于特发性血小板减少性紫癜、再生障碍性贫血、脾功能亢进、急性白血病等症。BPC 增加见于慢性粒细胞性白血病早期、脾切除、急性失血后、特发性血小板增多等症。

（五）凝血酶原时间（PT）

将过量的组织凝血活酶（兔脑）和适量的 Na^{2+}：加入受检血浆，观察血浆的凝固时间，既为 PT；PT 是反映外源性凝血系统较敏感的筛选试验。正常值：12 ± 1s，活动度为 80% ~ 120%。PT 延长（超过正常对照 3s 以上），见于凝血酶原，因子 V、Ⅶ、X 缺陷，纤维蛋白原显著减少或抗凝血酶物质增加，维生素 K 缺乏等。PT 缩短（慢于正常对照 3s 以上），表示因子 Ⅱ、V、Ⅶ和 X 的单独或联合增多，见于因子 V 增多症、高凝状态和血栓栓塞症等。

（六）部分凝血活酶时间（PTT）

在少血小板的血浆内加入适量的血小板代用品（磷脂悬液）代替浓度不等的血小板。然后，加入 Na^+ 测凝固时间。PPT 是反映内源性凝血系统的指标，可检出Ⅶ因子之外任何血因子水平降低。正常值 60 ~ 85s，其延长或缩短的临床意义同 KPTT，但不及 KPTT 敏感和稳定。

（七）凝血酶时间（TT）

将标准化凝血酶液加入受检血浆，观察血浆凝固所需的时间，即为 TT。正常值为 16 ~ 18s。TT 延长（超过正常对照 3s 以上）提示血液含肝素或类肝素物质、纤维蛋白原减少或纤维蛋白降解产物（FDP）的抗凝活性增高。

（八）纤维蛋白原

血浆加凝血酶后，纤维蛋白原变成纤维蛋白凝块。正常值：定量法 2 ~ 4g/L；半定量法为 1：65。纤维蛋白原含量减少（<2g/L，<1：32）见于 DIC 低凝血期及纤溶期、严重肝病、产科意外、低（无）纤维蛋白原血症等；纤维蛋白原含量增多见于高凝状态，如急性心肌梗死、深静脉血栓形成、烧伤等。

（九）血浆鱼精蛋白副凝试验（3P 试验）

在高凝状态和继发性纤溶时，血浆含大量纤维蛋白单体，与纤维蛋白降解产物（FDP）结合，可形成可溶性复合物。此复合物与鱼精蛋白作用后，可析出纤维蛋白索状物。正常人 3P 试验为阴性；阳性者见于 DIC 早期，阳性率为 68.1% ~ 78.9%。假阳性率较高，可见于上消化道大出血、外科大手术后、分娩、败血症等。3P 试验阴性除见于正常人外，还见于晚期 DIC、原发性纤维蛋白溶解症。

（十）D 二聚体（D – Dimer）

D – Dimer（血浆 D – 二聚体）是交联纤维蛋白的特异降解产物。凝血酶形成后激活因子Ⅻ成为Ⅻa，Ⅻa 使纤维蛋白单体形成的交链纤维蛋白，后者又经纤溶酶的作用降解成 X、Y、E 碎片。其中 2 个 D 碎片间由绞链形成 D 二聚体。因此，D 二聚体可作为体内高凝状态和纤溶亢进的分子标志之一。正常值为 < 250μg/L 或 < 250ng/ml，DIC 时升高。诊断肺栓塞有很高的阴性预测价值，用 ELISA 法测定 < 500μg/L 可排除急性肺栓塞，其敏感性为100%，特异性为26%，阴性预测值100%。

（十一）纤维蛋白降解产物（FDP）

纤维蛋白溶解时产生 FDP，具有与纤维蛋白原相同的抗原决定簇。利用纤维蛋白原抗血清与 FDP 起抗原 - 抗体反应，可检测 FDP。正常值：1 ~ 6mg/L。FDP 增高（10mg/L）见于原发性和继发性纤溶症或溶栓治疗。

（十二）纤溶酶原

纤溶活性亢进时，纤溶酶原消耗增多，其血浆浓度减低；反之，血浆浓度增高。正常值：15 ~ 200mg/L。增高者表示纤溶活性减低，见于高凝状态及血栓栓塞病。降低者表示纤溶活性亢进。

（十三）激活凝血时间（ACT）

血液中加入惰性硅藻土，可增加血浆接触活性和加速血液凝结过程。从血液注入含硅藻土的试管开始，至有血凝块出现的时间，即为 ACT。测定 ACT 可了解凝血状况和监测肝素与鱼精蛋白的用量。正常值：60 ~ 130s。体外循环心内直视手术注射肝素后，需每小时测 1 次 ACT，维持 ACT 在 400 ~ 600s，可防止凝血和凝血因子的消耗。ACT > 600s，易发生颅内出血。体外循环结束后测 ACT，根据 ACT 肝素剂量反应曲线（图 19 - 10）可计算出体内残留的肝素量，按肝素 125U 给予鱼精蛋白 1mg，直至 ACT 正常。

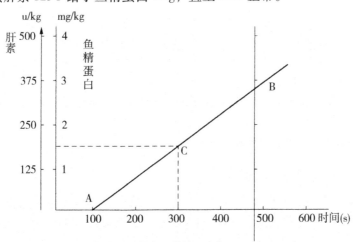

A点：应用肝素以前的ACT值；
B点：应用肝素375U/kg后ACT值；
A、B两点联线为ACT肝素剂量反应曲线

图 19 - 10　ACT 肝素剂量反应曲线

（十四）血栓弹性图（TEG）

TEG 是评估血块形成的一种检查方法。分析 TEG 可得到各项参数（图 19 - 11）。在采血标本 30min 即可诊断血小板功能异常、DIC 和纤溶等促凝血质缺陷；用此法可证实术中进行性失血并伴有增加血凝固性的趋势。（图 19 - 12）反映几种凝血障碍的血栓弹性描记图的图解与正常的比较。

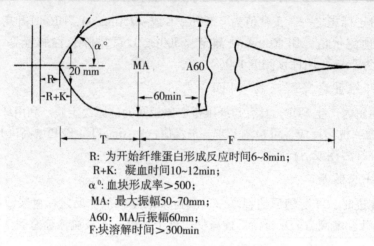

R: 为开始纤维蛋白形成反应时间6~8min;
R+K: 凝血时间10~12min;
α^0: 血块形成率>500;
MA: 最大振幅50~70mm;
A60: MA后振幅60mn;
F:块溶解时间>300min

图19－11　血栓弹性描记图变量的测量与正常值

缺乏凝血因子（血友病）其特点为 R 延长、缺乏 α^0。血小板减少症或血小板功能障碍时表现为 R 延长，MA 及 α^0 降低。纤维蛋白溶解是 MA、α^0 及 F 均降低。凝血过高表现为 R 缩短，MA、α^0 及 F 均增加。

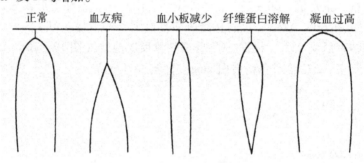

图19－12　血栓弹性图反映几种凝血液的图解与正常血栓弹性描记的比较

二、围术期出、凝血疾病的诊断

（一）外科出血的常见原因

血管结扎不牢、脱结，血压升高致毛细血管压力增高等，以及合并出血性疾病：①血小板异常如特发性血小板减少性紫癜、血小板无力症；②血管性病变如过敏性紫癜、遗传性出血性毛细血管扩张症；③遗传性或后天性凝血因子缺乏如血友病、DIC 等。

（二）出血性疾病的诊断（表19－12）

1. 血小板或血管性疾病　皮肤出现瘀点或瘀斑，常伴黏膜出血。血小板减少者常以瘀点为主，血管疾病者以瘀斑多见。

2. 凝血因子异常性疾病　表现深部组织或关节出血，发生于凝血因子缺乏症。皮下广泛出血、肌肉出血常由于抗凝物质和纤维蛋白溶解引起。

表 19 - 12　出血性疾病实验筛选结果分析

血小板计数	出血时间	凝血时间	毛细血管脆性试验	血块收缩试验	凝血酶原时间	白陶土部分凝血活酶时间	提示疾病	进一步检查
正常	正常或延长	正常	（+）或（-）	正常	正常	正常	血管异常	甲皱毛细血管镜检查
减少	延长	正常	+	不良	正常	正常	血小板减少性紫癜	骨髓巨核细胞数及成熟情况
正常或接近正常	延长	正常	（+）或（-）	不良	正常	正常	血小板功能缺陷	血小板功能试验
正常	正常	正常/延长	正常	正常	延长	正常	因子Ⅱ、Ⅴ、Ⅶ、Ⅹ缺乏如阻塞黄疸、肝病等验	凝血酶原时间纠正试验
正常	正常	正常/延长	正常	正常	正常	延长	因子Ⅶ、Ⅸ、Ⅺ、Ⅻ缺乏如血友病	凝血活酶生成试验

（三）术中出凝血异常的诊治

1. 血管结扎不牢　观察伤口出血、渗血情况，衡量出血总量；监测血压、脉率；测定血红蛋白、血细胞比容等。

2. 原有出血性疾病（未经准备处理者）　分析出、凝血的实验室筛选结果，确定原有出血性疾病的诊断。血管因素性出血，可压迫止血及应用垂体后叶素。血小板因素性出血，可输注浓缩血小板制剂。免疫性血小板减少症出血，使用肾上腺皮质激素。凝血因子缺乏性出血，输注新鲜血浆及浓缩凝血因子制剂。

3. 手术失血、创伤导致 DIC 继发性纤溶　应做 DIC 实验检测。

4. 血型不合性溶血性输血反应　复核血型及交叉配血试验，证实者立即撤走不合血型的血袋和输血器，及时补液、利尿、保护肾功能和防治肾衰竭。

5. 输液输血所致的溶血性输血反应　取输液或血液样本检验；取患者血作细菌培养。

6. 大量输血致稀释性凝血因子缺乏　作血小板计数、凝血时间、凝血酶原时间、纤维蛋白原测定，补充凝血因子。

7. 体外循环术中异常出血　可能与肝素过量或鱼精蛋白中和后反跳有关。体外循环转流中，每小时测 1 次 ACT，计算需追加的肝素量，以维持 ACT 在 500～600s 为准。体外循环结束后测 ACT，计算体内残留肝素量及中和所需的鱼精蛋白剂量，直至 ACT 正常。术后如仍出血，而 ACT＞130 可追用适量鱼精蛋白。

（四）弥散性血管内凝血（DIC）

1. 诊断依据

（1）存在 DIC 病因，如感染、败血症、大手术、创伤或恶性肿瘤等。

（2）存在全身广泛出血，长时间休克、栓塞或溶血，而不能用原发疾病解释者。

（3）存在下列三种以上异常：①血小板计数低于 $100 \times 10^9/L$，或呈动态下降；②凝血酶原时间延长或缩短 3s 以上，或动态性延长；③纤维蛋白原低于 1.5g/L，或高于 4.0g/L 或呈动态性变化；④3P 试验阳性或 FDP 高于 20mg/L，或 D 二聚体水平升高（$\geqslant 5\mu g/kg$）；⑤血片中破碎红细胞多于 2%。

（4）诊断有困难的病例再做下列检查：①抗凝血酶Ⅲ含量及活性降低；②血小板 β 球蛋白及血小板第 4 因子含量增高；③纤维蛋白原转换率增高；④Ⅷ：C/ⅧR：Ag 比例下降。

2. 监测重点

（1）注意引起 DIC 基础疾病和诱发因素的进展或解除情况。

（2）观察出血进展情况。

（3）必要时进行血涂片检查红细胞形态。

（4）测定血小板计数、凝血酶原时间、纤维蛋白原定量，每日或隔日 1 次。

（5）测定纤溶试验，包括 3P 试验、FDP 测定、KPTT 测定、优球蛋白溶解时间等，每日或隔日 1 次。

（6）采用肝素治疗者，每次给药前必须做试管法凝血时间测定（用 0.8cm 直径试管，正常值是 5～11min）。

三、麻醉与凝血功能障碍

（一）术前准备

外科手术中可致出血，术后又可并发深静脉血栓塞。所有患者术前均要做出凝血试验，以免漏诊有止血异常者。有异常出血史者或某些遗传性血液异常者术前应做全面的系列出凝血功能检查以明确诊断，做好相应的术前准备。

（1）术前已有血小板减少者，一般血小板计数 $>50 \times 10^9/L$ 时，出血机会较低，$<50 \times 10^9/L$，术中易发生渗血，$<20 \times 10^9/L$ 可严重出血。血小板 $<75 \times 10^9/L$ 不可施行椎管内阻滞。若系免疫性血小板减少性紫癜，患者又有急症外科情况需要手术者，可给静脉滴注丙种球蛋白 400mg/（kg·d），一疗程用药 5 日，必要时 1 周后再用原剂量加强一次。非免疫性血小板减少需紧急手术者，可输注单采血小板悬液，每单位单（200ml）可使外周血小板上升（20～30）$\times 10^9/l$。

（2）肝、胆疾病者易有凝血障碍。若有胆道病变，阻塞性黄疸可致维生素 K 依赖凝血因子缺乏，给予维生素 K_1 的疗效好。肝脏疾病者亦可有维生素 K 依赖性凝血因子缺陷，但给维生素 K_1 的疗效欠佳，则要补充缺乏的凝血因子。

（3）若术前已知或疑有血友病者，切勿轻率手术，必须作精确的检测，了解凝血因子缺乏的程度，结合手术范围，计算用药量，治疗后再测凝血因子的水平。这些应在血液科医师的指导下进行，凝血因子要提高到不出血水平，并一直维持到伤口愈合、拆线为止。如血友病甲，因子Ⅷ缺乏者，行大手术时，因子Ⅷ：C 水平需提高到 50%，行小手术时保持Ⅷ：C 水平在 20%～30%。

（二）麻醉药物的选择

1. 丙泊酚　对血小板的影响尚有争议。丙泊酚为疏水性乳剂，其中的乳化脂肪可能对血小板功能有一定的影响。丙泊酚对血小板聚集和 Na^{2+} 活动的影响作用主要与剂量有关。

体外实验证实，丙泊酚 $5.81 \pm 2.73 \mu g/ml$ 对血小板有明显抑制作用，而 $2.08 \pm 1.14 \mu g/ml$ 则无抑制作用。因此认为，大剂量丙泊酚在体外对血小板有抑制作用，原因在于丙泊酚本身而非乳化脂肪的作用，其效应为抑制 Na^{2+} 的细胞内流入与流出，但对出血时间无影响。一般认为：丙泊酚对体内外血小板有抑制作用，但不损害临床止血功能，对有凝血障碍患者在控制用量下可以使用。

2. 吸入性麻醉药 异氟醚、七氟醚、地氟醚维持麻醉中未发现对凝血功能有抑制作用。氧化亚氮（N_2O）对血小板功能的影响尚有争议。近年研究认为，N_2O 与氟类吸入或静脉麻醉合用或交替给药，对凝血障碍患者不会有更多的不良反应。

3. 其他 静脉麻醉药中的镇痛性药物吗啡类（芬太尼、吗啡）、肌肉松弛药等在对血小板功能及出凝血时间等方面无明显影响。

（三）术后血栓

血栓形成多见于心脏、血管及肿瘤术后，发生率因手术种类不同而异。血栓形成的机制有：①血管壁损伤，血小板黏附于内皮下胶原的合成减少，但纤溶酶原活化剂抑制物 PAI 增多，使机体对抗血栓形成的功能减弱；②血凝问题，表现在凝血途径激活，同时抗凝系统削弱，此乃由于术后抗凝血酶Ⅲ（AT-Ⅲ）及纤溶酶原降低；③术中出血，麻醉均可致血压下降，导致血流减慢，血液淤滞，或过多地输注红细胞或血容量不足等亦使血流减慢，易致血栓形成。术后卧床少动，特别是一些有高凝倾向的患者很易造成下肢静脉血栓。出现血栓及栓塞首先要鉴别是动脉还是静脉栓塞，再根据不同部位考虑治疗方案，首先要查原因，去除病因，重要器官血管栓塞者，有的需外科手术，有的可用重组组织纤溶酶原活化剂（t-PA）或尿激酶治疗。需抗凝治疗者可选用肝素或口服香豆素类抗凝剂。

四、心脏手术体外循环对凝血功能的影响

体外循环过程中导致的出血，涉及多方面的原因。

1. 血小板的量与质 转流过程中，血小板与人工心肺机及其管道接触产生黏附、聚集，引起血小板的破坏。血小板的激活，产生释放反应，进一步使血小板聚集，导致血小板减少。预充库血中几乎不含有血小板。预充库血量与血小板的影响呈正比。转流开始时血小板数即可下降，甚者可下降50%。随着体外循环时间的延长，血小板数有所回升。血小板减少于术后数天可恢复。此外，体外循环可引起血小板聚集功能降低，转流30min后，血小板最大聚集率仅为转流前的30%。血小板的释放反应增强，血浆中血小板球蛋白，血小板第4因子及颗粒膜糖蛋白140均见升高。血小板功能缺陷的原因是转流过程中的纤溶系统被激活，纤溶酶使血小板膜上的糖蛋白Ⅰb脱落而减少，影响了糖蛋白与vWF的结合，使血小板黏附功能降低。此外，纤溶激活后产生纤维蛋白（原）降解产物，可影响血小板与纤维蛋白原的结合，使血小板聚集功能下降。若出血系血小板数量减少，则可酌情输注单采血小板悬液，若系血小板功能缺陷，除输注血小板悬液外，可给予抑肽酶治疗。在体外循环时，由于纤溶系统的激活，纤溶亢进可影响血小板膜糖蛋白比，使血小板的黏附功能受损，导致创面渗血，而抑肽酶可以抑制纤溶酶的活性，因而可改善血小板的黏附功能。

2. 凝血因子 体外循环可使多种凝血因子降低至术前的 $1/3 \sim 1/2$，其中以纤维蛋白原、凝血酶原及因子Ⅷ、Ⅶ较为明显。其原因是：①激活了凝血系统，使凝血因子消耗而降低；②灌注时应用库血，凝血因子的降低与库血量有关，亦与各因子的半衰期及库血保存时间有

关；③肝素的应用，灭活凝血因子；④若并发 DIC，则更使凝血因子降低。

3. 纤溶亢进　体外循环可激活血小板和激活凝血因子，产生纤维蛋白，必然有纤溶激活，使纤溶酶原激活变为纤溶酶。导致纤溶亢进的原因是体外循环中内皮细胞释放组织纤溶酶原活化剂增多，血液与体外循环的心肺机接触后，使 XII 转变为 XIIa，同时血小板亦激活，一连串的内源性凝血途径的瀑布式反应即开始。若在体外循环中发生 DIC，则 DIC 的病理过程中有纤溶亢进，临床有一般 DIC 的表现及实验室阳性指标。

4. 肝素问题　体外循环时要应用肝素抗凝，结束时要用鱼精蛋白中和肝素，以保持正常的血凝，但有时临床可见出血又见加重，此乃肝素反跳现象，系鱼精蛋白作用消除后，与血浆蛋白结合的肝素又解离起抗凝作用，也可能是使用鱼精蛋白后有部分残留的肝素未被中和所致。

（李校宁）

第五节　氧和麻醉气体浓度监测

一、适应证

（1）氧疗或人工呼吸和机械通气。
（2）应用强效挥发性吸入麻醉药。
（3）紧闭低流量吸入全麻，监测 O_2、CO_2、N_2O 等浓度。
（4）麻醉机和呼吸机的定期检测。
（5）专用挥发罐输出浓度的定期检测，简易挥发罐的输出浓度监测。

二、方法

（一）监测仪

1. 氧浓度监测　氧监测仪是发现吸入低氧混合气体的重要仪器。监测氧浓度传感器目前主要分为两种：①氧电池传感器：较常用，一般使用 1 年左右需更换氧电池，不使用时将传感器脱离高浓度氧可延长使用时限；②顺磁式氧传感器：使用快速震荡的磁室连续监测每次呼吸的氧浓度，使用时限较长。

2. 麻醉气体监测　根据分析的原理和方法不同可分为：①红外线麻醉气体浓度分析仪：采用分光色谱法和 Beer 定律连续监测混合气体中麻醉气体和其他气体的浓度，使用方法简便，但仪器的专用性强；②气相色谱仪：通用性强，只能间断采样测定各种不同气体的浓度；③质谱仪：同时连续监测呼吸气中多种气体的浓度，费用较高，维护较复杂；④瑞利折射仪：根据混合气体对光的折射率不同的原理连续监测呼吸气中吸入麻醉药浓度，仪器小巧、操作简便，但需要一定操作经验。

（二）测定步骤

常用红外线分析仪：①仪器预热；②选定拟测气体的按钮和峰值钮；③按下检测钮，采样管通大气，调节零点；④采样管与麻醉机通气环路联接，如接在呼气端，测呼气末浓度；如接在吸入端，测吸入气浓度；⑤数字直接显示浓度值。

　　现代麻醉机多功能监护仪多已整合了循环和呼吸功能的常用监测模块，还包括氧和麻醉气体浓度等监测，仪器可自动调零和识别气体，并能连续显示各种气体在呼吸周期中的浓度曲线，使用十分方便。

三、注意事项

　　保持采样管和除水器干燥，监测仪应定期用标准气样进行定标和校核，及时更换有故障的配件。

四、临床意义

　　（一）氧浓度监测

　　（1）为麻醉机和呼吸机输送合适浓度的氧提供保证，防止仪器故障和气源错误，保障患者生命安全。

　　（2）输送精确浓度的氧，以适应治疗患者的需要和防止氧中毒并发症。

　　（3）测定吸入氧浓度（FiO_2），计算患者 P_aO_2、呼吸指数等呼吸功能参数，为病情估计和预后提供有用指标。

　　（4）测定吸入氧浓度和呼气末氧浓度差（$F_{I-ET}DO_2$），可早期发现通气不足、氧供需失衡和缺氧。

　　（二）麻醉气体监测

　　（1）监测吸入气和呼出气中麻醉药浓度，可了解患者对麻醉药的摄取和分布特征，正确估计患者接受麻醉药的耐受量和反应，在低流量、重复吸入或无重复吸入装置中，安全地使用强效挥发性麻醉药。

　　（2）最低肺泡有效浓度（minimal alveolar concentration，MAC）是反映吸入麻醉药效能的指标，它是指在一个大气压下 50% 的患者对切皮无运动性反应的肺泡麻醉气体最低浓度。MAC 值越低，相对麻醉作用越强，两种麻醉药合用时，其 MAC 值相加。MAC_{95} 是指 95% 的患者于切皮时不发生体动运动反应的肺泡气浓度，通常相当于 1.2～1.3MAC，也即临床麻醉浓度。MACawake 是指停止麻醉后，使 95% 的患者对简单指令（如睁眼、抬头、点头）有正确应答时的肺泡气浓度，为 0.4～0.6MAC；MAC_{EI50} 半数气管插管肺泡浓度，指吸入麻醉药使 50% 患者于喉镜暴露声门时，容易显示会厌，声带松弛不动以及插管时或后不发生肢体活动所需要的肺泡麻醉药浓度。MAC_{EI95} 指吸入麻醉药肺泡浓度使 95% 患者达到上述气管内插管指标的药物浓度；MAC_{BAR50} 和 MAC_{BAR95} 分别是使 50% 和 95% 患者在切皮时不发生交感、肾上腺素等内分泌应激反应所需要的肺泡气麻醉药浓度；0.68MAC 是较为常用的亚MAC（Sub MAC）剂量；超 MAC（super MAC）一般是指 2MAC。MAC 系数计算方法：某吸入麻醉药麻醉 MAC 系数 = 呼气末浓度/1MAC 时的浓度，如 1MAC 异氟醚浓度为 1.3%，测得某一患者的呼气末异氟烷为 1.7%，则 1.7%/1.3% = 1.3，该患者的麻醉药浓度相当于 1.3MAC。

　　（3）影响 MAC 的因素：①降低 MAC 的因素：$PaCO_2$ 在 90mmHg 以上或 10mmHg 以下；PaO_2 在 40mmHg 以下；代谢性酸中毒；贫血；MAP < 50mmHg；老年人；使中枢儿茶酚胺减少的药物（利血平等）；术前给巴比妥类及安定药；并用其他麻醉药；妊娠；低体温；②升

高 MAC 的因素：体温升高；使中枢儿茶酚胺增加的药物（右旋苯丙胺）；脑脊液中 Na^+ 增加；长期饮酒者。

（4）连续测定吸入气和呼气末麻醉气体浓度，可计算麻醉气体药物代谢动力学的参数，为麻醉气体药物的临床药理学研究提供计算参数。

（5）吸入气中的 O_2/N_2O 比例如发生改变，挥发罐输出麻醉蒸汽的浓度也随之发生变化，因此，监测是非常必要的。

（6）对专用挥发罐性能有怀疑时，应随时监测其输出的麻醉药浓度。

（7）可及时发现挥发罐的故障或操作失误，提高麻醉的安全性。

（李校宁）

第六节　体温监测与调控

人体通过体温调节系统使产热和散热保持动态平衡，从而维持中心体温在 37 ± 0.4℃。麻醉状态下患者体温可随环境温度而改变，可能发生体温升高或降低，引起相应的生理变化。因此，术中体温监测与调控十分重要，尤其老年和小儿必须重视。

一、体温监测技术

（一）体温监测装置

1. 电子测温计　电子温度计分为热敏电阻和热敏电偶两种。测量精确，可直接连续读数、远距离测温，并可用一个电路显示器和多个探测电极，同时测量几个部位体温的优点，是麻醉手术期间测温最好的测温仪。

2. 液晶测温计　液晶测温计由胆固醇组成一条可以黏附于患者皮肤（常用额头）上的液晶贴带，随体温变化颜色而读出温度。具有价廉和无创的优点。

3. 红外线传感器　红外线温度探测器外观上像个圆镜，可用来探测鼓膜温度。

4. 玻璃管型汞温度计　玻璃管型汞温度计是常用诊断的温度计，使用简便。且汞温度计为玻璃制品，易破碎，有汞吸收中毒的危险。一般不用于麻醉手术测温。

（二）测温部位

人体各部的温度并不一致。直肠温度比口腔温度高 $0.5 \sim 1.0$℃，口腔温度比腋窝温度高 $0.5 \sim 1.0$℃。体表各部位的皮肤温度差别也很大。当环境温度为 23℃ 时，足部温度为 27℃，手为 30℃，躯干为 32℃，头部为 33℃。中心温度比较稳定。由于测量部位不同，体温有较大的变化。在长时间手术、危重及特殊患者的体温变化更大。因此，围术期根据患者需要可选择不同部位连续监测体温。

1. 耳鼓膜　鼓膜有丰富的动脉血供，来自颈外动脉分支的耳后及颈内动脉，表示脑内血流温度，反映脑的温度。缺点是可能导致外耳道损伤出血，尤其对肝素化的患者更易出血，罕见有鼓膜穿孔。

2. 鼻咽和深部鼻腔　将测温探头置于鼻咽部或鼻腔顶部，易受吸入气流温度的影响。操作时必须轻柔，以免损伤黏膜而出血。

3. 食管　探头放置的正确部位应在喉下 24cm，左心房和主动脉之间。可以反映中心体温或主动脉血液的温度，而且能迅速显示大血管内血流的温度。因此，心脏手术人工降温和复温过程中监测食管温度最常用。

4. 直肠 是测量体内温度常用部位，特别适用小儿。测温探头成人应超过肛门6cm，小儿2～3cm。

5. 膀胱 将探头放入膀胱测温比直肠测温能更好地反应中心体温。经常受尿液流速、泌尿、生殖器手术操作的影响，因此不常用。

6. 口腔 方法简单，但常受食物、高流量通气等因素影响。对昏迷、不能合作及危重患者需连续监测体温时不适用。

7. 腋窝 测温时必须将上臂紧贴胸壁使腋窝密闭，同时探头应放在腋动脉部位，测出的温度接近中心温度。受测量血压及静脉输液用药的影响。

8. 皮肤 皮肤温度能反映末梢循环状况，在血容量不足或低心排综合征时，外周血管收缩，皮肤温度下降。皮肤各部位温差很大，受皮下血运、出汗等因素影响。

记录皮肤温度图可确定交感神经阻滞的平面，也可区别外周神经急性期与慢性期损伤。

9. 肌肉 恶性高热发作前，肌肉温度的升高往往先于其他部位的温度。

10. 肺动脉 应用肺动脉导管插入肺动脉测定混合静脉血温度是中心体温和血液温度最好的指标。

二、低温对生理功能的影响

低温的主要优点是降低氧耗量（VO_2），体温每下降1℃，VO_2下降约7%，有利于神经外科和主动脉内膜剥离术等手术的开展；低温有利脑复苏；有利于移植器官的冷却保存，低温可预防恶性高热发生，如一旦发生恶性高热也可显著减轻其严重并发症。归纳低温对人体生理功能的影响（表19-13）。

表19-13 低温对人体生理功能的影响

组织系统	低温影响
心血管	34℃ 血管收缩，心脏后负荷增加
	32℃ 抑制心肌应激性
	31℃ 传导异常
	30℃ J波、心室游走节律
呼吸	28℃ 室性纤维颤动
	（心肌缺血、心绞痛后负荷增加，复温后血管扩张）
	削弱低氧性血管收缩
	降低CO_2产生（高流量机械通气致呼吸性碱中毒）
	通气减少可产生低氧和高CO_2血症
	氧离曲线左移，组织缺O_2
神经	34℃ 脑代谢降低
	33℃ 反应迟钝，麻醉苏醒延迟
	30℃ 昏迷、瞳孔扩大
	20～18℃ 脑电波呈一直线

组织系统	低温影响
血液	体温每下降1℃，血液黏度升高2.5%~5%
	（淤血、低灌注、缺血、血栓形成）
	血小板及凝血因子减少
	凝血机制受损，出血时间延长
代谢	高血糖，（儿茶酚胺释放，胰岛素释放受抑）
	甲状腺素、促甲状腺激素释放增加
肾脏	肾血流量减少
	多尿（Na^+重吸收增加）
肝脏	代谢率、清除率降低
	麻醉药蓄积或作用延长

三、围术期低温

围术期体温低于36℃称为体温过低。当体温在34~36℃时为轻度低温，低于34℃为中度低温。

麻醉期间体温下降可分为三个时相，第一时相发生早且体温下降快，通常发生在麻醉诱导后40min内，中心体温下降近1℃。第二时相是以后的2~3h，每小时丢失0.5~1.0℃。第三时相是患者体温与环境温度达到平衡状态时的相对稳定阶段。常见围术期低温的原因如下。

（一）术前体温丢失

患者术前外科手术区皮肤用冷消毒液擦洗，如裸露皮肤的面积大，时间长，通过皮肤的蒸发、辐射丢失热量。

（二）室温

室温对患者的体温影响较大，当室温21℃时，患者散热明显增加。其原因是患者通过皮肤、手术切口、内脏暴露以及肺蒸发增加。

（三）麻醉作用

全麻使体温调节的阈值改变，冷反应自37℃降至34.5℃，热反应则自37℃增至38℃，阈间范围增大。健康成人用氟烷可降低外周血管收缩阈值2.5℃，异氟醚降低血管收缩阈值为1%异氟醚降低3℃；异氟醚－氧化亚氮麻醉对体温调节影响更大。安氟醚和异氟醚也产生一定程度的肌肉松弛，并抑制产热。芬太尼、舒芬太尼和阿芬太尼抑制机体对低温的交感反应。肌松剂的应用由于降低肌肉张力和抑制寒颤，促使热量丢失。局部阻滞麻醉由于阻滞区内肌肉松弛，热量生成减少，而阻滞区内血管扩张，热量丢失增加。蛛网膜下腔或硬膜外腔注入局麻药或镇痛药可降低脊髓温度调节中枢作用。末梢温度感受区亦能被局部或区域阻滞麻醉所阻断。

（四）产热不足

危重患者失去控制热量丢失和产生热量的能力，极度衰弱的患者，往往体温过低，则死亡率增加。严重创伤患者可发生低温，且创伤程度和中心体温呈负相关。休克时伴有体温过低死亡率明显升高。当皮肤的完整性受到损害如严重烧伤、剥脱性皮炎等使皮肤温度感受器受损、截瘫、尿毒症、糖尿病患者对寒冷刺激明显敏感，热量丢失增加。黏液性水肿、肾上腺功能不足导致产热减少。

（五）年龄

老年患者体温调节功能较差，其原因包括肌肉变薄，静息的肌张力较低，体表面积/体重之比增大、皮肤血管收缩反应能力降低及心血管储备功能低下。

早产儿及低体重的新生儿体温失调更易发生，过多的热量丢失是由于体表面积/体重之比较大，呼吸水分丢失较多，代谢率低，皮下组织较少及缺乏寒颤反应。

（六）术中输血补液

通常输入1L室温晶体液或一个单位4℃库血可使体温下降0.25℃。当大量快速输血，以每分钟100ml 4℃库血连续输注20min，体温可降至34~32℃。在经尿道前列腺电切除术（TURP）、大量室温液体冲洗胸腔或腹腔、肝移植术时冷灌注液冲洗后供肝植入及大量输血均可使体温降低。

（七）术后热量丢失

术后将患者从手术室运送到麻醉后苏醒室或病房，热量会丢失。当手术后引起患者体温下降的原因已不存在时，而患者的中心体温仍在继续下降，称为迟发性体温下降。

四、体温调控

虽然围术期有多种预防低温的方法，然而单一的方法往往不能达到预期的效果。多种方法的结合应用是可以有效地预防及治疗低温。

（一）保温措施

1. 术前评估和预热　术前根据患者的病情、年龄、手术种类、胸、腹腔内脏暴露的面积、手术时间，以及皮肤的完整性（如烧伤、皮炎、皮疹、褥疮）等来评估手术期间是否有体温下降的可能以及其下降的程度，并制定保温措施，记录基础体温。

2. 体表加热

（1）体表保暖：由于代谢产生的热量大部分是通过皮肤丢失，因此，有效的无创性保温可降低皮肤热丢失。

（2）红外线辐射器：红外线辐射器应放在近患者约70cm处，对成人很少有用，因其暴露于红外线辐射范围内的体表面积相对小，而且设备庞大，造成手术人员不便。然而对小儿保温有用，目前国内常用于剖宫产新生儿的保温。

（3）循环水毯：常用54cm×15cm可流动的循环水毯，水温可调控在40℃，循环水毯一条覆盖在患者身上，另一条垫在手术台上，患者就像"三明治"有效的保温作用。但手术开始后覆盖的面积减少，同时垫在手术台上的水毯，由于人体重力作用压迫毛细血管使其保温作用减弱，但仍然是目前最常用的术中保暖措施之一。

（4）压力空气加热器：Bair Hugger压力空气加热器是由空气注入用塑料/纸制作的间隙中，使患者体表周围形成一个暖空气外环境。成人型压力空气加热器有"低"（≈33℃）"中"（≈38℃）"高"（≈43℃）三档。低中档和循环水毯可使体表热损耗减至接近零，可使具有正常基础代谢率的术后患者的平均体温增加约1℃/h。"高"档是最有效的加热手段，可使患者平均体温增加近 1.5℃/h。循环水毯和 Bair Hugger 压力空气加热器内的温度不可过高，以免皮肤烫伤。

3. 术中预防热量丢失　皮肤消毒液及冲洗液应加热，手术期间应用热盐水纱布垫盖在暴露的浆膜面上。切口手术巾的血液及时吸引并用于暖纱布覆盖，切口周围保持干净。

需输入大量液体和库血的患者都应加温后再输入，目前国产和进口的各种血液加温器效果较肯定，尤其是进口血液加温器温度可调控，对高流速输入时效果也肯定，但价格较贵。

胸、腹腔冲洗液，老年前列腺电切术膀胱灌注液都应加温后应用。

(二) 低温治疗

1. 呼吸支持　已发生低温的患者往往存在窒息或气道不通畅，易发生低氧血症。因此必须保持呼吸通畅，同时吸氧，对情况紧急的患者应行气管插管机械通气维持呼吸功能。

2. 心血管治疗　30℃以上的患者心律失常发生率不高，严重心动过缓的患者用阿托品治疗。如发生心室纤维颤动立即电除颤。一般避免使用抗心律失常的药物。循环功能不稳定可用正性肌力药物。

3. 药物治疗　积极复温的同时应抑制寒颤，哌替啶是对寒颤有抑制作用的最有效的药物之一，对下丘脑温度调节中枢有直接作用，静注 0.5～1mg/kg。皮质类固醇氢化可的松 200mg，或甲泼尼龙 4h 内静滴 30mg/kg，可以稳定溶酶体膜，补充低温引起的肾上腺皮质激素，肾上腺素抑制，预防脑水肿的作用。甲状腺功能低下引起低温可使用三碘甲状腺氨酸。

4. 复温措施　围术期保温措施对复温都有用。常用的方法有两种：外部复温和内部复温（表 19-14、表 19-15）。

表 19-14　体表复温方法

方法	优点	缺点
热化环境	不需外加设备	在热环境中工作不适
毛毯	医院均有	仅减少温度下降，不能有效升高深部温度
遮盖头部	头部可使全身热量丢失60%	家人及患者感觉不太美观
液循环毯	恒温	在无热装置时，水温下降
辐射热	热环境直接包围患者	患者必须暴露于此光照中

表 19-15　体内复温方法

方法	优点	缺点
心肺转流	血液加热	需要转流泵和管道，特需时使用
热化气体	术后氧气可被加热	常需湿化器
热化液体	有助于机体深部复温	需复温器，常为麻醉科专用
血透	直接使血液复温	可能引起严重血流动力学变化，术后需肝素化
腹透	直接使腹膜加热	增加外周阻力和减少心排血量而影响血流动力学，可致肺水肿
直肠冲洗	肠脏加热	患者不便于改变体位
胸腔冲洗	直接使纵隔和喉部加热	难以准确估计胸腔引流量

5. 复温注意事项　复温时注意事项包括：①操作处理宜轻柔，避免诱发室颤；②保证

充分氧供，密切监测 pH，防止发生碱中毒，加重低温引起的氧离曲线左移；③注意血钾变化；④复温可引起外周血管明显扩张，并伴有全身血管阻力降低。临床表现为突然血容量减少，伴充盈压和全身血压降低，称为复温性休克。如发生复温性休克，应及时补充血容量和应用血管活性药。复温速度不宜过快，以 0.5 ~ 1.0℃/h 为宜；⑤意外深低温患者复温后常易发生肺炎，可使用抗生素。

五、围术期体温升高

围术期体温升高后新陈代谢相应增高，体温每升高1℃，新陈代谢增高10%；而新陈代谢增高，体热产生也增加，体温更升高，两者互为恶性循环。体温升高使氧耗量增高，产生呼吸性及代谢性酸中毒，增加呼吸和心脏做功，同时由于蒸发出汗过多，造成血容量减少和电解质紊乱。由于上述病理生理，组织极易缺氧，心脑等重要器官缺氧，可产生低血压、面肌抽搐、惊厥等征象，严重缺氧可引起不可逆组织损害，甚至死亡。恶性高热死亡率更高。故麻醉手术期间必须进行体温监测，如有体温升高，必须积极采取措施降温。

围术期引起体温升高的因素很多，主要有：①手术室温度及湿度过高：室温高妨碍辐射传导和对流散热，湿度高影响蒸发散热，因而患者可有体热潴留，引起体温升高，在小儿手术较多见。随着手术室空调设备的配置，夏季也可保持室温在25℃，相对湿度60% ~ 70%，因室温高而导致体温升高已少见；②手术时消毒巾覆盖过多，使皮肤辐射、传导、对流散热均难以进行，只能通过蒸发出汗散热。长时间手术灯光的辐射热可使患者体温升高，胸腹腔手术用热盐水灌洗或盐水纱布热敷，均可使体温升高；③麻醉影响：阿托品抑制汗腺分泌，影响蒸发散热。全麻时诱导不平稳或麻醉浅，肌肉活动增加，产热增加，气管导管过细或未作控制呼吸，呼吸肌做功增加，气管导管过深、单肺通气，尤其是小儿 CO_2 潴留，更使体温升高；④患者情况：术前有发热、感染、菌血症、脱水等均使体温升高。甲状腺功能亢进手术中如发生甲状腺危象，体温可显著升高。脑外科手术在下视丘附近操作也可出现体温升高。骨髓腔放置骨水泥可因化学反应引起体温升高。术中输血输液可引起发热反应；⑤保温和复温过度；⑥恶性高热。

围术期高热的防治原则：①正确连续测温可做到早期发现体温升高，是预防术中高温的先决条件；②术前根据患者的病情、年龄、麻醉及手术方式，正确选用抗胆碱能药物，术前已有发热的患者，应针对病因进行相应处理后再麻醉；③手术室温度应控制在 23 ~ 25℃，需采取的保温和复温的患者不应过度；④麻醉诱导及维持力求平稳，麻醉不过浅。维持正常的呼吸和循环功能，避免由于气管导管、呼吸机条件等原因引起的缺氧，尤其是 CO_2 积聚；⑤术中胸、腹腔各种冲洗液、输血补液及吸入气体的加温应适度；⑥由于脱水、输血补液反应等引起的高热作相应的处理；⑦一旦发生高热同时应用药物及体表降温，常用的药物有安乃近、赐他静及柴胡注射液。用冰水湿敷前额及大血管处（颈部、腹股沟、腋窝等）或头下置冰袋，亦可用75%酒精擦浴，物理降温时加深全麻深度，清醒患者需镇静或冬眠治疗，以免发生惊厥。目前已广泛应用体表降温机降温，降温效果确切且能控制，不良反应少。

（李校宁）

第二十章 危重症患者麻醉期间的常见症状处理

第一节 围手术期诱发肺水肿的因素

一、麻醉因素

单纯因麻醉因素引起肺水肿并不多见，往往患者有潜在的肺水肿因素，再加上麻醉因素才能发生。曾有二尖瓣置换术以吗啡麻醉，术毕用纳洛酮拮抗发生肺水肿的报道。可能是由于拮抗药增强交感反应、血管收缩，大量回心血进入肺循环导致肺水肿。还有冠心病患者静脉注射氯胺酮后由于肺动脉压和左房压升高发生肺水肿。有学者报道一例气管内麻醉时气管导管误入右主支气管，出现呼吸阻力增大、发绀及左肺呼吸音消失。拔出导管3cm，随即从导管中涌出血性泡沫痰，同时左肺听到水泡音，右肺呼吸音清晰。这种复张性肺水肿还可能在气胸排气或大量胸腔积液放水过快，肺迅速扩张后发生。Parlin 及 Cheney 经动物实验证明，单侧萎陷肺再膨胀可使血管周围压下降及肺微血管内液体静水压反跳上升，萎陷肺还使肺毛细血管通透性增加，肺表面活性物质减少，促进肺水肿。肺萎陷超过 8 天以上，复张性肺水肿发生率为85%，但亦有报道食管手术使肺萎陷仅数小时，未行负压吸引，复张后也发生了肺水肿。此外，胃酸反流误吸及药物过敏均可能发生通透性肺水肿。全身麻醉苏醒期停止间断正压通气可能增加心排血量和肺泡 CO_2 分压，减少肺泡氧分压，也可促进肺水肿发生。呼吸道梗阻和麻醉过浅继发高血压等均能诱发肺水肿。麻醉性镇痛药如海洛因过量中毒也可引起肺水肿，原因可能是呼吸中枢抑制、肺动脉高压、神经源性或过敏反应所致。高浓度或纯氧吸入治疗超过 24 小时可能损害黏膜细胞，增加肺毛细血管通透性，导致肺泡和间质肺水肿。

二、常见的原发疾病因素

（1）心脏病患者术中可能诱发肺水肿，特别是二尖瓣中度狭窄患者，瓣口面积1.1～1.5cm^2，静息时左房压及肺动脉压上升。一旦精神紧张、心动过速、回心血量增加，而左心排血受阻，左房压和肺动脉压进一步上升，极易诱发肺水肿。

（2）心内手术纠正畸形后不适应可能出现急性心衰引起肺水肿，如严重肺动脉瓣狭窄，一旦切开狭窄的瓣膜，肺血流突然增加，肺毛细血管静水压增高诱发肺水肿。左、右心室不等大，术后也易诱发肺水肿，如成人巨大的房间隔缺损使左室发育不全，修补后左室不能排出骤增的血容量，诱发肺水肿。必要时在间隔上切一小口，才能缓解。

（3）重症嗜铬细胞瘤患者在切除肿瘤前，麻醉或探查剥离肿瘤使大量儿茶酚胺释放，周围血管收缩，大量血液进入肺血管床造成肺动脉高压，诱发肺水肿。更严重的是长时间的严重嗜铬细胞瘤可引起儿茶酚胺心肌炎，切除肿瘤后不能耐受血压下降和输液而并发肺水肿。

（4）颈部肿瘤压迫气道、喉水肿或白喉等引起气道梗阻，造成严重缺氧和用力呼吸，往往在气管造口前即可发生肺水肿。

（5）脑动脉血管破裂或重症颅脑创伤，尤其是下丘脑损伤，容易导致神经源性肺水肿。多因颅内压升高，兴奋交感神经中枢，周围血管收缩，血液移入肺血管床。同时左房压显著升高导致肺水肿。所幸非外伤性颅内疾病开颅手术极少引起神经源性肺水肿，可能是交感神经中枢被麻醉抑制所致。

（6）革兰阴性杆菌感染所致的脓毒血症常引起通透性肺水肿，甚至急性呼吸窘迫综合征（ARDS）。流感病毒导致病毒性肺炎也可诱发肺水肿，特别是二尖瓣狭窄患者。

三、手术因素

体外循环转流 2 小时以上可破坏白细胞，分解血小板，使纤维蛋白受损，血红蛋白变性，游离脂质释放形成大量微聚集物，阻塞毛细血管，导致缺氧，改变肺毛细血管通透性，降低胶体渗透压，都可促进肺水肿的发生。体外循环时支气管供血大量回流至左心房或左心房引流不畅引起肺血管扩张引起肺动脉高压，诱发肺水肿。

全肺切除术使两侧肺的循环量灌注到一侧肺血管，必然引起肺动脉高压，增加右心负荷，对输液量极为敏感，稍一过量极易在术中或术后发生肺水肿。尤其慢性肺脓肿患者心肌供氧不足，心肌受累更易发生肺水肿。食管切除术如广泛清除淋巴结，妨碍肺淋巴回流，输液稍多也易诱发肺水肿。

巨脾切除手术常因脾静脉结扎稍晚或暴力搬动巨脾，使大量脾血"挤入"循环，导致回心血量过剧出现肺水肿。有人为了避免结扎脾动脉后出现低血压，有意静脉注射肾上腺素 1mg，使脾血通过"药物挤压"还血后，再结扎脾静脉切除脾，更易出现严重高血压和肺水肿，该方法应该避免。

坐位颅后窝手术可能发生空气栓塞引起肺水肿，突然阻断主动脉也可能诱发肺水肿。预防空气栓塞可应用弹性绷带绑四肢以提高静脉压；阻断主动脉应准备扩血管药，降低上半身血压进行预防。

（张　振）

第二节　急性肺水肿的治疗

围手术期肺水肿的治疗包括五大方面：①充分供氧和正压通气；②快速利尿，减少肺间质和肺泡内过多的液体；③扩血管药，降低心脏前、后负荷；④增强心肌收缩力；⑤发现和治疗原发病。

一、充分供氧和正压通气

肺间质水肿或肺泡内泡沫分泌液大大阻碍氧弥散，出现不同程度的低氧血症，常需吸入高浓度氧。吸入纯氧动脉血氧分压仍低于 50mmHg，或大量血性泡沫痰不断涌出淹没肺泡时，应立即采用正压通气。正压通气包括间歇性正压通气（IPPV）和持续正压通气（CPAP）或呼气终末正压通气（PEEP）。IPPV 治疗肺水肿的理论依据：增加肺泡压与肺组织间隙压力，阻止肺毛细血管内液渗出和肺水肿的产生；降低胸腔静脉血回流，降低右心房充盈压；增加功能残气量；提高氧的吸入浓度；减少呼吸肌疲劳，降低组织氧耗量；加压气流可使气道内的泡沫破碎。一般采用 IPPV 的潮气量为 12～15ml/kg，每分钟通气次数 12～14 次，吸气峰压不应高于 30mmHg。若患者经用 IPPV（$FiO_2 > 0.6$）后仍不能提高 PaO_2，而且存在严重的肺内分流，应改用 PEEP。PEEP 通过开放气道，扩张肺泡，使肺内过多的液体重新分布到影响气体交换较小的部位，提高 PaO_2 和肺顺应性。但是 PEEP 只是一种支持疗法，不能减少血管内液渗出和血管外的液量。PEEP 一般先从 $5cmH_2O$ 开始，逐步增至 $10cmH_2O$，重症 ARDS 可增至 $15～30cmH_2O$，尽量以不减少心排血量为准。如患者有自主呼吸，可选择 CPAP，对心排血量影响较 PEEP 小。为了保证气道的通畅，吸引分泌物及进行有效的供氧，可考虑行气管内插管。严重肺水肿大量泡沫性分泌物充满肺泡，严重妨碍气体交换，可采用去泡沫剂降低泡沫表面张力，使泡沫破裂。常用 95% 乙醇溶液或 1% 硅酮液于挥发器或湿化瓶内，随正压氧同时吸入。二甲硅油喷雾吸入去泡沫效果更好。

二、快速利尿，减少肺间质和肺泡内过多的液体

减少肺间质和肺泡内过多液体的最有效的药物是利尿剂。尤其对心源性或输液过多引起的急性肺水肿几乎已成为常规治疗方法，静脉注射呋塞米 40mg，不见效时可加倍剂量重复给药。呋塞米可迅速、有效地经肾脏排出过多的液体。而且，静脉注射呋塞米后常在利尿之前肺水肿就已经明显好转，说明利尿剂除了利尿作用外，还能增加静脉容积，降低静脉回流和减轻肺水肿。但大量利尿时应警惕低钾及血容量不足，应及时补充血容量和纠正离子紊乱。

三、扩血管药，降低心脏前、后负荷

如果肺水肿是由于充血性心力衰竭引起，α 受体阻滞药和硝酸甘油等降低前负荷的方法非常有益。α 受体阻滞药如酚妥拉明可阻断儿茶酚胺、组胺和 5 - 羟色胺等血管活性物质对血管的收缩反应，解除肺小动脉、小静脉痉挛，降低后负荷，增加心排血量。硝酸甘油或硝普钠直接作用于血管平滑肌，降低周围血管阻力，降低后负荷，增加心排血量，从而使肺循环内血液向体循环转移，减轻肺水肿，而且增加冠状动脉灌注，降低心肌耗氧量，改善左心功能。扩血管药降低肺动脉压，可改善 ARDS 患者预后。但是扩血管药增加肺淋巴生成，抑制肺缺氧性肺血管收缩，加重肺内分流和低氧血症。吗啡对肺水肿的有利影响，除了中枢镇静作用减少氧耗量外，还扩张周围血管，降低右心充盈压和左房压，曾是治疗急性肺水肿的常规用药，至今也普遍应用。近年来一氧化氮（NO）治疗肺水肿患者的低氧血症和肺动脉高压备受关注。NO 能降低肺毛细血管静水压和血管通透性，减少肺淋巴流量。

四、增强心肌收缩力

急性肺水肿合并低血压时，多为严重左心衰竭或低心排血量，往往需要正性变力药。正性变力药增加心肌收缩力，增加心排血量，提升血压，改善组织灌注，纠正组织缺血、缺氧，促进肺水肿恢复。一般首选多巴胺 2～10μg/（kg·min），如升压效果不明显，可并用肾上腺素 0.1～0.5μg/（kg·min）。急性肺水肿纠正低血压后，再用袢利尿剂，利尿效果更明显。

五、发现和治疗原发病

发现病因是评价自然转归和预后，指导治疗的关键。如二尖瓣狭窄患者由于心动过速诱发急性肺水肿，紧急行二尖瓣口扩张即可缓解。总之，早期诊断和恰当处理是改善预后的关键。

六、液体管理

应用利尿剂减轻肺水肿可能改善肺部病理情况，但是利尿减轻肺水肿的过程可能会导致心排血量下降，器官灌注不足，必须在保证脏器灌注的前提下进行。中华医学会重症医学分会 2006 年制定的急性肺损伤（ALI）/急性呼吸窘迫综合征（ARDS）诊断治疗指南中指出，在维持循环稳定，保证器官灌注的前提下，限制性的液体管理策略有助于改善 ALI/ARDS 患者的氧合和肺损伤。

急性肺水肿是否应用白蛋白应视情况而定。高压力型肺水肿肺毛细血管静水压大于胶体渗透压，大量低蛋白液体溢向肺间质及肺泡内，出现低血容量休克。静脉注射 5% 白蛋白 0.5 ~ 2L，很快使血流灌注衰竭逆转，还可增加胶体渗透压，促进肺水肿恢复。而通透性肺水肿患者，由于血管通透性增高，大分子蛋白质容易漏向肺间质及肺泡内，使更多的液体积聚在组织间隙内，应用白蛋白会加重肺水肿。但是如果存在低蛋白血症，可通过补充白蛋白和应用利尿剂，有助于实现液体负平衡，并改善氧合。

近来研究证实，羟乙基淀粉具有防堵毛细血管漏的作用，其机制是：①生物物理作用，羟乙基淀粉具有形状及大小合适的分子筛堵漏；②生物化学作用，抑制炎症介质的表达，减少促炎介质释放，减少白细胞与内皮细胞相互作用（防止中性粒细胞黏附），从而改善微循环、减轻炎症反应、减少内皮损伤。对于通透性肺水肿建议少用天然胶体白蛋白，以人工胶体补充血容量。但是尚需进一步研究以证实其作用。

七、其他治疗

关于大剂量肾上腺皮质激素的应用存在争议。一般认为，皮质激素能改善毛细血管通透性，稳定溶酶体膜，防止液体漏出，尤其对通透性肺水肿有利。但也有人认为收效有限。

（张　振）

第三节　恶性高热危象的治疗

一旦发生恶性高热要求立即开始干预性治疗。主要方法包括立即阻断诱发因素，吸入 100% 纯氧，过度通气以及使用丹曲林钠治疗。需要呼叫其他人员，因为必须有助手来混合丹曲林。丹曲林是一种与氢氧化钠相混合的难溶解的液体。pH9 ~ 10（否则不能溶解），并且等渗（150mg/mg 丹曲林每小瓶 3g）。20mg 丹曲林必须与 50ml 消毒蒸馏水（没有盐或 D5W）混合。如果没有立即溶解，产生清澈的橙黄色液体，应该在流水下加热。丹曲林的首次剂量为静脉内给药 2.5mg/kg，必要时重复给药直到剂量达 10mg/kg。每 5 ~ 30 分钟可重复首次剂量，心率，体温和 $PaCO_2$ 是临床治疗的最佳指导。典型的病例静脉内给予丹曲林后的 6 ~ 20 分钟可以看到反应，在 20 分钟内连续血气分析首先出现呼末 CO_2 的下降。在儿童和成人丹曲林的半衰期为 10 ~ 12 小时。

其他支持性治疗也是必要的一积极地降温，纠正酸中毒（2 ~ 4mEq/kg 碳酸氢钠）及纠正电解质紊乱。治疗高钾血症最有效的方法是通过有效剂量的丹曲林逆转恶性高热。持续性高钾血症可以通过过度通气，碳酸氢钠，静注葡萄糖和胰岛素（10 个单位常规胰岛素溶入 50ml50% 的葡萄糖溶液中或 0.15U/kg 常规胰岛素溶入 1ml/kg 50% 葡萄糖溶液中）来治疗。仅对严重的心律失常和心功能衰竭的患者使用钙剂，剂量为 2 ~ 5mg/kg 氯化钙。治疗心律失常也可以应用普鲁卡因 1.5mg/kg，每 5 分钟一次，总量不超过 15mg/kg 或给予利多卡因 1mg/kg。β 受体阻滞剂艾司洛尔也可用于心动过速。钙通道阻滞剂要避免和丹曲林一起使用，可导致高钾血症和心肌抑制。

在治疗的同时，应监护动脉血压，中心静脉压和肺动脉压。插入尿管并维持尿量。扩容治疗应包括每 10 分钟输注一次 10 ~ 15ml/kg 的冰盐水而不是乳酸林格液。降温措施包括冰罩降温和实施胃、创口及直肠灌洗。其中胃灌洗是最迅速最有效的降温方法。腹膜透析和体外循环也是需要的。当体温达到 38℃ 时降温治疗就要停止了，避免体温过低。

更换 CO_2 吸收装置和麻醉回路可去除诱发因素的残留。尽管可利用动脉血气来确定酸中毒的程度，但混合中心静脉血气结果对治疗有更好的指导作用。同时也应监测血生化（电解质、肌酸激酶、肝功能、血尿素氮、乳酸、血糖）和凝血功能（凝血酶原时间、激活的纤维蛋白原、部分促凝血酶原激酶时间、纤维蛋白分解产物、血小板计数、血清血红蛋白和肌红蛋白、尿血红蛋白和肌红蛋白）。

重要的一点是在 45 分钟内患者应完全恢复正常；否则，应实施加强治疗。有 25% 的患者会复发，通常是在首次发作的 4 ~ 8 小时之内，但有报道复发最迟在 36 小时之内。如果患者感到烦闷并伴随如下症状，持续性高钾血症、残留肌肉僵直、大量的液体需求及少尿进一步发展为无尿。应重复应用丹曲林，即使在一个 24 小时治疗过程中每 6 小时静脉给予 1 ~ 2mg/kg 的剂量成功控制首次发作。如果没有复发的征象，24 小时后可以停用丹曲林。另外，一些指南上推荐每 4 ~ 8 小时给予口服丹曲林 1mg/kg，持续 48 小时。

弥散性血管内凝血将发生，可能是由于促凝血酶原激酶的释放继发休克和/或细胞内物质释放或细胞膜的破坏。应立即给予常规的 DIC 治疗。

肌红蛋白尿性肾衰也将发生，严重的肌红蛋白尿在恶性高热发作的 4 ~ 8 小时之内出现。持续给予丹曲林治疗对其是有帮助的（每小瓶甘露醇 3g）。也可给予速尿 0.5 ~ 1mg/kg。肌酸激酶升高的程度可指导丹曲林持续治疗时间。

附：【丹曲林】

在 1979 年，静脉内注射丹曲林被食品药品管理局批准应用于治疗恶性高热。1979 年之前，丹曲林最初用于治疗肌肉痉挛。其作用于肌肉细胞本身，减少细胞内的钙离子。在肌纤蛋白—肌球蛋白或肌钙蛋白原肌球蛋白或二者共同的水平阻断钙从肌浆网释放并拮抗钙离子。

近来的研究并不认为罗那丹受体是丹曲林的作用位点；但是它有这个受体位点的媒介作用。丹曲林对骨骼肌的作用具有特异性。临床剂量的丹曲林对心肌收缩的影响很小。丹曲林不影响神经肌肉传导，但是能导致肌肉无力，强化非去极化肌松药的作用。患有神经肌肉疾病的患者必须要谨慎使用。

静脉注射 5 ~ 15mg/kg 剂量的丹曲林能产生显著的肌肉松弛，甚至口服丹曲林也会产生无力感（表 20 - 1）。

表 20 - 1　丹曲林

药物相互作用
维拉帕米，心肌抑制剂
副作用
眩晕，轻度头晕，嗜睡，肝功能障碍

静注剂量超过 15mg/kg 对于心血管系统没有什么影响，如果剂量不超过 30mg/kg 也不会导致呼吸抑制。丹曲林最重要的效应之一是将细胞内代谢转化为需氧代谢，呼吸正常化及逆转酸中毒。由于氢离子、钙离子进入细胞内迅速降低了细胞外的钾离子水平并稳定心肌。

（张　振）

第四节　恶性高热患者的麻醉

恶性高热易感患者的麻醉应使用下列药物：氧化亚氮、巴比妥类药物、依托咪酯、丙泊酚、阿片类镇痛药、镇静剂及/或非去极化肌松药。所有挥发性麻醉药和琥珀胆碱要避免使用。

近来一致认为如果没有使用诱发性药物，则不需要给予丹曲林进行预处理。这可以避免丹曲林的副作用：肌肉无力和恶心。然而，已知的恶性高热高敏患者必须要实施外科手术，就需要提前应用丹曲林了，由于患者和麻醉医生的担心来自于先前发生的恶性高热的严重程度。丹曲林可以口服也可以静注，口服剂量是 4.8mg/（kg·d），在麻醉之前的 48 小时内分 3~4 次服用，或在诱导前一次性静注 2.5mg/kg。由于口服丹曲林吸收不稳定，副反应明显，所以静注是更好的选择。

为准备一台清洁的麻醉机，所有汽化装置、CO_2 吸收装置、新鲜气体出口管路、环路及面罩都应更换。机器应被 100% 氧气以 10L/分钟的流量净化 10 分钟。

避免诱发恶性高热的其他方法包括：

（1）中至重度的术前用药，使用镇静剂、巴比妥类药物、苯二氮䓬类药物或阿片类药物

（2）平衡麻醉技术（一氧化二氮/氧气、巴比妥钠、阿片类药物及任何非去极化肌松药）

也可以使用氯胺酮和丙泊酚。另外，严密的监护是麻醉管理的一个重要方面。尤其是呼末 CO_2、脉搏氧饱和度、中心体温。准备好丹曲林可以随时应用也是很重要的。

酯类和酰胺类局部麻醉药用于区域麻醉或局部麻醉是可以的。尤其在产科麻醉，区域传导阻滞麻醉无论对于顺产还是剖宫产都是最好的选择。但是如果必须要实施全身麻醉，琥珀胆碱应避免使用。不需要预防性应用丹曲林，如果认为需要给药，应在胎儿脐带被钳夹之后，避免影响婴儿。

恶性高热易感患者实施日间手术，需要术后监护至少 1 小时。并且要准备丹曲林及监护设备。

（张　振）

第五节 过敏反应诊断与治疗

一、诊断

全身麻醉状态下发生过敏反应的判别可能是比较困难的。过敏反应的发生和严重程度归因于作用于终末器官的介质产生的效应。过敏反应引起介质释放对于血管的作用与麻醉药物对血管的作用在临床表现上常常混淆不清,可能在早期不易辨别。因此,低血压和心血管性虚脱可能是麻醉期间过敏反应的首要表现。过敏反应的症状和体征详见表 20 – 2,过敏反应诱发介质详见表 20 – 3。

表 20 – 2 过敏反应的症状和体征

系统	症状	体征
呼吸系统	呼吸困难、胸痛	咳嗽、喘鸣、喉头水肿、肺水肿、肺顺应性降低
心血管系统	眩晕、胸骨后疼痛	出汗、意识丧失、低血压、心动过速、心跳停搏、心律失常、肺动脉高压、全身血管阻力降低
皮肤	瘙痒、烧灼	荨麻疹、红肿、口周和眶周水肿

表 20 – 3 过敏反应的形成介质

血管活性介质	生理反应
组胺	外周血管舒张
	支气管痉挛
	毛细血管通透性增加
白细胞三烯	毛细血管通透性增加
	支气管痉挛
	负性收缩力
	可能冠状动脉血管收缩
前列腺素	支气管痉挛

二、治疗

过敏反应或类过敏反应的治疗必须包括纠正低氧血症、补充循环血容量、抑制作用于血管的介质的释放和维持气道通畅。可以给予 100% 的纯氧,扩充循环血容量,肾上腺素是首选治疗药物。表 20 – 4 是可采用的有效的必要措施的目录。

表 20 – 4 治疗过敏反应和类过敏反应的必需条件

氧气
平衡盐溶液
胶体液

肾上腺素

苯海拉明

吸入性 β_2 药物

糖皮质激素

碳酸氢钠

当发生危及生命的过敏反应时，静脉给予肾上腺素是必需的。肾上腺素的剂量可以依据过敏反应的严重程度和机体对初始剂量的反应从 $5 \sim 100\mu g$ 逐渐增加。肾上腺素可以增加循环中腺苷磷酸的浓度，恢复膜通透性，同时还可以降低作用于血管的介质的释放。肾上腺素松弛支气管平滑肌的作用原理源于其 β_2 效应。如果发生的过敏反应并没有危及生命，肾上腺素标准的成人给药剂量为 $0.3 \sim 0.5mg$ 以 $1:1\,000$ 的浓度稀释皮下注射给药。

抗组胺类药物可以与组胺竞争体内受体结合位点，从而降低组胺效应的影响（低血压，瘙痒和支气管痉挛）。然而，作用于血管的介质一旦释放，抗组胺类药物就可能失去作用。值得注意的是，支气管痉挛和组胺对心肌收缩力的抑制作用，都与白三烯的释放有关并非组胺本身的作用。已往发生的过敏反应的不明残留物的作用，可以被 H_2 受体拮抗剂所拮抗。

皮质激素可以增强不同药物的 β_2 - 激动剂的作用，并且可以抑制花生四烯酸的释放。花生四烯酸与白三烯和前列腺素的释放密切相关。它们同样可以增加激活补体系统的潜在危险性。

氨茶碱是温和的支气管扩张药，可以增加左右心室的心肌收缩力，同时可以降低肺循环血管阻力。它对于治疗持续的支气管痉挛和维持血流动力学的稳定具有一定的作用。然而如果在治疗初期，应用吸入的 β_2 受体激动剂似乎更能取得较好的疗效。静脉给药的初始剂量为 $5 \sim 6mg/kg$，20 分钟后可以按 $0.5 \sim 0.9mg/（kg \cdot h）$ 持续静脉输注。持续泵注米力农对于右心功能不全和肺动脉高压具有一定的治疗作用，但是，可引起全身的血管扩张和低血压。表 20 – 5 概述了过敏反应的治疗。

表 20 – 5　过敏反应的治疗

初级治疗措施

1. 认识考虑病情

2. 解除抗原接触

3. 保持纯氧吸入

4. 停用所有麻醉药物、血制品、抗生素和肌松剂

5. 静脉扩容，晶体液成人可达 4L，儿童 $10 \sim 20ml/kg$

6. 成人静脉使用肾上腺素 $5 \sim 10\mu g$，儿童 $0.5 \sim 5\mu g/kg$，每三分钟剂量加倍直到血压维持满意，如果没有静脉通路，可以气管内给药

进一步治疗措施

抗组胺药：苯海拉明 $0.5 \sim 1mg/kg$

支气管扩张剂：沙丁胺醇或特布他林吸入

糖皮质激素：$0.25 \sim 1g$ 氢化可的松或 $1 \sim 2g$ 甲泼尼龙（成人），$0.5mg/kg$ 氢化可的松或 $1mg/kg$ 甲泼尼龙（儿童）

碳酸氢钠：以 $0.5 \sim 1mEq/kg$ 应用于持续性低血压和酸中毒的患者

输入儿茶酚胺：肾上腺素 5～10μg/min（成人），0.05～4μg/（kg·min）（儿童）；去甲肾上腺素 5～10μg/min（成人），0.05～0.1μg/（kg·min）（儿童）；异丙肾上腺素因为其血管扩张作用而禁用，除非发生顽固性哮喘

拔管前进行气道评估

（张 振）

第六节 乳胶变态反应

对乳胶过敏的手术患者的麻醉存在一系列难题。乳胶过敏属于 I 型变态反应，它是由 IgE 介导，抗原刺激，肥大细胞激活后发生的。临床表现见表 20-6。

表 20-6 乳胶变态反应的临床表现

血管通透性增加（荨麻疹和喉头水肿）

平滑肌收缩（支气管痉挛）

血管舒张（脸红和低血压）

感觉经验末梢刺激症状（瘙痒症）

心脏组胺受体激活（心动过速和心律失常）

另外，在接触乳胶手套后的接触性皮炎患者，还可出现 IV 型变态反应或细胞介导的免疫反应，该反应是由 T 细胞介导的，在接触后 6～48 小时发生。

乳胶过敏的危险人群包括：

（1）神经管缺陷（特别是儿童）（脊髓脊膜膨出、脊柱裂、先天性泌尿系统异常）和大脑性瘫痪的患者：发病率是 18%～56%，长期接触乳胶、经常或反复置尿管和复杂的手术都可以使危险性增高。接受超过 6 次手术和/或有遗传性过敏史的脊柱裂患者危险性也增高。家庭机械通气的患者因为接触乳胶也可能增加过敏的风险。

（2）特异性体质患者：35%～83% 的乳胶过敏患者属此类。儿童对香蕉、栗子或鳄梨过敏提示是一种蛋白交叉反应。

（3）医务人员：可见于高达 8% 的内科医生、5.6% 的护士和 13.7% 的牙科医生。麻醉医生 IgE 抗体阳性的比率可高达 12.5%。

（4）有复杂接触史的患者：经过多种外科治疗或多次检查涉及黏膜接触乳胶制品的患者。在这群患者中乳胶过敏的危险因素具有特异性，有对某（几）种水果过敏史还有使用乳胶手套后出现皮肤症状史。

（4）橡胶工厂工人：长期接触乳胶抗原使该人群的发病率为 10%。

一、接触途径和临床表现

1. 皮肤直接接触 接触职业性乳胶手套后的接触性皮炎可表现为局部或全身性荨麻疹。

2. 黏膜吸收（鼻腔、小肠、口腔、阴道或直肠黏膜） 可表现为结膜炎、鼻炎、胃炎或伴有血管性水肿的哮喘，可能会导致术中心血管的功能障碍。

3. 乳胶蛋白吸入 气源性过敏原粉末可导致去饱和作用、喘鸣、支气管哮喘和低氧血

症——比手套粉末更严重。

4. 抗原直接血液吸收　长时间接触外科手套可导致心动过速、低血压和心肺功能障碍。

二、乳胶变态反应的诊断

术前诊断通常是根据患者继往有对气球或手套不耐受病史，或有对医疗产品（如尿管）的过敏史。测定乳胶敏感的试验列于表20－7。

表20－7　乳胶敏感测定试验

人体试验
皮肤刺痕试验：可靠性最强，无氨试剂诊断乳胶变态反应而无副作用
补片试验：将乳胶手套片覆盖于皮肤划痕上
应用试验：看产品是否产生过敏症状
体外试验
放射性过敏原吸附试验（RAST；放射性强度检测 IgE 抗体）
酶联免疫吸附测定（ELISA）
Alstat－乳胶特异性 IgE 抗体需要 3.5 小时，敏感度94%，特异性81%

乳胶过敏的患者应佩戴医学报警腕带。

三、术前准备

关于术前是否预防性使用 H_1 和 H_2 受体阻滞剂和非甾体类药物现在还存在争论。目前不提倡使用，因为避免乳胶接触是术前准备最重要的方面。建议使用的有效预防措施详见表20－8。

表20－8　乳胶变态反应的预处理

成人
每6 小时静脉内给予甲泼尼龙 1mg/kg，最高剂量 60mg
每6 小时静脉内给予苯海拉明 1mg/kg，最高剂量 50mg
每6 小时静脉内给予雷尼替丁 0.5mg/kg，最高剂量 150mg
儿童
<1 岁
无
1~12 岁
每6 小时口服泼尼松 1mg/kg，最高剂量 40mg
每6 小时口服安泰乐 0.7mg/kg，最高剂量 50mg
12 岁成人
每6 小时口服泼尼松 1mg/kg，最高剂量 40mg
术前晚上口服氯雷他定 10mg

四、处理

将初次手术的乳胶过敏高危人群（如脊柱裂和脊髓发育不良的患者）置于无乳胶环境，可降低乳胶敏感和术中过敏反应的发生率。

患者病历上应贴上"乳胶过敏"的标签。手术顺序的安排也很重要，因为乳胶是一种气源性过敏原，使用乳胶手套后一小时就可存在于手术室内，因此在条件允许的情况下，此类患者应安排在当日手术的第一台。2.5 小时不使用该手术室和麻醉机可使空气中乳胶抗原的水平降低 96%。现在很多医院都有无乳胶环境。必要的乳胶防护列于表 20 - 9。

表 20 - 9 手术室的乳胶防护措

使用无乳胶手套——非常重要

如果不能做到使用无乳胶静脉插管，在乳胶接口处使用控制阀

避免使用剂量大的玻璃瓶——玻璃瓶一次穿刺看起来是安全的，但是重复穿刺是不合格的

血压袖带的连接管使用 Webril，或者使用无乳胶袖带

使用尼龙搭链止血带

避免使用组胺释放药物

应用合成橡胶风箱的 Ohmeda 通风机如果有效的气体流量低于 10L/min，应考虑清洗通风机的风箱

回路过滤器例如 Pall TM BB25，可以防止乳胶微粒的吸入，应该放置在呼吸回路和气管导管之间的位置

在手术室门口放置提示患者对乳胶过敏的标记牌

乳胶变态反应车是很有帮助的应该包括：

    无乳胶注射器，玻璃注射器

    药物放置在玻璃安瓿中

    使用无乳胶接口的静脉注射管

    合成像胶的储存袋

    带有硅酮瓣膜的人工呼吸器

    合成橡胶风箱的通气机

五、乳胶过敏反应的诊断

乳胶变态反应一般在接触抗原后 20 ~ 60 分钟开始发生（范围在 5 ~ 290 分钟）。通常表现为三联征

（1）低血压，最常见。

（2）皮疹，荨麻疹。

（3）支气管哮喘。

六、手术中乳胶过敏反应的治疗

过敏反应的治疗与前面描述的基本相同。如果患者已经预先给予了 H_2 受体阻滞剂例如雷尼替丁或者由于其他的原因给予了此类药物治疗（如胃食管反流），发生在麻醉状态下的乳胶过敏反应的症状可能有 3 : 1 为心脏传导阻滞。H_2 受体的兴奋间接的引起冠脉的血管舒张、心率加快、心肌收缩力增加。H_2 受体拮抗剂在抗过敏上的应用，使患者更易于接受心脏功能的进一步下降（通过阻止 H_2 受体对抗过敏介质导致的心脏呼吸抑制作用来达到）并且也使有冠心病的患者易于接受心肌缺血。

记住对抗生素和肌松剂的过敏反应也发生于乳胶过敏的患者，这或许是变态反应（过敏反应）的原因——而不是乳胶。

（张　振）

第二十一章 休克患者麻醉管理

休克是机体遭受严重侵害造成重要器官的血液灌注不足，或机体细胞对营养物质不能进行正常代谢所出现的严重综合征。可能发生于大失血或脱水引起的低血容量或原发性心脏泵衰竭造成低心排血量综合征，也可能因血管扩张引起血液分布失调造成"高排低阻"性灌注不足。不但在临床上经常遇到，在麻醉和手术过程中也常发生。如处理不当或延误时间，可造成严重后果。近年来，随着麻醉理论的深化及临床技术的提高，已能有效地对患者的重要生理功能进行监测和调控，也为重危休克患者的抢救发挥越来越重要的作用，因此，麻醉工作者更应全面掌握休克的有关知识。

历史上最早对休克的认识即为"低血压"，治疗上也致力于提升血压。20世纪50年代发现应用去甲肾上腺素提升血压并未提高休克患者的生存率，主要由于强烈血管收缩可反射性降低心排血量及减少组织灌注。之后逐渐认识到应纠正微循环障碍，强调补足血容量及增加血液灌注。近年来更重视组织的供氧量。从治疗开始就应支持和恢复细胞的代谢功能，防止多系统器官衰竭。

第一节 休克的分类和临床表现

一、低血容量性休克

低血容量性休克（hypovolemic shock）在麻醉中最为常见，主要因创伤、失血或严重脱水引起急性循环血量不足，导致生命器官功能损害，也包括肾上腺皮质功能衰竭、尿崩症及胃肠功能失调引起的呕吐、腹泻造成低血容量休克。早期或休克代偿期时，中枢神经系统处于兴奋状态，交感神经活动增加，临床表现为烦躁不安、面色苍白、四肢寒冷、过度通气及心率加快，而血压多不下降。但因小动脉代偿性收缩，舒张压上升，使脉压变窄。如及时处理，很快可以得到纠正。否则，一旦进入休克期，由于血管内血容量及功能性细胞外液减少，则可出现低血压、低心排血量（低于 2.5L/min）、低中心静脉压（低于 2cmH$_2$O）、少尿（少于 20ml/h）及周围血管阻力进一步增高。临床上还可出现神志淡漠，口唇及四肢发绀、黏汗、脉搏微弱、少尿或无尿。如患者合并严重创伤，使机体局部组织和细胞遭到破损，细胞内蛋白酶及蛋白分解产物与某些血浆蛋白发生作用，释放各种血管活性物质（肽类、酶类、胺类），使毛细血管通透性增加，微循环扩张，可进一步使血压下降，如不及时清除纠正，更加重休克的发展。

二、心源性休克

心源性休克（cardiogenic shock）主要因心脏本身功能受损、降低心肌收缩力，不能泵出足够的心排血量以维持组织灌注，也称为急性心力衰竭。常见于急性心肌梗死及其急性并发症（如乳头肌断裂、室间隔破裂或室壁瘤破裂）、心律失常、急性心肌炎、心脏挫伤、主动脉夹层和肺栓塞等。临床上表现为低血压、低心脏指数［少于 2L/（min·m²）］、高中心静脉压和高肺动脉楔压（PAWP > 20mmHg），以及高周围血管阻力等。心源性休克患者有左室衰竭时多表现为呼吸困难、端坐呼吸及夜间呼吸困难。如合并有左、右室衰竭时常出现肺水肿、严重低氧血症，脚背浮肿及颈静脉怒张和少尿或无尿。麻醉过程中如在良好通气情况下突然出现血压下降并出现发绀时即应怀疑有心源性休克可能。长时间阻断主动脉进行心血管手术体外循环，停机后可能出现心脏"顿抑"（stunning），严重抑制左心功能并有低血容量，称为低心排血量综合征，使处理困难。

三、分布性休克

分布性休克（distributive shock）是主要由于脓毒血症（sepsis）或过敏导致的血液分布失常。以往曾称之为感染性休克或脓毒血症休克及过敏性休克。如急性胰腺炎或革兰阴性（G⁻）细菌释放的内毒素进入循环可导致高动力性循环状态的"脓毒血症综合征"，曾称为暖休克，实际临床上皮肤并不一定温暖，多表现弛张性体温升高、心动过速及突然出现低血压、周围血管阻力降低、心排血量显著增高（> 10L/min），尿量不减。同时出现过度通气及呼吸性碱血症。但是组织细胞受内毒素的侵害使之对氧的利用能力显著降低，代偿性高流量仍不能满足细胞的正常代谢。发展晚期也称冷休克，毛细血管极度扩张及动静脉短路（损害组织摄氧）开放使周围血管阻力下降，降低了有效血容量导致低心排血量，以致无尿。近年发现内毒素作用于血管内皮细胞，促使 L - 精氨酸（L - arginine）不断合成一氧化氮（NO）导致血管扩张，同时内毒素还能直接对心肌及肺产生毒性作用。并能促进弥散性血管内凝血（DIC）及呼吸窘迫综合征的发生，导致多系统器官衰竭。此外，近年来提出"中毒性休克"综合征（toxic shock syndrome，简写 TSS）是感染性休克的一个特殊类型，此综合征是由革兰阳性（G⁺）球菌外毒素引起的高热、呕吐、腹泻及皮肤出现弥漫性红色斑疹为特征的低血压休克，有时伴有意识改变及肝、肾功能障碍等多系统损害。开始多见于妇女月经棉栓阻塞感染或小儿并有局灶性脓肿引起，一般引流畅通后多可缓解。

四、阻塞性休克

胸腔内压升高（如张力性气胸、腹腔间隙综合征、正压通气、呼气末正压等）或血液流出梗阻（如肺栓塞、空气栓塞、主动脉夹层分离、肺动脉高压、心脏压塞或缩窄性心包炎等）可引起阻塞性休克（obstructive shock）。表现为急骤的血压下降、心动过速、发绀、颈静脉怒张、呼吸困难及冷汗等。病情紧急且多威胁生命。

总之，不论何种原因引起的休克，均存在组织灌注不足，血流灌注对机体细胞的氧供及营养物质均不能满足代谢所需。由于血流动力学参数如血压、心排血量相差很大，所以，适合休克状态下的最低血流动力学参数很难确立。众所周知，休克时平均动脉压常低于 60mmHg，心脏指数低于 2L/（min·m²）。然而，有些患者的低排血量及低血压可以满足代谢所需，则不一定是休克。

（张惠艳）

第二节 休克患者的评估及监测

临床上遇到休克的患者，首先应了解病史，分析休克的原因及评估其严重程度。如对出血性休克患者尽量了解失血量，如消化道出血时的呕血量或黑粪量。闭合性股骨干骨折，大腿周径可明显增粗，如周径较健侧每增加 1cm，约增加失血量 500ml。烧伤患者可根据烧伤面积及深度估计血浆丧失量。通过监测可了解休克患者病情的发生和发展，对于病情的评估、治疗方案的调整及患者的转归有着重要的意义。

1. 血压（动脉压） 血压仍是休克最重要的指标，它反映了血容量、心排血量及周围血管容积和阻力。正常为 120/80mmHg。同时还应注意脉压，一般脉压反映每搏量，舒张压升高多因小动脉收缩所致，组织灌注减少。所以，90/50mmHg 的血压常比 120/100mmHg 为优。如失血性休克，改变体位引起的血压变化，也可粗略估计缺血量。如患者平卧位时将其两腿举起成 90°，观察 30 秒，记录血压变化，如收缩压上升 10mmHg，即为举腿试验（L 试验）阳性，说明血容量已足，低血压是由于血管张力低下所致。如举腿试验阴性，即表示血容量不足。另外，也可做倾斜试验，即患者从平卧位逐渐抬高头位，倾斜 30°，如脉率每分钟增快超过 30 次，表示血容量亏损约 9～14ml/kg，如同时血压下降，说明缺血更多。有创动脉压力监测已在临床麻醉中广泛使用，不但可以实时监测血压的变化，还可以方便快捷地进行血气分析，甚至从动脉压力波形分析可以计算出心排血量，为分析病情变化及评估治疗效果提供依据。

2. 脉率及休克指数 脉率是最简便的测定方法，休克时脉率增加与休克程度相平行，且其反应常较血压敏感。临床上还用脉率/收缩压 = 休克指数来表示失血性休克的失血量。如休克指数 ≅1.0，表示失血约 20%～30%，如 >1.0，则失血量达 30%～50%。如用心电图监测心率，更较脉率确切。

3. 中心静脉压（CVP） 对一般病例，中心静脉压能很好地反映心脏充盈压，对观察休克治疗过程有很大帮助，临床上已逐渐普及。但是在肺动脉高压、心肌梗死的患者或输液过快或严重心脏疾病兼有显著血流动力改变时，中心静脉压不能反映左心充盈压，有条件时应使用肺动脉导管（Swan‐Ganz 漂浮导管）测肺动脉楔压（PAWP），较 CVP 更能准确地反映左房舒张末期压力，从而评估心脏的前负荷。

4. 心脏指数（CI）或心排血量（CO） 心脏指数或心排血量能更确切地反映休克时组织灌注量。因为血压 = 心排血量 × 周围血管阻力，所以治疗中应用血管收缩药，虽可提高血压，但心排血量并不增加，甚至反而减少，使组织灌注下降。可通过肺动脉导管用热稀释法测定 CO，现已有内置快速反应热敏电阻和光导纤维的肺动脉导管，可以连续准确地监测心排血量和混合静脉氧饱和度，甚至可以测定右心射血分数，进而计算出右室舒张末期容积。同样，其他血流动力学参数，如外周血管阻力、肺血管阻力、心脏指数及每搏指数等也可通过公式计算。

5. 尿量 休克患者留置导尿管观察每小时尿量是简便而有意义的指标。尿量可以间接地反映组织灌注量。治疗过程如血压提升不明显，而尿量逐渐增多，即表示组织灌注已接近正常。反之血压升高超过正常，而尿量仍少或无尿，说明组织灌注仍不足或肾功能已受损害。测尿量时还可测尿比重及尿中钠浓度（正常为 20mmol/L）。

6. 动脉血氧分压（PaO_2）、二氧化碳分压（$PaCO_2$）及 pH 血气分析测定　已逐渐普及，对休克的观察及治疗确有重要的指导意义。至少可以及时改进通气和给氧措施及纠正酸碱紊乱。根据测定还可计算出肺泡–动脉血氧含量差、动–静脉血氧含量差及血氧饱和度等，进一步了解休克的程度。脉搏血氧饱和度（SpO_2）测定更可持续无创监测，以了解休克程度。

7. 动脉血乳酸盐　血乳酸水平与休克病情的严重程度有密切的相关性。在治疗过程中血乳酸浓度下降提示预后良好。正常值为 1mmol/L，休克时明显增高，增高的程度常和生存率之间有密切的关系。如乳酸量从 2mmol/L 增到 8mmol/L，则成活率从 90% 降到 10%。如按病死率统计，乳酸量在 1.4mmol/L 以下，病死率几乎为 0，小于 4.4mmol/L，病死率为 22%，小于 8.7mmol/L，病死率为 78%，大于 13mmol/L，病死率几乎达 100%。但是，血乳酸浓度是反映全身组织氧合的指标，无法反映局部组织的灌注和氧合情况。

8. 血细胞比容　间断测定可以及时了解血液浓缩或稀释程度。血细胞比容在 0.42 时对低血容量休克的耐力最大，可供利用的氧也最高。高于或低于此值对出血的耐力及氧利用也将下降，但微循环灌流在 0.30 时最大。血细胞比容正常范围在 0.25～0.45，根据此项测定有利于指导输液品种及输血成分的选择。同时也可测定血红蛋白量，有类似意义。

（张惠艳）

第三节　休克的治疗

一、紧急复苏及病因治疗

休克患者的治疗最重要的是快速复苏及纠正休克的原因。如气道梗阻必须开放气道。张力性气胸必须立即用粗针穿刺患侧第 2 肋间，争取连接水封瓶行闭合引流排气。如大失血休克必须先紧急止血，如上止血带、压迫止血部位、给抗凝剂等止血或减少出血措施。如创伤性休克兼有广泛范围组织开放性损伤，损伤的细胞释放各种血管活性物质增加毛细血管通透性及血浆渗出，更使血容量下降。且损伤组织产生的变性血红蛋白等，又常阻塞肾小球，加重休克引起的急性肾功能衰竭或挤压综合征。所以，对开放性创伤患者，应及早扩创冲洗，防止有毒物质吸收，才能阻断休克的恶性循环。感染性休克如有脓肿存在，首先应切开脓肿引流，才能用特效抗生素控制感染，如化脓性心包炎、急性化脓性髋（或膝）关节炎。这类疾病由 G^+ 球菌感染引起大量脓汁潴留，临床上可出现血疹、高热，即所谓中毒性休克综合征，偶尔误诊为急性传染病。这类患者的毒素吸收量不亚于化脓性腹膜炎 G^- 杆菌的感染，但切开引流后多能缓解，病情远较内毒素休克的为轻。麻醉中最常遇见的为急性阻塞性化脓性胆管炎、绞窄性肠梗阻及大失血患者，均需在生命支持疗法下尽早切开总胆管减压、解除肠梗阻或彻底止血后才有恢复的可能。所以，麻醉医生应在积极抗休克支持生命的措施下配合外科医生及早手术治疗，根除病因，才能挽救患者。开始病因治疗的同时还应进行增加组织灌注及供氧量的治疗措施。

二、提高组织供氧量

组织供氧量（DO_2）反映了循环系统的运输能力，决定于动脉血氧饱和度（SaO_2）、携氧的血红蛋白（Hb）和血流量即心排出量（CO）。DO_2 正常值为 700～1 400ml/min。

$DO_2 = CO \times CaO_2$

其中 CO 为心排血量，CaO_2 为动脉血氧含量。

$CaO_2 = 1.34 \times Hb \times SaO_2 + 0.003\ 1 \times PaO_2$

其中 1.34 为每克血红蛋白结合最大氧量的系数；SaO_2 为动脉血氧饱和度；0.003 1 为氧在血液中物理溶解系数；PaO_2 为动脉血氧分压。血液中物理溶解的氧量很少，可以忽略不计，可简化为：

$CaO_2 = 1.34 \times Hb \times SaO_2$

根据 Nunn 及 Freeman 公式：

$DO_2 = CO \times 1.34 \times Hb \times SaO_2$

正常 $DO_2 = 5\ 250 \times 1.34 \times 150/1\ 000 \times 95/100 = 1\ 002$（ml/min）

休克时如 CO、SaO_2 及 Hb 值各下降 1/3，则 3 项乘积的变化影响很大，如：

$DO_2 = 3\ 500 \times 1.34 \times 100/1\ 000 \times 64/100 = 300$（ml/min）

即组织供氧量仅 300ml/min，严重威胁患者生命。所以要提高组织供氧量，不仅要充分供氧，更要增加心排出量及血红蛋白。近年研究认为，休克治疗如能使供氧量达超常水平［大于 600ml/（min·m²）］，可取得较好的效应。因此，休克时给高浓度氧非常必要，有时给 100% 氧，SpO_2 也难以达到 91%，不得不借助呼吸机给以间歇指令正压通气等扶助呼吸措施。

三、补充血容量

休克患者均存在"有效血容量"不足，所以，除了心源性休克外，补充血容量仍为抗休克的最基本措施之一，可直接增加组织灌注量及供氧量。尤其低血容量休克患者补充血容量还是病因治疗之一，但补充血容量常较失血量为多，也即低血容量休克纠正后，有效血容量多较正常血容量为大。所谓"有效血容量"意指能使血压、尿量和组织灌注量恢复正常并参加循环的血容量。所以血容量"缺多少，补多少"的原则已不适用。

1. 输入溶液的选择　输入溶液的选择，以往遵循"缺什么，补什么"的原则，看来已不完善。如失血性休克患者，补充全血的升压效应有时不如先输晶体溶液（如乳酸钠林格溶液）迅速。特别自 1961 年 Shires 提出手术创伤或休克时大量丢失功能性细胞外液以来，临床上多在休克患者采用类似细胞外液的晶体液，确实挽救了很多休克患者，降低了休克后肾功能衰竭的并发率及病死率，但一度出现围手术期肺水肿并发率的上升，继而 Shoemaker 又报道失血性休克时细胞外液量不是减少而是增加，应输胶体液。关于二者不同的结果争论不休，这可能是由于研究者测定时间不同导致。早期失血性休克使细胞外液减少，而休克晚期或感染性休克因毛细血管渗透性增加而使细胞外液增加，同时临床上测定细胞外液的技术既不准确，又很困难，所以尚难以定论，但近年来已多趋向一致，适当并用晶体液及胶体液。

（1）晶体溶液：常用的为生理盐水或乳酸钠－林格液，如能选用碳酸氢钠或醋酸钠－林格液，对休克患者更为有利，因为乳酸钠需经肝代谢才产生碳酸氢根。低血容量休克早期，血管壁完整，可通过细胞外液的平衡，对不足的血容量进行代偿，造成功能性细胞外液缺乏。晶体溶液输入后就可以补充功能性细胞外液缺乏，迅速渗入组织间隙，只有 1/3 留在血管内，所以，低血容量休克患者需要用失血量的 4 倍晶体液才能纠正休克。由于晶体液扩容使血液稀释，降低黏滞度，有利于降低周围血管阻力，改善微循环及增加心排血量，故提升血压也较全血及胶体溶液为快。但是在血管内存留时间不长，所以，如输入 3 ~ 4L 后不续用胶体液或全血，常不易持久维持血压，并容易转移至新形成的急性分隔性水肿间隙（acute sequestered edema space），即"第三间隙"，使功能性细胞外液成为非功能性液体，导致组织水肿甚至肺水肿。

近年有用高渗氯化钠溶液（1.8% NaCl 溶液）治疗出血性休克，比等渗液有效。因为增加渗透性，可诱发毛细血管前括约肌扩张，增加微循环血流。高渗液还使细胞外液重新分布，增加血容量，但细胞严重脱水时，则反而造成损害。高渗液还可增加心肌收缩力，使心排血量增加，恢复血压更快。但过度高渗（浓度大于 20% 的 NaCl 溶液）盐水可造成肺动脉压及肺静脉压升高，应予避免。

（2）胶体溶液：常用抗休克的胶体溶液主要有中分子量右旋醣酐、羟乙基淀粉、琥珀明胶、尿联明胶、聚明胶肽注射液等。胶体溶液容易保存及运输，无传染疾病的危险，能增加血容量，维持血浆胶体渗透压，并使血液稀释。羟乙基淀粉在血管内保持时间长于明胶。但右旋糖酐或羟乙基淀粉用量过多可能影响凝血机制，而琥珀明胶及尿联明胶溶液应用剂量很少影响凝血机制，可突破 1 000ml。胶体液在休克早期血管壁完整时，能更有效地扩充和维持血浆容量，血液稀释有利于血压的提升及改善微循环，如前所述。但血细胞比容不应小于 0.25，否则可引起低蛋白血症及降低携氧能力，则应补充浓缩红细胞或全血。

组织创伤或休克后期血管壁受损，通透性增加，使跨血管壁胶体渗透压梯度（差）几乎消失。大分子胶体和晶体一样迅速地离开循环，堆积在组织间隙，也加重第三间隙的体液潴留，使毛细血管 – 肺泡膜的渗出更加严重，促进肺水肿。

总之，抗休克中先用晶体液已趋向一致，胶体液的应用决定毛细血管壁是否完整及功能性细胞外液是否恢复。但有限量地给予 1 000 ~ 1 500ml 中分子右旋醣酐或羟乙基淀粉及更大剂量的琥珀明胶等明胶类液体仍无异议。低分子右旋糖酐同样能用做扩容剂，只是血管内停留时间较短（仅 1 小时），不易持久维持血压，应予注意。

（3）血液制品：急性胰腺炎患者并不需要全血，仅给胶体及晶体溶液即可。烧伤休克患者曾认为不需全血，近年认为除输胶体及晶体溶液外，也需补充红细胞或全血。大量失血时当然需要补充浓缩红细胞、新鲜冰冻血浆、冷沉淀、血小板或全血等，以补充血容量、维持氧的运输及纠正凝血功能障碍。尤其血细胞比容小于 0.25 时，应补充全血或浓缩红细胞，如能收集体腔内自体血液输入，可快速补充血容量而无需等待交叉配血试验。

（4）葡萄糖液：在休克早期，因儿茶酚胺使肝糖原分解而有高血糖症，但机体对糖的利用能力降低，在血压回升后易出现糖尿及渗透性利尿，丢失钠和水分，同时对恢复血浆容量作用较小，所以，早期应少用等渗葡萄糖。只有在休克后期，由于体内糖原储备耗尽出现低血糖症，有些细胞处于"饥饿"状态时，才可在血容量得到适当补充后给予葡萄糖液。可多次经静脉输入 50% 葡萄糖溶液 100ml 加胰岛素 6U，有利于患者的恢复。

2. 输入量的掌握　休克时输入量的掌握应遵循"需要多少，补多少"的原则，即补充的血容量应使血压、尿量和组织灌注量恢复正常。因而前述八项监测参数可以作为补足有效血容量纠正休克的重要指标，其中血压、脉率、中心静脉压及尿量的测定更为普遍应用，根据其不同的参数变化来估计输入量是否合适。如休克指数就是以脉率与收缩压之比来粗略反映血容量。还可调节体位以观察脉率或血压变化来核对。如用中心静脉压结合血压变化来分析指导输入量更较休克指数确切（表21-1）。连续观察中心静脉压的动态变化，包括对输液或给药后的反应更有意义。由于中心静脉压主要反映右心充盈压，通常与左心充盈压作用相近似，但在某些病例如肺动脉高压患者及输液过快时，反映左心充盈压的指标如 PAWP 常先于 CVP 升高，应引起警惕。另外，尿量也是反映输入量是否足够的间接指标。当血压在 80mmHg 时，每小时平均尿量约 20~30ml。严重低血容量血压过低（<60mmHg），肾小球滤过停止或肾动脉痉挛出现无尿时，切不可误认为急性肾功能衰竭而限制输液。只要参考中心静脉压较低及估计失血量或失液量过多，不难诊断低血容量休克。同样，在纠正低血容量后往往尿量增多先于血压恢复正常，所以，定时测尿量很有意义。

表 21-1　中心静脉压和血压变化的常见原因及其处理

中心静脉压	血压	原因	处理
低	低	血容量不足	快速补充血容量
低	正常	血容量轻度不足	适量补充血容量
高	正常	容量血管过度收缩，肺血管阻力增高	扩血管药（如硝酸甘油）
正常	低	心排血能力降低，容量血管过度收缩，血容量不足或已足够	"冲击试验"：在 5~10 分钟内快速输液 100 或 200ml，如中心静脉压不升可再增加输入量，如上升 2~4cmH$_2$O 应暂停输液，如随后下降可再输，如上升 5cmH$_2$O 以上，应停止输改用增强心肌变力药
高	低	心排血能力降低，血容量相对过多	增强心肌收缩力药并用扩血管药

四、药物疗法

为了增加休克患者组织灌注量及供氧量，往往在恢复血容量时还需要用正性变力药及缩血管药增强心肌收缩力、增加外周血管阻力和心排血量，还应用抗酸药及利尿药纠正代谢性酸中毒及预防急性肾功能衰竭。

1. 正性变力药及血管收缩药

（1）指征及药物选择：正性变力药及血管收缩药对休克患者的作用有两重性，即增强心肌收缩力或增强周围血管收缩，增加回心血量及心排血量，使血压回升，可暂时保证心、脑等生命器官的血流灌注。但多数休克患者（如低血容量休克）周围血管已代偿性过度收缩，血管收缩药将进一步降低组织灌注。同时正性变力药可增加心肌耗氧，可能促进心律失常。所以，休克患者对正性变力药或血管收缩药有时虽非用不可，但应用后仍应尽量解除休克原因，及早终止给药。如严重失血性休克已濒临心脏停跳，在补充血容量不能立即回升血压时，常不得不采用正性变力药及血管收缩药，如多巴胺 [2~10μg/（kg·min）]、去氧肾上腺素 [0.2~1μg/（kg·min）] 或去甲肾上腺素 [0.05~0.2μg/（kg·min）]。感染性休克及心源性休克在上述药物无效时，还可改用或并用小剂量肾上腺素 [0.05~0.2μg/（kg·min）] 静脉滴注。冠心病患者应慎用肾上腺素。过敏反应引起的休克应首选肾上腺素（0.5~1.0mg）静脉注射。周围血管扩张引起的休克多选用甲氧明或去氧肾上腺素。脊椎及硬膜外麻醉引起的低血压，往往单次静脉注射麻黄碱 10~15mg 即可奏效。

（2）注意事项：①当体内大出血患者出血未止之前，原则上应禁用任何升压药物，以免血压提升，加快失血。但在血压急降濒临心脏停跳之时，在加快补充血容量的同时并用升压药，也必须控制血压在低水平上（收缩压不超过 90mmHg），并尽快进行手术止血；②由于这类药物对血压升降极为敏感，因此，应尽量采用有创动脉压连续监测，密切观察血压变化，及时调节滴速，避免血压大幅度波动；③利用升压药物提升血压并非真正纠正休克，甚至还能加速休克的进展，所以，必须同时纠正发生休克的原因，如止血、补充血容量及解除肠梗阻等，才能及早停止使用血管收缩药，④长期滴入高浓度去甲肾上腺素，可能引起血管痉挛或药液外漏造成局部皮肤坏死。一旦发现有药液外漏或局部出现皮肤苍白、主诉疼痛时，应更换静脉。并在局部用 0.25% 普鲁卡因溶液加透明质酸酶 1 000 ~ 1 500U 阻滞，外敷蛇药也有扩张局部血管的作用。

2. 扩血管药　应用扩血管药的目的在于扩张小动脉及微小动脉，降低周围血管阻力，降低后负荷；而且还降低毛细血管后阻力，解除微小静脉及小静脉的痉挛，疏通微循环，使淤滞在微循环中的血液重新回到循环血流，增加心排血量及改善组织灌注。早在 20 世纪 50 年代末，在小儿中毒性痢疾及中毒性肺炎引起的休克中成功地使用大剂量阿托品静脉注射而获得成功。阿托品一次用量达 0.03 ~ 0.05mg/kg，每 10 ~ 15 分钟重复静脉注射，直至面色潮红、四肢温暖、瞳孔散大、尿量增多才逐渐停药，血压往往随之上升。但同时出现心动过速、口干、躁动及高热等副作用，必要时需用毒扁豆碱静脉注射对抗精神症状，每次 0.5mg，每 10 ~ 15 分钟一次，直至副作用消失为止。国产山莨菪碱（即 654）及化学合成制剂氢溴酸山莨菪碱（即 654 -2）抗休克作用类似阿托品，而副作用较阿托品为少，每次剂量为 0.5 ~ 2mg/kg，5 ~ 15 分钟一次静脉注射。由于心动过速增加心肌耗氧量，心源性休克患者应用抗乙酰胆碱类扩血管药尚有争议。近年来多采用直接扩张血管作用的硝酸甘油及硝普钠以降低前、后负荷而不增加心肌耗氧量，配合正性变力药可显著地增加心排血量，有效地提升血压，所以，这类扩血管药已成为最近对抗心源性休克的重要手段之一。

3. 抗酸药　休克的低血流量灌注引起无氧代谢，必然造成不同程度的代谢性酸中毒。如用扩血管药，还可使积存在微循环系统中的无氧代谢产物进入全身血液循环中，使酸血症更为严重。由于酸血症可进一步抑制心肌，降低血管肾上腺素能受体对儿茶酚胺类升压药的敏感性。如 pH 降至 7.1 时，对肾上腺素的升压反应降低 50%，pH 降至 7.0 时则无升压反应。所以，当酸中毒低血压危及生命时，应先静脉注入碳酸氢钠 1mmol/kg（相当于 4.2% 碳酸氢钠溶液 2ml/kg），或按公式给药，即 $NaHCO_3$（mmol）= BD（或 BE）× 0.25 × 体重（kg）。分两次静脉滴注，如补充血容量及给正性变力药后，血压持续不升，还可重复静脉注射，但应有血气监测指导，切勿引起碱血症。以往曾有滥用碳酸氢钠，造成医源性碱血症及严重低钾血症，引起严重心律失常，加重休克的发展。临床上低血容量性休克如果恢复有效血容量后，代谢性酸中毒往往自行消退。心源性休克及感染性休克在恢复心排血量及血压后，只要通气及尿量正常，酸中毒也能自行纠正及代偿。所以，应用碳酸氢钠只限于急性代谢性酸中毒又有严重休克不易提升血压的患者，尽量使动脉血 pH 维持在稍酸（pH7.25）水平，有利于组织供氧。由于碳酸氢钠代谢后产生 CO_2，易引起心肌内一过性酸中毒及一过性颅内压升高，近年有应用等克分子碳酸氢钠及碳酸钠合剂代替碳酸氢钠的缓冲作用，产生 CO_2 较少，值得重视。

4. 利尿药　休克时肾血管痉挛很容易导致急性肾功能衰竭，成为休克后期死亡的主要原因。所以，抗休克治疗中应尽量保护肾功能，及早恢复有效血容量及血压，以保证肾血流灌注，持续维持尿量排出。否则，持续低血压使肾小管内尿液排空，管壁贴附后，彼此间的吸附力很大，一般的滤过压（40mmHg）很难使其分开，容易导致肾功能障碍。如血压需用正性变力药维持时，应首选多巴胺或并用多巴胺 $2 \sim 10\mu g/$（kg·min）静脉滴入，有利尿的作用。非诺多巴是选择性多巴胺受体 -1（DA_1）激动剂，没有多巴胺的 β 肾上腺素能副作用，在 $0.03 \sim 0.3\mu g/$（kg·min）剂量范围内可增加肾血流量，产生利尿作用。如有效血容量已得到补充时，尿量多明显增加。如每小时尿量仍低于 25ml 以下时，即可静脉注射呋塞米 $20 \sim 40mg$ 或静脉滴注 20% 甘露醇溶液 $100 \sim 200ml$。观察 30 分钟无效时可静脉注射呋塞米加倍剂量。务必维持足够的尿量，预防急性肾功能衰竭。

5. 肾上腺皮质激素　肾上腺皮质功能不全或过敏引起的休克应用肾上腺皮质激素，仅用生理剂量即可起到较好的效果。对一般休克患者应用肾上腺皮质激素的效果仍有争议，但临床上仍常应用于严重感染性休克及个别心源性休克患者。主要根据有：①增强心肌收缩力，提高机体对儿茶酚胺的敏感性；②稳定细胞膜及微循环薄膜部分的通透性，保护溶酶体膜及促进网状内皮系统功能的作用；③对肺、肾功能有保护作用；④有特殊的抗内毒素作用。但生理剂量很少有确切疗效，只有用"药理剂量"才能见效，如氢化可的松剂量高达 $50 \sim 150mg/kg$ 静脉注射，或用泼尼松龙 $30mg/kg$ 静脉注射，以后每 $4 \sim 6$ 小时静脉注射 $15 \sim 30mg/kg$，血压恢复后即可停止给激素，不必逐渐减量后再停药。但并有呼吸窘迫综合征者，还得继续减量用药。此外，大量激素疗法时，抗生素剂量应加倍才能见效，同时还应预防应激性溃疡的发生。

6. 抗凝药的应用　抗凝药的应用应非常慎重，因为休克出现真正弥散性血管内凝血（DIC）的患者是非常少的。实际上 DIC 多是休克的结果，一旦确诊，还应努力纠正原发病因，治疗感染及纠正酸中毒，适当应用肝素 $0.5 \sim 1mg/kg$ 静脉注射，每 6 小时补注一次，使凝血时间维持在 $15 \sim 30$ 分钟之内，以防止凝血因子、血小板继续被消耗。如患者有巨大的出血创面及内出血或弥散性血管内凝血已过渡到纤维蛋白溶解亢进阶段，均应禁用肝素。手术后短期内也应慎用。

7. 血管加压素的应用　休克时的神经内分泌反应引起内源性血管加压素释放，通过其缩血管作用以维持血压。1997 年，Landry 最早提出假说，认为感染性休克时的低血压状态可能是由于血浆精氨酸加压素（arginine vasopressin）水平过低引起，补充外源性加压素可能有益。血浆精氨酸加压素水平降低的原因有：压力反射介导的加压素释放受损；神经垂体存储的血管加压素耗竭；中枢神经系统诱导型一氧化氮合酶（NOS）抑制血管加压素释放等。脓毒血症时肾上腺素能受体反应性降低，对正性变力药常不敏感；对血管收缩药，如去甲肾上腺素亦反应差。一些临床研究表明，对于大剂量儿茶酚胺治疗无效的感染性休克患者，持续静脉小剂量输注精氨酸加压素（$0.04 \sim 0.05U/min$ 或 $4 \sim 6U/h$）可明显增加外周血管阻力、血压及尿量，心率减慢，以及去甲肾上腺素用量减少。合成的长效血管加压素特利加压素（terlipressin）亦有类似作用。但须注意，血管加压素可引起冠脉收缩和脏器血管收缩致低灌注，应加用扩血管药。

8. NOS 抑制剂　感染性休克时 NOS 广泛激活，NO 持续大量释放，大量动物实验表明，NOS 抑制剂可减轻器官功能损害，提高生存率。

五、早期目标治疗

Shoemaker 提出早期目标治疗（early goaldirected therapy，简称 EGDT）的合适参数：①CI比正常高50%，即 4.5L/（min·m²）；②血容量高 500ml；③DO₂ 高于正常水平，600ml/（min·m²）；④VO₂ 比正常高30%，即 170ml/（min·m²）。感染性休克患者成活率从 26% 提高到 60%。

六、免疫疗法

免疫疗法是通过阻断炎症介质（TNFα、IL－1、缓激肽、前列腺素等）的作用来治疗休克。可溶性 TNF 受体（sTNFR）抗体或单克隆 TNF 抗体已被用于临床研究，试图中和 TNFα 的全身作用，但与对照组相比，预后并无改善。另外，白细胞介素－1（interleukin－1）受体拮抗药、抗缓激肽及血小板激活因子（PAF）拮抗剂等已开始在一些国外医学中心试用于休克患者，虽然至今还未得到确切的效应，但已对休克治疗开辟一条新的途径。血液滤过（hemo－filtration）最近引起较多关注，研究表明，它可以去除感染性休克患者血液中的炎症介质，尤其是 IL－6。不过，血浆中促炎症细胞因子的整体水平并未显著降低，可能是其生成仍在进行的缘故。

目前有些治疗已作用到分子水平。例如现知己酮可可碱（pentoxifylline）、氨力农、多巴酚丁胺等增加细胞内环磷腺苷（cAMP）浓度的药物可以抑制 TNF 基因转录至 TNF、信使核糖核酸（TNF mRNA）。糖皮质激素可抑制 TNF mRNA 翻译。单克隆抗体或 TNF 人工蛋白抑制剂可抑制 TNF 分泌的毒素。其他还包括抗细菌毒素、抗内毒素抗体等。这些治疗的作用有利有弊尚无定论，但有开发前途。总之，免疫学、微生物学及药理学对休克的治疗均可能提供有力的武器。

（张惠艳）

第四节　休克患者的麻醉

一、休克对麻醉的影响

急诊休克患者的麻醉是非常危险的，因为休克患者的循环代偿功能多已消耗殆尽。有的患者经术前处理，血压恢复正常，但心率常在每分钟 120 次以上，实际仍处于代偿性休克状态，难以忍受麻醉药直接抑制心肌及干扰交感神经代偿的作用，促使休克状态恶化。而休克本身的病理生理改变又显著地影响麻醉药的反应。

1. 吸入麻醉药　休克患者对吸入麻醉药需要浓度减低，摄取速率却较正常人为快。因为休克患者趋于过度通气，增加每分钟通气量，迅速使肺泡内浓度取得平衡。又因心排血量减少，肺血流从肺泡中运走麻醉气体减慢，从而更快地增加肺泡气浓度。肌肉灌注血流减少，使血液中麻醉药浓度更快地升高。此外，心排血量进入脑血管内血流的比例增高，相对地向脑组织供给更多的麻醉药。

2. 静脉麻醉药　同样地，休克患者用静脉麻醉药在同一剂量下也较正常人更易抑制心肌功能，因为药物注入较少的循环血容量内产生较高的浓度，又因灌注至肌肉、肝及肾的血流减少，使血流再分配速度减慢及代谢率降低，使麻醉药存留血中的浓度较高，时间较长。同时，当心排血量减少时，脑血流仍能维持原状，使脑内麻醉药剂量相对较高。

3. 脊椎麻醉或硬膜外阻滞麻醉　因阻滞交感神经可使血容量不足的患者产生严重低血压，往往 3~5ml 局麻药就使硬膜外阻滞平面很广，甚至降低通气量而影响呼吸。

4. 局部浸润麻醉　局部浸润麻醉本身很少加剧休克的发展，适于简单的止血操作，较小创伤处理等。如遇开腹手术或复合创伤患者，局部麻醉常难以满足手术要求，更不能保证患者气道通畅及供氧，也不能有效地抑制手术创伤引起的过度应激反应，反而促进休克的发展，还不如气管内麻醉安全。

二、休克患者麻醉的原则

（1）任何麻醉药均应采用较低浓度及较小的剂量，休克情况下一般均能取得较快、较深及较长时间的效果。即使局部麻醉，也应采用较低浓度，减量浸润，以免局麻药中毒。

（2）保持气道通畅和充分给氧：急诊创伤患者，麻醉前常非空腹。尤其在饱腹后创伤，胃肠排空时间延长，即使禁食已七八小时，仍很难排空。应清醒气管插管后诱导或快速诱导时按压环状软骨以防止反流误吸。麻醉过程经面罩或气管导管给高浓度氧吸入，提高血氧含量，有助于低灌注量时组织氧的摄取。

（3）尽量选用对心肌抑制较少的麻醉药及采用复合麻醉：当特别紧急手术而不能使休克稍行稳定的病例，如主动脉夹层动脉瘤破裂或心脏创伤心脏压塞的患者，只能快速开放静脉通路、气管内插管及缠上血压表袖带后即行诱导，直到危急状况得到控制后再准备更多的监测装置。麻醉诱导也应采用小剂量氯胺酮、咪达唑仑、羟丁酸钠或芬太尼，配合琥珀胆碱或泮库溴铵等，对心肌抑制最小。一般休克患者争取术前补充血容量、纠正水及电解质紊乱，麻醉维持可以选用 $N_2O + O_2$ 吸入或静脉麻醉配合肌松药，如选用羟丁酸钠、氯胺酮、芬太尼、依托咪酯或咪达唑仑等。

（4）原则上应禁用脊椎麻醉，偶尔如下肢创伤性复合骨折的休克患者，经术前补足血容量提升血压后，慎重选用低位连续硬膜外麻醉，麻醉药剂量宜小，同时应给面罩吸氧。若经验不足，仍不如采用全身麻醉安全。

（张惠艳）

第二十二章　麻醉期间循环紊乱和呼吸的管理

麻醉和手术过程中对循环系统的影响最为显著，表现为血压升高、低血压及心律失常，直接影响患者的生理功能，甚至出现循环骤停，危及生命。如果术前已有心脏功能不全、低血容量、高血压及嗜铬细胞瘤等病症者，麻醉中更容易发生循环紊乱。因此，麻醉和手术过程中应严密监测循环功能的改变。其中测定血压和脉搏是最简便而能普遍实行的方法。观察血压还应同时注意脉压（即收缩压与舒张压之差）。测脉率时还应注意脉搏质量。麻醉者应训练自己，根据周围脉搏性质大致判断血压，至少能判断收缩压在 90mmHg（12kPa）以上或 60mmHg（8kPa）以下。此外，观察周围血液循环，也有一定帮助。如用手指压迫患者前额或指甲，正常情况放松 3～5 秒即重新充血，如超过此时间，被压处仍显示苍白指印，即毛细血管再充盈时间延长，也说明循环障碍。如手术复杂，估计术中失血较多，需要大量输血的患者。还应观测中心静脉压和尿量，心脏病患者更需连续监测心电图，有心衰病史者争取插 Swan-Ganz 漂浮导管，以便全面地估计循环紊乱情况，及时进行处理。

第一节　围手术期高血压

麻醉和手术过程中出现严重高血压的危害并不亚于低血压。尤其在冠状动脉疾病患者，高血压及心动过速意味着需氧量显著增加，使原来供血不足的心肌，更易发生心肌缺血。急剧的血压升高，由于心脏后负荷剧增，可导致左心衰竭或肺水肿。在老年患者，有时还能出现脑血管意外，不能不引起高度警惕。

一、原因

1. 麻醉因素　最常见的为浅麻醉下置入喉镜、气管插管及套囊充气，容易引起反射性高血压，并同时有心动过速。另外，在切皮、剥离骨膜时，局麻不确切或全麻镇痛不全时，均可引起血压升高。开颅手术刺激第Ⅴ、Ⅹ、Ⅸ对脑神经、牵拉额叶或脑干时也可出现血压升高、心率减慢。颅脑损伤或占位性疾病，麻醉时颅内压增高，也可引起反射性高血压及心率减慢。所以，颅脑外伤大失血患者，往往血压不低或增高。一旦开颅后降低颅内压，即出现血压急降，应引起注意。

二氧化碳蓄积可直接刺激皮质下及延髓，使血管收缩，还能刺激化学感受器，反射性地兴奋延髓心血管中枢，使血压升高。但在麻醉加深时，升压反应消失，二氧化碳蓄积常不引起高血压。另外，缺氧也能兴奋化学感受器使血压升高，但严重缺氧却抑制循环，使血压下降。

2. 机械因素　术中钳夹主动脉，完全或部分阻断主动脉血流，当使上半身血压剧升时，如不处理，必将出现广泛脑血管破裂。同样地，如输血或输液过量，也可出现高血压，如不注意即可继发肺水肿。

3. 内分泌疾病 嗜铬细胞瘤手术时可分泌大量儿茶酚胺进入血液循环，使血压剧升，甚至超过血压计标尺，必将加重心脏负担，心功能不全患者有导致心力衰竭的危险。

甲状腺功能亢进的患者，如甲状腺素过多地进入血液循环，术中可出现血压升高及心动过速，往往合并体温升高，应警惕甲状腺危象。

4. 动脉硬化性高血压 原有动脉硬化性高血压患者，如术前停止抗高血压药，麻醉中极易诱发高血压。所以，近年来已一致认为，术前不应停止抗高血压药，即使偶尔发生低血压也较处理高血压容易。

二、麻醉中高血压的防治

麻醉过程对高血压的处理常不如对低血压重视。实际上血压剧升，增加需氧量，使心肌缺血性疾病患者的心脏常不能耐受。在动脉硬化的患者还有发生脑血管意外的可能，不能不引起重视。除了麻醉操作要求轻巧、深度适当、镇痛完全及避免气道梗阻外，还应分析高血压原因，根据不同情况，分别处理。一般除去引起高血压的原因后，血压多可下降。如血压持续上升达200mmHg以上，可用1%硝酸甘油溶液0.25~0.5ml滴鼻，有学者认为是1分多钟即可见效，必要时可持续静脉滴入。对原有高血压患者，如术前停用抗高血压药，可给乌拉地尔0.6mg/kg或维拉帕米50μg/kg，有稳定血压及心律的作用。嗜铬细胞瘤手术时更应准备酚妥拉明，可以在探查、刺激肿瘤前预防性静脉注射1~2mg，也可在血压剧升时静脉注射。此外，当静脉滴注缩血管药时，必须严格控制滴速，不断监测血压，防止由于使用不当而导致医源性高血压。

（丁明炎）

第二节　围手术期低血压

一、麻醉药或麻醉因素

全身麻醉药对心肌都有不同程度的抑制作用。特别是氟烷稍一加深，即可使血压下降，所以应密切观察血压变化，以调整麻醉深度。硫喷妥钠对心肌的抑制较轻，但对心脏功能代偿不良者，如重症缩窄性心包炎患者，往往用2.5%硫喷妥钠溶液3~5ml即可发生严重血压下降及长时间发绀，所以在应用时，宜缓慢注射并不断观察血压变化。和硫喷妥钠一样，丙泊酚可呈剂量相关性抑制心血管，注药速度过快，可引起明显低血压。氯胺酮可兴奋交感神经，引起血压增高，但对已有严重心血管功能障碍的患者，因其直接心肌负性作用，引起血压下降。依托咪酯对血压没有明显影响。小剂量苯二氮䓬类药物对血压影响较小，大剂量或与阿片类药物合用，可较明显降低血压，在重症心脏病患者、老年患者和危重患者更明显。肌肉松弛药中阿曲库铵能一定程度引起组胺释放，导致血压下降，其他肌肉松弛药对血压影响较小。

此外，在做控制呼吸时，麻醉气体的分压随着间断正压呼吸而升高，一旦开大蒸发器调节开关，即可迅速加深麻醉，往往在心脏病患者加压呼吸3~5次，即可使血压下降到测不到的程度。所以，全麻药和全麻的操作对循环的影响不能不引起重视。吸入麻醉药都有不同程度的扩张血管和心肌抑制作用，可引起血压不同程度的下降，以氟烷最明显，地氟烷影响最轻，氧化亚氮对血压也没有明显影响。

此外，在麻醉过程中，由于扶助呼吸不当出现二氧化碳蓄积，麻醉终了给以过度通气时，即可出现二氧化碳排出综合征，使血压下降。

脊椎和硬膜外麻醉阻滞范围过广时可造成交感神经广泛阻滞，从而使血管扩张，血压下降，导致血管容积扩大性低血压，往往心率也随着减慢，但神经阻滞引起的低血压对加压胺类药物非常敏感，静脉注入麻黄碱 10mg，即可使血压稳定在正常范围，加快输液常可预防血压下降。如合并失血性休克，仍需积极补足失血量，才能恢复正常。此外，全身麻醉或脊椎及硬膜外麻醉时，由于交感神经受到阻滞，使机体丧失了维持血压平衡的代偿功能。因此，翻动体位过速，常引起剧烈的直立性低血压。同时机体对失血的耐力也明显降低，应引起注意。

二、手术操作的因素

手术的操作对循环的影响更为突出，有时手术器械或术者手指直接压迫心脏或腔静脉，妨碍心脏搏血或腔静脉回心血流，使血压下降，只要放松压迫，血压即可回升。当有嗜铬细胞瘤切除时，血液中儿茶酚胺含量突然减少使血压剧降，必须用去甲肾上腺素维持血压。此外，在进行肺叶或巨脾切除时，如果术中结扎静脉后，过晚地结扎动脉，使大量血液潴留在肺叶或巨脾内，而使血压下降，实际也是失血性休克。骨科手术应用骨胶，常引起严重低血压，多属过敏性质。偶尔还可能遇到肺脂肪栓塞，引起剧烈低血压及呼吸困难。坐位颅脑手术、输卵管通气术还有可能发生空气栓塞，也引起剧烈低血压，更应积极预防，杜绝发生。

手术中急性失血或广范围渗血更可引起低血容量休克。前者因失血急骤，有时虽仅失血 200ml，也可引起血压急降，心率增快。如失血量未超过全血容量的 1/6，一旦止血，也可迅速恢复血压。而广泛性渗血，引起的低血压主要是术中补充血容量不足所致。尤其当大量渗血后，因代偿机制，常先增加心率以增加心排血量，而不降低血压。如不及时补充失血量，终致血压下降，形成记录单上脉搏曲线上升，血压曲线下降的交叉现象，此时往往失血量已超过全血容量的 30% 以上，增加抗休克处理的困难。所以，术中除了密切注意手术操作，还应严格监测失血量，避免发生低血压。

三、神经反射性低血压

当手术操作刺激自主神经分布丰富的部位时，往往可以引起异常神经反射，导致循环紊乱。

1. 腹腔神经丛反射　腹腔神经丛位于第 1 腰椎上缘，腹主动脉前方，相当于腹腔动脉起始部。由两个腹腔神经节，中间连接密集的神经纤维网所组成。腹腔神经节接受来自 $T_{4\sim9}$ 或 T_{11} 交感链形成的内脏大、小神经和最下神经的节前纤维，在这些节内终止、换元，然后发出节后纤维。另外，迷走神经腹部的分支中副交感节前纤维也进入腹腔丛。所以，腹腔神经丛反射弧的传入纤维是交感神经，传出纤维是副交感神经。从腹腔神经丛分出的混合纤维分布于腹膜及腹腔内各脏器，所以，腹腔神经丛反射多发生在手术牵拉腹膜或内脏，或腰部过度垫高压迫神经丛时。尤其当脊椎及硬膜外麻醉及全身浅麻醉时常遇此反射。此外，急性胃扩张时也可出现反射性低血压。牵拉胆囊时出现的胆心反射也是腹腔神经丛反射。

腹腔神经丛反射的临床表现为脉压缩小、脉搏变慢和腹肌强硬，同时呼吸先暂停继而增快，幅度加深。由于脉压缩小，有时血压仅听到一次声响，而脉搏却能触及。严重时血压剧降或发生心跳骤停。

2. 压力感受器反射　压力感受器密布在主动脉窦和颈动脉窦。主动脉窦位于主动脉弓，颈动脉窦位于颈总动脉分叉处。它们在动脉壁内形成小丘状突起。其神经传导径路，上传支是舌咽神经，下传支则包括迷走神经和交感神经。当血压过低时，压力感受器通过神经反射使心率增速，血管收缩，血压升高。即 Marey 定理所述的"心率与血压呈反相关改变"。但在全麻时可使压力感受器受到相当抑制，当变动体位或头高位就容易产生直立性低血压。同样原理，休克患者全麻应维持浅麻，以便保持压力感受器的代偿反射。又因心血管中枢和呼吸中枢均位于脑干网状结构内，彼此邻近，所以，心血管反射常与呼吸反射同时发生。

压力感受器对手术刺激的反应因人而异。有的患者颈动脉窦虽受到手术的强烈刺激，但血压下降并不显著。而同样的刺激有的患者血压却明显下降。术前洋地黄化的患者，颈动脉窦的应激性显著升高。当手术操作压迫或牵引颈动脉窦时，即可使血压骤降、脉搏变慢、心律不齐、呼吸变浅或暂停，有时发生抽搐，重者可立即死亡。此反射也称为"颈动脉窦综合征"，最常见于颈动脉体瘤或颈总动脉瘤，所以术中操作切忌粗暴。1% 普鲁卡因溶液行颈动脉窦阻滞及加深全麻有助于抑制颈动脉窦反射。

3. 迷走 - 心脏反射　迷走神经与心脏之间的反射弧可能有二：一为刺激沿迷走神经向心纤维上传到迷走神经核，然后沿其离心纤维下传到心脏；另一为刺激沿迷走神经向心纤维上传到其分支部位后，由其离心纤维而达心脏，此即所谓"轴心反射"。前者可利用较深麻醉以抑制迷走神经核来预防神经反射，后者则难以受深麻醉的影响，以致手术操作时可发生以下各种反射：

（1）眼 - 心反射：压迫眼球引起心动过缓和低血压。此反射始于眼内感受器，经三叉神经的眼神经传入至脑干，止于三叉神经感觉核，进而通过心 - 血管中枢，最后经迷走神经和交感神经传出发生心 - 血管效应。同样，刺激鼻黏膜可引起相似眼 - 心反射的鼻 - 心反射。

（2）迷走神经自身反射：也称迷走 - 迷走反射，即传入、传出纤维都是迷走神经构成的反射弧，如支气管插管或气管镜检查时，尤其刺激气管隆突部位时，偶尔诱致心动过缓、房室传导阻滞或心跳骤停。如操作前给以完善的表面麻醉，充分供氧、防止二氧化碳蓄积，常可降低此类反射。

（3）心包反射：手术操作刺激心包或心脏外伤时发生心脏压塞，都可导致心动过缓和血压下降。

（4）直接刺激迷走神经的反应：刺激颈部迷走神经时，可以导致中度低血压和心动过缓；但刺激膈肌下和胸内下方迷走神经时则不起反应；如刺激胸内心脏平面处的迷走神经干时，反应剧烈。

4. 盆腔反射　盆腔神经丛位于直肠及阴道旁，它的交感神经主要来源于腹腔神经丛、主动脉神经丛、上腹下神经丛、腹下神经丛和下腹下神经丛。副交感神经来自第 2～4 骶神经，进入盆腔神经丛后界。所以，在盆腔手术时可引起反射性呼吸、循环紊乱，如牵拉直肠出现反射性喉痉挛及血压下降、心率减慢（直肠 - 喉反射）。有时做痔核环切术牵引直肠时，也可引起心动过缓及血压下降，称为"直肠 - 心反射"。术中膀胱尿潴留过多时，也有发生血压下降、心率减慢的现象，导尿后血压随即回升，也可视为神经反射的因素。

5. 神经反射性低血压的防治　一旦出现神经反射性低血压，应暂停手术数分钟；如在全麻中发生，应充分供氧及避免二氧化碳蓄积；在局部反射区用 0.5%～1.0% 普鲁卡因溶液浸润，如腹腔神经丛阻滞等；当上述处置无效时，可给麻黄碱 10mg 静脉注入；麻醉前用药给阿托品，可预防和减轻神经反射。

四、肾上腺皮质功能衰竭

麻醉或手术的刺激对肾上腺皮质功能不全的患者是很大的威胁，往往术前给吗啡或巴比妥类针剂，即可发生急性循环衰竭，且对去甲肾上腺素等升压药不起反应。所以，对怀疑有肾上腺皮质功能不全的患者，术前进行肾上腺皮质功能测定有一定的帮助。

术前患者曾反复出现心力衰竭或严重休克，都可能使机体皮质激素消耗殆尽。已行垂体或肾上腺（双侧）切除的患者，机体皮质激素更无储备，术前皆需用激素治疗。此外，较长时间用促肾上腺素或肾上腺皮质激素的患者也可有"功能性肾上腺皮质萎缩"的表现，这样的患者平时尚无皮质功能不全的顾虑，但当麻醉及手术时，却易发生急性衰竭。

麻醉前施行皮质激素准备的方式很多，如术前患者情况较差，皮质功能不全已明确时，可在术前 3～5 天用中等量皮质激素治疗，如可的松每日 200～300mg 分数次肌内注射。急诊患者可经静脉滴入地塞米松 10mg，同时进行麻醉或手术。对术前半年内曾连续用激素两周以内者，虽现已停用，一般情况较好又未做功能测定的患者，也应在手术中准备地塞米松或氢化可的松静脉制剂，以备必要时应用。

此外，分娩合并大出血的产妇，常引起垂体前叶出血、坏死及萎缩，造成产后垂体前叶功能低下，出现希恩综合征（Sheehan's syndrome），使促肾上腺皮质功能减退，促肾上腺皮质激素分泌减少，从而形成肾上腺皮质功能减退，再次麻醉或手术也容易导致循环衰竭。一旦发生循环衰竭时，应立即经静脉滴入促肾上腺皮质激素 25mg 或地塞米松 10mg。只要细致地了解病情，对此有所警惕，积极采取预防或治疗措施，就能够避免发生意外。

（丁明炎）

第三节　围手术期心律失常

一、麻醉下常见的心律失常的因素

1. 麻醉药引起的心律失常　麻醉药对心律的影响，主要作用在心脏传导系统，使心脏的应激性增高或下降。缺氧与二氧化碳蓄积又为心律失常的因素之一。

（1）吸入麻醉药：氟烷麻醉抑制交感神经和心脏传导系统，麻醉下常发生窦性心动过缓、交接处性心律失常等。在二氧化碳蓄积时，儿茶酚胺还可增加其室性心律失常，即所谓致敏感作用，从而增加异位节律兴奋性，降低心肌室颤阈值而致心律失常，因此，氟烷麻醉时禁用肾上腺素。甲氧氟烷及恩氟烷也可引起心动过缓，但对儿茶酚胺引起的致敏感作用远较氟烷为轻。吸入麻醉药呈剂量相关性增加心肌对儿茶酚胺的敏感性，由弱到强的顺序为氟烷 > 甲氧氟烷 > 恩氟烷 > 异氟烷、地氟烷 > 七氟烷。地氟烷吸入浓度 >6% 可兴奋交感神经，引起心率增快。氧化亚氮不引起心律失常。β 受体阻滞药可阻止儿茶酚胺的致敏感作用。麻黄碱、甲氧明、去氧上腺素等非儿茶酚胺类药则不增加卤烃类吸入麻醉药的心律失常。

（2）静脉麻醉药：硫喷妥钠可使血压下降，引起反射性心动过速；氯胺酮可兴奋交感神经引起心率增快；羟丁酸钠可使副交感神经兴奋，引起心动过缓；依托咪酯影响较小；诱导剂量的丙泊酚对心率影响不大，增大剂量可使周围血管阻力降低，引起心率增快。单独使用苯二氮䓬类药物对心率影响也很小。

（3）麻醉性镇痛药：芬太尼增加 RR 间期，也可延长房室传导及房室结和心室的不应期，大剂量静脉注入或伍用其他麻醉药可出现心动过缓。

（4）肌松药：琥珀胆碱可刺激自主神经胆碱受体和自主神经节上的烟碱受体以及窦房结、房室结、房室交界处的毒碱受体，重复注射可引起心动过缓。高钾时易发生心律失常；大面积烧伤、神经肌肉疾病、颅脑损伤、肾功能不全时，可能引起高钾血症，导致致命性的心律失常。大剂量阿曲库铵因组胺释放引起心动过速。

（5）局麻药：对心脏的自律性和传导性均有抑制，其程度与血药浓度成正比。布比卡因可引起严重的室性心律失常和心血管抑制，表现为 PR 和 QT 间期延长，QRS 波增宽，房室传导阻滞和结性心律，以致室颤，很难逆转。利多卡因、甲哌卡因、丁卡因和左旋布比卡因很少引起室性心律失常。罗哌卡因对心脏毒性较小，如果发生心脏毒性反应，逆转成功率也高于布比卡因。

2. 麻醉或手术操作的因素　疼痛刺激可引起交感反射，出现窦性心动过速（如切皮反射）。很多操作又与迷走神经兴奋有关，如支气管插管和拔管、气管镜或食管镜检查、牵引肺门、剥离食管上段以及牵引甲状腺刺激颈动脉窦时，都可出现心动过缓、窦性心律不齐，偶尔发生房室传导阻滞或心跳停止。如患者洋地黄化或麻醉中应用兴奋迷走神经的麻醉药时，可增加反射性心律失常的发生率，所以，阿托品常有预防或治疗的作用。在麻醉插管过程中，虽可能发生迷走神经自身反射，实际上 90% 的心律失常为窦性心动过速，且与其他反射性心律失常一样，多在缺氧和二氧化碳蓄积下容易发生。所以，维持良好的肺通气量和血压是预防反射性心律失常最有效的措施。此外，神经反射区的局麻药阻滞或筒箭毒碱的应用也有一定帮助。

心脏手术直接刺激心包或心脏不可避免地发生心律失常，其严重程度与刺激的部位和强度，与心脏本身病变和缺氧程度有关。一般常见的多为房性或室性期前收缩，特别是开始刺激心脏时，心律失常更多。频繁的刺激，心律失常反而不见增多。如果刺激过分强烈或有缺氧、二氧化碳蓄积，则期前收缩常导致心动过速。如出现室性心动过速或房室传导阻滞时，应立即停止手术，并过度通气。如血压下降，还应提升血压，避免心肌缺氧。当行二尖瓣狭窄扩张分离术时，可出现不规则性室性心动过速，多数在扩张后即可消失，如扩张分离后持续心动过速，即可能发生心室颤动。鼻咽腔手术时，刺激第 V、VII、IX、X 对脑神经可引起心动过缓及血压下降，常误认为局麻药过敏，术前用药给以足量阿托品多可防止。

3. 缺氧和二氧化碳蓄积的影响　缺氧与二氧化碳蓄积使血中儿茶酚胺上升，不但增加心肌的应激性，促进反射性心律失常的发生，而且缺氧本身可以兴奋窦房结，出现窦性心动过速，继而出现 ST 段下降，T 波平坦或倒置。随着缺氧的加重，心率逐渐变慢，以致发生心跳停止。麻醉中二氧化碳蓄积可使房室传导迟缓，当血液 pH 下降到 7.0 时，也可出现完全性房室传导阻滞，二氧化碳排出后，血液 pH 上升到 7.35 时，房室传导即可加快。

4. 术前原有心律失常的影响　术前原有心律失常，虽经治疗但麻醉后尚能再度出现。如心房扑动和心房颤动是风湿性心脏病常见的术前并发症，麻醉前可使用洋地黄控制室率，每分钟在 70 ~ 80 次左右。甲状腺功能亢进症也常并发心房颤动，用普萘洛尔阻滞 β 受体，可使室率减慢，心肌耗氧量下降。束支传导阻滞或房室传导阻滞可见于先天性、风湿性及动脉粥样硬化性心脏病，虽手术并非禁忌，但手术的危险性却明显增加，如二、三度房室传导阻滞极易发生心跳停止。

患者 QT 间期 >0.39 秒（男）或 0.44 秒（女）时易发生室性心动过速，多因严重心动过缓、低钾和普鲁卡因诱发，需用阿托品治疗。有预激综合征的患者易发生室性心动过速，甚至室颤。

冠状动脉疾病使心肌处于慢性缺氧状态，麻醉中如发生室性期前收缩及束支传导阻滞时，稍有缺氧或血压下降，增加心脏负担，即可发生冠状动脉痉挛、完全性房室传导阻滞或心室颤动。

5. 电解质紊乱　电解质紊乱常并发心律失常，尤其在大量利尿后出现急性低钾血症，使心肌兴奋性增高，易出现期前收缩、室性心动过速（K^+ < 2.5mmol/L）或心室颤动（K^+ < 2.0mol/L）。此外，高钾血症可有窦房传导阻滞或窦性停顿、房室传导阻滞甚至心脏停搏；低镁也可引起各种心律失常，主要以室性为主；高镁（>5mmol/L）引起传导阻滞及心动过缓或停搏。低钙可引起 QT 间期延长和 ST 段升高，通常不会发生心律失常；高钙（>3.75mmol/L）可引起心动过速或收缩期停搏。

6. 低温麻醉　随着体温下降，心率逐渐减慢，34℃ 以下室性心律失常的发生率增加；30℃ 以下室颤阈值降低；28℃ 以下容易出现心室颤动（小儿 26℃ 以下），20℃ 以下容易导致心脏停搏。可能与低温降低心脏自律性、抑制心脏传导、影响心脏复极、增加异位兴奋性和降低室颤阈值等因素有关。

二、抗心律失常药分类及药理

根据药理作用及对心肌电生理影响，抗心律失常药分为四大类，其中工类药主要阻滞快通道（Na^+）内流，延长动作电位时间（APD）及有效不应期（ERP），又分为 A、B、C 三个亚类；Ⅱ类为 β 受体阻滞药；Ⅲ类为延长心肌复极时间；Ⅳ类为钙通道阻滞药（表 22 – 1）。根据心脏离子通道和肾上腺素受体，将围手术期的抗心律失常用药分为五类。

表 22 – 1　抗心律失常药分类

类别	药理作用	电生理影响	药物
ⅠA	阻滞钠通道 抑制钠内流	中度抑制 O 期 V_{max}，延长去极化，减慢传导，增加 APD 及 ERP，ERP/APD 之比增加	奎尼丁、普鲁卡因胺、丙吡胺、苯妥英钠
ⅠB	抑制钠内流 促进钾外流	轻度抑制 O 期 V_{max} 及传导，轻度延长去极化及 ERP，缩短 APD，ERP/APD 之比减少	利多卡因、美西律、妥卡尼
ⅠC	阻滞钠通道	显著抑制 O 期 V_{max} 及传导，轻度延长去极化及 ERP，轻度影响 APD 及 ERP/APD 之比	劳卡尼、恩卡尼、氟卡尼、普罗帕酮
Ⅱ	阻滞 β 肾上腺素能受体	抑制 V_{max}，增加 APD、ERP 及 ERP/APD 之比	普萘洛尔、美托洛尔、艾司洛尔、拉贝洛尔

类别	药理作用	电生理影响	药物
Ⅲ	可能干扰 Na^+ 及 Ca^{2+} 交换	增加 APD、ERP 及 ERP/APD 之比	溴苄胺、胺碘酮
Ⅳ	降低钙通道传导	降低慢通道去极化，减少 APD	维拉帕米

1. ⅠA 类

（1）普鲁卡因胺（procain amide，商品名 pronestyl）：作用类似奎尼丁，但毒性较小，临床上取代奎尼丁治疗室上性及室性心律失常，包括 WPW 综合征。静脉注射多用于急性室性心律失常，特别对利多卡因无效者。单次注射为 1.0mg/kg，间隔 5 分钟注射一次。负荷剂量成人 12mg/kg，小儿 3 ~ 6mg/kg。起效时间 < 5 分钟，持续时间 3 小时，$t_{1/2}$ α5 分钟，$t_{1/2}$ β 2 ~ 4 小时。毒性反应主要是抑制心肌收缩、扩血管及心电图 QT 延长，偶尔诱发尖端扭转型室速（TdP），所以，ⅠA 类抗心律失常药对 TdP 禁用。消除途径：50% 经肝代谢，50% 经肾排出。

（2）丙吡胺（disopyramide，商品名 Norpace）：作用类似普鲁卡因胺，只有口服制剂，也用于室上性及室性心律失常，负荷量 300mg，维持量一次 100 ~ 200mg，每 6 小时 1 次，口服。

（3）苯妥英钠（diphenylhydantoin，phenytoin，商品名 Dilantin）：作用类似普鲁卡因胺，也是ⅠA 类抗心律失常药。特别对强心苷中毒所致房性及室性心律失常效应最佳，为首选药。对其他原因引起的心律失常疗效较差。单次静脉注射负荷剂量为 0.5 ~ 1.5mg/kg，稀释后于 5 分钟注完，间隔 10 ~ 15 分钟可再注射，总量可达 15mg/kg。起效时间 3 ~ 5 分钟，$t_{1/2}$ α38 分钟，$t_{1/2}$ β7 ~ 24 小时。静脉注射可抑制心肌收缩及中度增加左室终末舒张压，还可能产生高血糖。剂量过大（750mg/min）可导致心室颤动。

2. ⅠB 类

（1）利多卡因（lidocaine、lignocaine，商品名 xylocain）：仅对希 - 浦系统发生影响，增加心室颤动阈值。所以主要用于治疗室性心律失常，包括室性心动过速及心室颤动，并可预防心肌梗死患者发生室性心动过速或心室颤动。由于利多卡因抑制快通道反应，促进钾外流，直接影响细胞外钾浓度，所以，低血钾症患者可能用利多卡因无效。静脉注射负荷量为 1 ~ 1.5mg/kg，间隔 20 ~ 30 分钟再注，静脉滴入量 15 ~ 50μg/（kg·min）。静脉注射起效时间 10 ~ 90 秒，持续时间 5 ~ 20 分钟，$t_{1/2}$ α 为 1 分钟，$t_{1/2}$ β 为 100 分钟。不良反应较少而轻，血药浓度 > 9μg/ml 可出现中毒症状，主要是中枢神经系统的抑制症状，如嗜眠、眩晕、肌震颤，进而抽搐。应急用地西泮拮抗，同时保持气道通畅及通气。因该药 60% ~ 70% 在肝内代谢，故肝功能不良者应慎用。

（2）妥卡尼（tocainide，商品名 tonocard）及美西律（mexiletine，商品名 mexitili）：均为ⅠB 类抗心律失常药，作用类似利多卡因，主要应用口服制剂，特别适用于慢性室性心律失常及防治急性心肌梗死所致室性心律失常。静脉制剂不比利多卡因有更多优点及副作用。妥卡尼剂量为 200 ~ 800mg 每天 3 次口服，$t_{1/2}$ β 为 15 小时，肾功能不良者可延长至 30 小时。美西律口服剂量为 150 ~ 400mg，每天 3 次，当室性心律失常用利多卡因无效时，也可静脉注射 100 ~ 200mg，10 分钟内注完。$t_{1/2}$ β 为 11 小时，主要经肝、肾消除。

3. ⅠC类

（1）劳卡尼（lorcainide）：为新型ⅠC类抗心律失常药，主要用于治疗室性期前收缩及室性心动过速，口服与静脉注射效应有所不同，前者增加房－希传导及ERP较静脉注射显著。静脉注射剂量为2mg/kg，5分钟内注完，作用较利多卡因强。不良反应为影响睡眠及胃肠系统刺激症状。

（2）恩卡尼（encainide，商品名Enkaid）及氟卡尼（flecainide，商品名Tambocor）：作用类似利多卡因，由于心律失常抑制试验（CAST）证明两药的病死率较高，所以临床上已很少应用。

（3）普罗帕酮（propafenone，商品名，心律平、rythmol）：降低房室结传导，增加地高辛浓度，室上性心动过速静脉注射1～1.5mg/kg，总量不超过4mg/kg。

4. Ⅱ类

（1）普萘洛尔（propranolol，商品名心得安、inderal）：适用于交感神经兴奋导致的各种心律失常，麻醉中室上性心动过速常应用小剂量静脉注射，成人剂量约0.5～1.0mg（0.005～0.015mg/kg）即可见效，负荷剂量（0.1～0.15mg/kg）常引起血压下降。起效时间2分钟，维持时间为1～6小时，$t_{1/2}\alpha$为10分钟，$t_{1/2}$为2～5小时。可通过血－脑屏障及胎盘。剂量过大可出现昏迷、低血糖及低血压等症状。此外，心动过缓、房室传导阻滞、支气管哮喘及阻塞性肺疾患者应禁用。由于抑制低血糖性交感反应，可加重胰岛素对低血糖反应。对糖尿病患者应用常使疗效不明显。

（2）美托洛尔（metoprolol，商品名Lopressor）和艾司洛尔（esmolol）：二者均对β_1受体有较强的选择性阻滞作用，而对β_2受体的阻滞作用较弱，仅1%～2%效应。多用于室上性心律失常的治疗。前者$t_{1/2}\beta$为3～4小时，主要经肝代谢。常用剂量为0.5～1.0mg，口服，每6～12小时1次，最高达0.1～0.15mg/kg。

艾司洛尔为新的选择性抑制作用很强的β_1受体阻滞药，$t_{1/2}$仅27分钟，作用迅速，对支气管哮喘患者有室上性心动过速时应用300μg/（kg·min）也不增加气道阻力。也可应用于阻塞性肺疾患时心律失常。在围手术期应用很广泛，如防止气管插管引起的心动过速等。

（3）拉贝洛尔（labetalol）：可阻滞α_1受体及β受体，对β_1受体及β_2受体抑制无选择性。对α_1受体阻滞相当于酚妥拉明对α_1受体阻滞的10%～15%，对β受体阻滞相当普萘洛尔对β受体阻滞的5%～10%。静脉注射对α受体与β受体阻滞之比为1：7，口服阻滞之比为1：3。适用于高血压伴心律失常的患者。哮喘及心功能不全者禁用。麻醉中出现心动过速也应用小剂量，成人为5～10mg，静脉注射。

5. Ⅲ类

（1）溴苄铵（bretylium，商品名Bretylol）：为Ⅲ类抗心律失常药，显著提高心室颤动阈值，可治疗室性心动过速及心室颤动。起效时间较慢，静脉注射后2分钟～2小时起效，剂量为5～10mg/kg，5～10分钟注完，必要时1～2小时重复注射。负荷剂量为30mg/kg，持续时间为6～10小时，$t_{1/2}$为6～10小时。不良反应为释放去甲肾上腺素产生一过性高血压及心动过速，继而产生低血压及心动过缓，并易发生直立性低血压。

（2）胺碘酮（amiodarone）：作用类似溴苄铵，适用于各种室上性、室性心律失常及预激综合征。对反复发作的室性心动过速效果良好。治疗剂量为5mg/kg加于250ml生理盐水中静脉滴入。起效缓慢，持续时间较长，$t_{1/2}\beta$为9.5～30天。不良反应较多，如皮肤过敏、色素沉着、呼吸困难、咳嗽，还可能有心肌抑制，用肾上腺素治疗较多巴酚丁胺和异丙肾上腺素有效。

6. Ⅳ类 为钙通道阻滞药，治疗室上性心动过速多选用维拉帕米（verapamil，商品名异搏定、Isoptin 及 Calan），主要治疗室上性心动过速，心房颤动及心房扑动时可减缓室率。钙电流在心肌传导中起到重要作用，可作用于窦房结减慢心房律，作用于房室结减慢传道，引起 PR 间期延长。由于钙电流不会引起心房和心室肌内的传导，因此，钙通道阻滞药（维拉帕米、地尔硫䓬）可以减慢心室对房性心动过速的反应，但通常不会终止起源于心房或心室的心律失常。对室性心律失常一般无效，但对心肺转流停止时发生的顽固性室速，如利多卡因无效时，可试用维拉帕米，有时静脉注射 5 ~ 10mg 即可见效。对预激综合征并发的室上速，用维拉帕米可缩短旁路束的不应期，有诱发心室颤动的危险。成人剂量 0.075 ~ 0.15mg/kg，2 分钟内静脉注射完毕，无效时 30 分钟后重复静脉注射。小儿剂量 0.1 ~ 0.3mg/kg，无效时 30 分钟后重复一次。起效时间 1 ~ 10 分钟，$t_{1/2}\alpha$ 15 ~ 30 分钟，$t_{1/2}\beta$ 5 ~ 7 小时。肝功能不良者，消除减慢，可延至 8 ~ 13 小时，应用剂量应减少 20% ~ 40%。不良反应为血压下降、心动过缓及房室传导阻滞或窦性停搏。

7. 分类以外的抗心律失常药 除了上述分类的抗心律失常药外，临床上还可应用增强心肌收缩、提升血压及减慢心率等药物治疗心律失常。如 2% 强心苷增强心肌收缩力、减慢心房颤动的室率，但因其治疗指数低，起效慢，排泄慢，易引起中毒。所以术中很少采用。

（1）腺苷（adenosine）：腺苷在体内主要是三磷酸腺苷的降解产物，对血管运动张力的调节起到主要的生理作用。在抗心律失常药中是唯一产生于单磷酸腺苷（AMP）中间代谢物的内生性分子。半衰期极短（1.5 ~ 2 秒）。

腺苷对心脏电生理的重要效应主要在腺苷受体（A_1 – 受体）上，当心脏处于供氧/需氧不平衡时调节心血管功能，包括负性变时、变导及变力作用。腺苷降低窦房结活性、房室结传导性及室性自律性。有些类似乙酰胆碱效应。A_1 – 受体联结 K^+、Ca^{2+} 离子通道及腺苷酸环化酶，经鸟嘌呤核酸结合抑制蛋白（Gi）激活窦房结及房室结内 A_1 – 受体，即可激活外界乙酰胆碱 – 腺苷，调节钾的流动。在心室心肌内，腺苷可拮抗儿茶酚胺导致的 Ca^{2+} 内流的兴奋。腺苷可激活 K^+ 通道，使窦房结超极化，引起短暂（<15 秒）的三度房室传导阻滞，对心房的传导影响小，因此，可迅速终止室上性折返性（reentrant）心动过速。由于心房内的折返，如房扑或房颤，腺苷也可暂短减慢心室对其他类型 SVT 的反应。对交界性心动过速也可能有效。对室性心律失常没有作用。因此，腺苷可以用于区别室性和室上性心动过速。另外，腺苷有较强的扩张血管作用，应引起注意（表 22 – 2）。

表 22 – 2 常见 SVT 对静脉应用腺苷的反应

SVT	机制	腺苷的反应
AV 结折返	AV 结内的折返	终止
AV 交互性心动过速	AV 结折返和附加通道（WPW）	终止
心房内折返	心房内的折返	短暂减慢室性反应
房扑或房颤	心房内的折返	短暂减慢室性反应
其他房性心动过速	异常自主性 cAMP 介导的激发活性	短暂抑制使心动过速终止
AV 交界性心动过速	不固定	不固定

临床应用为单次静脉注射 100μg/kg，如不见效，一分钟后再给 200μg/kg，可迅速阻止室上性折返性心动过速。较维拉帕米起效快及副作用少。

（2）烯丙尼定（alinidine）：这类药减慢心率，主要作用在窦房结，其代谢产物为可乐定（clonidine）。主要用于慢性心衰时的窦性心动过速。成人单次静脉注射 45mg，继而静脉滴注 10mg/h 可明显降低心率。

三、麻醉期间心律失常的药物治疗

麻醉下心律失常除了心脏本身病变或心内手术引起者外，通常是一过性良性心律失常，不需特殊处理。心脏病患者或心脏手术发生心律失常较为复杂，常须依赖心电图以明确心律失常的性质，正确地进行处理。

麻醉期间心律失常处理的基本原则是：①消除诱发因素，如暂停手术操作，解除气道梗阻，改善通气功能及纠正电解质紊乱等；②如有严重血流动力学改变，应支持循环功能；③如出现阵发性室上性心动过速、严重心动过缓、心房扑动或心室颤动时，室率在 100 次/分以上及二度以上房室传导阻滞等，均需用药物治疗。一旦出现多源性室性期前收缩、室性心动过速，应紧急静脉注射利多卡因等药物治疗。一旦室性心动过速出现 QRS 波群形态不一，其尖端时而向上，时而向下，即称为尖端扭转型室性心动过速（torsade de points，简写 Tdp），是很险恶的室性心律失常，可反复发作，易发生心室颤动。治疗上禁用利多卡因，现多主张用 25% 硫酸镁溶液 4～8ml（1～2g）静脉注射，并可按 1mg/min 静脉滴注以防止复发。以下主要介绍围手术期室上性和室性心动过速的处理。

1. 围手术期室上性心动过速的处理　围手术期发生室上性心动过速，常提示患者的情况很危重和紧急，应尽早、尽快转为窦性心率，特别是伴有严重低血压（如意识消失，心肌缺血或收缩压 < 80mmHg）者，应立即同步电复律，否则可能引起室颤、心跳骤停和脑卒中。同时还要注意诱发因素的处理，如低氧、低二氧化碳、电解质紊乱、低血压（血容量不足、过敏等）和浅麻醉等。电除颤前应用抗心律失常药（普鲁卡因胺或胺碘酮）可能有利于电复律。伊布利特为一种起效快的 III 类抗心律失常药，30 分钟内可使 30%～45% 的房颤患者复律，但也应注意 8% 的患者可能发生室速。

大多数患者在术中或术后发生室上性心动过速，血流动力学稳定者不需要电复律。可静脉注射腺苷，负荷量 6mg，无反应者重复注射 12mg。围手术期间控制室率是治疗的关键，减慢心室率，可延长心脏舒张期，增加心肌的灌注，从而增加每搏量，同时减慢心室率也可降低心肌的氧耗。β 受体阻滞药艾司洛尔可快速有效地控制心率，可 10mg 缓慢静脉注射，或持续静脉滴注，根据血压情况调整滴速，以维持血流动力学稳定，但注意大剂量应用可能有心肌负性作用。钙通道阻滞药维拉帕米和地尔硫䓬也可快速控制心室律，而地尔硫䓬的心肌负性作用比维拉帕米和艾司洛尔要小，更适合于心衰患者。静脉注射地高辛也可减慢心率，但起效慢（6 小时）。

对于交互性心动过速和 WPW 的患者，通常血流动力学较稳定，不会引起严重的循环紊乱，但此类患者有时可发展为房颤，快速的房颤（> 300 次/分）可能经房室束下传，有诱发室颤的危险。因此，可通过阻滞房室结传导的药物（地高辛、钙阻滞药和 β 受体阻滞药）避免室颤的发生。WPW 伴室上速的患者，可静脉注射腺苷或普鲁卡因胺，紧急情况下应准备除颤设备。

2. 围手术期室性心动过速的处理 室性心动过速分为非持续性和持续性两种。非持续性室性心动过速是指 3 个或更多的室性期前收缩，心室率 > 100 次/分，持续 30 秒或更短，没有血流动力学的变化。心功能正常患者，不伴有血流动力学变化可以不予处理，并不预示发生更严重的室性心动过速。但手术期间新出现的室性期前收缩，应引起重视，应该意识到可能存在低氧、低血压、心肌缺血、电解质紊乱或浅麻醉等情况，应立即给予对症处理。对心功能或左室功能差的患者，非持续性室性心动过速预示发生更严重的室性心动过速，可用利多卡因预防，但是在具有高危因素的患者应用利多卡因没有预防作用。

持续性室性心动过速，包括单一形态和多形态，与室颤一样，是十分危险的。持续性室性心动过速伴有血流动力学紊乱，极易发生尖端扭转型室速，应立即非同步电复律。也可静脉注射镁剂（2~4g）、钾剂（足量），增快心率（阿托品、异丙肾上腺素或临时起搏器），很少应用ⅠB类抗心律失常药（利多卡因或苯妥英钠）。如果不能区别偶发的多形态室性心动过速是否与 QT 间期延长有关，可用镁和钠阻滞药。

心肺复苏过程中，可静脉注射抗心律失常药作为电复律的辅助用药，包括利多卡因、美西律、普鲁卡因胺和胺碘酮，但这些药物的作用效果还需要进一步的研究证实。

四、直流电同步心律转复及除颤

直流电复律器系利用患者心电图上的 R 波来控制高能电脉冲的释放，即保证电脉冲在 R 波峰出现后 20~30 毫秒内（即心室处于绝对不应期）放电，这就是所谓"同步"放电，使心肌纤维同时除极，消除异常兴奋灶，重建窦性心律，也称直流电同步心律转复术（synchronized cardioversion）。同步电复律的优点为恢复窦性心律迅速，无须鉴别室上性或室性心动过速，尤适用于折返性心动过速，所以，对心房扑动、心房颤动并有室上性心动过速（室率 > 100 次/分）及室上性或室性心动过速均适用同步复律。可选用心电图第Ⅱ导联有较明显的 QRS 波群，有利于同步延迟环路性电击。由于电击时心区剧痛，所以清醒患者必须先给 2.5% 硫喷妥钠溶液 20ml 或地西泮 20~30mg 静脉缓慢注入，待患者沉睡或眼球活动停止时，即可进行复律。同时用密闭面罩供氧。电极板涂上导电糊后，将一个电极板放在心尖区，另一个电极板紧按在胸骨右缘第 2 肋间，然后按不同条件进行电复律（表 22-3）。心室颤动则需做直流电除颤，洋地黄中毒患者禁用。

表 22-3 同步电复律和除颤所需焦耳

步骤	直流电同步心律转复（J）			室颤或室速
	心房扑动	房颤并室上速	室性心动过速	除颤（胸外）（J）
第一次	25~50	75~100	50	200
第二次	100	200	100	200~300
第三次	200	360	200	360

（丁明炎）

第四节　麻醉中常见的呼吸异常

一、呼吸道梗阻

患者意识消失后常常掩盖气道梗阻（airway obstruction）的征象，尤其在部分梗阻时更易混淆，所以，气道梗阻几乎是发生麻醉死亡最多见的原因，必须严加防止或及早发现，妥善处理。

1. 急性上呼吸道梗阻　麻醉中常遇到舌后坠、呕吐物、分泌液或血凝块阻塞等机械性因素导致气道完全梗阻或部分梗阻，有时发生喉痉挛也可能导致功能性梗阻。此外，麻醉器械也可引起通气障碍。一旦发生急性上呼吸道完全梗阻时，通气受阻，患者可以出现强烈的呼吸动作，但没有呼吸气流声，颈部血管怒张，牙关紧闭，肌肉紧张，血压上升，脉搏增快，很快出现发绀。如不急速解除梗阻，则很快出现呼吸、循环衰竭，必须给予重视。但麻醉过程中部分的气道梗阻更常见，如在麻醉过程中一切有粗糙的呼吸响声，包括"鼾鸣"，皆为上呼吸道部分梗阻的表现。通常早期多表现为呼吸费力，先慢后快，用力呼气以后有一稍长的"停顿"间隙，用力吸气时，锁骨上窝及季肋部极度内陷。由于气道部分梗阻时，气道阻力明显增加，通常气道阻力与气道口径的 5 次方成反比。正常气道阻力仅 1 ~ 3cmH$_2$O/（L·s），如气道口径减少一半，阻力可增大十余倍。因气道增加阻力，机体需用力呼吸所消耗的氧量几乎增加近百倍。持续过久可使呼吸肌疲劳，呼吸频率变慢，如描记每次呼气波形可见到锯齿形小波，即为所有呼吸肌的用力收缩所致。此时如不快速使气道畅通，同样可以导致急性呼吸及循环衰竭。

2. 急性下呼吸道梗阻　急性下呼吸道梗阻主要是支气管痉挛，严重时也可近似气道完全梗阻。麻醉中出现支气管痉挛除了误吸胃液引起外，多在全麻诱导或苏醒时出现，常与慢性支气管炎、麻醉变浅、气管导管插入过深、刺激气管隆突等有关。偶尔遇到硫喷妥钠或其他静脉麻醉药过敏所致，近几年由于生物制剂的应用，如生物蛋白胶引起的过敏也时有发生，尤其对原有喘息病的患者更容易引起支气管痉挛。也有对喘息患者在麻醉中误用普萘洛尔等 β 受体阻滞药而诱发支气管痉挛。发作时表现为频发咳嗽，吸气快而短暂，呼气费力，呼气时间明显延长，并使副呼吸肌一起参与收缩，潮气量下降。听诊有明显的喘鸣音，气道阻力可增大 20 倍，挤压贮气囊时也需要用极大压力，甚至不能压入气体。麻醉期间一旦出现支气管痉挛时，应首先去除原因，换用使支气管扩张的麻醉药（氟烷、恩氟烷、异氟烷、七氟烷、地氟烷等），或少许退出过深的导管。严重支气管痉挛用阿托品、异丙肾上腺素、异丙嗪、氢化可的松、地塞米松治疗多能奏效，有时吸入少量吸入性麻醉药和氧气，常可很快缓解。此外，特异性选择兴奋 β$_2$ 受体的药物如舒喘灵（sulbutamol，又名嗽必妥），使支气管平滑肌松弛的作用较异丙肾上腺素稍明显，剂量为肌内注射 2mg 或雾化喷入 200μg。此外，因缺氧引起的支气管痉挛，在气管内麻醉下，也可静脉注入琥珀胆碱 50mg，并用人工呼吸维持通气而解除痉挛。如在开胸手术时用上述方法均无效后，可行"肺按摩"，即肺扩张后，由术者将肺挤扁，反复数次常可好转。

二、呼吸停止

呼吸停止（respiratory arrest）系指患者呼吸动作完全消失，在全麻过程中较易遇到。由于呼吸停止不一定为呼吸衰竭所引起，且麻醉中经常应用肌松药有意识地使呼吸停止，便于控制呼吸及降低患者基础代谢，所以，麻醉期间出现呼吸停止不一定是"并发症"或"意外"，问题是必须明确呼吸停止的性质。首先必须除外心跳骤停引起的呼吸停止，因为心跳骤停不进行心脏挤压，只行人工呼吸必然延误复苏的机会。同样，还应排除麻醉过深引起的呼吸停止，尤其吸入麻醉药浓度过大或控制呼吸下迅速吸入时更易发生，如不停止给药，继续控制呼吸加深麻醉，必将导致心肌抑制及心跳停止，使复苏困难。所以，一旦怀疑麻醉加深、过快出现呼吸停止，应立即停止给药，并做人工通气或半开放式过度通气以减浅麻醉，即能恢复。

吸入麻醉诱导时，可因麻醉药的不良气味造成患者屏气。出现呼吸肌紧张而不活动，用面罩正压给氧时阻力较大，必须除外气道梗阻和呼吸暂停（表 22 - 4），但屏气时间不能持久，当血氧饱和度（SaO_2）降至 92% 左右，多中断屏气而进发呼吸。有时稍敲压胸、腹壁即可中断屏气。但心脏病患者出现屏气时也有可能发展至心跳骤停的意外，应引起警惕。

表 22 - 4　呼吸暂停、气道完全梗阻和屏气的鉴别诊断

	呼吸暂停	气道完全梗阻	屏气
胸腹肌肉张力	胸廓松弛不运动	胸廓与膈肌强烈收缩	胸、腹壁肌肉紧张，但不运动
密闭面罩给氧，有节奏地压迫储气囊时	胸廓随控制呼吸而起伏运动	阻力很大，不起作用	有阻力，不起作用
口唇、指甲的颜色	人工呼吸时，保持红润	很快发绀	不致变颜色即开始呼吸
压迫胸廓	有气自口、鼻呼出	无气自口、鼻呼出	常使屏气中断
脉搏	人工呼吸可使脉搏不变	二氧化碳蓄积初期，血压升高，脉搏增快，如久不解除梗阻，终致衰竭，脉搏变弱	稍增快

呼吸暂停系指浅麻醉时发生的反射性呼吸停止。如刺激腹腔神经丛引起腹腔反射，多同时有心率减慢、血压下降、脉压变窄等表现。如甲状腺手术牵引颈动脉窦时偶尔促使呼吸暂停，严重时可发生抽搐，切骨膜时也可使呼吸暂停数秒钟。这类呼吸停止多能自行恢复，也可局部注射 0.125% ~ 0.25% 的利多卡因阻滞以防止此反射，必要时还需给麻黄碱提升血压。此外，麻醉过程中二氧化碳蓄积过久，一旦排出过快，出现二氧化碳排出综合征，也可出现呼吸暂停。还有应用大量中枢抑制药抑制呼吸中枢的患者，如术前给阿托品，抑制化学感受器，可更快地诱发呼吸暂停。只要持续进行人工呼吸，均可逐渐恢复自主呼吸。所以，呼吸暂停必须排除中枢性及神经肌阻滞引起的呼吸停止。

三、通气不足和交换障碍

麻醉期间通气不足和交换障碍也不少见，由于每次通气量减少，而死腔量不变，使有效肺泡通气量明显减少，必将导致缺氧和二氧化碳蓄积，持续过久同样可以发生严重致命的后果，所以，麻醉期间不能只观察呼吸的"存在"或"消失"，更应观察呼吸频率及深浅，口唇有否发绀，有条件时还应间断进行血气分析及呼气末 CO_2 分压（$P_{ET}CO_2$）仪连续监测 P_{ET}

CO_2，及时纠正通气不足或交换障碍。

麻醉期间发生通气不足的因素极多，全身麻醉药大部分均有不同程度的呼吸抑制，吗啡类镇痛药对呼吸的抑制个体差异极大，临床上曾有成人静脉注射哌替啶 25mg 或吗啡 5mg 而使呼吸频率降至每分钟 4~6 次的现象，不能不引起警惕。肌肉松弛药引起呼吸肌麻痹，更使通气量减少，甚至呼吸停止，所以，现代全身麻醉几乎绝大部分都应用气管内麻醉，便于扶助呼吸或控制呼吸。至少也备有密闭面罩及简易呼吸器，以备通气不足时扶助呼吸。

局部麻醉、区域麻醉、硬膜外阻滞及脊椎和硬膜外麻醉时，同样应注意通气量不足的问题。特别是高平面脊椎及硬膜外麻醉，虽对潮气量影响不很显著，但呼吸储备量仍显著降低。硬膜外麻醉如阻滞颈及上胸段（$C_2 \sim T_6$ 平面阻滞）脊神经，可使大部分肋间神经及部分颈神经受阻滞，造成肋间肌、副呼吸肌及膈肌麻痹，出现呼吸乏力，呼吸储备量及静息通气量均显著降低，潮气量可减少 70% 左右，血氧分压下降，可因此造成致命后果。近年在硬膜外麻醉时行血气测定，发现颈及上胸段阻滞后，$PaCO_2$ 平均增加 1.2mmHg，吸氧后 PaO_2 可维持在 97.5mmHg，说明颈及上胸段硬膜外阻滞后给氧的重要性。一旦呼吸频率较麻醉前增速 30% 以上时，则提示静息通气功能已有明显障碍，$PaCO_2$ 甚至大于 50mmHg，应使用密闭面罩进行扶助呼吸。所以，呼吸功能障碍的患者选用高位硬膜外麻醉，常不如用气管内全麻容易维持呼吸功能，目前胸部以上的手术已较少采用单纯硬膜外麻醉。

此外，患者麻醉后的手术体位对通气影响很大，如俯卧头低位及侧卧加腰垫的患者降低通气量较为明显。麻醉中必须给以扶助呼吸才能保证足够的通气量。侧卧位的通气量还受固定位置恰当与否的影响，如患者健侧腋下垫枕，两臂上举 90° 角，髋部用宽带固定，尽量减少胸廓及腹部扩张活动的限制，往往可以不减少潮气量。同样，俯卧位如能用支架使腹部或（和）胸廓架空，也不致降低通气量，所以，麻醉者也应熟悉体位的固定方法，有助于通气量的维持。体位固定不妥，不能单纯依靠扶助呼吸来纠正，因为胸壁受压，必然降低肺－胸顺应性，扶助呼吸时需增加通气压力才能维持足够通气量，容易影响心排血量，因此仍应使手术体位尽量少限制胸廓扩张活动。同样，氯胺酮或芬太尼麻醉时，偶尔出现胸、腹壁肌肉紧张而降低肺－胸顺应性，也可使通气量下降，往往需要扶助吸入麻醉来缓解。

麻醉期间由于通气/灌流之比值失常，也可造成动脉血中静脉血掺杂及严重低氧血症，如单侧开胸肺萎陷、单侧支气管麻醉以及发生支气管痉挛、肺水肿。通常维持足够的通气量及吸入高浓度氧多可纠正。心脏病患者及心血管手术，病变本身及体外循环均可引起剧烈的血气交换变化。如房间隔缺损等肺血流增多，氧合较好，二尖瓣狭窄通气和弥散功能障碍，氧合稍差，但麻醉过程充分供氧 PaO_2 不难维持在 100mmHg 以上。肺血流减少型及自右向左分流如法洛四联症患者，麻醉过程 PaO_2 均偏低，常在 60~80mmHg。心脏病患者低心排血量时，PaO_2 可能在正常范围，但仍存在组织缺氧及发绀。体外循环应用鼓泡式氧合器，经常因吹入高浓度氧及通气过度，使 $PaCO_2$ 低于正常，甚至达 20mmHg 左右，使心排血量下降及脑血管收缩缺氧，目前多主张应同时吸入二氧化碳。还有慢性肺部疾病进行开胸手术、麻醉期间的通气及交换变化也很大，均应间断进行血气分析或连续监测脉搏血氧饱和度、呼气末 CO_2 分压，才能有效地管理呼吸。

麻醉后正常的呼吸功能受到影响，其中最重要的是功能残气量的改变，麻醉诱导几分钟后就有可能出现肺不张（atelectasis），主要与患者手术时的体位、吸入氧浓度以及 PEEP 的应用有关。在 ICU 治疗严重肺不张和高碳酸血症的方法在手术室同样适用。另外，传统的物理、化学原理也可用来分析围手术期酸碱平衡紊乱。

（丁明炎）

第五节　维持正常呼吸功能的方法

麻醉期间的呼吸异常均可导致缺氧和二氧化碳蓄积。前者可增加吸入气氧浓度来弥补，后者只有加强通气管理来消除。20 世纪 50 年代曾提出麻醉中过度通气可增强麻醉效应及防止二氧化碳蓄积，后来已证明过度通气带来低 CO_2 血症，引起呼吸性碱中毒，使血清钾降低、心排血量下降及脑血管收缩缺氧等不利影响，所以，近年来由于血气分析较普遍应用，已明确麻醉期间不宜过度通气，应使 $PaCO_2$ 维持在 35～45mmHg。吸入氧浓度除单肺通气等特殊情况外，一般不宜用 100% 纯氧，吸入高浓度氧可以引起慢性阻塞性肺疾患患者二氧化碳蓄积、新生儿晶状体后纤维形成、氧中毒及高氧肺损害等并发症。全麻中肺不张与吸入气体成分有密切关系，FiO_2 越高，吸收性肺不张程度越严重。对于呼吸功能正常的患者建议吸入 60%～80% 氧为宜，防止术后吸收性肺不张。

一、维持气道通畅

1. 徒手法　意识消失的患者，由于下颌关节松弛易产生舌后坠阻塞呼吸道。此时应使患者头后仰，然后将下颌向前托起或将下颌向前上提起，可使气道通畅。

2. 置入导气管　对于意识消失和尚未完全恢复的患者，可利用口咽导气管或鼻咽导气管防止舌后坠引起的气道阻塞，也可置入喉罩来确保气道通畅，如果患者已清醒，则不耐受上述器具，可能会自动吐出，此时不要强行置入，以免诱发呕吐。

3. 气管内插管及气管造口　头面部的手术、开胸手术及需长时间吸入麻醉时，应行气管内插管（intubation），喉、面部的一些大术应行气管造口，以确保气道通畅。

4. 喉罩　将喉罩放置于患者的咽喉部，能快速建立人工气道，保证有效通气，纠正缺氧和二氧化碳蓄积，在麻醉期间发生呼吸抑制时能快速、有效地建立人工气道，是一种安全的呼吸管理手段。由于喉罩的不断改进，目前临床上一些全麻手术患者可用喉罩代替气管插管，术中行扶助或控制呼吸。

5. 清除呼吸道内异物　全麻后患者意识消失，不能自行咳痰，所以应采用负压吸引的方法吸除。吸引的方法适用于分泌物、血液、胃液等液体清除。口咽部的固体异物可明视下用手或钳子取出。气管内及支气管内的异物、脓痰结痂等难以用吸引的方法吸出，必须使用气管镜或纤维支气管镜在镜下钳出，对于黏液、痰栓、凝血块等，可在明视下用少量生理盐水反复冲洗吸引。

二、氧疗法

当机体从空气中得不到细胞代谢所必需的氧时，氧气就可以作为一种药物用于治疗患者，称为氧疗。通常指在自主呼吸下吸入氧气。

正常血液中血红蛋白含氧量 190ml/L，氧饱和度为 96%。血浆中含氧量为 3ml/L（呈溶解状态），因此，全血含氧量为 193ml/L。组织细胞需从血浆中摄取氧，血浆再从血红蛋白中得到补充。如果机体吸入纯氧，虽血红蛋白中含氧量仅升高 10ml/L，但血浆中溶解氧含量却可从 3ml/L 上升到 22ml/L，达 7 倍多，便于组织的摄取。此外，吸入氧气还可提升低通气量肺泡的氧浓度，增加动脉血分压，以纠正通气/灌流分布失常导致的血氧过少，对自右向左分流的患者也有一定程度的改进。麻醉过程给予高浓度氧吸入，因时间不长，很少发生氧中毒。吸入麻醉时给氧还可提高麻醉气体的氧分压，避免缺氧。特别是婴幼儿呼吸储备气量较小，残气量相对较大，如不供氧，吸入麻醉后极易发生血氧过少，当行开放滴给法时，从面罩内每分钟吹入氧流量达 1 000ml 时，氧浓度能升高 5% 左右，所以，根据缺氧程度调节氧流量很重要。但氧气吸入并不能代替适当的肺泡通气，有时反可抑制呼吸，增高 $PaCO_2$。如果在高压氧舱时，三个大气压力下吸入 100% 氧可升高血液内溶解氧 60ml/L，即体内所有组织的需氧量都可自溶解氧获得。因而，在高压氧舱内进行心内直视手术可延长阻断循环的时间。但高压氧舱不能改善通气，还可能使二氧化碳排出不畅。

给氧的方法主要有以下三种。①鼻导管或鼻塞给氧：吸入氧浓度的高低与氧流量的大小有关，适用于血氧分压中度下降的患者。PaO_2 低于 40mmHg 者，用此法多嫌不足。此法的优点是方法简单，缺点是鼻腔堵塞或张口呼吸的患者给氧效果受影响；②开式面罩：此种面罩轻置于患者口鼻前，略加固定而不密闭。此法对鼻黏膜无刺激，比较舒适，且由于双侧鼻孔与口腔可同时吸入氧气，其效果较鼻导管好。但必须注意面罩与口鼻的距离，过紧则易导致 CO_2 蓄积，太远则效果差，有的面罩可附有一个储气囊，以增加吸入气的湿度。应用文邱里（Venturi）效应制作的文邱里面罩可准确地调整吸入氧浓度；③氧气帐：将成人的上半身（或头部）、婴儿的全身置于约 10L 的帐内，加入氧气。此法可加湿、可调整帐内温度，但需要高流量的氧气。利用各种方法可调整的吸入氧浓度见表 22-5。

表 22-5 吸氧方法与吸入氧浓度

给氧方法	优、缺点	氧流量（L/min）	吸入氧浓度（%）
鼻导管	渐变、氧浓度不高	1	24
		2	28
		3	32
		4	36
		5	40
		6	44
面罩	潮气量小时 CO_2 蓄积	5~6	40
		6~7	50
		7~8	60
带囊面罩	潮气量小时 CO_2 蓄积，湿度保持较好	6	60
		7	70
		8	80
		9	90
文邱里面罩	吸入氧浓度	4~8	24、28、38、40
氧气帐	较费氧	10~15	30~40

三、手法通气管理

手法通气（manual ventilation）多借用带风箱式或贮气囊的麻醉机进行扶助呼吸、间歇正压呼吸或控制呼吸。对清醒患者做暂时的手法通气管理，常用密闭面罩即能满足要求，但需较长时间进行有效通气管理或在全麻下需做通气管理时，仍应做气管插管或喉罩并有防漏装置较妥。手法呼吸管理的优点是较能保持患者的生理状态，压力柔和，可以了解麻醉深浅及肺－胸顺应性，能及时发现通气装置漏气，保证足够的通气量。仍然比人工通气机更科学，因而必须掌握。

1. 扶助呼吸　多用于通气量不足的患者和应用各种抑制呼吸的麻醉药或麻醉方法时，在保持患者自主呼吸情况下，随患者的呼吸起伏顺势挤压贮气囊以增加通气量。操作方法简便，即在患者吸气之初，麻醉者用手挤压麻醉机的贮气囊达 $7 \sim 15 cmH_2O$ 压力，吸入气量达 $500 \sim 600ml$。当患者吸气动作完成，应迅速将手松开，务必让气体充分呼出，待下次吸气初再顺势扶助，如此反复操作或每 $2 \sim 3$ 次自主呼吸后再扶助一次。由于扶助呼吸是随患者呼吸的自然趋势施加压力，较能保持患者的生理状态，且保持呼吸中枢的自主调节，常广泛地用于手术体位限制呼吸活动时。麻醉中并用肌肉松弛药者也常需扶助呼吸以保证足够的通气量，在高位或颈胸段硬膜外麻醉影响通气量时，也可用密闭面罩做扶助呼吸。

2. 控制呼吸　就是用某种措施先将患者自主呼吸消除，代之以人工的被动通气。控制呼吸首先适用于开胸手术，使呼吸平稳，通气充分。也适用于麻醉过程中扶助呼吸难以改善的呼吸紊乱。重危患者不能耐受深麻醉者，可以并用肌松药进行控制呼吸，以加强麻醉的效果。此外，对手术野需要平静的精细操作，如胸、腹腔血管吻合术时，要求膈肌停止活动，以及需要呼吸暂停的特殊 X 线检查和治疗，都可借肌松药和控制呼吸来完成。消除患者自主呼吸的措施现今多借用肌松药来完成，不但效果确实，且可减少麻醉药剂量及深度，从而减少对循环功能的抑制。也利用吗啡抑制呼吸中枢，以便于控制呼吸。氟烷或恩氟烷可降低呼吸中枢的敏感性，稍加深麻醉，呼吸即受抑制，如再辅以过度扩张肺泡，使拉长感受器不断地兴奋，吸气反射不断地受抑制，阻断了黑－白反射，也可使自主呼吸消失，但稍欠完全。七氟烷或地氟烷起效快、肌松效果好，可用于吸入麻醉诱导插管或喉罩控制呼吸。

通常均采用间歇正压通气（IPPV），以每分钟 $14 \sim 18$ 次的频率有规律地挤压贮气囊，一般需 $8 \sim 20 cmH_2O$ 正压，每次压入气体容量稍大于患者潮气量为宜。待压入气体（即吸气）之末，即应迅速放松贮气囊，使肺内气体充分排出（即呼气）。如果长时间进行控制呼吸，每 $30 \sim 60$ 分钟应给一次较大的通气量。因为清醒状态下正常平静呼吸时，潮气量并非恒定不变，而动摇在 $200 \sim 2\,000ml$ 之间，频率也不一致，其中还间有深吸气或称"叹气（sighing）"动作，可交替扩张低通气量的肺组织，有防止部分肺萎陷的作用。

如用呼气终末正压通气法（PEEP），即在通气环路上安一个阻力装置，使呼气终末仍保持正压在 $5 \sim 8 cmH_2O$，从而阻止肺泡塌陷，增加功能残气量，减少肺内分流，减轻肺充血和间质水肿。多用于患肺水肿或某些急性"呼吸窘迫综合征"的患者，有利于换气功能的改善。但此法也不能持久应用，也不宜用于肺气肿、支气管喘息及心源性或低血容量休克的患者，对左心衰竭引起的肺水肿也应慎用。

施行控制呼吸时应密切注意：①血压、脉搏的改变和其他麻醉体征，如眼球活动等，以判断麻醉的深浅和有无不良反应。其中以观察循环系统最为重要。由于控制呼吸可以增加挥发性麻醉药的气体分压，开大蒸发器调节阀可迅速加深麻醉，容易造成意外，应予警惕。近年来多采用稍深麻醉，在控制呼吸下进行通气，患者完全可以耐受气管导管的刺激而不引起呛咳动作反应；②当未用肌松药进行控制呼吸时，往往需要使用较高的正压呼吸，长时间使用可影响静脉回心血流，使静脉压增高和血压下降，引起通气血流比例失调；③必须保持呼吸道清洁，随时清理分泌物和脓痰，以免挤压至细支气管导致感染的播散；④当患者自主呼吸未能消失，或有咳嗽、支气管痉挛等气管反射存在时，不可能控制呼吸。如强行控制呼吸，反可引起二氧化碳蓄积和缺氧。

四、机械通气管理

麻醉期间应用机械呼吸机进行机械通气，已日益广泛，由于手术操作变化无穷，现在最完善的机械呼吸机已接近有经验麻醉者的手法通气。调整有关参数及通气机的性能，更要密切观察患者的体征及血气分析结果，长时间应用，避免发生通气不足（hypoventilation）、通气过度或缺氧。麻醉最常用间歇正压通气，只有在低氧血症并有肺水肿时采用呼气终末正压通气（PEEP）或持续正压通气（CPAP）。

五、人工肺

机械通气在呼吸管理上的重要作用是不容否定的，但是有些患者无论使用哪种通气机也不能满足其气体交换。人工肺即体外循环膜式氧合器（extracorporeal membrane oxyenation，ECMO），是真正能取代肺的呼吸功能的"呼吸机"，20世纪80年代以来用于呼吸衰竭的治疗有重要进展。除进行氧合外，还可移除 CO_2，免除通气机高压力、高浓度氧对肺的损伤，以争取时间等待肺原发疾病的恢复。有静脉-动脉和静脉-静脉两种转流方式。静脉-动脉转流方式可同时起到扶助循环功能的作用，但混入环路内的气泡可能直接到达肾、脑等重要器官。另外，供给病肺的血流量减少，给肺的恢复带来不利影响。静脉-静脉转流方式可以克服前者的缺点，还有插管容易，侵袭小，氧合后的血液供给全身等优点。因此，目前多采用静脉-静脉转流方式，同时还可应用呼吸机以低压力、低浓度氧给病肺通气，促进肺的功能恢复。

（张坤鹏）

第六节　围麻醉手术期几种常见的急性呼吸衰竭

术后患者常出现间质性肺水肿、肺顺应性下降、气道阻力增加、肺泡萎陷、FRCT降和肺内分流率增加等肺部病理生理改变。尤其是心脏手术、胸腹联合切口手术、上腹部手术及合并有肝硬化患者的术后更容易发生。术后呼吸系统并发症有术毕不久的通气不足、肺不张、肺炎、肺水肿、肺栓塞及ARDS等。

一、术后通气不良

由于术中使用的麻醉药及肌松药的残余作用的影响，术后仍可抑制呼吸中枢或呼吸肌，发生通气不足，处理不当可致呼吸衰竭。另外，麻醉、手术所致的气道阻力增加、胸-肺顺应下降，可使呼吸肌做功增加，导致呼吸肌疲劳，进一步促成呼吸衰竭的发生。

二、肺不张

术后肺不张不仅仅是引起低氧血症的直接原因，而且也是引起肺炎和 ARDS 的诱因。所以防治肺不张是非常重要的。全麻后纤毛运动减弱，分泌物增加，加上咳嗽反射受抑制，导致气道堵塞形成肺不张。术后的疼痛限制了膈肌和腹部肌肉的运动，呼吸变得浅快，更使肺泡容易萎陷。即使术前肺功能正常的患者，术后肺活量也要下降 30% ~40%。长时间手术、大量输血和输液以及应用纯氧通气的患者较易发生肺不张，仰卧位时背部的肺段容易发生不张。预防肺不张的关键是经常变换患者的体位和进行肺部物理治疗。在适当镇痛的基础上，鼓励患者缓慢深吸气，然后协助其用力咳嗽、排痰。必要时应使用纤维支气管镜直视下吸除分泌物。

三、吸入性肺炎

将呕吐或反流至口咽部的胃内容物等吸入肺内称为误吸。胃液的化学性刺激可损伤支气管膜和肺泡上皮，食物残渣可导致小气道堵塞和肺不张，进一步使肺部发生感染，引起吸入性肺炎（aspiration pneumonitis），或出现所谓门德尔松综合征（Mendelson's syndrome），即患者出现发绀、心动过速、支气管痉挛和呼吸困难等症状。胃液的 pH 越小、误吸量越大、肺内分布范围越广，损伤越严重。其中误吸含食物残渣的胃液病情更重。严重者有明显的低氧血症而发生呼吸衰竭或 ARDS，甚至休克死亡。一旦发生误吸，应迅速进行气管内吸引；使用抗生素防止肺内感染；同时应做好以呼吸、循环为主的全身管理。皮质醇激素的疗效尚有争议。麻醉手术前充分禁食水、应用抑制胃酸分泌的药物等可预防吸入性肺炎的发生。

四、术后肺炎

对于术后 4~10 天之间出现的高热应首先考虑到术后肺炎。其原因可有误吸、呼吸管理过程中的污染及其他感染灶的血行转移等。多为革兰阴性杆菌感染。一般状态差、抵抗力低、长期卧床的患者更易发生。

五、负压性肺水肿

负压性肺水肿（negative pressure pulmonary edema）也称梗阻后肺水肿。是严重上呼吸道梗阻过程中或梗阻解除后发生的急性肺水肿。围麻醉手术期易出现急性呼吸道梗阻，而呼吸道梗阻导致胸膜腔内极度负压的产生增加了肺血管的跨壁压。胸膜腔内极度负压、缺氧、儿茶酚胺过度增加、血流动力学急剧改变、肺血管通透性增加等共同作用，造成肺流体动力学平衡紊乱。血管内的液体和蛋白成分从肺血管加速转移到肺间质，超过了淋巴系统的清除能力，导致间质性肺水肿。当肺泡上皮细胞损伤，屏障作用丧失，则发展成为肺泡性肺水肿。急性气道梗阻解除后，仍存在呼吸功能不全，应高度怀疑负压性肺水肿的发生。

（张坤鹏）

第七节　急性呼吸衰竭的治疗

急性呼吸衰竭应该在迅速诊断的基础上进行及时、正确的抢救和处置，这样才有可能为祛除或治疗诱发呼吸衰竭的基础病因争取到必要的时间。其治疗重点是维持呼吸、循环稳定，保证组织的充分供氧，积极治疗原发病，控制感染，促进呼吸功能早日恢复。

一、呼吸管理

1. 通气性呼吸衰竭的呼吸治疗原则（图 22 – 1）　对于由通气不足引起的急性呼吸衰竭的治疗重点是祛除病因，恢复有效的肺泡通气。

自主呼吸消失或减弱，需进行人工通气。遇此种情况时，只要给予肺泡通气即可，所以，可用口对口人工呼吸或使用简易呼吸囊进行人工呼吸。有呼吸机时多用机械通气。如果患者有微弱自主呼吸，也可以使用 IMV 或压力支持通气（pressure support ventilation，PSV）。总之，应调节通气量使 $PaCO_2$ 保持在 40mmHg 左右。

常用的机械通气方法有无创正压通气（non – invasive positive pressure ventilation，NPPV）和有创机械通气（气管插管机械通气）。

（1）NPPV：适于 pH > 7.25、$PaCO_2$ > 45mmHg 者，对于神志不清、血流动力学不稳定、严重心律失常、呼吸停止者不宜采用 NPPV。NPPV 宜采用双水平气道正压通气（BiPAP），呼气压（EPAP）一般设置为 4 ~ 6cmH$_2$O，初始治疗时吸气压（IPAP）设置为 8 ~ 12cmH$_2$O，然后逐渐增加至 16 ~ 20cmH$_2$O 或 1 小时后根据患者最大耐受值设定，使血氧饱和度维持在 90% ~ 95%。NPPV 治疗的前 3 天应每天治疗 12 小时以上，之后可以根据病情减少 NPPV 时间。

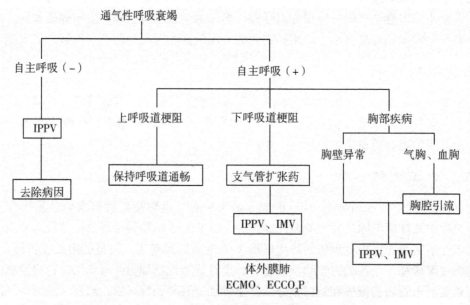

图 22 – 1　通气性呼吸衰竭的治疗原则

NPPV 主要用于治疗以下疾病所致急性呼吸衰竭。①COPD 所致慢性呼吸衰竭急性加重：在 COPD 急性加重期早期给予 NPPV 可以降低患者气管插管率和平均住院时间，更可迅速改善高 CO_2 血症和酸中毒，一些研究还发现可以降低患者住院期间病死率；②社区获得性肺炎：以持续气道正压通气（CPAP）治疗重症肺炎所致的急性呼吸衰竭，可以降低气管插管率和 ICU 住院时间。另有研究则表明，CPAP 能够较快改善患者的氧合状况和呼吸困难；③单纯性胸壁外伤：CPAP 治疗单纯性胸壁外伤引起的呼吸衰竭有利于缩短治疗时间和住院时间；④其他：少量文献报道 NPPV 用于治疗哮喘所致呼吸衰竭、手术后呼吸衰竭以及急性呼吸窘迫综合征取得了一定的疗效。

（2）有创机械通气：急性呼吸衰竭气管插管机械通气的指征因病而异。①患者 NPPV 治疗效果不佳、昏迷逐渐加深、出现呼吸不规则或出现暂停时，应气管插管机械通气。此外，呼吸道分泌物较多、咳嗽和吞咽反射明显减弱或消失时，为保持气道通畅，也应气管插管机械通气；②胸部风箱功能障碍：宜使用正压人工通气。但有气胸、血胸及胸腔积液时，应做胸腔引流。尤其是张力性气胸，必须及早纠正；③呼吸道梗阻：首先应设法使呼吸道通畅。上呼吸道梗阻或损伤时，应立即采取气管内插管、气管切开等措施。下呼吸道的梗阻仅采用气管内插管和一般的人工通气并不能得到改善。应使用化痰、理疗等方法帮助排痰，静脉滴注或雾化吸入扩支气管平滑肌的药物，扩张支气管，改善肺泡通气。由于低氧血症和高 CO_2 血症引起意识障碍时必须使用肌松药保持肌肉松弛，加大潮气量，调整吸呼比，或吸入氟烷等具有支气管扩张作用的吸入性麻醉药。以上措施仍不能维持有效通气的话，应考虑使用体外人工心肺机进行呼吸管理。

2. 换气性呼吸衰竭的呼吸治疗原则（图 22-2）　氧疗是纠正缺氧的针对性措施。当 PaO_2 降至 60mmHg 以下时，不论何种原因，都应首先吸氧。急性呼吸衰竭氧疗的 PaO_2 目标值因原发病不同而异。原发病为急性疾病患者，应力争使 PaO_2 达到 80mmHg 以上，减轻低氧血症对重要器官功能的影响。既往认为 COPD 急性加重时发生的急性呼吸衰竭氧疗 PaO_2 的目标值应为 60mmHg，以避免低氧血症迅速纠正后原有低氧血症对呼吸中枢的刺激作用减弱或消失，导致 $PaCO_2$ 进一步升高，呼吸抑制增强。但有研究表明，COPD 急性加重期 II 型呼吸衰竭患者氧疗使 PaO_2 达到 70mmHg，未发现有呼吸抑制现象。

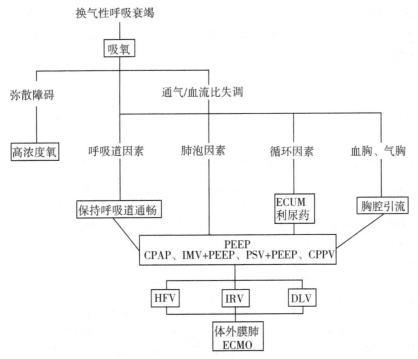

图 22-2　换气性呼吸衰竭的呼吸治疗原则

在吸氧的同时，要积极祛除导致缺氧的原因，治疗原发病。如因痰栓堵塞支气管造成肺不张时，可进行理疗及纤维支气管镜下吸痰等；肺水肿时采用利尿等措施排出肺间质内的水分，改善氧的弥散；血胸、气胸等问题可用胸腔引流方法解决。

如果经过上述的氧疗和针对病因的治疗后仍不能使 PaO_2 维持在 60mmHg 以上，则应进行人工通气，并附加 PEEP。其目的是为了改善由肺泡萎陷引起的通气/血流比失调。若无通气功能障碍，可使用 CPAP。改善通气/血流比的人工呼吸方法中，除 PEEP 外，还有高频通气（HFV）、反比通气（IRV）等。经过使用这些各种各样的人工通气法仍不能纠正低氧血症，如吸入纯氧而 PaO_2 仍小于 50mmHg 时，应考虑用体外膜肺氧合法（ECMO）进行呼吸管理。

二、维持循环稳定

ARDS 早期，因肺及全身血管内液体渗出，常出现有效循环血容量不足。加上 PEEP 的作用，使静脉回流减少，心排血量减少，导致血压下降，使组织器官的供血供氧减少。进一步加重肺的损害，形成恶性循环。因此，必须及时纠正低血容量、低心排血量及各种休克状态，维持循环稳定，保证全身组织的供氧。纠正贫血和低蛋白血症。应用心脏漂浮导管等技术加强血流动力学的监测。

三、治疗原发病

氧疗、机械通气等只能纠正患者的低氧血症，为治疗原发病争取治疗时间，只有解除了引起呼吸衰竭的病因或诱因，才能完全解决呼吸衰竭。因此，祛除导致急性呼吸衰竭的病因是治疗急性呼吸衰竭的根本。对于以通气障碍为主要表现的急性呼吸衰竭，随着病因的祛除，临床表现会相应得到改善。对于以气体交换障碍为主要表现的急性呼吸衰竭，虽然病因的逆转与呼吸衰竭的治愈并不呈直线关系，但病因治疗仍不容忽视，特别是以休克、感染、DIC 等为病因时，若病因不根除，急性呼吸衰竭的治疗将十分困难。

四、全身管理

感染是急性呼吸衰竭导致死亡的独立危险因素。全身性感染也是 ARDS 的常见病因，术后肺内感染也常诱发急性呼吸衰竭，因此，有效地控制感染十分必要。对于感染性疾病引起的呼吸衰竭或 ARF 合并感染时，应给予强力抗生素治疗。在获得病原菌和药敏试验之前可以根据感染部位和各种临床资料综合分析，推断可能的病原菌，经验性使用抗生素治疗。在获得病原菌和药敏结果后再调整用药。相当部分的急性呼吸衰竭患者死于多器官功能障碍（MODS）而非低氧血症。因此，在治疗急性呼吸衰竭过程中防止 MODS 发生和纠正 MODS 尤为重要。避免使用损害脏器功能的药物、监测重要器官功能变化、加强支持治疗、纠正水与电解质紊乱和酸碱失衡、补充足够的热量与氨基酸、纠正负氮平衡等，都是防治 MODS 的重要措施。

五、监测与护理

最好应将患者转入 ICU 病房，进行加强监护和治疗。监测内容包括呼吸功能、血流动力学、组织氧合状态等。护理应由专业护士进行 24 小时连续监护，尽可能地去解除患者肉体及精神上的痛苦。

（张坤鹏）

疼痛医学

第二十三章　术后镇痛技术

第一节　与手术后疼痛有关的基本问题

一、分类

（一）躯体疼痛（创口痛）

为手术直接波及的部位，如皮肤、肌肉、筋膜、关节、韧带、骨骼及神经等组织所致的损伤痛，表现为局限性、表浅性伤口处痛，定位准确，疼痛的程度与创伤的程度密切相关。

（二）内脏疼痛（牵拉痛）

内脏手术或牵拉到内脏所致的内脏痛，一般为深在性钝痛，其疼痛强度和内脏的敏感性有关。

二、手术后疼痛的发生机制

（一）神经末梢疼痛

1. 组织损伤　组织和末梢神经损伤后，炎症使血小板和局部肥大细胞释放化学介质，刺激痛觉神经终末感受器而致痛。这些介质包括缓激肽（BK）、K^+、5 - 羟色胺（5 - HT）、组胺、前列腺素（PG）、白三烯（LT）。

（1）组织损伤部位的变化

1）缓激肽：由激肽原在血浆前激肽释放酶的作用下转化生成。BK 可致痛，扩张血管并增加血管通透性，从而引局部红、肿、热、痛等炎性症状。此外，痛觉纤维的游离末端有 BKB 受体，BK 可激活此受体而兴奋痛觉纤维。

2）K^+：组织损伤后，细胞内 K^+ 外流，局部 K^+ 浓度升高，使此处的神经纤维去极化、兴奋。

3）5 - HT：由于炎症引起局部循环功能障碍，促使血小板凝集，同时释放 5 - HT。此系一种致痛物质，与神经纤维游离终末的 $5 - HT_3$ 受体结合，兴奋痛觉神经纤维。

4）组胺：由局部肥大细胞释放，具有极强的扩张血管、增加血管通透性和致痛作用，并能诱发瘙痒。

5）PG 和 LT（PG）：伴随组织损伤的细胞内 Ca^{2+} 浓度升高，可激活细胞内的信息传递链，Ca^{2+} 与细胞内的钙调节蛋白结合而激活细胞上的磷脂酶 A_2，促使与细胞膜上的磷脂质结合，生成花生四烯酸；花生四烯酸在环氧化酶作用下生成 PG。在脂质氧合酶作用下生成 LT。PG 的 PGE_2 和 PGI_2 有增强致痛、扩张血管及增加血管通透性的作用。LT 中的 LTB_4 具有促进白细胞游走和增强致痛的作用。

（2）化学介质：由炎性细胞释放的化学介质主要有细胞分裂素、PG、5 - HT，刺激痛觉神经终末感受器而致痛。

（3）神经肽：轴索反射释放神经肽，痛觉神经纤维在末梢有分支，多数游离终末分支作为痛觉感受器而起作用。如果刺激其中的一个，冲动可在向脊髓传导途中的末梢分支处进入其他分支逆向传导而释放神经肽如 P 物质、血管活性肠肽（VIP）、降钙素基因相关肽（CGRP），即轴索反射。这些神经肽可扩张血管和增加血管通透性，从而能加重炎性反应。

（4）去甲肾上腺素和 PG：交感神经末梢释放去甲肾上腺素、PG，当末梢神经损伤或炎症时，交感神经纤维释放的去甲肾上腺素直接作用于一次性向心性神经元而致痛。

（5）神经生长因子：神经鞘细胞和纤维肉芽细胞释放神经生长因子（NGF），有促神经肽生成，调节受体和膜通道蛋白合成的作用。同时，能增强对外部刺激的敏感性而形成痛觉过敏。

2. 神经损伤　手术操作引起的组织损伤可造成末梢神经的切断、压迫或牵拉。在靠近神经损伤部位的远端沿髓鞘发生变性（非特异性），一旦损伤血液—神经屏障，某细胞碎片被巨噬细胞吞噬。其后，在损伤神经一侧形成新芽（sprout）。此时，开始形成手术瘢痕；由于痛觉神经感受器和轴索的过敏而产生异常兴奋。

3. 末梢性过敏反应　由于局部损伤处痛阈降低，通常不感到疼痛的刺激也会产生疼痛，并扩大到损伤部位以外，因此，即使是弱小刺激也激活致敏的 Aδ 纤维和 C 纤维而诱发疼痛。

（二）中枢性痛觉过敏机制

1. 中枢性痛觉过敏　组织损伤后，持续的自发痛、痛觉过敏、异常性疼痛等形成末梢神经过敏反应。最近认为这与中枢神经系统过敏也有较大的关系，即损伤和持续的伤害性刺激可以诱发脊髓后角和其他中枢性痛觉传导通路内的神经细胞发生过敏反应。其结果，使脊髓后角细胞的自发性冲动（放电）增加，痛阈降低，对向心性传入刺激的反应增大，末梢神经感觉过敏范围扩大。如果反复刺激向心性纤维，脊髓后角细胞的活动增加，自发性冲动也延长。

手术引起的中枢神经过敏反应是由手术操作造成的直接组织损伤与神经损伤和继发于组织伤后炎症反应传入的结果。炎症引起的各种化学介质释放以及由此产生的高阈值性感觉神经过敏反应，将一直持续到伤愈。这些因素的共同作用而形成中枢神经系统的过敏反应。

2. 中枢性痛觉过敏的机制　由于手术造成的组织损伤、炎性反应和神经损伤形成伤害性传入刺激，引起脊髓后角细胞释放兴奋性氨基酸（EAA），EAA 反复刺激 AMPA/Kainate 受体，引起神经细胞膜的去极化而解除 Mg^{2+} 对 NMDA 受体的阻断，EAA 激活 NMDA 受体，提高神经元的兴奋性，使细胞内信息传递系统发生改变，从而产生中枢神经系统结构、功能的改变。

三、影响手术后疼痛的因素

影响手术后疼痛强度和持续时间的因素主要有以下三方面。

(一) 患者因素

手术后疼痛的程度和持续时间常因人而异，而且影响因素很多，包括患者的性别、年龄和社会文化背景、受教育的程度、道德修养等。男性对疼痛的耐受性较强，一般老年人及小儿对疼痛反应较为迟钝。此外，患者的心理因素在疼痛中亦起着十分重要的作用，包括性格（例如内向性格的人对疼痛的耐受性强）、过去的经历、注意力的集中与分散、情绪的变化（如焦虑不安、烦躁可使疼痛加剧）、患者对疼痛的认识、周围环境及医务人员在患者心目中的地位及威望等均与手术后疼痛的程度密切相关。

(二) 手术因素

手术后疼痛与手术种类、手术创伤的程度和部位有关。上腹部腹腔内手术，切口一般较大，手术操作涉及范围广，而且较深在，加之深呼吸或咳嗽动作时均有牵涉腹肌活动。手术伤口出现疼痛时，患者往往不敢做深呼吸甚或正常呼吸，呼吸道有痰亦不愿咳嗽排痰，患者主诉切口疼痛得十分严重，这样常极易并发手术后肺部感染和肺不张。胸腔内手术，因切口较长，又撑开肋间隙或切断肋骨，胸壁创伤大，正常呼吸运动胸廓参与，因此手术后伤口稍有疼痛患者就很容易觉察，手术后自行限制呼吸运动以减轻疼痛，故施胸腔内手术的患者，肺不张及肺部感染性炎症较为常见。头、颈、四肢和体表手术后疼痛较轻，一般不需要应用麻醉性镇痛药，患者则能耐受。

(三) 麻醉因素

手术后疼痛的发生及其程度和持续时间，与麻醉方法、用药种类及剂量有关。局部麻醉、神经干（丛）阻滞、蛛网膜下隙阻滞、硬膜外间隙阻滞等，一旦局部麻醉药的药效作用消失，手术创口即会出现疼痛，特别是用普鲁卡因时最为明显。利多卡因的药效消失稍慢。布比卡因是目前作用时间最长的局部麻醉药，药效可维持 8h 左右，手术后伤口疼痛的出现较其他局部麻醉药为晚，且较轻微，患者常能耐受，不需应用镇痛药物处理。

静脉复合麻醉或吸入全身麻醉的手术后疼痛情况，主要与麻醉诱导和麻醉维持期间所用的镇静药物和镇痛药物的种类和剂量有关，吸入全身麻醉手术后出现疼痛的时间较静脉应用普鲁卡因、肌肉松弛药复合全身麻醉为晚。

四、手术后疼痛对生理功能的影响

(一) 对呼吸功能的影响

在胸腹部手术患者，伤口疼痛可引起反射性肌肉痉挛，限制肌肉运动（夹板样作用），从而呼吸浅快，通气功能降低。在上腹部手术患者，手术后疼痛可使肺活量（Vc）减少40%，功能余气量（FRC）降低 50% ~ 75%。Vc 和 FRC 减低可持续 1 ~ 2 周。呼吸功能改变与疼痛在手术后最初的几小时内最为显著。这些改变又可促使患者手术后发生肺不张，结果使患者出现缺 O_2 和 CO_2 蓄积。早期缺 O_2 和 CO_2 蓄积可刺激分钟通气量代偿性增加，但长时间呼吸功能增加可导致呼吸功能衰竭。由此可见，手术后疼痛可延缓手术后患者呼吸功能的恢复。

在人胸部和上腹部手术后，由于膈神经中枢指令异常，可导致反射性膈肌功能障碍。在肺、胃和胆囊手术后均可有同样改变。阻滞 T_4 传入神经可使 Vc 和 FRC 降低的程度减轻。手术后硬膜外间隙应用布比卡因镇痛可使患者的 Vc 大致恢复至手术前水平，尤其是合并有肺疾病的患者。

（二）对心血管系统的影响

手术后疼痛刺激可以引起交感神经兴奋和患者体内内源性递质及活性物质的释放，从而影响心血管功能。疼痛可引发交感神经兴奋过度，导致心动过速以及心排出量、心脏做功和氧消耗增加，从而使心肌缺血和心肌梗死的机会增多。因恐惧疼痛而静卧，易发生静脉淤血和血小板聚集，增加了发生深静脉栓塞的危险性。

（三）对神经内分泌和代谢功能的影响

手术后组织损伤所产生的前列腺素、缓激肽等活性物质使机体对有害刺激的反应阈降低，经 Aδ 和 C 纤维向脊髓后角的传入冲动增加。有害刺激可引起脊髓节段和高于相应节段的反应（节段上反应）。节段反应是切开皮肤导致相同或相邻脊髓节段的肌张力增高和交感神经反应。

节段上反应是：①通过原始的脊髓丘脑途径传至脑干网状结构、视丘下和边缘系统，此与情绪改变和精神恐惧等有关；②经脊髓视丘系统上传，脑干激活反应表现在唤醒反射、交感神经兴奋、循环和消化改变等方面；③在更高平面，特别是视丘平面，有害的疼痛刺激可启动神经内分泌反应，引起体内多种激素的释放，产生相应的病理生理改变。除一些促进分解代谢的激素如儿茶酚胺、皮质醇、血管紧张素Ⅱ和抗利尿激素外，应激反应尚可引起促肾上腺皮质激素（AGFH）、生长激素（GH）和胰高血糖素的增加。在另一方面，应激反应导致促进合成代谢的激素如雄性激素和胰岛素水平降低。

从代谢角度看，内分泌改变的结果是分解代谢亢进和相对应的促合成代谢降低。结果导致血糖、乳酸、酮体和血游离脂肪酸浓度升高，氧耗增加，动员机体代谢底物储备。长时间的伤害冲动传入可导致高分解状态和负氮平衡，不利于机体的康复。

醛固酮、皮质醇和抗利尿激素使得机体潴钠排钾，从而影响体液和电解质的重吸收，引起患者体内水钠潴留，亦可引起外周和肺血管外肺水的增加，在某些心脏储备功能差的患者，甚至可引起充血性心功能衰竭。此外，内源性儿茶酚胺使外周伤害感受性神经末梢更为敏感，使患者处于一种疼痛→儿茶酚胺释放→疼痛的不良循环状态中。有效的手术后镇痛措施不仅能有效阻断手术后的内分泌和代谢反应，而且也能部分阻滞儿茶酚胺升高反应，降低皮质激素和垂体激素升高的程度。

（四）对胃肠道和泌尿系统的影响

疼痛引起的交感神经系统兴奋可反射性抑制胃肠道功能，平滑肌张力降低，而括约肌张力增高。临床上患者表现为肠麻痹、恶心、呕吐等不良反应。疼痛也可引起尿道和膀胱功能降低，继之排尿困难，导致患者尿潴留，增加了相应并发症的发生率，如与导尿有关的泌尿系统感染。

（五）对凝血功能的影响

疼痛等应激反应对凝血功能的影响包括：血小板黏附功能增强、纤维蛋白溶解功能降低，使机体处于一种高凝状态，这对临床上某些有心血管或脑血管疾患或已有凝血机制异常的患者尤其不利，甚至可引起手术后致命性并发症，如血栓形成造成的心肌梗死和脑血栓。

（六）对机体免疫功能的影响

与疼痛有关的应激反应可以明显抑制机体的免疫反应机制，使患者出现明显的免疫功能异常。细胞免疫功能异常主要表现为淋巴细胞减少，白细胞增多，中性粒细胞趋向性减弱，单核细胞的活性降低和网状内皮系统抑制。此可能主要与白细胞介素－2产生减少有关。手术后患者的体液免疫功能也降低，不能产生特异性抗体。这些因素使手术后患者对病原体的抵抗力减弱，手术后感染和其他并发症的发生率明显增多。肿瘤患者手术后疼痛等应激反应的结果可使体内杀伤性 T 细胞的功能减弱，数量减少。另一方面，应激引起的内源性儿茶酚胺、糖皮质激素和前列腺素的增加均可造成机体免疫功能的改变，甚至导致残余肿瘤细胞的手术后扩散。

（七）对精神状态的影响

疼痛刺激能使患者出现恐惧、不安、易怒、失眠和悲观厌世；甚至一种无援的感觉，这种心理因素加之上述疼痛的不利影响，无疑延缓了患者手术后的康复过程。在一些患者甚至可遗留下较为严重的精神并发症。

（张坤鹏）

第二节　手术后疼痛的特征和评估

一、手术后疼痛的特征

手术后早期患者的疼痛一般为手术伤口痛，即手术各层组织切口和分离组织损伤愈合前的疼痛，常为刺痛或电击样疼痛。另一方面为手术后管腔类脏器功能完全恢复前的胀气、积液等造成的胀痛和牵拉痛。此外，还有使组织更牢固接触的植皮和止血等所致的填塞等造成的胀痛以及手术后组织反应所致水肿引起的胀痛。

二、手术后疼痛的评估

（一）主观评估

根据患者的主观感觉来测定疼痛的程度，主要由患者自报，受试者可以口述，也可以非口述，其测定内容可以是单维的或多维的，以评分量表（rating scale）为临床最常用的测痛方法。

1. 口述描绘评分法（verbal descriptor scales, VDS）　这种方法采用形容词描述疼痛的强度，一般采用 3~5 个形容词，如 Keele 1948 年描述疼痛的程度为无痛、轻度痛、中等痛和剧痛；Melzack 和 Torgerson 提出轻微痛、不适痛、痛苦痛、严重痛和剧烈痛 5 级痛。

2. 数字评分法（numeral rating scale, NRS）　为临床上更为简单的评分法，患者直接用 1，2，3，4，5 来记录疼痛的程度，这种方法易于被患者所理解，并且可以用口述或书写的方式来表示。

3. 视觉模拟评分法（visual analogue scale, VAS）　该法最早用于心理学中检查人的情绪（如焦虑、抑郁）量的变化，以后引入疼痛的测定。方法是将一根长 10cm 直线的中间划分 10 等份，一端为代表无痛，另一端 10 代表最剧烈的疼痛，由患者估计其疼痛的等级，并标在线上的相应位置以表示疼痛的程度。关于直线放置的位置有横、竖两种，有人经过观察认为横、竖之间无差别。按照中国人的阅读习惯，横线以从左到右为佳。

VAS 方法简易，较 NRS 灵敏，是临床上较常用的测痛方法，用于评估疼痛的缓解程度优点更多。

4. 麦吉尔疼痛问卷（McGill pain questionnaire，MPQ） 为多维因素自控测痛法，该调查表从生理及心理学角度，将疼痛的性质分为感觉、情绪与评价三维结构，各制成一个评分量表。MPQ 由 78 个形容词组成，分三大组 20 个亚组，即感觉组 1～10 亚组，情感组 11～15 亚组和评价组 16 个亚组，其他类 17～20 亚组，每个亚组由 2～6 个疼痛描述词组成，这些描述疼痛强度的词语按其强度递增的方式排列。从这个调查表中可以得到疼痛评定指数（pain rating index，PRI）和目前疼痛强度（present pain intensity，PPI）等。MPQ 的局限性在于需要具有一定文化教育水平的患者才能完全理解、掌握、应用。

5. Prince Henry 疼痛评分法 是利用咳嗽和深呼吸等呼吸运动来评价疼痛的一种方法。0分：咳嗽时无痛；1 分：咳嗽时有疼痛，但深呼吸时无痛；2 分：深呼吸时有疼痛，安静时无痛；3 分：安静时微痛；4 分：安静时有剧痛。该方法的优点是能够评价安静至运动时的疼痛。但手术后频繁地让患者咳嗽或深呼吸会加重患者的痛苦。

6. 其他 根据世界卫生组织标准和手术后患者的临床表现，有人将手术后疼痛的程度分为如下四级。0 级（无痛）：患者咳嗽时，切口无痛。1 级（轻）：轻度可忍受的疼痛，能正常生活，睡眠基本不受干扰；咳嗽时感受切口轻痛，但仍能有效地咳嗽。2 级（中）：中度持续的疼痛，睡眠受干扰，需要应用镇痛药物；患者不敢咳嗽，怕轻微振动，切口中度疼痛。3 级（重）：强烈持续的剧烈疼痛，睡眠受到严重干扰，需要应用镇痛药物治疗。

（二）客观评估

由于痛觉是一种主观精神活动，进行客观评价极为困难，只能依靠间接法进行综合分析。呼吸功能，特别是 1s 最大通气量的测定，对评价胸部和上腹部手术后疼痛具有一定的作用；血压和心率的变化受多种因素的影响且并不准确；血中激素浓度的测定因费用高，从而在临床上不宜采用。有人在应用 VAS 主观评价疼痛的基础上，再由护士根据下列 5 个方面的评分进行客观评价较为适用（表 23 – 1）。

表 23 – 1　手术后疼痛的客观评价得分

主诉	肌紧张、体动	呼吸参数
1	无痛	能够轻松地改变体位，四肢移动平稳	能够完全按要求进行深呼吸
2	仅在体动时有疼痛	如果需要，可在短时间内改变体位，四肢移动平稳	勉强可以完成深呼吸
3	即使在安静时也感疼痛	在别人帮助下，勉强移动四肢但能忍受	呼吸平稳，间或完成深呼吸或改变体位
4	主诉有疼痛	改变体位，即感全身紧张	即使在指导下仍不能完成深呼吸
5	不断呻吟，诉说疼痛	全身高度紧张，完全不能对指令做出反应	呼吸表浅，偶尔出现憋气

三、手术后疼痛治疗效果的判断标准

1. 无效　与治疗前比较疼痛无变化。
2. 中度缓解　疼痛减轻，需要应用镇痛药物。
3. 完全缓解　患者完全无痛。

（张坤鹏）

第三节　常见手术后疼痛的治疗方法

一、头面部手术后疼痛

（一）眼科手术

虽然眼科手术的范围比较局限，但眼眶区血管神经分布丰富，眼球又是一个十分敏感的器官。大部分眼科手术可以在表面麻醉、局部浸润麻醉和球后神经阻滞下完成。手术后患者的头部应抬高 15°~20°，绝对保持安静，防止眼内压升高及伤口充血。

如果伤口疼痛、患者躁动、情绪波动、血压升高、恶心呕吐、缺 O_2 和 CO_2 蓄积等均有可能导致眼压增高，能使伤口裂开，眼内容物脱出，甚至压迫视神经，导致失明等严重后果。因此，手术后镇痛和镇静对眼科手术后患者的恢复非常重要。

眼科手术后患者的疼痛一般不太剧烈，除非诉说剧痛者，一般不需要应用麻醉性镇痛药。因为这类药物如吗啡易引起恶心、呕吐和呼吸抑制，使眼内压增高。如果必须使用麻醉性镇痛药，如手术涉及眶周围骨膜的眶内容剜出术患者，可用哌替啶。同时加用适量的镇吐药物，例如甲氧氯普胺。也可应用哌替啶和异丙嗪合剂 1/2 或冬眠 1 号 1/2，不仅具有镇静镇痛作用，而且具有抗组胺和一定的降血压作用，有防止伤口渗出、充血和维持眼内压的有益作用。

对于大多数非剧烈疼痛者，可应用一般的非麻醉性镇痛药，例如氟哌利多 0.02mg/kg 静脉注射，具有神经安定和抗呕吐作用。地西泮具有抗焦虑、镇静、遗忘作用，可口服 2.5~5.0mg 或肌内注射 5~10mg。但地西泮具有散瞳作用，不宜用于闭角型青光眼患者。罗通定 50~60mg 肌内注射，也能达到镇痛与镇静作用。

在手术后眼内压增高所致的眼痛患者，在应用镇痛和镇静药物的同时，也应使用降眼压药物，如口服乙酰唑胺 0.25g 或双氯磺胺 25mg，以抑制房水形成，必要时口服 50% 甘油 130ml 或静脉滴注 20% 甘露醇，亦能减少房水的形成。

（二）耳、鼻、咽、喉手术

耳、鼻、咽、喉手术局限于头颈部，神经支配为脑神经和颈丛神经，其骨性标志明显，易与寻找定位。不少手术直接在呼吸道内操作，易干扰呼吸和发生误吸。因此耳、鼻、咽、喉科手术后患者的镇痛治疗，不仅应考虑手术部位的特殊性，而且亦应注意维持呼吸道的保护性反射，防止误吸及呼吸道梗阻十分重要。

鼻、咽、喉手术后，伤口渗出、出血、水肿、脓肿或呼吸道解剖畸形等均可有不同程度的呼吸道梗阻。另外咽喉部血液和分泌物聚积亦能刺激迷走神经，使迷走神经张力增高。如

果应用过量的麻醉性镇痛药，将抑制咽喉保护性反射而易发生误吸，甚至呼吸道阻塞、窒息。麻醉性镇痛药引起的恶心呕吐也可污染手术伤口。因此，除非剧痛，一般不主张应用强效麻醉性镇痛药。可用地西泮 5～10mg 静脉注射，具有镇静和抗焦虑作用；对于有呼吸道阻塞症状的患者，地西泮的用量应减少。也可联合应用曲马朵 1mg/kg 静脉注射或 50～100mg 口服；或含化二氢埃托啡 20μg，必要时 3～5h 重复，以达到镇静和镇痛的目的。对于剧痛难忍情绪不安的患者，可肌内注射哌替啶 30～50mg，同时应用异丙嗪 25mg 或氟哌利多 2.5～5.0mg。

内耳手术可涉及前庭而引起手术后恶心、呕吐、眼球震颤和头痛，可静脉滴注氟哌利多 5～10mg，配合罗通定 40～60mg 肌内注射，也可静脉注射冬眠 1 号或冬眠 4 号 1/2。据报道，在实施扁桃体手术的患者，于切开扁桃体筋膜前用 0.25% 布比卡因加 1 : 200 000 肾上素作膜内周围浸润，手术后可维持 5～6d 的有效镇痛作用。

（三）口腔和颌面部手术

口腔、颌面部手术离大脑组织近，神经丰富；大部分手术在体表和骨组织上进行，手术刺激大；所以手术后患者的疼痛常较剧烈。部分手术在呼吸道周围操作，有可能干扰呼吸和发生误吸。手术后常需在头颈部包扎固定，有时需要采取特殊固定措施，如颌间或颧间固定、口内护板或特殊头颈部位置等，常不利于保持呼吸道通畅，故手术后应尽可能保持患者清醒或保护性反射存在。手术后疼痛常使患者躁动不安和血压增高，能引起伤口出血、缝合处撕裂、带蒂皮瓣或皮管撕裂、其他植入的人工代用品被破坏等。呕吐可污染伤口，影响手术效果。此时手术后镇痛和保证患者平稳恢复是个关键。口腔、颌面部手术部位不同，手术后镇痛治疗方法亦不同。

对于实施面部整形手术的患者，手术后疼痛可采取小剂量地西泮（2.5～5mg）或氟哌利多（5mg）加小剂量的芬太尼（30～50μg）缓慢静脉注射，不仅能保持患者清醒和情绪稳定，而且具有良好的镇痛和镇吐作用。3～5h 后可重复使用。用面罩给患者吸入 20%～40% 的 N_2O 具有良好的镇静和镇痛作用，对生命体征影响不大，而且咳嗽反射、吞咽反射不受影响。也可用小剂量哌替啶（25～50mg）及异丙嗪（12.5～25mg）肌内注射。氯胺酮麻醉后患者出现恶心和躁动时，可用地西泮 0.02～0.04mg/kg 静脉注射，效果不好者可静脉注射催醒药物如毒扁豆碱 1mg 使其清醒。

对于实施口腔内手术（如腭裂修复术和口腔恶性肿瘤切除术）和施颌间或颧间固定手术的患者，手术后要求患者尽早清醒和呼吸道通畅。所以镇痛药物的使用需特别慎重。对于轻、中度疼痛患者，可给予地西泮 5～10mg 和二氢埃托啡 20μg 肌内注射，或氟哌利多 2.5mg 和曲马朵 50μg 静脉注射。对于出现躁动和恶心呕吐的患者，可静脉注射地西泮 2.5～5.0mg 和氟哌利多 2.5～5mg，伍用昂丹司琼 4～8mg 静脉注射可有效防治手术后呕吐。对于疼痛剧烈者，可静脉注射芬太尼 25～50μg 和氟哌利多 2.5～5mg，但需严密观察。手术后也可根据手术部位施局部神经阻滞，如眶上、下神经阻滞，三叉神经第二、三支阻滞等。用 0.25%～0.5% 布比卡因（2.5mg/kg）加 1 : 200 000 肾上腺素实施神经阻滞可维持手术后镇痛 4～6h。

（四）颅脑外科手术

对于颅脑手术患者，手术后尽快恢复意识和呼吸道保护性反射十分重要。这类患者对镇静、镇痛药物的耐量往往甚小。另外由于手术与麻醉的影响，手术后患者对痛反应不甚敏感，大多数不需要进行镇痛治疗。如果需要，应严格遵守以下原则：

（1）在患者完全清醒前，尽量不用具有明显呼吸抑制作用的镇痛药物，如阿片类药物。因呼吸抑制所致的缺 O_2 和 CO_2 蓄积可增高颅内压和导致病情恶化。

（2）镇静药物的用量要小，以免影响对病情的观察。如鲁米那 0.1g 或地西泮 5 ~ 10mg 肌内注射较为安全。手术后在 ICU 病房，可静脉滴注咪达唑仑或丙泊酚保持患者安静，咪达唑仑的负荷量在 0.1 ~ 0.2mg/kg（30min 内静脉注射），随后可根据患者反应以 0.05mg/（kg·h）的速率进行静脉滴注。丙泊酚的静脉滴注速率为 2 ~ 4mg/（kg·h）。静脉滴注中可采用以下评分系统（表 23 – 2）来帮助调节咪达唑仑和丙泊酚的静脉滴注速率。一般维持患者镇静评分于 2 ~ 3 即可。

表 23 – 2 手术后患者的镇静评分系统

评分	患者表现
1	焦虑，或烦躁和不安，或两者均有
2	合作，定向力正常，安静
3	仅对指令有反应
4	入睡，但对叩击眉间或强声刺激有敏感的反应
5	入睡，对叩击眉间或强声刺激反应迟钝
6	无反应

（3）避免使用可增加颅内压的药物如氯胺酮。可应用神经安定药，例如氟哌利多 5mg，异丙嗪 25 ~ 50mg 肌内注射。

（4）如果有颅内压升高的征象，应采取降低颅内压的相应处理措施，如快速静脉滴注 20% 甘露醇溶液 1 ~ 2g。地塞米松 5 ~ 10mg 或氢化可的松 100 ~ 200mg 静脉注射。

（5）如果手术后者已完全清醒，呼吸道通畅且无颅内压增高的征象，对患者的疼痛必须进行及时有效的处理。因疼痛所致的烦躁、血压升高和恶心呕吐也不利于患者手术后的恢复。镇痛药物可选用哌替啶 50mg 和异丙嗪 25mg 肌内注射或芬太尼 50 ~ 100μg 加氟哌利多 5mg 缓慢静脉注射；小剂量吗啡（2 ~ 4mg）间断静脉注射或吗啡 2 ~ 3mg/h 持续静脉滴注，均可达到满意的镇痛和镇静作用，阿芬太尼的排泄半衰期短和分布容积较小，从而作用快，持续时间短暂，血流动力学影响轻微和呼吸抑制作用消失迅速。以 12 ~ 24μg/（kg·h）的速率静脉滴注具有满意镇痛作用。为保证患者镇静，可间断静脉应用咪达唑仑 5mg。用药后需严密观察患者对药物的反应、镇痛效果及生命体征，及时调整用药剂量和处理不良反应。

也可选用罗通定、曲马朵、二氢埃托啡、喷他佐辛、依达拉克（idarac）、氟喹安苯酯（floctafenine）等口服或肌内注射。

二、胸部手术后疼痛

胸部手术创伤大，胸壁的完整性往往受到破坏，所以对呼吸、循环等生理功能的影响十分明显，手术后患者苏醒后，伤口疼痛也甚为剧烈，呼吸活动可使伤口疼痛更为严重，使患者不敢深呼吸，尤其是手术切口涉及肋骨和胸骨的患者，从而患者的潮气量和肺活量降低，肺部合并症增加。众多研究表明，胸部手术后合理应用镇痛治疗不仅能解除患者的痛苦，而且能明显改善呼吸功能，降低肺部并发症的发生率。所以，近年来对胸部手术后的镇痛治疗十分重视，探讨了各种途径与方法，取得了明显的进展。常用方法如下。

（一）麻醉性镇痛药

胸部手术后疼痛剧烈，常需应用强效麻醉性镇痛药，如哌替啶 1.0~1.5mg/kg 肌内注射或 0.5~1.0mg/kg 静脉注射，或吗啡 5~10mg 肌内注射或 2~5mg 静脉注射。但是，患者对阿片类药物的反应具有明显的个体差异，而且肌内注射后该类药物的吸收不确切。研究表明，胸部手术后采用肌内注射或分次静脉注射阿片类药物时，50% 以上患者的镇痛效果不满意，不良反应的发生率高，反复用药后易导致药物过量，所以目前仅用于胸壁手术（如单纯乳房切除术和胸壁结核清除术）和手术后疼痛不太剧烈的胸内手术患者。联合应用神经安定药能够增强麻醉性镇痛药的镇痛效果，如异丙嗪、氟哌利多和咪达唑仑等。

在胸部手术后患者的镇痛治疗中，PCA 明显优于肌内注射或分次静脉注射阿片类药物。在开胸手术后，与肌内注射丁丙诺啡镇痛的患者相比较，应用 PCA 患者的肺部并发症和手术后发热的发生率较低，用药量较少，镇痛效果更好。常用药物：①芬太尼 0.02~0.05mg/次，间隔时间为 5~10min；或以 0.02~0.1mg/h 的速率持续静脉滴注；②吗啡 0.5~2.0mg/次，间隔时间为 10~20min，或以 5~10mg/h 的速率持续静脉滴注；③阿芬太尼 0.1~0.2mg/次，间隔时间为 5~8min；④舒芬太尼 0.002~0.05mg/次，间隔时间为 5~10min。如果患者镇静效果差，可联合应用咪达唑仑 0.05~0.08mg/（kg·h）或丙泊酚 4~6mg/（kg·h）静脉滴注。使用 PCA 的初期，应根据患者对药物的反应、镇痛效果和镇静的程度，对药物的剂量和给药间隔进行及时调整。

（二）肋间神经阻滞

在关闭胸腔前，由手术医师将长效局部麻醉药如 0.25% 布比卡因于直视下直接注射至胸壁切口椎旁的肋间神经，每点注药 5ml。采用连续肋间神经阻滞时，关闭胸腔前要将一根细的给药导管留置在切口内，将给药导管的末端置于肋间神经位置，手术后疼痛发生时，经给药导管注入长效局部麻醉药 6~8ml。如果手术后需要，也可由麻醉医师在患侧背部经皮穿刺施行肋间神经阻滞。此法安全可靠，并发症少，对手术后肺功能具有明显的改善作用。

（三）胸椎旁神经阻滞

与肋间神经阻滞一样，具有操作简单，镇痛效果满意等优点，可采用单次和置管连续给药法。

（四）硬膜外导管注药

在胸部手术后患者的疼痛治疗中，尽管静脉 PCA 较肌内注射阿片类药物具有明显的优点，但其与硬膜外导管注药镇痛相比较，静脉 PCA 具有镇痛效果较差，用药量较大和镇静作用更强等缺点。因此经硬膜外导管注射阿片类药物或长效局部麻醉药，或两者合剂是目前胸腹部手术后最常用的有效镇痛方法。

1. 硬膜外导管的位置 应用低脂溶性阿片类药物如吗啡时，胸部或腰部硬膜外间隙置管均可达到满意的镇痛效果，但胸部硬膜外间隙给药时的延迟性呼吸抑制发生率较高。应用高脂溶性阿片类药物（如芬太尼和舒芬太尼）和长效局部麻醉药时，则需要在胸部硬膜外间隙置管。

2. 置管和给药的时间 胸内手术大多在全身麻醉下进行。拟施手术后硬膜外间隙给药镇痛的患者，一般主张手术前或麻醉前给患者置入硬膜外导管，并给予试验剂量以确定硬膜外导管的位置。手术中即可开始给药，能更有效地控制手术应激反应。如分次注射 0.25% 布比卡因和芬太尼（$5\mu g/ml$）混合液，每次 2ml，间隔时间 20min 以上。手术中也可采用微量泵进行连续硬膜外间隙给药，在手术结束即可产生满意的镇痛作用。在短小手术患者，手术结束可在硬膜外间隙先注射镇痛溶液 5～10ml，以缩短镇痛作用的起效时间。

3. 常用药物和用法 可采用间断给药和持续滴注法。间断给药时，通常是将芬太尼 50～100μg，或哌替啶 30～100mg，或吗啡 1～2mg 用生理盐水稀释至 10ml，在手术后疼痛发生时一次注入，布比卡因的常用浓度为 0.125%，每次 5～10ml。连续滴注给药时，滴注速率如下：芬太尼 30～100μg/h；哌替啶 10～25mg/h；0.125% 布比卡因 5ml/h；0.125% 布比卡因和 3～5μg/ml 芬太尼混合液 3～7ml/h；0.125% 布比卡因和哌替啶（1～2.5mg/ml）混合液 3～7ml/h。一般不主张连续胸部硬膜外间隙滴注吗啡，因为其延迟性呼吸抑制的发生率高。

4. 胸内手术后镇痛中的特殊问题 在开胸手术后，手术侧肩部疼痛是一棘手的问题，可发生在完善的胸壁镇痛情况下。其病因目前仍不清楚，可能与膈传入神经引起的膈肌刺激、膈肌的肋间相关区牵涉性疼痛或胸膜腔引流管刺激肺顶引起的疼痛等有关。可能的治疗措施包括：①增加硬膜外间隙镇痛药物的用量，如补加芬太尼 50～100μg 或哌替啶 30～50mg；②通过胸膜腔引流管注入含 1∶200 000 肾上腺素的 0.5% 布比卡因 20～50ml，并夹闭胸膜腔引流管 10～15min；③肌内注射或静脉注射酮咯酸（ketorolac）60mg，然后每6h再应用30mg；④拔出胸膜腔引流管 2～5cm。虽然应用酮咯酸是治疗该合并症的最有效方法，但在低血容量情况下有发生肾脏毒性作用的危险，需严密监测肾功能。

（五）经皮电刺激法

经皮电刺激神经方法，其优点是费用低、操作和使用简便，无不良反应。但镇痛效能弱，一般仅可作为胸部手术后镇痛治疗的辅助措施。

三、腹部手术后疼痛

腹部外科主要是腹腔内脏器质性疾病的手术，腹腔内脏器官受交感神经和副交感神经的双重支配。在腹部手术后，许多内脏－躯体、内脏－交感和内脏－内脏反射被激活，因此腹部手术后疼痛的原因和机理较为复杂，且可伴有明显的神经内分泌反应。另外腹部手术患者具有年龄范围广，病情轻重不一及并存疾病等不同特点，故对手术后疼痛治疗的方法和镇痛药物的选择，需根据患者的全身状况、重要器官损害程度、手术部位和时间长短，麻醉设备条件及麻醉医师技术的熟练程度作综合考虑。

（一）腹部手术后疼痛的原因和特点

腹部手术后疼痛包括以下几个部分。

1. 表浅体感性疼痛 如腹部伤口疼痛。其特点是程度较为剧烈的锐痛，范围局限，定位确切。

2. 深部体感性疼痛 是深部肌肉、韧带和筋膜等组织损伤所致的疼痛，其特点是程度较为迟钝，范围广泛，而且定位较皮肤切口痛差。与内脏和皮肤痛一样，腹部深部体感性疼痛也伴有皮肤痛过敏、紧张、反射性肌痉挛和交感神经活动亢进。

3. 痛觉过敏　反复刺激后，皮肤内的高阈值性机械受体、机械热伤害性受体和 C – 混合性伤害受体的发放频率增加，刺激阈值降低，引起腹部伤口痛觉过敏。

4. 内脏痛　由内脏交感神经纤维所引起，例如肠管膨胀、压迫或血管性的舒缩缺血等引起的疼痛，其特点是定位不清，伴有情绪性、自律性及运动性反射痛，有牵涉性。

5. 牵涉性疼痛　内脏痛时可在远距离脏器的体表皮肤出现疼痛，是内脏传入纤维进入脊髓后根，使内脏传入和躯体传入在相同脊髓后角细胞水平发生聚合相互影响的结果。如膈肌下内脏破裂出血可刺激膈肌出现肩部疼痛。因此，腹部手术后的镇痛治疗除需考虑消除体感神经痛外，还应注意治疗来自内脏交感神经的痛和调节机体的生理状态，消除内脏痛的病因，才能达满意的镇痛效果。

（二）上腹部手术后疼痛

1. 非甾类抗炎药　常作为平衡镇痛治疗的组成部分。腹部手术后胃肠道功能低下，所以一般采用肌内注射、静脉注射或直肠给药法。在上腹部手术后，吲哚美辛直肠栓剂具有明显的辅助镇痛作用，并能明显减少阿片类药物的需要量。对于牵涉性痛明显或疼痛较轻的患者，肌内注射或静脉注射酮咯酸常能获得满意的镇痛效果。

2. 麻醉性镇痛药　吗啡和哌替啶最为常用，而且效果良好。但在合并有恶心呕吐和情绪不安的患者，需与异丙嗪和氟哌利多合用。目前静脉 PCA 是腹部手术后患者疼痛治疗的主要措施之一。该方法不增加腹部手术后恶心、呕吐或肠梗阻的发生率。不良反应的发生主要与阿片类药物的总用量有关，而且很少受用药种类或给药方法的影响。虽然 PCA 能明显改善手术后患者的满意度和镇痛效果，但对上腹部手术后的应激反应则无明显阻断作用。

3. 肋间神经阻滞　与肠道外应用阿片类药物相比较，胆囊切除手术后应用肋间神经阻滞能明显改善镇痛效果和呼吸功能。

4. 胸膜间镇痛　在胆囊切除手术后已广泛使用。与肋间神经阻滞相比较，其在镇痛程度和改善呼吸功能方面的优势仍无一致意见。作为单一镇痛措施使用时，在部分胆囊切除手术患者有镇痛不全和镇痛时间不足等缺点。有报道将其与静脉 PCA 联合应用，取得了满意的镇痛效果。

5. 硬膜外间隙置管给药　胸部硬膜外间隙单独应用局部麻醉药能明显改善上腹部手术后患者的肺功能，但有趣的是该有益作用并不能降低患者的病死率和发病率，持续应用有引起低血压的危险。单纯应用阿片类药物往往不能完全阻断伤害性刺激和应激反应。联合应用两种药物进行硬膜外间隙平衡镇痛能减少药物用量，并具有满意的镇痛作用。常将 0.125%布比卡因与芬太尼、吗啡或哌替啶联合应用。

近年来，有人主张在上腹部手术后患者联合应用几种能选择性影响伤害性反应不同生理过程的药物，如影响感受器的药物（NSAID 或糖皮质激素）；影响周围神经和中枢神经传导的药物（局部麻醉药）以及影响神经调节的药物（如阿片类药物和神经安定药物）。如静脉应用吲哚美辛或酮咯酸，硬膜外间隙应用长效局部麻醉药和阿片类药物，此种联合几乎能完全阻断上腹部手术后的伤害性刺激，使患者在安静和活动中均能达到满意的镇痛效果。

（三）下腹部手术后疼痛

包括阑尾切除术、结肠手术、泌尿外科手术和妇科手术等。手术部位局限于下腹部，疼痛的程度和对生理功能的干扰均较上腹部手术轻，故手术后镇痛治疗比较简单。一般的镇痛药物，即可维持良好的镇痛效果。另外此类手术大多采用硬膜外间隙阻滞，故手术后应用硬膜外间隙镇痛极为方便。

对于下腹部手术后轻、中度疼痛的患者，可肌内注射或静脉注射 NSAID 或小剂量的阿片类药物；也可口服二氢埃托啡和曲马朵等。对于疼痛剧烈的患者，在上述用药的基础上，可于硬膜外间隙注射 0.125% 布比卡因 10~20ml 加吗啡 2~4mg 或芬太尼 50~100μg，即能维持满意镇痛效果 10~20h，患者可早期离床活动，缩短住院时间。

四、脊柱、四肢手术后痛

与胸、腹、颅脑等手术相比较，脊柱、四肢骨骼和肌肉系统的手术对全身和重要脏器的直接影响小，但其周围常有重要血管神经通过。关节囊和骨膜部位的神经分布也相当丰富，并极为敏感。因此脊柱、四肢骨科手术后的疼痛较为剧烈，持续时间也较长。另外，某些严重四肢骨畸形的矫形需行多次手术才能完成，前次手术的痛苦经验如手术后疼痛和严重呕吐，常使患者对再次手术的思想负担很重，以至极度恐惧，故不仅要求每次麻醉都要顺利、舒适，而且要求苏醒平顺，手术后镇痛处理满意。故有效的手术后镇痛措施十分必要。

脊柱手术大多在全身麻醉下进行，手术后疼痛发生时可先给予二氢埃托啡、喷他佐辛、美沙酮等弱效麻醉性镇痛药口服，对呼吸和循环功能的影响少，亦无胃肠道禁忌，应用方便。效果不佳者，可肌内注射或静脉注射哌替啶、吗啡等强效麻醉性镇痛药。对于手术后精神压力较大和情绪不稳定的患者，易联用神经安定药。对于疼痛剧烈或需反复给药者，亦可采用静脉 PCA，常用药物有芬太尼、舒芬太尼和阿芬太尼等中短效麻醉性镇痛药，

四肢和髋关节手术大多在硬膜外间隙阻滞下完成，可采用硬膜外间隙留置导管给药法。具体方法是手术中可在局部麻醉药中加用吗啡、哌替啶和芬太尼，不仅能增强手术中局部麻醉药的作用，而且手术后能维持有效镇痛 6~10h；如果手术后再应用一次局部麻醉药和阿片类药物合剂，有效镇痛作用时间可延长至 12~18h。在采用颈部硬膜外间隙留置导管镇痛的患者，亦可采用分次给药法，而且局部麻醉药的浓度和容量要低，阿片类药物的用量要小，每次给药后需严密观察患者的呼吸和循环功能改变。

采用臂丛神经阻滞实施上肢手术的患者，可采用臂丛神经鞘内留管法，手术后可间断或持续注入 0.125%~0.25% 布比卡因，具有满意的镇痛作用。在全身麻醉下实施下肢手术的患者，手术后亦可根据不同手术部位采用股神经、腰丛和坐骨神经阻滞，能维持长时间镇痛作用。

（张坤鹏）

第四节　儿童术后镇痛

一、儿童术后镇痛发展的若干问题

国际疼痛学会（ISAP）对疼痛的定义为，疼痛是一种与实际存在的或潜在的组织损伤有关的不愉快的感觉和情绪上的体验。消除疼痛对于儿童患者的康复具有重要的意义，随着对小儿疼痛的生理、解剖及疼痛反应的认识，在二十世纪八九十年代，小儿术后镇痛的问题

就逐渐引起人们的重视。然而，在可提供的技术和临床实际应用方面一直存在着不足。1999年，有学者对 200 名行腹部大手术的儿科术后镇痛的患者进行了疼痛评估，61% 的患者仍然感觉有严重的疼痛，30% 的患者认为有中度疼痛，而仅 9% 的小儿患者认为只有轻度疼痛。这说明，小儿术后疼痛并没有得到充分、有效地处理。造成这种状况的原因包括对疼痛及其处理的错误的观念、个人和社会对疼痛的态度、对术后镇痛并发症的畏惧、儿童疼痛评估的复杂性和缺乏恰当的研究等。

（一）儿童开展术后镇痛的必要性

儿童对疼痛的表达方式跟成人不同，过去常常被错误地理解为婴儿对疼痛的感觉较轻甚至缺如。这种观点曾经导致了消极的治疗态度。

关于小儿疼痛的部分观点，如很小的婴儿时神经系统发育末达到可以感觉到疼痛的程度，逐渐被摒弃。神经解剖学的研究已经证实，妊娠 29 周以后疼痛的传播路径和皮层及皮层下疼痛感觉中枢已经发育完全，即对于痛觉的传播和调节系统已经存在。行为学和生理学的研究表明，即使是很小的婴儿也会对疼痛刺激产生反应。新生儿在很浅的麻醉下进行手术曾经是一种常用的方法，但是通过对激素和新陈代谢的测量的研究表明，它可以造成严重的应激反应，而且并发症发生率和死亡率显著高于在足够麻醉深度下进行手术的患儿。有人认为，很小的儿童即使经历疼痛也不会留下记忆，不会产生后期影响。然而有研究证实，疼痛和悲伤可以保持在小儿的记忆中，导致饮食、睡眠、觉醒状态稳定性等方面的紊乱。初步的研究甚至提示，早期的疼痛体验可能导致痛觉神经通路发育过程的改变，从而影响以后的痛觉体验。因此，即使很小的儿童也能感觉到疼痛并在较长时间内产生反应。不对这种减轻疼痛的需求进行处理会对儿童造成不合理的损害。

有些人认为疼痛有助于培养儿童勇气、自律、自强、自我牺牲等优秀品质。但是对于这些已经遭受疾病和痛苦的儿童，这种品质的培养在道德上是不适合的。出于培养性格的考虑而拒绝对儿童的疼痛进行治疗的做法忽视了儿童对减轻疼痛的现实需要。临床医生的道德责任在于尽力为患儿减轻痛苦，除非治疗的风险大于收益。但是有时也会出于经济情况的考虑而放弃疼痛治疗。

（二）对术后镇痛治疗并发症的忧虑

由于对镇痛药物的不良反应，如阿片类药物的呼吸抑制作用、成瘾性等的惧怕，小儿术后镇痛的安全性问题成为阻碍其发展的一大障碍。尽管在儿童术后镇痛的不良反应方面的争论不多，但当医生考虑这种风险是否大于减轻疼痛带来的益处时，会受到很多相关因素的影响。我们应当权衡风险和收益的关系，采取合理的治疗措施。

儿童在术后镇痛治疗中不会比成人更易出现呼吸抑制。在适当的监测和恰当剂量的应用的情况下，小儿呼吸抑制的发生率很低。而且当这种不良反应出现后，还可以通过使用阿片类药物的拮抗药来处理。但是在缺乏监测的情况下，阿片类药物可能会导致严重的并发症出现。考虑到这种风险，当我们做出治疗决定的时候，必须向家属告知这种潜在的风险，同时告知合理的镇痛治疗相对于对控制疼痛的不作为所带来的好处（较早的恢复、更好的睡眠、肺不张发生率的降低、减轻痛苦等）。

对镇痛治疗导致麻醉药成瘾的风险的高估反过来导致了对未经治疗的疼痛的危害性的低估。只要麻醉药物使用恰当，出现成瘾性的概率是很低的。关于儿童术后镇痛的研究已经发现，事变上不存在麻醉药物成瘾的风险。而且根据现有的知识，儿童不存在比成人更易于对阿片类药物成瘾的生理和心理学特点。

（三） 对儿童疼痛评估的困难

临床上的决定通常会基于客观的数据。然而疼痛是一种主观体验，建立精确的定量评估方法较为困难。医生通常依靠行为的观察、对疼痛的特殊病理生理过程的认识和患自身的描述等方面来判断儿童对疼痛的体验。对小儿疼痛的治疗的缺乏表明这些评估方法有低估疼痛水平的倾向。导致这种错误的原因在于以为患儿对于特定的病理生理状况或疼痛刺激都会有相同的反应。儿童对疼痛的描述比成人存在较多不确定性。对儿童夸大疼痛程度的倾向的疑虑可以导致成人降低儿童的疼痛自我描述分数。

小儿疼痛的成功的预防和处理需要有可靠的评估技术。理想的心理测试工具要求具有可靠性、准确性、临床敏感性和实用性。自述评估可以说是评估技术的金标准，但它至少部分依赖于患者对疼痛的记忆，包括近期记忆和远期记忆。患儿倾向于低估他们的疼痛峰值，而高估他们的平均疼痛程度。但是多数学者认为，5 岁以上的儿童能够对自己的疼痛体验进行可靠的描述，当儿童对疼痛的描述和家长或医生的观察存在差异时，最好能以儿童的自我感受为参考。临床工作者应该相信儿童对疼痛的自我评估。脸谱评估法在术后疼痛评估中的应用得到肯定，它把皱眉、闭眼、张嘴、舌头紧张等各种特征脸谱与急性疼痛联系起来，这在 2~18 个月的小儿中能起到较好的评估作用，尽管在评估的精确度上有一定波动。

很多儿童在手术后很快出院，这就要求由家长去进行疼痛的评估和处理。这表明，术后镇痛的教育也是非常重要的。

二、儿童术后镇痛的临床方法

由于小儿在生理及心理上尚未成熟，因而在术后镇痛药物的应用途径及剂量、镇痛力法的选择上也与成人不同，但是追溯小儿术后镇痛技术的发展，同成人一样经历了由单纯间断肌注阿片类镇痛药物到静脉或其他胃肠外途径持续麻用阿片类药物、患者自控镇痛（PCA）、护士控制镇痛（NCA）、各种局部麻醉、非甾体类抗炎药的辅助应用再到多模式复合应用的平衡镇痛方式的过程。

（一） 持续静注阿片类镇痛药

持续静注阿片类镇痛药可以提供比传统的间断肌注方式更为恒定的血药浓度水平。吗啡是较常用的阿片类镇痛药，对大于 1 个月的小儿，$10 \sim 30 \mu g /（kg \cdot h）$ 吗啡可以提供充分的镇痛效应，而且不良反应也不明显。大于 1 个月的足月产婴儿对吗啡的清除率与 1 岁以上的幼儿相当，而 $1 \sim 7d$ 的新生儿对吗啡的清除率仅仅只有较大婴儿的三分之一，消除半衰期约为后者的 1 倍，因而输注的程度也应有所降低，一般降至 $5 \mu g /（kg \cdot h）$ 吗啡用于年纪较大的小儿其半衰期也至少 3 个小时，用于新生儿就更长，因此如果要通过加大静脉输注的程度来改善镇痛效果或碱性速度来消除不良反应，需要较长的时间，所以在临床上，如果出现镇痛效果欠佳时应及时给予负荷剂量，再调大维持量；而出现呼吸抑制时，应先停止用药直到不良反应消除再重新设置一个较低的剂量，通常改为原剂量的一半。纳布啡（nalbuphine）是阿片受体激动拮抗药，但其镇痛作用与吗啡相当，由于它主要激动 κ 受体，具有明显的镇静作用，也是小儿术后镇痛的常用药物。

阿片类药物镇痛效果较好，但是不良反应也较多，因此有时需要用各种方法减少它在平衡镇痛中的用量。

（二）持续硬膜外镇痛

在排除禁忌证的情况下，常规的区域阻滞是小儿术后镇痛的基本方法。尤其适于小儿腹部大手术，只要硬膜外导管的尖端位于合适的位置，低浓度的少量的局部麻醉药就可以产生良好的镇痛效果，也减少了局麻药中毒的危险及运动阻滞的程度。小儿硬膜外阻滞具有良好的血流动力学稳定性，尤其是在 7 岁以下的小儿，即便是高位胸段硬膜外阻滞也很少发生低血压。但是从小儿硬膜外穿刺的安全性出发，通常选用的穿刺点为 $L_{3\sim4}$。局麻药潜在的毒性反应，是小儿硬膜外给药中应注意的重要问题。持续硬膜外应用布比卡固时，其测得的血药浓度通常远远低于中毒浓度，但由于新生儿对局部麻醉药的清除较慢，持续应用布比卡因 $6\sim12h$ 后，体内的布比卡因开始蓄积，因而绝大多数专家认为新生儿硬膜外持续应用布比卡因的时间应限制在 $24\sim36h$ 以内。对于婴幼儿来说、单纯使用布比卡因即使镇痛效果完善，但由于缺乏镇静作用，患儿术后仍然存在一些小适，辅以小剂量的阿片类药物对患儿有益。且对于上腹部的大手术来说，放置在腰段的低位硬膜外导管若单独应用局部麻醉药即便加大剂量也难以达到良好的镇痛效果，反而会导致局麻药中毒的危险，合用少量水溶性的阿片类药物如吗啡可以完善镇痛效果。因为水溶性的药物的镇痛平面对穿刺部位的依赖性没有脂溶性的药物强，吗啡通过硬膜后在脑脊液中停留的时间较脂溶性的芬太尼要长，因而更容易向头侧扩散，使镇痛平面升高，但同时也带来一系列的不良反应，如呼吸抑制、恶心呕吐、皮肤瘙痒及尿潴留。也正是因为这种原因，对于镇痛平面要求比较低的手术，如下腹部、盆腔，尤其是下肢的骨科手术，合用较吗啡脂溶性高的芬太尼更为理想。

罗哌卡因复合阿片类药物硬膜外术后镇痛能达到良好的镇痛效果。运动阻滞程度的降低和安全范围的增大使这种局麻药成为硬膜外术后镇痛除了布比卡因以外的又一合适的选择。罗哌卡因可以增加小儿区域阻滞麻醉的安全性。然而它和布比卡因这一已应用于临床 20 年的药物在儿童中应用的比较的研究资料仍然不足。0.2% 的罗哌卡因似乎是小儿骶管阻滞镇痛的理想的药物，但是它在运动阻滞方面与 0.125% 的布比卡因仍有待比较。许多人在使用布比卡因时仍倾向于使用低浓度，而由于罗哌卡因相对于布比卡因毒性和效能较低，可以使用较高的浓度。有学者建议在罗哌卡因小儿术后镇痛中不应加用肾上腺素。

（三）骶管内镇痛

小儿骶裂孔体表标志明显，便于穿刺，因此骶管给药镇痛比成人常用，适用于小儿下腹部手术，可采用单次注射法或持续给药法，但是对于小儿下腹部小手术常使用单次注射法。通常 $0.75\sim1ml/kg$ 0.25% 的布比卡因可以提供达 T_{10} 水平的镇痛，可以满足下腹部、盆腔尤其是腹股沟区的镇痛要求。

尽管单纯 0.25% 的布比卡因的有效镇痛时间只有 $4\sim6h$，但若同时使用阿片类药物或其他非阿片类药物，可以明显延长其作用时间。曲马多复合布比卡固骶管内镇痛能在不增加不良反应的情况下增加镇痛效果有研究证实，在疝修补术后骶管内单次注射 0.25% 的布比卡因 1ml/kg 复合曲马多 1.5mg/kg 不仅可以明显延长单次注射局麻药的镇痛时间，而且避免了复合阿片类药物所产生的不良反应。儿童腹股沟疝修补术应用曲马多 2mg/kg 骶管阻滞能产生与 0.03mg/kg 吗啡相似的镇痛效应。

在小儿骶管阻滞中常规使用。受体激动剂可乐定已经被广泛接受。有研究比较了 $2\mu g/kg$ 可乐定复合 0.1% 罗哌卡因与单纯 0.2% 罗哌卡因骶管内镇痛的效果，发现前者的效能较高，而又不增加小儿术后的镇静深度。$0.08\sim0.12\mu g/kg$ 的可乐定加入低浓度罗哌卡因连续硬膜外应用可以增加术后镇痛效果且不会造成过度镇静等不良反应。有学者对 46 例尿道下裂手术患儿进行骶管布比卡因阻滞复合可乐定骶管或静脉内使用对术后镇痛的影响的随机、双盲研究，结果发现，0.25% 布比卡因 $0.5ml/kg$ 复合静脉或骶管内使用 $2\mu g/kg$ 可乐定都能起到加强镇痛的作用，而且两种给药途径的效果相似。另外，通过对腹部手术患者硬膜外应用罗哌卡因复合吗啡或可乐定术后镇痛的比较，结果可乐定组的呕吐、瘙痒发生率低于吗啡组，但是前者的镇痛效果也不如后者。然而可乐定对于新生儿和小婴儿也许是不安全的，有报道，这种药物曾引起个两周岁大的新生儿的致命的呼吸暂停。

另外一些药物加氯胺酮、新斯的明等也已被用于骶管阻滞镇痛并取得了一定的效果。S（＋）－氯胺酮 $1mg/kg$ 骶管阻滞的术中和术后镇痛的效果与布比卡目无明显差别。S（＋）－氯胺酮用于骶管阻滞能提供比肌注更好的术中和术后镇痛效果，但是两者吸收后的血药浓度相似。这些发现提示了小剂量氯胺酮在平衡镇痛中的应用价值。但是有研究发现，静脉注射氯胺酮并没有起到减少吗啡用量的作用，反而会增加幻觉等不良反应的发生率。新斯的明用于骶管阻滞在儿童尿道下裂手术中能产生与布比卡因相似的镇痛效应，而两者的复合物产生的镇痛作用则更强。新斯的明 $20\sim50\mu g/kg$ 用于骶管阻滞可产生剂量依赖性镇痛效应，但是剂量超过 $30\mu g/kg$ 时恶心呕吐的发生率增加。但是有研究发现，骶管内单次推注 $1\mu g/kg$ 新斯的明并没有增加泌尿生殖系统手术的患儿术后镇痛的效果。

（四）周围神经阻滞

周围神经阻滞可以单独应用于术后镇痛，但通常是作为平衡镇痛的一种方法与全身给药联合应用。常用的方法有：髂腹股沟神经阻滞、髂腹下神经阻滞、坐骨神经阻滞、阴茎神经阻滞等适用于小儿下腹部、会阴部等部位的小手术。有学者对 25 例接受整形手术的患儿进行周围神经阻滞并放置导管，连接弹性镇痛泵进行术后镇痛，取得了良好的效果。连续髂筋膜间隙阻滞也能提供安全、有效的镇痛效果。

周围神经阻滞已经被广泛应用，它比中枢神经阻滞更能把镇痛局限于手术部位。这是一种比较安全的方法，但是也有发生并发症的报道，在小儿髂腹股沟神经阻滞中曾出现过穿破结肠的病例。利用周围神经阻滞进行超前镇痛未发现提高术后镇痛的质量或延长术后镇痛的时间，因而外周神经阻滞在超前镇痛方面的价值受到质疑。

（五）非甾体类抗炎药（NSAIDs）

通常非阿片类镇痛药是治疗中度以下程度术后疼痛的首选，这些药物没有阿片类药物常见的不良反应，如恶心呕吐、呼吸抑制。理想的镇痛治疗通常首选区域神经阻滞，但是局麻药的应用时间通常不会很长，而儿科门诊手术患者往往需要将镇痛治疗延续到出院后，这时候就需要继续给予辅助镇痛药物如 NSAIDs。

NSAIDs 现已广泛用于小儿各种手术的术后镇痛。NSAIDs 用于小儿时，胃肠道症状较成人少见，且安全剂量范围大，故在小儿镇痛时可以积极使用。日前常用的 NSAIDs 有对乙酰氨基酚、布洛芬及酮洛酸。

对乙酰氨基酚（即扑热息痛）在小儿小手术的术后镇痛中的应用已经成为一种安全的

基本治疗措施。然而，如果按照传统的推荐剂量 20mg/kg 给药，常常不能很快达到满意的镇痛效果，20 世纪 90 年代后期，较高剂量（35~45mg/kg）的对乙酰氢基酚已被推荐用于门诊手术小儿直肠途径给药。但是使用的时机和途径需要根据不同的临床情况来决定。有些麻醉医生建议儿童手术无论术后是采用静脉应用阿片类药物还是硬膜外或其他局部麻醉技术进行镇痛，术前都可通过直肠给予对己酰氨基酚栓剂 40mg/kg，可以减少术后对镇痛药的需要量，延长作用时间。对乙酰氧基酚急性的过量用药可以造成严重的肝损害。但是如果剂量不超过每天 90mg/kg，并考虑到不同患者的特殊情况，这种药物造成肝毒性的危险非常小。酮洛酸是一种强效的镇痛药，其镇痛作用相当于中等剂量的阿片类药物，但是用于小儿大手术时仍然需要与阿片类药物合用，因此并不能完全取代阿片类药物。

NSAIDs 之所以能成为术后镇痛重要的辅助用药，成为平衡镇痛中最常用的药物，主要是因为它与阿片类药物具有协同作用，合用时可以减少阿片类药物的用量，加快其撤药过程，从而降低其不良反应，如呼吸抑制、恶心、呕吐、皮肤瘙痒、尿潴留等的发生率。有研究表明，腹部手术使用酮洛酸行术后镇痛的患者比使用芬太尼的患者胃肠道功能恢复较快。

（六）儿童患者自控镇痛（PCA）

患者害怕疼痛，担心忙碌的医生护士们不能及时的为他解除疼痛，医生和护士畏惧疼痛治疗带来的呼吸抑制，而患者对镇痛药的需求量个体差异很大，这给术后镇痛带来了难题，PCA 在一定程度上解决了这些问题。由患者自己控制用药量达到自己满意的镇痛水平，实现剂量的个体化，既保证了镇痛效果，又减少了不良反应的发生。PCA 最初在成人中应用，现在已经成为儿童术后镇痛的常用方法。连续背景输注在儿童中经常应用，它可以增加镇痛效果，也有增加恶心呕吐、呼吸抑制等不良反应的可能性。术后镇痛的常规监测包括呼吸频率、氧饱和度和镇静程度的测量。镇痛效果的评估可以通过自我描述、视觉模拟量表、脸谱法等方法进行评估，而且最好能在安静和活动的状态下分别进行评估。在 PCA 中恰当的参数的选择如单次给药剂量、时间和剂量限定、背景输注速度可能比阿片类药物的选择更为重要。而且相对于镇痛效果而言，阿片类药物的选择依据更应基于不良反应的考虑。PCA 概念在儿童中的应用不断得到发展，出现了患者自控硬膜外镇痛（PCEA）、皮下 FCA、鼻内 PCA 等不同的使用方法。PCA 在适当的监测的基础上使用，是一种能够广泛接受的技术，它已被看做是年龄大于 5 岁的儿童术后镇痛的标准方法。

PCA 对于年龄大于 5 岁的小儿来说比持续恒速给药更为安全、有效。Antok 等对 48 例整形手术儿童患者进行了 0.2% 罗哌卡因 PCEA 和连续硬膜外镇痛的比较，发现两种方法都能提供有效安全的镇痛，但是使用 PCEA 的患儿的药物消耗量减少了 50%。

要使 PCA 更为有效首先应确立患儿对这种镇痛技术的信心，其次可以适当联合应用一些非阿片类镇痛药如非甾体类抗炎药，而且术后在进行可能会引起疼痛的操作如更换敷料前应追加一次自控量的阿片类药物。

护士控制镇痛（NCA）甚至家长控制镇痛也在开展，对于年龄小于 5 岁及不能合作的小儿，可以采取护士或家长控制镇痛的方法，但是其效能和安全性需要得到进一步验证。这种方法大多使用较高的背景输注速度 [可以用到 20μg/（kg·h）] 及较长的锁定时间，通常约 30min。家长往往低估小孩的疼痛程度，经常出现给药不足的情况。

三、小儿术后镇痛的监测与评估

完善而安全的镇痛不仅有赖于先进的技术方法的应用，更需要准确的疼痛评估、严密的观察和及时有效的处理。小儿术后镇痛的监测与评估包括两个方面的内容：一是对镇痛效果做出客观的评价，二是密切观察患者，及时发现并处理术后镇痛的不良反应。

大于 5 岁的小儿可以自己描述疼痛的程度，大于 2 岁而小于 5 岁的小儿虽然不能准确的描述疼痛，但医护人员可以通过小儿的行为反应，从有无哭闹、面部表情、语言、体位、触摸伤口的表现、腿部的运动来判断小儿有无疼痛、镇痛效果如何。小于 2 岁的婴幼儿既不能自己表达疼痛，行为反应与疼痛评分的相关性也较差，只能通过生理反应如心率的快慢、脉搏氧饱和度的高低、有无出汗来评价疼痛。如果疼痛评分仍然较高，说明镇痛效果欠佳，一定要做出迅速有效的处理。

在使用阿片类药物时必须牢记，所有的阿片类药物的镇痛效果与呼吸抑制作用就像一对孪生姐妹，满意的镇痛通常会伴随一定程度的高碳酸血症，将阿片类药物对呼吸的影响控制在可以接受的水平同时又保证良好的镇痛效果，有时需要复合其他药物。持续硬膜外镇痛如果加用了水溶性的阿片类药物，也应加强监测。所有的小于 1 岁的婴幼儿行持续硬膜外镇痛时都应有电子监测系统进行持续监测。

四、小儿术后镇痛的并发症

小儿术后镇痛的主要并发症如下。

1. 恶心呕吐 阿片类药物吗啡、芬太尼等都有致呕吐的作用，在术后镇痛中降低这类药物的用量可以减少恶心呕吐的发生率。5 - 羟色胺受体拮抗剂格雷司琼等有助于预防术后的恶心呕吐。中度以上恶心呕吐且反复无间歇期应通知医生处理。

2. 瘙痒 这种并发症也与阿片类药物的应用有关，有研究表明，硬膜外可乐定术后镇痛的瘙痒和恶心呕吐的发生率都比应用吗啡时低。轻微者无须处理，瘙痒影响睡眠应处理，难以忍受时需要纳洛酮拮抗。

3. 低血压 最常见原因为低血容量，其次为血管扩张，术后镇痛患儿两者可能同时存在。血压降低幅度超过术前 10% 可通过快速输液纠正，超过术前 15% 以上应及时通知医生查看，对因处理，必要时请麻醉科协助处理。

4. 呼吸抑制 呼吸频率低于 10~12 次/min，皮肤紫绀为呼吸抑制表现，应予吸氧，及时请麻醉科处理（纳洛酮拮抗），必要时气管插管。

5. 过度镇静 镇静水平高，易出现呼吸抑制与呕吐误吸，应减少镇痛药剂量或暂停输入。长时间不清醒或镇静加重应请麻醉科会诊。

五、儿童术后镇痛进展及展望

（一）平衡镇痛和超前镇痛的概念和应用

平衡镇痛是给予不同种类镇痛药作用于不同系统来减轻围术期疼痛的一种综合性镇痛措施，其优点是提高镇痛效果，降低不良反应的发生率。它可以联合应用局麻药，阿片类药物、NSAIDs 来达到消除疼痛的目的。这种概念已经被广泛接受。痛觉的传导可以通过以下药物在不同的作用部位进行阻断非甾体类抗炎药、甾体类药物或阿片类药物作用于外周伤害性感受器，降低其对伤害性刺激的敏感性；局部麻醉药在外周、硬膜外腔或蛛网膜下腔作用于传入神经通路；阿片类药物作用于脊髓或脊髓以上中枢的阿片受体。对于儿童的大手术，联合应用多种方法的平衡镇痛不仅可以达到最佳的镇痛效果，而且可以使不良反应的发生率减至最小。对于门诊的儿童小手术，可以采取以下的方法使术后镇痛做到安全有效：术前口服 NSATDs，术始行局部神经阻滞及手术切口浸润麻醉，术中少量辅以阿片类药物，术后使用 NSAIDs 栓剂。术后患者疼痛的程度因手术的部位、手术的大小而有所不同，而这种根据手术的部位及大小联合使用作用部位及机制各不相同的药物和方法的平衡镇痛方式，不仅可以使镇痛效果更为确切、更为完善，而且可以减少各种药物的剂量，减少其不良反应。

超前镇痛在成人疼痛治疗中是一个有广泛争议的课题，但它在儿童中的研究较少。在损伤发生前给予镇痛在理论上能通过对疼痛传入中枢的阻断而对术后疼痛起到超前抑制的作用。目前没有确切的证据证实术前应用 NSAIDs 能起到超前镇痛的作用，考虑到达类药物的潜在的不良反应如肾功能损害、呼吸紊乱，它的术前应用应只限于短小手术。

（二）小儿术后镇痛方法和药物的研究进展

用于小儿术后镇痛的药物和方法很多，近年来的研究在术后镇痛中对乙酰氨基酚的应用、可乐定等药物在骶管内镇痛中的使用、罗哌卡因在区域阻滞镇痛中的效能和安全性问题、儿童 PCA 的应用、周围神经阻滞的术后镇痛效果等方面取得了较多的研究进展这些临床研究对于减少传统的阿片类药物在术后镇痛治疗中的用量、提高小儿术后镇痛的安全性等具有重要的意义。

如今，小儿术后镇痛的发展已经由传统的肌肉注射阿片类药物发展到持续静脉泵入阿片类药物或非甾体类抗炎药、局部或区域阻滞麻醉、患者自控镇痛及多模式的平衡镇痛阶段。近年来在小儿术后镇痛药物和方法方面的研究进展为这种平衡镇痛的实施提供了更好的技术支持。

（三）小儿镇痛治疗的展望

小儿疼痛的研究是一个持续发展的领域。麻醉医生在对这个问题的研究方面起主导作用，同时护士和儿科医生也起了非常重要的作用。尽管我们在过去 20 年里取得了较多的进展，但是仍然有很多方面有待于研究，麻醉医生的知识有待于更新。除了研究和熟悉药物的应用外，麻醉医生必须认识到疼痛评估和处理技术的重要性。

目前在儿童疼痛处理上有很多指导资料，但是这些指南并不一定能改变临床医生的医疗行为。因此有时需要管理部门的干涉。比如，医院可以把这些评估和治疗方案纳入医疗质量控制体系中。为了达到减轻儿童疼痛的目标，必须在各学科之间进行协调。

所有的医疗工作者都应该关注这一领域的技术研究进展。儿童疼痛的评情和治疗是儿科医疗工作的重要内容。对疼痛的恰当的治疗是道德的、标准的医疗实践的重要组成部分。我们有责任把最好的研究成果传授给临床医生和患者家属，并改进医院的医疗常规和实践，以期对儿童的疼痛进行可靠的预防、正确的评估和迅速的处理。

（彭栋梁）

第二十四章 分娩镇痛

第一节 分娩镇痛对母婴的影响

近几十年来，随着一些新的技术和方法应用于分娩镇痛，如连续性硬膜外镇痛（CIEA），患者自控硬膜外镇痛（PCEA），腰麻－硬膜外联合镇痛（CSE）等，极大地提高了分娩镇痛的安全性和有效性。目前在很多国家，PCEA、CSE 等方法已开展得非常普遍，已成为分娩镇痛最为常用的方法。由于这些方法的广泛使用，它们对母婴的影响也引起了人们的关注。CIEA、PCEA、CSE 的主要原理和所用药物基本相同，它们对母婴的影响也基本相似。

一、对母体的影响

1. 消除疼痛带来的不良影响　分娩痛对孕妇（特别是初产妇）而言，是一种持久、剧烈难忍的疼痛。疼痛引起的应激反应可使儿茶酚胺类分泌增加，使母亲血压增高，心率加快，对妊高征的孕妇明显不利；引起胎盘血管收缩、血流下降；剧烈的疼痛使孕妇呼吸频率增加，严重者可引起过度通气，使血管收缩，影响胎儿血供；由于疼痛难忍、烦躁及大声喊叫，使孕妇消耗增加，同时孕妇不愿进食，因此可导致乳酸、丙酮酸和酮体的累积而引起轻微的代谢性酸中毒。分娩镇痛可明显减轻应激反应，阻滞交感神经，理论上可扩张胎盘血管，增加胎儿血供；减轻疼痛所导致的过度通气，消除疼痛给孕妇带来的不适，孕妇可适当进食、休息，为分娩做好充分的准备。

2. 对分娩的影响　对正常可以顺产的孕妇而言，其分娩进展主要受 2 方面的因素影响，即子宫的收缩力和辅助肌肉的收缩力。

（1）对子宫收缩的影响：子宫收缩力是分娩时胎儿娩出的主要动力，任何影响子宫收缩的因素必然会影响产程的进展，增加非自然分娩率。研究证明，分娩时子宫收缩主要受胎盘分泌的激素（主要是雌激素、孕激素、缩宫素和前列腺素）和一些细胞因子（如 $IL-1\beta$、$IL-8$）等因素影响，产生自律性收缩，其中前列腺素（特别是 PGE_2）是刺激子宫收缩的主要激素，细胞因子起调节激素释放的作用。另外，分娩时子宫收缩也受神经的调节，骨盆神经丛分出的交感神经（来源于 $T_{12} \sim L_2$）支配子宫的肌肉活动，妊娠时可引起子宫收缩，但临床上可见胸椎水平截瘫的产妇仍能顺利自然分娩。由此可见，分娩时子宫收缩主要是自律性收缩，并受胎盘分泌的一些激素和细胞因子的调节，而神经调节引起的子宫收缩在分娩时起何种作用还不十分清楚。硬膜外分娩镇痛阻断了感觉冲动的向心性传导，从而阻断了分娩时子宫的反射性收缩，可能会使分娩时子宫的收缩减弱。临床有研究发现硬膜外阻滞后子宫收缩力减弱，产程延长，缩宫素的使用增加，另有研究发现硬膜外分娩镇痛后子宫 UAI 评分（包括子宫收缩的频率、持续的时间、宫腔内的压力 3 方面指标）明显降低，导致分娩的器械助产率升高。但这种子宫收缩力减弱是由于神经反射被阻滞，还是由于胎盘的激素分泌受到影响还不清楚。也有人认为硬膜外阻滞后对子宫的收缩无影响，之所以会出现相反的结论，一个可能的原因是缩宫素的使用。缩宫素作为强烈的子宫收缩剂，可以消除椎管内阻滞对子宫收缩可能造成的影响，并缩短产程，临床上很多研究发现，行硬膜外分娩镇痛的孕妇，使用缩宫素可以明显缩短产程（和没有使用缩宫素的孕妇相比），增加自然分娩率。因此，由于缩宫素使用水平和方法的不同，研究结果可能也存在一定的差异。

硬膜外阻滞对胎盘自分泌/旁分泌的影响还不十分清楚，相关的报道也不多见。Scull TJ等研究发现硬膜外阻滞前后母体血浆中催产素的浓度没有改变；有研究者通过对比硬膜外镇痛组和对照组，发现两组母血、脐血和羊水中前列腺素 E_2 浓度无显著性差异。但前列腺素由蜕膜和羊膜分泌，通过扩散的方式进入子宫肌层发挥作用，并且局部产生的 PGE_2 很少通过脐血管流入身体其他部位。因此，母血、脐血以及羊水中 PGE_2 的含量对子宫收缩的影响并不大，要证明椎管内阻滞对 PGE_2 分泌的影响，还需进一步研究硬膜外阻滞是否影响蜕膜和羊膜分泌 PGE_2。另外，雌激素、孕激素、细胞因子也是影响分娩的重要因素，分娩镇痛对其分泌有无影响还不清楚，还没有发现相关报道。总之，分娩的机制十分复杂，研究硬膜外阻滞对分娩时胎盘自分泌/旁分泌的影响还需要做更深入的工作。

（2）对辅助肌肉的影响：分娩时子宫收缩力是主要产力，另外，腹肌、膈肌及肛提肌等肌肉的收缩力是第二产程娩出胎儿的重要辅助力量。腹肌和膈肌的强力收缩使腹内压增高，在第二产程末期配合宫缩时运用，协助胎儿娩出；肛提肌和盆底肌肉的收缩有协助胎先露部在骨盆腔内旋转的作用，硬膜外分娩镇痛阻滞运动神经，可部分减弱辅助肌肉的收缩力。有研究证明，硬膜外镇痛可延长产程，增加非自然分娩率；硬膜外阻滞使盆底神经反射减弱，盆底肌张力消失或减弱，使胎头俯屈和内旋转受到妨碍，胎儿持续处于枕后位或枕横位，从而增加难产率和剖宫产率。硬膜外分娩镇痛对辅助肌肉的影响和局麻药的种类、浓度等方面关系密切。研究证明，传统的硬膜外镇痛方法（0.25%布比卡因）和目前流行的低浓度局麻药相比，后者明显减轻对运动神经的阻滞程度，降低非自然分娩的发生率。随着芬太尼等阿片类药广泛应用于椎管内镇痛，硬膜外分娩镇痛所用局麻药浓度越来越低。局麻药中加入芬太尼可明显增强镇痛效果，降低局麻药浓度，并减少局麻药的用量。目前流行的可行走式分娩镇痛，罗哌卡因最低浓度可达 0.07% + 芬太尼 2mg/L，能产生良好的镇痛效果，其运动神经的阻滞轻微，孕妇在第一产程可自如行走，对产程、分娩方式的影响明显减轻。不同的局麻药对产程的影响也不同。目前常用的硬膜外分娩镇痛的局麻药为布比卡因和罗哌卡因，因为在低浓度时它们具有明显的运动、感觉神经阻滞分离的特点。和布比卡因相比，罗哌卡因具有较低的心脏、中枢神经系统毒性和较低的脂溶性、较高的血浆清除率和较短的消除半衰期，因而罗哌卡因对母婴的安全性更高，而且罗哌卡因还具有更明显的运动和感觉神经分离的特点。正是由于罗哌卡因的上述特点，因而一般临床上首选罗哌卡因。不同的麻醉平面对产程也有影响，一般认为硬膜外分娩镇痛的麻醉平面应控制在 T_{10} 以下。麻醉平面过高不仅影响腹肌的收缩力，且会对孕妇循环系统有较大的影响，临床实践证实，镇痛平面在 $T_{10} \sim S$ 时就有良好的镇痛效果。

（3）其他：有研究认为硬膜外镇痛的时机对分娩的进展也有一定影响。有研究认为，在分娩早期行椎管内阻滞（特别是胎头位置还较高时）和晚期（宫颈开口 >5cm）相比会明显增加剖宫产的概率。但也有不同的观点，认为硬膜外镇痛时机对产程、自然分娩率无影响。一般认为，镇痛时机在宫口开至 3~5cm、宫缩活跃时为佳。另外，在分娩镇痛时，孕妇疼痛感消失或明显减轻，胎头压迫盆底肌肉及直肠而反射性产生便意的感觉减弱，故产妇主动用力的愿望不强，并且屏气时力量不够，因此，分娩时产科医师应详细指导孕妇如何用力。

（4）相应的措施：尽管分娩镇痛技术对分娩过程可能有一定的影响，但临床上可采取一些积极有效的措施，对减少分娩镇痛技术对分娩过程的影响有着积极的预防效应，进一步提高了硬膜外分娩镇痛技术的安全性。目前常用的措施如下。①降低局麻药的浓度：已如上述低浓度局麻药复合芬太尼可产生满意的镇痛效果，同时明显降低对运动神经阻滞的程度，降低非自然分娩率。目前流行的可行走式分娩镇痛，药物浓度一般为 $0.075\% \sim 0.1\%$ 罗哌卡因 $+1 \sim 2\mu g/ml$ 芬太尼，镇痛效果满意，同时几乎所有患者都能自如行走，不但对运动神经影响轻微，而且对患者极为方便，值得推广；②积极使用缩宫素：缩宫素可增强子宫收缩力，对硬膜外阻滞引起的宫缩乏力有较好的效果。许多研究证明缩宫素可缩短第二产程、增加自然分娩率。Ann clark 也把积极使用缩宫素作为降低无痛分娩孕妇的非自然分娩率的一项重要措施。在他的研究中，如果分娩的进展不满意（宫颈的扩张 $<1cm/h$），就开始静滴缩宫素，开始为 $6mU/min$，随后每隔 15 分钟增加 $6mU/min$，直至分娩进展正常（在活跃期宫颈扩张速度 $>1cm/h$，在第二产程胎头下降 $>1cm/h$）。如果使用足量的缩宫素后出现宫颈扩张停止、胎头下降停止以及胎儿状况的改变，则实行剖宫产术。结果证明积极使用缩宫素可明显降低非自然分娩率；③积极的产程管理：研究证明积极的产程管理可明显降低剖宫产率和器械助产率，产程管理措施一般包括对活跃分娩严格的诊断、前列腺素诱导、分娩开始后人工破膜以刺激宫缩、频繁的宫颈检查以指导缩宫素的使用以及对难产严格的诊断标准等措施。通过积极的产程管理可明显降低无痛分娩对产程的影响。

3. 孕妇其他方面的影响　大量研究表明，硬膜外镇痛会导致孕妇轻度发热。由于体温升高往往和宫内感染、新生儿脓毒血症联系在一起，因此引起了人们的重视。关于分娩镇痛和孕妇发热之间的关系，不同的研究者有不同的观点。一般认为有以下原因：①硬膜外镇痛导致孕妇温度调节生理发生改变，如由于神经阻滞，导致汗腺的分泌减少；冷感觉存在而温感觉被阻滞，导致不正常的颤抖，使产热增加；外周温度感受器对中枢神经系统传入减弱；由于痛觉消失，孕妇由于过度通气而散发的热量减少；②在目前的研究中，分娩镇痛都是根据孕妇的要求而实施的，并不是随机进行的，因此很可能存在选择性偏倚，因为对于初产妇和经产状况不佳的孕妇，其疼痛程度很可能更加剧烈，因此更有可能选择分娩镇痛，导致选择性偏倚。由于其分娩时间长而使孕妇消耗增多，产热增多。还没有发现这种轻度发热对孕妇造成明显不利的影响，因为它并不是由感染造成的，而且分娩后随着麻醉作用的消失，体温也将恢复正常。

阿片类药物应用于硬膜外或蛛网膜下腔是分娩镇痛的一大进步，因为它显著降低了局麻药的浓度和药量，明显减轻了分娩镇痛对分娩的影响，但阿片类药也易引起瘙痒的发生，且随着剂量的加大发生率也上升，特别是实施 CES 的孕妇。目前对于瘙痒还没有很好的预防方法，但静脉给予激素（如地塞米松）有很好的疗效。

消毒不严、硬膜外穿刺或腰穿技术方法不当会造成严重感染、神经血管损伤等严重的并发症；硬膜外分娩镇痛所需的镇痛平面广泛（$T_{10} \sim S$），用药量大，如果误注大量局麻药进入蛛网膜下腔更会引起呼吸循环的急剧改变，严重时会危及患者生命；而且，分娩的各个阶段、不同的孕妇所需的药量各不相同，麻醉师不仅要掌握基本的操作技术和并发症的处理，还需了解分娩各个时期的特点以及分娩镇痛对母婴可能的影响，做到合理用药。

4. 围术期镇痛与成功哺乳的关系　母乳被普遍认为是新生儿最好的食品。无痛分娩与其后哺乳成功一直有争论，但少有深入的研究。在产后早期，哺乳困难是普遍的问题，但在特殊情况（如早产双胞胎）的刺激下，母亲的哺乳率可达90%。但 Walker 认为硬膜外阻滞对母乳喂养有负面影响。Halpern 等随访了分娩后6周的妇女了解她们是否还在哺乳，所遇到的问题、解决的方法以及满意程度等，记录了人口统计学数据、分娩方式以及给予麻醉的方式，他们利用产程中镇痛信息以及与哺乳有关的人口统计学因素建立了一个 logistic 回归模型，未发现成功哺乳与行硬膜外镇痛与否有差异，因而认为在大力鼓励母乳喂养的医院，无痛分娩不会减少成功哺乳。如果哺乳减少，医院就要检查其产后的宣传护理政策。

产后主要依靠早期有效的吸吮，刺激乳头和乳腺交感神经纤维，经第4~6肋间神经传递，由脊髓上行达丘脑下部，兴奋腺垂体泌乳细胞所产生，再经血液循环至乳房，作用于腺细胞促使乳汁分泌和合成。而硬膜外阻滞镇痛主要是阻断 $T_{10} \sim T_{12}$ 及 $L_{10} \sim L_{12}$ 节段的交感神经的痛觉传递，所以对吸吮泌乳反射不会造成明显影响。因此认为无痛分娩对产妇泌乳无明显影响，而且还可消除产痛，减少能量消耗，减轻母体酸碱平衡失调，使产妇容易做到早活动早哺乳，有效地促进乳汁分泌和实施纯母乳喂养。

二、对胎儿或新生儿的影响

大量研究证明，硬膜外分娩镇痛对胎儿或新生儿是比较安全的，对胎儿没有明显的不利影响。常用的监测及评价胎儿或新生儿的方法有：胎心、脐动静脉血气分析、子宫胎盘血流速率检测、Apgar、NACS 评分等指标，还没有发现硬膜外分娩镇痛对上述指标造成严重影响。局麻药（罗哌卡因、布比卡因）都有微量通过胎盘进入胎儿体内，但对小儿没有明显不利影响；而阿片类一般都可迅速通过胎盘，大剂量反复应用时对胎儿有一定的抑制作用。从目前来看，芬太尼等是目前最为安全的阿片类，在常用的剂量下，对小儿没有影响，分娩镇痛常用的芬太尼浓度一般仅为 1~2mg/L，对胎儿没有明显的不利影响。

分娩镇痛虽然对胎儿没有直接影响，但分娩镇痛可能使产程延长、器械助产率升高，而产程延长可使胎儿宫内窘迫发生率增高，一般表现为胎儿心动过速（>160 次/min），这时需实行器械助产或剖宫术及时中止妊娠，这可能也是分娩镇痛增加器械助产率和剖宫产率的原因之一。

（张　振）

第二节　常用的分娩镇痛方法

一、药物镇痛法

（一）指征

在产程中是否应用药物镇痛，应根据患者的具体情况分别而定，做到有指征、有目的的合理用药，尽量减少不必要的药物镇痛。应用药物镇痛的指征如下：①产妇精神紧张、恐惧、忧虑，造成分娩痛剧烈，不能忍受；②子宫收缩不协调。影响子宫收缩强度或出现胎儿心率异常变化；③宫颈口或子宫下段坚硬，影响宫口扩张的速度；④产妇血压较高，兼有镇静和降压的目的。

（二）原则

选择镇静、镇痛药物的原则如下：①对产妇及胎儿无危害；②对产力无干扰；③不致引起产妇精神状态模糊；④给药方便迅速。

（三）常用的药物

1. 麻醉性镇痛药 注射镇痛药物消除分娩痛是最简单易行的方法。其安全性关键在于药物的适当选择和合理使用（给药剂量和给药时间）。该类药物可通过胎盘屏障而进入胎儿循环，直接抑制胎儿的呼吸中枢和循环中枢，亦能抑制产妇的呼吸和循环功能，产生低氧血症转而影响胎儿。

（1）哌替啶：在产科镇痛中已成为标准评定的麻醉性镇痛药。有镇痛和解痉作用，能使宫缩松弛，加强大脑皮层对自主神经中枢功能的调整，调整不协调的宫缩。哌替啶能通过胎盘屏障，母体静脉注射后数秒钟在胎血中出现；肌内注射后第2h在胎血内浓度达到高峰。哌替啶对新生儿呼吸中枢的抑制可能是其分解产物去甲哌替啶的作用，该类产物在胎儿肝脏内形成，衍变需要 2~3h。因此，应用哌替啶需严格掌握给药时间和分次小剂量给药，并应避免静脉注射。

肌内注射哌替啶 50~100mg 后，15~30min 开始起效，40~60min 达到高峰，2h 逐渐消退。消退后产妇有欣快感，对环境淡漠，对分娩痛反应迟钝。在宫缩间隙能入眠，唤醒后能与医务人员合作。如果在婴儿娩出 1h 内或超过 4h，给母体应用哌替啶 50~100mg 对胎儿无明显抑制作用。有人在使用哌替啶产妇中比较新生儿的 Apgar 评分，在肌内注射哌替啶 75~100mg 的 453 例正常分娩中，注射后 2h 出生的新生儿有 153 例（33.8%）被评为 0~6 分。而注射后 3h 出生的评分为 0~6 分的为 5 例（6.4%）。上述资料表明，使用哌替啶必须注意用药剂量和给药时间。如果胎儿是在药物抑制作用仍明显时娩出，就有可能发生新生儿窒息。

（2）吗啡：镇痛作用强，极易通过胎盘到达胎儿。10min 后胎儿血中浓度即达到平衡，20min 后抑制胎儿呼吸功能，因不良反应大，目前在产科中已被哌替啶所代替。亦有人推荐用于鉴别假阵缩。假阵缩注射后疼痛缓解，子宫收缩亦停止。

（3）盐酸二氢埃托啡（DHE）：是阿片受体的纯激动剂。镇痛效价强，DHE 含片 $20\mu g$ 相当于哌替啶 50mg。正常剂量对循环系统无影响，对呼吸抑制较吗啡轻。DHE 含片用于分娩镇痛，使用方便。方法为：正式临产后，在产程活跃期分娩痛最明显时，舌下含服 DHE $40\mu g$（DHE 含片在舌下全部吸收，切勿咽下），10min 起效，4h 作用消失，4~6h 可重复使用。该方法的优点为：对胎儿和新生儿的呼吸无抑制作用，可在产程的任何时间应用。

拮抗麻醉性镇痛药引起的呼吸抑制首选纳洛酮。成年人的静脉注射剂量为 0.4mg，新生儿为 0.01mg/kg，几分钟起效。

2. 镇静安定药

（1）异丙嗪：具有镇静、镇痛和抗惊厥作用，不仅可加强麻醉性镇痛药的镇痛作用，而且可减少其剂量。无体位性低血压等缺点。不影响宫缩，并对宫颈具有松弛作用。与哌替啶联合应用对宫颈坚硬引起的难产效果显著。可通过胎盘，用药后母体和胎儿的血药浓度达平衡大约需要 15min。

（2）地西泮：可作为麻醉辅助用药、治疗妊娠高血压综合征的抗痉挛药和剖宫产术的手术前用药，不延长产程，不增加新生儿呼吸抑制的发生率。极易通过胎盘，但对新生儿的呼吸功能无明显影响。主要缺点有：新生儿体温降低和肌张力减弱；在新生儿体内的半衰期可长达 36h 以上；可增加新生儿血内游离胆红素浓度，诱发核黄疸等。在分娩镇痛中，不推荐常规使用，仅可少量使用，每次肌内注射 2.5mg，总量不超过 10mg。

（3）司可巴比妥和异戊巴比妥：均为短时效的巴比妥类药物，可在第一产程中应用，应用 0.1mg 能够提供 3~6h 的睡眠，对产妇储备精力，顺利生产很有益处。对第一产程较长，体力消耗过度，宫颈扩张进展极慢且难于进入第二产程的产妇，用这两种巴比妥类药物促使产妇入睡数小时，往往能顺利娩出胎儿。治疗剂量的巴比妥盐并不影响子宫收缩力，穿过胎盘的药物浓度亦不明显，对胎儿呼吸即使有轻微影响，经正确的复苏处理亦可安全无恙。

（4）东莨菪碱：兴奋呼吸中枢，可与吗啡或哌替啶相对抗；对大脑皮层具有轻度抑制作用，并可松弛子宫。曾一度被选作药物无痛分娩的重要成分之一。一次肌内注射用量为 0.3mg，连续用量不超过 1mg，维持时间 3h。主要不良反应有：呼吸道干燥、心率增快、基础代谢率上升，有时甚至可出现谵妄和躁动等。

3. 氯胺酮　氯胺酮在美国产科麻醉中应用最广，它不改变子宫血流量。虽然可迅速通过胎盘，但当剂量小于 1mg/kg 时，对新生儿无抑制作用。当剂量大于此值时，可增加子宫收缩，使新生儿的抑制率增加。

氯胺酮具有较强的遗忘与镇痛作用。可极好的辅助阴道分娩中所采用的区域阻滞或局部麻醉。给产妇应用小剂量的氯胺酮（0.25mg/kg）可代替吸入麻醉药产生全身镇痛；大剂量（1mg/kg）可用于全身麻醉诱导。

（四）注意事项

虽然以上各种镇痛、镇静药物和麻醉药物可用于分娩镇痛，但均因有这样或那样的不良反应而并不十分理想，所以应用中必须注意以下问题：①产妇的一般情况应良好，重要器官及功能无损害，无任何妊娠并发症或分娩并发症；②子宫、产道、胎位、胎盘及胎儿发育均无异常，估计胎儿可以从阴道安全分娩；③在第一、第二、第三产程中均需严密监护产妇及胎儿，遇有异常（如呼吸抑制）当立即妥善给予急救和处理；④估计第二产程于 2~3h 内可以结束者，不再给药。

二、吸入性麻醉镇痛法

（一）氧化亚氮

镇痛作用强而麻醉作用弱。25%~50% 为镇痛浓度，50%~75% 为麻醉浓度。N_2O 间断吸入主要用于第一产程、第二产程，尤其适宜第一产程，当疼痛开始剧烈时即可应用。应用前，需将预先配好的 50% N_2O 加压装入钢筒内，钢筒口上装有活瓣，能随产妇呼吸而启闭。由于 N_2O 有 30~45s 的潜伏期，宫缩又先于分娩痛出现，故必须在宫缩开始前吸入才能达满意的镇痛效果。应用时，可由产妇自持面罩紧置于口鼻部，在宫缩前 20~30s 经面罩做深呼吸数次，待产痛消失时，面罩即可移去。

N_2O 用于分娩镇痛的优点为：①短暂吸入不抑制胎儿和宫缩，产妇保持清醒，能配合医务工作人员的指示；②吸入 30～50s 即能产生有效的镇痛作用，停用后作用很快消失；③N₂O 有甜味，不刺激呼吸道；④此法简便安全，可由产妇自己操作，要领易掌握；⑤只要严格控制吸入浓度和吸入时间，避免缺氧，对产妇和胎儿均较安全。

（二）吸入麻醉药

常用药物有氟烷、安氟烷和异氟烷等。主要优点包括：效果可靠，镇痛起效和消失迅速。安氟烷的分娩镇痛浓度为 0.5%～0.8%；异氟烷为 0.2%～0.7%。但需注意这些药物均能迅速通过胎盘，并可减少子宫血流量和抑制宫缩，尤其是在深麻醉时。

与吸入 40% 的 N₂O 相比较，第二产程采用 0.5% 安氟烷的镇痛效果满意，而且对产妇的心血管系统无明显影响。另外，在应用亚麻醉浓度安氟烷的同时可吸入高浓度的氧，所以对婴儿有利。但安氟烷有诱发惊厥的潜在作用，故在先兆子痫产妇应慎用或禁用。吸入 1% 以下的异氟烷可使子宫、胎盘血流增加，有利于胎儿。

N₂O 及其他吸入麻醉药的吸入都要特殊装置。麻醉气体经面罩进入呼吸道，可由产妇本人或麻醉医师掌握。

三、局部神经阻滞

（一）常用方法

1. 宫颈旁神经阻滞　在两侧阔韧带的基部有来自子宫神经丛和骨盆神经丛的丰富神经分布，在此处注射局部麻醉药能够阻滞子宫下段和阴道上段的神经，从而消除宫颈扩张时的疼痛。操作方法为用一细长穿刺针，在左手食指和中指的引导下向宫颈两侧的阴道穹隆穿刺。两处注射点相当于时钟 3 点和 9 点，针尖刺入穹隆黏膜下即可，深度不应超过 0.5cm，并须避开胎头（图 24-1）。因附近有子宫、动静脉和输尿管，注药前必须进行回抽试验，证实没有误穿后，两处各注射 0.35% 布比卡因 5～10ml，可维持无痛 90min 左右，必要时可重复进行阻滞。

宫颈旁神经阻滞可用于第一产程镇痛，其效果各研究报道结果不一，最高可使 82% 产妇获得分娩痛缓解。另据报道，有 15%～22% 病例宫颈旁神经阻滞后发生胎心缓慢或原因不明的胎儿死亡。胎心缓慢常在宫颈旁神经阻滞后 2～10min 出现，可持续 3～30min。推测其原因可能为：①局部麻醉药被附近的血管迅速吸收，通过绒毛间隙而进入胎儿循环，使胎儿血内的局部麻醉药浓度升高到抑制水平；②被迅速吸收的大量局部麻醉药使子宫血管收缩，子宫血流量降低而导致胎儿宫内窘迫。所以，在进行宫颈旁神经阻滞时必须注意以下问题：①穿刺不宜过深；②必须回抽无血后方可注射局部麻醉药；③阻滞时需连续监测胎心，注完一侧后观察 5～10min，如胎心无变化再阻滞对侧；④选用布比卡因应配制较低浓度，每侧用量不超过 10ml；⑤早产儿、胎儿窘迫或已知子宫—胎盘功能不全者禁用。

2. 阴部神经阻滞　阴部神经阻滞常用于第二产程，以解除阴道下部和会阴部的疼痛，也适用于低位产钳术和外阴切开术。产妇取截石位，操作者经阴道触及两侧的坐骨棘，以此为标志点。用针进达阴道黏膜后，再推进 1cm 即到骶棘韧带，回抽试验无血后，注入局部麻醉药。同法阻滞对侧（图 24-2）。常用局部麻醉药为 1% 利多卡因，或 1.5%～2% 氯普鲁卡因 10ml 左右。

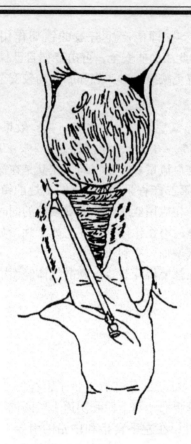

图 24 - 1　宫颈旁神经阻滞的操作方法

　　有人推荐将阴部神经阻滞与吸入麻醉药相结合，适用于高危产妇的阴道分娩镇痛，对产妇的血流动力学或呼吸功能无影响。如果阴部神经阻滞效果差，可加用会阴局部浸润阻滞。

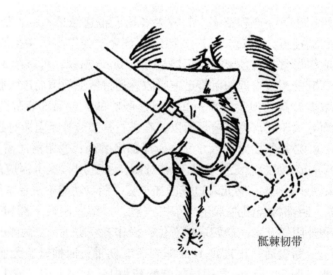

骶棘韧带

图 24 - 2　阴部神经阻滞的操作方法

（二）优、缺点

局部神经阻滞用于分娩镇痛的优点有：①方法简单；②宫颈旁神经阻滞对第一、第二产程均有效，阴部神经阻滞对第二产程有效；③对产力无影响。其主要缺点包括，①宫颈旁神经阻滞可使胎心一过性减慢；②有发生局部麻醉药毒性作用的可能；③较其他方法的镇痛效果差。

四、椎管内神经阻滞镇痛法

（一）硬膜外间隙阻滞

通常认为，硬膜外间隙阻滞是最有效的产科镇痛方法，可注入局部麻醉药和阿片类药物，以阻滞脊髓节段 $T_{10} \sim L_1$ 为宜。产科硬膜外间隙阻滞镇痛要求其对母婴毒性低，起效快，作用时间长，阴道神经阻滞弱。

1. 适应证　主要用于第一产程、第二产程的分娩镇痛以及剖宫产或产钳的分娩镇痛，适用于：①宫缩较强和分娩痛特别剧烈者；②产妇有心脏病或肺部疾患不宜过多屏气者；③痛阈较低的初产妇；④有胎儿宫内窘迫的产妇。

2. 禁忌证　不宜采用硬膜外间隙阻滞镇痛的情况包括：①原发性或继发性子宫收缩乏力；②产程进展缓慢；③失血较多；④妊娠高血压综合征已应用过大量镇痛药物者。

3. 操作方法　硬膜外间隙阻滞以双管法为好，能缩小阻滞范围，以免影响宫缩和产妇血压，即在 $L_{1\sim2}$ 和 $L_{4\sim5}$ 椎间隙各放置一根硬膜外导管，高位的硬膜外导管向头侧插入；低位的硬膜外导管向尾侧插入。第一产程进入活跃期后从高位硬膜外导管注入 0.25% ~ 0.5% 布比卡因 5ml，阻滞 $T_{10} \sim L_2$ 脊神经，以消除宫缩痛。进入第二产程改从低位硬膜外导管注药，使会阴部无痛，骨盆底和产道松弛。

4. 硬膜外间隙阻滞的药物　利多卡因、氯普鲁卡因和布比卡因等皆可应用。采用 Scan-lon 记分法测定局部麻醉药对胎儿的影响，其结果表明，在硬膜外间隙阻滞下出生的新生儿中均有不同程度的神经-肌肉功能和肌肉张力的改变，而这种不良反应与所用的局部麻醉药是否容易通过胎盘，是否能与母体蛋白大量结合以及在新生儿的半衰期长短有关。据此，近年来的研究结果表明，在产科麻醉中以选用布比卡因和氯普鲁卡因较为安全。布比卡因与母体蛋白亲合力强，蛋白结合率高达 92%，通过胎盘的药物少（21%），镇痛作用强而运动神经阻滞作用轻，持续时间长，对宫缩和产程无明显影响，对母儿影响轻微，为分娩镇痛的首选局部麻醉药。剖宫产时，常选用 1.5% 利多卡因或 0.5% 布比卡因。阻滞平面宜控制在 T_{10} 水平以下。如果单纯用于镇痛治疗，则需要降低局部麻醉药的浓度和剂量。常用 0.125% ~ 0.25% 布比卡因。

罗哌卡因是继布比卡因之后新开发的长效酰胺类局部麻醉药，临床研究表明，罗哌卡因和布比卡因的作用相仿，但应用相同剂量时，罗哌卡因的运动神经阻滞强度和作用时间不如布比卡因，它对 C 类纤维和 Aδ 纤维的阻滞作用比布比卡因更为广泛，而且对 C 类纤维的阻滞作用快于 Aδ 纤维。罗哌卡因更能产生明显的运动、感觉阻滞分离现象，对产妇更为有利。罗哌卡因还有独特的缩血管功能，能减少局部麻醉药的吸收，无需加用肾上腺素。

在分娩镇痛时，罗哌卡因的用法如下：单次给药量，2mg/ml 实验量为 0.2% 罗哌卡因 5ml，追加剂量为 5 ~ 15ml，此后每小时 10 ~ 15ml，最小间隔时间为 30min；持续输注给药，

0.2%罗哌卡因每小时6～14ml。

5. 注意事项　采用硬膜外间隙阻滞进行分娩镇痛处理需要注意以下几个方面：①穿刺时取左侧卧位，避免压迫下腔静脉；②开放静脉，必要时给药和防止出现低血压；③局部麻醉药与催产素同时应用易引起胎儿并发症，必须要待局部麻醉药注入后15min方可继续静脉滴注催产素；④有先兆子宫破裂者，禁用硬膜外间隙阻滞镇痛法。

6. 硬膜外间隙注射局部麻醉药的优点　大量临床研究证明，硬膜外间隙阻滞用于分娩镇痛具有以下优点：①效果确切；②无全身麻醉时误吸的危险；③可满意消除分娩痛对机体的影响；④应用低浓度局部麻醉药即可达到镇痛且不影响躯体运动神经；⑤在方法得当的情况下并发症少；⑥如果产妇需行剖宫产，麻醉实施非常方便；⑦产妇意识清楚，胎儿娩出对产妇非常鼓舞。

7. 硬膜外间隙注射局部麻醉药的缺点　①第二产程延长；②助产率增高；③局部麻醉药对母体和胎儿的不良影响；④反复或大量应用局部麻醉药可产生下肢麻痹或药物毒性反应等。

8. 硬膜外间隙注射麻醉性镇痛药镇痛　在临床广泛应用椎管内注射阿片类药物治疗各种疼痛的基础上，近些年来有人提出将其用作为产科镇痛。产妇硬膜外间隙注射吗啡3～5mg，第一产程的有效镇痛率为98%，且不延长产程，对产妇及胎儿无不良影响。哌替啶25～50mg，10min产生镇痛效应，持续时间大约为1h，无交感神经与运动神经阻滞，无胎儿抑制作用。

硬膜外间隙注射高脂溶性阿片类药物如芬太尼镇痛作用起效快（6min），第一产程镇痛完全，但维持时间短。近年来人们将其与局部麻醉药联合应用取得了满意的效果，特别是将布比卡因与芬太尼联合应用，不仅能在最小剂量时获得了满意的镇痛效果，而且不良反应减少。常用0.125%布比卡因＋芬太尼2～3μg/ml。该方法的最大优点是第二产程镇痛作用加强，会阴区阻滞完全。

（二）骶管阻滞

系通过阻滞骶部脊神经使产道和骨盆底松弛，外阴和会阴部痛觉消失，但不能消除宫缩痛，只适用于第二产程。骶管穿刺成功后，经回抽试验无血或脑脊液，可注入1.5%利多卡因10～15ml，大约10min起效。

骶管阻滞实际上是硬膜外间隙阻滞的一种方法，不仅能产生满意的镇痛效果，而且镇痛治疗中下肢麻痹的可能性小。骶管阻滞用于产科镇痛的缺点主要包括：①骶管用药恰当（10～15ml）仅阻滞骶部脊神经，所以只适用于第二产程；②增大局部麻醉药容积，阻滞平面最高可达$T_{10\sim11}$水平，虽适合第一产程的要求，但此平面出现晚，用药量大，而且也能阻滞下产道，肌张力受损，先露旋转受障碍，使胎头停止于枕后位或横位，从而产钳助产率增加；③骶管裂孔解剖异常多，穿刺操作的困难增加，易增加污染的机会；④晚期穿刺有误伤胎头和直肠的危险。

为克服单纯硬膜外间隙阻滞或骶管阻滞的一些缺点，曾有人主张联合应用两种区域阻滞方法，在第一产程中采用腰部硬膜外间隙阻滞；在第二产程中采用骶管阻滞，不仅能减轻椎管内阻滞镇痛对产程的不良影响，而且对各产程均有效。

（三）蛛网膜下隙阻滞

虽然蛛网膜下隙阻滞镇痛效果好，但不良反应大，目前已很少应用。但国人曾在产妇宫口开至 3cm 时，以小剂量吗啡 1mg 注入蛛网膜下隙，其镇痛效果在第一产程为 90%，第二产程为 80%。能有效消除宫缩痛和宫颈扩张痛，对产程无影响。但需注意，如果阿片类药物用量过大，吸收后有导致新生儿呼吸抑制的可能。

（四）产科椎管内镇痛的新技术

1. 硬膜外间隙患者自控镇痛（PCEA）　　PCEA 用于分娩镇痛，具有安全、持续、有效等优点。与硬膜外间隙连续输注及单次给药相比较，PCEA 时产妇可自主给药，用最小剂量的镇痛药物即可达到最佳的镇痛效果，且不良反应最少，减少了护理人员的工作量，更易为产妇接受。但 PCEA 的局部麻醉药用量较大。

常用药物和剂量：先在硬膜外间隙单次注射 0.125% 布比卡因 10ml 和芬太尼 50μg，随后按需每次给予 0.125% 布比卡因 5ml（内加芬太尼 2μg/ml），锁定时间间隔为 10min；每小时布比卡因的最大剂量为 15mg，芬太尼为 30μg；如果镇痛效果不全，加 0.25% 布比卡因 4ml/h。

2. 蛛网膜下隙 – 硬膜外间隙联合阻滞（CSEA）　　硬膜外间隙阻滞镇痛效果满意，但起效慢，并可有运动神经阻滞，而蛛网膜下隙应用阿片类药物的作用时间又十分有限，为使硬膜外间隙和蛛网膜下隙镇痛作用互补，可将两者结合实施。

分娩时首先采用起效快速的蛛网膜下隙阻滞进行镇痛处理，而后采用硬膜外导管法维持镇痛状态。采用低浓度、小剂量局部麻醉药并按产程变化做出适当的处理。采用低浓度、小剂量局部麻醉药进行 CSEA 可选择性阻滞感觉神经并减少运动神经阻滞，从而改善分娩镇痛的效果，减少产妇的不适感，不增加产钳分娩率。由于是区域性镇痛，可使产妇安全地进行活动，从而尿潴留和产科护理相应减少。

在 CSEA 时，亦可联合应用芬太尼和布比卡因，采用针内针法，先在蛛网膜下隙注射芬太尼 25μg、布比卡因 2.5mg，随后在硬膜外间隙间断应用小剂量 0.1% 布比卡因 + 芬太尼 2μg/ml，30min 需 10~15ml，能快速镇痛且宫缩有力。蛛网膜下隙亦可选用其他阿片类药物加局部麻醉药联用，如舒芬太尼 10μg［（114 ± 26）min］加用布比卡因 2.5mg 可维持（148 ± 27）min，而加肾上腺素 0.2mg 可延长至（188 ± 25）min。分娩痛剧烈时，蛛网膜下隙用药可维持有效镇痛 138min，但运动神经阻滞的发生率仅为 13%。

椎管内应用麻醉性镇痛药可并发瘙痒、恶心、呕吐、尿潴留，甚至低血压，胎儿心动过缓，呼吸抑制，其中瘙痒的发生率最高，可静脉注射苯海拉明 10mg，或纳布啡（nalbuphine）5~10mg。以上并发症大多发生于用药早期。早期蛛网膜下隙应用麻醉性镇痛药曾有 14%~15% 产妇出现低血压，但与低浓度布比卡因（2.5mg）联用，产妇活动无碍时则不致发生。蛛网膜下隙应用芬太尼 50μg 可发生胎儿心动过缓。另有报告，蛛网膜下隙应用阿片类药物有 2%~3% 产妇在 45min 内突发短暂的胎心变化，但仍不至于对新生儿产生影响。产妇发生呼吸抑制多于产程早期，尤其是在静脉应用过阿片类药物后再进行蛛网膜下隙给药或椎管内重复给药时。因此在用药后的第 1~2h 内需加强监测，如应用吗啡则应延长监测时间。

五、全身麻醉

当阴道分娩需要子宫松弛时，常采用全身麻醉。子宫内的操作，如内倒转、臀牵引、人工剥离胎盘以及子宫内翻的复位等必须在氟烷或安氟烷全身麻醉下才能顺利进行。

氟烷和安氟烷是最常用的子宫松弛药,如果需要进行麻醉诱导,可同时静脉注射小剂量的去极化肌肉松弛药,如琥珀胆碱。亦可在 50%~70% N_2O 中加用低浓度的安氟烷吸入。

六、其他分娩镇痛方法

(一) 精神预防性无痛法

临床观察与实践已充分证实,分娩疼痛与产妇的精神状态密切相关,如恐惧、焦虑、疲惫、缺乏自信以及周围环境的不良刺激等诸多因素均能降低产妇的痛阈,以至轻微的痛感就能引起强烈的反应,即所谓的"不安-紧张-疼痛综合征"。20 世纪 50 年代,前苏联的尼古拉耶夫等人以巴甫洛夫学说为基础,提出了"精神预防性无痛分娩法"。此法的主要特点是增强大脑皮层功能,使皮层和皮层下中枢产生良好的调节,从而分娩过程可在无痛的情况下符合生理规律的进展。诸如"自然分娩法"、"无痛分娩法"、"自我训导法"以及"催眠训练法"等都是通过精神与身体肌肉的松弛,以达到提高产妇在分娩过程中痛阈的目的。

由于精神预防性无痛分娩法可以避免药物或麻醉镇痛药对产妇及胎儿的不良影响,曾引起了国内外产科工作者和心理学家的特别重视。所谓"精神预防性无痛法",即在各个分娩过程中,应用各种非药物疗法,从各个方面消除孕产妇的顾虑和恐惧情绪,使产妇积极参与分娩活动,正确做好助产动作,使大脑皮层始终处于正常活动状态,以发挥其调节分娩活动的功能而顺利无痛分娩。

1. 产前教育 产前教育是该方法成功的关键。医护人员应向产妇耐心地介绍妊娠与分娩的基本生理知识,纠正"分娩必痛"的错误观念和恐惧心理,使对分娩的生理现象有一正确的认识,保持情绪稳定,精神愉快。

2. 锻炼助产动作 锻炼助产动作的内容包括腹式深呼吸、按摩腹壁、压迫与屏气等,其目的在于应用各种手段以更好地控制来自子宫的刺激,以提高痛阈。

3. 照顾与支持 产妇在分娩过程中由医护人员陪伴,给予精神上的鼓励和周到热情的护理,以增强产妇的信心。"家庭式分娩"即在整个产程中由丈夫及家属相伴,从而消除心理上的恐惧和焦虑。

(二) 针刺镇痛

一般是循经取穴,如体针取关元、中级、三阴交、次髎等穴。或耳针取子宫、生殖器等穴。可采用手捻运针,也可采用脉冲电刺激。

经皮电刺激(TENS)在国外较为盛行。产妇临产时,在背部放置两副电极,上副电极置于脊柱的每个侧面,即 T_{10}~L_1 后面支配的脊神经皮区之上,副电极置于骶骨每个侧面,然后将这些电极连接到 TENS 装置,电刺激强度因每个产妇的需求与耐力而异。其范围大致为 1~40mA,频率为 40~50Hz。

(张　振)

第三节　高危妊娠产妇的分娩镇痛

一、早产

在围生期死亡的胎儿中,大约 75% 与早产有关,死亡原因大多为缺氧、颅内出血、呼吸窘迫综合征等。早产儿的颅骨钙化不全，硬脑膜脆弱，即使自然分娩也容易产生颅内出血。因此，应力求产程平顺，控制产妇的下屏力，或采用会阴切开术，以保护胎儿颅脑。适当采用镇痛与麻醉措施能协助解决上述问题，降低早产儿的死亡率。

早产儿的血－脑脊液屏障发育不全，药物容易通过其而作用于中枢神经系统，故在早产产妇的分娩镇痛中禁用麻醉性镇痛药。硬膜外间隙阻滞能消除产妇的下屏感，减弱其下屏力，更因产道和会阴松弛，可防止颅脑损伤，是比较理想的镇痛方法。但值得注意的是，如在早产妇分娩中已给予β受体兴奋剂和硫酸镁等抑制宫缩的药物，由于此类药物兼有舒张血管和降低血压的作用，则应引起注意。

在采用硬膜外间隙阻滞镇痛中宜采用双管法，以减少一次用药量，防止产妇血压大幅度下降。产程中给产妇吸氧对母儿均具有利作用。

二、多胎产

多胎产产妇常合并有妊娠高血压综合征和贫血。由于子宫体大，仰卧位低血压也较为常见。另外，双胎中大约有60%为早产儿，胎先露各异，随时有可能需要施行产钳术、内倒转术、臀牵引术或剖宫产术的可能。所以，应做好充分的麻醉准备。

多胎产产妇的分娩镇痛与麻醉需要注意以下几点：①早产儿不能耐受麻醉性镇痛药；②应连续监测胎儿心率，及时发现胎儿宫内窘迫；③麻醉以双管法硬膜外间隙阻滞较为理想，既能达到满意的镇痛效果，又便于施行手术产；④因巨大子宫压迫下腔静脉，失血又较多，容易引起仰卧位低血压，应使产妇保持20°～30°左侧卧，并随时准备输血补液，维持产妇血压平稳。

三、先兆子痫和子痫

先兆子痫和子痫是妊娠高血压综合征中比较严重的发展阶段。治疗原则为：解除血管痉挛以改善子宫、胎盘和肾脏的血液灌注；适当补液，纠正水、电解质和酸碱平衡紊乱；使用降压药物；降低中枢神经兴奋性，制止抽搐。

近年来的临床实践证明，在充分内科治疗的情况下，连续硬膜外间隙阻滞是比较理想的分娩镇痛方法，其优点有：①不抑制胎儿；②镇痛效果完全，可消除诱发抽搐的刺激因素；③通过阻滞交感神经使血管舒张，改善肾脏的血液灌注，防止血压继续升高；④为剖宫产做好麻醉准备。

在实施连续硬膜外间隙阻滞中需要注意以下两点：①虽然先兆子痫患者存在水肿，但仍可存在血容量不足，如果阻滞平面控制不当，可引起血压大幅度下降，进一步加重子宫，胎盘血液供应不足。在严密的监测下，如血压下降超过阻滞前值的20%，应将子宫推向左侧，同时适量静脉补液，必要时给予小剂量麻黄碱；②如果患者存在凝血机制障碍，硬膜外间隙穿刺和置管时必须小心，以免损伤血管后在硬膜外间隙内形成血肿。

四、合并心脏病的产妇

在分娩过程中，子宫收缩、能量消耗、疼痛和恐惧等均可引起儿茶酚胺分泌增多，产妇屏气时腹肌和肛提肌的强烈收缩能导致外周血管阻力增大，回心血量增多，肺循环淤血，心脏负荷加重。因此，对于心脏病产妇来说，分娩期是最危险的时期，产妇心功能衰竭或死亡多发生在这一阶段。

患心脏病的产妇应提早住院进行内科检查和治疗，在心功能改善后进行分娩。心功能Ⅰ～Ⅱ级、无风湿活动、无心房纤颤、无心功能衰竭史、无产科合并症者可考虑阴道助产缩短第二产程。在此情况下，有效的分娩镇痛甚为重要，可采用双管法硬膜外间隙阻滞，以达到下列目的：①消除宫缩痛和恐惧，从而减少儿茶酚胺的分泌，防止外周血管收缩和静脉回心血量增加；②减少产妇屏气，从而降低能量消耗，防止肺充血和肺水肿；③使会阴部无痛，方便阴道助产；④双管法阻滞范围较小，无引起血压降低的危险。

（张　振）

第二十五章　癌性疼痛

第一节　癌痛的分类

疼痛是癌症常见伴随症状之一，20%~50%的新发癌症患者有疼痛症状，随着癌症的进展疼痛的发生率会增加至75%。其中重度疼痛占40%~50%，极严重的疼痛占25%~30%。癌痛患者中，1/3有1个部位的疼痛，1/3有2个部位的疼痛，1/3有3个以上的部位疼痛。癌症患者的疼痛85%是由癌症本身引起的。

根据病因癌痛可以分以下四类：直接由肿瘤发展侵犯引起的；和肿瘤相关但不是直接引起的；由肿瘤治疗引起的；和肿瘤无关的疼痛。对于前两种原因引起的疼痛，抗肿瘤治疗可在一定程度上使疼痛缓解；而对后两种原因引起的疼痛则需进行镇痛和其他有关的辅助治疗。

根据神经解剖学基础及病理生理学机制，癌痛可分为两种：伤害性疼痛和神经源性疼痛。

伤害性疼痛又进一步分为躯体伤害性疼痛和内脏伤害性疼痛。①皮肤、肌肉、骨骼、关节、肌腱及其他结缔组织等的伤害感受器被激活可产生躯体伤害性疼痛。躯体痛的特点是锐痛或钝痛，能明确定位。癌转移引发的骨痛、手术后的创口痛、肌筋膜及骨骼肌痛均属于此种类型。②因肿瘤浸润、压迫、扩张、牵拉，而激活胸部、腹部或骨盆的伤害感受器引发的疼痛，称为内脏伤害性疼痛。这种疼痛常发生于肿瘤腹膜内转移及胰腺癌，定位模糊，性质不明确。急性发作时常伴发自主神经功能紊乱，如恶心、呕吐及出汗等。

神经源性疼痛是由于神经损伤及神经冲动的传导、加工和整合异常引起的疼痛。常由肿瘤压迫及浸润损伤了周围神经或中枢神经系统，或因化学物质损伤了周围神经，或因外科手术、放疗、化疗等损伤脊髓而产生的疼痛。典型的神经痛包括因转移或放疗导致的臂丛、腰骶丛病变，或因化疗引发的周围神经病变、乳腺切除术后综合征、胸廓切开术后综合征以及幻肢痛等。因神经损伤引发的疼痛非常剧烈，常呈烧灼痛和钳夹样的触痛。这种疼痛的特点是某个部位的感觉丧失和感觉异常，后者可表现为异常性疼痛和超敏反应。患者有时会感觉到阵发性烧灼痛及电击样感觉，而后者是中枢性疼痛的一种表现。

上述两种类型的疼痛可以同时存在，亦可单独存在。

（王国喜）

第二节　癌痛的评估

由于受诸多因素的影响，患者的疼痛体验往往有很大差异。对癌痛患者的充分评估是治疗方案个体化的决定性因素。患者初诊时即应进行初次评估，以后间隔一定时间或根据病情变化、治疗的进展进行再评估。

一、评估的原则

1. 询问　仔细询问病史，包括发病时间、治疗经过及治疗效果等。

2. 了解　了解疼痛症状相关信息，包括疼痛的部位、程度、加重和缓解因素、时间特点、发作情况、相关症状和体征、对日常生活和精神状态的影响、对以往和现在镇痛治疗的反应等。有时可从家属那里获得患者不能或不愿提供的信息，家庭成员在评价患者的疼痛方面会更加客观。

3. 检查　进行详细的体检及神经系统的检查。

4. 评估　评估患者的心理状态。了解患者对自身的评价、对疾病和疼痛的感受及态度。心理因素可导致癌痛的明显差异，癌症患者常伴发焦虑、抑郁等一系列精神综合征，抑郁的发生率高达25%。了解这种精神综合征的普遍性，在评价患者对疼痛的描述时，可增加医生对此的理解。

5. 建立诊断假设　建立一系列诊断假设，制定适当的诊断性检查医嘱。

6. 制定治疗方案　制定个体化的治疗方案。与患者讨论评价的意义及治疗方法的选择，对于患者积极参与诊断与治疗，从而确定最后的治疗方案非常关键。在开始治疗前，应与患者仔细商讨治疗方案的可能效果及利弊因素，使患者对治疗目标有清醒的认识，医生也可了解患者的心理变化。

二、评估内容

1. 癌痛患者治疗前的评估　收集详尽的病史和体格检查资料（尤其是疼痛部位及神经、骨骼、肌肉系统的检查记录），强调神经系统检查。详细询问治疗史、肿瘤病史、社会史及其他不适症状的表现。追问有无酗酒史、吸毒史。聆听并相信患者对疼痛及其他症状的陈述以及患者家属的观察发现。耐心询问疼痛及其他症状的表现。当存在多重主诉时，应慎重评估每一个陈述，将每一个陈述视为互相独立、彼此毫无关联的实际症状。尽可能按照患者对痛苦程度及其处理的叙述方式客观记录。评估每个疼痛主诉的特点：持续时间、部位、牵涉痛或放射痛、强度（轻、中、重）、性质、情绪体征、伴随症状、加重/缓解因素。全面评估疼痛主诉：除相关的身体因素外，还应考虑影响疼痛和健康状况的情感、心理、环境及精神因素。询问疼痛既往治疗史。了解患者对镇痛药的治疗效果和不良反应。了解疼痛及其他症状在何种程度上困扰着患者的主要活动。考虑使用一种可以使患者迅速完成的简明有效的工具表格，如简单疼痛记录或疼痛记忆评估卡。教会患者坚持使用简单的工具尺监测疼痛强度（如0~10，无痛轻度－中度－重度疼痛）。选择有助于诊断的辅助检查。注意同时合并其他疾病的情况。通过评估过程中获得的资料把主要的问题列表。在初次评估的基础上对病因和疼痛类型作出初步诊断。制定初步治疗计划。包括诊断每一靶症状的初步建议，以及可行的用药途径或其他可供选用的治疗措施。指导患者和家属学会报告和记录疼痛。在诊疗记录中准确记录病情变化及治疗建议，以便与患者及其家属进行交流及供其他治疗医生参考。

2. 癌痛患者治疗中的评估　在治疗过程中，需每隔一段时间评估一次。在新的疼痛症状出现和治疗完成后进行再评估。判断治疗反应，监测有无病情进展及新症状出现。再评估时应注意询问现行治疗方案的疗效及不良反应、大便习惯、恶心及精神状态。时刻警惕与硬膜外脊髓压迫及其他神经综合征相关的表现。判定治疗后症状改善程度。评估对治疗的满意度。于诊疗记录中如实记录各种发现及相应的治疗措施，根据病情变化及时修改治疗方案。

3. 评估工具

（1）疼痛强度的评估：主要包括视觉模拟评分法、口述评分法、疼痛图和数字评分法。

（2）疗效评估：在镇痛治疗后，评估疼痛缓解的程度。

（王国喜）

第三节　常见癌痛综合征

1. 椎体转移　椎体转移常引起中度疼痛，椎弓根受累（常见的转移部位）可伴有单侧神经痛。椎旁肿瘤引起的硬膜牵拉也可引起单侧神经根痛。疾病进展可引起椎体压缩骨折，引起单侧或双侧神经根痛、瘫痪或四肢麻痹，常需与椎间盘退变性疾病和骨质疏松症相鉴别。

2. 肋骨转移　乳腺癌、前列腺癌和多发性骨髓瘤肋骨转移所致的病理性骨折很常见。肋骨骨折静息时可无疼痛，特别是在口服镇痛药物后。因腹直肌附着在下位肋骨的内侧，当体位改变时会牵拉骨折的肋骨产生严重的一过性疼痛。深呼吸、咳嗽、大笑或转身等也可诱发严重的疼痛。

3. 颅底转移　颅底位于鼻后部、咽上部。此处癌转移综合征的特征为：感觉障碍、一支或多支脑神经功能障碍，X线平片很难有阳性发现。

脑神经在颅中窝、颅后窝经过或穿出颅底时容易受累，最主要的原因是鼻咽癌直接扩散，乳腺癌、气管癌、前列腺癌转移，多数患者有头痛症状，也有些患者仅出现一支或多支脑神经支配区的瘫痪、麻木、感觉障碍。如有疼痛，几周或数月后可能有其他症状或体征出现，有时为双侧症状。

4. 脊髓压迫　约3%的患者有脊髓或马尾神经受压的表现。这通常缘自椎体或椎弓根转移瘤所致的畸形。有时压迫来自硬膜外转移。70%的患者压迫发生在胸段，20%的患者发生在腰段，10%发生在颈段。20%的患者有多发转移压迫，90%的患者以疼痛为首发症状。疼痛的性质因压迫的部位而异。有些患者平卧静息时疼痛加重（如夜间加重），而外周神经受压的患者休息能够减轻疼痛（晚上减轻）。疼痛可能由椎体转移、神经根受压（根性痛）、脊髓传导束受压（干性痛）引起。根性疼痛和干性疼痛常因屈颈和直腿抬高而加重。干性痛不如根性痛尖锐，但分布更弥散，有时伴凉感、不适感。1/4以上的瘫痪患者有瘫痪平面以下烧灼样痛。

5. 脑脊膜转移瘤　脑脊膜转移瘤是瘤细胞沿脑脊液扩散所致。脑膜、脊膜多数均受累，有时也累及中枢神经系统（CNS），占转移癌的10%，其中90%与乳腺癌、肺癌、黑色素瘤以及淋巴瘤有关。多数患者在诊断清楚前有多处症状和体征，脑脊液细胞学检查阳性率90%以上。

早期最常见的症状为头痛、背痛。头痛很剧烈，常与脑膜刺激征同时出现，如恶心、呕吐、复视、颈部强直，1/3的患者有臂部或下肢根性疼痛。

6. 气管癌引起的单侧面部疼痛　气管癌可以引起单侧耳部或面部疼痛，其特征为：单侧疼痛，开始位于耳周，以后疼痛范围弥散，局部检查无异常发现。这种疼痛是一种牵涉

· 549 ·

痛，与迷走神经感觉支有关（Arnold 神经，迷走神经耳支），其分布于外耳及耳后区域的皮肤。

7. **臂丛病变** 癌症患者臂丛神经痛的主要原因为：手术时的牵拉伤、臂丛神经炎（特发或放射诱发）、转移、慢性放射性纤维化。臂丛神经病变是肺沟瘤、乳腺癌以及淋巴瘤的常见并发症。与放射性神经病变相比肿瘤所致常有以下特点：发病早，疼痛严重，出现霍纳综合征。

8. **腰骶丛神经病变** 有骶部和下肢疼痛、无力。其他特点包括：下肢水肿、肛诊可触及包块、肾盂积水。多数患者诉有盆腔疼痛及下肢放射痛，数周到数月后出现感觉症状和无力。膀胱功能障碍及阳痿不常见。引起腰神经丛病变的肿瘤为：鞘内（脑脊膜转移）、硬膜外（椎旁转移）、神经根挤压、椎旁、梨状肌、肾床、腹膜后肿瘤。

9. **肾癌复发** 肾癌切除术后局部复发可导致单侧腰背部疼痛及 L_1、L_2 神经支配区的单侧臀部和大腿上部疼痛，常伴有麻木及髂腰肌无力，表现为大腿屈曲障碍。活动可以加重疼痛，X 线平片及 B 超很难发现异常，CT 检查最佳。

10. **恶性腰肌综合征** 有腰丛受累的临床症状，因疼痛单侧大腿屈曲，髋关节后伸时疼痛加重，CT 发现单侧腰大肌增粗。

11. **外周神经病变** 肿瘤引起的外周神经病变的发生率为 1% ~5%（非转移瘤），肺癌最多见，其次是胃癌、结肠癌和乳腺癌。单纯感觉神经病变可因自发免疫性背根神经节炎所致。最常见于小细胞肺癌，偶可见于乳腺癌、卵巢癌和结肠癌。癌组织也可直接累及外周神经，如胸壁或肋骨病灶可累及肋间神经。脊柱旁肿块可卡压一支或多支出椎间孔的神经。CT 或 MRI 通常能发现肺癌。脊柱旁肿瘤也可以侵入硬膜外腔，引起进展性脊髓压迫综合征。

12. **肝痛** 最常见肝大的疼痛性质为右季肋区酸痛。有些患者站立或行走后症状加重。肝大疼痛的原因为：肝被膜受牵张、肝韧带受牵拉（站立或行走时）、肝内充血、压迫胸壁、压迫腹壁、牵拉脊柱。有时患者右季肋区疼痛急性加重，表现为"急腹症"。在晚期癌症患者，这种疼痛是由于肝脏充血导致肝被膜受牵张（疼痛敏感）所致，充血消退或被膜适应后疼痛症状减轻，通常 1 周后疼痛恢复至充血前的水平。

有时肝大的患者诉胸壁不适，常为双侧。这可能与胸壁受压有关。少数患者诉右季肋区有间断性锐痛，变换体位、按摩后常能减轻。也有患者常有背部疼痛。

13. **胰腺疼痛** 疼痛不是胰腺癌的常见特征。胰头癌患者的疼痛发生率为 90%，特别是发生于十二指肠乳头部者。在胰体尾部疼痛发生率为 10%，且常在晚期才出现。

胰腺癌疼痛常发生在上腹部，常为持续性疼痛，过一段时间后疼痛逐渐加重。前屈时疼痛减轻，后伸时加重，可与其他原因所致上腹痛鉴别。胰腺癌可引起下胸、上腰中线部背痛，严重时可向左或右两侧扩散。

14. **盆腔内疼痛** 盆腔内疼痛半数以上来自结肠癌或直肠癌复发。女性生殖系统肿瘤占 1/4。1% 的癌痛原发灶在腹外。膀胱和子宫肿瘤常见中下腹疼痛。结直肠癌尤其是累及膀胱或粘连时，也可引起中下腹痛。髂窝疼痛很常见，常为单侧肿瘤复发累及盆壁所致。有时肿瘤累及单侧髂腰肌导致患者强迫卧床。

骶前复发常累及腰骶丛，感觉会阴痛或外生殖器痛，严重盆内疼痛常弥散地放射至大腿上部，疼痛有时牵涉腰部。

直肠疼痛是另一种类型的恶性盆腔内疼痛，甚至在行直肠癌根治术后仍然能感觉到疼痛，如果局部复发，患者常诉坐位不适。有时仅感觉压迫感，严重时出现强迫不坐位。一部分患者也可出现坐位时无疼痛，站立数分钟或步行 50～100m 后出现疼痛。这种类型的疼痛可能是深部位置的肿瘤复发与肌筋膜粘连所致。

有的患者有直肠胀痛感，这种感觉类似里急后重。其常与局部肿物有关（直肠肿瘤或肿瘤复发累及骶前丛），也可为直肠根治术后的一种幻痛现象。有时患者诉有严重的刺痛，可能与直肠或盆腔壁肌肉痉挛有关。

直肠癌术后早期疼痛多数为神经痛，后期疼痛为复发所致。多数患者，在有明显的复发肿物前可有数月疼痛。

膀胱幻痛综合征较常见，多发生于膀胱切除术后、脊髓横断以及血液透析的患者。

15. 膀胱痉挛括约肌痉挛所致的疼痛　表现为：耻骨上区持续数分钟到半小时的深部疼痛，有时放射至阴茎尖部，常与引起疾病的原因有关。

16. 治疗相关痛　见（表 25–1）。

表 25–1　抗肿瘤治疗相关疼痛

综合征	病理生理	疼痛特点	共发病
开胸手术（术后痛） 乳腺切除术（术后痛） 颈神经分离术（术后痛）	手术导致神经损伤、神经病理反应	持续烧灼痛或酸痛，伴或不伴自发的神经支配区刺痛，触摸或运动后加重	瘢痕的触诱发痛、相邻区域的痛觉过敏、神经瘤不常见
截肢术后痛（术后痛）	手术导致神经损伤、神经病理反应	频发残端烧灼痛或酸痛和（或）幻肢痛	残端有扳机点，能激发或加重疼痛
黏膜炎（化疗后）	口腔、咽部黏膜溃疡	说话、饮水、进食时加重的严重疼痛	
外周神经病（化疗后）	长春新碱	频发双手或双足对称性烧灼样痛	触诱发痛
激素假性关节炎（化疗后）	激素撤去过快	弥漫的肌痛或关节痛	疲劳和全身不适
无菌性股骨头或肱骨头坏死（化疗后）	慢性糖皮质激素治疗的并发症	肩或膝部酸痛	关节活动受限
放射性臂丛或腰骶丛纤维化（放疗后）	神经周围结缔组织纤维化以及随后的神经损伤	上臂或下肢逐渐加重的烧灼样痛	触诱发痛、麻木、肌力减弱（通常在上肢 $C_{5\sim6}$ 分布区）
放射性脊髓病（放疗后）	脊髓受压、疼痛 <20%	疼痛特点同脊髓受压、背痛、根痛和（或）远端牵涉的神经痛	其他感觉和运动的症状与体征

（1）慢性术后神经病理性疼痛：是手术治疗的罕见并发症，多数患者神经切断仅引起麻木，少部分患者可伴疼痛，多在开胸手术、乳房切除术、关节截肢术、颈神经根分离术后发生。

（2）开胸手术后疼痛：疼痛于开胸手术后 1～2 个月发生，虽然是神经病理性疼痛，但其性质多为酸痛，疼痛发生区有感觉缺失。患者常诉间断性刺痛，常存在触诱发痛。

（3）乳房切除术后疼痛：发生率为 20%，依据引起疼痛的原因分腋后分离痛、乳房切除术后瘢痕痛、幻乳痛。腋后分离痛多发生在乳房切除术 6 个月内，位于 T_{1-2} 肋间神经侧胸壁分离淋巴结的区域。疼痛性质为表浅的烧灼痛，伴相应区域的麻木，位于上臂内侧及其相对的外胸壁区域。也可以间歇性刺痛为主。有些患者合并手麻痹，这可能和亚临床病灶侵入臂丛神经有关。在乳腺癌的患者中有同侧上肢痛的不足 1/4。不累及腋窝的乳房切除术后痛可能是术后瘢痕痛，也可能是幻乳痛，位于乳房切除处的胸壁。

（4）黏膜炎：黏膜炎是继发于局部放疗、化疗所致的黏膜损伤。是口腔、鼻咽、食管炎症伴或不伴继发感染所导致的疼痛情况。偶尔疼痛非常剧烈，以至于不能进食食物或液体。

（5）激素假性关节炎：应用类固醇激素治疗的癌症患者有些会形成肌肉、关节、肌腱和骨骼的弥散性疼痛，伴有不适、无力、发热甚至有时伴神经、精神障碍。患者可能有痛性痉挛的经历，肌肉疼痛的性质可能是烧灼样，尤其是在肋间，这种综合征称为激素假性关节炎。

（6）缺血性骨坏死：无菌性股骨头或肱骨头坏死可发生在应用激素治疗的患者。肩、臂或腿部疼痛是最常见的临床表现，有进行性关节活动受限，淋巴瘤患者也常发生无菌性坏死。

（7）放射性神经痛：上肢疼痛及其他症状、体征可能预示臂丛神经压迫或损伤。绝大多数患者有明确的头、颈、乳腺、气管转移的肿瘤。

（8）放射性脊髓病：放射性脊髓病中 15% 早期有疼痛症状。疼痛可能位于损伤的平面，也可能有牵涉痛，伴有损伤平面以下的感觉迟钝。临床上神经学体征主要早期为 B－S 综合征（同侧运动麻痹，对侧感觉缺失），以后进展为完全横断性脊髓病。

17．功能性疼痛

（1）便秘：严重便秘在有些患者能够导致疼痛，便秘可导致小肠、直肠绞痛，也可引起右髂窝处疼痛。

（2）肠激惹综合征：癌症患者中 10% 会发生肠激惹综合征，共同的特征是腹痛和排便习惯改变。便秘、便稀、便频交替出现有时伴有黏膜便。疼痛的性质有绞痛、痉挛性疼痛、酸痛、烧灼样痛以及梗阻感。有些患者诉持续性钝痛，伴发作性绞痛。排便常能缓解疼痛。多数患者有无症状期。

（王国喜）

第四节　癌痛的治疗

1982 年 WHO 提出癌症三阶梯镇痛原则，后来在全世界推广应用，并提出了癌症姑息治疗的原则和定义。癌痛病因复杂，是包括一系列躯体损害、精神心理因素及社会因素等多种因素综合作用的复杂状态。因此，癌痛的治疗应采用将抗肿瘤治疗与镇痛药物治疗、麻醉、神经外科手术、支持疗法、康复、心理治疗及精神病学等方法结合起来的综合治疗方法。这种综合治疗的特点，应该是针对患者制定个体化的治疗方案并精确监测疼痛的有效缓解。治疗目的是解除或缓解患者的痛苦，增加患者对治疗的依从性，改善机体功能状态，提高患者生活质量，并为进一步抗肿瘤治疗提供条件。

一、抗肿瘤治疗

抗肿瘤治疗即针对病因的治疗，包括根治性手术，放射疗法、激素治疗、化疗或高温疗法等。部分患者可通过抗肿瘤治疗达到缓解疼痛的目的，而大多数患者抗肿瘤治疗后疼痛缓解不明显，必需行镇痛治疗。其原因可能是抗肿瘤治疗尚未起效，或因抗肿瘤治疗已达极量仍未奏效，或因患者无法耐受不能继续治疗等。这部分患者即使已放弃了抗肿瘤治疗，在出现新症状或拟改变疼痛治疗方案的情况下，仍可考虑应用进一步的抗肿瘤治疗。

二、癌痛的三阶梯镇痛治疗

镇痛药物治疗仍是大多数癌痛患者的主要治疗手段，根据患者的疼痛程度选择恰当的治疗阶梯，遵循无创给药、按时给药、按阶梯给药、用药个体化的原则，用药过程中密切观察患者的反应。WHO 纲领与临床经验相结合的测评结果表明，通过简便、经济的三阶梯镇痛法，70% ~90% 患者的癌性疼痛可得到控制。

一阶梯主要针对轻中度的癌性疼痛，对这类患者应使用非阿片类药物，并依据疼痛的特异性病理生理特征决定是否使用辅助用药。

二阶梯主要针对经非阿片类镇痛药物治疗无效的中度疼痛。将非阿片类药物与弱阿片受体激动药如可待因、氧可酮、丙氧酚、曲马朵等联合使用，并根据患者的病理生理状况决定是否使用辅助用药。

三阶梯主要针对二阶梯镇痛治疗仍未获得满意效果的疼痛将非阿片类药物与强阿片受体激动药如吗啡、芬太尼、羟考酮等联合使用。依据疼痛的病理生理特征决定是否使用辅助用药，或用辅助用药控制个别患者出现的并发症状。有效地使用阿片类药物，需要在疼痛缓解效应与药物副作用、耐受性、依赖性之间选择平衡点。

辅助用药是 WHO 三阶梯镇痛原则中的重要组成部分。用于特定类型的疼痛如神经痛、骨痛及内脏痛等，可增强镇痛效果，亦可治疗其他药物的副作用或与疼痛相关的其他症状。辅助用药不能常规给予，应根据患者的需要而定。辅助用药包括抗抑郁药抗惊厥药、局麻药、苯二氮䓬类、精神抑制药、α_2 肾上腺素受抗药及 NMDA 受体拮抗药等。

三、神经阻滞治疗

近年的癌痛治疗理念认为，神经阻滞与 WHO 三阶梯疗法及其他镇痛治疗并用，能有效地提高整体镇痛水平，对提高癌症患者的生活质量有重要的意义。三阶梯疗法每一阶梯治疗的同时，可以加用神经阻滞治疗，后者甚至被称为疼痛治疗的"第四阶梯"。扩大的 WHO 三阶梯镇痛方案充分强调了多学科治疗、综合控制癌痛的原则。

应尽可能在疼痛早期行介入治疗，不应等到镇痛药物、放化疗、外科等不能控制时才进行。

1. 按照所用方法分类　神经阻滞分为化学性神经阻滞和物理性神经阻滞。

（1）化学性神经阻滞：常用局部麻醉药阻滞神经根、神经干及神经末梢，为可逆性阻滞。椎管内可单纯应用阿片类药物或与局麻药、可乐定等药物联合应用。

有时为了一定的治疗目的使用高浓度的局部麻醉药或神经破坏药物进行神经阻滞，可较长时间甚至永久地（不可逆的）阻断神经传导功能，即神经毁损。常用的神经破坏药物有酚甘油及无水乙醇。

神经毁损方法包括蛛网膜下腔注入神经毁损药物、硬膜外间隙注入神经毁损药物、胸腰椎旁神经阻滞、交感神经阻滞及腹腔神经丛阻滞等。考虑采用神经毁损疗法时，应对患者讲明可能出现的严重并发症。癌症患者伴发的疼痛常比较复杂，加之患者对自身的疾病和治疗方法有越来越多的认识，因此对采取破坏神经进行镇痛的治疗方法通常持怀疑态度。一般直到癌症晚期，患者才会接受神经毁损的方法镇痛。而由于患者重复过量使用镇痛药物，给充分评价这些神经毁损疗法的有效性和有效时间带来了局限性。

（2）物理性神经阻滞：使用加热、加压、冷却等物理手段阻断神经传导功能。包括射频热凝疗法和神经冷冻疗法。

射频热凝术是利用可控温度作用于神经节、神经干、神经根等部位，使其蛋白凝固变性，阻断神经冲动传导。其优点是可准确定位，精确监测损伤温度，从而精确控制损伤病灶大小，射频热凝术并发症少，不良反应发生率低。

2. 按所阻滞的神经分类　神经阻滞分为脑神经阻滞、脊神经阻滞及交感神经阻滞。

（1）脑神经阻滞：常用的脑神经阻滞方法有半月神经节阻滞、三叉神经阻滞、舌咽神经阻滞、迷走神经阻滞及喉上神经阻滞等。物理方法和化学方法均可。由于脑神经分布复杂，以及解剖和功能的特殊性使脑神经阻滞的效果不理想。

（2）脊神经阻滞：脊神经阻滞以阻滞运动和感觉传导后，不影响患者的功能状态为原则。常用于伴发躯体伤害性疼痛的患者，可用物理方法或化学方法。脊神经在多个水平上分管感觉功能，因此，常必须阻滞数条神经传导才能达到彻底镇痛。对于内脏痛、传入神经阻滞性疼痛，单纯使用脊神经阻滞术效果不理想。常用的脊神经阻滞方法如肋间神经阻滞、椎旁神经阻滞、蛛网膜下腔阻滞、硬膜外腔阻滞、蛛网膜下腔脊神经后根神经毁损术及椎间孔神经根神经毁损术等。

（3）交感神经阻滞：在血管舒张运动活跃和内脏运动过度的情况下，行交感神经阻滞效果良好。血管和内脏活动过度常出现于许多癌性疼痛综合征，如乳腺癌根治术后疼痛综合征、胸廓切开术后疼痛综合征及腹部肿瘤（如胰腺癌、胃癌、肝癌、膀胱癌、肾上腺瘤等）造成的腹腔神经痛患者。明确疼痛的性质、范围，确定是否交感神经性疼痛是交感神经阻滞成功的关键。

星状神经节阻滞术可用于控制头面部、颈肩部、上肢及某些全身性疾病引发的疼痛；胸交感神经阻滞可用于肺癌等恶性肿瘤造成的胸痛、上肢痛、上腹部痛；腹腔神经丛阻滞可用于胰腺、肝胆、胃等上腹部器官肿瘤或转移瘤引起的疼痛；腰部交感神经阻滞能明显缓解骨盆及盆腔内脏器官肿瘤引起的顽固性疼痛，或由肿瘤浸润会阴部及下肢远端的神经、神经丛引起的疼痛。

交感神经阻滞可用无水乙醇、酚甘油或射频热凝术，早期的交感神经痛可用局部麻醉药阻滞。在影像学指导下行交感神经阻滞可减少并发症，提高治疗成功率。

四、神经电刺激疗法

经皮神经电刺激对治疗伤害性疼痛和神经痛有效，是一种安全、非伤害性的方法。该方法用于肿瘤相关性神经疼痛综合征的疗效有待进一步考证。

脊髓刺激术有效率为43%～75%，并发症较低。可能出现的并发症包括仪器本身的故障、感染、脑脊液瘘管以及对仪器或刺激的过敏和排斥反应等。

丘脑刺激术是将电极置于丘脑中部，对大多数中枢和周围神经疼痛非常有效。已有系列研究报道了该技术在伴有严重脑神经痛的头颈肿瘤患者中的应用情况。

五、心理疗法

随着医学模式的转变，医学工作者和研究人员越来越重视心理和行为因素在疾病治疗中的作用。

疼痛感知理论的多维模式认为，疼痛是由多个因素相互作用造成的体验，这些因素包括生理因素、感觉因素、情感因素、认知因素和行为因素等。对于癌症患者，一系列心理因素均可影响癌性疼痛的经历和感受，包括对疼痛的理解、对死亡的恐惧以及情绪的抑郁和无望。不同患者心理抑郁的程度又因患者自身的性格、应对能力、社会支持和药物因素的不同而不同。疼痛可造成焦虑、抑郁，而焦虑、抑郁等心理因素又加重了疼痛的体验。有调查显示癌症患者中有严重的心理抑郁者可达25%，而晚期患者可增加到77%。所以，心理治疗应该成为癌性疼痛治疗的一个重要组成部分。诸多研究提倡将多种心理干预措施用于治疗癌性疼痛，癌痛治疗的最佳方案应是药物、心理、认知行为的多方位综合治疗，而且对癌痛患者的心理干预，应该体现在疾病的诊断、进展过程和治疗方法的选择等多个方面。在很多文献中，对心理医生、精神病专家和社会工作者在癌性疼痛治疗过程中的作用作了充分的肯定。

认知行为疗法作为一种心理干预疗法，通过增强患者的自我控制能力形成新的习惯，减轻痛苦，预防疼痛发作。治疗癌痛有多种方法，并不是每个患者都需要认知行为疗法。但是如果所有的患者均遵循认知行为模式，则会使镇痛治疗更有效。

认知行为疗法有多种，主观上可将其分为两类：行为方法和认知方法。这些方法均以满足患者的需要为目的。行为方法是矫正患者对生理性疼痛反应的技术。医护人员在治疗癌性疼痛时可使用放松疗法，包括放松情绪、降低肌张力，提供给患者一种自我控制增强的感觉，平静地转移注意力，打破偶联的疼痛－焦虑－紧张的循环模式，降低患者对疼痛的觉察水平，增强对疼痛的耐受性。放松疗法所用的方法很多，由简单的深呼吸锻炼到专业性很强的生物反馈方法和引导式意象。认知方法主要用于矫正思维方式和指导患者适应性应对策略。认知应对和认知矫正是评价分散注意力、注意力集中、疼痛定义和解释的方法。

尽管心理治疗在癌痛治疗中发挥一定的作用，但并不是所有的患者都适用于这种方法，对处于谵妄状态、病情迅速恶化、呕吐或患者存在难以控制的重度疼痛均不适于心理干预治疗。心理治疗方案应由主治医师与心理学家充分讨论后决定。而心理治疗在实际工作中的应用还可能受到技术力量薄弱等因素的限制。

六、姑息性放射治疗

放射治疗是癌痛最常用也是最有效的治疗方法之一，是癌痛综合治疗的重要组成部分。当放射治疗已无法治愈癌症时，姑息性放射治疗可减轻或稳定病情，制止活动性出血，减少梗阻，恢复结构功能，缓解癌痛，减少镇痛药用量，减轻焦虑抑郁症状。有的患者其放疗部位可余生无痛。放疗缓解癌痛的机制尚不明确，可能通过抑制疼痛介质的机制发挥作用。放射治疗特别适用于骨转移瘤、软组织恶性肿瘤及空腔脏器病变出血引起疼痛的癌症患者。

放射治疗的方式有多种，包括外部远距离照射，口服药丸或穿刺针置入体内近距离照射，或术中应用放疗或静脉注射后全身应用放射性核素等。进行放射治疗之前应详细询问病史，仔细体检，对患者进行初步评估后，根据患者情况制定个体化的放射治疗方案，之后还应进行一次模拟治疗。

臂丛和腰骶丛受到肿瘤组织侵犯和压迫时造成的神经源性疼痛，可考虑采用姑息性放射治疗。其镇痛效果取决于神经干或神经丛是否受到侵犯或浸润。

对于恶性肿瘤造成的脊髓压迫，放射治疗是一种有效的治疗。脊髓对缺血性损害敏感，脊髓营养动脉受到压迫可致损伤平面以下脊髓缺血坏死，而椎骨恶性肿瘤直接扩张及软组织病变通过椎间孔均可压迫脊髓。早期诊断治疗对神经功能的恢复非常重要。临床研究发现，适应证选择恰当的患者，放疗的疗效优于椎管减压手术治疗，有时手术治疗之后还应给予放疗以保护脊髓。

放射性核素治疗适用于全身多处骨骼受累的患者，采用亲骨性放射性核素如磷 – 32、锶 – 89 和钐 – 153。治疗之前需进行成骨细胞活性监测以选择适当的病例。全身应用核素对机体的放射性损害较轻，但有血液毒性，不适于骨髓造血功能不良及肾功能减退的患者。对某些患者，联合使用放射性核素和外部放射治疗会更有效。

七、神经外科镇痛方法

采用神经外科镇痛手术时，必须衡量患者肿瘤扩散的程度、一般状况评分、预后和患者对外科手术的耐受能力。手术方法有脊神经后根切断术、脊髓背外侧束切断术、脊髓前外侧束切断术、脊髓前连合切开术、脊髓丘脑束切断术、丘脑破坏术、垂体破坏术、前额叶切断术、扣带回切除术等。

八、理疗

在多途径癌性疼痛治疗过程中，康复医学发挥着重要作用。可使用的干预手段很广，包括透热法（加热垫、超声、水疗法）和低温疗法（冰和蒸气降温）等，也可使用辅助性设施及治疗性运动和按摩。

总之，镇痛治疗是癌症姑息性治疗方案的重要组成部分。对于癌痛患者，应详细了解病情，判断癌痛的病因，正确评估患者的机体状况和心理状态，制定个体化的治疗方案，采用包括多种治疗方法的综合治疗，镇痛治疗的目的是在镇痛治疗和可能出现的副作用之间寻求最佳平衡，充分提高患者的生活质量。

常用三阶梯镇痛药物见（表 25 – 2 ~ 表 25 – 5）。

表 25 – 2　用于轻至中度疼痛的非阿片类药物

分类	常用有效剂量	给药途径	主要不良反应	最大剂量（mg/d）
阿司匹林	300 ~ 600mg/8h	口服	过敏、胃刺激、血小板功能障碍	2 400
对乙酰氨基酚	250 ~ 500mg/8h	口服	肝肾毒性	2 000
布洛芬	900 ~ 400/8h	口服	胃肠道刺激、血小板减少	2 400
吲哚美辛	25 ~ 50/8h	口服	胃肠道刺激	150

分类	常用有效剂量	给药途径	主要不良反应	最大剂量（mg/d）
萘普生	250～500/8h	口服	粒细胞/血小板减少、过敏	1 000
加和百服宁	1～2片，痛时服用	口服	肝肾毒性	8片/d
意施丁	25～75mg/12h	口服	胃肠道反应	150
麦力通（萘丁美酮）	1g/24h（睡前）	口服	与阿司匹林交叉过敏，轻度胃肠反应	2 000
氯诺昔康	8mg，1～2/d	口服	轻度胃肠道反应	24
双氯芬酸钠（钾）	75mg/d；50mg/12h；25mg/8h	口服 直肠	胃肠反应 头痛、头晕、过敏	100
美洛昔康	7.5～15mg/d	口服	轻度胃肠道反应	15
塞来昔布	200mg/d	口服	胃肠反应、头痛、头晕	400

表 25－3 用于中度疼痛的弱阿片类药物

分类	常用有效剂量	给药途径	主要不良反应
可待因	15～30mg/8h	口服 肌注	便秘、呕吐头痛
曲马朵	50～100mg/12h	口服 肌注	头晕、恶心、呕吐、多汗少见 皮疹、血压下降
氨酚待因（扑热息痛300mg + 可待因8.4mg）	1～2片/8h	口服	轻度胃肠道反应、肝功能异常
氨酚待因Ⅱ（扑热息痛300mg + 可待因15mg）	1～2片/8h	口服	轻度胃肠道反应、肝功能异常
双氢可待因	30～60mg/8h	口服	便秘、呕吐、头痛
路盖克（扑热息痛500mg + 双氢可待因10mg）	1～2片/8h	口服	轻度胃肠道反应、肝功能异常
布桂嗪	60mg/8h	口服	偶有恶心、眩晕、困倦
	50～100mg 疼痛即刻	肌注	
泰勒宁（扑热息痛500mg + 羟考酮5mg）	1片，q12h	口服	

表 25－4 用于中至重度疼痛的强阿片类药物

分类	常用有效剂量	给药途径	作用时间（h）	主要不良反应
盐酸吗啡	5～30mg/4～6h；10mg/4～6h	口服 肌注、皮下	4～5	便秘、呕吐低血压及晕厥、缩瞳
硫酸吗啡控释片	10～30mg/12h	口服	18～12	同上
盐酸吗啡控释片	10～30mg/12h	口服	18～12	同上
美沙酮	5～20mg/4～6h	口服	4～5	便秘、恶心、呕吐
	10mg/4～6h	肌注		呼吸抑制、蓄积而引起镇静
氧吗啡	6mg/4～6h	口服	4～5	便秘、恶心、呕吐、口干、低血压、眩晕

分类	常用有效剂量	给药途径	作用时间（h）	主要不良反应
哌替啶	300mg/4～6h	口服	4～5	血压呼吸抑制，类阿托品中毒症状
二氢吗啡酮	1mg/3～4h	口服	3～4	与吗啡同，作用时间较短
芬太尼透皮贴剂	25～50μg/h	皮肤贴剂	72	便秘、呕吐低血压及晕厥、缩瞳
盐酸羟考酮控释片	10～20mg/12h	口服	12	便秘、呕吐低血压及晕厥、缩瞳

表 25－5　强阿片类镇痛药口服及舌下含化的首次剂量

药物	标准首次剂量（mg）	给药途径
吗啡	5～10	口服
美沙酮	5～10	口服
哌替啶	50～100	口服
丁丙诺非	0.2～0.4	舌下含片

（王国喜）

第五节　癌症操作痛的处理

医疗操作是恶性肿瘤疾病诊断和治疗过程中必不可少的一部分，其中某些操作常会引起疼痛，如静脉置管、胸腹腔穿刺、活检及骨髓穿刺等。目前，操作痛尚缺乏一种最佳的镇痛药来治疗。

治疗操作痛的方法包括：评估操作引起疼痛和焦虑的程度；评估患者的个人需要；让患者做好准备，如果是小儿则应包括父母；解释操作过程；考虑非药物干预；考虑药物干预。

（1）评估患者的个体需要：尽管大多数操作都会引起一定程度的疼痛，但是除了操作外，还有一些引起疼痛加重的因素，如患者紧张、家属紧张、从以前操作中获得的经验、患者的期望值、工作人员的经验。

（2）向患者解释操作过程，并让患者做好准备。不论患者是成年人还是儿童，向其解释操作过程都是非常有意义的。在第一步中采取一定的措施来缓解疼痛和焦虑情绪有助于缓解后续操作过程中的紧张。还有一些很有用的方法，如对于儿童，可以让父母扮演一个特定的角色，对于成年人，行为处理技巧将有助于改善许多术后疼痛的指标，包括疼痛、疼痛的药物治疗、副作用和患者的满意度。在很多情形下，需要很多处理疼痛方法的联合应用，尤其在小儿，应依据年龄和喜好等选择最合适的干预措施。

（3）非药物干预：很多的非药物干预可用来缓解焦虑引起的疼痛。广义上来说，可分为放松技巧、催眠、认知行为疗法、分散注意力法等。

（4）局麻和局部镇痛：局部浸润麻醉可为很多小操作提供有效的镇痛效果，所有的局麻药都是通过可逆性阻滞神经纤维的传导来发挥作用的。可选用的药物包括利多卡因和普鲁卡因。

（5）阿片类药物：有很多研究报道在处理恶性伤口时局部应用阿片类药物有镇痛疗效。

将阿片类药物加入一种覆盖伤口的敷贴中，每天使用。

（6）非甾体消炎药：只要有炎症参与的操作痛，应用非甾体类抗炎药就应该有效。在胸腔穿刺和恶性伤口包扎时，尤其是在不需要镇静时，可考虑给予此类药物。

（7）清醒镇静：镇静的目的是为了缓解焦虑，使之能够配合，并产生一定程度的遗忘。可引起中重度疼痛的操作需要同时使用镇痛药。常用药物包括咪达唑仑和丙泊酚。

（8）强阿片类药物：适用于重度操作痛。目前，阻止阿片类药物应用于操作痛的最主要的障碍是需要密切监测和处理并发症如呼吸抑制等。阿片类药物引起的呼吸抑制作用可通过使用阿片类药物的拮抗药纳洛酮来缓解。常用药物有哌替啶、芬太尼、舒芬太尼、阿芬太尼、右吗拉米等。

（王国喜）

第六节　骨痛的诊治

骨痛是伴随恶性肿瘤出现的一种最常见症状。它可继发于多种癌症，在乳腺癌、肺癌、前列腺癌患者中尤为多见。骨痛多发生于恶性肿瘤的骨转移，同时也可以是原发于骨的良恶性肿瘤的特征性表现。是疼痛最常见的病因。

由于恶性肿瘤患者多为老年人，退行性及骨质疏松性骨病多同时存在。因此需考虑除恶性肿瘤以外能引起骨痛的其他因素。

一、临床表现

以恶性骨痛就诊的患者中，有的已有明确的原发病灶，有的则因骨转移性疾病或原发性骨肿瘤而初次就诊。

恶性骨痛多为持续性钝痛，持重时加重。体检时病变局部有压痛，也可能出现水肿。富含血管的肿瘤发生骨转移时，可闻及杂音，多为肾肿瘤的特征性表现。

二、诊断

放射性平片的敏感性最低，核素骨扫描可很好地显示骨转移的整体分布情况，然而特异性不高，与脊柱的转移性和退行性疾病鉴别有困难。在溶骨为主的疾病（如多发性骨髓瘤），由于成骨细胞反应轻微，骨扫描的结果可完全阴性，此时仍需借助放射性平片鉴别。CT 及 MRI 可相当明确地显示骨肿瘤解剖学范围。在脊柱及长骨的显影方面，MRI 优于 CT；对于扁平骨如骨盆和肩胛骨 CT 则优于 MRI。

一些生化指标如血清碱性磷酸酶及酸性磷酸酶的改变，对于诊断骨肿瘤有一定的辅助作用，但并非确诊依据。血清中高水平的碱性磷酸酶提示 Paget's 病。在前列腺癌患者中，血清前列腺特异性抗原（PSA）水平升高（大于 20ng/ml），其中 90% 的患者已发生了骨转移。

对于发生骨转移的患者，如要确定原发肿瘤的部位，所有的患者均须拍摄颈部及胸部的 X 线平片以排除气管及甲状腺的肿瘤。对于男性患者，须进行前列腺的检查及血清 PSA 的水平测定；对于女性患者，乳腺及腋窝的检查以及双侧乳腺的放射线检查是必需的。如果病变以溶骨性破坏为主，要排除多发性骨髓瘤，此时应送检血清及尿液，以检测是否存在本周蛋白。其他可引起溶骨的原发肿瘤还有肾癌，腹部 B 超有利于本病的诊断。如果上述检查不能提供有关原发病灶的确切证据，组织学鉴定是十分必要的。骨转移的处理通常依赖于组织病理对肿瘤类型的鉴定。但对于以成骨为主要病变伴广泛转移的患者，如果其血清 PSA > 50ng/ml，此时前列腺癌的诊断已基本成立。

三、恶性骨痛的治疗

1. 药物　恶性骨痛与其他类型癌痛的药物性治疗一致，均采用世界卫生组织（WHO）的阶梯镇痛治疗。虽然有观点认为骨痛患者对阿片类镇痛药物的反应不及软组织痛的患者，但在实际临床治疗过程中有大量患者用阿片类镇痛药治疗后疼痛明显缓解。NSAIDs 对疼痛的缓解率仅 20%，NSAIDs 类药物间的疗效差异并不显著，对药物的选择由患者的个人偏好及是否能耐受药物副作用来决定。对于发生转移性骨痛的大多数患者，NSAIDs 将作为阿片类药物的辅助用药，或合同其他措施用药。

2. 放疗　放疗在转移性骨痛患者的治疗中占主导地位。对于局限性骨痛，单纯外照射是最有效及最合适的治疗方法。治疗范围应尽可能包含病变的骨组织，各部位放疗剂量尽可能均等，同时应避免累及正常敏感组织。治疗肋骨时，应特别注意避免损伤下面的肺组织。在腰骶部脊柱及骨盆的治疗中要注意保护腹腔内容物。对于多灶性骨痛，因为骨转移多为血源性播散，因此常有多部位受累，这些患者仍可予以放射性治疗。

3. 放射性核素治疗　放射性核素治疗通常是静脉给予放射性核素，被骨组织选择性摄取，发生骨转移的部位对放射性核素有较高的摄取率。放射性核素在自然衰减过程中发射出射线达到治疗骨痛的目的。临床常用的有锶（^{89}Sr）、钐（^{153}Sm）、放射性碘、磷（^{32}P）和铼（^{186}Re）。

4. 化疗　当转移性骨痛继发于广泛转移性疾病，尤其是软组织受累时，可考虑系统性化疗。化疗药物须根据原发肿瘤组织的敏感性应用。

乳腺癌对于大多数化疗的一线药物有 50% 以上的反应率；小细胞肺癌对于化疗药物高度敏感。化疗对于非小细胞肺癌的疗效相对较差。多发性骨髓瘤常规应用化疗。发生骨转移的其他部位原发肿瘤，化疗对其中的一部分适用。大体说来，血液系统的恶性肿瘤，包括淋巴瘤对化疗高度敏感。原发于卵巢、膀胱及结直肠的肿瘤发生骨转移的概率很小，化疗对其也很有效。

5. 激素治疗　在发生骨转移的癌肿中，部分乳腺癌和前列腺癌对激素敏感，使得对于该部分患者的疼痛控制有了显著进展。前列腺癌几乎均对雄激素敏感。激素治疗以阻断雄激素的作用为目标。可通过药物治疗，如口服抗雄激素药物如环丙孕酮、醋酸亮丙瑞林及氟他米特，或服用促性腺激素释放激素的类似物，如戈舍瑞林或醋酸亮丙瑞林，也可通过手术去势治疗。许多乳腺癌病例也是激素敏感的。对于乳腺癌激素敏感型患者的标准治疗药物为三苯氧胺。二线激素药物可以是孕激素，如甲羟孕酮、甲地孕酮；也可以是芳香酶抑制药，如来曲唑、阿那曲唑。内膜癌对孕激素反应良好。实际上内膜癌发生骨转移的概率很小，然而一旦出现，孕激素如甲地孕酮或醋酸甲羟孕酮对多部位的骨痛的治疗很有价值。15% 的肾癌患者对孕激素治疗有反应，可以应用雌激素治疗。

6. 双磷酸盐　最常用的两种药物是氯磷酸盐和氨羟二磷酸二钠，它们在转移性骨痛的治疗中发挥着越来越重要的作用。对于有发生骨转移高危因素的人群，双磷酸盐可能有一定作用。双磷酸盐对于骨髓瘤、乳腺癌确有一定疗效。

7. **手术** 手术对于骨转移造成的病理性骨折，或存在病理性骨折风险的治疗有很重要的作用。有的患者在发生病理性骨折施行手术固定时，骨组织病理性活检证实是恶性肿瘤。

有严重溶骨性病变的患者存在较高骨折风险。为防止骨折而执行内固定的标准为：溶骨性病变直径大于 2.5cm；皮质破坏大于 50%；承重部位弥散性的溶骨性破坏。

对于已发生的长骨病理性骨折，内固定无疑是缓解疼痛及实现早日活动的最佳方法。手术在骨转移治疗中的另一个适应证是发生椎体压缩，压迫椎管内容物和出现椎体不稳。此时单纯的放疗已不能解决所有问题，需应用脊椎前路固定及融合术。

骨转移痛患者的预后相对较好，超过 80% 的患者可获得疼痛缓解，并且有 1/3 的患者可达到疼痛的完全控制。放疗对疼痛缓解的起效时间在 4~6 个月，并可持续数周或数月。有证据表明，放疗对疼痛复发患者的再次缓解率与首次缓解率相同。

癌肿发生骨转移后的病死率很高。大量的治疗方法大部分都属辅助措施，须考虑综合性治疗并尽量保留患者的体力状态。最后，转移性骨痛不应孤立地来考虑。很少晚期癌肿患者仅有一个部位或一种原因的疼痛，起码这在骨转移中属既定事实。与癌肿转移相关的肌肉骨关节痛、神经痛、神经压迫所致的运动功能减退及退行性骨病均应考虑在癌肿患者的综合治疗中。

（王国喜）

第五篇

复苏

第二十六章 心肺脑复苏

复苏的原意是指为了挽救生命而采取的所有医疗措施。例如，以人工呼吸代替自主呼吸以建立肺通气功能，以心脏按压代替自主心搏以形成暂时的血液循环，促进心脏恢复自主搏动等，都是典型的复苏措施。然而，如何判断构成威胁生命安全的原因，却是难以界定的。窒息、呼吸停止、心搏骤停等显然是威胁生命的病情，但其他如中毒、脱水、失血等虽然也是危重病情，但未必都已达到威胁生命安全的程度，但对这些病情所采取的治疗措施也统称之为复苏。在本章中主要讨论心肺复苏（cardio pulmonary resuscitation，CPR），即针对心搏骤停所采取的紧急医疗措施。

第一节 CPCR 的基本概念

一、心搏骤停

（一）定义

心搏骤停（cardiac arrest）是指心脏因急性原因突然丧失其有效的排血功能而导致循环和呼吸功能停止，全身血液循环停滞，组织缺血、缺氧的临床死亡状态。但严重心脏病终末期或其他慢性病晚期发生的心跳停止不属于此范畴，也不是心肺复苏（cardiopulmonary resuscitation，CPR）的主要对象。

（二）心搏骤停的类型

根据心电图（ECG）改变可分为以下 4 种形式：

1. 心室纤颤（ventricular fibrillation，VF） 心室肌有不规则的电活动引起心肌呈不规则蠕动，但无有效心排血量，ECG 显示 QRS 波群消失，代之以不规则的连续的室颤波。在心搏骤停早期最常见，约占 80%。心室肌张力弱者，蠕动波幅度小，ECG 表现为不规则的锯齿状小波，称为"细颤"；心室肌张力强者，波幅较大，ECG 表现为较大的锯齿波，为"粗颤"。

2. 无脉性室性心动过速（pulseless ventricular tachycardia，VT） ECG 表现为比较有规

律的、心室心肌的快速心电活动，但心脏无排血功能，不能驱动血液流动，摸不到动脉的搏动。

3. 无脉性心电活动（pulseless electric activity，PEA） 包括心肌电－机械分离（electro mechanical dissociation，EMD）、室性自搏心律、室性逸搏心律等。心肌存在比较规律的心电活动，但不能引起心肌的机械收缩，或即使可引起微弱的心肌活动也不足以引起可触及的脉搏，心脏无排血功能。.

4. 心脏静止（asystole 或 ventricular asystole） 实际上是指心室肌没有能测到的心电活动，处于完全静止状态，并丧失收缩/舒张功能，而心房或可有电活动，因此 ECG 表现为平线或偶见 P 波。

但无论什么原因引起的心搏骤停，其临床表现和可能带来的后果基本上是相同的，即全身有效血液循环停止，组织细胞立即失去血液灌注，导致缺血缺氧。如不能迅速恢复血液循环，心、脑等生命器官将发生不可逆性损害。因此，在基本生命支持（basic life support，BLS）阶段的处理程序和方法基本相同。

（三）病因

心搏骤停可以是原发的，也可以是继发的。

原发的心搏骤停常见原因包括：缺血性心脏病和心肌炎患者突发室性心律失常，以室颤的发生率最高。各种严重意外，如溺水、触电（低压交流电）、窒息、药物中毒或不良反应等。

继发性心搏骤停包括：心导管刺激应激性增高的心内膜所引起的室颤，牵拉内脏引起的严重迷走反射可致室颤或心肌电，机械分离，急性高钾血症常导致无脉性心电活动。继发的心搏骤停发生可快可慢，但一般都有一过程或可预见性，继发于肺栓塞、缺氧窒息、急性呼吸道梗阻或呼吸停止、大量失血等原因所导致的心搏骤停发生很快；而因慢性严重低氧血症、高碳酸血症、各种原因引起的严重低血容量或休克、低体温等引起的心搏骤停发生较慢。但不管何种原因引起的心搏骤停，一旦发现就应立即开始 BLS。临床上，如能及时去除引发心搏骤停的病因者，复苏效果及预后较好。

（四）诊断

对心搏骤停的诊断和早期识别十分重要。一提到"诊断"，势必想到要收集临床证据，如测血压、听心音、记录心电图等，这在急救现场是很难做到的。因此，强调早期快速识别和诊断至关重要，千万不能延误治疗。

传统观点认为，符合以下条件即可诊断为心搏骤停：①患者神志突然丧失，呼之不应；②大动脉（颈动脉和股动脉）搏动消失，心音消失；③自主呼吸停止或呈喘息样呼吸；④瞳孔散大，对光反射消失。

但要完成以上检查对非专业的现场救护者来说是非常困难的，对专业人员也很难在短时间内做到。为了避免在判断过程中花费过多时间，在 2010 年 AHA 心肺复苏指南中强调早期"识别"，不再将检查是否有大动脉搏动作为诊断心搏骤停的必要条件，也将"看、听、感"作为判断是否有呼吸存在的方法从传统的复苏指南中删除。对于非专业人员来说，如果发现有人突然神志消失或晕厥，可轻拍其肩部并大声呼叫，如无反应（无回答、无活动），没有呼吸或有不正常呼吸（如喘息性呼吸），就应该判断已发生心搏骤停，并立即开始 CPR。

二、复苏的阶段

呼吸和循环是最直接关系到生命安全的生理功能。因此，对呼吸和循环功能的支持和维护，始终是复苏的主要内容，亦即称为 CPR。然而，复苏工作不仅是要恢复和维持呼吸及循环功能的稳定，还应使其他器官功能得到恢复，尤其是中枢神经系统功能的恢复。因此，心肺复苏已演变为心肺脑复苏（cardio pulmonary cerebral resuscitation，CPCR）。

灾害、战争或其他意外伤害时，固然有直接对呼吸和（或）循环进行复苏的问题，但更常见的是急症患者的心肺复苏，如缺血性心脏病突发心室纤颤是心肺复苏的主要对象之一。现场复苏后，呼吸和心脏功能虽然能得到基本恢复，但并存的原发病（如缺血性心脏病等）尚未能获得妥善处理，已经恢复的呼吸和循环功能也未必能维持稳定。另一方面，由呼吸循环功能发生意外到复苏生效这一期间的缺血缺氧，可能已给机体造成新的损害，常发生低血容量、心功能障碍、组织灌注不足及全身炎性反应综合征（SIRS）等，仍需要综合治疗。因此，挽救生命既有短期存活的问题，也有长期生存的问题。长期生存所涉及的问题更为复杂，往往涉及多学科、多专业的知识。

一般将复苏工作分为三个阶段，即基本生命支持（basic life support，BLS）、高级生命支持（advancedcardiovascular life support，ACLS）和复苏后治疗或心搏骤停后治疗（post - cardiac arrest care，PCAC）。BLS 系指在事故或发病现场的应急抢救阶段，主要指心肺复苏，是挽救患者生命的基础。ACLS 是指在具有较好的技术和设备条件下对患者进行治疗，在生存链中起到关键作用。经过 ACLS 尽管自主循环得到恢复，但仍需要维持循环功能的稳定，需要对引起心搏骤停的病因及心搏骤停后的并发症进行治疗，称为复苏后治疗（PCAC）。

（王　冰）

第二节　循环支持

一、心脏按压

心脏按压亦称心脏按摩，是间接或直接施压于心脏，使心脏维持充盈和搏出功能，并能诱发心脏自律搏动恢复的措施。正确有效的心脏按压，一般都能保持心排血量和动脉血压基本满足机体低水平的要求，起到人工循环的作用。在胸壁外施压对心脏间接按压的方法，称为胸外心脏按压或闭式心脏按压；切开胸壁直接挤压心脏者，称开胸心脏按压或胸内心脏按压。

（一）胸外心脏按压（external chest compression，ECC）

于胸壁上相当于心脏的部位施加压力以诱发心搏的方法已有较久的历史，但直到 20 世纪 60 年代以后才得到较系统研究和广泛应用。对于胸外心脏按压能引起血液循环的机制有两种解释。传统观念认为，在 ECC 期间，按压使胸骨下陷，心脏在胸骨和脊柱之间被挤压，左右心室内压增高，引起二尖瓣和三尖瓣关闭，主动脉瓣和肺动脉瓣开放，将血液分别驱入主动脉和肺动脉，如同正常心搏的收缩期形成体循环和肺循环；当按压松开，胸廓凭弹性恢复，使左、右心室再充盈，相当于正常心搏的舒张期。此过程随着胸外按压而形成人工循环以供应心、脑及其他脏器的血流，被称为 ECC 的心泵机制。在 20 世纪 70 年代末和 80 年代初的研究表明，在胸外按压期间，各心腔、胸腔内大血管内的压力普遍升高，几乎不存在压力差；凡能使胸内压升高的措施都能使胸腔内的心腔和大血管内的压力增加并形成血流；腔静脉在胸腔入口处的静脉瓣可阻挡血液的反流而二尖瓣并不关闭，血液是从肺直接进入主动脉。因而认为，压迫胸壁所致的胸内压的改变起着主要作用。在胸外心脏按压时胸内压力明显升高，此压力可传递到胸内的心脏和大血管，再传递到胸腔以外的血管，驱使血液向前流动，肺内的血量是被动地挤至左心，经主动脉到体循环；当按压解除时，胸内压下降并低于大气压，静脉血又回流到心脏，称为胸泵机制。

在临床上，这两种解释也并不相互排斥，只要正确操作，即能建立一暂时的人工循环。可能在不同的临床情况下心泵机制和胸泵机制的作用有所不同。胸外心脏按压时动脉压可达80~100mmHg或更高；但舒张压却很难达到40mmHg，颈动脉压仅40mmHg左右，颈动脉血流量也只相当于正常的1/4~1/3。虽然如此，对初期复苏而言，却足以防止脑细胞缺血性损害。值得注意的是，中心静脉压（收缩期）和颅内静脉压的上升几乎与动脉压相似。因此，组织灌注压极低，难以完全满足组织细胞代谢的需要。在心肺复苏期间，主动脉舒张压与自主循环功能的恢复呈正相关，冠状动脉的灌注压较高将预示自主循环的恢复。如能在心肺复苏时应用肾上腺素，则可维持较高的主动脉舒张压，心肌和脑的血流量也明显增加，从而提高复苏的效果。胸外心脏按压的优点在于操作易于掌握，无需特殊条件，随时随地皆能进行。因此，在现场的非专业人员可立即开始复苏，能争取极其宝贵的时间，为以后的复苏奠定良好的基础。

施行胸外心脏按压时，患者仰卧，保持头部与心脏在同一水平上，背部有硬支撑物如木板等。胸外心脏按压的部位在胸骨下1/2处或剑突以上4~5m处。施救者站在或跪在患者一侧，将一手掌跟部置于按压点，另一手掌跟部复于前者之上。手指向上方翘起，两臂与水平面垂直，凭自身重力通过双臂和双手掌，垂直向胸骨加压。胸外心脏按压应有力而迅速，每次按压后应使胸廓完全恢复原位，但手掌不离开胸骨。如果胸廓不能完全复位可导致胸内压升高，影响静脉血的回流和心排血量，并可降低冠状动脉和脑组织的灌注。如此反复操作，按压时心脏排血，松开时心脏再充盈，形成人工循环（图26-1）。心脏按压的频率和按压持续的时间对于自主心跳的恢复非常重要。在GPR期间，冠状动脉灌注取决于按压时间占心脏按压周期（包括按压和松开时间）的比例和按压后胸廓回弹的程度。研究表明，按压时间占按压周期的20%~50%时，冠状动脉和脑的灌注最好。根据胸泵理论，胸外心脏按压与松开的时间相等时循环血流量最大。为了操作方便和易于掌握，推荐心脏按压时间占按压周期的50%，即按压与松开时间相等。

根据2010年AHA心肺复苏指南，复苏的质量是影响复苏预后的重要因素，胸外心脏按压应采取"用力尽快"原则，尽早呼叫专业人员进行复苏可显著提高复苏质量。高质量的复苏措施包括：胸外按压频率由过去的100次/分钟改为至少100次/分钟；按压深度至少为胸部前后径的1/3或至少5cm，大多数婴儿约为4cm，儿童约为5cm；要求保证每次按压后胸部充分回弹；维持胸外按压的连续性，尽量避免或减少因人工呼吸或电除颤而使心脏按压中断。在心脏按压过程中，容易发生疲劳而影响心脏按压的频率和深度，因此，如果有2人以上进行心脏按压时，建议每2分钟就交换一次。但交换时不能影响按压，一人在患者一旁按压，而另一人则在对侧做替换准备，当对方手掌一离开胸壁，另一方立即取代进行心脏按压。在心脏按压期间应尽量减少影响或停止按压次数和时间的事件，无论是人工呼吸、电除颤、建立人工气道或进行检查等操作，都应以不干扰心脏按压为原则。因为停止心脏按压的时间越长，复苏效果越差。心脏按压与人工呼吸比为 30 : 2，直到人工气道的建立。人工气道建立后可每 6~8 秒进行一次人工呼吸或 8~10 次/分钟，而不中断心脏按压。

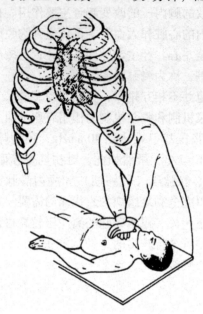

图 26 - 1　胸外心脏按压

在有效的胸外心脏按压期间可以触到大动脉的搏动，并可测量到动脉血压。只有当心肌，尤其是心肌起搏系统，得到足够血液灌注，才可能恢复自主循环。胸外心脏按压过程中如果瞳孔立即缩小并有对光反射者，预后或可较佳；如无药物的影响但瞳孔始终完全散大且角膜呈灰暗色者，预后一般不良；更常见的是瞳孔呈中等程度散大且始终不改变者，预后也往往不良。但心搏骤停后瞳孔的变化只有参考意义，并非决定性体征，不宜根据瞳孔的变化决定是否继续复苏，更不应反复进行检查而中断心脏按压。动物研究结果表明，在 CPR 期间心肌血流量达到 15~20ml/（min·100g），主动脉舒张压达到 40mmHg，冠状动脉灌注压达到 15~25mmHg 时，一般都能恢复自主循环。因此，在 CPR 期间如能监测直接动脉压，对提高复苏质量无疑是很有帮助的。

肋骨骨折是胸外心脏按压较常见的并发症。因折断的肋骨而损伤内脏以致穿孔、破裂、出血等，也都是可能发生的并发症，尤以肺、肝和脾较易遭受损伤，应尽量避免。

（二）开胸心脏按压（open chest cardiac compression，OCC）

在心肺复苏期间，提高冠状动脉灌注压是恢复自主心律的关键，而冠状动脉灌注压为主动脉舒张压与左室舒张末压之差。因此，如何提高主动脉舒张压是非常关键的。胸外心脏按压时的心排血量只有心搏骤停前的 10%~33%，心肌的灌注压和脑灌注压也都很低。研究表明，正规的开胸心脏按压比胸外心脏按压能更好地维持血流动力学稳定；由胸外心脏按压改为胸内按压可使心排指数、冠状动脉及大脑的灌注量得到改善，心排指数可达正常的52%，冠状动脉血流量可达正常的 50% 以上，脑血流量可达正常的 60% 以上。

开胸心脏按压不仅更容易激发自主循环的恢复，而且对中心静脉压和颅内压的影响较小，有利于改善冠状动脉的灌注和脑细胞功能的保护。动物研究表明，当心搏骤停15分钟时立即行开胸心脏按压，可明显改善动物的存活率；当心搏骤停后先行胸外心脏按压，20~25分钟后再行开胸心脏按压，血流动力学虽有改善，但对其预后并无明显效果。因此，对于胸廓严重畸形、胸外伤引起的张力性气胸、心包压塞、机械瓣膜置换者、胸主动脉瘤破裂等，以及心搏骤停发生于已行开胸手术者，都不宜进行胸外心脏按压，应该首选胸内心脏按压。胸外心脏按压效果不佳者，只要具备开胸条件，应采用开胸心脏按压。尤其在手术室内，应于胸外心脏按压的同时，积极做开胸的准备，一旦准备就绪而胸外心脏按压仍未见效时，应立即开胸进行胸内心脏按压。

开胸心脏按压的开胸切口可选胸骨左缘第4肋间，沿肋间切至左腋前线。胸膜切开后，术者即可将一手伸入纵隔并将心脏托于掌心进行按压（图26-2）。按压时忌用指端着力，以免损伤心肌；应以除拇指以外的四指对准大鱼际肌群部位或胸骨进行按压。如果心包内有较多积液或心脏扩大较显著者，也可将心包剪开进行心包内按压，否则按压效果难以满意。自主心搏恢复、循环基本稳定、检查胸腔内无活动出血后即可关胸。胸壁应行分层缝合，并安置闭式引流。

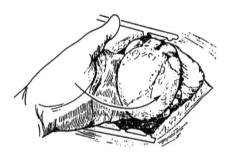

图26-2 开胸心脏按压

二、其他循环支持方法

1. 体外膜肺氧合（extra-corporeal menbrane oxygenation，ECMO） ECMO是体外循环技术临床应用的延伸。是将静脉血引出到氧合器（人工肺），进行气体交换后再通过动力泵（人工心脏）输送到人体各器官组织。将静脉血引入氧合器氧合后再泵入另一静脉，称为V-V转流，适用于单纯肺功能衰竭者；将静脉血引出到氧合器进行气体交换后，再通过动力泵泵入动脉系统，称为V-A转流，可同时支持心、肺功能，适用于心肺功能衰竭者。如果存在长时间心脏停搏者（>3小时），应开胸在左右心房插管，将血液引入氧合器进行气体交换，再泵入动脉系统，成为A-A-A转流。

ECMO与体外循环不同之处在于，ECMO是密闭管道系统，其中血液是流动的，因此对血液抗凝要求较低；使用时间可长达1~2周或更长；操作较简便，不需要开胸，熟练者在10min左右可以启用。由于ECMO具有很强的心肺替代功能，在心肺复苏和重症患者的抢救中应用越来越多，可通过对呼吸、循环功能的支持，保护其他器官功能，防止心搏骤停的再发生，争取时间治疗原发病。而对无并存疾病者，通过实施ECMO的支持可迅速恢复，脱离和撤除ECMO。但因经验和费用问题，在我国的临床应用仍较少，也仅适用于有条件的院内复苏。

2. 插入性腹部加压复苏　是指在胸外心脏按压期间，在按压松开相由另外一名急救者按压患者腹部。按压部位为腹中线、剑突与脐中点，按压的力量应保持腹主动脉和腔静脉压力在100mmHg左右，使之产生与正常心跳时相似的主动脉搏动。随机临床研究表明，院内复苏中插入性腹部加压复苏的效果优于单纯胸外心脏按压，但在院外复苏中未显示出明显的优越性。鉴于插入性腹部加压复苏方法是无创伤性，且能改善血流动力学，在院内复苏中已受到重视。但对于腹主动脉瘤患者、孕妇以及近期腹部手术的患者，仍限制了该方法的应用。

3. 机械（活塞）心肺复苏　是以一种心肺复苏机械装置替代人工胸外心脏按压，机械装置的优点是始终能保持一定的按压频率和按压幅度，从而消除了因操作者的疲劳或操作误差等因素而影响复苏质量的因素。但也存在活塞脱位、仪器放置或操作不当、胸骨骨折、价格等问题，有时可因装置的重量而影响胸廓弹性复位和静脉回流，尤其在发生肋骨骨折时更为明显。

（王　冰）

第三节　呼吸支持

以人工的方式进行肺泡通气代替患者的自主呼吸，称人工呼吸。人工呼吸可有徒手人工呼吸、简易呼吸器人工呼吸和机械通气等方法。徒手人工呼吸主要适用于缺乏器械的现场复苏。简易呼吸器是便于携带到现场的人工呼吸装置，较徒手人工呼吸的通气效果更好，是机械通气的雏形。机械通气所使用的人工呼吸装置称呼吸器或呼吸机，其性能不仅可以代替患者的自主呼吸，而且还能根据患者病情选用不同的通气模式以改善其肺功能，起到治疗作用。

传统的成人复苏顺序为 A-B-C，即在心脏按压前开放呼吸道（A）进行人工呼吸（B），人工呼吸开始后进行心脏按压（C）。2010 年 AHA 心肺复苏指南将成人复苏的顺序由 A-B-C 改为 C-A-B，即现场复苏时，一开始就进行胸外心脏按压（C），心脏按压开始后再处理呼吸道（A）和进行人工呼吸（B）。

一、呼吸道的管理

保持呼吸道的通畅是进行有效人工呼吸的先决条件，呼吸道梗阻也常是发生心搏骤停的原因。完全性呼吸道梗阻在 5~10 分钟，可引起严重的低氧血症和高碳酸血症，导致心搏骤停。发生不完全性呼吸道梗阻也可引起缺氧性脑损害、肺水肿，严重者可导致呼吸衰竭，继发呼吸和心搏骤停。呼吸道梗阻的常发部位是咽喉部。因舌肌及颈部肌群的松弛，舌和会厌下垂并与咽后壁或声门紧密接触，形成部分或完全性呼吸道梗阻。大约 1/3 昏迷患者可因呼吸道分泌物、充血或水肿而发生梗阻，当患者用力吸气时也容易使舌和会厌紧贴咽后壁和声门而发生呼吸道梗阻。口腔、咽喉部及气管内因异物堵塞，如呕吐物、分泌物及血块等，也常常是形成呼吸道梗阻的原因。因此，在复苏过程中必需重视口腔和呼吸道内的异物清除。

解除因舌后坠引起的呼吸道梗阻，最简单有效的方法是仰头抬颏法，适用于无头、颈外伤的患者。操作者一手置于患者颈后部，将患者的颈部向上方抬起，另一手置于患者前额，将其前额向下、后方推移，使头部尽量后仰，随后抽出颈后部的手，置于颏部将颏上抬，以解除因舌后坠引起的呼吸道梗阻（图 26 - 3）。但对于有颈椎或脊髓损伤者，应采用托下颌法。托下颌的操作较为复杂，需经过培训。操作者以除拇指外的四指将患者的下颌角用力向前方推移，同时将拇指置于患者下唇部，向前、下方拨动下颌，使患者张口，以利患者经口呼吸（图 26 - 4）。还可以借助于口咽或鼻咽通气道保持呼吸道通畅。

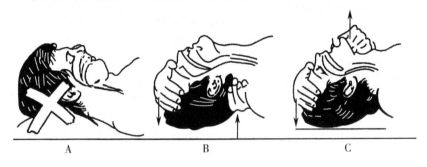

图 26 - 3 头后仰法

A. 不正确位置；B. 头后仰；C. 提起下颏

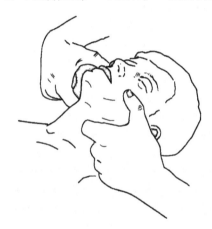

图 26 - 4 托下颌法

在条件具备时应尽快建立人工气道。在复苏时常用的人工气道有：食管 - 气管联合导管（图 26 - 5）、喉罩（laryngeal mask airway，LMA，图 26 - 6）、气管内插管和气管切开。食管 - 气管联合导管和喉罩的置入不需要喉镜引导，操作较容易，可不需要中止心脏按压，但都难以达到气管内插管对呼吸道控制的程度。如果具备气管内插管的条件，应立即施行气管内插管。因气管内插管可以确保呼吸道通畅，防止发生误吸，使肺泡通气和供氧更加有效，有利于清除呼吸道内的分泌物，人工呼吸可不受心脏按压的限制。因某些原因，如面部、口腔或咽喉部严重损伤等，不宜行气管内插管时，应该立即行气管切开术或环甲膜穿刺置管，以保持呼吸道通畅和有效通气。

在 CPR 期间，不管采用哪种人工气道，都不能停止或中断胸外心脏按压，气管内插管或置入其他人工气道的时间都力求不要超过 10s，以免影响心脏按压。

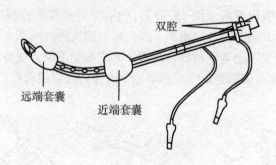

图 26-5　食管-气管联合导管

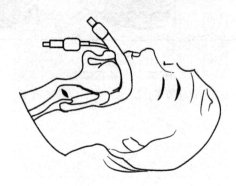

图 26-6　喉罩

二、口对口人工呼吸

凡是能使胸廓容积改变或能将空气（或氧）吹入肺的措施，都能取得一定的人工呼吸效果。然而，理想的人工呼吸，应能保持患者的 PaO_2 和 $PaCO_2$ 接近正常。徒手人工呼吸是心肺复苏时重要的人工呼吸方法，最常用方法是口对口（鼻）或口对面罩人工呼吸，尽管这种方法的吸入气中含有 4% 的 CO_2，而 O_2 只有 17%，但这对于维持生命已足够。其优点是无需任何特殊器械，适合现场复苏。

施行口对口人工呼吸时，应先保持呼吸道通畅。操作者一手保持患者头部后仰，并将其鼻孔捏闭，另一手置于患者颈部后方并向上抬起。深吸一口气并对准患者口部用力吹入；每次吹毕即将口移开并做深吸气，此时患者凭胸廓的弹性收缩被动地自行完成呼气。

研究表明，在 CPR 期间心排血量很低，从肺泡摄取的氧和从血液弥散到肺泡的 CO_2 也相对减少。因此，较低的肺泡通气量即可维持有效通气和通气/灌注比例。在成人 CPR 期间，未建立人工气道时，潮气量大小以可见胸廓起伏为度，约为 500～600ml；每次吹气时间应长于 1 秒，以降低气道压；每 30 次胸外心脏按压进行 2 次人工呼吸，呼吸频率为 6～8 次/分钟。人工呼吸时尽量不要中断胸外按压，并应避免过度通气，因为过度通气不仅可增加胸内压而影响静脉回流，降低心排血量，同时容易引起胃胀气、反流和误吸。

三、简易人工呼吸器

凡便于携往现场施行人工呼吸的呼吸器，都属简易呼吸器。各种简易呼吸器中，以面罩-呼吸囊人工呼吸器的结构最为简单，使用方便，复苏效果也好，已广泛应用。这种呼吸器由面罩、呼吸活瓣和呼吸囊所组成。使用时将面罩扣于患者口鼻部，挤压呼吸囊即可将气体吹入患者肺内。松开呼吸囊时，随胸肺的弹性回缩将气体呼出，并经活瓣排到大气。人工气道建立后，也可将呼吸囊与人工气道相连接进行人工呼吸。呼吸囊远端有侧管和储氧囊，可与氧气源连接，提高吸入氧浓度。简易人工呼吸器是高级生命支持阶段常用的和不可缺少的设备。

四、机械通气

利用机械装置（呼吸机）辅助或取代患者的自主呼吸，称机械通气。进行机械通气必须有气管内插管或气管切开。主要用于高级生命支持和复苏后治疗，适用于医院内、ICU 或手术室等固定医疗场所使用。机械通气可以改善患者的通气功能和氧合功能，纠正高碳酸血症和低氧血症，降低患者的呼吸作功和氧耗量，并能改善患者呼吸系统某些病理性改变。因此，应用多功能呼吸机进行机械通气，是复苏后治疗中一项重要措施。

应用呼吸机进行机械通气时，应特别注意正压通气对循环功能的影响。因为正压通气时可使胸内压增加，减少静脉回心血量，因而降低心排血量，尤其是在心脏复苏后早期以及低血容量的情况下，心排血量的降低更为明显。动物实验表明，比较慢的呼吸频率（6～12 次/分钟）可改善血流动力学参数和短期存活率。因此，呼吸机潮气量的设置不宜过高，呼吸频率不宜过快，一般潮气量不超过 8ml/kg，频率 8～10 次/分钟为宜。机械通气期间应监测通气量、$P_{ET}CO_2$ 和气道压，以避免气道压过高和过度通气。

（王　冰）

第四节　CPR 期间的用药及输液

一、给药途径的选择

复苏时用药的目的是为了激发心脏恢复搏动并增强心肌收缩力，防治心律失常，调整急性酸碱失衡，补充体液和电解质。复苏期间的给药务必做到迅速、准确，所有药物的给药途径首选为经静脉（IV）或骨髓腔内（IO）注射。如已有中心静脉置管者应由中心静脉给药，没有中心静脉置管者可由肘静脉穿刺给药。如果建立静脉通路困难者，尤其是继发于低血容量休克的心搏骤停者，可迅速建立 IO 注射通路。建立 IO 通路可用专用骨髓穿刺针在胫骨前、粗隆下 1～3cm 处垂直刺入胫骨，穿过胫骨皮质后有阻力消失感，以注射器回吸可见骨髓，说明穿刺成功。经 IO 可以输液、给药，其效果与静脉途径相当。如果因技术困难不能迅速建立静脉或骨内给药途径者，还可以经气管内插管给药。肾上腺素、利多卡因和阿托品都可经气管内给药，而碳酸氢钠、氯化钙不能经气管内给药。一般先将以上药物的常规用量2～2.5 倍以生理盐水稀释到10ml，经气管内插管迅速注入，然后立即行人工呼吸，使药物弥散到两侧支气管系。由于心内注射引起的并发症较多，如张力性气胸、心包压塞、心肌或冠状血管撕裂等，一般不主张采用。

二、CPR 的常用药物

1. 肾上腺素（epinephrine）　为心肺复苏中首选药物，其药理特点：①具有 α 与 β 肾上腺素能受体兴奋作用，有助于停搏心脏恢复自主心律；②其 α 受体兴奋作用可使周围血管总阻力增加，而不增加冠状动脉和脑血管的阻力，同时可使舒张压升高，因而可增加心肌和脑的灌注；③能增强心肌收缩力，室颤者用肾上腺素后可由细颤波转为粗颤波，使电除颤成功率明显提高。

研究表明，在心脏按压时用肾上腺素能使冠状动脉和心内膜的血流量明显增加，并可增加脑血流量。心脏按压若未能使心搏恢复时，可静脉注入肾上腺素 0.5 ~ 1.0mg，或 0.01 ~ 0.02mg/kg 以促进心跳的恢复，必要时可重复注射，重复给药时间为 3 ~ 5 分钟。有人主张在 CPR 期间应用大剂量（0.1 ~ 0.2mg/kg）的肾上腺素，认为肾上腺素与复苏成功率之间存在量效关系。用 0.01mg/kg 肾上腺素的复苏成功率为 40%，而 0.1mg/kg 者则提高到 90%。有报道 10 例院外复苏患者分别用肾上腺素 1mg、3mg 和 5mg，结果发现用 5mg 者主动脉舒张压明显升高，而用 1mg、3mg 者无明显改变。但临床研究表明，虽然大剂量肾上腺素可使心脏复跳率提高，但并未提高心搏骤停患者的存活率。

2. 血管加压素（vasopressin）　为一种抗利尿激素，大剂量应用时可作用于血管平滑肌的 V_1 受体，产生非肾上腺素样的血管收缩作用，使外周血管阻力增加。其半衰期为 10 ~ 20 分钟，比肾上腺素长。动物实验研究表明，在 CPR 期间加压素维持生命器官的血液灌注比肾上腺素可能更为有效。在长时间的 CPR 期间，重复给予加压素可改善存活率。一次用量及重复用量为 40U，IV/IO。但复苏后发生的心肌抑制和内脏血流减少比用肾上腺素者较为明显，但可用小剂量多巴胺治疗。

临床研究表明，在 CPR 中加压素如肾上腺素一样有效，但并未显示比肾上腺素更好。在一组 40 例院外室颤患者的随机双盲研究中发现，与常规剂量肾上腺素比较，加压素可改善 24 小时的存活率，但出院率未见明显差别。在一项大样本临床研究中，200 例住院患者中在存活 1 小时或恢复出院方面，两者未见明显差异。最近一项多中心、随机研究中，在 1186 例院外心搏骤停患者的复苏中，比较了最初两次应用加压素或肾上腺素的效果，两组的存活入院率（36% vs 31%）及出院率（10% vs 10%）无明显差异。有研究认为，在长时间或困难复苏患者中，维持血动力学方面血管加压素可能优于肾上腺素，或先用血管加压素再用肾上腺素可能改善复苏的预后。因此，有人建议，血管加压素与肾上腺素结合应用可能更好些。

3. 去甲肾上腺素（noepinephrine）　去甲肾上腺素是一种血管收缩药和正性肌力药。主要兴奋 α_1 受体，对 β_1 受体兴奋作用远较肾上腺素为弱，故生理效应主要为外周血管收缩，阻力增加而升高血压，又可反射性地兴奋迷走神经使心率减慢。药物作用后心排血量可以增高，也可以降低，其结果取决于血管阻力大小、左心功能状况和各种反射的强弱。

临床主要用于治疗各种顽固性低血压。在复苏中，主要用于自主心跳恢复后维持血压的稳定，以保证适当的冠状动脉灌注压。严重的低血压（收缩压 < 70mmHg）和低周围血管阻力是其应用的适应证。去甲肾上腺素常用剂量：单次静脉注射为 5 ~ 20μg，连续静脉注射为 0.04 ~ 0.4μg/（kg·min），应逐渐调节剂量以维持血压稳定。应用时应特别注意：药液渗出血管外可致局部组织坏死；可引起肾血管痉挛，加重肾缺血；长期大量应用可发生急性左心衰竭、肺水肿、心内膜下心肌梗死等；如停药，应逐渐降低药量直至完全撤除。

4. 多巴胺（dopamine）　属于儿茶酚胺类药物，是合成去甲肾上腺素的化学前体，存在于机体交感神经及中枢神经等组织中，药用注射剂为人工合成。多巴胺既能兴奋多巴胺受体（包括 D_1 和 D_2 等受体），也可兴奋 β 和 $α_1$ 受体。用量为 $1 \sim 3μg/$（kg·min）时，主要表现为兴奋多巴胺受体。多巴胺 D_1 受体的激活可引起血管扩张，肾血流和肾小球滤过率增加、尿量增加，肠系膜血流增加。用量为 $3 \sim 10μg/$（kg·min）时，主要表现为兴奋 $β_1$ 和 $β_2$ 受体，使心率增快、心肌收缩力增强和心排血量增加，而全身血管阻力和肺血管阻力降低。用量大于 $10μg/$（kg·min）时，可兴奋 α、$β_1$ 及 $β_2$ 受体，引起全身血管阻力增加，肾血管收缩，心动过速或心律失常，因后负荷增加而降低心排血量。在复苏过程中，由于心动过缓和恢复自主循环后的低血压状态，常常选用多巴胺治疗。多巴胺和其他药物合用（包括多巴酚丁胺）仍是治疗复苏后休克的一种方案。如果充盈压改善，低血压持续存在，可以使用正性肌力药（如多巴酚丁胺）或血管收缩药（如去甲肾上腺素），以纠正和维持体循环的灌注和氧的供给。多巴胺常用剂量：单次静脉注射为 $1 \sim 2mg$，连续静脉注射为 $5 \sim 20μg/$（kg·min），超过 $10μg/$（kg·min）可导致体循环和内脏血管的收缩。

5. 多巴酚丁胺（dobutamine） 多巴酚丁胺是一种合成的儿茶酚胺类药物，具有很强的正性肌力作用，常用于治疗心肌收缩力降低引起的心功能不全。多巴酚丁胺在增加心肌收缩力的同时伴有左室充盈压的下降，并具有剂量依赖性。该药在增加每搏量的同时，可反射性引起周围血管扩张，用药后动脉压一般保持不变，而与多巴胺合用可明显改善心功能和血压。多巴酚丁胺的正性心肌力作用对重症患者来说变化很大，老年患者对多巴酚丁胺的反应性明显降低。用量大于 $20μg/$（kg·min）时可使心率增加 10% 以上，能导致或加重心肌缺血。复苏期间主要用于改善已恢复自主心跳的心肌收缩力，与其他药物合用以维持循环稳定。常用剂量范围为 $2 \sim 20μg/$（kg·min）。

6. 利多卡因 利多卡因是最早用于治疗心律失常的药物，且对血流动力学几乎没有影响。利多卡因可使心肌因缺血或梗死而降低的纤颤阈值得以恢复或提高，并于心室舒张期，使心肌对异位电刺激的应激阈值提高，尤其适用于治疗室性期前收缩和阵发性室性心动过速。对于除颤后又复发室颤而需反复除颤的病例，利多卡因可使心肌的激惹性降低，或可缓解室颤的复发。在 CPR 期间，为了迅速达到和维持适当血药浓度，使用剂量可相对大一些。应用利多卡因的适应证包括：频发性室性早搏、室性二联律、多形性室性早搏、室性心动过速，还可预防性用于心肺复苏后和放置心导管时。单次静脉注射开始用量为 $1 \sim 1.5mg/kg$，每 $5 \sim 10$ 分钟可重复应用，重复用量为 $0.5 \sim 0.75mg/kg$。CPR 期间单次给药就可以，一旦恢复窦性心律即可以 $2 \sim 4mg/min$ 的速度连续静脉输注。

7. 胺碘酮（amiodarone） 胺碘酮的药理学作用较为复杂，同时具有钠、钾、钙离子通道阻断作用，并有 α 和 β 肾上腺素能受体阻滞功能。因此，对治疗房性和室性心律失常都有效。在 CPR 时，如果室颤或无脉性室速对电除颤、CPR 或血管加压素无效，可考虑应用胺碘酮。一项随机、双盲、对照的临床研究结果表明，对于院外发生的、顽固性室颤或无脉性室速成年患者，与用安慰剂或利多卡因相比较，给予胺碘酮（300mg 或 5mg/kg）可改善存活入院率，但存活出院率无明显差别。其他研究也证实，无论在临·床上还是动物实验，胺碘酮在治疗室颤或室性心动过速方面都具有一定的优势，但低血压和心动过缓的发生率较高。对于 CPR、电除颤或血管加压素治疗无效的室颤和无脉室速，可选择胺碘酮治疗。成人胺碘酮的初始单次剂量为 300mg（或 5mg/kg）IV/IO，必要时可重复注射 150mg（或 2.5mg/kg）。维持用量 $10 \sim 30μg/$（kg·min），6 小时后减半。

以下几种药物在传统的心肺复苏中都作为常规用药，但在 2010 年 AHA 心肺复苏指南中将它们都列为非常规用药。

8. 阿托品 是 M 型抗胆碱药,可通过阻断心肌 M2 胆碱受体拮抗乙酰胆碱或迷走神经兴奋作用,可增强窦房结的自律性和房室传导。因此,阿托品对于因迷走神经亢进引起的窦性心动过缓和房室传导障碍有一定的治疗作用。但目前还没有前瞻性、临床对照研究证明阿托品用于心脏静止(asystole)和 PEA 时能改善其预后。发生心脏静止和 PEA 的主要原因是严重心肌缺血,而迷走神经兴奋在心脏静止和 PEA 的发生中有多大意义值得怀疑。心脏静止和 PEA 最为有效的治疗方法是通过胸外心脏按压及应用肾上腺素来改善冠状动脉血液灌注和心肌供氧。因此,2010 年 AHA 心肺复苏指南中不推荐在心脏静止和 PEA 中常规使用阿托品。但对于因严重心动过缓而引起临床症状或体征(如神志突然改变、心绞痛、心力衰竭、低血压等)时,阿托品仍然是一线用药。临床研究表明,静脉注射阿托品可以明显改善心率和因心动过缓引起的临床症状和体征。

9. 氯化钙 钙可以增强心肌收缩力和心室自律性,使心脏的收缩期延长。因此,在传统的心肺复苏中,如果使用肾上腺素未能恢复自主循环时,可以静脉注射氯化钙。但是,多个临床研究都发现,钙剂在促进心脏静止和 PEA 的恢复中几乎没有任何效果。因此,心搏骤停不是应用钙剂的适应证。但在并存以下合并症时是应用钙剂的适应证,包括:高钾血症、低钙血症、高镁血症以及钙通道阻断剂中毒等。如果使用钙剂,建议使用氯化钙,使用剂量为 10% 氯化钙溶液 2.5~5ml,或 2~4mg/kg。

10. 碳酸氢钠 在 CPR 期间,心排血量很低,组织灌注和氧供不足,导致无氧代谢增加和乳酸性酸中毒。酸中毒的严重程度与心搏骤停的时间长短和 CPR 的效果相关。因此,在 CPR 期间纠正代谢性酸中毒的最有效方法是提高 CPR 的质量,增加心排血量和组织灌注,改善通气和氧供,以利于自主循环的恢复。在 CPR 期间常规、盲目应用碳酸氢钠来纠正酸中毒是很不利的。因为在心脏按压时心排血量很低,通过人工通气虽然可维持动脉血的 pH 在正常或偏高水平,但静脉血和组织中的酸性代谢产物及 CO_2 不能排出,导致 pH 降低和 PCO_2 升高。给予的碳酸氢钠可解离生成更多的 CO_2,因不能及时排出,又可使 pH 降低。同时,由于 CO_2 的弥散能力很强,可以自由地透过血脑屏障和细胞膜,而使脑组织和细胞内产生更加严重的酸中毒。这对心肌和脑功能都有抑制作用,尤其是对缺血性心脏更为严重。实际上,在 CPR 期间代谢性酸中毒的发展很缓慢,直到心搏骤停 15~20 分钟,酸中毒才会严重。因此,在复苏期间不主张常规应用碳酸氢钠。对于已知原已存在严重的代谢性酸中毒、高钾血症、三环类或巴比妥类药物过量,可考虑给予碳酸氢钠溶液。碳酸氢钠的首次用量为 1mmol/kg,如未进行血气分析时,每 10 分钟可重复给 0.5mmol/kg。最好能根据动脉血气分析结果按下列公式计算给予:

$$NaHCO_3 (mmol) = BE \times 0.25 \times 体重 (kg)$$

(王 冰)

第五节 心肺复苏期间的监测

CPR 时,在不影响胸外按压的前提下,应立即建立必要的监测和输液途径,以便于对病情的判断和进行药物治疗。主要监测内容包括:心电图、$ETCO_2$ 冠状动脉灌注压(CPP)、动脉压、CVP、SpO_2 和中心静脉氧饱和度($ScvO_2$)。尤其是监测 $ETCO_2$(CPP)和 $ScvO_2$ 对于病情的判断，以及评估患者对救治措施的反应都具有重要价值。因为，在 CPR 期间这些参数都与心排血量和心肌血液灌注相关。如果以上参数低于自主心跳恢复的阈值，复苏是很难成功的；如果突然升高，常表示自主心跳的恢复；而且不需要中断胸外按压就可以监测到。

1. 心电图（ECG） 监测心电图十分重要，因为心搏骤停时的心律可能是心室停顿、电 – 机械分离，也可能是心室纤颤或无脉性室性心动过速，心脏都已失去泵血功能，都应施行胸外心脏按压。但对心室纤颤或无脉性室性心动过速尽早进行电除颤治疗，其效果和预后是不相同的。只有心电图（或开胸直视）才能对其进行鉴别。在复苏过程中还可能出现其他心律失常，心电图监测可以明确其性质，为治疗提供极其重要的依据。

2. 呼气末 CO_2（End – Tidal CO_2，$ETCO_2$） $ETCO_2$ 是指呼气末呼出气体中 CO_2 的浓度或分压，正常值为 35 ~ 40mmHg。近年来在复苏过程中连续监测 ETCO 用于判断 CPR 的效果，是一较为可靠的指标。在心搏骤停时，体内仍然产生 CO_2，但因肺循环也停止，体内的 CO_2 不能转运到肺泡，即使肺泡有通气，也测不到 CO_2，为零。一旦建立人工循环，体内 CO_2 即可通过肺循环转运到肺泡。在建立人工气道进行 CPR 期间，体内 CO_2 的排出主要取决于心排血量和肺组织的灌注量而非通气量。当心排血量和肺灌注量很低时，肺泡死腔量增大，ETCO 则很低（<10mmHg）；当心排血量增加、肺灌注量改善时，$ETCO_2$ 则升高（> 20mmHg），表明胸外心脏按压已使心排血量明显增加，组织灌注得到改善。当自主循环功能恢复时，最早的变化是 $ETCO_2$ 突然升高，可达 40mmHg 以上。可见，在肺泡通气比较稳定时，$ETCO_2$ 与心排血量具有很好的相关性。因此，连续监测 $ETCO_2$ 可以判断胸外心脏按压的效果，指导进行高质量的 CPR。在 CPR 期间如果能维持 $ETCO_2$ >10mmHg 表示心肺复苏有效。但在应用碳酸氢钠时可影响其可靠性，也只适用于院内 ICU 和手术室内的复苏。

3. 动脉血压（arterial blood pressure，ABP） 血压是衡量循环功能状态的基本参数，在 CPR 期间如能监测 ABP，不仅可以实时地评估心脏按压时冠状动脉灌注压的情况，还可以评价心脏按压的有效性，用以指导提高按压的质量。如果在胸外按压时，动脉舒张压低于 20mmHg，是很难恢复自主心跳的，应进一步提高 CPR 的质量，或同时应用肾上腺素或血管加压素。

4. 冠状动脉灌注压（coronar perfusion pressure，CPP）监测 CPP 为主动脉舒张压与右房舒张压之差，对于改善心肌血流灌注和自主心跳的恢复十分重要。临床观察表明，在 CPR 期间 CPP 低于 15mmHg，自主心跳是难以恢复的。实际上，在 CPR 期间很难监测和计算 CPP，如果能监测直接动脉压，动脉舒张压与主动脉舒张压很接近。因此，在 ACLS 阶段监测动脉压对于评价 CPR 的有效性和鉴别自主心跳是否恢复都是十分重要的。

5. 中心静脉压（central venous pressure，CVP）是指位于胸腔内的上、下腔静脉或平均右心房的压力。CVP 主要反映右心功能与静脉回心血量之间的平衡关系，对于评估右心功能与其前负荷之间的关系具有重要的临床意义。因此，一般都在进入复苏后治疗阶段建立 CVP 监测，即可评价是否存在低血容量或心功能障碍，又是一条非常有效的静脉通路。CVP 的正常值为 6 ~ 10mmHg，小于 4mmHg 表示右心充盈不佳或血容量不足；CVP 高于 12mmHg 时，表示右心功能不全或输液量超负荷。应该强调的是，CVP 不应单纯看其单次测定值的高低，更不应强求以输液来维持所谓正常值，这样往往导致输液超负荷。在重症患者中，连续观察 CVP 的动态改变，比单次测定 CVP 更具有临床指导意义。

6. 脉搏氧饱和度（SPO_2）　动脉血氧饱和度（SaO_2）是指血液中氧合血红蛋白占功能性血红蛋白（氧合血红蛋白＋去氧血红蛋白）的百分比，表示在一定的 PaO_2 时血红蛋白与氧结合的程度，直接影响血氧含量。SaO_2 与血红蛋白的量无关，与 PaO_2 呈 S 形曲线关系，即氧解离曲线。在吸空气时的正常值为 96% ～ 98%。当低于 90% 时，PaO_2 已降到 60mmHg 以下，处于曲线的陡坡部位，表示 SaO_2 随着 PaO_2 的降低而显著下降，说明缺氧已处于失代偿状态。根据氧合血红蛋白与去氧血红蛋白具有不同的吸收光谱，并通过动脉搏动信号排除静脉和毛细血管的干扰而设计的脉搏氧饱和度测定仪（pulse oximeter），可连续监测患者的 SpO_2。根据测定，SpO_2 与 SaO_2 呈显著相关，相关系数为 0.90 ～ 0.98。因此，监测 SpO_2 已广泛应用于临床麻醉和重症患者。在 CPR 期间由于心排血量很低，末梢的血流灌注很差，很难监测到 SpO_2，只有自主心跳恢复，全身循环状态改善后，才能监测到 SpO_2。因此，在 CPR 期间如能监测到 SpO_2，说明复苏是有效的。

7. 中心静脉血氧饱和度（$ScvO_2$）监测　$ScvO_2$ 与混合静脉血氧饱和度（SvO_2）有很好的相关性，是反映组织氧平衡的重要参数，而且在临床上监测 $ScvO_2$ 更具可操作性。$ScvO_2$ 的正常值为 70% ～ 80%。在心肺复苏过程中，$ScvO_2$ 一般为 5% ～ 20%，如果复苏不能使 $ScvO_2$ 达 40%，即使可以间断测到血压，复苏成功率仍很低。如果 $ScvO_2$ 大于 40%，则有自主心跳恢复的可能；如 $ScvO_2$ 在 40% ～ 72%，自主心跳恢复的几率逐渐增大；当 $ScvO_2$ 大于 72% 时，自主心跳可能已经恢复了。因此，在 CPR 期间持续监测 $ScvO_2$ 为判断心肌氧供是否充足，自主循环能否恢复提供了客观指标。在复苏后早期，患者的血流动力学常不稳定，有发生再次心搏骤停的可能，连续监测 $ScvO_2$ 有利于早期发现病情变化。如果 $ScvO_2$ 突然或逐渐降低（<40% ～ 50%），提示可能再次心脏骤停；而 $ScvO_2$ 大于 60% ～ 70%，提示血流动力学趋于稳定。持续异常高的 $ScvO_2$（>80%），同时存在较低的 DO_2，提示机体对氧的利用能力发生障碍，其预后很差。可能与停跳时间过长及大量应用血管收缩药物有关。

（王　冰）

第六节　基本生命支持

尽管引起心搏骤停的原因很多，但复苏的基本策略大致相同。对于成人来说，"生存链"（chain of survival）包括：①早期识别心搏骤停和启动 EMSs；②尽早进行 CPR，强调立即进行胸外心脏按压；③尽早进行电除颤；④进行有效的高级生命支持；⑤实施全面的复苏后治疗。如果以上"生存链"能有效实行，对于院前因室颤引起的心搏骤停的救治存活率可达 50%。

BLS 是心搏骤停后挽救患者生命的基本急救措施。胸外心脏按压和人工呼吸（包括呼吸道的管理）是 BLS 的主要措施。成人 BLS 的基本内容包括：立即识别心搏骤停和启动紧急医疗服务系统（EMSs）；尽早实施高质量的 CPR；早期进行电除颤（图 26 - 7，26 - 8）。通过 BLS 可维持患者的基本生存需要，以便专业复苏队伍进行高质量的复苏，或可使病情恢复到可维持的程度，以便尽早得到高级生命支持和全面的复苏后治疗。

1. 尽早识别心搏骤停和启动紧急医疗服务系统（EMSs）　对心搏骤停的早期识别是十分重要的，但这对非专业或专业人员来说都是很困难的。一旦犹豫不定，就可能失去宝贵的抢救时间。因此，为了避免在判断过程中花费过多时间，在 2010 年 AHA 心肺复苏指南中不再强调检查是否有大动脉搏动作为诊断心搏骤停的必要条件，也将"看、听、感"作为判断是否有呼吸存在的方法删除。

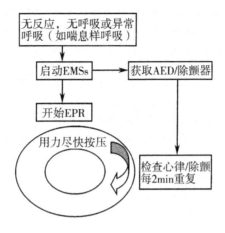

图 26 - 7 简捷成人 CPR 流程

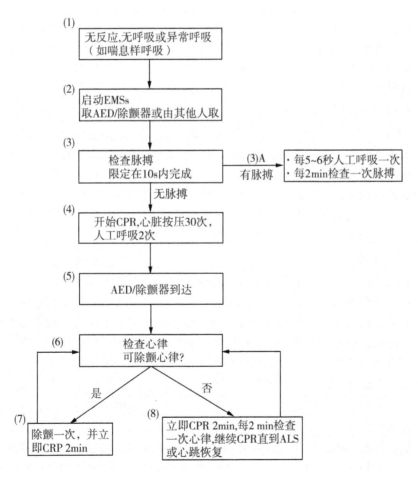

图 26 - 8 专业人员进行成人 BLS 流程

对于非专业人员来说，如果发现有人突然神志消失或晕厥，可轻拍其肩部并大声呼叫，如无反应（无回答、无活动），没有呼吸或有不正常呼吸（如喘息性呼吸），就应该立即判断已发生心搏骤停，不需要检查是否有脉搏。这时，应立即呼叫急救中心，启动 EMSs，以争取时间获得专业人员的救助和得到电除颤器。即使是专业救治人员，在 10 秒内还不能判断是否有脉搏，也应该立即开始 CPR。如果有 2 人或 2 人以上在急救现场，一人立即开始进行胸外心脏按压，另一人打电话启动 EMSs。如果认为事发现场不安全，应立即将患者转移到安全地带后进行急救。

2. 尽早开始 CPR CPR 是复苏的关键，启动 EMSs 后应立即开始 CPR。胸外心脏按压是 CPR 的重要措施，因为在 CPR 期间的组织灌注主要依赖心脏按压。因此，在成人 CPR 一开始就优先进行胸外心脏按压。

在过去的 CPR 程序中，将人工呼吸放在第一位，但这样可能会影响现场旁观者参与施救的意愿，使其不能及时参与进行早期复苏，因为他们可能会觉得：自己缺乏复苏训练；操作较复杂，尤其是人工呼吸；施救者害怕自己受到伤害，不愿意进行口对口（鼻）人工呼吸。因此，往往会延迟开始复苏的时间。

实际上，在心搏骤停的最初数分钟内仍有氧存留在患者肺内和血液中，及早开始胸外心脏按压可尽早建立血液循环，可将氧带到大脑和心脏。研究表明，对于院前心肺复苏，单纯胸外心脏按压与传统的 CPR 相比，存活率是相近的。因此，2010 年 AHA 心肺复苏指南将成人 CPR 的顺序由 A－B－C 改为 C－A－B，建议非专业人员在现场复苏时，先进行单纯胸外心脏按压。这样更容易被大多数旁观者所接受，能更早地开始心肺复苏。

胸外心脏按压开始后，即可开始进行人工呼吸。在 CPR 期间进行人工呼吸的目的是供给机体的 O_2 和排出 CO_2。对于心搏骤停时间长者，或因窒息引起心搏骤停者，如溺水、小儿窒息等，人工呼吸与心脏按压同样重要。因为这时血中的氧可能已耗尽，或患者已处于严重低氧血症状态。进行人工呼吸时，推荐每次送气时间应大于 1 秒，以免气道压过高；潮气量以可见胸廓起伏即可，尽量避免过度通气；先进行心脏按压 30 次，然后进行 2 次人工呼吸，以后以心脏按压与人工呼吸之比为 30 ：2 进行复苏，直到人工气道的建立。心脏按压应持续进行，不能因为人工呼吸而中断心脏按压。

3. 尽早进行电除颤（defibrillation） 电除颤是以一定量的电流冲击心脏使室颤终止的方法，以直流电除颤法应用最为广泛。在心搏骤停中心室纤颤的发生率最高，以 Holter 监测结果表明，在医院外发生心搏骤停者，85% 以上的患者开始都有室性心动过速，很快转为室颤，而电除颤是目前治疗室颤和无脉室速的最有效方法。对于室颤者，如果除颤延迟，除颤的成功率明显降低，室颤后 4 分钟内、CPR 8 分钟内除颤可使其预后明显改善。发生室颤后数分钟内即可发展为心脏静止，复苏也更加困难。因此，施行电除颤的速度是复苏成功的关键，应尽快施行电除颤。尽早启动 EMSs 的目的之一，也是为了尽早得到自动除颤器（automated external defibrillator，AED）以便及时施行电除颤。如果在事发区域内可以取到 AED，应派在场者迅速取来。

如果发病超过 5 分钟，则应先进行 CPR 2 分钟后再除颤。根据心电图波形的振幅和频率高低，室颤可分为粗颤和细颤，反映了心肌损害的严重程度。严重心肌缺血可减弱心肌的电活动，降低振幅和频率，即为细颤。如不能将细颤转变为粗颤，除颤效果及预后不佳。初期复苏的各种措施再加注射肾上腺素，一般均能使细颤转变为粗颤。

目前市售的除颤器都为双相性除颤器，但也有以前生产的单向性除颤器。双向性除颤器所需除颤的能量相对较低（≤200），除颤成功率也较高，但无改善出院率的证据。除颤时将电极板置于胸壁进行电击称为胸外除颤；开胸后将电极板直接放在心室壁上进行电击称为胸内除颤。胸外除颤时将一电极板放在靠近胸骨右缘的第2肋间，另一电极板置于左胸壁心尖部。电极下应垫以盐水纱布或导电糊并紧压于胸壁，以免局部烧伤和降低除颤效果。成人双相波胸外除颤电能为120~200J（焦耳），如果不知道生产商的推荐剂量，则后续除颤可选择最大能量。小儿开始的能量一般为2J/kg，再次除颤至少为4J/kg，最大不超过10J/kg或成人最大剂量。胸内除颤的能量，成人从10J开始，一般不超过40J；小儿从5J开始，一般不超过20J。除颤后应立即行心脏按压和人工呼吸。室上性或室性心动过速也可行电复律治疗，但所需要的电能较低。治疗成人心房纤颤所需双相波能量为120~200J，心房扑动为50~100J。治疗儿童室上性心动过速所需能量为0.5~1J/kg，不超过2J/kg。

对于特殊环境下发生心搏骤停者的复苏也是不同的。如溺水者，无论淡水或海水淹溺的患者，BLS的处理并无差别。如果患者无呼吸，救援人员应立即施行口对口人工呼吸，但在水中无施行胸外心脏按压的必要，因为水内按压并不能生效。疑有颈椎骨折（跳水淹溺）时，必须先用硬板垫于患者头和背部之后才将患者抬出水面，以免损伤脊髓。如需进行人工呼吸，忌用头后仰位，仅将头部置于自然正中位即可。淹溺患者如因吞入大量水而致胃肠显著胀满者，必要时可将其置于侧卧位并于上腹部加压，使其胃内的液体流出。也可将患者置于俯卧位，并悬起其上腹部以利胃内液体的外流。淹溺者经过BLS后应尽早送往医疗单位继续诊治，即便复苏后呼吸循环已恢复稳定，亦应送往医院继续观察，以免贻误并发症的防治。对电击或雷击者，行CPR之前一定要确定患者已脱离危险环境，如已切断电源等。

（叶　繁）

第七节　高级生命支持

高级生命支持（advanced cardiovascular life support，ACLS）是基本生命支持的继续，是专业人员以高质量的复苏技术，复苏器械、设备和药物进行治疗，以争取最佳疗效和预后的复苏阶段，是生命链中重要环节。

高级生命支持的内容包括：继续BLS以恢复自主心跳，防止再发生心搏骤停，采取干预措施改善自主心跳已恢复者的预后。具体措施包括：建立人工气道，进行人工呼吸，以维持有效的肺泡通气和供氧；继续高质量的CPR，恢复和维持自主心跳，防止再次发生循环骤停；建立必要的监测措施，如心电图、血压、SpO_2及$ETCO_2$等，以达到高质量的CPR，并可及时识别自主循环是否恢复和心律失常的类型；建立静脉/骨髓腔内（IV/IO）输液通路，采取必要的治疗措施，包括输液、药物、电除颤等，促进自主心跳的恢复和维持循环功能稳定。高级生命支持的总目标是恢复自主心跳，使患者的病情趋于稳定，以便进入复苏后治疗。因此，承担高级生命支持的单位，包括医院，急救中心，急救车、船、飞机等，必须有受过专门训练的专业人员，并准备复苏专用仪器和设备。

一、维持呼吸道通畅和有效人工呼吸支持

在高级生命支持阶段应该强调人工呼吸和氧供的重要性，实际上在CPR期间胸外心脏

按压和人工呼吸是缺一不可的。在心搏骤停早期，血液内还储存了一定的氧，关键是将这些氧通过血流送到生命器官去。因此，心脏按压的意义优先于人工呼吸，不能因人工呼吸而打断了心脏按压。但血液内，尤其是脑组织的氧，在数分钟内即可消耗殆尽，一旦心脏按压已开始，就应及时进行人工呼吸，目的是给机体提供氧和将体内产生的 CO_2 排到体外。在此阶段应利用专业人员的优势和条件，进行更高质量的心脏按压和人工呼吸，以充分提高生命器官的血液灌注和氧供。

在 CPR 期间，氧吸入非常重要。尽管吸入 100% 氧有发生潜在的氧中毒危险，但目前还没有证据证明在 CPR 期间短时间吸入纯氧的危害。实际上，在 CPR 期间吸入 100% 氧可明显增加动脉血氧含量，从而增加氧的输送量，有利于心脏复苏。因此，在 CPR 期间，如果能得到纯氧的话，应尽量吸入高浓度氧以提高吸入氧浓度。鉴于正压人工通气可增加胸内压而引起对心脏的负面影响，有人主张开始不进行正压人工呼吸，而采取被动吸氧方法供氧。所谓被动吸氧（passive oxygen delivery）是指在 CPR 期间，保持呼吸道通畅，将与氧气连接的面罩覆盖在患者的口鼻部，随着胸外按压可将肺内气体排出，同时胸廓复张时将氧气吸入。有人观察到，在 CPR 开始前 6min 内，采取被动吸氧方法可改善存活率。但被动吸氧方法能否获得良好的通气效果仍有待于研究。

为了获得良好的肺通气效果，必需维持呼吸道通畅，并适时建立人工气道，这样更有利于心脏复苏和复苏后的进一步治疗。但建立人工气道的最佳时间或采用何种人工气道最好仍无循证医学的依据。有观察表明，在院内复苏期间，心搏骤停后 5 分钟内气管内插管并未增加自主循环的恢复率，但可改善 24 小时的存活率。一般认为，在 ACLS 时最佳选择是气管内插管，不仅可保证 CPR 的通气与供氧、防止发生误吸、避免中断胸外心脏按压，并可监测 $ETCO_2$，有利于提高 CPR 的质量。气管内插管的定位是非常重要的，当患者已转运到医疗单位后，应常规检查胸部 X 片以确定气管内导管远端在气管内隆突以上。通过高级人工气道进行正压通气时，除了应监测呼吸频率外还应监测通气量和气道压力。由于正压通气可使胸内压增高，减少回心血量，降低心排血量，尤其是在低血容量、心肺复苏期间更为明显。同时，在复苏期间，心排血量都比较低，所需要的通气量也相应减少。因此，潮气量和呼吸频率都可适当降低，呼吸频率为 8~10 次/分钟，维持气道压低于 $30cmH_2O$，避免过度通气。

二、恢复和维持自主循环

高级生命支持期间应着力恢复和维持自主循环，为此应强调高质量的 CPR 和对室颤和无脉室速者进行早期除颤。因室颤和无脉室速引起心搏骤停者，早期 CPR 和迅速除颤可显著增加患者的存活率和出院率；对其他类型的心搏骤停者，ACLS 的首要任务应该采取高质量的复苏技术和药物治疗以迅速恢复并维持自主心跳。经过 CPR 自主循环恢复者，应避免再次发生心搏骤停，并采用体液治疗和药物来维持循环稳定，即进入到复苏后治疗阶段，以求改善患者的预后。

高质量的 CPR、药物治疗和规范的复苏程序对于恢复自主心跳非常重要（图 26-9）。一开始 CPR 后即要考虑是否进行电除颤，应用 AED 可自动识别是否为室颤或无脉室速（VF/VT），如果 VF/VT 诊断成立应立即除颤。除颤后不要急于检查脉搏，而是立即 CPR 2 分钟，并应建立静脉通路（IV）或骨髓腔内注射通路（IO）以便进行药物治疗。CPR 2 分钟后再检查心律，如果仍为 VF/VT，则再次除颤，并继续 CPR 2 分钟；通过 IV/IO 给予肾上腺素（每 3～5 分钟可重复给予），同时建立人工气道，监测 ETCO₂。再次除颤、CPR 2 分钟后仍为 VF/VT，可继续除颤并继续 CPR 2 分钟，同时考虑应用抗心律失常药物治疗，如胺碘酮，并针对病因进行治疗。如此反复进行救治，直到自主心跳恢复。如果是无脉性电活动或心脏静止 PEA/as ystole，则应立即进行 CPR，并应开放静脉或骨髓腔内输液通路，给予肾上腺素，每 3～5 分钟可重复给予，同时建立人工气道，监测 ETCO₂。CPR 2 分钟后检查心律，如为 VF/VT 则进行除颤治疗，如仍为 PEA/as ystole 应立即 CPR 2 分钟，同时进行病因治疗。如此反复循环救治，直到自主循环恢复并进入复苏后治疗。

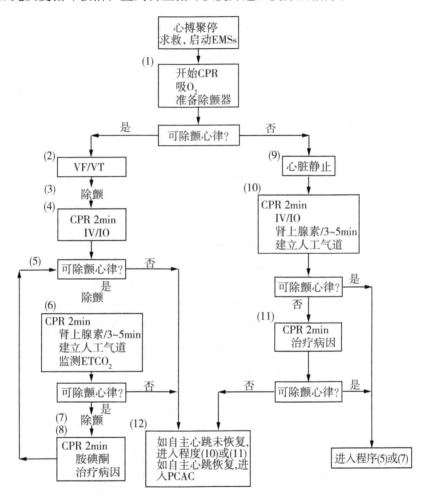

图 26－9　高级生命支持（ACLS）流程

要进行高质量的 CPR 以促进自主循环的恢复，监测患者的生理功能与生命体征，如 ECG、ETCO₂、动脉血压、ScvO₂ 等（详见相关章节）是非常重要的。在 CPR 期间，不仅可以在不间断心脏按压的情况下对心律的性质或者自主心跳是否恢复进行判断，而且能实时地监测复苏或操作技术的效果，改善复苏质量，并有利于评估预后。例如，在 CPR 期间，如果 ETCO₂ 低于 20mmHg，表明 CPR 的质量不高或复苏效果不满意；如果动脉舒张压低于 20mmHg 或冠状动脉灌注压低于 15mmHg，患者的自主心跳是很难恢复的；如果经过努力的复苏，能使 $ScvO_2$ 大于 60%，则有自主心跳恢复的可能性。因此，适当的监测手段对于提供高质量的 CPR，促使自主循环的恢复和维持循环稳定都是十分有益的。

病因的治疗对于成功复苏十分重要，尤其是对于自主心跳难以恢复或已恢复自主心跳而难以维持循环稳定者，应考虑对引起心搏骤停的病因进行治疗。引起心搏骤停的常见病因包括：5 个 "H"，即 Hypoxia（低氧血症）、Hypovolemia（低血容量）、Hydrogen ion（酸中毒）、Hypo -/Hyperkalemia（低/高钾血症）、Hypothermia（低温）；5 个 "T"，即 Toxins（中毒）、Tamponade（cardiac）（心包压塞）、Tension pneumothorax（张力性气胸）、Thrombosis（pulmonary）（肺栓塞）、Thrombosis（coronarr）（心肌梗死）等。

三、有症状的心动过缓和心动过速的处理

在 ACLS 阶段常遇到各种各样的心律失常，及时诊断和治疗对于有效恢复自主循环和维持循环稳定都是十分重要的，目标在于快速识别和治疗那些引起生理功能不稳定的心律失常。

毫无疑问，无脉性心律失常应立即按照心搏骤停进行复苏，而对有脉性心动过缓和心动过速的处理流程是不同的。患者因心律失常导致生理功能处于不稳定状态，其生命器官发生了急性损伤，有可能即将发生或正在发生心搏骤停，称为生理功能不稳定心律失常，应该立即治疗。患者因心律失常而引起了临床症状，如心慌气短、呼吸困难或头痛等，不会有即刻的生命威胁，称为有症状心律失常，救治者仍可有时间来考虑如何采取最佳处理措施。

一旦发生心律失常，救治者应该根据 ECG 和临床表现及体征进行评估，包括呼吸功能、氧合状态、血压、心率、神志以及器官灌注不足的表现等，并判断心律失常是引起生命危险或症状的原因还是继发于其他病因。如果仅依据心律失常的 ECG 表现，而忽视了其临床表现和体征，往往会导致处理错误。例如，感染性休克患者常表现为窦性心动过速，心率超过 140 次/分钟，血压降低，是非常危险的。但这是一种代偿性心率增快，而不是引起生理功能不稳定的原因，单纯纠正心动过速并不能改善患者的生理功能不稳定状态。相反，对于严重缺血性心脏病患者来说，突然的心率增快，可显著增加心肌耗氧量而加剧心肌缺血，可导致严重并发症。在这种情况下，尽快降低心率可有效改善心肌的氧供需平衡，从而改善心功能状态。如果是合并有呼吸衰竭和低氧血症者，发生了低血压和心动过缓，这时的心动过缓也不是引起生理功能不稳定的主要原因，单纯治疗心动过缓而不纠正低氧血症也是不能改善病情的。因此，判断引起生理功能不稳定的原因是十分重要的，可针对病因采取直接的治疗措施。

1. 心动过缓（bradycardia）　一般认为，心率低于 60 次/分钟即可诊断为心动过缓，但能引起临床症状的心率一般都低于 50 次/分钟。因此，首先应判断心动过缓是否引起了临床症状或影响了循环稳定性，然后再判断导致心动过缓的原因。

在临床上缺氧是引起心动过缓的最常见原因。因此，应首先检查呼吸和 SpO_2，如过存在低氧血症或有呼吸困难体征，应及时保持呼吸道通畅，吸氧，必要时给予呼吸支持治疗。同时检查血压、神志、组织灌注情况等，并记录 12 导联 ECG 以判断心动过缓的性质。如果因心动过缓引起循环功能不稳定、急性神志障碍等，应立即治疗。首选药物是阿托品，0.5mg（iv），3~5 分钟可重复应用，最大总量为 3mg。无效者可应用异丙肾上腺素、多巴胺或肾上腺素。对于严重心脏传导阻滞者应进行体外或经静脉心脏起搏，不能因药物治疗而延误起搏（图 26 - 10）。

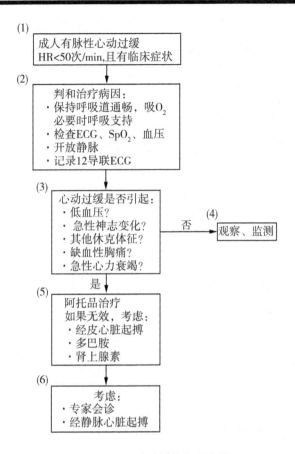

(1) 成人有脉性心动过缓
HR<50次/min,且有临床症状

(2) 判和治疗病因:
· 保持呼吸道通畅, 吸O₂
必要时呼吸支持
· 检查ECG、SpO₂、血压
· 开放静脉
· 记录12导联ECG

(3) 心动过缓是否引起:
· 低血压?
· 急性神志变化?
· 其他休克体征?
· 缺血性胸痛?
· 急性心力衰竭?

否 → (4) 观察、监测

是

(5) 阿托品治疗
如果无效, 考虑:
· 经皮心脏起搏
· 多巴胺
· 肾上腺素

(6) 考虑:
· 专家会诊
· 经静脉心脏起搏

图 26 – 10　心动过缓的处理流程

2. 心动过速（tachycardia）　一般认为，心率大于 100 次/分钟即可诊断为心动过速，但能引起明显的临床症状，心率多超过 150 次/分钟。快速心律失常包括：窦性心动过速、窄 QRS 波室上性心动过速和宽 QRS 波心动过速。

一般来说，现场救治者可能难以鉴别室上性或室性心动过速，多数宽波心动过速都来源于心室，应按室性心动过速处理。当发生心动过速时，首先应辨别心动过速是引起临床症状的原因还是继发于其他病症。因为，机体在应激状态或并存其他病症时，也可引起反应性或代偿性心率增快。许多人认为，如果心率小于 150 次/分钟，都不会引起明显的不稳定状态，除非已有心室功能损害。图 26 – 11 是 2010 年 AHA 心肺复苏指南推荐的成人有脉性心动过速的处理流程。该流程与 2005 年指南相比较，更为简捷明了。发现心动过速，首先要保持患者的呼吸道通畅，吸氧，必要时给予呼吸支持；同时检查 ECG，SpO₂，临床表现和体征。如果吸氧后病情未改善，应鉴别患者是否处于不稳定状态及与心动过速的关系。如果患者发生低血压、神志突然改变、休克、缺血性胸痛或急性心力衰竭，应立即进行同步电复律。如果心率小于 150 次/分钟，且无心功能障碍，一般都为继发性；如为规律的、窄 QRS 波心动过速，未发生低血压，可在准备电复律时先以腺苷治疗。如果病情稳定，救治者有时间检查12 导联 ECG 以判断是否为宽 QRS 波（≥0.12 秒）。如果为宽波、规律性快速心律失常，可给予腺苷或其他抗心律失常药物治疗。如果为窄波，可采用迷走神经刺激法治疗，心律规律者可给予腺苷、β 受体阻滞剂或钙通道阻断剂治疗。

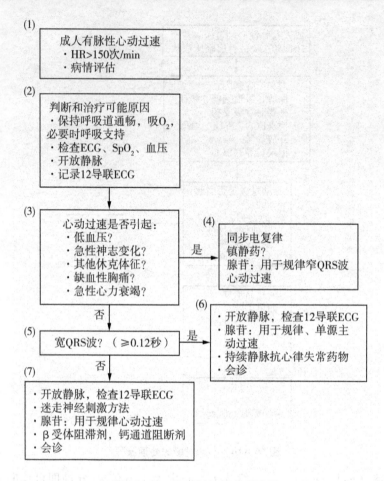

图 26-11　心动过速的处理流程

（叶　繁）

第八节　复苏后治疗

进行系统有效的心搏骤停复苏后治疗（post-cardiac arrest care，PCAC）不仅可以降低因复苏后循环不稳定引起的早期死亡率及因多器官功能衰竭和脑损伤引起的晚期死亡率，而且可改善存活者的生存质量。因此，发生心搏骤停者自主循环一旦恢复，即应立即转运到有条件的医疗单位，最好是 ICU，进行复苏后治疗。

PCAC 的主要任务包括：维持血流动力学稳定和氧合以改善生命器官的组织灌注和供氧，控制性低温对脑细胞进行保护以促进神经功能的恢复，预防和治疗多器官功能障碍或衰竭，治疗病因尤其是对急性冠状动脉综合征的介入治疗。可见，复苏后治疗是一项集多学科智慧于一体、更为复杂和困难的工作。

一、呼吸管理

一旦自主循环恢复后，即应再次检查并确保呼吸道或人工气道的通畅和有效的人工呼吸，维持良好的呼吸功能对于患者的预后十分重要。通常情况下都已经行气管内插管，在病情稳定后应摄 X 线胸片以判断气管内插管的位置、有无肋骨骨折、气胸及肺水肿等。对于自主呼吸已经恢复者，应进行常规吸氧治疗，并密切监测患者的呼吸频率、SpO_2 和 $P_{ET}CO_2$。对于仍处于昏迷、自主呼吸尚未恢复、或有通气或氧合功能障碍者，应进行机械通气治疗，并根据血气分析结果调节呼吸机参数，以维持 PaO_2 为 100mmHg 左右，$PaCO_2$ 为 40 ~ 45mmHg，或 $ETCO_2$ 为 35 ~ 40mmHg。氧合功能在复苏后治疗期间对心、脑功能的恢复十分重要。因为组织灌注都已有不同程度的损害，如果再发生低氧血症，可直接影响对心、脑的供氧，应对其原因进行判断，并做相应治疗。

为了防止氧中毒的发生，应避免长时间吸入纯氧，以最低吸入氧浓度达到 $SpO_2 \geqslant 96\%$ 为适宜。同时应避免高气道压和大潮气量的过度通气（适宜潮气量为 6 ~ 8ml/kg），以免由此带来的肺损伤、脑缺血和对心功能的不利影响。对于心搏骤停者自主循环恢复后的呼吸管理，传统观念认为，采取轻度过度通气有利于缓解颅内高压。尽管过度通气可降低 $PaCO_2$ 而有利于降低颅内压，但也可引起脑血管收缩而降低脑的血流灌注，导致进一步的脑损伤，这对复苏后脑功能的恢复是很不利的。研究表明，$PaCO_2$ 降低 1mmHg 可使脑血流降低 2.5% ~ 4%。因此，2010 年 AHA 心肺复苏指南推荐仍以维持正常通气功能为宜。

二、维持血流动力学稳定

血流动力学稳定和脑损伤程度是影响心肺复苏后存活的两个决定性因素。发生心搏骤停后，即使自主循环恢复，也常出现血流动力学不稳定。血流动力学不稳定的原因是多方面的，应从心脏前负荷、后负荷和心功能三方面进行评估和治疗。由于组织缺血缺氧导致血管壁的通透性增加，血管内体液向组织间隙转移，可引起血管张力下降和代谢性酸中毒，结果可发生绝对或相对的血容量不足。心脏缺血再灌注和电除颤，都可引起心肌顿抑或功能障碍，一些死于多器官功能衰竭者常常在复苏后 24 小时内发生顽固性低心排综合征。因此，自主循环恢复后，应加强生命体征的监测，全面评价患者的循环状态。最好能建立有创性监测，如直接动脉压、CVP、尿量等，有条件者可应用经食管心脏超声或放置 Swan - Ganz 漂浮导管，以便能实时、准确测定血流动力学参数，并用以指导治疗。一般来说，复苏后都应适当补充液体，人工胶体液对于维持血管内容量和血浆渗透压非常重要，应结合血管活性药物的应用（如去甲肾上腺素、肾上腺素、多巴胺或多巴酚丁胺等），以维持理想的血压、心排血量和组织灌注。一般认为，能维持平均动脉压 $\geqslant 65mmHg$，$ScvO_2 \geqslant 70\%$ 较为理想。对于顽固性低血压或心律失常者，应考虑病因治疗，如急性心肌梗死、急性冠状动脉综合征等，应采相应的治疗措施或介入治疗。

三、多器官功能障碍（MODS）或衰竭（MOF）的防治

MODS 是指各种疾病导致机体内环境稳态的失衡，包括早期内环境紊乱到 MOF 连续的病理生理过程。任何创伤、感染或应激反应都可引起 SIRS。SIRS 是感染或非感染因素导致机体过度炎性反应的共同特征，MODS 是 SIRS 进行性加重的后果，而 MOF 是 MODS 继续发展的最严重结果。

缺血再灌注损伤是心肺复苏后引起 MODS 的主要原因。缺血缺氧可导致组织氧代谢障碍，包括氧输送减少和组织氧利用障碍；缺血再灌注后可促发机体氧自由基大量释放，稳态的分子氧转化为极不稳定的氧自由基；氧自由基与细胞成分发生反应，造成脂质过氧化，生

物膜的通透性增加，酶系统受损，细胞遗传信息改变，可导致细胞结构、代谢和功能的紊乱；加上白细胞与内皮细胞的相互作用，造成内皮细胞损伤和功能紊乱。最终导致器官微循环障碍和实质细胞损伤，引起 MODS。

心搏骤停虽只数分钟，复苏后患者却可有数小时以至数天的多器官功能障碍，这是组织细胞灌注不足导致缺血缺氧的后果，也称为心搏骤停后综合征（post arrest syndrome）。临床表现包括：代谢性酸中毒、心排血量降低、肝肾功能障碍、急性肺损伤或急性呼吸窘迫综合征等。机体某一器官的功能障碍或衰竭，往往会影响其他器官功能的恢复；外周器官功能的异常（如低血压、通气功能障碍等），也无疑会影响到脑组织的病理性改变。因此，缺氧性脑损伤实际也是复苏后多器官功能障碍或衰竭的一个组成部分。如不能保持外周器官功能的完好，亦即难以使缺氧性脑损伤获得有效防治。因此，在防治复苏后多器官功能障碍或衰竭的工作中，首先应保持复苏后呼吸（见呼吸管理）和循环功能的稳定。心肺复苏后仍难免还有组织细胞灌注不足，因而有必要继续调整体液平衡，改善灌注压和心肌的收缩力，使血流动力学处于最佳状态，组织细胞的灌注得到改善。复苏后脑水肿的病例，体液的调整应以保持血管内液不低于正常，但血管外（包括细胞内）液却有明显减少的状态。为此，一方面应积极进行利尿，但同时还必须输入足量的胶体液，保持血浆胶体渗透压不低于正常。应密切监测尿量，血、尿渗透压和电解质浓度，并及时予以调节，预防肾功能衰竭的发生。为了准确评估心血管的功能状况，常需监测动脉压、中心静脉压和尿量，对于心血管功能不稳定或原有心血管疾患的患者，还需放置 Swan-Ganz 漂浮导管或建立其他同类监测措施，借以深入了解血流动力学状况并指导临床治疗。

（叶　繁）

第九节　脑复苏

一、全脑缺血的病理生理

由于心搏骤停后有效组织灌注停止，引起组织细胞缺氧、无氧代谢和代谢产物蓄积。如果不能在数分钟内恢复有效循环，生命器官将丧失功能，或遗留永久性功能损害。心肺复苏成败的决定因素固然是原发病的严重程度，但复苏措施的建立是否及时，室颤的治疗是否及时有效、心肺复苏期间冠状动脉和脑血管的灌注是否足够，都是影响复苏预后的重要因素。一般认为，在常温下脑细胞经受 4~6 分钟的完全性缺血缺氧，即可造成不可逆性损害；但若存在即便是微小的灌注，脑细胞的生存时限亦可明显延长。

发生室颤者的临床特点可分为三相：①电学相，发生在心搏骤停的前 4~5 分钟，早期电除颤是复苏成功的关键；②血流动力相是其后的 10~15 分钟，主要危险是心肌灌注障碍；③代谢相是因组织缺血缺氧而引起代谢障碍，心肌及脑的缺血性损伤非常明显，复苏的成功率很低。可见，时间在心肺复苏中非常重要，"时间就是生命"在此得到真正体现。随着对复苏理论研究的进展和临床经验的积累，心搏骤停 10 分钟以上仍能恢复良好神经功能的病例也不乏报道。研究表明，脑细胞不可逆性损害并不是在脑血流停止时形成的，而是发生在脑再灌注之后，即脑缺血再灌注损伤。这样，就有可能通过干预措施来延迟或减轻这种再灌注损害，从而增加了脑细胞功能恢复的机会。由于临床情况较为复杂，对心搏骤停的"安全时限"应从积极意义上来理解，要力争在最短时间内恢复自主循环和生命器官的灌注，即使已超过这一时限，仍应争取机会而不应轻易放松复苏工作。实际上随着开始复苏时间的延长，复苏的成功率也随之降低。因此，初期复苏时立即建立有效的人工循环是复苏成功的关键。

二、脑复苏的措施

复苏的目的不仅是能恢复和稳定患者的自主循环和呼吸，而且应恢复中枢神经功能。防治心搏骤停缺血性脑损害所采取的措施，称为脑复苏（cerebral resuscitation）。脑复苏实际上是复苏后治疗的一个重要组成部分。

人脑组织按重量计算虽只占体重的2%，而脑血流量却占心排血量的15%～20%，需氧量占20%～25%，葡萄糖消耗占65%。可见脑组织的代谢率高、氧耗量大，但氧和能量储备则很有限。当脑完全缺血10～15秒，脑的氧储备几乎耗尽；20秒后自发和诱发脑电活动停止，细胞膜离子泵功能开始衰竭；5分钟内脑的葡萄糖及糖原储备和三磷酸腺苷（ATP）即耗竭。大脑完全缺血5～7分钟以上者，发现有多发性、局灶性脑组织缺血的形态学改变。但当自主循环功能恢复、脑组织再灌注后，这种缺血性改变仍然继续发展。神经细胞发生不可逆性损害是在脑再灌注后，相继发生脑充血、脑水肿及持续低灌注状态。结果使脑细胞继续缺血缺氧，导致细胞变性和坏死，称为脑再灌注损害（reperfusion injury）。脑细胞从缺血到完全坏死的病理变化过程是非常复杂的。有人观察到在心搏骤停5分钟后，以正常压力恢复脑的血液灌注，可见到多灶性"无再灌注现象"（no reflow phenomenon），可能与红细胞凝聚、血管痉挛等因素引起的毛细血管阻塞有关。脑细胞因缺血缺氧可释放细胞有害物质，导致脑细胞水肿。

脑复苏的任务在于改善脑缺血再灌注损伤和预防继发性脑损伤的发生。已经坏死的脑组织并不能再生，但脑损伤的过程及其演变并不只限于脑组织完全缺血阶段；全身循环恢复以后，脑内的病理过程还在继续演变；脑外的病理因素也可使脑组织的灌注紊乱，加剧脑水肿的发展。例如，低血压、缺氧、高碳酸血症、高体温、惊厥、呛咳等，都可使颅内压升高，使脑水肿加重。换言之，循环恢复之后，还有许多脑内和脑外因素可以造成继发性脑损伤。迄今对于原发的缺氧性脑损伤还缺乏有效治疗的证据，但对于继发性损伤却仍有防治的可能。

（一）控制性低温治疗

低温在脑复苏中的意义和地位，多年来在国内外存在着较大的分歧。我国学者在20世纪60年代初即已在临床上确立了低温对脑复苏的效益，而国外学者因顾虑低温对血液流变学、心血管功能和防御感染能力等方面的不良影响，对低温用于脑复苏持谨慎态度。自20世纪80年代末以来对低温的研究，使人们越来越认识到低温是脑复苏综合治疗的重要组成部分。因为低温可使脑细胞的氧需要量降低，从而维持脑氧供需平衡，对脑缺血再灌注损伤具有保护或治疗作用。研究表明，体温每降低1℃可使脑代谢率下降5%～6%，脑血流量降低约6.7%，颅内压下降5.5%。这对于防治复苏后发生的脑水肿和颅内高压十分有利。但是，全身低温也可带来一些不利的应激反应，如寒战、心肌抑制、对凝血的影响等。临床和实验研究资料表明，浅低温和中低温对心搏骤停复苏后的神经功能恢复是有益的。来自欧洲和澳洲的多中心、大样本的临床研究结果具有重要意义。欧洲的研究结果表明，因室颤引起心搏骤停经复苏恢复自主循环后，施行 32～34℃ 低温，持续 24 小时，6 个月后神经功能恢复的良好率和死亡率（55%，41%）均显著优于常温组（39%，55%）。澳洲的研究认为，医院外心搏骤停经复苏自主循环恢复后，施行 33℃ 低温，持续 12 小时，神经功能恢复优良率为 48.8%，显著优于常温组（26.5%）。但在临床上对复苏后施行治疗性低温的适应证，降温开始时间、达到目标温度时间和持续时间，降温程度以及方法等问题，仍然有待于进一步研究。

低温对脑和其他器官功能均具有保护作用，对于心搏骤停自主循环恢复后仍然处于昏迷，即对于口头指令没有反应者，都主张进行低温治疗。但不能认为凡是发生心搏骤停者都必须降温。一般认为，心搏骤停不超过 3～4 分钟者，其神经系统功能可自行迅速恢复，无使用低温的必要；循环停止时间过久以致中枢神经系统严重缺氧而呈软瘫状态者，低温亦不能改善其功能。因此，对于心搏骤停时间较久（>4 分钟），自主循环已恢复仍处于昏迷者，或患者呈现体温快速升高或肌张力增高，且经过治疗后循环稳定者，应尽早开始低温治疗。如果心搏骤停时间不能确定者，则应密切观察，若患者神志未恢复并出现体温升高趋势或开始有肌紧张及痉挛表现时，应立即开始降温。如待体温升高达顶点或出现惊厥时才开始降温，可能为时较晚，疗效也难以满意。

心搏骤停后开始降温的时间对脑功能恢复是否有影响还不完全清楚。来自欧洲和澳大利亚的研究结果认为，在自主循环恢复后 2 小时内或 8 小时左右开始降温，其预后都优于常温组。我国学者的经验是，脑缺氧发生后约 3 小时内开始降温，对于降低颅内压、减轻脑水肿及降低脑细胞代谢的作用最为明显，8 小时后的效果明显减弱。因此，临床应用低温治疗应越早开始越好。

低温是指体温低于 35℃，又分为浅低温（35～32℃），中低温（32～28℃），深低温（28～20℃）和超低温（<20℃）。降温的幅度可随患者而异，应以降至患者只需最小剂量的镇静药即可抑制肌痉挛，并保持呼吸、血压平稳的温度即可。欲达到此目的，多数病例只需浅低温即可；也有部分病例需要中度低温才能产生疗效。但体温低于 30℃ 存在发生严重心律失常的可能。体温在 30℃ 以上时，很少发生室颤；而体温在 28℃ 以下时，室颤的发生率明显增加。因此，在实施中度低温时更应密切监测，务必保持体温的波动不超过 ±2℃ 的范围。一旦开始低温治疗，就应持续到患者神志恢复，尤其是听觉恢复，然后逐渐（2～3 天内）复温。有的可在 24 小时后即可完全恢复神志；如果 24 小时未能恢复者，可持续低温 72 小时。临床上也有低温持续时间更长者（>5 天），但患者的预后都不好。2010 年 AHA 心肺复苏指南推荐，对于院外、因室颤发生的心搏骤停，经 CPR 已恢复自主循环但仍处于昏迷的成年患者，应进行浅低温（34～32℃）治疗 12～24 小时。这种低温治疗对于因其他心律失常或院内心搏骤停者也是有益的。在低温治疗过程中应密观察患者的反应，但不宜主观猜测患者神志是否已经恢复，更不应过早地减轻镇静程度或使体温回升以观察患者的意识是否恢复。镇静药的使用应持续至体温恢复正常以后方宜停药。

尽管低温治疗方法很多，但还没有一种理想的方法。能自动反馈的血管内降温装置可较稳定地维持目标温度，但因其有创性和操作较复杂而未能在临床广泛应用。目前比较常用的降温方式还是体表降温方法，以降温毯或将冰袋置于体表大血管部位进行降温。体表降温方法虽然比较慢，但只要细心去做，一般都能在 2 小时内将体温降到目标温度。根据我国关于头部重点低温综合疗法的研究和在临床脑复苏中的经验，如果能"及早降温"，同时以"冰帽"进行头部重点低温，可能更有利于脑保护。

降温过程可分为诱导和维持两个阶段。前者指降温开始至体温达到目标温度；后者指将体温维持于目标温度。在低温治疗期间，持续监测核心体温十分重要，常用体温监测方法是应用食管温度计、膀胱温度计（有尿者）、血温（如已放置漂浮导管）或鼓膜温度。在诱导期应尽量减少寒战反应，并应在最短时间内完成。寒战反应的强弱取决于中枢神经系统被抑制的程度。深度昏迷的病例，虽不增加任何措施亦可不出现明显的寒战反应，但多数患者仍需给以一定量的中枢神经抑制药，甚至应用肌松药，才能控制寒战反应。

（二）促进脑血流灌注

1. 提高平均动脉压　在心搏骤停后，以正常压力恢复脑的灌注后，仍可见到多灶性"无再灌注现象"。在缺血期间，由于组织代谢产物的蓄积和 Ca^{2+} 的转移，使脑血流的自动调节机制受到损害，缺血脑组织的灌注主要取决于脑灌注压或动脉压的高低。针对这种现象，可通过暂时性高血压和血液稀释以增加脑灌注压，改善脑组织的灌注。因此，有人主张在自主循环恢复后即刻应控制血压稍高于基础水平，并维持 5 ~ 10 分钟。以后通过补充容量或应用血管活性药物维持血压在正常偏高水平。

2. 降低颅内压　脑血流量取决于脑灌注压的高低，而脑灌注压为平均动脉压与颅内压之差。因此，除了维持适当血压外，还应降低颅内压和防治脑水肿，以改善脑灌注压。脱水、低温和肾上腺皮质激素的应用仍是现今行之有效的防治急性脑水肿和降低颅内压的措施。理想的脱水治疗主要是减少细胞内液，其次才是细胞外液和血管内液。但临床脱水治疗的顺序完全相反，首先受影响最大的是血管内液，其次是组织间液的改变，而细胞内液的变化发生最晚。因此，在脱水过程中必须严格维护血容量的正常，适当补充胶体液以维持血容量和血浆胶体渗透压于正常偏高水平。这样或可使细胞内和组织间质脱水而维持血管内的容量正常。同时，脱水应以增加排出量来完成，而不应过于限制入量，尤其不应使入量低于代谢的需要。脱水时应维持血浆胶体压不低于 15mmHg（血浆白蛋白 30g/L 以上），维持血浆渗透压不低于 280 ~ 330mOsm/L。脱水所用药物可根据临床情况选用肾小管利尿药（如呋塞米）或渗透性利尿药（如甘露醇）。但渗透性利尿药的作用相对缓和、持久，可作为脱水治疗的主要用药。血浆白蛋白既有利于维持血浆胶体渗透压，也有较好的利尿作用，是脑复苏时的常用药之一。估计心搏骤停超过 3 ~ 4 分钟以上的病例，于呼吸和循环恢复稳定后即可开始利尿。脑水肿的发展一般都于第 3 ~ 4 天达到高峰，因此脱水治疗可持续 4 ~ 5 天。

3. 改善脑微循环　通过适当血液稀释维持 HCT 在 30% ~ 35%，可降低血液黏度，改善脑微循环，有利于脑内微循环血流的重建，改善脑血流灌注，促进神经功能恢复。但过度血液稀释有损于血液携氧能力，应予避免。

4. 血糖控制　血糖浓度增高可明显加重脑缺血性损害，因血糖增高可增加脑缺血期间乳酸产生而加剧脑损伤。因此，在脑缺血再灌注期间，无论何种原因（糖尿病、输糖过多、应激反应、应用皮质类固醇等）引起的高血糖，均应予以控制。但在应用胰岛素控制高血糖时，一定要避免低血糖的发生，因为低血糖本身就可导致不可逆脑损伤。血糖控制在什么水平仍无定论。目前的观点认为，为了避免发生低血糖症，建议控制血糖在 8 ~ 10mmol/L，不主张将血糖控制在 4.4 ~ 6.1mmol/L。

（三）药物治疗

对缺氧性脑细胞保护措施的研究虽已不少，但迄今仍缺乏能有效应用于临床者。硫喷妥钠及其他巴比妥类药的脑细胞保护作用虽曾引起过广泛的关注，但经过多医学中心的验证，现知其并非如此。然而，积极保护脑细胞仍然是脑复苏的最根本的问题，仍值得不断的探索和研究。

1. 钙通道阻断剂（calcium entry blocker, CEB）关于钙通道阻断剂的脑保护作用仍在研究中。CEB 是根据细胞内钙超载理论提出的。正常脑细胞内、外的 Ca^{2+} 浓度相差上万倍，主要靠细胞膜对 Ca^{2+} 相对无通透性和离子泵功能主动外排来维持的。脑缺血缺氧后，细胞膜的通透性和离子泵功能发生改变，使大量 Ca^{2+} 在细胞内蓄积。结果引起细胞的结构、代谢和功能的改变，电压门控性钙通道开放，配基门控通道由于兴奋性氨基酸的释放而被激活，导致细胞内 Ca^{2+} 超载，严重者可导致脑细胞死亡。从理论上讲，CEB 具有稳定钙通道作用，阻断 Ca^{2+} 内流，防止因细胞内 Ca^{2+} 升高而引起的各种负性反应，如激活磷脂酶、促进游离脂肪酸释放、诱发氧自由基的产生等。实验研究表明，心搏停止后立即给予利多氟嗪（lidoflazine）有助于早期（12 小时）神经功能的恢复。在心搏停止 10 分钟恢复自主循环后，立即给予利多氟嗪 1mg/kg，并于 8 小时和 10 小时重复给药，结果发现，与对照组比 96 小时后的脑损害有明显改善。但临床对比研究并未发现利多氟嗪对脑复苏的成功率有明显改善。因此，其临床应用仍有待于进一步研究。

2. 氧自由基清除剂（free radical seavenger, FRS） 认为游离铁离子可促进氧自由基的生成。在缺氧和再灌注过程中，自由基的大量增加可与细胞内的 Ca^{2+} 及多种不饱和脂肪酸起反应，而导致细胞膜和线粒体的损害及其功能障碍，甚至细胞坏死。应用自由基清除剂可消除其活性。超氧化物歧化酶（superoxide dismutase, SOD）和过氧化氢酶可使超氧阴离子（SO）、过氧化氢（H_2O_2）转化为水。但其临床应用价值仍在研究之中。

3. 肾上腺皮质激素 在理论上对脑复苏是有利的，但在临床应用的争议较多。实验研究表明，肾上腺皮质激素能使神经胶质细胞的水肿缓解，这是临床应用的理论依据。虽然肾上腺皮质激素对于神经组织水肿的预防作用较明显，但对已经形成的脑水肿的作用似有疑问。因此，只能认为是一辅助措施，并不能起到主要作用。一般主张宜尽早开始用药，使用 3～4 天即可全部停药，以免引起不良并发症。

三、脑复苏的结局

（一）脑损伤程度的判断

在复苏后治疗中，脑损伤的程度是决定患者预后的主要因素。除了患者一般情况外，如年龄、并存疾病、体格情况等，脑缺血缺氧的时间是最为重要的，要结合总体情况进行综合分析判断。

一般将脑缺血缺氧的时间分为几个时间段：①心搏骤停前缺氧时间：指心搏停止前严重低血压、低氧血症或严重贫血时间。②心搏骤停时间：指心搏骤停到开始 CPR（胸外心脏按压）的间隔时间。③CPR 时间：指开始 CPR 到心脏自主心跳恢复的间隔时间，亦称为"CPR 低灌注期"。④后续缺氧期：指自主心跳恢复后仍发生严重低血压、低氧血症或严重贫血的持续时间。将以上 4 个时间相加的总和，即为脑损伤的总时间。脑缺血缺氧的总时间越长，脑损伤越严重。但在院外或普通病房中发生心搏骤停者，心搏骤停前缺氧时间和心搏骤停时间是很难精确判断和估计的，只有从旁观者、家属或病友所提供的信息加以估算。

（二）脑复苏的结局

目前主要是根据 Glasgow – Pittsburg 总体情况分级（OPC）来判定脑复苏的最终结局。可分为 5 个等级：

1 级：脑及总体情况优良。清醒、健康，思维清晰，能从事工作和正常生活，可能有轻度神经及精神障碍。

2 级：轻度脑和总体残废。清醒，可自理生活，能在有保护的环境下参加工作，或伴有其他系统的中度功能残废，不能参加竞争性工作。

3 级：中度脑和总体残废。清醒，但有脑功能障碍，依赖旁人料理生活，轻者可自行走动，重者痴呆或瘫痪。

4 级：植物状态（或大脑死亡）。昏迷，无神志，对外界无反应，可自动睁眼或发声，无大脑反应，呈角弓反张状。

5 级：脑死亡：无呼吸，无任何反射，脑电图呈平线。

（三）脑死亡

脑死亡是指全脑（包括脑干）的所有功能呈现不可逆性丧失，特别是脑干功能的丧失。脑干功能的丧失在脑死亡的诊断中十分重要，必须绝对确定。在临床昏迷患者中，有的可以恢复，但有可能存在不同程度的功能障碍，有的则处于顽固昏迷状态。在顽固昏迷者中，一些患者丧失了大脑皮质的功能，而脑干功能仍然存在，仍可以自主呼吸，称为植物状态（俗称植物人）。如果治疗或护理适当，植物人可以存活相当长的时间。而那些脑干功能也同时丧失，表现为昏迷及自主呼吸停止者为脑死亡。自从 1968 年哈佛大学医学院制定的关于脑死亡诊断标准发表以来，人们已逐渐接受了这一新的死亡概念，并将其作为判断人类死亡的新标准。1976 年英国皇家医学院发布关于脑死亡的备忘录，认为脑干死亡是脑死亡的必须和重要组成部分，脑死亡即等于临床死亡。但是，目前在国际上还没有一个统一的脑死亡诊断标准，各国的学术单位或学术团体都是根据美国及英国的有关指南及本地区的社会背景来制订自己的脑死亡诊断标准。

我国于 2002 年也制定了《中国脑死亡诊断标准》（草案）。一般认为，诊断脑死亡必须具备以下四项：①意识完全丧失（深昏迷）且无任何自主动作；②对疼痛刺激无任何体动反应，包括去大脑状态和去皮质状态，但患者的脊髓反射仍可能存在；③脑干反射消失，包括瞳孔对光反应、角膜反射、眼前庭反射及咳嗽反射等；④自主呼吸完全停止，当 $PaCO_2$ 升高到 50mmHg（或 60mmHg）并持续 3min，自主呼吸仍未恢复。

关于脑电图（EEG）平坦是否作为诊断脑死亡的必要条件仍有不同意见。在有的标准中将脑电图平坦作为诊断脑死亡的必要条件之一，但大多数认为 EEG 在脑死亡诊断中并不是必须的，而在严重脑损伤病例的早期具有一定的诊断意义。脑死亡的诊断标准只适用于除外低温、低血压、代谢或内分泌异常、神经肌肉阻滞或药物等引起的脑功能障碍者。因此，在判断脑死亡之前应识别和治疗引起深昏迷和自主呼吸停止的任何潜在的可逆性原因。如果患者符合脑死亡的临床标准，即临床诊断为脑死亡者，6 小时后应重复进行一次临床评估，观察期至少在 12 小时以上。在大多数情况，通过以上临床诊断方法即可判定是否为脑死亡。如果认为临床检查结果有可疑之处或判断不准确时，应进行确认性实验室检查。这些检查方法中，脑血管造影、脑电图、经颅多普勒超声检查较为常用。

（王　冰）

第二十七章　新生儿复苏

第一节　胎儿和新生儿窒息

当胎盘（胎儿）或肺（新生儿）气体交换不足时发生胎儿或新生儿窒息，窒息时血氧分压下降、二氧化碳分压升高、pH 下降，并产生大量酸性代谢产物，其中一部分可被碳酸氢盐所缓冲。宫内窒息常因产妇缺氧、胎盘.脐血流降低及胎儿心力衰竭引起。产妇如有发绀型心脏病、充血性心力衰竭或呼吸衰竭，可导致缺氧。产妇低血压、儿茶酚胺分泌、胎盘早期剥离或胎盘疾病（纤维化、钙化、梗死、感染）可使胎盘，脐血流降低。

一、胎儿和新生儿窒息原因

新生儿窒息原因很多，大致如下：

（一）母体因素

1. 体格情况　①心肺疾病：高血压、低血压、缺氧、子宫动脉收缩、贫血、心肌或瓣膜疾病；②感染；③肾衰竭；④糖尿病；⑤肥胖；⑥甲状腺功能亢进或减退。

2. 妊娠或分娩异常　①妊娠毒血症；②过期产或产程延长；③胎位异常（臀位、面位等）；④头盆不称；⑤子宫收缩无力；⑥产钳分娩；⑦宫内操作，剖宫产；⑧前置胎盘，胎盘早期剥离；⑨脐带脱垂。

3. 分娩期间用药　①麻醉性镇痛药；②巴比妥类药物；③苯二氮䓬类药物；④镇静药物；⑤吸入全身麻醉药。

（二）胎儿因素

①早产；②先天性畸形；③脐带压迫或脱垂；④宫内感染；⑤胎粪吸入；⑥多胎。

（三）新生儿因素

①生产时窒息；②低体重；③新生儿休克；④新生儿低温；⑤皮肤、指甲、脐带胎粪污染；⑥心肺功能障碍。

二、胎儿和新生儿窒息的病理生理变化

（一）呼吸改变

1. 原发性呼吸暂停（primary apnea）　胎儿或新生儿窒息缺氧时，最初 1～2 分钟为呼吸深快，如缺氧未及时纠正，会发展为呼吸抑制和反射性心率减慢，此为原发性呼吸暂停。此时患儿肌张力存在，血管轻微收缩，血压升高，循环尚好，但有发绀，如及时给氧或予以适当刺激，可恢复自主呼吸。

2. 继发性呼吸暂停（secondary apnea）　如缺氧持续存在，则出现喘息样呼吸，心率继

续减慢，血压开始下降，肌张力消失，苍白，呼吸运动减弱，最终出现一次深度喘息而发展为继发性呼吸暂停，如无外界呼吸辅助则无法恢复而死亡。

窒息产生的呼吸失代偿常以肺水肿为特征，肺水肿可能继发于低氧性心肌功能衰竭导致的微血管压力升高，或由于毛细血管内皮损伤所致的毛细血管渗漏。

（二）各器官缺血缺氧改变

1. 心血管系统　窒息初期，由于低氧血症和代谢呼吸混合性酸中毒，通过抑制延髓心脏调节中枢的功能和引起心动过缓从而导致心排血量下降，还可引起心肌收缩力减弱。作为对心排血量下降的代偿，肺、肠、肾、肌肉、皮肤等组织器官血管收缩，血流量减少，从而保证重要器官如心、脑、肾上腺等的供血。患儿体温低，身上可出现斑点，表现为低心排血量性休克。如缺氧继续，无氧代谢使酸性代谢产物迅速增加，导致重度代谢性酸中毒。此时体内储存糖原耗尽，血流代偿机制丧失，心脏功能受损，心率和动脉压下降，重要器官供血减少，脑损伤发生；其他已处于缺血情况下的器官，则因血内含氧量的进一步下降而更易受到缺氧缺血的伤害。

2. 中枢神经系统　窒息时中枢神经系统并发症包括脑室内出血、皮层梗死以及脑水肿。脑室内出血易发于早产儿，可能是脑室旁生发基质缺血坏死所导致。该区域在窒息损伤数小时或数天后可液化并破裂到脑室。皮层梗死常以"分水岭模式"发展，可影响控制上肢的运动中枢和视觉中枢。脑水肿相对出现较迟，一般在窒息损伤后 8 ~ 72 小时左右。由于神经系统功能的最终结局主要取决于窒息时皮层损伤的程度，因此对脑水肿的积极治疗能够预防或减少后期的进一步损伤。应采取措施保证充足的氧合和稳定的血流动力学。

3. 肾及其代谢效应　窒息可导致肾小管或肾小球毛细血管床栓塞，造成肾小管及肾小球坏死。窒息引起的代谢并发症还包括低血糖、低血钙、低血镁以及代谢性酸中毒，均可造成严重的心肌抑制和血压过低。

4. 血液系统　窒息导致的血液系统并发症主要是 DIC。维生素 K 依赖因子（Ⅱ、Ⅶ、Ⅸ、Ⅹ）水平可能因低氧性肝功能障碍而降低，可以通过补充维生素 K 而改善。

5. 消化系统　内脏缺血可导致肠黏膜坏死，继而整个胃肠道皆可出现溃疡和穿孔。监测包括观察鼻饲管分泌物和大便是否带血，听诊肠鸣音并测量腹围，行腹部平片以检查胃肠腔内、胃肠壁内、门脉内或胃肠外气体。坏死性小肠结肠炎是早产儿窒息后的常见并发症。在重症患儿中，肠穿孔、腹膜炎以及脓毒症均可致死。治疗主要就是最大限度地减少进食导致的渗透性负荷，直至胃肠功能完全恢复。应在胃肠损伤后数天或数周内避免任何经口或胃肠道饮食。开始进食时应使用低渗性溶液。胃肠道恢复期间应通过中心静脉导管给予静脉内营养。监测胃内 pH 值，并使用抗酸药或 H_2 受体拮抗剂。肝组织缺氧以及低灌注可造成肝细胞损伤，病理生理损害的程度与机体组织损伤的持续时间和严重程度直接相关。症状包括转氨酶水平升高、凝血功能异常、胆红素升高以及糖代谢不稳定，应尽量纠正所有的功能性异常以及实验室异常。

（李校宁）

第二节 新生儿临床评估

一、Apgar 评分

1953 年 Apgar 提出用 5 项指标（心率、呼吸情况、肌肉张力、神经反射和皮肤色泽）来评估新生儿出生时情况，称为 Apgar 评分法（表 27 – 1）。每项指标分 0 分、1 分、2 分三类，10 分为满分，表示新生儿情况良好。由于方法简便实用，在出生后 1 分钟及 5 分钟分别评分，还可评估复苏效果。Apgar 评分已为各国广泛采用。Apgar 评分虽能提供重要参考，但某些新生儿由于心率及血压相对稳定，评分正常，但因外周血管收缩，仍应注意可能存在酸中毒情况。

表 27 – 1 Apgar 新生儿评分法

评分	0 分	1 分	2 分
心率（次/分）	无	<100	>100
呼吸情况	无	呼吸浅表，哭声弱	佳，哭声响
肌肉张力	松弛	四肢屈曲	四肢自主活动
神经反射（叩足底或插口咽通气管）	无反应	有些反应，皱眉	哭，喷嚏
皮肤色泽	青紫或苍白	躯干红，四肢发绀	全身红润

1. 心率 正常新生儿心率 120 ~ 160 次/分钟，新生儿对心率快的耐受性好，心率即使达 200 ~ 220 次/分钟，大部分新生儿仍无不良反应。但心率 <100 次/分钟，新生儿即不能耐受，因心率减慢时心排血量及组织灌流减少。窒息新生儿常出现心率减慢。患先天性心脏病、先天性心脏传导阻滞以及充血性心力衰竭的新生儿偶尔也伴有心率减慢，产前心电图及超声心动图检查可在出生前诊断这些疾病，有助于早期治疗。

2. 呼吸 正常新生儿在出生 30 秒内开始呼吸，90 秒即维持平稳。出生数分钟后呼吸频率是 30 ~ 60 次/分钟，吸气与呼气间无间歇，有利于发展和维持正常的功能性余气。呼吸 30 ~ 60 次/分钟时，肺的功能性残气不易呼出。呼吸暂停和呼吸过慢时呼气相延长，功能性残气量减少，导致缺氧。严重酸中毒、窒息、母体用药、感染（肺炎、脑膜炎、脓毒症）及中枢神经系统损伤时发生呼吸暂停和呼吸过慢。而呼吸急促（ >60 次/分钟）则发生于低氧血症、低血容量、酸中毒、中枢神经系统出血、肺部疾病（如透明膜病、误吸综合征和感染）、肺水肿和母体用药（如麻醉性镇痛药、乙醇、镁和巴比妥类药物）。

3. 肌张力 多数新生儿包括早产儿，出生时对刺激的反应是四肢有活动。但缺氧、产妇用药、中枢神经系统损伤、重症肌无力、先天性肌弛缓症时肌张力降低。肌肉呈屈曲性挛缩且缺乏关节皱折是宫内中枢神经损伤的征象。

4. 神经反射（对刺激的反应） 以吸痰管吸引新生儿鼻孔时有皱眉及啼哭，弹打四肢有运动反应。如无这些反应，提示有缺氧、酸中毒、产妇用药、中枢神经系统损伤或先天性疾病等。

5. 皮肤色泽 新生儿出生时皮肤有发绀，60 秒后大部分转红润，但手足仍有发绀。如 90 秒仍有躯干发绀，应考虑新生儿有窒息、心排血量降低、高铁血红蛋白血症、先天性心脏病、心律失常、红细胞增多症或肺部疾病（呼吸道阻塞、呼吸窘迫、肺发育不全、膈疝等）。新生儿出生后皮肤苍白，常因窒息、低血容量、酸中毒、贫血或先天性心脏病所致。

Apgar 评分应在出生后 1 分钟及 5 分钟各进行一次。评分越低，酸中毒和低氧血症越严重。出生后 1min 评分与酸中毒及存活率有关，5 分钟评分与神经系统的预后有关。为了便于记忆，可按 APGAR 字母次序来评分，即：A（appearance，皮肤色泽）、P（pulse，心率）、G（grimace，皱眉反应）、A（activity，四肢活动）、R（respiration，呼吸）来评分，可供参考。

评分 8~10 分，提示新生儿情况良好，90% 以上新生儿属此类。正常新生儿出生后 1min 四肢常呈发绀，评分常是 9 分，但 5min 评分四肢转红润，可得 10 分。

5~7 分为轻度抑制，对强烈刺激及向鼻部吹氧有反应，3~5 分钟后常有好转，2 分钟时 PaO_2 50~70mmHg，$PaCO_2$ 40~50mmHg，pH 7.15~7.25，BE 为 -10mmol/L，至 10 分钟后 pH 增至 7.30，$PaCO_2$ 和 BE 恢复正常。

3~4 分为中度抑制，常有发绀和呼吸困难，如用面罩给氧或加压通气仍不好转，则应立即气管插管。

0~2 分为严重抑制，需立即气管插管并进行复苏。

出生时严重窒息应立即进行复苏，而不应等待 1min 评分的结果。此外，心率、呼吸和肌张力的评分意义超过 Apgar 总评分，因这三项评分为决定是否需要复苏的重要指标。

二、脉搏氧饱和度

近年来应用脉搏氧饱和度仪监测新生儿的氧合情况，可连续监测新生儿血氧饱和度（SpO_2）及脉率。其反应迅速，数据可靠，可评价新生儿呼吸情况及复苏效果，已在临床上逐渐推广。监测时将特制小儿探头置手指或足趾处，也可钳夹在跟腱处监测。新生儿出生时 SpO_2 较低（64%），5 分钟后达 82%。如果产妇吸氧，新生儿出生时 SpO_2 可达 90% 以上，故产妇应常规吸氧。SpO_2 临床应用也有一定局限性，当寒冷、低血压、胎脂过厚、胎儿肢体活动剧烈或使用不适合的探头时，正确性将受影响。

（李校宁）

第三节　新生儿复苏术

新生儿复苏时应注意母体（子宫）-胎盘-胎儿一体化的处理。胎儿血氧亲和力高于成人，产妇临产时吸氧可提高脐静脉血氧分压。产妇子宫收缩过强或过快可减少胎盘脐带血供应，加重胎儿缺氧。剖宫产手术时应用硬膜外阻滞，可抑制子宫收缩，从而改善胎盘血液供应。

美国心脏学会和儿科学会推荐新生儿复苏应在 1 分钟内完成三个步骤，即①擦干新生儿皮肤，以减少热量丧失，将新生儿放置于红外线保温床上，并吸引口鼻分泌物，此步骤应在 20 秒内完成。②评估呼吸并及时处理，应在 30 秒内完成。③评估心率。

胎儿宫内窘迫，新生儿出生时 Apgar 评分低的发生率明显高于无窘迫的胎儿，早产儿评分低发生率高于足月儿，故对宫内窘迫的胎儿及早产儿应作好新生儿复苏的充分准备。有羊水污染史的胎儿，出生后常需在喉镜直视下作气管内吸引。而对双胞胎者应准备好两套新生儿复苏设备。

一、新生儿复苏常备器具和药品

（1）新生儿复苏需要有一定的设备、工具和药品（表27-2），产房及手术室应配备齐全，并放置于新生儿复苏专用推车中或新生儿复苏包中备用，并应经常检查及补充。

（2）复苏常用药物：见表27-3。

表27-2 新生儿复苏器具

红外线辐射保温床	肩垫、揩拭羊水用的棉垫、纱布或毛巾
听诊器	静脉穿刺套管针（22G、24G）
吸引器、吸引管和吸痰管（新生儿用）	脐动静脉插管包（包括导管及虹膜剪、血管钳）
新生儿面罩	注射器、三通管
呼吸囊（250ml、500ml、750ml各一个）	手套
婴儿口咽通气管（00、0号）	剪刀、胶布
喉镜及气管插管导管（内径2.5mm、3.0mm、3.5mm）	药物：肾上腺素、碳酸氢钠、多巴胺、纳洛酮、葡萄糖注射
氧气及氧气管	液、乳酸钠复方氯化钠液、阿托品

表27-3 新生儿复苏时常用药物

药物	适应证	剂量	用药途径	注意事项
肾上腺素	心搏骤停	浓度1：10 000 0.1～0.3ml/kg 或 0.05～2.00μg/（kg·min）	静脉注射 气管内注入	快速注药 气管内注药时用生理盐水稀释至1～2ml
阿托品	心动过缓	0.03mg/kg	静脉注射	可导致显著心动过速
异丙肾上腺素	心动过缓、低血压、低心排血量	将4mg溶于250ml的5%葡萄糖溶液中，以0.01μg/（kg·min）开始输注并增加剂量至心率上升或0.05～2.0μg/（kg·min）	静脉注射	可导致心律失常，如果心率大于180～220次/min将导致心排血量下降
葡萄糖酸钙	低心排血量	心电图监测下5～10min给予100mg/kg	静脉注射	可导致心动过缓
5%碳酸氢钠	代谢性酸中毒	35ml/kg	静脉注射	注射速度要慢（5min）同时进行有效通气
扩容剂	血容量	10ml/kg	静脉注射	5～10min缓慢注射
全血或5%白蛋白溶液	低血容量	10ml/kg	静脉注射	5～10min缓慢注射
纳洛酮	镇痛药引起的呼吸抑制	0.01～0.03mg/kg最大0.1mg/kg	静脉注射 肌肉注射	快速给药。可引起肺水肿
多巴胺	低血压	5～20μg/（kg·min）	静脉输注	用静脉泵控制剂量 严密监测血压、心率
多巴酚丁胺	低血压	2.5～10μg/（kg·min）	静脉输注	用静脉泵控制剂量 严密监测血压、心率

续　表

药物	适应证	剂量	用药途径	注意事项
米力农	心力衰竭	推注 50μg/kg，至少 10min 输注：0.375~0.75μg（kg·min）	静脉输注	用静脉泵控制剂量 严密监测血压、心率
去甲肾上腺素	低血压	0.05~1.0μg/（kg·min）	静脉输注	用静脉泵控制剂量 严密监测血压、心率
硝普钠	外周阻力高	0.5~10μg/（kg·min）	静脉输注	用静脉泵控制剂量 严密监测血压、心率
硝酸甘油	外周阻力高	1~20μg/（kg·min）	静脉输注	用静脉泵控制剂量 严密监测血压、心率

二、初步复苏

出生后立即用几秒钟的时间快速评估 4 项指标：①足月吗？②羊水清吗？③有哭声或呼吸吗？④肌张力好吗？如以上 4 项中有 1 项为"否"，则进行以下初步复苏。

新生儿出生后由于产房及手术室温度远低于子宫内温度，新生儿体温调节不健全，且体表面积大，全身皮肤为羊水湿润，出生后经蒸发大量散热，很易导致体温下降。新生儿对寒冷环境耐受性差，在寒冷环境下，代谢亢进，全身氧耗量增加，体温下降使肺血管收缩，增加右向左分流，加重了窒息新生儿的低氧血症和代谢性酸中毒。体温下降使新生儿对复苏的反应降低，甚至毫无反应，故新生儿复苏中保暖的好坏直接关系到复苏的成败，必须重视。

产房及手术室温度应保持在 26~27℃，使皮肤温度与室温温差减小，氧耗量可以降低，体温亦可维持，应注意不可有对流风。新生儿出生后应立即放置于红外线辐射保温床上或电热毯上，用棉垫擦干体表羊水，并用棉毯包裹全身保温。当皮肤擦干后，蒸发散热即减少。据统计新生儿皮肤擦干及保温后，热量丧失比湿润新生儿明显减少，仅为后者的 1/5，故擦干羊水及保暖是每个新生儿出生后必须采取的措施，应在出生 20s 内完成。对体重 <1 500g 的极低出生体重儿可将其头部以下躯体和四肢放在清洁的塑料袋内，或盖以塑料薄膜置于辐射保温台上，摆好体位后继续初步复苏的其他步骤。如无红外线辐射保温床或电热毯，也可借助照明灯光保暖，但要注意与新生儿保持一定距离，以免造成灼伤。应注意在新生儿转运至婴儿室途中，也要注意保暖，重度窒息新生儿应放置在保暖箱中运送。另外，要注意保暖温度不能过高，以防引发呼吸抑制。

〔清除上气道分泌物〕

1. **体位**　置新生儿头轻度仰伸位。

2. **吸引**　在肩娩出前助产者用手将新生儿的口咽、鼻中的分泌物挤出。娩出后，用吸球或吸管（12F 或 14F）先口咽后鼻腔清理分泌物。过度用力吸引可能导致喉痉挛和迷走神经兴奋引起的心动过缓并使自主呼吸出现延迟。应限制吸管的深度和吸引时间（10s），吸引器的负压不超过 100mmHg（13.3kPa）。

3. **羊水胎粪污染时的处理**　当羊水有胎粪污染时，无论胎粪是稠或稀，胎儿一经娩出，即先评估新生儿有无活力：新生儿有活力时，继续初步复苏；如无活力，采用胎粪吸引管进行气管内吸引。

4. 刺激 用手拍打或手指轻弹新生儿的足底或摩擦背部2次以诱发自主呼吸，若无效，表明新生儿处于继发性呼吸暂停，需要正压通气。

三、呼吸复苏

新生儿呼吸复苏的主要措施是吸引、面罩及呼吸囊加压吸氧、气管插管和张肺。首先要保证呼吸道通畅，建立有效通气，关键是吸出呼吸道液体及胎粪，及早张肺，必要时应施行气管插管吸引及给氧。根据 Apgar 评分，8～10 分的新生儿仅需吸引呼吸道，5～7 分者给予一般刺激及吸氧，3～4 分者需用面罩加压吸氧，需要时行气管插管给氧。0～2 分者需立即行气管插管加压给氧。

（一）面罩及呼吸囊加压通气

1. 加压通气指征 新生儿用面罩及呼吸囊加压给氧可以获得足够的通气。建立充分的正压通气是新生儿复苏成功的关键。其应用指征是：①呼吸暂停或喘息样呼吸；②心率 < 100 次/分；③虽经鼻导管吸氧，新生儿仍有发绀。

2. 加压通气方法 面罩应小并能紧贴新生儿面部，面罩下无效腔应 < 5ml，面罩应覆盖口鼻部而不遮盖眼球且不超过下颌，这样可获得足够通气量。新生儿潮气量小，为避免并发症，开始加压通气时用较低容量（潮气量 20ml），逐渐增加至 40ml，辅助呼吸频率为 40～60 次/分钟（胸外按压时为 30 次/分钟）。大部分新生儿需要 20～25cmH$_2$O 通气压力，少数病情严重的新生儿可用 2～3 次 30～40cmH$_2$O 压力通气，以后通气压力维持在 20cmH$_2$O，以免肺泡破裂。加压装置常用 Mapleson D 或 Jackson - Rees 半开放无活瓣装置，呼吸囊用 500～750ml。也可用新生儿自动充气式气囊（250ml），使用前要检查减压阀，有条件最好配备压力表。自动充气式气囊不能用于常压给氧。

3. 加压通气的评估 有效的正压通气应显示心率迅速增快，由心率、胸廓起伏、呼吸音及氧饱和度来评估。如张肺不充分，应再次吸引咽喉部，并改变头部及面罩位置，检查气囊是否漏气，必要时用直接喉镜检查。持续气囊面罩正压通气（> 2 分钟）会有气体进入胃，应常规插入 8F 胃管，用注射器抽气和开放端口来处理。如面罩加压通气良好，心率可增快（> 100 次/分钟），呼吸恢复，面色转为红润，可逐渐减少并停止加压通气。如心率仍慢（< 100 次/分钟），呼吸恢复不佳，应作胸部心脏按压及气管插管给氧。

4. 给氧方法 无论足月儿或早产儿，正压通气应在氧饱和度仪的监测指导下进行。足月儿可以用空气进行复苏，早产儿给予 30%～40% 的氧，通过空气 - 氧气混合仪根据氧饱和度调整给氧浓度，使氧饱和度达到目标值。如暂时无空气 - 氧气混合仪可用自动充气式气囊去除储氧袋（氧浓度为 40%）进行正压通气供氧。如果有效通气 90s 后心率不增加或氧饱和度增加不满意，应当考虑将氧浓度提高到 100%。

（二）气管插管

1. 插管指征 遇有下列情况，应进行气管插管：①用来清理呼吸道，特别是呼吸道液体黏稠及羊水胎粪污染者，直接经气管导管清除的效果更好。羊水污染的新生儿可能有 60% 发生误吸，其中 20% 并发呼吸窘迫综合征、肺炎或气胸。娩出后尽快进行气管插管吸引，可以明显降低呼吸窘迫的发生率和死亡率。②Apgar 评分 0～3 分，病情严重，单纯面罩吸氧常不能改善，只有气管插管加压给氧才能使病情迅速改善。③评分 4～6 分经面罩或一般吸氧未迅速出现呼吸，且患儿仍呈缺氧窒息者。④个别新生儿评分 7 ~ 10 分经 1 ~ 5 分钟后病情恶化，评分明显降低，这些患儿常因母体用药（尤其是麻醉性镇痛药、硫酸镁等）导致新生儿呼吸抑制。新生儿某些先天性畸形尤其是呼吸道畸形，可发生评分进行性降低。⑤需要经气管给药。⑥胸外按压。⑦其他特殊复苏情况，如先天性膈疝或超低出生体重儿。气管插管对新生儿复苏很重要，可适当放宽指征。

2. 插管方法　新生儿颈短、喉头位置高，头后仰时喉头位置更偏向前上方，声门不易显露，造成插管困难，故新生儿插管时头部应置于正中改良位（图 27 - 1），声门容易显露。插管时应有助手在甲状软骨上加压，使喉部向后移位。单人操作时可用左手拇指和示指持咽喉镜，中、环指托下颌，小指在甲状软骨上加压，右手可将气管导管顺利插入。喉镜片根据操作者习惯选用直型或弯型镜片。一般建议用直镜片直接挑起会厌，显露声门后插管。弯型镜片视野显露较好，也可采用。整个操作要求在 20 秒内完成。插入导管时，如声带关闭，可采用 Hemlish 手法。即助手用右手食指和中指在胸外按压的部位向脊柱方向快速按压 1 次促使呼气产生，声门张开。气管导管根据新生儿体重可选用 2.5、3.0、3.5 号导管，导管插入声门下 1.5 ~ 2cm，用胶布固定导管。

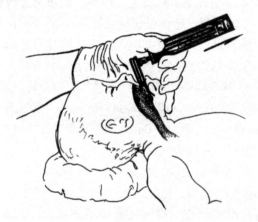

图 27 - 1　新生儿气管插管

当正压通气在 20 ~ 30cmH_2O 时，型号恰当的导管内径会有轻微漏气。型号过大会导致患儿永久性咽喉或声门下严重损害。小儿的气管软骨柔软、声门相对狭窄，无套囊导管用于 5 岁以下的小儿一般不会漏气。但若患儿因肺部疾病而需要高压通气，则带套囊的导管更为适宜。小套囊气管内导管经常用于 ICU 中，但应注意确保正压通气在 20 ~ 30cmH_2O 时有少量的漏气。套囊导管通常会避免导管周围漏气，但套囊充气过多可阻断静脉回流及损伤气道。目前尚无将套囊导管长期用于新生儿是否安全的资料。

3. 确定导管进入气管的方法　①胸廓起伏对称。②听诊双肺呼吸音一致，尤其是腋下，且胃部无呼吸音。③无胃部扩张。④呼气时导管内有雾气。⑤心率、肤色和新生儿反应好转。⑥可使用呼气末 CO_2 监测，可有效确定有自主循环的新生儿气管插管位置是否正确。

判断导管尖端位于气管中点的常用方法：①声带线法（导管声带线与声带水平吻合）。②胸骨上切迹触摸法：操作者或助手的小指垂直置于胸骨上切迹，当导管在气管内前进触碰到小指时，表明尖端已达气管中点。③体重法：体重 1、2、3kg 的唇 - 尖端距离分别为 6 ~ 7cm、7 ~ 8cm、8 ~ 9cm。头位改变会影响插入深度。

在小儿，气管隆突与声带之间距离很短。因此，气管导管容易过深。小儿头颈部屈曲会使气管导管位置滑入更深；而头颈部的拉伸会使导管向外移位，甚至可能脱出气道。头部转动偏向一侧则可能使导管前端接触到气管壁，导致 CO_2 潴留、缺氧或二者同时发生。

患儿气管插管后必须持续监护，以防分泌物阻塞管腔和导管意外脱出或滑入主支气管。

（三）置入喉罩

喉罩已成功地应用于新生儿复苏及机械通气，可部分代替气管插管，特别适用于气管插管困难的新生儿（小下颌或舌体相对较大，如 Pierre - Robin 综合征和唐氏综合征），其他适应证包括新生儿复苏气囊 - 面罩通气无效，气管插管失败或无法插管时。

（四）拔管

当新生儿呼吸恢复，皮肤口唇转红，出现肌张力及张口反应（哭泣动作）时，提示新生儿情况良好，可以拔管。注意拔管时应作好再行气管插管的准备，当新生儿病情有变化时，可随时插管。

（五）肺泡表面活性物质的应用

肺内注入肺泡表面活性物质可显著改善早产新生儿的预后，注入肺泡表面活性物质后，肺气体泄漏、透明膜样病、支气管肺发育不良及肺间质气肿的发生率下降，新生儿死亡率也降低。通常在出生后将肺泡表面活性物质按 5ml/kg 剂量注入气管内，注入后短时间内可出现氧饱和度降低，但随后大部分患儿因肺顺应性增加，动脉血氧饱和度迅速增加。肺顺应性增加后肺泡过度扩张，此时应降低通气压力，否则可引起肺损伤或肺气体泄漏。

（六）特殊情况

如按复苏流程规范复苏，新生儿心率、肤色和肌张力状况应有改善。如无良好的胸廓运动，未听及呼吸声，可能有以下问题（表 27 - 4）。

表 27 - 4 新生儿复苏的特殊情况

情况	病史/临床症状	措施
气道机械性阻塞		
胎粪或黏液阻塞	胎粪污染羊水/胸廓运动不良	气管导管吸引胎粪，然后正压通气
后鼻孔闭锁	哭时红润，安静时发绀	口咽通气道，气管插管
咽部气道畸形（Robin 综合征）	舌后坠进入咽喉上方将其堵塞，通气困难	俯卧体位，鼻咽通气道或喉罩或气管插管
肺功能损害		
气胸	呼吸困难，双肺呼吸音不对称	胸腔穿刺抽气，严重时放置引流管
	持续发绀/心动过缓	
胸腔积液	呼吸音减低	胸腔穿刺引流放液，必要时气管插管
	持续发绀/心动过缓	
先天性膈疝	双肺呼吸音不对称	必要时气管插管
	持续发绀/心动过缓，舟状腹	插入胃管减压，手术治疗
心脏功能损害		
先天性心脏病	持续发绀/心动过缓	明确诊断，进一步治疗
胎儿失血	苍白；对复苏反应不良	扩容，可能包括输血

四、心脏复苏及用药

新生儿复苏时全身缺氧，导致酸中毒，酸中毒时心肌收缩力差，心排血量降低，同时心动过缓，严重窒息时甚至引起心搏骤停。新生儿心脏复苏指征与成人有所不同，除心搏骤停需行心脏胸外按压外，苍白窒息伴心率 <80～100 次/分钟，对吸氧无反应时，也应开始胸外心脏按压。

（一）胸外按压

方法应在新生儿乳头连线的下方，即胸骨中部进行按压。拇指法：双手拇指按压胸骨，根据新生儿体型不同，双手拇指重叠或并列，双手环抱胸廓支撑背部。此法不易疲劳，能较好的控制下压深度，并有较好的增强心脏收缩和冠状动脉灌流的效果（图 27-2）。双指法：右手食指和中指的指尖放在胸骨上，左手支撑背部。其优点是不受患儿体型大小及操作者手大小的限制。按压深度约为前后胸直径的 1/3，产生可触及脉搏的效果。按压和放松的比例为按压时间稍短于放松时间，放松时拇指或其余手指不应离开胸壁。按压频率 100～150 次/分钟。注意不可按压胸骨下部，以免损伤腹腔器官。胸外心脏按压与人工呼吸之比为 5：1，新生儿心脏复苏通常不需电击除颤。按压时应监测心率，当心率 >120 次/分钟，血压达 80/20mmHg 时，心脏复苏满意，此时瞳孔应缩小并在中间位。如瞳孔扩大，提示脑部血流及氧合不足。收缩压低或舒张压 <10mmHg，可引起冠状血管灌注不足。新生儿复苏时，很少需要用药。新生儿心动过缓通常是因为肺部膨胀不充分或严重缺氧，而纠正心动过缓的最重要步骤是充分的正压通气。当复苏效果欠佳时，应加用药物治疗。常用药物及其适应证见表 27-4，注意酸中毒时药物效应减弱，必须同时纠正酸中毒。用药时应注意药液容量要小，否则可导致血容量过多。

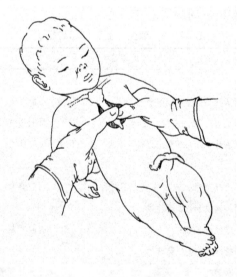

图 27-2 拇指法胸外按压

（二）复苏药物

1. 常用药物 见表 27-4。

2. 常用心血管药物 心血管药物包括正性肌力药物、血管扩张剂、血管收缩剂和抗心律失常药物等。大多数常用药物没有在小儿中得到充分的研究，所以推荐剂量及预期效果都应从成人的剂量和临床经验中来推断。

正性肌力药物用于增加循环衰竭患者的心排血量。大多数正性肌力药物同样影响心率和血管紧张度。新生儿对心动过速通常有良好的耐受性。新生儿的心室顺应性较差，每搏排出量变化幅度小，提高心率是增加心排血量的一个重要手段。由于增加心率或收缩性的药物会同时增加心肌耗氧量，应用这些药物就需提供足够的氧气和足够的代谢底物。严重的酸中毒或可能存在的败血症会减弱拟交感神经血管药物的药效，因此这类药物应快速输注，并随酸中毒的情况调整。常用的正性肌力药物（见表27-5）。

（1）肾上腺素：肾上腺素具有强心作用，是多种低血压的首选药物。

（2）多巴胺：多巴胺是新生儿最常输注的正性肌力强心药物。其作用呈剂量依赖性，小剂量时兴奋多巴胺能受体，中等剂量时兴奋β-肾上腺素能受体，大剂量时兴奋部分α-肾上腺素能受体。小儿需要高于成人的剂量才能达到同样的药效。

（3）异丙肾上腺素：异丙肾上腺素是一种强效的纯β-肾上腺素能受体激动剂，同时具有很强的正性变时效应。小儿对其耐受性较好，但大剂量的异丙肾上腺素可以导致心肌缺血，异丙肾上腺素也可引起血管扩张。

（4）多巴酚丁胺：多巴酚丁胺具有正性肌力和降低后负荷的效应。在新生儿可诱发心动过速。

（5）去甲肾上腺素：去甲肾上腺素是α、β-肾上腺素能受体激动剂。适用于心功能接近正常并伴有外周血管扩张的患儿。尤其在脓毒症引起的休克、过敏反应、肝衰竭和区域麻醉相关的交感神经阻滞等情况下有效。

（6）米力农：米力农是磷酸二酯酶Ⅲ抑制药，可提高环腺苷酸的浓度。米力农同时具有变力性和血管扩张作用，已经证实可以改善小儿手术后低心排出量综合征的预后。米力农的负荷量为 $25 \sim 75\mu g/kg$，维持量是 $0.25 \sim 0.75/$（kg·min）。低血压和心动过速主要发生在注射负荷剂量后，可快速输液纠正。肾衰竭时，该药的清除半衰期明显延长。

表27-5　儿科血管活性药物

药物	受体	变力作用	变时作用	血管舒张	血管收缩
肾上腺素	α，β	+ +	+ +		+ +
异丙肾上腺素	β₁，β₂	+ +	+ +	+	
多巴胺	δ			+ 肾脏、内脏	
	β > α	+	+		+/g
	β，α	+	+		+
米力农		+		+	
					+ +
去甲肾上腺素		轻微 +	+		+ +
硝普钠				动脉 > 静脉	
硝酸甘油			+ +		

（7）洋地黄：洋地黄对于长期治疗儿童心力衰竭非常有效，但对新生儿却效果不佳。因其半衰期长且不可预测，应谨慎用于血钾、钙和 pH 值改变的患儿。复苏时应选用其他起

效快、可输注给药的正性肌力药物。

（8）钙剂：当血清离子钙低于正常时，应用钙剂有正性肌力效果。如果钙离子水平正常，则其正性肌力作用不明显。低钙血症最常见于 DiGeorge 综合征、含枸橼酸保存液的血制品大量快速输注后以及钙代谢不稳定的新生儿。钙剂对心脏传导系统也有影响，快速给予可以导致严重心动过缓或心搏骤停。这种作用在低血钾和应用洋地黄类药物时更为严重。钙剂是否有血管收缩作用仍有争议，但大多数研究认为其可以提高 SVR 和 PVR。

（9）血管扩张药：血管扩张药包括硝普钠、硝酸甘油、肼屈嗪、前列腺素 E_1 等。常被用于控制体循环阻力升高引起的高血压，通过降低后负荷提高心排血量，控制肺动脉高压，减少心内分流。血管扩张药用于控制体循环阻力升高引起的高血压和提高 CHF 患儿的心排血量是非常有效的。用于治疗肺动脉高压和心内分流则效果有限。

（10）抗心律失常药：利多卡因能降低心室兴奋性及在除颤后维持正常心率。它可以降低心肌收缩力，因此只有在给予利多卡因才能维持心率才建议使用。单次使用剂量为 1mg/kg；可反复给药或以 $20 \sim 50\mu g/$（$kg \cdot min$）的速度静脉输注。

胺碘酮（5mg/kg，静注或骨内注射）用于治疗室性心动过速。胺碘酮可减慢房室传导、延长房室不应期和 QT 间期以及减慢室性传导。对于心搏骤停的患儿可快速给予胺碘酮，而对于监测心电图已发现心动过缓的其他患者应缓慢给药。

3. 其他常用药物

（1）纳洛酮：纳洛酮用于拮抗麻醉性镇痛药所致的呼吸抑制，已成为阿片类药物所致呼吸抑制的标准治疗方法。它是特异性阿片受体拮抗药，与分布在脑干等部位的阿片受体结合，能有效的阻断 β - 内啡肽和脑啡肽等内源性阿片样物质介导的各种效应，除改善循环和呼吸障碍外，还可能明显改善脑血流量，增加脑灌注压，使缺氧后的脑血流量重新分布。

临床上，阿片类药物拮抗剂主要用于阿片类药物过量或阿片类药物麻醉患者自主呼吸抑制时促进自主呼吸恢复。应用纳洛酮的患者，其吗啡需要量显著减少，提示纳洛酮能增强吗啡的镇痛作用。这种明显自相矛盾的作用机制可能是纳洛酮增强了内源性阿片样物质的释放，并使阿片受体上调。

纳洛酮在 20 世纪 60 年代后期开始应用于临床，曾有关于其不良反应（心率增快、血压升高）及较严重并发症（如肺水肿）的报道。静脉注射纳洛酮起效迅速（1 ~ 2 分钟），半衰期和作用时间都很短，约 30 ~ 60 分钟。如果无静脉通路，经气管内给予与静脉相似剂量的纳洛酮后也可被有效地吸收。由于阿片类药物的呼吸抑制持续时间可能要长于纳洛酮单次注射或短期输注的作用时间，因此需要持续输注纳洛酮来维持对呼吸抑制的逆转作用。

由于纳洛酮半衰期短，使用后可出现再发性呼吸抑制。该现象常发生于使用纳洛酮拮抗长效阿片类药物（如吗啡）时。短效阿片类药物（如阿芬太尼）则很少发生此现象。

产妇曾应用麻醉性镇痛药，新生儿则可能需要使用纳洛酮来改善因阿片类药物所致的呼吸功能和中枢抑制状态，迅速逆转新生儿的无呼吸状态，提高新生儿窒息复苏成功率，减少死亡率及神经系统后遗症发生率。应用纳洛酮后，新生儿至少需观察 4h，以防呼吸抑制复发。产妇分娩使用全身麻醉，由于全麻药可作用于新生儿，此时需保证氧供，给予刺激并等待清醒，不需用纳洛酮。

（2）由于糖原储备低及糖原异生作用不全，严重窒息的新生儿常伴有低血糖，血糖 < 2.22 ~ 2.5mmol/L（40 ~ 45mg/dl）。产妇合并糖尿病时，可促进胎儿胰岛细胞增生，胰岛素

分泌增多，娩出后新生儿易出现低血糖。可静脉推注10%葡萄糖溶液0.5~1ml/kg，然后监测血糖，仍有低血糖时可静脉输注葡萄糖溶液5~7mg/（kg·min）。血糖过高可加重缺血缺氧症状，加重中枢神经系统损害，降低复苏存活率，故只有血糖监测确诊有低血糖的新生儿，才可输注葡萄糖。

（3）窒息新生儿心动过缓主要是由于缺氧引起，很少因迷走反射所致，因此窒息新生儿复苏时不推荐应用阿托品。

（三）给药途径

新生儿复苏常用的给药途径有经脐静脉、外周静脉及经气管内给药。直接静脉穿刺给药易穿破静脉形成血肿，故建议静脉置管。气管内给药时，药物需稀释至1~2ml再注入，注入后行控制呼吸，促使药物到达气管隆突及支气管。为避免心内穿刺引起气胸、冠状动脉撕裂、心包积血等并发症，以及避免中断胸外心脏按压，新生儿不建议心内穿刺给药。

五、治疗低血容量

（一）低血容量的评估

早产儿及窒息新生儿为了早期复苏，常较早行脐带结扎及切断，故出生时60%患儿伴有低血容量。足月新生儿如有脐带钳夹过早（可损失血液达30ml/kg）、脐带绕颈、胎盘早期剥离、产前及产时出血过多等情况，可发生低血容量。低血容量可通过测定动静脉压、观察皮肤色泽、毛细血管充盈时间、脉搏容量及四肢温度等诊断（表27-6）。

表27-6 新生儿低血容量诊断

失液量	皮肤色泽	毛细血管充盈时间（s）	胫后动脉搏动	皮肤温度
无	红	<2	<++++	温暖
5%	苍白	3~4	++	小腿及前臂中段远端冷
10%	灰	4~5	0	大腿及上臂中段远端冷
15%	斑纹	>5	0	整个肢体冷

低血容量患儿常见症状有苍白、迟钝、毛细血管充盈时间延长、脉搏细弱、动脉压和中心静脉压低。新生儿动脉压与体重有关，3kg以上新生儿血压为50~80/30~50mmHg，足月新生儿收缩压低于50mmHg则认为是低血压，需立即静脉输液治疗。只要袖带合适，新生儿能够测得血压，也可用超声血流仪测定，必要时可应用脐动脉插管，直接测量动脉压。脐静脉插管可监测中心静脉压，新生儿中心静脉压正常值4~8cmH$_2$O，如中心静脉压低于4cmH$_2$O，应考虑低血容量。连续测定中心静脉压的变化比单次测定值更有意义。

（二）低血容量的治疗

1. 脐动静脉置管　新生儿复苏时需用药及输液，要保证静脉通路，以脐静脉为首选。可用24G套管针留置静脉内或用头皮针行脐静脉穿刺给药，但药物不能很快进入心脏，药物起效较慢，且穿刺时易造成血肿，影响再次用药，故目前推荐经脐动脉将导管插至主动脉或经脐静脉插至胸部下腔静脉。

具体操作方法如下：皮肤消毒铺巾，脐带用碘酊及乙醇消毒，距脐孔5~7cm处用刀片将脐带修齐，并用纱布扎紧以防出血。寻找脐动脉或脐静脉。脐静脉腔大，单根，壁薄无肌层。脐动脉腔小，成对，壁厚有肌层。用3.5F或5F号不透X线的导管插入脐动（静）脉（图27-3）。插管前导管内充满肝素盐水并连接注射器，插管时用血管钳牵引脐带断端，导管通过脐孔直至有回血。当导管进入肝脏血管时无回血，此时应缓慢退管直至回血通畅，然后扎紧纱带。脐静脉插管通过脐孔约5~7cm后可进入胸腔下段静脉，可按肩-脐垂直距离的2/3来估计，导管尖端位于第6~9胸椎水平。脐动脉插管深度为肩-脐垂直距离的110%（超过膈肌），导管尖端位于第3~4胸椎水平或向下达第3~4腰椎水平，可通过X线摄片确定导管位置。

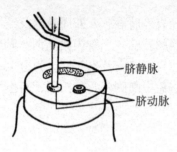

脐静脉

脐动脉

图27-3　脐血管插管

脐静脉插管有导致感染和门静脉血栓形成的潜在危险，通常在复苏完毕拔除，以后可经外周静脉或脐动脉输液和用药。脐动脉插管后以1~2ml/h的速度持续输注1U/ml的肝素稀释液（用输液微泵控制），以保持导管通畅。如无微泵，可每隔15~30min注入肝素生理盐水1~2ml（每ml含肝素1U）。当发现下肢或臀部苍白（动脉痉挛）或动脉搏动消失；一侧下肢皮肤较对侧色泽异常、温度降低或肢端变黑；脐部有感染或导管阻塞时，应立即拔除脐动脉导管。

2. 补充血容量　低血容量治疗的关键在于用血浆和晶体液来扩充血容量。还可以使用白蛋白，但其扩充血容量的有效性尚难肯定。如果怀疑胎儿出生时存在低血容量的可能，应将母体血和一个单位的O型、RH阴性浓缩红细胞和一个单位的O型、RH阴性全血进行交叉配血。两份血均应冰冻包装，在新生儿出生前送至分娩室。新生儿偶尔需要输注大量血液或液体使动脉血压提高到正常水平。有时必须补充占血容量50%以上的血液（足月儿85ml/kg，早产儿为100ml/kg），特别是在出生时胎盘被切或破裂者。在大多数情况下，新生儿只需补充10~20ml/kg以下的血液即可达到正常的平均动脉压水平。

补充血容量时应加强监测，不要扩容过度而引起高血容量及高血压。窒息新生儿的脑血管自动调节功能丧失，血容量过多可引起颅内压过高，以致发生脑水肿和脑出血，尤其对于早产儿更是如此。

3. 纠正低血糖、低钙血症、高镁血症　低血糖、低钙血症、高镁血症也可引起低血压。高镁血症经扩容治疗，低血压可以纠正，而用多巴胺静脉输注效果更好。葡萄糖酸钙100mg/kg缓慢（超过5min）静脉注射或每天100~300mg/kg连续静脉输注，可使高镁血症新生儿血压上升。

4. 纠正红细胞增多症　红细胞增多症（Hct>0.65）可使肺循环阻力增加及左室充盈压下降，也可引起低血压。因血黏稠度增加，体循环阻力也增加。缺氧合并血管阻力增加引起心脏及呼吸衰竭，应及时行换血疗法或血液稀释使Hct降至0.50~0.55，改善全身状况。

六、纠正酸中毒

新生儿窒息时，由于二氧化碳潴留和组织氧合不足引起乳酸蓄积，常有呼吸性及代谢性酸中毒。经复苏后只要呼吸循环情况稳定，轻度及中度酸中毒均不需应用碱性药物。但 Apgar 评分 <6 分的新生儿，常有严重酸中毒，需加以纠正。有些缺氧窒息的新生儿血 pH 仅 7.15~7.25，BE 为 -10mmol/L，$PaCO_2$ 40~45mmHg，需使用碳酸氢钠治疗。早产儿伴酸中毒时，肺血流和肺泡表面活性物质减少，肺部并发症增多，脑缺氧病变可能加重，故早产儿娩出后应及时治疗。

（一）碳酸氢钠的使用

对呼吸性酸中毒应加强通气，促进二氧化碳排出。对出生 1min 时 Apgar 评分 ≤2 分，5min 时评分 <5 分的新生儿，可予碳酸氢钠 2mmol/kg 缓慢静脉输注（5% 碳酸氢钠 1ml = 0.6mmol），同时过度通气，然后根据血气分析补充。

如 pH <7.0，$PaCO_2$ <45mmHg，可再补充缺少量的 1/4，可按下列公式计算：

碳酸氢钠需要量（mmol）= 0.6 × 体重（kg）×（正常 BE - 实测 BE）/4

如 pH >7.10，可继续加强通气，5 分钟后如 pH >7.15，只需持续通气，可暂缓碳酸氢钠治疗。如无血气分析资料，对心搏呼吸停止者，每 10 分钟可给碳酸氢钠 1mmol/kg。

（二）使用碳酸氢钠的潜在危险性

（1）5% 碳酸氢钠是高渗液，当快速大量输注时，可扩张血管内容量，并可引起新生儿颅内出血。

（2）碳酸氢钠与氢离子作用后产生二氧化碳，50mmol 碳酸氢钠可产生二氧化碳约 1.25L。如通气良好，大部分二氧化碳经肺排出，$PaCO_2$ 仅增高 1~3mmHg；但窒息新生儿通气不良，$PaCO_2$ 可迅速增高，可能导致室颤及颅内压增高。因此碳酸氢钠输注速度不宜超过 1mmol/（kg·min），同时应加强通气，以保持 $PaCO_2$ 正常。

（3）碳酸氢钠输注可诱发低血压，因酸中毒伴低血容量的新生儿，外周血管强烈收缩以维持血压。酸中毒纠正后降低了循环阻力，由于血容量不能充盈扩张的血管，引起低血压。

（三）治疗低血容量和心力衰竭

低血容量和心力衰竭均可引起代谢性酸中毒，应该治疗原发病，否则酸中毒无法纠正。pH <7.0 时可发生心力衰竭，用碳酸氢钠将 pH 提高至 7.15 或以上，可改善心排血量，心排血量改善后，肝血流灌注增加，酸性产物得以经肝代谢清除。如心脏病引起心力衰竭，可用异丙肾上腺素 0.05μg/（kg·min）静脉输注以增加心排血量，新生儿心率 160~190 次/min 时，心排血量最好。

七、早产儿复苏需特别关注的问题

（1）体温管理：置于合适中性温度的暖箱。对 <1 500g 的极低出生体重儿进行复苏时可采用塑料袋保温（见初步复苏部分）。

（2）对极不成熟早产儿，因肺不成熟，缺乏肺泡表面活性物质可发生呼吸窘迫综合征，出生后有可能需要气管内注入肺泡表面活性物质（PS）进行防治。

（3）早产儿由于肺发育不成熟，通气阻力大，不稳定的间歇正压给氧易使其受伤害。正压通气需要恒定的吸气峰压（PIP）及呼气末正压（PEEP）。

（4）由于早产儿生发层基质的存在，易造成室管膜下－脑室内出血。心肺复苏时要特别注意保温、避免使用高渗药物、注意操作轻柔、维持颅压稳定。

（5）围产期窒息的早产儿因缺血缺氧易发生坏死性小肠结肠炎，应密切观察、延迟或微量喂养。

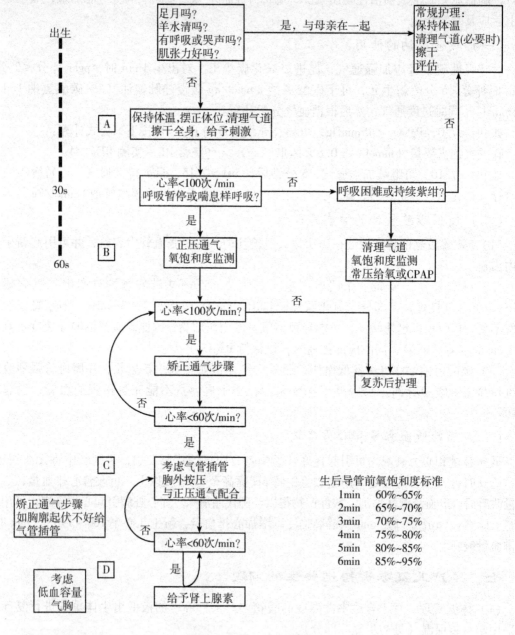

图 27 - 4 新生儿复苏流程图

（6）早产儿对高动脉氧分压非常敏感，易造成氧损害。需要规范用氧，复苏时尽量避免使用100%浓度的氧，并进行脉搏氧饱和度或血气的动态监测使氧饱和度维持在85% ~ 95%，定期眼底检查。

总之，新生儿复苏措施以呼吸复苏为重点，复苏人员包括麻醉科、产科及儿科医师，应作为一个整体，通力协作，按图27 - 4 的复苏流程图进行（图中出生后气管插管前氧饱和度指新生儿出生后将血氧饱和度监护仪探头固定于右手手掌，气管插管后血氧饱和度指监护仪探头固定于左脚足弓），可使新生儿复苏工作进一步提高。经以上各项措施，绝大多数新生儿均能顺利复苏。极少数复苏效果不佳的新生儿，应考虑窒息缺氧时间过长或患儿有严重先天性畸形（气管食管瘘、膈疝、复杂心脏畸形以及气胸等）情况时，应将患儿转送至新生儿重症监测治疗病房（NICU）继续治疗。如患儿出生后无心跳，经积极复苏 1h 后心跳仍不恢复，在征得家长同意后可放弃复苏，宣布新生儿死亡。

（王　冰）

参考文献

[1] 郑宏. 整合临床麻醉学. 北京：人民卫生出版社，2015.

[2] 吴新民. 产科麻醉. 北京：人民卫生出版社，2012.

[3] 黄宇光. 北京协和医院麻醉科诊疗常规. 北京：人民卫生出版社，2012.

[4] 张欢. 临床麻醉病例精粹. 第2版. 北京：北京大学医学出版社，2014.

[5] 盛卓人，王俊科，等. 实用临床麻醉学. 第四版. 北京：科学出版社，2010.

[6] 郭曲练. 普外科及泌尿外科手术麻醉. 北京：人民卫生出版社，2011.

[7] 李天佐，范雪梅，岳建英. 右美托咪啶镇静在成人局麻眼底手术中的应用. 北京医学，2011，33（8）：643 – 645.

[8] 韩如泉，李淑琴. 神经外科麻醉分册. 北京：北京大学医学出版社，2011.

[9] 郑方，范从源. 麻醉设备学. 北京：人民卫生出版社，2000.

[10] 孙增勤. 实用麻醉手册. 第六版. 北京：人民军医出版社，2016.

[11] 张友干，谢顶仁. 癌痛麻醉药品使用手册. 北京：人民军医出版社，2011.

[12] 王士雷，曹云飞. 麻醉危象急救和并发症治疗. 北京：人民军医出版社，2006.

[13] 王淼. 唇腭裂手术麻醉. 北京：人民军医出版社，2015.

[14] （美）郎格内克（Longnecker, D. E.），等. 范志毅主译. 麻醉学（上、下册）. 北京：科学出版社，2010.

[15] 陈斌，刘斌. 全身麻醉深度监测研究的新进展. 《国外医学》麻醉学与复苏分册，2004，25（5）：298 – 301.

[16] 姚尚龙. 临床麻醉基本技术. 北京：人民卫生出版社，2011.

[17] 薛富善. 麻醉科特色治疗技术. 北京：科学技术文献出版社，2003.

[18] 杭燕南. 当代麻醉学. 第二版. 上海：上海兴界图书出版社，2011.

[19] 庄心良，曾因明，陈伯銮. 现代麻醉学. 第3版. 北京：人民卫生出版社，2004.

[20] 吴新民. 麻醉学高级教程. 北京：人民军医出版社，2015.

[21] 田玉科. 小儿麻醉. 北京：人民卫生出版社，2013.

[22] 李李，常业恬，等. 临床麻醉常见问题与对策. 北京：军事医学科学出版社，2009.

[23] 卿恩明，赵晓琴. 胸心血管手术麻醉分册. 北京：北京大学医学出版社，2011.

[24] 邓小明，姚尚龙，于布为，等. 现代麻醉学. 北京：人民卫生出版社，2014.

[25] 彭婕娜. 重症颅脑损伤伴急性肺水肿的麻醉处理. 河北医学，2001，7：549.

[26] 傅志俭. 疼痛诊疗技术. 北京：人民卫生出版社，2014.

[27] 刘进. 麻醉学临床病案分析. 北京：人民卫生出版社，2014.

[28] 北京协和医院. 麻醉科诊疗常规. 北京：人民卫生出版社，2012.

[29] Hemandez M, Allan P, Ovassapian A. Eveolution of the extra – glottic airway：a review of its history，applications，and practical tips for success. Anesth Analg, 2012,

114: 349 – 368.

[30] Schraag S, Kenny GN, Mohl U, et al. Patient – maintained remifentani target – controlled infusion for the transition to early postoperative analgesia Br J Anaesth, 2008, 81: 365 – 368.

[31] Yanccy MK. Observations on labor epidural analgesia and operative delivery rates. Am J obstet Gynecol, 2009, 2: 353 – 359.

[32] Cappuzzo KA. Treatment of postherapetic neuralgia: focus on pregabalin Clin Interv Aging, 2009, 4: 17 – 23.